内分泌疾病
临床诊断与治疗精要

（上）

欧阳嵘等◎主编

吉林科学技术出版社

图书在版编目（CIP）数据

内分泌疾病临床诊断与治疗精要/ 欧阳嵘等主编
. -- 长春：吉林科学技术出版社，2016.4
ISBN 978-7-5578-0442-8

Ⅰ．①内… Ⅱ.①欧… Ⅲ.①内分泌病 —诊疗 Ⅳ.
① R58

中国版本图书馆CIP数据核字(2016) 第069593号

内分泌疾病临床诊断与治疗精要

NEIFENMI JIBING LINCHUANG ZHENDUAN YU ZHILIAO JINGYAO

主　　编　欧阳嵘　饶小娟　王苑铭　刘　祥　　于红俊　张　睿
副 主 编　单留峰　何柏林　肖醉萱　涂晶晶
　　　　　高率斌　刘玉华　赵世莉　王怀颖
出 版 人　李　梁
责任编辑　张　凌　张　卓
封面设计　长春创意广告图文制作有限责任公司
制　　版　长春创意广告图文制作有限责任公司
开　　本　787mm×1092mm　1/16
字　　数　1048千字
印　　张　43
版　　次　2016年4月第1版
印　　次　2017年6月第1版第2次印刷

出　　版　吉林科学技术出版社
发　　行　吉林科学技术出版社
地　　址　长春市人民大街4646号
邮　　编　130021
发行部电话/传真　0431-85635177　85651759　85651628
　　　　　　　　　　85652585　85635176
储运部电话　0431-86059116
编辑部电话　0431-86037565
网　　址　www.jlstp.net
印　　刷　虎彩印艺股份有限公司

书　　号　ISBN 978-7-5578-0442-8
定　　价　170.00元
如有印装质量问题　可寄出版社调换
因本书作者较多，联系未果，如作者看到此声明，请尽快来电或来函与编辑
部联系，以便商洽相应稿酬支付事宜。

主编简介

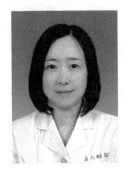

欧阳嵘

　　1976年出生。1995年至2000年在南通医学院临床医学专业学习，获得临床专业学士学位；2007年至2010年在南通大学医学院内分泌专业读研究生，获得硕士学位。2000年至今在南通大学附属医院临床工作，2006年取得中级职称，2014年取得高级职称。任南通市医学会第二届内分泌分会委员兼秘书，南通市医学会糖尿病分会副主任委员，精通各种内分泌及代谢疾病。在急诊内科工作近10年，研究生毕业后转至内分泌工作至今，现任内分泌科副主任医师。前后在国内外期刊中发表论文近10篇，完成市级省级课题2项。

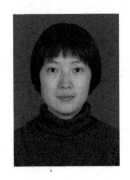

饶小娟

　　1984年出生。郑州大学第五附属医院主治医师。2009年郑州大学医学院硕士毕业，长期参与内分泌科临床工作。擅长内分泌科常见病、多发病的诊疗，尤其是对糖尿病及慢性并发症，骨质疏松的诊疗有独特见解。参与省级课题2项，发表省级及国家级文章10余篇。

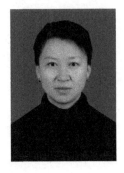

王苑铭

　　1979年出生。主治医师，甘肃省中西医结合内分泌专业委员会委员。甘肃省白银市人，2008年7月毕业于兰州大学临床医学院内科学专业，研究生学历，硕士学位。毕业后长期在甘肃中医药大学附属医院内分泌科从事临床内分泌疾病及相关心血管、肾病的诊断及治疗工作；擅长糖尿病、糖尿病急慢性并发症及甲状腺疾病的中西医治疗。近年来，先后发表论文5篇，完成科研课题1项。

编 委 会

·前　言·

　　近年来，随着社会经济和科技的不断发展，分子生物学技术的飞速发展和广泛应用，内分泌学科新理论、新技术，不断拓展和延伸，新的治疗技术和措施不断更新和完善，同时，随着社会老龄化，内分泌疾病的患病率显著提高，严重影响国人的生活质量，引起了社会的广泛关注。

　　本书根据目前最新的内分泌系统疾病诊疗技术，系统介绍了内分泌系统各种疾病的治疗方法及相关护理技术，内容新颖，辅以图表，简单明确，实用性较高，对于临床医师处理相关疾病具有一定的作用，为各基层医生以及各类医学学者提供参考。

　　由于笔者理论水平和临床经验有限，时间仓促，书中难免存在疏漏错误之处，恳请读者在使用本书过程中，指正错误之处，不断提出宝贵的意见和建议，以便在下次修订时改正。

编　者

2016 年 4 月

·目　录·

第一章
内分泌学概述

　　内分泌学是生物学和医学中的一门重要学科。内分泌系统和神经系统、免疫系统构成了一个调控生物整体功能的系统，形成了神经—内分泌—免疫网络的概念。这一总的调控系统保持机体稳定、脏器功能协调、对环境变化的适应，既维护着生物自身的生存，又维系了种族的延续。

　　分子生物学、细胞生物学、免疫学、遗传学等学科的突飞猛进，极大地丰富了内分泌学的内容，使许多传统的经典内分泌概念受到冲击，得到更新，促使内分泌学进入分子细胞生物学时代。对体内生物活性物质信号传递的方式有了进一步了解，对膜受体信号转导路径的认识、核受体调控基因转录的机制都有了扩展和更新。从神经－内分泌－免疫网络的生理和病理生理发展到神经－内分泌－营养网络，对能量代谢生理调控的研究，将成为防治内分泌代谢病流行的基础。

　　经典的内分泌系统是由屈指可数的几个内分泌腺（垂体、甲状腺、甲状旁腺、肾上腺、性腺、胰岛）组成的，所分泌的激素也只有10余种。目前对内分泌的认识已大为深入，其外延也大大扩展。机体的内分泌细胞种类繁多，它们有的分布集中，形成内分泌腺；有的则散在分布，组成弥漫性内分泌组织。目前的内分泌系统已不限于传统的几个内分泌腺，它也包括神经系统、心血管、肺、肝、肾、胃肠道、皮肤、脂肪组织及免疫细胞等，几乎全身无处没有内分泌细胞、组织。

一、激素和内分泌系统概念的发展

　　机体在复杂的生命过程中使各部分分工不同的细胞协调活动，以保证生命活动的正常进行。调节系统执行的调节功能，实质上就是细胞－细胞间信息传递或"通讯"的过程。除了一些情况下使用电信号外，细胞－细胞间的"通讯"主要依靠一些微量的化学物质或称化学信使。现发现除了经典的激素外，细胞因子、生长因子、神经递质、神经肽都是重要的化学信使。这些化学信使同经典的激素虽有一些不同，但都有如下共同的特征：①都作为细胞－细胞间通讯的化学信使。②其功能虽各有侧重，但在总体上是调节机体代谢，协调各器官、系统的活动以维持内环境的稳定，并参与细胞生长、分化、发育和死亡的调控。③都具有相同的作用模式：与靶细胞特定受体结合方可发挥作用，都可以共用相同的信号传递途径。④在生物学效应上相互交叉，如胰岛素、生长激素属于经典的激素，但也可以作为生长因子；胰岛素样生长因子1（IGF－1）是典型的生长因子，但也可作为经典的激素发挥作用；肿瘤坏死因子为典型的细胞因子，但它也可如激素那样发挥全身性代谢效应；神经末梢释放的去甲肾上腺素属神经递质，而肾上腺髓质释放的则为激素，生长抑素可作为激素，也可作为神经肽。基于这些共性，细胞因子、生长因子、神经递质、神经肽都可归入广义的激素范畴。实际上，广义的激素相当于化学信使的总称，在一定意义上可以说广义的激素概念恢复了本世纪初 Starling 所创激素一词的本来面目。

在激素概念演化的同时，对其分泌方式的认识也在不断深化。广义的激素既可以以传统内分泌的方式起作用，也可以以邻分泌（paracrine）、并列分泌（juxtacrine）、自分泌（autocrine）、腔分泌（solinocrine）、胞内分泌（intracrine）、神经分泌（neurocrine）和神经内分泌（neuroendocrine）等方式发挥作用。

（一）邻分泌

激素、生长因子、细胞因子等由细胞释出后可扩散至周围细胞，并与其上的受体结合而发挥效应，称为邻分泌，也叫旁分泌。邻分泌的过程中，分泌物不入血循环，仅在局部以高浓度起作用。但旁分泌因子和激素存在共同的信号机制，所以激素在某些情况下也可以通过旁分泌的方式发挥作用，且由于作用部位的不同，其效应具有一定的特异性。如睾酮通常由睾丸的 Leydig 细胞分泌进入血液作为激素发挥作用，但也可以在睾丸局部发挥作用控制精子生成。IGF - 1 由肝脏或其他组织分泌入血液，但在其他很多组织中也可作为旁分泌因子，调控细胞的增殖。

并列分泌是邻分泌的一种特殊形式，分泌物不出胞，而是以膜锚定的形式存在于细胞膜上，与靶细胞膜上的受体结合而发挥效应。一些生长因子和细胞因子如表皮生长因子（EGF）、集落刺激因子 1（CSF - 1）、肿瘤坏死因子 α（TNF - α）等合成后可以大分子前体的形式嵌入质膜内，不需要通过被细胞加工处理为相应的小分子生长因子才发挥作用，而是和与其接触的细胞表面的相应受体结合调节后者的功能，从而发挥效应。并列分泌在免疫细胞的相互作用、细胞的接触抑制、细胞 - 细胞黏附、胚胎分化过程中的细胞凋亡及基质 - 细胞相互作用等生命过程中均具有重要作用。

（二）自分泌

某些细胞分泌的激素可作用于其细胞本身，这称为自分泌。自分泌的过程中分泌物亦不被血液稀释，故其局部浓度也很高。生长因子、细胞因子常以此种方式发挥作用。自分泌是一个细胞通过其分泌产物进行自我调控的一种形式，自分泌可兴奋、抑制或调节此细胞本身的生理活性、生长、增殖。

（三）腔分泌

腔分泌也是激素发挥作用的一种方式，如胃肠道细胞可将其产生的激素分泌入肠腔，调节肠道其他部位的功能。从表面上看腔分泌与消化道中胃腺、胰腺外分泌很相似，但两者有区别：外分泌中活性物质多为酶类，它们一般不通过受体以影响细胞的功能，而是由导管引入效应部位直接发挥作用，如使蛋白质、脂类等水解；而腔分泌的活性物质是激素，它们作用于靶细胞上的受体以调节靶细胞的功能。腔分泌也存在于支气管、泌尿生殖系等处，具有管道的其他部位可能也存在腔分泌。

（四）胞内分泌

胞内分泌的概念最先是用来描述单细胞生物的。单细胞生物除对环境中存在的化学信使产生应答外，它本身可能还产生一些活性物质以调节其“体内”各“器官”的活动。这些活性物质并不出细胞，直接在细胞内发挥作用，称为胞内分泌。现认为，多细胞生物也存在胞内分泌的现象，例如在细胞内发现了一些"孤儿核受体"，这些核受体可能也存在配基，配基并非来源于胞外而是在胞内由细胞自身合成，这就属于自分泌的范畴。

（五）神经分泌、神经内分泌

神经分泌可分为：突触式的，如神经递质由突触前膜分泌后作用于突触后膜；非突触式的，释放的化学信使可通过细胞外液或血液在近处或远处发挥效应，如下丘脑神经元合成的下丘脑神经激素由轴突输送到神经垂体再释放入血，这一方式称为神经内分泌。

反馈机制控制着许多经典的内分泌途径，而在许多组织中，旁分泌和自分泌作为局部调节系统的作用越来越受到关注。如胰岛 B 细胞分泌的生长抑素可抑制邻近 B 细胞胰岛素的分泌。胰岛素样生长因子（IGFs）能增强甲状腺细胞膜上碘转运体的活性，加强甲状腺细胞对碘的摄取、转运和有机化，调节甲状腺球蛋白（TG）和甲状腺过氧化物酶（TPO）基因表达，从而促进甲状腺激素的合成和释放。卵母细胞分泌的生长分化因子 9（GDF - 9），作用于邻近的颗粒细胞促进初级卵泡转化为次级卵泡。对旁分泌因子的调控往往在它分泌的部位，调控机制主要通过与结合蛋白相互结合，调控其弥散，防止其作用的扩大。如睾丸间质 Leydig 细胞分泌的高水平睾酮可作用于曲精小管，而 Sertoli 细胞分泌的雄激素结合蛋白（ABP）可阻抑局部高浓度的睾酮。活化素（activin）不仅在垂体中发挥旁分泌调节作用刺激 FSH 的产生，它在其他很多组织中也有生物活性，结合蛋白卵泡抑素（follistatin）可在局部中和并抑制其作用。细胞内的调节作用，以往多存在于信号和酶的调节途径，如产物和底物的浓度可调节一些限速酶的活性。但最近人们发现在垂体的细胞内，存在着一个细胞因子对垂体激素分泌调节的完整环路。如白血病抑制因子（leukemia inhibitory factor，LIF）在垂体 ACTH 细胞中表达，通过 JAK - STAT 途径促进阿片皮质素原（POMC），即 ACTH 前体基因的表达及 ACTH 的分泌。同时 LIF 也促进 ACTH 细胞内细胞因子信号抑制物 3（suppressor of cytokine signaling，SOCS - 3）基因的表达，该基因反馈抑制 LIF 诱导的 POMC 基因的表达及 ACTH 的分泌。

在经典内分泌学里，内分泌细胞与激素之间主要是一一对应的关系，即一种内分泌细胞只产生一种激素，一种激素也只由一种内分泌细胞产生。基于这种观点，故也经常用激素来称呼内分泌细胞。新的研究成果已经改变了上述观点。一种内分泌细胞可产生几种激素，如胰岛 B 细胞既可产生胰岛素，又可产生与之拮抗的淀粉素（amylin），又如 LH 和 FSH 可由同一垂体细胞产生；一种激素由多种内分泌细胞产生的例子也很多，如不仅下丘脑神经元可产生生长抑素，甲状腺 C 细胞、胰岛 D 细胞、肠上皮细胞及中枢和周围神经的许多神经元也能产生。再比如，腺垂体、下丘脑、脑部神经元、肾上腺及许多免疫细胞都能产生甘丙肽（galanin）、可卡因和安非他明调节的转录肽（CART）和 POMC（ACTH 的前体）等。由于过去认为一种激素只由一种内分泌腺产生，故当发现其他部位的肿瘤也产生这种激素并引起疾病，则称之为"异位激素综合征"。现在看来"异位分泌"一词可能不很确切，故目前多将非特定内分泌腺的肿瘤分泌该激素者称为伴瘤内分泌综合征。

过去以为一个基因只对应于一种肽类激素，这种观点目前也已修正。首先，某些肽类激素的基因可有多个启动子，其最岳的蛋白质产物也就不一样；此外，某些肽类激素的初级转录本还可有"选择性剪接"的现象，这样就可产生不同蛋白质产物．如胃促生长素（Ghrelin）和 Obestatin；还有些肽类激素的初级翻译产物可裂解为几种不同的激素，如 POMC 在不同的细胞中，由于加工、修饰的不同，裂解产物可为 ACTH、促黑素细胞激素（MSH）或内啡肽。另外，有些肽类激素在不同的组织中，其存在的主要形式不同，这就形成同一基因产生不同形式激素的现象。例如同一基因表达的高血糖素原（proglucagon）在胰岛 A 细胞中所释放的翻译后加工产物为胰升糖素（glucagon），而在小肠 L 细胞中则为类胰升糖素肽 1（GLP - 1）。

二、内分泌系统的进化和内分泌器官发育的调控

（一）内分泌系统的进化

内分泌腺体的进化是细胞 - 细胞间通讯方式的进化。早期的多细胞生物，通过细胞释放的分泌蛋白质或配体，实现细胞间的相互作用，而较复杂的生命体（如无脊椎动物）中出现了中枢神经系统，通过神经 - 细胞间的直接通讯调控机体的生理过程。当生命体继续进化时，机体需要合成和分泌一些调控分子，以克服神经 - 细胞间通讯方式的不足，实现对较远部位的调节。首先，神经末梢分化为特定的效应器官，出现直接的激素分泌，如分泌加压素的神经垂体和分泌肾上腺素的肾上腺髓质。随后，具有神经分泌潜能的神经嵴细胞迁徙到机体其他部位，主要是前肠、中肠及其外翻等处，因此肠道、胰腺及中枢神经系统均能分泌生长抑素、血管活性肠肽、神经紧张素、P 物质等分子。由于激素发挥生理作用需在作用的部位达到一定的浓度，故而机体又出现了一些远离中枢神经系统的分泌性腺体。为了调控这些腺体的功能，在中枢神经系统系统附近进化出一些能分泌受其调控的激素的细胞，主要是腺垂体，其分泌功能直接接受下丘脑激素的调控。

内分泌系统进化的完善伴随有一系列基因、蛋白质和激素功能的逐步同化，这些组分最终能够有效协调地协同发挥作用以完成某一内分泌调节作用。这些组分不仅包括激素本身，还包括调节激素水平和激素效应的其他因子，如作为代谢标志物的调节性配体 cAMP 及其下游的信号物质。在此过程中，生命体的基因组先进化出一些重复基因，其编码的蛋白质可能存在相似的氨基酸序列。在重复基因发生基因序列的突变、缺失或者其他基因序列的插入后，可进化出一些新的基因，最终新基因编码的蛋白质具有机体所需的调节功能。这些新的调节蛋白质能够使细胞更好地适应各种生存条件的变化，从而使生命体具有一定的选择性优势。如在低等生物大肠杆菌中，当细胞内葡萄糖水平下降时，代谢性配体 cAMP 浓度升高，与产生的调节蛋白质形成复合物，促进那些参与其他糖类（如半乳糖、乳糖等）代谢的酶的生成，保证生物体在缺乏葡萄糖时利用其他碳水化合物作为能量的来源。而在哺乳动物中，cAMP 是作为重要激素的下游信使，当体内葡萄糖供应不足时，葡萄糖磷酸化以及 ATP 转化为 AMP 过程受影响，ATP 通过其他途径转化为 cAMP，也是作为体内葡萄糖供应不足的标志物，与某些特定蛋白质的调节性亚基相结合，促进调节亚基和催化亚基的分离，进而调节亚基改变葡萄糖代谢过程中酶的活性，维持内环境的稳定。

（二）内分泌器官发育调控的分子机制

对内分泌器官发育调控的分子机制的研究有了进展，其中，垂体发育的分子机制是发展较快的领域。现认为，同源盒基因 Lhx3 和 Lhx4 在垂体发育的早期可能起重要的作用。发育后的垂体特异表达的转录因子 Pit - 1 在垂体 TSH、GH 和催乳素细胞的特异化及扩增中起重要作用。胎儿垂体特异性表达的转录因子 Propl 则在垂体其他类型细胞的特异化维持及调节

这些细胞功能中起重要作用；同时，Prop1 在 Pit－1 活性的发挥及 Hesxl 基因的调控中是必需的。在腺垂体多种激素缺乏的疾病中，已发现有 Prop1 和 Pit－1 基因的突变。而 Hesxl 基因缺陷在人和鼠中均发现各种类型的垂体异常。

肾上腺和性腺发育的控制相近，类固醇生成因子 1（SF－1）和 X 染色体上剂量敏感的性反转－先天性肾上腺发育不良基因（DAX－1）是两个孤儿受体，它们在肾上腺、性腺、下丘脑腹侧正中部及垂体促性腺细胞中表达的时空模式是相似的。SF－1 对许多基因有调节作用。如几种不同的类固醇激素合成酶、类固醇生成急性调节蛋白、中肾旁管抑制物（MIS）、DAX－1，抑制素（inhibin）及 LH 等。DAX－1 能直接与 SF－1 相互作用，抑制后者的功能，SF－1 剔除的小鼠性腺和肾上腺完全不发育，同时还有 GnRH 的缺乏。SF－1 基因的 DNA 结合区杂合突变，可使转录激活活性下降，引起原发性肾上腺功能低下。DAX－1 在性分化和性决定中起重要作用。该基因突变可引起 X 连锁的肾上腺发育不全及低促性腺素性性功能低下。DAX－1 转基因动物出现由雄性到雌性的性转化。

胰腺和甲状腺的发育的研究也有一些进展。如发现在小鼠中转录因子 IPf1/Pdx1 基因的纯合突变可引起选择性的胰腺不发育，但该基因在胰岛发育的早期并非必需。在人类，IPF1/Pdx1 基因突变则是 MODY4 发病的原因。另外，同源盒基因 HG9 在背侧肠上皮向胰腺的定向发育中起重要作用。转录因子 TITF1、TITF2 和 PAX8 在甲状腺的发育中起重要作用，已在先天性甲状腺发育不全的患者中发现有 TITF2 和 PAX8 基因的突变。

发育生物学的研究已明确生物体各器官的发育方向及发育成熟后的器官大小及部位都是在胚胎发育过程中一系列转录因子的开启所控制的。在一定意义上讲，在胚胎形成时的那一刻，就决定了各个器官的发育进程。通过对控制各器官发育特异性基因的寻找，将来有望使生物体的胚胎定向发育成不同的器官而非特异的生命，从而为今后的器官移植开辟广阔的前景。

三、激素作用的一般原理

内分泌学的进展更新了许多以往的观念，使内分泌研究领域日益拓展；然而，内分泌学的基本研究对象，仍是能协调控制各器官功能的激素信号，内分泌学还有其普遍性的原理和规律。激素作用的一般原理包括许多基本概念，如激素的合成和分泌、激素在循环中的转运、反馈调节，激素和受体的结合和细胞内的信号转导等。

（一）激素的合成和分泌

目前将激素分为 5 类：①氨基酸衍生物：如多巴胺、儿茶酚胺和甲状腺激素；②小分子神经肽类：如 GnRH、TRH、血管紧张素和生长抑素；③大分子蛋白质：如经典内分泌腺体产生的胰岛素、LH 和 PTH；④以胆固醇为前体合成的类固醇激素：如皮质醇和雌激素等；⑤维生素类的衍生物：如维甲酸和维生素 D。一般来说，氨基酸和肽类激素衍生物与细胞表面的膜受体相互作用，而类固醇激素、维生素 D、甲状腺素是可溶性的脂类激素，主要通过与细胞内的核受体相互作用发挥调节作用。

大分子蛋白质激素在特定细胞中的合成过程与其他蛋白质在普通细胞中的合成过程基本类似，这些分泌性细胞通常包含其特有的分泌颗粒，并有大量的激素储存在这些分泌颗粒中。多肽类激素通常由前体多肽产生，在特征性的信号肽的引导下，通过分泌颗粒转将这些肽类激素运到细胞外。一些激素前体，如 POMC 和前胰高糖素原，编码多种具有不同生物活性的肽类激素；而另一些激素前体，如前胰岛素原和血管加压素，曲较大的前体蛋白质剪切，仅编码一种激素。细胞内接收的信号可以通过调节囊泡的转运以及囊泡膜和质膜的融合从而精确调控肽类激素向细胞外环境的分泌。类固醇激素则是由胆固醇通过一系列酶催化的羟化、甲基化和去甲基化等修饰后转变为有生物活性的糖皮质激素、雄激素和雌激素及其各种衍生物。这些酶特异性地表达于生成类固醇激素的组织，如肾上腺、性腺等，其活性受垂体的促激素（如 ACTH、LH 和 FSH）的调节。甲状腺激素的合成过程较为特殊，甲状腺细胞首先合成分子量为 660 000 的同二聚体蛋白质——甲状腺球蛋白，通过酪氨酸的碘化，将合成的碘化原甲腺氨酸分子储存在甲状腺滤泡腔内。甲状腺球蛋白需要由甲状腺上皮细胞吞噬并通过组织蛋白酶分解，才能将甲状腺素（T_4）释放入血。

有些激素（如生长激素、胰岛素等）在被释放入血时便具有生物活性，而有些激素则需要在特定的细胞中被激活后才具有生物学功能，这些激活过程通常受到了严格的调控。如甲状腺分泌的 T_4 是 3，5，3′ - 三碘甲腺原氨酸（T_3）前体激素，T_4 只有在经过去碘化修饰后才能形成具有活性的 T_3。类似的激活反应还见于 5α - 还原酶参与的激素转化过程，此酶能够特异性地催化睾酮转变为双氢睾酮，其靶组织主要为男性泌尿生殖道及其上皮、肝脏等。此外，维生素 D 在肝脏经过 25 位羟化后，又在肾脏发生 1 位羟化，这两个部位的羟化是活性 1，25 - $(OH)_2^-$ 维生素 D 生成的必需步骤。

（二）激素分泌的节律和脉冲

激素的节律性分泌是为了使机体能够更好地适应环境的变化，如季节交替、昼夜规律、睡眠、进餐和应激等。人的月经周期是 28d 一个循环，反映了卵泡成熟和排卵所需的时间。血浆瘦素和 Ghrelin 的分泌也有一定的昼夜节律，在凌晨 2 点时升至最高，后逐渐下降，至上午 9 点时降至最低。Ghrelin 浓度在餐前升高，而在餐后 20min 开始下降，40min 下降明显，至餐后 2h 下降最多，而延长空腹时间则血浆 Ghrelin 浓度明显增高，昼夜节律是生物体对自然界适应的产物，它受到昼夜时程的调控，光线是调整体内生物钟的一个主要环境因素。位于下丘脑视上核的视网膜下丘脑纤维束是机体发生昼夜脉冲的起源。这些脉冲信号能够以程序化形式调整睡眠 - 清醒周期，并且可以调控激素的分泌形式和作用。基本上所有垂体激素的节律都与睡眠和昼夜节律保持一致，而后者也由日照时间决定。

很多肽类激素以不连续的脉冲形式分泌，也反映了神经系统的调节作用。比如，下丘脑 GnRH 每 1 ~2h 诱导 LH 的分泌脉冲。维持垂体促性腺激素分泌需要间歇性的下丘脑 GnRH 分泌脉冲，而持续性的 GnRH 作用则抑制促性腺激素的分泌。促性腺激素调节的这一特点，为临床使用长效 GnRH 激动剂治疗中枢性性早熟或在前列腺癌中降低睾酮水平，奠定了理论基础。

激素的脉冲性和节律性分泌对于血循环中的激素水平测定结果具有重要的影响，因为激素水平在几小时中会有明显波动，仅作一次测定有时难以判断激素浓度是否正常或有异常。如收集 24h 尿液进行游离皮质醇的测定可明确一个昼夜循环中的皮质醇分泌总量；而 IGF - 1 则可作为一个相对稳定的生物学标志，用来衡量 GH 的分泌情况。

（三）激素在血中的转运

血循环中的激素水平是由其分泌的速率和在血循环中的半寿期所决定的。蛋白质类激素与一些小分子激素（如儿茶酚胺）属于水溶性物质，可以在血液循环系统中传送，但其他一些非水溶性物质（如类固醇激素和甲状腺激素）则无法在血液中直接输送。激素结合蛋白可发挥与激素结合的作用，既可充当激素在血液中的储备池，保证非水溶性配体在血液中呈均匀分布状态，还可减缓小分子激素的快速降解及其在肾脏和胆汁中的排泄。激素结合蛋白多为血浆糖蛋白，分子量介于 50 000 ~ 60 000 之间。T_4 和 T_3 可与甲状腺素结合球蛋白（TBG）、白蛋白及甲状腺素结合前白蛋白（TBPA）结合；皮质醇可与皮质醇结合球蛋白（CBG）结合；雄激素和雌激素可与性激素结合球蛋白（SHBG）结合。IGF - 1 和 IGF - 2 可与多种 IGF 结合蛋白结合（IGFBPs）。生长激素结合蛋白（GHBP）与生长激素受体（GHR）胞外功能区的结构域序列完全一致，除了结合运输 GH 外，GHBP 能延长 GH 的半寿期，缓冲 GH 脉冲式分泌的波动，并通过增强或者减弱 GH 对 GHR 的结合力来达到促进 GH 在靶组织细胞中发挥作用。

由于是非结合状态的游离激素参与反馈系统的调节并被细胞摄入后发挥效应，故而激素结合蛋白的异常可以显著改变总激素的浓度，却很少出现明确的临床后果。如 TBG 异常可使总的甲状腺素水平显著下降，而游离 T_3、T_4 水平仍保持正常。于先天性 TBG 缺乏的患者，其他蛋白质（TBPA 和白蛋白）能够替代 TBG 的功能协助甲状腺激素的运输，但这些次要结合蛋白与甲状腺激素的亲和力远较 TBG 为低，故而下丘脑 - 垂体负反馈系统是在血总甲状腺激素浓度很低的条件下保持游离激素处于正常范围。利用基因敲除技术，可以更清楚地明确激素结合蛋白的生理作用。如在维生素 D 结合蛋白基因敲除的小鼠体内，虽然血浆维生素 D 水平明显下降，小鼠却没有表现出明确的异常表型。但由于敲除小鼠维生素 D 储存量减低，其对低维生素 D 饮食的不良后果更加敏感。此外，由于敲除小鼠缺乏维生素 D 结合蛋白，肝脏摄取 25 - （OH) - D_2 的速度增加，导致血 25 - （OH) - D_2 半寿期明显缩短，对维生素 D 毒性作用的敏感性也出现了降低。

（四）内分泌系统生理功能的特点

机体维持内环境的稳定需要统一协调地完成各项生理功能，如动物在搏斗中不仅涉及肌肉骨骼系统，还需要动员呼吸及心血管系统；在能量利用上，需加速肝糖原的分解、葡萄糖的生成以及由其他方式获取能量（如脂肪动员），并减少其他器官对葡萄糖的利用。内分泌系统经常通过以下几种方式完成多项生理功能：①同一激素的整合作用；②不同激素的协同作用；③其他激素的平衡拮抗作用；④依赖某些机制发挥减缓或终止此生理过程的作用。

1. **激素的整合作用** 激素一般能选择性调节许多不同的生理过程，最终完成对同一生理过程的调控。这些生理过程可以在同一细胞内完成，也可在不同的靶细胞中同时进行。血管紧张素 II 对血压的调控便是如此。同样，糖皮质激素在能量代谢分解方面的作用也类似，能够增加肝脏的糖酵解和葡萄糖生成，减少外周组织葡萄糖的摄取，增加蛋白质降解，减少脂肪、肌肉、淋巴以及成纤维组织蛋白质的生成，刺激脂肪分解，最终减少其他组织对葡萄糖的利用，从而达到提升血糖浓度的目的。

2. **激素的协同作用——招募多种激素完成同一生理过程** 内分泌系统是生命进化的产物，当受到某种刺激时机体能够同时改变多种激素水平，而且这些激素可以发挥相似的作用。比如肾上腺素、胰升糖素、糖皮质激素和生长激素通过增加肝脏和肌肉中葡萄糖的生成，减少其葡萄糖的利用，并动员其他能量来源的物质（游离脂肪酸），使合成葡萄糖的底物（甘油和乳酸）增加，协同升高血糖水平。尤其是在严重低血糖时，上述激素能够明显升高以增加血糖水平。休克同样可以导致儿茶酚胺、加压素、血管紧张素、糖皮质激素、盐皮质激素以及其他激素水平的升高，最终使血管的反应性增加，加强水钠潴留和心脏功能，并引发其他纠正休克的生理作用。

3. 激素的拮抗作用——代谢的精细调节　激素之间也存在相互拮抗的现象，即某些激素能够对抗另外一些激素的作用。如胰岛素通过增加脂肪组织糖的摄取，增加糖原合成，抑制糖生成、脂肪分解和糖原分解，促进蛋白质合成并抑制蛋白质分解，可拮抗肾上腺素、糖皮质激素、α肾上腺素能激动剂以及生长激素的升血糖作用。同样，孕激素可抑制雌激素的某些作用，而降钙素能够发挥与 PTH 相反的作用，降低血钙水平。但拮抗物并非总是发挥拮抗作用。比如，尽管胰岛素能够拮抗糖皮质激素的作用，但两者均能增加糖原的累积。α与β肾上腺素能激动剂对血管、肌肉以及激素（胰岛素）分泌的作用截然不同，但它们均能增加糖原的分解和糖的生成，因而在不同的情况下，这两类激素既可以相互拮抗，也可以相互协同。

4. 减缓或终止生理过程的机制　目前发现，有多种机制参与激素效应的减缓和终止。首先，对大多数激素而言，尤其是因应激产生的激素，当分泌停止时这些激素会迅速从血液循环中清除，激素的效应也随之消失。其次，许多激素对其本身释放可以产生反馈抑制作用，这种抑制作用或是通过其他激素介导（如甲状腺素能够抑制 TSH 的释放），或是依赖于激素效应的发挥（如 PTH 诱发的血钙水平升高能够抑制 PTH 的释放）。再次，激素能够导致靶器官或靶细胞对其作用的敏感性下降。最后，机体在分泌该激素的同时可能会释放其他一些激素，这些激素能够阻断其效应，如因应激产生的糖皮质激素能够阻断其他激素的作用或分泌。

（五）内分泌功能的调节

在 20 世纪 20 年代以前，人们普遍认为神经系统和内分泌系统两者是独立的、互不关联的两个系统。1928 年，Scherrer 发现硬骨鱼的下丘脑神经细胞具有内分泌细胞的特征，随后对多种动物的研究，得到相同的结果。50 年代，Harris 和 Green 基于神经解剖、生理的研究提出了下丘脑可分泌激素控制垂体功能的著名论点。随后经过多组研究者漫长艰苦的工作，在 70~80 年代，相继从下丘脑分离纯化出 TRH、GnRH、GHRH、生长抑制素和 CRH 等。这些激素由下丘脑的神经元合成并通过垂体门脉系统进入垂体，以调节垂体激素的分泌，从而证明了神经系统对内分泌系统的调控作用。根据下丘脑对垂体调控的特点，人们早就预测，下丘脑可能分泌促进或抑制垂体催乳素（PRL）的激素。但一直未能从下丘脑中分离出其特异性的调节激素。直到 1998 年 Hinuma 等人在用垂体新的 7 穿膜孤儿受体从下丘脑寻找其特异配基的研究中，发现了一种能特异性地促进 PRL 释放的激素—促催乳素释放激素（prolactinreleasing peptide，PRL - RH），该基因编码一 81 个氨基酸的前肽，其 31 个和 20 个氨基酸的成熟肽段均能特异性地促进垂体 PRL 的分泌。至此，经过近 40 年的努力，垂体分泌的所有经典激素均在下丘脑中找到了其特异性的调节激素，完善了垂体激素经典调控的概念。

现已明确，在下丘脑 - 垂体和靶腺之间，存在着相互依赖、相互制约的关系，这种关系称为反馈性调节作用，有两种类型的反馈调节：①负性反馈作用；②正性反馈作用。

1. 负性反馈作用　下丘脑 - 垂体激素（TRH - TSH，CRH - ACTH，GnRH - FSH，LH）分别兴奋各自靶腺（甲状腺、肾上腺皮质、性腺）的分泌，当血中靶腺激素过高时，反过来抑制相应下丘脑 - 垂体激素的分泌，于是靶腺激素浓度降到正常；当血中靶腺激素浓度过低时，下丘脑－垂体相应促激素的分泌增加，使血中靶腺激素浓度升至正常。

垂体的分泌功能受到三个层次的调控。首先是来自中枢神经系统的信号，包括各种应激、传入神经刺激以及神经肽类信号，这些信号能够调控下丘脑激素和神经肽类激素的合成，如 GHRH、CRH、TRH 和 GnRH，这些激素通过下丘脑－垂体门脉系统达到垂体，作用于相应的靶细胞，促进靶腺激素的分泌。此外，下丘脑还可以分泌生长抑素和多巴胺，前者能抑制 GH，后者抑制 PRL 和 TRH 的分泌。垂体分泌的促外周内分泌激素，除了促进肾上腺、甲状腺和性腺激素的合成与分泌外，还能促进这些腺体细胞的增生，从而保证外周内分泌腺结构和功能的完整性。而外周内分泌腺分泌的激素（肾上腺皮质激素、甲状腺素以及性激素）发挥强有力的负性反馈调节作用，而且这些激素对相应的下丘脑促垂体激素往往也能起到抑制作用。通过这种负性反馈调节，下丘脑－垂体以及靶腺激素的分泌量和血中激素的浓度都保持相对稳定，恰当地满足机体对激素的需要。

2. 正性反馈作用　正性反馈作用与负性反馈作用相反，当血中靶腺激素浓度增高时，兴奋（而不是抑制）下丘脑－垂体相应促激素的分泌。这种类型的反馈作用，见于性腺激素和下丘脑－垂体促性腺激素之间的调节。在月经周期的滤泡期，在 FSH、LH 的兴奋下，卵巢雌激素的分泌逐渐增加，在增多到一定程度，接近排卵时，增高的雌激素对下丘脑－垂体促性腺激素的释放起兴奋作用（正性反馈），于是 LH、FSH 的分泌骤增，引起排卵。

下丘脑的内分泌功能又受神经系统其他部位的影响。下丘脑和更高级的中枢神经以及周围的感觉神经都有广泛的联系。例如生活环境改变、焦虑可引起闭经，精神紧张可使肾上腺皮质激素分泌增加。感觉器官的刺激对内分泌功能的影响更为大家所熟知。例如动物的性腺活动与嗅觉、视觉有密切关系，生殖道的机械刺激可引起排卵。肢体的痛觉（如灼伤）可通过传入神经引起下丘脑－垂体－肾上腺皮质分泌增加。内分泌系统一方面受神经系统的调节，同时也影响神经系统的功能。靶腺激素可反馈性地调节下丘脑的分泌功能，激素对维持高级神经系统的功能也起重要作用，一些激素（如甲状腺激素、皮质醇等）过多或过少都可引起神经系统功能障碍，或是兴奋、或是抑制，严重者可引起精神失常甚至昏迷。

多层次内分泌调节的另外一个重要生理意义是，形成一个逐步放大的激素合成及分泌系统，以应对激素在全身循环中的稀释、代谢与清除。下丘脑促垂体激素一般为小分子肽类，其分泌量以纳克计，半寿期较短，仅为几分钟；垂体激素的分泌量一般以微克计，其半寿期较长；而外周内分泌腺激素的分泌量则以毫克计，所以通过这个系统，信号可以放大近千万倍。

四、神经－内分泌－免疫网络和神经－内分泌－营养调节网络

（一）神经－内分泌－免疫网络

多年来由临床观察及动物试验已证实患慢性肾上腺皮质功能减退症、垂体前叶功能减退症的患者或切除肾上腺的动物对感染的抵抗力甚低，病死率较高；而正常人或动物发生感染后其垂体－肾上腺皮质轴的反应强烈，抵御感染的能力也较强。20 世纪 50 年代初可的松类糖皮质激素应用于临床。证实有明显的免疫抑制功能，对患有自身免疫性疾病的患者有一定疗效，对于急性感染患者，在合用有效抗生素时，使用糖皮质激素有助于减轻过度免疫反应所致的组织损害。以上事实充分说明神经内分泌与免疫功能之间有着密切的联系：

80 年代分子生物学技术兴起后，人们发现神经、免疫和内分泌系统可共享信息分子及

其受体，且其信号转导过程也是相似的。如 GH 和 PRL 是经典的激素，但免疫细胞也可合成并分泌 GH 和 PRL；免疫细胞也含有 GH 和 PRL 的受体，故 GH 和 PRL 也可调节免疫细胞功能。又如，白细胞介素 I（IL-1）和 IL-2 是经典的免疫分子，但它们也具有调节内分泌系统的功能。

在外界病原体侵袭下发生急性感染、炎症时，神经 - 内分泌 - 免疫系统作出一系列的反应。免疫系统中的循环白细胞所产生的细胞因子介导中枢神经系统主要是下丘脑的反应。早期的研究证明 IL-1β 即内源性致热原可激活下丘脑 - 垂体 - 肾上腺轴，使糖皮质激素的分泌增多，同时还有神经、自主神经、内分泌、免疫系统之间的相互作用，有助于机体克服感染，回复原态。

肾上腺糖皮质激素一方面对机体起保护作用，抵御应激，包括糖原异生、糖原分解、脂肪分解、免疫反应，加强升血压物质的效果，以及下丘脑对应激的反应、垂体对 ACTH 释放激素（CRH）的反应等。同时，糖皮质激素又对免疫系统的反应起负性反馈作用，使其不致反应过度，否则将对机体产生不利影响，使组织、器官受损。糖皮质激素对炎性免疫反应的抑制作用是多方面的，包括淋巴细胞增生、免疫球蛋白、细胞因子的产生，以及细胞毒性作用等。感染、炎症时，糖皮质激素对免疫系统的负反馈调控对机体有益，在免疫系统和神经 - 内分泌系之间存在反馈性调控环路，免疫系统的淋巴细胞因子兴奋下丘脑 - 垂体 - 肾上腺轴，糖皮质激素又反过来对免疫反应起抑制作用，以调节炎症的强度。

感染、炎症时不同的下丘脑 - 垂体 - 靶腺轴的反应不一致，出现分离。炎症时，TSH 受抑制，激活的淋巴细胞产生的 IL-1β、肿瘤坏死因子 α（TNF-α）可抑制 TSH，IL-1β 还兴奋生长抑素的分泌。另一方面，大量糖皮质激素也可间接地抑制 TSH，甲状腺轴功能降低可能起节约能量的作用。

有应激时，包括感染，下丘脑 - 垂体 - 性腺轴功能受到抑制，主要环节在下丘脑的促性腺激素释放素（GnRH）。

（二）神经 - 内分泌 - 营养调节网络

神经系统能调节人的摄食行为，近十几年来，随着下丘脑大量参与食欲调节的神经肽的发现，使人们对这一过程的理解更加深入。目前发现在下丘脑的弓状核和腹内侧核含有增强食欲的神经肽 Y（NPY），Agouti 相关蛋白（AGRP），以及抑制食欲的 POMC（为抑制食欲的 α-MSH 的前体）及可卡因和安非他明调节的转录肽（CART）神经元，下丘脑侧部也含有增强食欲的黑色素浓集激素（MCH）及增食欲肽（Orexin）神经元。另外位于弓状核的甘丙肽（galanin）也可使食欲增加；位于脑干孤束核的 GLP-1，以及广泛表达于中枢及末梢神经元的神经加压素（NT）、CRH 和 bombesin 等均能抑制食欲。

1994 年，脂肪源性激素—瘦素的发现，成为食欲调控及脂代谢研究的一个里程碑。瘦素基因编码一由 167 个氨基酸组成的分泌蛋白，由白色脂肪细胞合成和分泌后释放入血，在下丘脑通过其受体，激活 JAK-STAT 信号转导途径，对食欲进行调控。瘦素的受体主要表达在下丘脑，位于下丘脑腹内侧核（VMN）和弓状核（ARC）中的 NPY、Agouti 相关蛋白、POMC、CART 的神经元，以及下丘脑侧部的 MCH 和 Orexin 的神经元上均有瘦素受体的存在。饥饿或瘦素分泌减少时可使 POMC、CART 的表达减少及 NPY 和 AGRP 的增加，而使食欲增加，促进摄食。反之，在饱食或瘦素分泌增加时，则通过促进 POMC 和 CART 的表达，减少 NPY 和 AGRP 的表达而使食欲下降，减少摄食。瘦素除调节食欲及能量平衡外，对生殖系统及其他系统的广泛效应已引起人们的关注。

1999 年，Kojima 等从大鼠胃黏膜细胞中分离纯化了一个新的脑肠肽 – Ghrelin，为生长激素促分泌素受体（growth hormone secretagogue receptor，GHS – R）的内源性配体。以后的研究发现，除胃肠道黏膜外，机体的多个器官均有 Ghrelin 的表达。除具有较强的刺激生长激素释放的作用外，Ghrelin 可使胃酸分泌增加，促进胃动力，并可以作用于下丘脑室旁核、弓状核、腹正中核、背侧核、穹隆区及第三脑室等部位的反应性神经元，通过突触传递作用支配下丘脑分泌 NPY 和 AGRP 的神经元，刺激并增加 NPY/AGRP 神经元的自发性活动，进而增加 NPY、AGRP 的释放，促进食物摄取和使能量消耗降低。在饥饿、神经性厌食和恶病质时血浆 Ghrelin 水平显著升高，经过饮食干预，体重增加后血浆 Ghrelin 水平下降，恢复到正常对照组的水平，提示 Ghrelin 是一个反映机体营养状态的标志，并以负反馈的模式对维持能量平衡产生影响。更为有趣的是，2005 年，Zhang 等在 Ghrelin 前体（proghrelin）的 76～98 多肽段，发现了一种由 23 个氨基酸残基组成的新的蛋白质，并将其命名为肥胖抑制素（Obestatin）。Obestatin 是一种与 Ghrelin 有诸多相似之处的脑肠肽，是由激素前导物质 Proghrelin 的蛋白质衍生而来，经过翻译后的不同片段剪切和不同类型的修饰产生不同的物质。Ghrelin 能够刺激机体增加对食物的摄入，使体重增加；而 Obestatin 可以抑制 Ghrelin 对食欲增加和空肠收缩的刺激作用，通过"肠 – 脑反射轴"在食欲调节中发挥相互拮抗、维持平衡的功能。

五、激素的作用机制

激素可分为作用于膜受体和核受体两大类。作用于膜受体的激素为亲水性，又称亲水性激素；作用于核受体的激素为脂溶性，又称脂溶性激素。膜受体按其结构不同可分为七穿膜片段受体、四穿膜片段受体和单一穿膜片段受体。七穿膜受体按其信号转导系统中效应器及第二信使的性质，可进一步分为以 cAMP 为第二信使的激素信号途径和以磷脂酰肌醇代谢物及钙离子为第二信使的信号途径；单一穿膜片段受体可进一步分为酪氨酸激酶型受体、酪氨酸激酶偶联受体、鸟苷酸环化酶型受体和丝/苏氨酸激酶型受体。

（一）受体位于膜上的激素作用机制

受体位于膜上的激素为亲水性激素，不能自由透过脂性细胞膜，需要和细胞膜上特异性的受体结合，并将其激活后，进一步激活效应器，产生中间的化合物以调节靶细胞功能，这些中间物称为"第二信使"，激素本身为第一信使。这类激素包括肽类激素、神经递质、生长因子、前列腺素等。

膜受体信号转导的几个主要途径如下。

1. 以 cAMP 为第二信使的激素信号途径　这类受体为 G 蛋白偶联的七穿膜受体，信号转导的过程包括以下几个主要的环节。①七穿膜片段受体。②G 蛋白：是将信息从受体传递至效应器的重要环节。③腺苷酸环化酶与 cAMP 的生成：腺苷酸环化酶（AC），通过 G 蛋白与激素受体偶联，被激活后催化 ATP 使之转变为环腺苷酸（cAMP）。④依赖 cAMP 的蛋白激酶被激活：主要是蛋白激酶 A（PKA），为介导 cAMP 生物效应的主要载体，可使底物蛋白质中的丝氨酸/苏氨酸磷酸化，继而启动一系列的级联反应，实现激素的生物效应。⑤cAMP 的生物效应：可分为两大类，第一类快速反应或称核外效应；第二类为核内效应，促进基因转录，由 cAMP 反应元件结合蛋白（CREB）所介导。⑥cAMP 信号途径的调控：

以 cAMP 为第二信使的激素信号转导系统的活性在不同层次上受以下因素的调节：激素与受体分离；受体可在活化的 PKA 作用下失敏；G 蛋白 α 亚基本身所含的 GTP 酶可使 α 亚基上的 GTP 水解为 GDP 而失去活性；cAMP 可被磷酸二酯酶水解为 5′AMP 而失去活性；被磷酸化而激活的蛋白质可在磷酸酶作用下去磷酸而失活，磷酸酶又受其抑制蛋白的调控。

2. 以磷脂酰肌醇代谢物及钙离子为第二信使的信号传递途径

（1）许多激素通过磷脂酰肌醇代谢物及钙离子的介导在靶细胞内发挥效应，激素与七穿膜片段受体相互作用后与 G 蛋白（Gq 或 Gi 家族的 Go）偶联而使 α 亚基活化，进而激活处于细胞膜上的效应器：磷脂酶 C，后者将膜上的磷脂酰肌醇二磷酸水解成二酰甘油（DAG）及三磷酸肌醇（IP3），两者皆为细胞内第二信使。在 IP3 作用下胞质内 Ca^{2+} 离子浓度增高，进而引发一系列生物学效应。

（2）DAG - PKC 信号转导系统：蛋白激酶 C（PKC）与前述的 PKA 一样，是一类重要的丝氨酸/苏氨酸蛋白激酶。在 DAG 的作用下，PKC 被激活，激活的 PKC 可产生广泛的生理效应。首先，PKC 可通过激活多种酶系而促进代谢，如脂肪细胞内脂肪生成，肝脏糖原分解等，发挥核外效应。其次，PKC 还可调节基因转录，可使转录因子 Fos 和 Jun 磷酸化，进而转位至细胞核内，形成同二聚体或异二聚体，与靶基因上的反应元件（TRE）相结合，启动基因转录，发挥核内效应。

（3）钙离子信号转导系统：钙离子可作为激素在细胞内的信使而发挥作用。钙可与一种普遍存在的依赖钙的钙调蛋白（calmodulin）结合。依赖钙调蛋白的激酶可分为两类。①多功能的蛋白激酶，可使多种蛋白质磷酸化，从而介导因钙离子升高而发生的多种生理功能，如基因转录的调控，蛋白质的合成，多种细胞的分泌功能，多种代谢途径的调节及多种激素信号传递相关酶的激活，如腺苷酸环化酶、磷酸二酯酶等；②特定的依赖钙调蛋白的激酶，只作用于一种底物（酶），使其磷酸化，包括肌蛋白轻链激酶、磷酸化激酶、延长因子2 激酶，生理效应分别为调节肌肉收缩、糖原分解及蛋白质合成。

（4）DAG - PKC 途径与钙信号系统的相互关系：许多能兴奋 DAG 生成并激活 PKC 的激素受体往往同时促进胞质内钙离子的升高，钙离子能加强 PKC 的活化。钙离子所引起的效应往往比较短暂，而 DAG 所引起的 PKC 激活则可在激素的持续兴奋下延长细胞的反应。

3. 酪氨酸激酶型受体的信号转导　具促生长作用的激素（胰岛素、类胰岛素生长因子1）及多种生长因子利用此途径传递信息。此类受体为单一片段穿膜受体，其细胞外区为激素特异性结合区，细胞内区为酪氨酸蛋白的激酶区。活化受体的一项重要功能为启动 Ras 信号途径，又称丝裂原活化蛋白激酶（MAPK）途径。GTP - Ras 可作用于多种靶蛋白质，最重要者为 Raf 蛋白，后者为一种激酶，Raf 被激活后可催化 MAPK 的激酶（MAPKK）磷酸化而使其激活，后者进而使 MAPK 激活。MAPK 可作用于胞质内的许多靶蛋白（主要为酯类）而发挥效应，也可转位至核内，使一些转录因子磷酸化而调节基因转录。这一系列的信号传递过程的主要生物效应包括物质代谢、细胞生长、分裂等过程。

4. 酪氨酸激酶偶联型受体的信号转导　此型受体本身不含酪氨酸激酶，但与胞质中的某些酪氨酸激酶偶联，而发挥生理效应。通过此类受体起作用的激素主要有生长激素、催乳素、促红细胞生成素、瘦素（leptin）以及一些细胞因子，如多种白细胞介素、干扰素等。此类受体与其特异性配基结合后，使得与其偶联的 JAK（janus kinase）酪氨酸激酶上的酪氨酸磷酸化，并使 JAK 激活。JAK 激活后进而使其偶联受体的胞质区的一个酪氨酸残基磷酸化，正是受体上磷酸化的酪氨酸提供一个选择性的泊位，与细胞质内的一类信号分子：信号转导和转录激活因子（signal transducers and activators of transcriptiom，STAT）相互作用，将激素信号传递下去，该途径又称 JAK - STAT 信号途径。

5. **鸟苷酸环化酶型受体的信号转导途径** 该类受体以 cGMP 为第二信号，受体的细胞内区含有鸟苷酸环化酶。一旦激素与受体结合后，鸟苷酸环化酶即被激活，催化三磷酸鸟苷酸转变为环 - 磷酸鸟苷（cGMP）。cGMP 进而激活依赖它的蛋白激酶 G（PKG），后者可催化靶蛋白的磷酸化，通过级联反应产生生物学效应；心房利钠素就是通过该途径发挥作用。此外，一氧化氮（NO）可激活胞质中的可溶性鸟苷酸环化酶而使 cGMP 增加，来实现其生物学效应。

6. **丝/苏氨酸激酶型受体的信号转导途径** 转化生长因子 p（TGFβ）、激活素（activin）、抑制素（inhibin）、骨形成蛋白（BMP）等的受体具有丝/苏氨酸激酶活性，它们组成丝/苏氨酸激酶型受体家族。该家族受体均有Ⅰ、Ⅱ两型，Ⅱ型受体的功能是与配基结合，Ⅰ型受体的功能是传递信号。激素（TGFβ）与Ⅱ型受体结合后，使Ⅰ型受体上的丝/苏氨酸激酶激活，激活的Ⅰ型受体通过 SARA（smad anchor for receptor activation）与 Smad2 或 Smad3 分子相互作用，形成受体 - SARA - Smad 分子复合物，使 Smad 分子羧基端部位上的丝/苏氨酸残基磷酸化。磷酸化的 Smad2 或 Smad3，与 Smad4 分子结合，进而转位到细胞核内，激活其靶基因的转录。激活素的信号途径与 TGFβ 相同；而 BMP 则是通过 Smad1 或 Smad5 与受体结合，磷酸化的 Smad1 或 Smad5 再与 Smad4 形成复合物，进入到核内，发挥作用。

（二）受体位于细胞内（核或胞质）激素的作用机制

此类激素包括肾上腺皮质及性腺的类固醇激素、甲状腺激素、维生素 A 代谢物维甲酸等。激素的核受体含有以下 4 个功能域：激素结合区、DNA 结合区、转录激活区和铰链区。激素结合区（BD），位于受体蛋白质的羧基端（C 端），其功能包括：①识别相应的激素并与之进行特异性结合；②受体的二聚化；③受体热休克蛋白 90（HSP90）相互作用，受体定位于核内；④激活转录。甲状腺素、维甲酸等受体不与 HSP90 相互作用，直接进入核内与 DNA 相结合。

受体二聚化是核受体发挥作用的必要条件，二聚化的核受体对靶基因具有转录激活作用，这一过程主要是在共激活因子（CoA）和共抑制因子（CoR）的共同参与下完成的。CoA 是一组能与活化的核受体或转录因子结合的蛋白质复合物，通过组蛋白乙酸化和募集基本转录复合物，以激活特异性基因表达。主要有：CREB 结合蛋白（CBP），腺病毒 EIA 相关蛋白 P300（P300），P300/CBP 相关因子（PCAF）。P300/CBP 相互作用蛋白（P/CIF），核受体辅助激活因子 1（NCoA - 1），核受体辅助激活因子 2（NCoA - 2 或称 TIF 或 GRIP - 1）等，当活化的核受体与其识别的特定 DNA 序列（应答元件）结合后，即可募集 CoA。CoA 还能与核受体外的各种转录因子相互作用，将不同转录因子调控相互联系，形成一个网络结构，在此网络中各种成分共甩，相互竞争，使外来信号在转录水平相互交流，从而实现细胞中转录调控的协同性和准确性。

共抑制因子（CoR）能与特定的核受体结合，通过募集组蛋白去乙酰化酶使核组蛋白去乙酰化，而抑制特异性基因的转录表达。目前发现的 CoR 主要有 4 种：核受体辅助抑制因子（nuclear receptor corepressor，NcoR），甲状腺和维甲酸受体的沉默子介导物（silencing mediator of retinoid and thyroidreceptor，SMRT），Sin3 和组蛋白去乙酰化酶（HDACs）。NcoR、SMRT 和 Sin3（Sin3A/Sin3B）的复合物与核受体结合，并且通过 Sin3 募集 HDACs 到特定基因的调控区，通过组蛋白去乙酰化而发挥抑制作用。

选择性雌激素受体或雄激素受体调节剂（SERMs 或 SARMs）的出现，使人们认识到核受体发挥作用的机制可能更加复杂。因这类物质和雌激素或雄激素受体结合后，在不同的组织或细胞可发挥拮抗或激动激素生理效应的功能，而这种在不同组织或细胞功能上的差异主要与靶组织内表达的蛋白质不同有关。最后，类固醇激素受体除了通过调节基因的转录而发挥作用外，还可以通过非基因组机制发挥作用。

总之，激素信号的转导及其调控的基因转录是维持细胞生命活动的重要基础。随着功能基因组学研究的深入，人们将能够在整体水平上了解细胞内的信号转导过程。对这些过程的研究无疑会加深对细胞生理功能的理解，同时加深对疾病发病机制的认识，并促进对防治疾病药物的开发。据估计目前应用的药物其分子靶点约 500 个，其中受体和酶占 75% 左右。人体内可作为药物分子靶点的基因估计约 10 000 个，也就是说大多数可用来开发药物的分子靶点尚不清楚。因此对信号转导过程的认识，将会加速新药的开发。

（欧阳嵘）

第二章
水电解质及酸碱平衡紊乱

第一节　人体正常体液调节

　　水是人体内含量最多的成分，体内的水和溶解在其中的物质构成了体液（body fluid）。体液以细胞膜为界分为细胞内液（intracellular fluid，ICF）和细胞外液（extracellular fluid，ECF）。ECF 因存在部位不同分为血浆和细胞间液（interstitial fluid），后者包括淋巴液。体液中的各种无机盐、低分子有机化合物和蛋白质都是以离子状态存在的，称为电解质（electrolate）。

　　人体的新陈代谢是在体液中进行的，体液的含量、分布、渗透压、pH 及电解质含量必须维持正常，才能保证生命活动的正常进行。各部位体液之间受机体生理机制的调节处于动态平衡。机体有很多非常精细的生理调控系统来维持内环境平衡，这些生理调控系统包括各种缓冲体系和高效率的肺及肾脏器官功能。它们协调工作，调节着细胞内与细胞外的水、电解质和 pH 的平衡。

一、水平衡

　　婴儿出生时，水分约占总体重的 70%，1 岁以后至中年逐渐降至 60%，其后男性降至 50%，女性因脂肪所占比例增加而使水分比例较男性约少 5%。约 2/3 的总体水（total body water，TBW）分布在 ICF，1/3 存在于 ECF，ICF 和 ECF 之间被细胞膜分隔。ECF 又被毛细血管内皮分隔为 3/4 为细胞间液，1/4 为血管内液。血管内液（全血）的无细胞液体部分（血浆）约占 60%，红细胞等约占 40%。

　　每天水的最少需求量可通过估算，如肾脏每天排出（尿液）1200mL，皮肤蒸发和肺部呼出约 200mL，而体内由于氧化产生一部分水（代谢水）。因此，为维持体内水的平衡，成人一天至少应补充 1.5～2L 水。

二、体液中的电解质

　　体液中的各种无机盐、低分子有机化合物和蛋白质以离子状态存在，称为电解质。它们都具有维持体液渗透压的作用，保持着体内液体的正常分布。其中主要阳离子有钠离子（Na^+）、钾离子（K^+）、钙离子（Ca^{2+}）和镁离子（Mg^{2+}），主要阴离子包括氯离子（Cl^-）、碳酸氢根（HCO_3^-）、磷酸根（HPO_4^{2-}、$H_2PO_4^-$）、硫酸根（SO_4^{2-}）以及有机阴离子如乳酸和蛋白质。体液中氢离子（H^+）的浓度约为其他电解质的百万分之一，体液的酸碱

— 15 —

度以（pH）表示，即 $pH = -\log[H^+]$。

1. 体液中电解质的分布及平衡 Na^+、K^+、Cl^- 等是血浆中主要电解质。细胞间液是血浆透过毛细血管的超滤液，其电解质成分和浓度与血浆很相似，但血浆中含有较多的蛋白质，而细胞间液的蛋白质含量较少。细胞外液中主要阳离子和阴离子为 Na^+ 和 Cl^-，而 K^+ 主要分布在细胞内液，这种分布的不同主要是因为细胞膜上钠-钾泵的主动转运功能。钠-钾泵将 Na^+ 从细胞内泵出细胞外，同时将细胞外的钾回收到细胞内。因此，钠-钾泵在维持细胞内外电解质浓度的平衡起着重要的作用。体液中阳离子总数应与阴离子总数相等，并保持电中性。

2. 阴离子间隙 阴离子间隙（anion gap，AG）是指细胞外液中阳离子总数与阴离子总数之差，计算公式为：$AG = (Na^+ + K^+) - (Cl^- + HCO_3^-)$。波动范围是（$12 \pm 2$）mmol/L。在机体的各种疾病中，因代谢紊乱、酸性代谢产物增多，导致酸中毒，表现为 AG 增加。临床上 AG 升高常见于：①肾功能不全导致的氮质血症或尿毒症，引起磷酸盐和硫酸盐的潴留。②严重低氧血症、休克、组织缺氧等引起的乳酸堆积。③饥饿时或糖尿病患者，因脂肪动员分解增强，酮体堆积，形成酮血症和酮尿症。AG 降低见于低蛋白血症等。

3. 渗透压 渗透压是指溶质分子通过生物膜的一种吸水力量，使其达到平衡的一种压力。溶液的渗透压与溶解在其中带电荷或不带电荷的颗粒数成比例，而与溶质的分子量、半径等特性无关。由于血浆中晶体溶质数目远远大于胶体数目，所以血浆渗透压主要由晶体渗透压构成。血浆胶体渗透压主要由蛋白质分子构成，其中，白蛋白的分子量较小，数目较多（白蛋白＞球蛋白＞纤维蛋白原），决定血浆胶体渗透压的大小。

4. 体液的交换 在正常人体，每天补充的水和电解质在体内不断地在各区间进行交换，其中包括血浆与细胞间液、细胞间液与细胞内液之间的交换。人体的消化液、血浆、细胞间液和细胞内液等体液之间不断进行水分的交换，同时伴有营养物质的吸收、代谢物的交换以及代谢终产物的排出。所以体液的交换在维持生物体的生命活动中占有重要地位。各种体液在经常不断地进行交换的过程中保持着动态平衡。若体液中水分和电解质发生数量的改变，可产生脱水、水肿或电解质紊乱等病理症状。

（1）血浆与细胞间液之间的体液交换：血浆与细胞间液的交换主要是在毛细血管部位进行的。血浆的胶体渗透压比细胞间液的胶体渗透压高，通常将此压力差称为血浆有效胶体渗透压。水分在血管与细胞间液之间的交换是由毛细血管的血压和血浆有效胶体渗透压决定的。毛细血管动脉端的血压约为 34mmHg，静脉端约为 12mmHg。血浆有效胶体渗透压基本恒定，约为 22mmHg。

（2）细胞间液与细胞内液之间的体液交换：细胞间液与细胞内液隔以细胞膜，细胞膜是一种功能极其复杂的半透膜。液体总是由渗透压低的一侧流向渗透压高的一侧。当细胞外液渗透压升高时，水由细胞内转移至细胞外以维持体液渗透压的平衡。当细胞外液渗透压降低时，也需要依赖水分由细胞外液进入细胞内而起到调节渗透压的作用。

（欧阳嵘）

第二节 体液代谢失调

体液动态平衡依赖于机体对水和电解质调节，一旦这种调节失常，就会造成体液平衡失调。水平衡失调常伴有电解质以及渗透压的平衡失调。体液代谢失调可以有 3 种表现：容量失调、浓度失调和成分失调。容量失调是指等渗性体液的减少或增加，只引起细胞外液量的变化，而细胞内液容量无明显改变。浓度失调是指细胞外液中的水分增加或减少，以致渗透微粒的浓度发生改变，即使渗透压发生改变。由于钠离子构成细胞外液渗透微粒的 90%，此时发生的浓度失调就表现为低钠血症或高钠血症。细胞外液中其他离子的浓度改变虽能产生各自的病理生理影响，但因渗透微粒的数量小，不会造成对细胞外液渗透压的明显影响，仅造成成分失调，如低钾血症或高钾血症，低钙血症或高钙血症，以及酸中毒或碱中毒等。

一、水平衡失调

水平衡失调可表现为总体水过少（脱水）或过多（水肿），或变化不大但水分布有明显差异，即细胞内水增多而细胞外水减少，或细胞内水减少而细胞外水增多。水失平衡的基本原因为水摄入和排出不相等，不能维持体内水的动态平衡。

（一）脱水

脱水是指体液丢失造成细胞外液减少。根据其伴有的血钠或渗透压的变化，脱水又分为低渗性脱水即细胞外液减少合并低血钠；高渗性脱水即细胞外液减少合并高血钠；等渗性脱水即细胞外液减少而血钠正常。各种脱水的分类的区别见表 2 - 1。

表 2 - 1 3 种不同类型脱水的特点

	高渗性脱水	等渗性脱水	低渗性脱水
特点	水丢失多于 Na^+ 丢失，血浆渗透压升高	丢失的水和电解质基本平衡，血浆渗透压变化不大	电解质丢失多于水的丢失，血浆渗透压降低
原因	水摄入不足或丢失过多	消化液丢失，大面积烧伤，反复放胸水、腹水等	丢失体液时，只补充水而不补充电解质
临床表现	口渴、尿少、体温上升及出现各种神经精神症状	血容量不足、血压下降、外周血循环障碍等	无口渴感、患者易恶心、呕吐、四肢麻木、无力以及神经精神症状
实验室检查	血浆 Na^+ > 150mmol/L 或 Cl^- + HCO_3^- >140mmol/L	血浆 Na^+ 为 130～150mmol/L 或 Cl^- + HCO_3^- 为 120～140mmol/L	血浆 Na^+ < 130mmol/L 或 Cl^- + HCO_3^- <120mmol/L

（二）水肿

当机体摄入水过多或排出减少，使体液中水增多、血容量增多以及组织器官肿胀，称为水肿或水中毒。引起水肿的原因有血浆蛋白浓度降低、充血性心力衰竭、水和电解质排泄障碍等。水肿后由于血浆渗透压出现不同的变化，又可分为高渗性、等渗性和低渗性水肿。

二、钠平衡失调

Na^+ 是细胞外液主要阳离子，对保持细胞外液容量、调节酸碱平衡、维持正常渗透压和细胞生理功能具有重要意义。细胞外液钠浓度的改变可由水或钠的含量变化而引起，故钠平衡失调常伴有水平衡失调。临床上测定血浆 $Na^+ < 130mmol/L$ 称为低钠血症（hyponatremia），$Na^+ > 150mmol/L$ 称为高钠血症（hypernatremia）。

（一）低钠血症

1. 病因　低钠血症可由钠减少或水增多引起，常见原因如下：

（1）肾性因素：肾功能损害引起的低钠血症有渗透性利尿、肾上腺功能低下、肾素生成障碍以及急、慢性肾功能衰竭等。

（2）非肾性因素：如呕吐、腹泻、肠瘘、大量出汗和烧伤等。除钠丢失外还伴有水丢失，血浆渗透压降低，引起水分向细胞内转移，出现细胞水肿，严重者可出现脑水肿。

2. 临床表现

（1）轻度：血 $Na^+ < 135mmol/L$，无口渴感，有恶心，呕吐，视觉模糊等。

（2）中度：血 $Na^+ < 130mmol/L$，有休克初期表现，如脉细速，血压不稳或下降，起立晕倒，尿少而尿中 Na^+ 和 Cl^- 浓度明显下降。

（3）重度：血 $Na^+ < 120mmol/L$，神志不清，肌痉挛，昏迷，休克。

（二）高钠血症

1. 病因

（1）水摄入不足：昏迷、拒食、消化道病变引起饮水困难，脑外伤、脑血管意外等导致渴感中枢迟钝或渗透压感受器不敏感。

（2）水丢失过多：①经肾外丢失，喘息状态、过度换气、气管切开等可使水从呼吸道丢失过多，胃肠道渗透性水样腹泻也可造成本症。②经肾丢失，主要由中枢性尿崩症及肾性尿崩症或应用大量渗透性利尿药引起。未被控制的糖尿病导致渗透性利尿也可导致高钠血症。

（3）水转入细胞内：乳酸性酸中毒时，糖原大量分解为小分子的乳酸，使细胞内渗透压过高，水转移到细胞内，也造成高钠血症。

（4）钠输入过多：常见于注射 $NaHCO_3$，过多输入高渗性 $NaCl$ 等，患者多伴有严重血容量过多。

（5）肾排钠减少：见于右心衰竭、肾病综合征、肝硬化腹水等肾前性少尿，急、慢性肾功能衰竭等肾性少尿，使用排钾保钠类药物等。

2. 临床表现　临床表现取决于血钠浓度升高的速度和程度，急性高钠血症比慢性高钠血症的症状较严重。高钠血症主要临床表现为神经精神症状。早期主要症状为口渴、尿量减少、软弱无力、恶心呕吐和体温升高；体征为口唇干燥、皮肤失去弹性、眼窝下陷。晚期则出现脑细胞失水的临床表现，如烦躁、易激惹或精神淡漠、思睡、抽搐或癫痫样发作和昏迷；体征有肌张力增高和反射亢进等，严重者因此而死亡。

三、钾平衡失调

（一）钾的生理功能

钾在人体的主要生理功能：①参与细胞内的正常代谢。②维持细胞内容量、离子、渗透压及酸碱平衡。③维持神经肌肉的应激性。④维持心肌的正常功能。

（二）钾的代谢

细胞内钾约占总钾量的98%，细胞外液钾仅占2%，血浆钾仅占0.3%。正常血浆钾浓度为3.5~5.5mmol/L。钾代谢平衡包括两个方面：①摄入与排出平衡，人体钾的来源完全从外界摄入。②细胞内、外平衡。

肾排钾受多种因素影响：①醛固酮能促进各段肾小管对钠的重吸收和钾的排泄。②醛固酮分泌除受肾素 - 血管紧张素系统调节外，还受到血钾、钠浓度的影响，当血钾升高、血钠降低时，醛固酮合成增加。③体液酸碱平衡改变也影响肾脏对钾的排泄，酸中毒时，尿钾增多；碱中毒时，尿钾减少。

（三）血钾异常

临床上以测定血清钾的浓度为准。影响血钾浓度的因素：①各种原因引起钾自细胞内移出时，则血钾增高。相反，某原因使细胞外液钾进入细胞内，血钾即降低。②细胞外液稀释时，血钾降低，浓缩时，血钾增高。③钾总量过多往往血钾过高，钾总量缺乏则常伴有低血钾。但当细胞外液的钾大量进入细胞内或血浆受到过分稀释时，钾总量即使正常，甚至过多时，也可能出现低血钾。若细胞内钾向细胞外大量释放或血浆明显浓缩时，钾总量即使正常甚至缺钾时也可能出现高血钾。④体液酸碱平衡紊乱，必定会影响到钾在细胞内外液的分布及肾排量的变化。

临床观察钾平衡时，除了观察血钾浓度外，还应考虑影响血钾的其他因素，如肾功能、醛固酮及肾素水平、酸碱平衡、尿电解质等，以便综合分析钾平衡紊乱的原因和对机体代谢的影响程度。

1. 低钾血症　是指实验室检查血清钾 <3.5mmol/L。

（1）病因：①钾摄入不足，如慢性消耗性疾病，长时间进食不足使钾摄入减少，而肾脏照常排钾。②钾排出增多，如严重呕吐、腹泻、胃肠减压和肠瘘等因消化液丢失造成低钾。肾上腺皮质激素有促进排钾作用，长期应用可能引起低血钾。③细胞外钾进入细胞内，如静脉输入过多葡萄糖，尤其是加用胰岛素时，钾进入细胞内促进葡萄糖合成糖原，很易造成低血钾。代谢性碱中毒或输入过多的碱性药物，形成急性碱血症，H^+ 从细胞内移出到细胞外中和碱性，细胞外钾则进入细胞内，造成低血钾。④血浆稀释也可造成低血钾症。

（2）临床表现：低血钾改变了细胞内外钾含量的比例而影响神经肌肉的兴奋性，也影响细胞膜的功能，使患者出现低血钾的临床症状。严重低钾血症可出现肌无力，导致麻痹和呼吸衰竭。低血钾最重要的是影响心肌功能，表现为室上性心动过速、心传导阻滞、室性期外收缩和室性心动过速，严重者心跳停止于收缩期。典型心电图改变为 T 波降低、变平甚至倒置，进而出现 ST 段降低、QT 间期延长和 U 波，但并不是所有低钾血症患者心电图具有上述典型改变，因此不能仅依据心电图诊断有无低钾血症。其他肌肉功能紊乱包括痉挛、肌束自发性收缩、麻痹性肠梗阻、换气过低、低血压、搐搦、横纹肌溶解。持续性低钾血症还可损害肾浓缩功能，引起多尿伴继发性烦渴。虽然低钾血症同样可伴随代谢性酸中毒发生，如腹泻和肾小管酸中毒，但常常有代谢性碱中毒。低钾血症导致碱中毒的原因为 K^+ 自细胞内代偿性移至细胞外液，将通过 Na^+、H^+ 交换进行，每移出 3 个 K^+，即有 2 个 Na^+ 和 1 个 H^+ 进入细胞内，细胞外液 H^+ 浓度降低；同时肾脏远曲小管 Na^+、K^+ 交换减少，而 Na^+、H^+ 交换，H^+ 排泄增加，患者出现低钾性碱中毒，而尿液反成酸性，称为反常性酸性尿。

2. 高钾血症　是指实验室检查血清钾 > 5.5mmol/L。

（1）病因：①钾输入过多，如钾溶液输入过快或量过大，特别是肾功能不全、尿量减少时，又输入钾溶液，尤其容易引起高钾血症。②排泄障碍，如少尿或无尿，如急性肾功能衰竭。③细胞内钾向细胞外转移，如大面积烧伤，组织细胞大量破坏，细胞内钾大量释放入血。代谢性酸中毒，血浆 H^+ 往细胞内转移，细胞内的钾转移到细胞外。与此同时，肾小管上皮细胞泌 H^+ 增加，泌钾减少，使钾潴留于体内。

（2）临床表现：高钾血症可出现神经肌肉症状，如肌肉酸痛、苍白和肢体湿冷等一系列类似缺血现象。主要毒性作用在心脏，可发生心内传导阻滞，出现心跳变慢及心律不齐，引起循环功能衰竭，甚至引起纤维性颤动，最后心脏停搏于舒张期。典型心电图表现为 T 波高尖、P 波下降，进而出现 QRS 波增宽。

四、钙平衡失调

（一）体内的钙的组成

体内的钙大部分以磷酸钙和碳酸钙的形式储存于骨骼中。血清钙浓度的正常值为2.5mmol/L。其中45%为离子化钙，对维持神经肌肉的稳定性起重要作用；约50%为与血清蛋白相结合的非离子化钙；5%为与血浆和组织之间液中其他物质相结合的非离子化钙。离子化与非离子化钙的比例与血液 pH 相关，酸中毒时 pH 降低离子化钙增加，碱中毒时 pH 上升可使离子化钙减少。

（二）影响血钙浓度因素

甲状旁腺激素增加血钙、降低血磷；降钙素、维生素 D 代谢物质降低血钙。氢离子浓度降低可减少离子钙浓度。离子钙是钙的生理活性形式。pH 每升高 0.1，离子钙降低 3% ~ 8%。白蛋白减少可降低总钙水平，但不影响离子钙浓度。

（三）血钙异常

1. 高血钙

（1）病因：多数高钙血症患者由甲状旁腺功能亢进或恶性肿瘤所致。甲状旁腺功能亢进症时可分泌过多的甲状旁腺素，促使破骨细胞活性增加，动员骨钙释放入血，近端肾小管对钙的回吸收增加，并间接促进肠钙吸收而形成高钙血症。恶性肿瘤可伴溶骨性转移，多见于乳腺癌、肾癌、肺癌和前列腺癌等，溶骨性转移引起大量骨质破坏，其释放出的钙超过肾和肠清除钙的能力，出现高血钙。约有 1/3 的患者在出现高血钙时可合并有低钾血症。

（2）临床表现：取决于血钙增高的程度和速度，主要表现为：①食欲不振、恶心、呕吐为最常见。②肾浓缩能力降低同时有溶质性利尿，患者有多尿、多饮、烦渴。③可损害神经系统传导，患者情绪低沉、失眠和表情淡漠等。严重者可有嗜睡、恍惚、幻觉，甚至昏迷。④高钙血症可增强心脏收缩，影响心脏传导，有心动过速或心动徐缓，心律失常，血压轻度增高，容易发生洋地黄中毒。当血钙≥3.75mmol/L 时，多数患者病情迅速恶化，如不及时抢救，常死于肾功能衰竭或循环衰竭。

2. 低血钙

（1）病因：①甲状旁腺激素（PTH）缺乏或作用受阻。②维生素 D 缺乏或代谢异常。

③慢性肾功能不全。④急性胰腺炎。

（2）临床表现：Ca^{2+} 浓度 < 1.5mmol/L 即可出现低钙血症的症状和体征。临床上常表现感觉异常、口唇麻木、深部腱反射亢进、痉挛、无力、恍惚和惊厥。患者也可出现 Ch-vostek 征（当手指敲击颧弓部位第Ⅶ对颅神经时出现嘴角颤动）或 Trousseau 征（当血压计袖带高于收缩压时充气 3min 以上，即可引起手部痉挛）。pH 每下降 0.1，离子钙的浓度大约会升高 0.05mmol/L，这是因为 H^+ 替代了与白蛋白结合的 Ca^{2+}；同样，如果 pH 升高，钙与白蛋白结合增多，因此，碱中毒的患者可有总体钙正常，而 Ca^{2+} 降低。难治性心力衰竭患者的血钙浓度也会降低。

五、镁平衡失调

正常成人体内镁总量约为 1000mmol，约合镁 23.5g，约有 50% 的镁存在于骨骼内，其余几乎都存在于细胞内，仅有 1% 存在于细胞外液中。血清镁浓度的正常值为 0.70 ~ 1.20mmol/L。当机体血清镁浓度降低时，肾脏的排镁并不停止。在许多疾病中，均可出现镁代谢的异常。

（一）镁缺乏

1. 病因 长期的胃肠道消化液丧失，如肠瘘或大部分小肠切除术后，长期进食不足；长期应用无镁溶液治疗，静脉高营养未加适量镁作补充等。

2. 临床表现 常见症状有记忆力减退、精神紧张、易激动、神志不清、烦躁不安、手足徐动症样运动等。患者面容苍白、精神萎靡。严重缺镁者可有癫痫发作。

对于存在诱发因素且伴低血镁症状的患者，应该怀疑有镁的缺乏。镁缺乏常和缺钾与缺钙同时存在，在某些低钾血症患者中，若补钾后情况仍无改善时，应考虑有镁缺乏。血清镁浓度的测定一般对确诊价值不大，因为镁缺乏不一定会出现血清镁过低，而血清镁过低也不一定有镁缺乏。必要时，镁负荷试验有助于镁缺乏的诊断。正常人在静脉输注氯化镁或硫酸镁 0.25mmol/kg 后，注入量的 90% 很快地从尿内排出，而在镁缺乏患者，注入相同量的溶液后，输入镁的 40% ~ 80% 可保留在体内，甚至每天从尿中仅排出镁 1mmol。

（二）镁过多

1. 病因 常见于肾功能不全时，或应用硫酸镁治疗子痫的过程中。早期烧伤、大面积损伤或外科应激反应、严重细胞外液不足和严重酸中毒也可引起血清镁的增高。

2. 临床表现 疲倦、乏力、腱反射消失和血压下降等。血清镁浓度有较大的增高时，心脏传导功能发生障碍，心电图显示 PR 间期延长，QRS 增宽和 T 波升高，与高钾血症时的心电图变化相似。晚期可出现呼吸抑制、嗜睡和昏迷，甚至心搏骤停。血镁 > 3.5mmol/L 深部腱反射消失；血镁 > 4mmol/L 出现肌无力；血镁 > 5mmol/L 可有低血压；血镁 > 8mmol/L 时出现呼吸麻痹。

（欧阳嵘）

第三节 酸碱平衡失调

正常人体的动脉血 pH 为 7.35 ~ 7.45，正常血液酸碱度是维持人体代谢及生理功能所必需的。pH <7.35 为酸血症，pH >7.45 为碱血症。机体通过多种方式调节血液酸碱度在正常范围内。当 H^+ 增加时，首先通过细胞外的缓冲系统降低其浓度，其次通过呼吸增快由肺排出 CO_2，部分 H^+ 进入细胞内，最后由肾脏排出 H^+，回收 HCO_3^-。肾脏虽然调节过程缓慢，但是作用重要，在处理酸碱平衡失调时需注意保护肾功能。

细胞内外的缓冲系统包括：碳酸氢盐－盐酸系统（$HCO_3 - H_2CO_3$）系统、血红蛋白（$HbO_2 - HHbO_2$ 及 $Hb - HHb$）系统、磷酸盐（$B_2HPO_4 - BH_2PO_4$）系统、血浆蛋白质（$Pr - HPr$）系统。碳酸氢盐－盐酸系统负责细胞外液的缓冲调节，血红蛋白缓冲系统负责细胞内液的缓冲，前者更为重要。细胞内外缓冲系统的特点是作用快，但缓冲能力有限，还需依靠肾脏和肺的调节。

正常氧代谢的最终产物主要是 CO_2 与 H_2O_2。正常成人在静息状态下每分钟产生 CO_2 约200mL，相当于10mmol。在剧烈运动时代谢亢进，CO_2 的产生量可增加10倍，由于肺的代偿作用，PCO_2 是相当恒定的，保持在 $36 \sim 44$mmHg。如果机体产生 CO_2 增多，通过 CO_2 对延髓呼吸中枢以及化学感受器的作用，呼吸运动加快、增强，通气量增加，CO_2 排出亦增加；反之亦然，这就是肺的调节作用。

正常情况下，肾脏每天可排出 H^+ $50 \sim 100$mmol。当体内 H^+ 产生增加时，肾脏的排 H^+ 功能可增加10倍。肾脏排出 H^+ 保留 HCO_3^- 作用，就是肾脏调节酸平衡的基本形式。

机体对维持酸碱平衡的调节有以下几个特点：①"肺快肾慢"，快与慢是指代偿作用的产生并达到最大代偿程度和消退的速率而言。肺代偿起始于代谢指标变化后 $30 \sim 60$min，在数小时内即可达高峰；与此相反，肾的代偿则始于呼吸指标变化后 $8 \sim 24$h，在 $5 \sim 7$ 天方能达到最大代偿程度。肾代偿的消退亦慢，约需在呼吸指标纠正后 $48 \sim 72$h。充分认识"肺快肾慢"这一特点，对临床病情判断与治疗都是十分重要的。②代偿作用是有限度的，如肾代偿肺的极限，是指单纯性呼酸的患者，当 $PaCO_2 > 60$mmHg 并继续升高时，肾代偿也无法使血液中的 HCO_3^- 超过 40mEq/L；换言之，$HCO_3^- \leqslant 40$mEq/L 或 $BE \leqslant 15$mEq/L 就是肾代偿的极限。此时患者的 $PaCO_2$ 若进一步增加（>60mmHg），pH 就会随着 $PaCO_2$ 的上升而相应下降。根据同一法则，慢性呼酸患者，如果 $BE > 15$mEq/L，则不应单纯归咎于代偿所致，而应考虑此病例合并有代碱，因而应当作出复合性酸碱失衡的判断。③代偿是机体的一种生理性反应，它以原发性酸碱失衡为动力，属于继发性改变，代偿不会"过度"。临床上发现"过度代偿"，应考虑复合性酸碱失衡。

判断机体酸碱平衡失调的指标包括：①血 pH。②呼吸性指标：二氧化碳分压（PCO_2）和氧分压（PO_2）。③代谢性指标：标准碳酸氢盐（SB）、实际碳酸氢盐（AB）、剩余碱（BBE）、缓冲碱（BB）等。酸碱平衡由呼吸和代谢两个部分组成。机体新陈代谢可产生两种酸，即呼吸酸（H_2CO_3）和代谢酸。呼吸酸来自 H_2CO_3，又可分解成 CO_2 和 H_2O，由于 CO_2 可由肺排出，因而称为挥发性酸。代谢酸一般均来自氨基酸、脂肪和碳水化合物的中间代谢产物（乳酸等有机酸，还有磷酸及硫酸等无机酸），它们均由肾脏排出。由此可以看出，酸碱平衡与机体的呼吸、代谢状态以及肺、肾功能有着密切的关系。

血液酸碱度的异常多伴有电解质的改变，特别是代谢性因素导致的酸碱平衡失调。酸碱平衡失调一般分为4种：代谢性酸中毒、代谢性碱中毒、呼吸性酸中毒及呼吸性碱中毒（表2－2）。

表 2 - 2 酸碱平衡失调的代偿变化

最初改变	代偿性反应	预期代偿	代偿时限	代偿极限
代谢性				
酸中毒 ↑HCO₃⁻	↓PCO₂	$PCO_2 = 1.5（HCO_3^-）+ 8 ± 2$ $HCO_3^- ↓1mmol/L，PCO_2 ↓1 \sim 1.3mmHg$ pH 的后两位数 = PCO_2（如 $PCO_2 = 28$，pH = 7.28） $HCO_3^- + 15 =$ pH 的后两位数（$HCO_3^- = 15$，pH = 7.30）		
碱中毒 ↑HCO₃⁻	↑PCO₂	$HCO_3^- ↑10mmol/L，PCO_2 ↑6mmHg$ $HCO_3^- + 15 =$ pH 的后两位数（$HCO_3^- = 35$，pH = 7.50）	12 ~ 24h	10mmHg
呼吸性				
酸中毒				
急性 ↑PCO₂	↑HCO₃⁻	$PCO_2 ↑10mmHg，HCO_3^- ↑1mmol/L$	几分钟	30mEq/L
慢性 ↑PCO₂	↑HCO₃⁻	$PCO_2 ↑10mmHg，HCO_3^- ↑3.5mmol/L$	3 ~ 5d	42 ~ 45mEq/L
碱中毒				
急性 ↓PCO₂	↓HCO₃⁻	$PCO_2 ↓10mmHg，HCO_3^- ↑2mmol/L$	几分钟	30mEq/L
慢性 ↓PCO₂	↓HCO₃⁻	$PCO_2 ↓10mmHg，HCO_3^- ↑5mmol/L$	3 ~ 5d	12 ~ 15mEq/L

（欧阳嵘）

第四节 单纯性酸碱平衡紊乱

一、单纯性代谢性酸中毒

单纯性代谢性酸中毒（metabolic acidosis）是指血浆 HCO_3^- 原发性减少，导致血浆 pH 下降的酸碱平衡紊乱。按 AG 值的变化，代谢性酸中毒可分为 AG 增高型和 AG 正常型。

（一）病因与机制

1. AG 增高型代谢性酸中毒 特点是血浆固定酸增多，AG 增高，血氯含量正常。常见原因如下：

（1）固定酸摄取过多：如大量服用阿司匹林，使血浆中的有机酸阴离子增多而引起酸中毒。

（2）固定酸生成过多：①乳酸性酸中毒，见于休克、心力衰竭、低氧血症等，可导致组织细胞缺血缺氧，乳酸生成增加引起酸中毒。②酮症酸中毒，糖尿病时，因胰岛素相对或绝对不足使葡萄糖利用减少，脂肪加速分解，可生成大量酮体（β - 羟丁酸、乙酰乙酸和丙酮），当超过外周组织氧化利用和肾脏排出能力时，可造成酮症酸中毒。

（3）固定酸排出减少：肾功能衰竭时，固定酸经肾排泄障碍而在体内蓄积，肾小管泌 H^+ 产 NH_4^+ 和重吸收 HCO_3^- 能力减弱，使血浆中的 H^+ 增高，SO_4^{-2}、HPO_4^{2-} 等相应增多。

2. AG 正常型代谢性酸中毒 特点是 AG 正常，血氯升高。常见的原因如下：

（1）摄入氯过多：见于长期或大量服用氯化铵、盐酸精氨酸等药物，在体内生成大量的 HCl，并消耗血浆中 HCO_3^-，导致酸中毒。

（2）经消化道丢失 HCO_3^- 过多：见于严重腹泻、小肠和胰腺外引流等情况。大量 NaHCO$_3$ 随肠液丢失，增强肾小管对 Na^+ 和 Cl^- 的重吸收，导致血浆 Cl^- 增高。

（3）肾脏泌 H^+ 功能障碍：①肾功能不全时肾小管泌 H^+ 和重吸收 HCO_3^- 减少。②肾小管性酸中毒，排 H^+ 功能障碍，血浆 H^+ 增高。③长期或大量应用碳酸酐酶抑制剂，如过多服用乙酰唑胺，造成肾小管上皮细胞生成 H_2CO_3 减少，肾小管泌 H^+ 和重吸收 HCO_3^- 障碍。

（二）机体的代偿

1. 血液与细胞内的缓冲作用　代谢性酸中毒发生 2~4h 后，血液中的 H^+ 可被血浆缓冲系统的缓冲，生成弱酸 H_2CO_3，进一步解离为 CO_2 经肺排出。H^+ 还以离子交换方式进入细胞内，K^+ 从细胞内逸出，导致血钾升高。

2. 肺的代偿作用　酸中毒时肺的代偿反应十分迅速，发病后 10min 即可启动，12~24h 达到高峰。血液中 H^+ 浓度增加可引起呼吸中枢兴奋，肺泡通气量增加，CO_2 排出增多，肺的代偿作用随着酸中毒的加重而逐步增强。

3. 肾的代偿作用　肾脏的调节作用相对较为缓慢，常在酸中毒发生数小时后启动，3~5 天才能达到最高峰。除肾性自身原因外，其他任何原因导致的代谢性酸中毒，肾脏均可发挥其排酸保碱的重要调节作用。当血液 H^+ 升高时，肾小管泌 H^+、泌 NH_4^+ 和重吸收 HCO_3^- 增多，加速固定酸从尿液排泄。

4. 血气的变化　HCO_3^- 原发性降低，AB、SB、BB 均降低，BE 负值加大，通过呼吸代偿后，$PaCO_2$ 可继发性下降。代谢性酸中毒经机体代偿后，若 HCO_3^-：H_2CO_3 接近 20：1，血液 pH 正常，称代偿性代谢性酸中毒，否则称为失代偿性代谢性酸中毒。

（三）对机体的影响

1. 心血管系统　①心肌收缩力减弱：血 H^+ 增高可引起心肌细胞代谢障碍，阻碍心肌细胞 Ca^{2+} 内流和肌浆网的 Ca^{2+} 释放，导致心肌收缩力减弱。②室性心律失常：多由于酸中毒时血钾升高引起，可出现传导阻滞、心室纤颤，甚至心搏骤停。③血管张力降低：H^+ 增高时，毛细血管前括约肌及微动脉平滑肌对儿茶酚胺的反应性降低，血管床扩张，回心血量减少，血压下降。

2. 中枢神经系统　酸中毒时可影响细胞内氧化磷酸化过程，脑组织 ATP 生成减少，抑制性介质 γ-氨基丁酸生成增多，导致中枢神经系统代谢障碍，表现为意识障碍、嗜睡、昏迷，甚至因呼吸和血管麻痹而致死亡。

二、单纯性呼吸性酸中毒

单纯性呼吸性酸中毒（respiratory acidosis）是指 $PaCO_2$（或血浆 H_2CO_3）原发性升高，血浆 pH 下降的一种酸碱平衡失调。依据其病程长短可分为急性和慢性两种。

（一）原因与发病机制

1. CO_2 排出减少　常见于呼吸通气功能障碍所致的 CO_2 排出受阻，具体如下：

（1）呼吸中枢抑制：如颅脑损伤、脑卒中、呼吸中枢抑制剂（吗啡、安定类）应用过量、酒精中毒等，呼吸中枢抑制引起呼吸减慢，导致 CO_2 潴留。

（2）呼吸肌麻痹：如重症肌无力、急性脊髓灰质炎、有机磷农药中毒、重度低钾血症等，呼吸肌乏力，肺泡扩张受限，导致 CO_2 排出障碍。

（3）呼吸道梗阻：如喉头水肿、痉挛、异物堵塞气管等，也可因支气管哮喘、慢性阻塞性肺部疾患导致。

（4）胸廓病变：如严重的胸部创伤、大量气胸及胸腔积液等，胸廓活动受限导致 CO_2 排出减少。

（5）肺部疾患：如呼吸窘迫综合征、急性心源性肺水肿、重度肺气肿等，因严重通气障碍和肺泡通气急剧减少而引起 CO_2 排出受阻。

（6）呼吸机使用不当：如通气量设置过低，使 CO_2 排出减少。

2. CO_2 吸入过多　如矿井塌陷时机体吸入过多的 CO_2 而引起。

（二）机体的代偿调节

呼吸性酸中毒的原发病为肺通气功能障碍，碳酸氢盐缓冲系统和肺不能有效进行缓冲和代偿，此时必须依赖血液非碳酸氢盐缓冲系统和肾脏发挥代偿作用。

1. 细胞内外离子交换和细胞内缓冲　是急性呼吸性酸中毒时主要的代偿方式，但代偿能力有限，往往出现失代偿状态。

2. 肾的调节作用是慢性呼吸性酸中毒时主要的代偿方式，肾小管上皮细胞谷氨酰胺酶活性增强，肾小管泌 H^+、NH_4^+ 和重吸收 HCO_3^- 明显增多，酸性物质随尿排出体外，血浆 HCO_3^- 增高，若 HCO_3^-：H_2CO_3 接近 20：1，则形成代偿性呼吸性酸中毒。

3. 血气参数变化状况

（1）急性呼吸性酸中毒：由于出现 CO_2 急剧潴留，肾脏来不及发挥代偿作用，HCO_3^-／H_2CO_3 值减少，血浆 pH 下降，常为失代偿性呼吸性酸中毒。其血气参数变化为：$PaCO_2$ 原发性增高，AB＞SB，BB、BE 变化不大。

（2）慢性呼吸性酸中毒：虽然有 CO_2 的潴留，但肾脏已经充分代偿，可使 HCO_3^-：H_2CO_3 接近或达到 20：1，血浆 pH 略低或正常，形成失代偿性或代偿性呼吸性酸中毒。其血气参数变化为：$PaCO_2$ 原发性增高，AB、SB、BB 均升高，AB＞SB，BE 正值增大。

（三）对机体的影响

呼吸性酸中毒对心脏的影响与代谢性酸中毒类似，不同的是 PCO_2 升高可引起一系列血管运动和神经精神障碍。

1. CO_2 对血管的舒张作用　体内的 CO_2 可直接扩张脑血管，使脑血流量增加，颅内压及脑脊液压增高，引起持续性头痛，尤以夜间和晨起时为甚。

2. 中枢神经系统功能障碍　主要起因于高碳酸血症。常见于 $PaCO_2＞80mmHg$ 时，早期症状为头痛、焦虑、不安等，晚期可见震颤、精神错乱、嗜睡、昏迷等"CO_2 麻醉"表现，严重时可产生肺性脑病。

三、单纯性代谢性碱中毒

单纯性代谢性碱中毒（metabolic alkalosis）是指血浆 HCO_3^- 原发性增高，导致血浆 pH 升高的一种酸碱平衡紊乱。根据应用盐水后的疗效可分为盐水反应性碱中毒和盐水抵抗性碱中毒两类。

（一）原因与发病机制

1. H^+ 丢失过多

（1）经胃丢失：正常情况下，胃黏膜壁细胞能将胞质中的 CO_2 和 H_2O 催化生成 H_2CO_3，后者解离为 H^+ 和 HCO_3^-。H^+ 与来自血浆的 Cl^- 生成 HCl，进食时分泌到胃腔内，成为胃液的主要成分。HCO_3^- 则返回血液，一过性地使血浆 HCO_3^- 升高，称"餐后碱潮"。这种状况直到酸性食糜进入十二指肠，其内的 H^+ 刺激肠黏膜细胞和胰腺分泌大量 HCO_3^-，并与 H^+ 中和。剧烈呕吐时，大量 HCl 随胃液丢失，难以足量中和血浆中的 HCO_3^-，使血浆中 HCO_3^- 原发性升高，形成代谢性碱中毒。

（2）经肾丢失

1）应用利尿药：长期应用某些利尿剂（如速尿）能抑制肾小管髓袢升支重吸收 Cl^-、Na^+ 和 H_2O，使远曲小管滤液中 Na^+ 和 Cl^- 增高，H^+ 锐降，并伴流量增大和流速加快，从而导致远曲小管和集合管泌 H^+、K^+ 增加，重吸收 HCO_3^- 增多，Cl^- 随尿液大量排出，产生低氯性碱中毒。

2）盐皮质激素增多：原发性或继发性醛固酮增多症时，体内增多的醛固酮除可促使集合管保 Na^+ 排 K^+、泌 H^+ 外，还可刺激其泌氢细胞排泌 H^+，结果血浆 H^+ 浓度降低，造成低钾性碱中毒。

2. 碱性物质负荷过量　常为医源性因素导致。如肾功能不全的患者输注过多的碳酸氢钠，或大量输入库存血（含柠檬酸盐），因肾小管对 HCO_3^- 的排泌障碍而使血浆 HCO_3^- 原发性升高。

3. H^+ 向细胞内转移　低钾血症时，出现细胞内、外 K^+ - H^+ 交换，K^+ 移出细胞外，H^+ 进入细胞内，血浆 H^+ 下降，形成代谢性碱中毒。此时，由于肾小管上皮细胞内 H^+ 增多，肾小管泌 H^+ 相应增加，尿液呈酸性称反常性酸性尿。

（二）机体的代偿调节

1. 肺的代偿调节　为代谢性碱中毒的主要调节方式。代偿反应较快，在发病后数分钟开始启动，$12 \sim 24h$ 可达到代偿高峰。其调节过程为，当血浆 H^+ 降低时，呼吸中枢受抑制，呼吸运动减弱，肺泡通气量减少，$PaCO_2$ 或 H_2CO_3 继发性升高，以维持 HCO_3^- : H_2CO_3 接近 20 : 1。但由于受到呼吸抑制所致的 PaO_2 降低和 $PaCO_2$ 升高反向调节的影响，又可反射性地兴奋呼吸中枢使呼吸运动增强，肺泡通气量增大，结果肺的上述调节作用往往有限，难以达到完全代偿。

2. 体液的缓冲作用和细胞内、外离子交换　代谢性碱中毒时，体液缓冲系统中的弱酸（H_2CO_3、HHb、$HHbO_2$、Hpr、HPO_4^-）可直接缓冲增多的 HCO_3^-。同时 H^+ 下降，细胞内、外 H^+ - K^+ 交换增多，H^+ 移出细胞外，K^+ 进入细胞内，出现继发性低钾血症。

3. 肾的调节作用　作用较为缓慢，$3 \sim 5$ 天后才可达到代偿高峰。碱中毒时，血浆 H^+ 下降，肾小管泌 H^+、泌 NH_4^+ 和重吸收 HCO_3^- 减少，血浆 HCO_3^- 继发性下降，尿液中 HCO_3^- 排出增多，呈碱性尿（低钾性碱中毒除外）。

4. 血气参数的变化　经过上述代偿调节，血浆 HCO_3^-/H_2CO_3 比值可正常或升高，血浆 pH 相应正常或增大，可出现代偿性或失代偿性代谢性碱中毒。其血气参数变化为：HCO_3^-

原发性升高，AB、SB、BB 均增高，AB > SB，BE 正值增大。

（三）对机体的影响

1. 中枢神经系统功能障碍　重度代谢性碱中毒时常有烦躁不安、精神错乱、谵妄、意识障碍等临床表现，其发生机制与血浆 H^+ 下降时，脑组织内 γ - 氨基丁酸生成减少，对中枢神经系统抑制减弱和血红蛋白氧离曲线左移所致的脑组织缺氧等有关。

2. 血红蛋白氧离曲线左移　受血浆 pH 升高的影响所致，Hb 与 O_2 的亲和力增强，引起血红蛋白氧离曲线左移，流经组织血液中的 Hb 不易释放 O_2，引起组织缺氧。

3. 血浆游离 Ca^{2+} 降低　常见于急性代谢性碱中毒，因血浆 H^+ 降低，血浆游离钙转化为结合钙，使血浆游离钙浓度降低，造成神经肌肉应激性增高，出现面部和肢体肌肉抽动、手足搐搦、惊厥等症状。

4. 低钾血症　为代谢性碱中毒所致。其发生机制为：血浆 H^+ 降低时，细胞内外 H^+ - K^+ 交换增多，H^+ 移出细胞外，K^+ 进入细胞内，可直接降低血 K^+。此外，肾小管上皮细胞泌 H^+ 减少，尿 K^+ 排出增多，导致低钾血症。

四、单纯性呼吸性碱中毒

单纯性呼吸性碱中毒（respiratory alkalosis）是指血浆 H_2CO_3 原发性减少，以致血浆 pH 升高的一种酸碱平衡紊乱。根据其发病时间可分为急性呼吸性碱中毒和慢性呼吸性碱中毒两种类型。

（一）原因与发病机制

1. 低氧血症　如肺水肿、肺炎、间质性肺疾患等外呼吸功能障碍，或吸入气 PaO_2 过低，均可造成肺通气过度，以致 CO_2 排出过多。

2. 肺疾患　急性呼吸窘迫综合征（ARDS）、肺梗死、肺炎等所致的呼吸性碱中毒，其发生机制除低氧血症作用外，还与肺牵张感受器和肺毛细血管旁感受器受刺激，以致肺过度通气有关。

3. 呼吸中枢受到直接刺激　通常可直接刺激呼吸中枢，导致过度通气。常见的疾患：①中枢神经系统疾病，如脑外伤、脑肿瘤、脑炎等。②精神障碍，如癔病发作。③某些药物，如水杨酸、氨等。④机体代谢率过高，如甲状腺功能亢进、高热等。

4. 人工呼吸机使用不当　如通气量设置过大，患者 CO_2 排出过多。

（二）机体的代偿调节

1. 急性呼吸性碱中毒　主要的代偿调节方式是细胞内外离子交换和细胞内缓冲。代偿调节的过程为：①细胞内 H^+ 外逸，受血浆 H_2CO_3 迅速下降的影响，由细胞内非碳酸氢盐缓冲系统（血红蛋白、磷酸、蛋白质等）和细胞代谢产物乳酸提供的 H^+，可迅速通过细胞内外 H^+ - K^+ 交换而移出细胞外，与 HCO_3^- 结合生成 H_2CO_3，使血浆 H_2CO_3 有所回升，HCO_3^- 浓度相应下降。同时，细胞外 K^+ 进入细胞，形成继发低钾血症。②血浆中的 HCO_3^- 进入红细胞，部分血浆 HCO_3^- 通过与 Cl^- 互相交换而进入红细胞内，与胞质中的 H^+ 生成 H_2CO_3，并解离为 CO_2 和 H_2O，CO_2 从红细胞中移出可提高血浆 H_2CO_3。但由于该种代偿能力相当有限，故急性呼吸性碱中毒往往失代偿。

2. 慢性呼吸性碱中毒　主要靠肾脏充分代偿调节。但这种代偿作用较为缓慢，因此难以在急性呼吸性碱中毒时起效。通常经它可使肾小管上皮细胞泌 H^+、泌 NH_4^+ 和重吸收 HCO_3^- 少，血浆 HCO_3^- 下降，尿液为碱性。

3. 血气参数变化状况

（1）急性呼吸性碱中毒大多为失代偿性的，故 $PaCO_2$ 原发性降低，血浆 pH 升高，AB < SB，BB、BE 基本不变。

（2）慢性呼吸性碱中毒经肾充分代偿调节后，可出现代偿性或失代偿性两种。故 $PaCO_2$ 原发性降低，血浆 pH 正常或升高，AB < SB，SB、AB、BB 继发性减少，BE 负值增大。

（三）对机体的影响

呼吸性碱中毒时，低碳酸血症可导致脑血流量减少，患者容易产生眩晕、抽搐（与血浆游离 Ca^{2+} 减少有关）、四肢及口周围感觉异常、意识障碍等临床表现。此外，多数重度患者血浆磷酸盐明显降低，细胞内 H^+ 下降，使糖原分解加强。

（饶小娟）

第五节　混合性酸碱平衡失调

混合性酸碱平衡失调是由各种原因引起的，由 2 个或 2 个以上原发改变和相应的代偿改变所构成的酸碱平衡失调。通常所说的复合性酸碱平衡失调是指各种单纯性代谢性酸碱平衡失常与单纯性呼吸性酸碱平衡失常同时出现。在呼吸性酸碱平衡失调中，不可能同时既存在呼碱，又有呼酸，所以没有呼碱和呼酸合存在。而代谢性酸碱平衡失调则不然，代谢性酸碱平衡失调的类型很多，而残余阴离子（residual anion，RA）概念的引入使我们有可能对各种单纯性代谢性酸碱失衡加以区分。RA = $[(Na^+ + K^+ + 8) - (HCO_3^- + Cl^-)]$ mEq/L，RA 的正常值为 12mEq/L，RA 增高提示有酸中毒的存在，往往是复合性酸碱失衡中代酸存在的唯一线索。如果在此基础上再加上一种呼吸性酸碱失衡，就构成了三重酸碱失衡。复合性酸碱失衡的改变比较复杂，要根据病因、病程、干预措施（如机械通气等）、电解质及酸碱检查结果等，进行动态观察、综合分析，才能做出准确的判断。

混合性酸碱平衡紊乱（mixed acid-base disorders）是指在多种原因的作用下，同一患者同时出现 2 种或 3 种酸碱平衡紊乱类型的状况。

一、双重性酸碱平衡紊乱

（一）呼吸性酸中毒合并代谢性酸中毒

1. 原因　①心跳呼吸骤停。②急性肺水肿。③慢性阻塞性肺疾患伴严重缺氧。④累及心肌和呼吸肌的重度低钾血症。⑤药物及一氧化碳中毒等。

2. 特点　呼吸性和代谢性双重因素均促使向酸中毒发展，以致 HCO_3^- 减少时呼吸不能完全代偿，$PaCO_2$ 增多时肾脏不能代偿，呈严重失代偿状态，此时，血浆 pH 显著降低，SB、AB、BB 均下降，AB > SB，AG 增大，血清 K^+ 浓度升高，伴有高钾血症。

（二）代谢性碱中毒合并呼吸性碱中毒

1. 原因　在危重患者较为多见，如低氧血症、败血症、机械通气过度、颅脑外伤、妊娠中毒症等导致呼吸性碱中毒的因素；而剧烈呕吐、胃肠引流、大量输入库存血或频繁应用利尿药等是引起合并代谢性碱中毒的主要病因。

2. 特点　呼吸性与代谢性的双重因素均促使向碱中毒发展，两者之间不能相互代偿，故而出现严重的失代偿状态，血浆 pH 升高明显，SB、AB、BB 均升高，AB < SB，$PaCO_2$ 降低，伴有低钾血症。

（三）呼吸性酸中毒合并代谢性碱中毒

1. 原因　常见于慢性阻塞性肺疾患或慢性肺源性心脏病的患者，在通气未改善之前，因过多使用碱性药物（$NaHCO_3$）、过急过度人工通气，或大量应用利尿剂等导致。

2. 特点　呼吸性与代谢性的双重因素使血浆 pH 变化方向相反，效应相互抵消。故血浆 pH 可正常、略高或略低，AB、SB、BB 均升高，BE 正值增大。

（四）代谢性酸中毒合并呼吸性碱中毒

1. 原因　①慢性肝病、高血氨并发肾功能衰竭。②糖尿病，肾功能衰竭并发感染，感染性休克等危重患者伴发热或机械通气过度。

2. 特点　HCO_3^- 和 $PaCO_2$ 均显著降低（即小于代偿的最低值），pH 变动不大，可在正常范围内。

（五）代谢性酸中毒合并代谢性碱中毒

1. 原因　常见于肾功能衰竭或糖尿病伴剧烈呕吐、严重胃肠炎伴呕吐、腹泻伴低钾血症、脱水等情况。

2. 特点　因为引起血浆 HCO_3^- 升高和降低的原因同时存在，并相互抵消，故血浆 pH 和 HCO_3^- 可在正常范围内，$PaCO_2$ 可正常、略高或略低。若 AG 增大型代谢性酸中毒合并代谢性碱中毒，则测量 AG 值具有重要的诊断意义。

二、三重性酸碱平衡紊乱

由于呼吸性酸中毒和呼吸性碱中毒不可能并存发生于同一患者，故这种酸碱平衡紊乱，只存在以下两种类型。

1. 呼吸性酸中毒合并 AG 增高性代谢性酸中毒和代谢性碱中毒　其特点在于 $PaCO_2$ 明显增高，AG < 16mmol/L，HCO_3^- 一般会升高，Cl^- 显著下降。

2. 呼吸性碱中毒合并 AG 增高性代谢性酸中毒和代谢性碱中毒　其特点在于 $PaCO_2$ 降低，AG < 16mmol/L，HCO_3^- 升高或降低，Cl^- 一般降低。

总之，酸碱平衡紊乱复杂多变，应在充分掌握原发病情的基础上，及时结合实验室检查结果，通过综合分析，合理判断，以便作出正确结论。

三、酸碱平衡紊乱的判断

对于酸碱平衡紊乱的实验室诊断，主要依赖于血气分析检测的系列指标。除测定指标 pH、PCO_2、PO_2 外，还有计算指标 12～16 项之多。根据这些指标，结合患者临床症状，对其酸碱中毒的类型，代偿程度以及治疗经过的观察，可以得到有价值的诊断。

（一）酸碱平衡紊乱的一般判断

当 pH、$PaCO_2$、HCO_3^- 以及 AG 值均在参考值范围内时，可认为机体无酸碱平衡失调发生。

1. 一般判断　酸血症 pH < 7.35，碱血症 pH > 7.45；代酸 BE < −3mEq/L，或 RA > 15mEq/L；代碱 BE > 3mEq/L；PCO_2 < 4.66kPa，应考虑为呼吸性碱中毒；PCO_2 > 5.99kPa，应考虑呼吸性酸中毒；HCO_3^- < 22mmol/L，应考虑代谢性酸中毒；HCO_3^- > 27mmol/L，应考虑代谢性碱中毒；AG > 16mmol/L，应考虑代谢性酸中毒。

2. 评价　若患者临床症状不明显而 pH 有异常，则可从 $PaCO_2$（mmHg）和 HCO_3^-（mmol/L）变化程度进行区别，具体见表 2−3。

表 2−3　酸碱平衡紊乱的一般判断分析表

pH	$HCO_3^- \times PaCO_2$ 值	$PaCO_2$ 与 HCO_3^- 变化		诊断
<7.4	>1000	$PaCO_2 \uparrow\uparrow\uparrow$	$HCO_3^- \uparrow$	呼吸性酸中毒
<7.4	>1000	$PaCO_2 \downarrow$	$HCO_3^- \downarrow\downarrow\downarrow$	代谢性酸中毒
>7.4	<1000	$PaCO_2 \downarrow\downarrow\downarrow$	$HCO_3^- \downarrow$	呼吸性碱中毒
>7.4	<1000	$PaCO_2 \uparrow$	$HCO_3^- \uparrow\uparrow\uparrow$	代谢性酸中毒

以上的方法可初步评估 4 种单纯性酸碱平衡紊乱，但不够准确，只能作为参考。为避免对临床上存在的大量混合性酸碱平衡紊乱的错判或漏判，必须结合临床症状、完整的病史、治疗情况，并充分考虑机体的代偿能力，对患者的血液酸碱平衡紊乱作出较为客观全面的评价。酸碱平衡诊断步骤如图 2−1 所示。

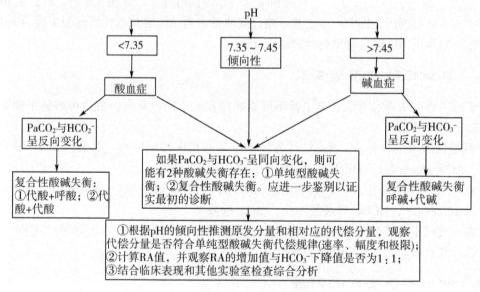

图 2−1　酸碱平衡诊断步骤示意图

（二）血液酸碱平衡失调综合判断

此法结合病史、血气分析及电解质测定，应用正常人群参考范围，通过酸碱平衡紊乱预计代偿公式以及电中和原理进行综合分析。

（三）血液酸碱平衡失调与血钾的关系

酸碱平衡失调可以影响到钾的平衡，反过来，血钾的高低也可造成酸碱平衡失调，上述几种情况总结如下：

1. 细胞外液 H^+ 增高（即酸中毒）引起高钾血症。

2. 细胞外液 H^+ 减少（即碱中毒）引起低钾血症。

3. 细胞外液 K^+ 增高引起酸中毒和反常性碱性尿。

4. 细胞外液 K^+ 降低引起碱中毒和反常性酸性尿。

实际上不是所有酸中毒患者都有高血钾，也不是所有低血钾都有碱中毒，因为血钾浓度并不代表体钾的总量。在体钾总量不足但同时有脱水及严重酸中毒时（如腹泻），血钾可以正常。如果在此情况下测定血钾已有降低，则表示全身缺钾很严重；如果患者有低血钾病史而又有酸中毒，那么一旦用碱性药物纠正了 pH 后，应当预见到血钾将显著下降，应及时补充。

（饶小娟）

第六节　水、电解质与酸碱平衡紊乱的处理原则

一、水平衡失调

（一）脱水

1. 等渗性缺水　首先应尽可能同时处理引起等渗性缺水的原因，以减少水和钠的丧失。针对细胞外液量的减少，用平衡盐溶液或等渗盐水尽快补充血容量。脉搏细速和血压下降等症状常表示细胞外液的丧失量已达体重的 5%，可先从静脉给患者快速滴注上述溶液约3000mL（按体重60kg计算），以恢复血容量。如无血容量不足的表现时，则可给患者上述用量的 $1/2 \sim 2/3$，即 $1500 \sim 2000$mL，补充缺水量，或按红细胞压积来计算补液量。补等渗盐水量（L）＝红细胞压积上升值/红细胞压积正常值×体重（kg）×0.20，此外，还应补给日需要量水 2000mL 和氯化钠 4.5g。

等渗盐水含 Na^+ 和 Cl^- 各 154mmol/L，而血清内 Na^+ 和 Cl^- 的含量分别为 142mmol/L 和 103mmol/L。两者相比，等渗盐水的 Cl^- 含量比血清的 Cl^- 含量高 50mmol/L。正常人肾有保留 HCO_3^-、排出 Cl^- 的功能，故 Cl^- 大量进入体内后，不致引起高氯性酸中毒。但在重度缺水或休克状态下，肾血流减少，排氯功能受到影响。从静脉内输给大量等渗盐水，可导致血 Cl^- 过高，有引起高氯性酸中毒的危险。平衡盐溶液的电解质含量和血浆内含量相仿，用来治疗缺水比较理想，可以避免输入过多的 Cl^-，并对酸中毒的纠正有一定帮助。目前常用的平衡盐溶液有乳酸钠和复方氯化钠溶液（1.86%乳酸钠溶液和复方氯化钠溶液之比为 1 : 2）与碳酸氢钠和等渗水溶液（1.25%碳酸氢钠溶液和等渗盐水之比为 1 : 2）两种。在纠正缺水后，钾的排泄会有所增加，K^+ 浓度也会因细胞外液量增加而被稀释降低，故应注意低钾血症的发生。一般应在尿量达 40ml/h 后补充氯化钾。

2. 低渗性缺水　应积极处理致病原因。针对细胞外液缺钠多于缺水和血容量不足的情况，采用含盐溶液或高渗盐水静脉输注，以纠正体液的低渗状态和补充血容量。

（1）轻度和中度缺钠：根据临床上缺钠程度来估计需要补给的液体量。例如，体重

60kg 的患者，测定血清钠为 128mmol/L，则估计每千克体重丧失氯化钠 0.5g，共缺钠盐 30g，一般可先补给 50%，即 15g，再加上氯化钠的日需要量 4.5g，共 19.5g，可通过静脉滴注 5% 葡萄糖氯化钠约 2000mL 来完成。此外，还应给日需要液体量 2000mL，并根据缺水程度，再适当增加一些补液量。余下 50% 的钠，可在第 2 天补给。

（2）重度缺钠：对于出现休克者，应首先补足血容量，以改善微循环和组织器官的灌流。晶体液如乳酸复方氯化钠溶液、等渗盐水和胶体溶液如琥珀酰明胶、羟乙基淀粉、右旋糖酐和血浆白蛋白溶液等都可应用。但晶体液的用量一般要比胶体液用量大 2 ~ 3 倍。此后开始静脉滴注高渗盐水（3% 氯化钠溶液）200 ~ 300mL，尽快纠正血钠过低，以进一步恢复细胞外液量和渗透压，使水分从水肿的细胞内移出。以后根据病情再决定是否需继续给予高渗盐水或改用等渗盐水。

一般可按下列公式计算需要补充的钠盐量：

需补充的钠盐量（mmol）=［血钠的正常值（mmol/L）- 血钠测得值（mmol/L）］× 体重（kg）×0.60（女性为 0.50）。

按 17mmol Na^+ = 1g 氯化钠计算补给氯化钠的量。当天补给 50% 和日需量 4.5g，其中 2/3 的量以 5% 氯化钠溶液输给，其余量以等渗盐水补给。以后可测定血清 Na^+、K^+、Cl^- 和做血气分析，作为进一步治疗时的参考。

（3）缺钠伴有酸中毒：在补充血容量和钠盐后，由于机体的代偿调节功能，酸中毒常可同时得到纠正，一般不需要在治疗的开始就使用碱性药物。如经血气分析测定，酸中毒仍未完全纠正时，可静脉滴注 5% 碳酸氢钠溶液 100 ~ 200mL 或平衡盐溶液 200mL，以后视情况再决定是否继续补给。在尿量达到 40ml/h 后，应补充钾盐。

3. 高渗性缺水 应尽早去除病因，使患者不再丢失体液，以利机体发挥自身的调节功能。对于不能口服的患者，可经静脉滴注 5% 葡萄糖氯化钠溶液或 0.45% 氯化钠溶液，来补充已丧失的液体。估计需要补充已丧失的液体量有两种方法：①根据临床表现的严重程度，按体重百分比的丧失来估计。每丧失体重的 1%，补液 400 ~ 500mL。②根据血 Na^+ 浓度来计算。补水量（mL）=［血钠测得值（mmol/L）- 血钠正常值（mmol/L）］× 体重（kg）×4。计算所得的补水量不宜在当天一次补给，以免发生水中毒；一般可分 2 天补给。当天先给补水量的 50%，余下的 50% 在次日补给。此外，还应补给日需要量 2000mL。

必须注意的是，血清 Na^+ 测定虽有增高，但因同时有缺水，血液浓缩，体内总钠量实际上仍有减少。故在补水的同时应适当补钠，以纠正缺钠。如同时有缺钾需纠正时，应在尿量超过 40ml/h 后补钾，以免引起血钾过高。经过补液治疗后，若酸中毒仍未纠正，可酌情补给碳酸氢钠溶液。

（二）水中毒

预防水中毒的发生比治疗水中毒更为重要，对于容易发生抗利尿激素分泌过多者，如存在疼痛、失血、休克、创伤和大手术等诱发因素，急性肾功能不全的患者和慢性心功能不全的患者，应严格限制入水量。对水中毒患者，应立即停止水分摄入，在机体排出多余的水分后，程度较轻者，水中毒即可解除。程度较重者，除禁水外，用利尿剂促进水分排出。一般用渗透性利尿剂，如 20% 甘露醇或 25% 山梨醇 200mL 静脉内快速滴注，以减轻脑细胞水肿和增加水分排出。也可静脉注射袢利尿剂，如速尿和利尿酸。尚可静脉滴注 5% 氯化钠溶液，以迅速改善体液的低渗状态和减轻脑细胞肿胀。

二、电解质平衡失调

(一) 钾平衡失调

1. 低钾血症　应尽早解除造成低钾血症的病因，以减少或终止钾的继续丢失。临床上较难判定缺钾的严重程度，可参考血清钾测定的结果来初步确定补钾量。血清钾 <3mmol/L，补给 K$^+$ 200～400mmol，一般才能提高血清钾 1mmol/L。血清钾为 3.0～4.5mmol/L，补给 K$^+$ 100～200mmol，一般即可提高血清钾 1mmol/L。细胞外液的钾总量仅为 60mmol，如果从静脉中输注的含钾溶液过速，血钾即可在短时间内迅速增高，可引起致命的后果。补钾的速度一般不宜超过 20mmol/h（1.5g 氯化钾），每天补钾量则不宜超过 100～200mmol（7.5～15g 氯化钾）。如患者有休克，应先输给晶体或胶体溶液，以尽快恢复血容量。待每小时尿量超过 40mL 后，再从静脉输给氯化钾溶液。低血钾时常伴有细胞外碱中毒，和钾一起输入的 Cl$^-$ 可有助于减轻碱中毒。此外，氯缺乏还能影响肾保钾的能力，故输给 KCl，除可补充 K$^+$ 外，还可增强肾的保钾作用，有利于低钾血症的治疗。完全纠正体内缺钾需时较长，患者能够口服后，可服氯化钾缓释片。

2. 高钾血症　高钾血症的患者有心跳骤停的危险，故发现患者有高钾血症后，应立即停给一切带有钾的药物或溶液，并尽快处理原发疾病和改善肾功能，避免食用含钾量较高的食物，以免血钾更加增高。降低血清钾浓度的方法有：

（1）使 K$^+$ 暂时转入细胞内：①静脉注射 5% 碳酸氢钠溶液 60～100mL 后，继续静脉滴注碳酸氢钠 100～200mL。高渗碱性溶液可使血容量增加，K$^+$ 得到稀释，K$^+$ 移入细胞内或由尿排出，有助于酸中毒的治疗。注入的 Na$^+$，也可对抗 K$^+$ 的作用。②用 25% 葡萄糖溶液 100～200mL，每 4～6g 葡萄糖加 1U 胰岛素静脉滴注，可使 K$^+$ 转移入细胞内，暂时降低血清钾浓度。必要时每 3～4h 重复给药。③肾功能不全，不能补液过多者，可用 10% 葡萄糖酸钙溶液 100mL、11.2% 乳酸钠溶液 50mL、25% 葡萄糖溶液 400mL，加入胰岛素 30U，行静脉持续滴注 24h，每分钟 6 滴。④静脉注射 10% 葡萄糖酸钙溶液 20mL，钙与钾有对抗作用，能缓解 K$^+$ 对心肌的毒性作用。葡萄糖酸钙可重复使用。也可用 30～40mL 葡萄糖酸钙加入静脉补液内滴注。

（2）应用阳离子交换树脂：每天口服 4 次，每次 15g，可从消化道携带走较多的 K$^+$。同时口服山梨醇或甘露醇导泻，以防发生粪块性肠梗阻。也可加 10% 葡萄糖溶液 200mL 后做保留灌肠。

（3）透析疗法：有腹膜透析和血液透析两种，一般用于上述疗法仍不能降低血清钾浓度时。

(二) 钙平衡失调

1. 高钙血症　有下述情况时应紧急处理：血钙 >3mmol/L，有临床表现、不能口服和肾功能异常者。

（1）静脉输注生理盐水 5～10L，纠正脱水状态，必要时进行有创血流动力学监测。

（2）呋塞米 40mg 静脉注射，注意不能加重脱水。伴有低钾血症或低镁血症患者，应同时纠正。避免使用噻嗪类利尿药，因为可加重高钙血症。

上述治疗无效者，可用降钙素 0.5～4MRC/kg，持续静脉滴注 24h，或每 6h 1 次肌内注射。同时给予氢化可的松 25～100mg，每 6h 1 次静脉滴注。血清钙增高达 4.5mmol/L 时，即有生命危险。对甲状旁腺功能亢进症应进行手术治疗，才能根本解除高钙血症的病因。对骨转移性癌患者，可给低钙饮食和充足的水分，防止缺水，以减轻症状和痛苦。乙二胺四乙酸（EDTA）和硫酸钠等药物输注，均可以暂时降低血钙浓度。

2. 低钙血症　无症状的患者可口服葡萄糖酸钙片，每天 1～4g，每 6h 1 次，可联合应用维生素 D（0.2μg，每天 2 次）。牛奶含钙量低，不适于补钙。

有症状的患者，可给予 10% 葡萄糖酸钙或氯化钙 10mL，10min 内静脉注入。如有碱中毒，需同时纠治，以提高血内离子化钙的浓度。必要时可多次给药（葡萄糖酸钙 1g 含 Ca^{2+} 2.5mmol；氯化钙 1g 含 Ca^{2+} 10mmol）。对需要长期治疗的患者可服乳酸钙，或同时补充维生素 D。

（三）镁失调

1. 低血镁　首先纠正容量不足和低钾血症、低钙血症和低磷酸盐血症。震颤性谵妄期间，第 1h 给予 2g 硫酸镁，随后在头 24h 内给予 6g，每 15min 检查深部腱反射。若血镁 > 3.5mmol/L，患者深部腱反射消失，此时应停止输注含镁溶液。

一般可按 0.25mmol/（kg·d）的剂量补充镁盐。如患者的肾功能正常，而镁缺乏又严重时，可按 1mmol/（kg·d）补充镁盐。常用氯化镁溶液或硫酸镁溶液静脉滴注。患者有搐搦时，一般用硫酸镁溶液静脉滴注，可以较快地控制抽搐。用量以每千克体重给 10% 硫酸镁 0.5mL 计算。静脉给镁时应避免给镁过多、过速，以免引起急性镁中毒和心搏骤停。如遇镁中毒。应即静脉注射葡萄糖酸钙或氯化钙溶液作用抗剂。完全纠正镁缺乏需要时较长，故在解除症状后，仍应继续每天补镁 1～3 周。一般用量为 50% 硫酸镁 5～10mmol（相当 50% 硫酸镁 2.5～5mL），肌内注射或稀释后静脉注射。

2. 高血镁　首先用生理盐水纠正脱水，无肾功能衰竭的患者，应用呋塞米 20～40mg 静脉注射。酸中毒患者应改善通气，必要时静脉输注 5% 碳酸氢钠 50～100mL。有症状的患者，予以 10% 氯化钙 5mL 静脉注射，以对抗镁的作用。

三、酸碱失衡

（一）代谢性酸中毒

治疗上以消除引起代谢性酸中毒的原因为主要措施。由于机体可通过加速肺通气排出 CO_2，肾排 H^+ 保 Na^+ 和 HCO_3^- 来调节酸碱平衡的能力，因此只要病因被消除和增加补液来纠正缺水，轻度的酸中毒（血浆 HCO_3^- > 16～18mmol/L 者）常可自行纠正，一般不需要使用碱性药物治疗。

对血浆 HCO_3^- < 10mmol/L 的患者，应立刻用液体和碱剂进行治疗。常用碱性溶液为 5% 碳酸氢钠溶液，碳酸氢钠可离解为 Na^+ 和 HCO_3^-，HCO_3^- 与体液中的 H^+ 合成 H_2CO_3，再离解为 H_2O 和 CO_2，CO_2 可由肺部排出，降低体内的 H^+ 浓度，从而改善酸中毒。而 Na^+ 留于体内，可提高细胞外液渗透压和增加血容量。5% 碳酸氢钠溶液每 20mL 含有 Na^+ 和 HCO_3^- 各 12mmol。一般稀释为 1.25% 溶液后应用。在估计输给 NaHCO3 的用量时，应考虑到体内非 HCO_3^- 缓冲系统的缓冲作用。因为输入体内的碳酸氢钠的一半会很快会被非 HCO_3^- 缓冲系统所释放的 H^+ 结合。下列公式可计算拟提高血浆 HCO_3^- 所需的 NaHCO3 的量。所需

HCO_3^- 的量（mmol）＝［HCO_3^- 正常值（mmol/L）－ HCO_3^- 的测得值（mmol/L）］× 体重（kg）× 0.4。一般可将应输给量的一半在 2～4h 内输完，以后再决定是否继续输给剩下的量的全部或一部分。不宜过快地使血浆 HCO_3^- 超过 14～16mmol/L，以免出现手足抽搐、神志改变和惊厥。过快纠正酸中毒，还可引起大量 K^+ 转移至细胞内，导致低钾血症，应注意避免。输注醋酸钾，可避免氯化钾引起的体内 Cl^- 多。在酸中毒时，离子化 Ca^{2+} 增多，即使患者有总体的低钙血症，仍可无手足抽搐的低钙表现。但在纠正酸中毒后，离子化 Ca^{2+} 减少，便有发生手足抽搐的可能，应及时静脉注射葡萄糖酸钙予以纠正。

（二）代谢性碱中毒

治疗上应着重于对原发疾病的积极治疗。对胃液丢失引起的代谢性碱中毒，可输注等渗盐水或葡萄糖盐水，恢复细胞外液量和补充 Cl^-，纠正低氯性碱中毒，使 pH 恢复正常。碱中毒时几乎都会伴发低钾血症，故需同时补给 KCl，才有利于碱中毒的纠正，但补给钾盐应在患者尿量超过 40mL/h 后。对缺钾性碱中毒，必须补充钾才能纠正细胞内外离子的异常交换，并终止 H^+ 从尿中继续排出。

治疗严重碱中毒时（血浆 HCO_3^- 45～50mmol/L，pH > 7.65），可应用盐酸的稀释溶液来迅速消除过多的 HCO_3^-。输入的酸只有一半可用于中和细胞外 HCO_3^-，另一半会被非碳酸氢盐缓冲系统所中和。采用下列公式计算需补给的酸量，即：需要补给的酸量（mmol）＝［测得的（mmol/L）－ 目标 HCO_3^-（mmol/L）］× 体重（kg）× 0.4。下列公式也应用：［Cl^- 的正常值（mmol/L）－ Cl^- 的测得值（mmol/L）］× 体重（kg）× 0.2，算出盐酸用量。第 1 个 24h 内一般可给计算所得的补给量一半。

纠正碱中毒也不宜过于迅速，一般也不要求完全纠正。在治疗过程中，可以反复测定尿内的氯含量，如尿内有多量的氯，表示补氯量已足够，不需再继续补充。

（三）呼吸性酸中毒

需尽快改善患者的通气功能和治疗原发病。必要时，予以气管插管或气管切开，使用呼吸机改善换气功能。如因呼吸机使用不当而发生酸中毒，则应调整呼吸机的频率、压力或容量。单纯给高浓度氧，对改善呼吸性酸中毒的帮助不大，反而使呼吸中枢对缺氧刺激不敏感，呼吸功能更受抑制。

导致慢性呼吸性酸中毒的多为慢性肺疾患，故其治疗比较困难。一般方法为控制感染、扩张小支气管、促进排痰等措施，以改善换气功能和减轻酸中毒的程度。该类患者耐受手术的能力较差，围手术期容易发生呼吸衰竭，导致酸中毒进一步加重，故应做好围手术期的肺功能维护。呼吸性酸中毒时应慎用碱性药物，尤其是在通气尚未改善前要严加控制。一般在通气改善后可慎重应用三羟甲基氨基甲烷（THAM，一种不含钠的有机碱）。一般不用碳酸氢钠，以免加重高碳酸血症和并发代谢性碱中毒。

（四）呼吸性碱中毒

应积极处理原发疾病。用纸袋罩住口鼻，增加呼吸道死腔，减少 CO_2 的呼出和丧失，以提高血液 PCO_2，也可给患者吸入含 5% CO_2 的氧气。如系呼吸机使用不当所造成的通气过度，应调整呼吸机。静脉注射葡萄糖酸钙可消除碱中毒时低钙引起的手足抽搐。

（于红俊）

第三章
作用于膜受体激素的作用机制

第一节　膜受体的分类、结构和功能

根据膜受体穿膜域及信号转导的特征可将膜受体分为三大类：单穿膜片段受体、四穿膜片段受体和七穿膜片段受体。四穿膜片段受体的配体主要是神经递质，与内分泌学关系不大。这里主要讨论单穿膜片段受体和七穿膜片段受体。

一、单穿膜片段受体超家族

本族受体的穿膜域只含有一个穿膜片段。有些受体由几个亚单位或几条多肽链组成，虽然全受体（holoreceptor）有多个穿膜片段但每个亚单位或多肽链只含有一个穿膜片段，也属于单穿膜片段受体。单穿膜片段受体的配体主要是一些生长因子、细胞因子和少数肽类激素。

本族受体多数成员的胞内域具有内在的酶活性。单穿膜片段受体最常表现出酪氨酸激酶活性。有些受体则具有丝/苏氨酸激酶、鸟苷酸环化酶、磷酸酪氨酸磷酸酶的活性。还有一些受体胞内域不具有酶活性但与某些酪氨酸激酶偶联，通过后者完成信号转导。

单穿膜片段膜受体的胞外域和胞内域都较大。受体胞外域往往含有一些特殊结构如半胱氨酸（Cys）富集区、免疫球蛋白（Ig）样结构、纤连蛋白Ⅲ型样组件（fibronectin type Ⅲ - likemodule）等。

根据单跨膜片段受体的结构特点及信号转导特征，可将其分为以下几个亚族。

（一）蛋白酪氨酸激酶型受体家族

很多生长因子受体的胞内域具有酪氨酸激酶活性，它们组成酪氨酸蛋白激酶型受体（protein tyrosine kinase receptor）家族，也称受体性酪氨酸激酶（receptor tyrosine kinase, RTK）。该家族受体的过度激活与某些肿瘤的发病有关，近年已开发出很多特异性的受体酪氨酸激酶抑制剂，用于治疗肿瘤。

胰岛素受体和胰岛素样生长因子1受体（IGF-IR）是本族受体中比较特殊的成员，两者均呈杂四聚体结构，由两个 α-亚单位和两个 β-亚单位组成。两 β-亚单位均穿越质膜，各有一个短的胞外域、一个穿膜片段和一个较长的胞内域，其胞内域含有酪氨酸激酶区，两 α-亚单位则位于胞外。胰岛素受体和 IGF-IR 都含有三个二硫键，其中一个位于两 α-亚单位之间，另两个则位于 α、β 之间，它们共同维持受体分子的杂四聚体（$\alpha_2\beta_2$）构象。受体合成时先合成一条长的肽链，后裂解成两种共四个亚单位。胰岛素受体和 IGF-1R 可视

为两个 αβ 功能单位组成的"二聚体","二聚体"内每个"单体"（αβ）均由 α、β 两个亚单位组成。活性受体虽含有两个穿膜片段，但每个"单体"仍只有一个穿膜片段，故仍被归入单穿膜片段受体家族内。

（二）酪氨酸激酶偶联型受体

有些单穿膜片段受体胞内域不具有酶活性，但与 Janus 酪氨酸激酶（Janus kinase，JAK）或局部黏附激酶（focal adhesionkinase，FAK）偶联，借助后者完成信号转导。酪氨酸激酶偶联型受体包括细胞因子受体和整合素（integrin）受体两大类，前者与 JAK 偶联，后者与 FAK 偶联。

JAK 是一族非受体酪氨酸激酶，包括 JAK1、JAK2、JAK3 和 Tyk2，其分子量约 120 000 ~ 130 000。JAK 通过非共价键与受体结合，它与信号转导转录激活因子（signal transducers andactivators of transcription，STATs）一起组成 JAK – STAT 信号途径。

许多细胞因子受体如 IL – 2Rα、IL – 2Rβ、IL – 4R、IL – 6R、IL – 7R、IL – 9R、G – CS-FR、IFNγR 等均以膜锚定的（即位于质膜上）和可溶性两种方式存在，以后一方式存在的称为可溶性细胞因子受体（soluble cytokine receptor）。可溶性细胞因子受体有两种形成方式：或由受体胞外域裂解脱落形成，或因 mRNA 选择性剪接使受体失去穿膜域和胞内域而形成。可溶性细胞因子受体一般含有配体结合区，故能结合配体，因而也常称为配体结合蛋白。

可溶性细胞因子受体既可模拟也可抑制相应配体的效应。可溶性 IL – 4R 能抑制 IL – 4 的作用。可溶性 IL – 6R 同膜锚定的 IL – 6R 一样能与 gp130 胞外域结合并启动信号转导，故 IL – 6 也可通过可溶性 IL – 6R 发挥作用。可溶性细胞因子受体也可作为细胞因子运载蛋白，将细胞因子转运至机体有关部位，使相应的细胞因子在局部处于高浓度以利其发挥效应。

由于一些可溶性细胞因子受体能抑制相应配体的效应，故它们可直接用于某些疾病的治疗中。如可溶性 IL – 4R 可延长移植器官的存活时间；可溶性 I – IR 可用于关节炎及自身免疫性糖尿病的治疗等。

（三）鸟苷酸环化酶受体家族

包括海胆卵肽受体、利钠肽受体和细菌热稳定肠毒素受体，这些受体从本质上说都是鸟苷酸环化酶（guanylyl cyclase，GC）。GC 型受体胞内域含有 GC 活性区，为受体信号转导所必需。

细胞内还有一种可溶性鸟苷酸环化酶（soluble GC）。可溶性 GC 为 α、β 两亚单位组成的杂二聚体。α、β – 亚单位的羧基端含有 GC 活性区，具有催化功能。两亚单位的氨基端保守性较低，可与血红素结合。一氧化氮（NO）可与可溶性 GC 的血红素辅基结合而激活可溶性 GC，因此可溶性 GC 可视为 NO 的受体。

（四）丝/苏氨酸激酶型受体

包括转化生长因子 β（TGF – β）受体、激活素（activin）受体、抑制素（inhibin）受体、骨形成蛋白（bone morphogeneticprotein）受体等，其特点是具有丝/苏氨酸激酶活性。本族受体均可分为 I、II 两型，I 型受体的分子量约 55 000，其主要的功能是信号转导；II 型受体的分子量约 70 000，其主要的功能是结合配体从而启动信号转导。I、II 两型受体的胞内域均含有蛋白激酶域，因此 I，II 两型受体均具有内在的丝/苏氨酸激酶活性。

（五）肿瘤坏死因子（TNF）受体

TNF 受体家族包括 55 000 TNF 受体（p55 TNFR）、75 000TNF 受体（p75 TNFR）、淋巴毒素 β 受体、Fas、CD27、CD40 等。TNF 受体家族的胞外域一般含有 3～6 个半胱氨酸富集区，其胞内域差异较大，某些受体含有一由约 60 个氨基酸残基组成的"死亡区"（death domain），此区与凋亡效应有关。

二、七穿膜片段受体超家族

七穿膜片段受体总是与 G 蛋白偶联，通过 G 蛋白进行信号转导，故也称 G 蛋白偶联受体（G protein – coupled receptor，GPCR）。

七穿膜片段受体的 N 端均在胞外。受体的 C 端位于胞内，也称为胞内羧基尾。受体的七个穿膜片段使受体固定于质膜上，有人分别将其称为 TMI、TMⅡ、TMⅢ、TMⅣ、TMV、TMⅥ和 TMⅦ。受体由于有七个穿膜片段，故在胞外、胞内分别形成三个襻（loop），分别称为 e1、e2、e3 和 i1、i2、i3。有人还将胞内羧基尾称为第 4 胞内襻（i4）。受体胞外襻一般较小，胞内襻中 i1 和 i2 较小，i3 一般较大。受体胞外的 N 端、各胞外襻及穿膜片段的胞外部分共同组成受体胞外面，其主要功能是结合配体。受体胞内羧基尾、各胞内襻及各跨膜片段的胞内部分共同组成受体胞内面，其主要功能是与 G 蛋白偶联并在适当条件下激活 G 蛋白。

G 蛋白是一族具有结合 GTP 能力的蛋白质的总称，可分为大 G 蛋白和小 G 蛋白两大类。大 G 蛋白由 α、β、γ 三个亚单位组成，又称杂三聚体 G 蛋白。小 G 蛋白只有一条多肽链，它实际上相当于大 G 蛋白的 α – 亚单位。

与七穿膜片段受体偶联的为杂三聚体大 G 蛋白。根据 α – 亚单位的不同可将其分为四组：G_s、G_i、G_q、G_{12}。G_s 即刺激性 G 蛋白（stimulatary G protein），其 α – 亚单位有 α_s 和 α_{olf} 两种。与 α_s 偶联的效应器为腺苷酸环化酶（AC）、Ca^{2+} 通道和 Na^+ 通道。G_i 即抑制性 G 蛋白，其 α – 亚单位有 α_i、α_o、α_t、α_z。与 G_i 偶联的效应器有多种，包括 AC、cGMP 特异的磷酸二酯酶、磷脂酶 A_2、Ca^{2+} 通道、K^+ 通道等。

（高率斌）

第二节　作用于膜受体激素的作用机制

亲水性激素不能自由透过细胞膜，它们携带的信息必须经细胞膜的"处理"、"转换"后方可传入细胞内，这一过程称为信号转导（signal transduction）。亲水性激素作用于细胞的过程实际上就是膜受体的信号转导过程。以下分别扼要叙述七穿膜片段受体和单穿膜片段受体的信号转导过程。

一、七穿膜片段受体的信号转导

七穿膜片段受体信号转导的基本过程是：配体与受体结合使受体活化，活化的受体激活 G 蛋白，后者再激活效应器，产生第二信使，启动复杂的级联反应（cascade），最后达到一定的效应。

（一）G蛋白的活化

静息状态下（没有配体时），G蛋白以GDP-αβγ形式存在。此时受体与G蛋白之间存在相互作用但不足以激活G蛋白，即处于偶联状态。受体一旦与配体结合，受体的构象即发生变化使其胞内面"张开"，某些静息状态下被遮盖的疏水氨基酸残基暴露出来，它们可与G蛋白α-亚单位的某些部位相互作用，通过变构机制使α-亚单位的核苷酸结合部位发生构象变化，其对GDP的亲和力下降，于是GDP释出，GTP与α-亚单位结合。结合了GTP的α-亚单位与βγ二聚体亲和力下降，杂三聚体解离，形成GTP-α与βγ两个功能单位。因此，活化的受体实际上起着G蛋白激活物的作用。

（二）效应器的活化及其信号传递

解离的GTP-α和βγ二聚体可激活多种效应器。

1. G蛋白通过cGMP-PDE的作用　视杆细胞的视紫红质实际上是一种光子受体，与之偶联的G蛋白为Gt，效应器为cGMP-PDE。当视紫红质接收了光子后，其构象发生变化，激活Gt，产生GTP-at，后者可激活cGMP-PDE，cGMP-PDE活化后使cGMP分解，导致胞内cGMP水平下降，于是cGMP门控的Na^+通道关闭，细胞超极化，光信号遂转变为电信号。

2. G蛋白通过AC的作用　AC含有两个穿膜区（M1和M2）和两个胞质区（C1和C2）。M1和M2均由6个穿膜片段组成，因此整个AC分子含有12个穿膜片段。M1和M2的主要功能是使AC固定于细胞膜上。C1区和C2区为AC分子的催化部位。

AC可催化ATP转变为cAMP，这一过程需要两个Mg^{2+}参与。于I型AC，C1区354位门冬氨酸残基与ATP的3羟基之间形成氢键，在Mg^{2+}的作用下使ATP的3羟基活化。C2区1007位门冬酰胺残基与ATP的α磷酸基、1011位精氨酸残基与ATP的β磷酸基、1047位赖氨酸残基与ATP的7磷酸基之间存在直接的相互作用，在另一个Mg^{2+}（此Mg^{2+}与ATP的α、β和γ磷酸基之间有直接的相互作用）的帮助下使ATP的α磷酸基活化。最后，在活化的ATP 3羟基和α磷酸基之间形成共价键，所得产物即cAMP。

G蛋白为AC活性最重要的调节者。AC的C1区和C2区之间有一沟，GTP-α。可结合于此处从而引起C1区和C2区构象的变化，使一些重要的氨基酸残基处于最适宜的位置，导致AC活化。

AC的催化产物cAMP是最早发现的第二信使，它可激活蛋白激酶A（protein kinase A, PKA）。PKA也称A激酶，是一种重要的丝/苏氨酸激酶，它由两个催化亚单位（PKA-C）和两个调节亚单位（PKA-R）组成。每个PKA-R分子可结合两分子cAMP，结合了cAMP的PKA-R构象发生变化，它对PKA-C的亲和力下降，于是PKA-C释出。游离的PKA-C具有催化活性，它可使底物蛋白质的精-精-X-丝/苏-Y（X和Y代表非保守性氨基酸）序列中的丝/苏氨酸残基磷酸化。

PKA-C通过对多种靶蛋白质的磷酸化修饰而产生广泛的生物学效应。PKA-C可通过激活糖原磷酸化酶激酶并抑制糖原合成酶的活性而调节糖原代谢。PKA-C可通过对多种离子通道的磷酸化修饰而调节其功能，例如它可使一种氯离子通道—囊性纤维化跨膜电导调节物（cystic fibrosistransmembrane conductance regulator, CFTR）磷酸化而使其开放。CFTR基因的突变可使其对PKA-C的反应降低，管腔上皮细胞氯离子的分泌减少，分泌物因水分减少而变得黏稠、不易排出，从而导致囊性纤维化症。PKA - C 也可使微管蛋白质磷酸化而促进细胞的分泌功能。PKA - C 还可通过对七穿膜片段受体的磷酸化修饰，使受体与 G 蛋白解偶联，从而对受体信号产生负调控。PKA - C 还可使一种重要的转录因子——cAMP 反应元件结合蛋白（CREB）133 位丝氨酸残基磷酸化。CREB 磷酸化后活性增强 $10 \sim 20$ 倍，它可以二聚体的形式同靶基因上游的 cAMP 反应元件（CRE）结合而发挥转录调控作用。不同靶基因上游的 CRE 序列也不完全一样，其共有序列（consensus sequence）为 TGACGTCA。

cAMP 还可直接调节离子通道，例如 cAMP 可激活 cAMP 门控的 Na^+ 通道，使细胞去极化。

3. G 蛋白通过磷脂酶 C - P（phospholipaseC - β，PLC - β）的作用 G_q 可激活 PLC - β，PLC - β 活化后可产生两个重要的脂类第二信使：三磷酸肌醇（IP3）和二酰甘油（DAG），它们可发挥广泛的作用，具体过程参见后文"脂类第二信使和钙信号系统"。

PLC - β 还可作为 G_q 的 GTP 酶激活蛋白，促进 GTP - α_q 的水解，对 G_q 的信号传递起负调节作用。

4. G 蛋白通过 PLA_2 的作用 $cPLA_2$ 可使胆碱磷脂水解，产物为溶血磷脂和不饱和脂肪酸（多为花生四烯酸），两者均可作为第二信使。

5. G 蛋白对离子通道的直接作用 G 蛋白除通过第二信使调节离子通道的活性外，它对离子通道还有直接的作用。现已发现，有不少离子通道可作为 G 蛋白的效应器，其中以 N 型和 L 型 Ca^{2+} 通道最为常见。K^+ 通道也常与 G 蛋白偶联，Na^+ 通道和 Cl^- 通道则较少与 G 蛋白偶联。在 G 蛋白中，G_i 常与离子通道偶联，G_s 有时也可与离子通道偶联。G 蛋白不仅通过 α - 亚单位调节通道活性，其 βγ 二聚体对通道亦有调节作用。不同 G 蛋白的作用也不同，G_s 可增强 Ca^{2+} 通道的活动，G_i 则抑制 K^+ 通道。G 蛋白对离子通道的直接作用常见于神经细胞，显然，这与电活动在神经细胞中的重要性是分不开的。

6. G 蛋白对 Ras 信号通路的作用 G_i 的 βγ 二聚体可直接作用于酪氨酸激酶 Src，Src 可使受体性酪氨酸激酶磷酸化而使之激活，从而启动 Ras 信号途径。Src 还可直接作用于 ShcGrb2 - SOS 复合物，使 Ras 活化。

此外，G 蛋白 βγ 二聚体可直接作用于磷脂酰肌醇 - 3 - 激酶而使之激活。

（三）G 蛋白的失活

α - 亚单位具有内在的 GTP 酶活性，GTP - α 在与效应器相互作用的同时也在执行着 GTP 酶的功能，这样 GTP - α 就转变为无活性的 GDP - α，后者与效应器的亲和力低而与 βγ 二聚体亲和力高，于是重新形成 GDP - αβγ 异三聚体，整个系统恢复到基态，这一过程称为 G 蛋白循环。

G 蛋白信号调节物（regulator of G protein signaling，RGS）可显著增强 G 蛋白的 GTP 酶活性。RGS 并不直接参与 GTP 的水解，而是通过稳定 Gα 的催化构象而间接增加 GTP 的水解。

二、单穿膜片段受体的信号转导

（一）鸟苷酸环化酶（GC）型受体的信号转导

GC 主要参与利钠肽和 NO 的信号转导。利钠肽受体是膜锚定的 GC，NO 受体为胞内可溶性 GC。这些 GC 性受体与其配体结合后，通过变构作用使自身激活，催化 GTP 转变为 cGMP，后者可激活蛋白激酶 G（protein kinase G，PKG）。PKG 也称为 cGMP 依赖的蛋白激酶（cGMP dependent proteinkinase），可使靶蛋白磷酸化而发挥功能。cGMP 还可直接作用于细胞膜上的某些离子通道，产生直接的效应。

（二）蛋白酪氨酸激酶型受体的信号转导

此类受体于静息时不具有酪氨酸激酶活性或具有很低的酪氨酸激酶活性。配体与受体的结合使受体形成二聚体，这一过程称为受体二聚化（dimerization）。二聚化使两受体单体的酪氨酸激酶区相互靠近并发挥出激酶活性，使受体发生自身磷酸化。事实上，受体二聚化是单穿膜片段受体激活的普遍机制，不仅酪氨酸蛋白激酶型受体激活时需要形成二聚体，其他受体激活时也需要形成二聚体。配体或受体的某些突变可使受体不能形成二聚体，受体就不能激活。反之，有些突变使得受体在没有配体的情况下也能形成二聚体（即所谓配体非依赖性二聚化），受体的激活也就不依赖配体（即所谓组成性激活）。

配体诱导的受体二聚化有几种基本模式。第一种模式以生长激素受体（GHR）为代表。GH 分子内有两个参与 GHR 结合的位点（结合位点 1 和结合位点 2），各能结合 1 个 GHR 分子。结合位点 1 为高亲和力位点，位点 2 为低亲和力位点。GH 的两个结合位点与 GHR 的结合是一个序贯的过程：结合位点 1 先与 1 个 GHR 分子结合，随后位点 2 再与另一个 GHR 分子结合，这样两个 GHR 单体借助 GH 形成二聚体（如果将 GH 也算在内，则是三聚体）。GHR 的二聚化需要合适的 GH 浓度，如果 GH 浓度过高，则结合位点 2 没有机会与 GHR 结合，每个 GH 分子只能结合 1 个 GHR 分子。因此，过高浓度的 GH 反而抑制 GHR 的信号转导。

第二种模式以胰岛素受体为代表。胰岛素为单体二价配体，即有两个配体结合位点（其中一个为高亲和力位点，另一个为低亲和力位点）。胰岛素分子通过两个配体结合位点与胰岛素受体分子的两个 α - 亚单位相结合，形成"βα - 胰岛素 - αβ"这样的配体受体复合物。该复合物形成后两个 β - 亚单位的酪氨酸激酶区相互靠近，其酪氨酸激酶活性遂显现出来。高亲和力位点与 α - 亚单位结合，低亲和力位点没有机会与 α - 亚单位结合，形成"胰岛素 - αββα - 胰岛素"形式的配体受体复合物，此种配体受体复合物并不能使 β - 亚单位的酪氨酸激酶活性表现出来。因此，胰岛素在很高浓度时反而不能激活其受体。

第三种模式以表皮生长因子受体（EGFR）为代表。EGF 同 TGFα、双调素（amphiregulin）、β 细胞素（betacellulin）和表调素（epiregulin）等共同组成一个家族。EGFR 即 ErbB1，它同 ErbB2、ErbB3 和 ErbB4 共同组成一个受体家族。EGF 家族的配体可诱导其受体形成同二聚体或杂二聚体。EGF 家族的配体也含有两个受体结合位点，但每个配体分子只结合 1 个受体分子。受体与配体结合后发生构象变化，使两个受体分子形成二聚体。

第四种模式以成纤维细胞生长因子受体（FGFR）为代表。FGF 诱导 FGFR 二聚化的过程需要硫酸肝素的参与。硫酸肝素可结合 FGF 和 FGFR，FGF - FGFR 受体复合物借硫酸肝素这样一个接合分子（adaptor）而完成受体二聚化。

第五种模式以血小板源性生长因子受体（PDGFR）为代表，其特点是配体形成二聚体。每个单体可结合一个受体单体，二聚体配体可结合两个受体单体，从而诱导两受体单体形成二聚体。PDGF 有 A、B 两条多肽链，可形成 AA、AB 和 BB 三种二聚体。PDGFR 也有两条多肽链，分别称为 α 和 β。PDGF A 只结合 PDGFRα，而 PDGF B 既结合 PDGFRα 又结合

PDGFRβ。因此，PDGF AA 只激活 PDGFRαα，PDGF AB 既激活 PDGFRα 又能激活 PDGFRαβ，而 PDGF BB 能激活所有三种 PDGFR 二聚体。

受体二聚体形成后随即发生受体自身磷酸化。受体自身磷酸化是通过交互磷酸化（transphosphorylation）作用实现的，即二聚体中两单体相互使对方胞内域特定的酪氨酸（Tyr）残基磷酸化。磷酸化受体的磷酸酪氨酸（Tyr－P）可作为选择性的入坞点（docking site），同胞内某些信号分子相互作用。胰岛素和 IGF－1 受体本身不直接与信号分子相互作用，它们可使胰岛素受体底物 1（IRS－1）和胰岛素受体底物 2（IRS－2）的 Tyr 残基磷酸化，IRS－1 和 IRS－2 的 Tyr－P 遂与信号分子相互作用。

现已清楚，各种信号分子是通过 SH2 域（Src homology 2domain）同受体或 IRS－1、IRS－2 的 Tyr－P 相互作用的。SH2 域在蛋白质－蛋白质相互作用中具有重要作用。此外，SH3 域（Src homology 3 domain）和 PH 域（pleckstrin homologydomain）也介导蛋白质－蛋白质相互作用。

活化的受体通过其 Tyr－P 与含 SH2 域的蛋白质结合，从而调节这些蛋白质的功能。受体的 Tyr－P 与磷脂酶 C－γ（PLC－γ）的 SH2 域结合后将 PLC－γ 征集到受体处，PLC－γ 可作为受体酪氨酸激酶的底物。

活化受体最重要的功能是启动 Ras 信号系统。Ras 是一种重要的小 G 蛋白，它存在于细胞膜的内侧面。Ras 羧基端的半胱氨酸残基可与膜脂中的法尼基形成法尼半胱氨酸甲酯，Ras 借此与细胞膜相连。Ras 既可结合 GDP，又可结合 GTP。GTP－Ras 是 Ras 的活性形式，它可和 GDP－Ras 相互转换。GTP－Ras 具有内在的 GTP 酶活性，但活性很低。GTP 酶激活蛋白（GTPase－activating protein，GAP）可使 GTP－Ras 的 GTP 酶活性增加 1000 倍。GTP－Ras 在 GAP 的作用下水解 GTP，变成无活性的 GDP－Ras。反之，GDP－Ras 在 SOS 蛋白的作用下转变为 GTP－Ras。可见，Ras 的激活和失活是一个循环的过程。

SOS 蛋白是在研究果蝇 sevenless 受体时发现的，此受体信号转导过程中有一种下游分子可使 GDP－Ras 向 GTP－Ras 转换，称为"son of sevenless"，缩写为 SOS。SOS 实际上是一种鸟苷酸交换因子，它也存在于哺乳动物的细胞中。在细胞内，SOS 是同一种称为生长因子受体结合蛋白 2（Grb2 或 GRB2）的蛋白质结合在一起的。Grb2 的分子约 25 000，分子内有两个 SH3 域和一个 SH2 域。SOS 分子内有两个脯氨酸富集区，它们可和 Grb2 的两个 SH3 域相结合，形成 Grb2－SOS 复合物。在静息状态下，此复合物存在于胞质内而 GDP－Ras 存在于质膜内侧面，故它们难以相互作用。活化受体可通过其 Tyr－P 与 Grb2 分子的 SH2 域相结合，从而将 Grb2－SOS 复合物"征集"到质膜内侧面，使 SOS 与 GDP－Ras 相互靠近，SOS 遂发挥鸟苷酸交换因子的作用，使 GTP 取代 GDP 与 Ras 结合，Ras 遂活化。多数情况下，受体的 Tyr－P 并不直接与 Grb2 分子的 SH2 域结合，它先同 Shc 蛋白的 SH2 域相作用，使后者的 Tyr 残基磷酸化，磷酸化的 Shc 再通过其 Tyr P 与 Grb2－SOS 相结合，形成 Shc－Grb2－SOS 复合物，此复合物再激活 Ras。上述过程中，Grb2 和 Shc 都起连接的作用，故它们也称为连接分子或接合分子（adaptor）。

GTP－Ras 可作用于多种靶蛋白质，其中最重要的是 Raf 蛋白激酶。Raf 是一种重要的丝/苏氨酸激酶，它同 14－3－3 蛋白有一定的关系。14－3－3 蛋白可形成二聚体，每个二聚体可结合二分子 Raf，形成大分子复合物。GTP－Ras 可与 Raf 的 N 端结合从而将此大分子 Raf 复合物"征集"到质膜内侧面，使 Raf 分子相互靠近，形成二聚体，Raf 遂活化。

Raf 也称丝裂原激活蛋白激酶激酶激酶（mitogen－activatedprotein kinase kinase kinase，MAPKKK），它可催化丝裂原激活蛋白激酶激酶（mitogen－activated protein kinase kinase，MAPKK）磷酸化而使其激活，而 MAPKK 又可催化丝裂原激活的蛋白激酶（mitogen－activated protein kinase，MAPK）磷酸化而使其激活。MAPK 可作用于胞液内的靶蛋白质而发挥效应，如它可使 PLA_2 磷酸化而使之激活；它也可转位到核内，使 p90rsk、c－myc 和 Elk 等转录因子磷酸化而调节基因转录。上述信号级联反应称为 Ras－MAPKKK－MAPKK－MAPK 信号途径，简称 Ras 信号途径。

MAPK 在信号转导中占有极为重要的地位，它实际上并非一种酶，而是一组酶的总称。胞外信号调节激酶（extracellularsignal－regulated kinase，ERK）为最重要的 MAPK，它有两种，分别称为 ERK1 和 ERK2。ERK1 的分子量为 44 000，也称为 p44 MAPK，ERK2 的分子量为 42 000，也称为 p42 MAPK。MAPK 和 ERK 常合写为 MAPK/ERK。MAPKK 即 MAPK/ERK 激酶（MAPK/ERK kinase），缩写为 MEK。因此，上述信号途径也称为 Ras－Raf－MEK－ERK 信号途径。

除 ERK1、ERK2 外，c－Jun 氨基端激酶/应激激活的蛋白激酶（c－Jun NH2－terminal kinase/stressactivated proteinkmase，JNK/SAPK）、大丝裂原激活的蛋白激酶－1/胞外信号调节的激酶 5（big mitogen－activated protein kinase－1/extracellular signal－regulated kinase 5，BMK－1/ERK5）和 p38MAPK 等也是重要的 MAPK。于哺乳类，ERK、JNK 和 p38MAPK 是三组最重要的 MAPK。不同的 MAPK 对胞外刺激的反应也不同，生长因子、G 蛋白偶联受体、细胞黏附、佛波酯及某些原癌基因产物主要激活 ERK，炎症性细胞因子及许多应激因素则激活 JNK 和 p38 MAPK。

所有的 MAPK 都含有一个称为激酶亚域Ⅷ（kinasesubdomainⅧ）的结构，该区域有一激活襻（activation loop）。激活襻也称为 T 襻（T loop），含有苏－X－酪基序（于 ERK，X 代表谷氨酸残基；于 JNK，X 代表脯氨酸残基；于 p38 MAPK，X 代表甘氨酸残基），因此既可被丝/苏氨酸激酶磷酸化，又可被酪氨酸激酶磷酸化。MAPK 激活襻的苏氨酸残基或酪氨酸残基被相应的激酶磷酸化后 MAPK 即活化。

酪氨酸蛋白激酶型受体的信号转导受到蛋白酪氨酸磷酸酶（protein tyrosine phosphatase）的负调节。蛋白酪氨酸磷酸酶可作用于磷酸化的受体，使其去磷酸化，从而使受体失活，及时终止信号转导，避免细胞反应过度。

（三）酪氨酸激酶偶联型受体的信号转导

本族受体主要通过 JAK－STAT 途径进行信号转导。首先，配体与受体的结合诱导受体形成二聚体，使与受体相连的两个 JAK 分子相互靠近，导致 JAK 分子间出现交互磷酸化。磷酸化的 JAK 活性增强，使受体胞内域某些酪氨酸残基（靠近受体的羧基末端）磷酸化，磷酸化的受体通过其 Ty－P 与特定 STATs 分子的 SH2 域相结合。结合到受体上的 STATs 分子与 JAK 靠近，其 700 位氨基酸残基附近的 Tyr 也被磷酸化。随后，两个 STATs 分子通过 Tyr－P 和 SH2 域结合在一起形成二聚体。STATs 二聚体形成后很快就离开受体并转位到核内，与靶基因上游特定的反应元件结合从而调节其转录。

在 JAK－STAT 信号途径的激活过程中，有三个序贯的磷酸化反应：JAK 的磷酸化、受体的磷酸化和 STATs 的磷酸化。这三个磷酸化反应均发生于酪氨酸残基，它们对于 JAK－STAT 信号途径的激活具有极为重要的作用。JAK 的磷酸化为受体磷酸化所必需，受体的磷酸化为 STATs 分子提供了入坞点进而使 STATs 分子磷酸化，磷酸化为 STATs 分子之间提供了入坞点从而形成二聚体，而二聚体的形成是 STATs 分子转位到核内发挥转录调控作用的基础。

JAK – STAT 信号途径虽然是在研究细胞因子受体信号转导时认识的，但它也参与某些生长因子受体（如 EGF 受体和 PDGF 受体）的信号转导，而细胞因子受体可能也能利用 Ras 信号途径和其他的信号途径。一般来说，STAT1、STAT3 和 STAT5 与酪氨酸激酶型受体的信号转导关系较为密切。近年研究还表明，某些肽类激素（如血管紧张素Ⅱ）与其受体结合后也能启动 JAK – STAT 信号途径，说明该信号途径也参与肽类激素的信号转导。

（四）丝/苏氨酸激酶型受体的信号转导

该族受体均由Ⅰ、Ⅱ两型受体组成，两者均可结合配体。该族受体的配体一般以二聚体形式存在，每个配体单体可结合一个Ⅰ型受体和一个Ⅱ型受体。因此，形成的活性受体复合物为杂四聚体结构，含有两个Ⅰ型受体和两个Ⅱ型受体。

该族受体与配体的结合有两种模式：序贯结合和协同结合。Ⅱ型受体先同配体结合，随后Ⅰ型受体才与配体结合，此即序贯结合模式。Ⅰ、Ⅱ两型受体同时与配体结合且彼此加强，即协同结合模式。在序贯结合模式中，Ⅱ型受体可同游离的配体结合；Ⅰ型受体则不能与游离的配体结合，但可同结合了Ⅱ型受体的配体结合。在协同结合模式中，Ⅰ、Ⅱ两型受体单独与配体的亲和力都很低，但两者共同存在时与配体的亲和力则很高。TGF – β 受体、激活素受体一般以序贯结合的方式与配体结合，骨形成蛋白则以协同结合的方式与配体结合。

在杂四聚体受体复合物中，Ⅱ型受体可发挥丝/苏氨酸激酶活性，使Ⅰ型受体胞内域的 GS 区的丝、苏氨酸残基发生磷酸化。磷酸化的Ⅰ型受体构象发生变化，其丝/苏氨酸激酶活性增强，并产生底物结合点，Ⅰ型受体乃使底物磷酸化。Ⅰ型受体最重要的底物为 SMAD（或 smad）蛋白。SMAD 最先发现于果蝇，当时称为 Mad（mothers against dpp）。后来，从线虫鉴定出三个 Mad 的同源蛋白质，分别称为 sma – 2、sma – 3 和 sma – 4（sma 基因突变后可使线虫体形变小，故得名）。其后不久，从脊椎动物也鉴定到 Mad 和 sma 的同源基因，命名为 SMAD，意为"SMA/MAD 相关的"。目前已发现的 SMAD 有八种，分别称为 SMAD1、SMAD2、SMAD3、SMAD4、SMAD5、SMAD6、SMAD7 和 SMAD8。

根据 SMAD 蛋白的功能可将其分为三组：①受体调节的 SMAD（receptor regulated SMAD，R – SMAD）：此类 SMAD 为Ⅰ型受体的底物，其活性受Ⅰ型受体的调节。属于 R – SMAD 的有 SMAD1、SMAD2、SMAD3、SMAD5 和 SMAD8。不同的Ⅰ型受体激活的 SMAD 也不同，骨形成蛋白的Ⅰ型受体可激活 SMAD1、SMAD5 和 SMAD8；TGF – β 和激活素的Ⅰ型受体可激活 SMAD2 和 SMAD3。②共同 SMAD（commonSMAD，Co – SMAD）：此类 SMAD 可与 R – SMAD 结合，共同发挥转录调节功能。Co – SMAD 与 R – SMAD 很相似，但 Co – SMAD 不被Ⅰ型受体磷酸化。SMAD4 属于 Co – SMAD。③抑制性 SMAD（inhibitory SMAD，I – SMAD）：可抑制 R – SMAD 与 Co – SMAD 复合物的转录调节功能，也称为拮抗剂性 SMAD（antagonistic SMAD）。属于 I – SMAD 的有 SMAD6 和 SMAD7。

SMAD 蛋白的氨基端为 MHI 域，羧基端为 MH2 域，两者之间为连接区。连接区含有 MAPK 的磷酸化位点，因此 SMAD 蛋白的活性受 MAPK 的调节。MHI 域约由 130 个氨基酸残基组成，最主要的功能是参与 DNA 的结合。MH2 域约含有 200 个氨基酸残基，功能较为复杂。MH2 域具有内在的转录激活功能，MHI 域对其有抑制作用，而 MH2 域也能抑制 MHI 域结合 DNA 的能力。MH2 域之间可相互作用，使 SMAD 蛋白形成寡聚体复合物。MH2 域还可与某些核内的 DNA 结合蛋白（如 Fast - 1）相互作用。对于 R - SMAD 来说，MH2 域还参与 I 型受体和 R - SMAD 的相互作用，且 R - SMAD 的 MH2 域可与 Co - SMAD（即 SMAD4）的 MH2 域相互作用，形成复合物。R - SMAD 的 MH2 域羧基端含有丝 - 丝 - 缬/蛋 - 丝基序，激活的 I 型受体可使此基序的丝氨酸残基磷酸化。Co - SMAD 和 I - SMAD 则不含此基序，不能被 I 型受体磷酸化。

R - SMAD 被 I 型受体磷酸化后与 I 型受体的亲和力降低，与 SMAD4 的亲和力则增强，于是 R - SMAD - I 型受体复合物解离，R - SMAD 与 SMAD4 形成复合物。R - SMAD 的磷酸化对复合物的形成至为重要，丝 - 丝 - 缬/蛋丝基序如发生突变可使 R - SMAD 不能被工型受体磷酸化，则不能形成 R - SMAD/SMAD4 复合物。R - SMAD/SMAD4 复合物形成后很快转位到细胞核内，与靶基因启动子上游特定的反应元件结合，调节靶基因的转录。近年研究显示，R - SMAD 的 MH2 域还可与 DNA 结合蛋白 Fast - 1 的羧基端相互作用从而形成 R - SMAD/SMAD4/Fast - 1 三元复合物，此三元复合物可与特定的反应元件结合以调节靶基因的转录。SMAD4 通过其 MH1 域促进复合物与反应元件的结合，通过其 MH2 域激活转录，因此在靶基因的转录调节中也发挥着重要的作用。

脊椎动物的 SMAD6、SMAD7 以及果蝇的 Dad 蛋白均属 I - SMAD。I - SMAD 羧基端无丝 - 丝 - 缬/蛋 - 丝基序，因而不能被激活的 I 型受体磷酸化。但 I - SMAD 可与 - 型受体结合，阻碍 R - SMAD 与工型受体的结合，干扰 R - SMAD 的磷酸化，从而发挥抑制作用。此外，I - SMAD 也可与 R - SMAD 结合，所形成的复合物无转录调节作用，但却影响了 R - SMAD 与 Co - SMAD 的结合，这是 I - SMAD 抑制作用的另一机制。一般认为，I - SMAD 的非选择性抑制作用主要通过与 R - SMAD 竞争 I 型受体而发挥；I - SMAD 的选择性抑制作用（在低水平时 I - SMAD 常表现出选择性抑制作用）主要通过与 Co - SMAD 竞争 R - SMAD 而发挥。

三、脂类第二信使和钙信号系统

（一）脂类第二信使的产生

1. 来源于甘油酯的脂类第二信使　大多数脂类第二信使来源于甘油磷脂。细胞接受胞外刺激信号后，可使胞内的磷脂酶活化，它们作用于某些膜磷脂，使其分解产生多种脂类第二信使。

（1）大多数 PLC 作用于肌醇磷脂，称为肌醇磷脂特异的 PLC（PI - PLC），细胞内还有一种胆碱磷脂特异的 PLC（PC - PLC），它可催化磷脂酰胆碱（PC）水解为 DAG 和磷酸胆碱，这是胞内 DAG 的另一重要来源。此途径所产生的磷酸胆碱也可作为第二信使发挥作用。PC 也可被 PLA_2 和 PLD 水解产生第二信使。

（2）经 PLA_2 产生的脂类第二信使：PLA_2 在哺乳类体内有两种存在方式：一种存在于体液中，称为分泌性 PLA_2（$sPLA_2$）；另一种存在于细胞内，称为胞液 PLA_2（cPLAz）。cP-LA_2 可水解 PC2 位酯键。由于 PC2 位所连的一般为不饱和脂肪酸，故 $cPLA_2$ 的水解产物为溶血 PC（LysoPC）和不饱和脂肪酸（多为花生四烯酸），两者均可作为第二信使。花生四烯酸还可进一步被代谢为前列腺素、白三烯等生物活性物质，这些代谢物统称为类二十碳酸

（eicosanoid），在细胞功能的调节中具有重要作用。

cPLA$_2$的激活途径有多种：Gi 的 α - 亚单位可使其激活；G 蛋白 βγ 二聚体也可使其激活；MAPK 可通过使 cPLA$_2$ 505 位丝氨酸残基磷酸化而使其激活。

（3）经磷脂酶 D（PLD）产生的脂类第二信使：PLD 可水解 PC，产生磷脂酸和胆碱。磷脂酸可直接作为第二信使，它还被磷酸单脂酶水解为 DAG。胆碱可被胆碱激酶磷酸化为磷酸胆碱而作为第二信使。

PIP2 为 PLD 的辅因子，它在 PLD 的激活中具有重要作用。小 G 蛋白 ARF 和 Rho 可激活 PLD，蛋白激酶 C（PKC，也称 C 激酶）可通过使 PLD 磷酸化而使其激活。此外，酪氨酸蛋白激酶型受体还可能通过使 PLD 的酪氨酸残基磷酸化而直接激活 PLD。

（4）经磷酸肌醇酯 - 3 - 激酶（PI3K）等产生的脂类第二信使：在形成磷脂酰肌醇时，肌醇环上 1 位羟基已被磷酸化，这样还剩下 5 个羟基。研究发现，2 位和 6 位的羟基不能被磷酸化，而 3 位、4 位和 5 位羟基可在相应的脂激酶的作用下磷酸化，形成相应的磷酸肌醇酯，包括磷脂酰肌醇 - 3 - 磷酸（Ptdlns - 3 - P）、磷脂酰肌醇 - 4 - 磷酸（Ptdlns - 4 - P）、磷脂酰肌醇 - 5 - 磷酸（Ptdlns - 5 P）、磷脂酰肌醇 - 3，4 - 二磷酸（Ptdlns - 3，4 - P2）、磷脂酰肌醇 - 3，5 - 二磷酸（Ptdlns - 3，5 - P2）、磷脂酰肌醇 - 4，5 - 二磷酸（Ptdlns - 4，5 - P2）和磷脂酰肌醇 - 3，4，5 - 三磷酸（Ptdlns - 3，4，5 - P3）。醇环 3 位羟基磷酸化。根据 PI3K 的序列同源性可将其分为 3 类。Ⅰ类 PI3K（class Ⅰ PI3K）呈杂二聚体结构，含有一个催化亚单位和一个调节亚单位。催化亚单位的分子量约 110 000，称为 p110，共有 p110α、p110β、p110γ 和 p110δ 四种。

细胞内除 PI3K 外，还存在磷酸肌醇酯 - 4 - 激酶（PI4K）和磷酸肌醇酯 - 5 - 激酶（PI5K），分别催化肌醇环 4 位和 5 位羟基磷酸化，形成 4 - 磷酸肌醇酯和 5 - 磷酸肌醇酯。

3 - 磷酸肌醇酯、4 - 磷酸肌醇酯和 5 - 磷酸肌醇酯可在相应的磷酸酶的作用下脱磷酸。

近年研究显示，肌醇磷脂和胆碱磷脂之间可相互转化，这一作用由磷脂酰肌醇转移蛋白（phosphatidylinositol transferprotein，PITP）执行。PITP 在胞液中含量丰富，在体内分布广泛。PITP 实际上是一种酶，可催化细胞膜脂质双层中磷脂酰胆碱和磷脂酰肌醇之间的转换，在磷脂酰肌醇的代谢中具有重要的作用。

2. 来源于鞘磷脂的脂类第二信使鞘磷脂（sphingomyelin，SM）可被鞘磷脂酶（SMase）降解为神经酰胺（ceramide）和磷酸胆碱，两者均可作为第二信使。

此外，鞘氨醇激酶可将 SM 的代谢产物鞘氨醇（sphingosine）磷酸化为鞘氨醇 - 1 - 磷酸（sphingosine 1 - phosphate）。胞内产生的鞘氨醇 - 1 - 磷酸可透过细胞膜，进入到胞外。细胞膜上有一种 G 蛋白偶联受体，为内皮分化基因（endothelia differentiation gene，EDG）产物，它可作为鞘氨醇 - 1 - 磷酸的受体。EDG 与 Gq 偶联，其效应器为 PLC - β。鞘氨醇 - 1 - 磷酸与 EDG 结合后可使其活化，通过 Gq 的介导进一步使 PLC - β 活化，产生 IP3 和 DAG。

（二）脂类第二信使的作用

不同的脂类第二信使循不同的途径发挥作用。

1. IP3 的作用　IP3 可与内质网膜上的 IP3 受体结合而使其活化。IP3 受体实际上是一种 Ca^{2+} 通道，它活化后使内质网 Ca^{2+} 库开放，导致胞内 Ca^{2+} 浓度显著升高，产生广泛的效应。

2. DAG 通过蛋白激酶 C 的作用　DAG 可激活蛋白激酶 C（protein kinase C，PKC），由此组成 DAG - PKC 信号系统。PKC 由 Nishizuka 氏于 1977 年发现，亦称 C 激酶（C kinase），

可作为多种脂类第二信使的"靶"。除 DAG 外，LysoPC、不饱和脂肪酸、PIP3、PA 和磷脂酰丝氨酸也可激活某些亚型的 PKC。

（1）PKC 的结构和分类：PKC 有多种亚型和异形体，根据其酶学特性可分为三组：寻常 PKC（conventional PKC，cPKC），亦称典型 PKC（classical PKC），包括 PKCa、PKCβⅠ、PKCβⅡ。

PKC 为单链多肽，其分子的氨基端为调节域，羧基端为催化域。PKC 分子内含有四个高度保守的区域（C1、C2、C3、C4）和五个可变区（V1、V2、V3、V4、V5）。C1 区约由 150 个氨基酸残基组成，含有假底物（pseudosubstrate）序列和两个半胱氨酸富集区。假底物也称为自身抑制域（autoinhibitory domain），假底物的序列与 PKC 底物磷酸化位点的基序很相似，但以不可磷酸化的氨基酸残基（如丙氨酸残基）代替丝/苏氨酸残基，因此假底物可与 PKC 催化域的底物结合位点结合，从而阻碍底物与催化域的结合，发挥出自身抑制作用。半胱氨酸富集区可与 DAG 及其类似物佛波酯（phobol ester）结合，因此 PKC 也被视为 DAG 和佛波酯的受体。

C2 区含有钙/磷脂结合（calcium/phospholipid binding，CaLB）域，此域可与 Ca^{2+} 结合。C3 区可结合 ATP，此 ATP 可作为磷酸供体。C4 区可结合底物。基础状态下，C4 区的底物结合位点被 C1 区的假底物所占领，底物不能与 PKC 结合，整个酶处于无活性状态。

（2）PKC 活性的调节

1）脂类物质：在磷脂类辅因子存在的情况下，DAG 与 C1 区的半胱氨酸富集区结合，使得 PKC 分子的构象发生变化，假底物与 C4 区底物结合位点的亲和力下降，底物结合位点乃能与底物结合，于是 PKC 被激活。PKC 激活的过程往往伴随着其亚细胞位置的变化，即发生转位（translocation）。无活性的 PKC 一般位于胞液中，活化后则转移到质膜上。假底物在 PKC 的转位过程中具有一定的作用：假底物从底物结合位点释出后可通过其碱性氨基酸残基与膜脂结合，从而使激活的 PKC 定位于膜上。

除 DAG 外，其他脂类物质亦能调节 PKC 的活性。游离脂肪酸可与 DAG 协同激活 PKC；磷脂酰胆碱、溶血磷脂酸及磷脂酰肌醇 3，4，5 – 三磷酸也能激活 PKC。

2）Ca^{2+}：Ca^{2+} 与 PKC 的结合可诱导 PKC 发生构象变化。结合了 Ca^{2+} 的 PKC 与酸性磷脂的亲和力增加，有利于 PKC 的激活。Ca^{2+} 还可加强 PKC 与质膜的相互作用，从而促进 PKC 的转位。

3）磷酸化：PKC 可被其他的蛋白激酶磷酸化，也可发生自身磷酸化。

3 – 磷酸肌醇依赖性激酶 1（3 – phosphoinositide – dependentkinase – 1，PDK1）是一种广谱 PKC 激酶，几乎能使所有 PKC 亚型磷酸化而使其激活。PKC 被 PDK1 磷酸化后其羧基端还可发生自身磷酸化。例如，PKCa 被 PDK1 磷酸化后其 638 位苏氨酸残基和 657 位丝氨酸残基可被自身磷酸化；PKCβⅡ 被 PDK1 磷酸化后其 641 位苏氨酸残基和 660 位丝氨酸残基可被自身磷酸化。上述位点的自身磷酸化对 PKC 的活化具有重要的意义。

一些酪氨酸激酶（如 Src、Lyn 等）可使 PKC 的酪氨酸残基磷酸化。酪氨酸残基的磷酸化既可增加 PKC 的活性，也能降低 PKC 的活性。近年 Nishizuka 还发现，H_2O_2 可诱导 PKC 催化域的酪氨酸残基磷酸化，从而使 PKC 发生持续性激活。

4）PKC 结合蛋白：PKC 除与脂类结合外还可与多种蛋白质结合。PKC 结合蛋白（PKC binding proteins）指的是那些不通过 PKC 底物结合位点而与 PKC 直接结合的蛋白质。有些

PKC 底物也可与 PKC 底物结合位点以外的区域结合，它们也可作为 PKC 结合蛋白。常见的 PKC 结合蛋白有：活化的 C 激酶受体（receptors for activated C kinase，RACKs）、与 C 激酶相互作用的底物（substrates that interact with C kinase，STICKs）、Bruton 酪氨酸激酶（Bruton tyrosine kinase，Btk）、共结合聚糖尿 - 4（syndecan - 4）、GAP - 43、Nef 蛋白、P59fyn 等。某些支架蛋白（scaffolding proteins）如小窝蛋白（caveolin）、A 激酶锚着蛋白（A kinase anchoring proteins，AKAPs）、p62/ZIP、INAD 和 14 - 3 - 3 蛋白等也可作为 PKC·结合蛋白。PKC 还能与某些细胞骨架蛋白质如 F 肌动蛋白（F - actin）等结合。

属于 PKC 结合蛋白的 PKC 底物有：STICKs、AKAPs、Btk、GAP43 等，而 RACKs、Nef 蛋白、P59fyn 等则非 PKC 底物。RACKs、STICKs 等与激活状态的 PKC 结合，而 AKAPs、14 - 3 - 3 蛋白等则与无活性的 PKC 结合。某些 PKC 结合蛋白需要辅因子，如 STICKs 需要磷脂酰丝氨酸作为辅因子，GAP - 43 需要 Ca^{2+} 作为辅因子。

RACKI 含有 7 个 WD40 重复片段，RACK2 序列中的 40% 为 WD40 重复片段。RACKs 与活化的 PKC 结合后可将其转位到质膜处，因此 RACKs 被视为 PKC 穿梭蛋白（PKC shuttling protein）。

STICKs 为另一类重要的 PKC 结合蛋白，它需要磷脂酰丝氨酸作为辅因子。STICKs 有多种，包括 MARCKs、α - 内收蛋白（"α - adducin)、β - 内收蛋白（β - adducin）、γ - 内收蛋白（γ - adducin）、血清剥夺反应（serum deprivation response，sdr）蛋白、可结合 C 激酶的 sdr 相关基因产物（sdr - related gene product that binds C kinase，SRBC）和 clone72 等。STICKs 为 PKC 底物，可被 PKC 磷酸化。

小窝蛋白可使某些蛋白质定位于质膜表面的小窝（caveolae）处。

14 - 3 - 3 蛋白在 PKC 活性的调节中具有重要的作用。14 - 3 - 3 蛋白与无活性的 PKC 结合形成复合物，因此它被视为未活化的 PKC 受体（receptor for inactive C kinase，RICK）。

（3）PKC 活化后产生的效应：PKC 可使多种细胞骨架成分磷酸化而调节其功能；PKC 可通过使某些代谢过程中的关键酶（如糖原合成酶、磷酸化酶激酶、HMGCoA 还原酶等）磷酸化而发挥代谢调节作用；PKC 可使一些离子通道如钙通道磷酸化而调节其活性；PKC 可使酪氨酸蛋白激酶型受体磷酸化而调节这些受体的活性；PKC 可使 Raf 磷酸化，从而激活 Raf - MAPKK - MAPK 信号途径；PKC 还可调节核因子 NF - KB 活性，NF - KB 是一种多功能转录因子，在静息细胞内它是与其抑制物结合在一起的，处于无活性状态。

PKC 最重要的功能是通过转录因子 fos、Jun 来完成的。PKC 既增加 fos 和 Jun 的表达又可使其磷酸化，磷酸化 fos 和 Jun 可转位到核内并形成同或杂二聚体。fos - jun 杂二聚体即活化蛋白 1（AP - 1），它可与 TPA（即 12 - O - 十四烷酰佛波醇 - 13 - 乙酯）反应元件（TRE）结合，启动特定基因的转录。fos 和 Jun 同二聚体亦有此作用。值得注意的是，TRE 共有序列为 TGAC/GTCA，与 CRE 的只差一个核苷酸。事实上，CREB 也能与 TRE 结合并发挥转录调节作用，而 fos 和 Jun 同或杂二聚体也可通过 CRE 发挥转录调节作用；PKA 可调节 fos、Jun 的活性，而 PKC 也可调节 CREB 的活性。这些反应了 cAMP - PKA 信号途径和 DAG - PKC 信号途径的交互作用（cross - talk）。

虽然 PKC 在机体的多项生理活动中发挥着重要的作用，但是 PKC 的异常激活也可以产生严重的后果。现已清楚，很多内分泌疾病与 PKC 的失常有关。例如，DAG - PKC 信号通路的过度激活是形成糖尿病模型并发症的重要机制。晚近作者等也发现，G_0 - PKC 信号系统的异常激活与甲减性脑损害有关。

3. 肌醇磷脂类第二信使的作用　肌醇磷脂类第二信使在信号转导中的作用近年受到高度的重视。在 PI3K 等脂类激酶的作用下，产生若干肌醇磷脂类第二信使，其中以 Ptdlns - 3，4 - P2 和 Ptdlns - 3，4，5 - P3 最为重要。肌醇磷脂类第二信使可作用于特异的靶蛋白质，产生特定的效应。

（1）PH 域：在肌醇磷脂类第二信使和靶蛋白质的相互作用中，血小板 - 白细胞 C 激酶底物蛋白同源（pleckstrin homology，PH）域发挥着重要的作用。PH 域是一种磷脂结合域，由 120 个左右的氨基酸残基组成，含有一个保守的色氨酸残基及 7 个 β 片层结构。含 PH 域的蛋白质可通过其 PH 域与肌醇磷脂相结合，从而使含 PH 域的蛋白质功能发生显著的改变。

（2）蛋白激酶 B：蛋白激酶 B（protein kinase B，PKB）是一种丝/苏氨酸激酶，其分子量约 57 000，有三种亚型：PKBα、PKBP 和 PKBy。PKB 为细胞癌基因 c - Akt 的产物，所以又称为 Akt。PKBa 即 Akt - 1，PKBβ 即 Akt - 2，PKBy 即 Akt - 3。PKB 与 Ptdlns - 3，4 - P2 和 Ptdlns - 3，4，5 - P3 亲和力较高，而与其他肌醇磷脂亲和力较低。各型 PKB 的结构很相似，其氨基端为 PH 域，羧基端为调节区，分子的中部为激酶域。PKB 分子内有两个易于磷酸化的位点，其一为 308 位苏氨酸残基（Thr308），位于激酶域；另一为 473 位丝氨酸残基（Ser473），位于羧基端的调节区。

（3）3 - 磷酸肌醇依赖性激酶 1：3 - 磷酸肌醇依赖性激酶 1（3 - phosphoinositide - dependent kinase 1，PDK1）也是一种表达非常广泛的丝/苏氨酸激酶，其分子量约 63 000。PDK1 的氨基端为激酶域，羧基端为 PH 域。PDK1 可通过其羧基端的 PH 域与 Ptdlns - 3，4 - P2 和 Ptdlns - 3，4，5 - P3 高亲和力地结合而激活 PDK1，其他肌醇磷酸脂与 PDK1 的亲和力则很低，因而不能有效激活 PKD1。PDK1 可与细胞膜上的 Ptdlns - 4，5 - P2 结合，这是 PDK1 连接于细胞膜的重要机制。

PDK1 可直接使 PKB 的 Thr308 磷酸化而激活 PKB。PDK1 还可与 PKC 相关激酶 2（PKC - related kinase 2，PRK2）的羧基端相互作用，进而使 PKB 的 Ser473 磷酸化。PRK2 的羧基端因这一作用而被称为 PDKI 相互作用片段（PDK1 - interacting fragment，PIF）。PRK2 通过 PIF 与 PDK1 形成复合物，从而使 PDK1 既能磷酸化 PKB Thr308，又能磷酸化 PKBSer473。有人将既能磷酸化 Thr308 又能磷酸化 Ser473 的 PDK1 称为 PDK2，目前认为 PDK2 为 PDK1 的修饰形式。

有人认为，PDK1 可使其自身 241 位丝氨酸残基磷酸化，此种磷酸化作用可增强 PDK1 的活性。

（4）PKB 的激活机制及其活化后的效应：在静息状态下，PKB 存在于细胞液中，且处于低活性构象。当细胞受到某些胞外信号的刺激时，PI3K 被激活，产生 Ptdlns - 3，4 - P2 和 Ptdlns - 3，4，5 - P3，这两种第二信使与 PKB 的 PH 域相结合，使 PKB 由胞液转位到细胞膜的内面，并导致 PKB 的构象发生变化，暴露出 Thr308 和 Ser473，使 PKB 能作为 PDK1 的底物。PI3K 激活后产生的 Ptdlns - 3，4 - P2 和 Ptdlns - 3，4，5 - P3 也可与 PDK1 的 PH 域结合从而激活 PDK1，活化的 PDK1（PDK1 主要存在于细胞膜上）使 PKB 的 Thr308 和 Ser473 磷酸化，于是激活 PKB。可见，PKB 的活化需要双重信号：肌醇磷脂（Ptdlns - 3，4 - P2 和 Ptdlns - 3，4，5 - P3）与 PKB 的 PH 域结合；Thr308 和 Ser473 被 PDK1 磷酸化。这两个信号皆来自 PI3K 的活化。可见，在上述过程中信号是顺着 PI3K、PDK1、PKB 传递的。有人将这一信号系统称为 PI3K - PDK1 - PKB 信号通路。

PKB 的激活发生于细胞膜上。如使 PKB 带上膜定位序列，则其活性大增。

近年有不少研究指出，PKB 的激活也可不依赖于 PI3K。例如，胞内 Ca^{2+} 水平升高后可激活 CAMKK，后者可使 PKB 的 Thr308 磷酸化，从而使 PKB 活化。

PKB 可使许多蛋白质磷酸化，其磷酸化位点的基序为精 - X - 精 - X - X - 丝/苏 - * （X 代表非保守氨基酸残基，* 为大的疏水氨基酸残基）。现已发现的 PKB 底物有 18 种之多，包括 Bcl - 2/Bcl - XL - 拮抗剂（Bcl - 2/Bcl - XL - antagonist，Bad）、半胱氨酸蛋白酶 - 9（caspase - 9）、叉头盒转录因子、糖原合成酶激酶 3（glycogen synthase kinase3，GSK3）、磷酸二酯酶 - 3B（phosphodiesterase - 3B，PDE - 3B）、TSC2、胰岛素受体底物 1（IRS - 1）、Raf 激酶、内皮细胞型一氧化氮合酶（eNOS）、乳腺癌易感基因 1（breast cancer susceptibility gene 1，BRCAI）产物等。

PKB 激活后可有力地抑制细胞凋亡，其机制如下：①通过使 Bad 磷酸化发挥作用。Bad 可与抗凋亡蛋白 Bcl - 2 或 Bcl - XL 形成杂二聚体，从而阻止 Bcl - 2 和 Bcl - XL 发挥抗凋亡作用。PKB 可使 Bad 112 位和 136 位丝氨酸残基磷酸化，磷酸化的 Bad 不能与 Bcl - 2 和 Bcl - XL 形成杂二聚体，于是发挥抗凋亡作用。②通过使半胱氨酸蛋白酶 - 9 磷酸化发挥作用。半胱氨酸蛋白酶 - 9 是一种在凋亡中发挥重要作用的蛋白酶，PKB 可使其磷酸化而抑制其功能。③通过 FH 转录因子发挥作用。FH 转录因子可增加 Fas 配体的表达，从而促进凋亡。PKB 可使 FH 转录因子磷酸化，磷酸化的 FH 转录因子活性降低，于是 Fas 配体表达下降，从而抑制凋亡。

PKB 激活后可产生明显的代谢效应，这与 O 组叉头盒转录因子（class O of forkhead box transcription factors，FOXO）和 mTOR 有关。mTOR 和 FOXO 不仅参与 PKB 的代谢效应，也与 PKB 的促增殖效应密切相关。

于哺乳类，FOXO 包括 FOXO1、FOXO3、FOXO4 和 FOXO6 四个成员，其结合 DNA 的共有序列为 5′ - TTGTTTAC - 3′。FOXO 的靶基因包括磷酸烯醇式丙酮酸羧激酶（phosphoenolpyruvate carboxykinase，PEPCK）、葡萄糖 - 6 - 磷酸酶等。FOXO 可上调 PEPCK 和葡萄糖 - 6 - 磷酸酶，从而增加糖异生。FOXO 还可抑制参与糖酵解、磷酸戊糖途径和生脂过程的基因。可见，FOXO 从转录水平对抗胰岛素的作用。此外，FOXO 还可抑制细胞增殖。PKB 通过磷酸化 FOXO 而使其失活，从而增加细胞对胰岛素的反应，促进细胞增殖。

mTOR 系统较为复杂。20 世纪 70 年代，有人从复活岛（Easter Island，当地土语称为 Rapa Nui）的土壤样品中分离到一种称为吸湿链霉菌（StrePtomyces hygroscopicus）的菌株，该菌可产生一种抗真菌的代谢产物，以当地地名命名为雷帕霉素（rapamycin）。雷帕霉素为大环内酯类化合物，具有抑制细胞增殖及免疫抑制作用。此后，有人通过基因突变的方法从酿酒酵母鉴定了两种称为雷帕霉素靶（target of rapamycin，TOR）的蛋白质，分别命名为 TOR1 和 TOR2，它们可介导雷帕霉素的作用。进一步的研究发现，雷帕霉素发挥作用时还需要一种称为 FKBP12 的细胞内辅因子。FKBP12 为 FK506 的结合蛋白，因分子量为 12 000 而得名，它可作为雷帕霉素的细胞内受体。雷帕霉素进入胞内后与其受体 FKBP12 相结合，而 FKBP12 又可和 TOR 的羧基端结合，从而形成大分子复合物并抑制 TOR 的活性。

哺乳类也含有雷帕霉素靶，称为 mTOR。同酵母不同，高等动物只有一种 TOR。mTOR 含有 2549 个氨基酸残基，分子量达 280 000。mTOR 分子从氨基端到羧基端依次为 HEAT 重复、FAT 域、FRB（FKB12 - rapamycinbinding）域、激酶域、NRD 域和 FATC 域（即羧基端 FAT 域）。mTOR 往往同其他蛋白质形成复合物，称为 mTOR 复合物（mTOR complex， mTORC)。mTORC 有两种，分别称为 mTORC1 和 mTORC2。mTORC1 主要由 mTOR、mLST8 和 raptor 组成，mTORC2 主要由 mTOR、mLST8 和 rictor 组成。

mTOR 与 PKB 之间是通过 TSC2 和 Rheb 联系起来的。TSC2 也称为 tuberin，由结节性硬化复合体 2（tuberoussclerosis complex 2）基因编码，它和 TSC1 都是与结节性硬化综合征有关的蛋白质。TSC1 也称为 hamartin，由结节性硬化复合体 1（tuberous sclerosis complex 1）基因编码。TSC1 和 TSC2 形成杂二聚体，对 mTOR 有负调节作用。Rheb 为小 G 蛋白，它可直接与 mTOR 的激酶域相结合，以 GTP 依赖的方式激活 mTORC1。TSC1 - TSC2 二聚体中的 TSC2 可作为 Rheb 的 GTP 酶激活蛋白，使 Rheb 失活。PKB 则通过使 TSC2 磷酸化而使其失活，从而对 mTOR 系统有正调节作用。

mTOR 系统不仅受 RTK 调节，还受营养素、细胞能量状况及应激的调节。mTOR 的下游靶分子有多种，其中以 40S 核糖体蛋白 S6 激酶 1（40S riloosomal protein S6 kinase 1，S6K1）和真核起始因子 4E 结合蛋白 1（eukaryotic initiation factor 4E - binding protein 1，4EBP1）最为重要。S6K1 是一种蛋白激酶，mTOR 可将其 389 位苏氨酸残基磷酸化而使其激活。活化的 S6K1 可使 40S 核糖体蛋白 S6 磷酸化，从而促进蛋白质的翻译。mTOR 还可使 4E - BPs 磷酸化，从而释出真核起始因子 4E（eukaryotic initiation factor 4E，eLF4E），进一步促进蛋白质的翻译。

mTOR 系统的代谢调节作用近年受到高度的重视。mTOR 系统为节俭途径，促进脂肪的储存。mTOR 系统亦与胰岛素抵抗有关。此外，mTOR 系统还参与转录、核糖体生成、细胞骨架成分组装及自吞噬等过程的调控。

（5）PDK1 不依赖于 PKB 的作用：PKB 与 PKA、PKC、PKG、70 000 S6 激酶（70 000 S6 kinase，p70 - S6K）、90 000 核糖体 S6 激酶（90 000 ribosomal S6 kinase，p90 - RSK）、血清和糖皮质激素诱导的蛋白激酶（serum - and glucocorticoid - inducedprotein kinase，SGK）、丝裂原和应激激活的蛋白激酶（mitogen - and stress - activated protein kinase，MSK）的氨基酸序列有一定的同源性，它们共同组成所谓 AGC 蛋白激酶家族。PKB 的 308 位为 Thr，该 Thr 在所有 AGC 蛋白激酶家族都很保守，它所在的区域称为激活襻（activation loop）或 T 襻（T - loop）。PKB 的 473 位 Ser，此 Ser 在所有 AGC 蛋白激酶家族也很保守，它位于羧基端的疏水基序（hydropholic motif）内。如同 PKB 一样，其他 AGC 家族成员 T 襻和疏水襻内的丝/苏氨酸残基也能被磷酸化，这种磷酸化在 AGC 的激活中具有重要的作用。PDK1 也属于 AGC 蛋白激酶家族成员。

除 PKB 外，PDK1 也能使其他 AGC 蛋白激酶家族成员 T 襻和疏水襻的丝/苏氨酸残基磷酸化，使得这些激酶活化，进而产生一系列效应。

4. 其他脂类第二信使的作用　LysoPC 也可通过激活 PKC 而发挥多种效应。此外，LysoPC 还有直接作用：LysoPC 是一类表面活性剂，它能使细胞膜破坏而产生细胞毒作用；LysoPC 还能激活 Na^+ 通道，使平滑肌松弛。磷脂酸可直接激活 PKC，它也可通过活化 PLC - γ 而发挥作用，它还能抑制 GAP 的活性。磷酸胆碱也是一种重要的脂类第二信使，它在生长因子的丝裂效应中具有重要作用，但具体机制尚不很清楚。鞘磷脂代谢产物神经酰胺可通过激活两类酶—神经酰胺激活的蛋白激酶（CAPK）和神经酰胺激活的蛋白磷酸酶（CAPP）而发挥广泛的作用。

PIP3 和 PIP2 虽然不及膜磷脂总量的 1%，但却具有重要的作用。PIP3 可直接激活 PKC，从而产生一系列的效应。近年研究显示，PIP3 和 PIP2 可与血小板－白细胞 C 激酶底物蛋白同源（pleckstrin homology，PH）域结合。PH 域是一种重要的功能域，约见于 100 种以上的蛋白质中，在细胞骨架及细胞膜的运动中具有重要的作用。PH 域由 120 个左右的氨基酸残基组成，含有一个保守的色氨酸残基及 7 个 β 片层结构。PIP3 和 PIP2 可与含 PH 域的蛋白质相互作用，从而调节这些蛋白质的功能，进而发挥特定的效应。晚近的研究表明，PIP3 和 PIP2 在细胞膜的融合、细胞骨架蛋白功能的调节中具有重要的作用。

（三）钙信号系统

胞内 Ca^{2+} 在细胞功能的调节中具有重要作用，组成所谓钙信号系统。钙信号系统和脂类第二信使之间具有密切的联系：一方面，脂类第二信使（主要是 IP3）在胞内 Ca^{2+} 浓度的调节中具有重要作用；另一方面，很多脂类第二信使在产生和发挥效应时需要有 Ca^{2+} 的存在。

线粒体内 Ca^{2+} 浓度也很高。因此，内质网、肌质网和线粒体常被视为细胞内钙库。细胞内钙库只要向胞质中稍微释放一些就可显著改变胞质水平。

胞内 Ca^{2+} 水平受多种因素的调节。细胞膜上有三种 Ca^{2+} 通道：电压控制的钙离子通道、受体控制的钙通道和储库控制的钙离子通道。VOCC 主要存在于可兴奋细胞，对膜电位敏感，细胞膜的去极化可使其开放。VOCC 有多种亚型，包括 T 型、L 型、N 型、R 型等，其中以 T（transient）型和 L（long－acting）型最重要。SOCC 受细胞内钙库容量的调节：细胞内钙库储量不足可激活 SOCC。

内质网膜上有脂类第二信使 IP_3 的受体，此受体实际上是一种受体控制的 Ca^{2+} 通道，IP_3 与其结合后可使其开放，这是调节胞内 Ca^{2+} 浓度最重要的机制之一。IP_3 受体由四个相同的亚单位通过非共价键结合在一起，形成同四聚体。每个亚单位的分子量超过 300 000，含有 6 个穿膜片断，其氨基端和羧基端都朝向胞质。IP_3 受体有三种亚型，其中 I 型受体分布广泛。IP_3 受体的 Ca^{2+} 通道活性不仅受 IP_3 的调节，也受胞质 Ca^{2+} 浓度的调节。胞质 Ca^{2+} 浓度升高可增强 IP_3 受体的 Ca^{2+} 通道活性。

骨骼肌细胞肌质网含有雷诺定受体（ryanodine receptor，RyR），它与内质网 IP3 受体具有同源性，也由四个相同的亚单位组成，受胞质 Ca^{2+}、环 ADP 核糖（cyclic ADP ribose）的调节。胞质 Ca^{2+} 可激活 RyR，形成所谓钙诱导的钙释放（calciuminduced calcium release）。除骨骼肌外，胰岛 B 细胞也有 RyR。

细胞受到刺激时，线粒体也可向胞质释放钙，但目前对其机制尚不十分清楚。

细胞受到刺激时通过上述诸机制使胞质 Ca^{2+} 浓度快速升高，称为细胞内钙瞬变。但是，胞质 Ca^{2+} 浓度持续升高对细胞是不利的，细胞必须快速清除进入胞质的 Ca^{2+}。细胞清除胞质内多余 Ca^{2+} 的机制有：质膜钙离子 ATP 酶（plasma membrane Ca^{2+} ATPase，PMCA）逆电化学梯度将 Ca^{2+} 从胞质泵入胞外；细胞膜 Na^+/Ca^{2+} 交换蛋白（Na^+/Ca^{2+} exchanger，NCX）将 Ca^{2+} 从胞质转运至胞外；肌质网/内质网钙离子 ATP 酶（sarco/endoplasmic reticulum Ca^{2+} ATPase，SERCA）将 Ca^{2+} 从胞质泵入内质网腔；线粒体膜上的 H^+/Ca^{2+} 交换蛋白将胞质 Ca^{2+} 转运至线粒体。这些机制共同发挥作用，使胞质 Ca^{2+} 浓度迅速衰减，直至兴奋前水平。胞质钙离子浓度快速升高，随后又快速衰减至基础水平，这种现象称为钙离子振荡（Ca^{2+} oscillation）。

PMCA 也称为 $Ca^{2+} - Mg^{2+}$ ATP 酶（$Ca^{2+} - Mg^{2+}$ ATPase），为细胞膜上的钙泵，由 ATP 供能。NCX 由跨膜 Na^+ 浓度梯度供能。由于跨膜 Na^- 浓度梯度由钠钾泵消耗 ATP 维持，故 NCX 活动时消耗的能量也间接来自 ATP。SERCA 为位于内质网或肌质网膜上的钙泵，它在使胞质 Ca^{2+} 浓度衰减的同时使胞内钙库得到补充。毒胡萝卜素（thapsigargin）不可逆地抑制 SERCA，它可使内质网/肌质网钙库耗竭，这是因为内质网/肌质网钙库有自发的 Ca^{2+} 外漏（正常情况下 SERCA 的活动可补充内质网/肌质网钙库外漏的 Ca^{2+}）。

胞质 Ca^{2+} 水平的升高可产生很多效应。例如 Ca^{2+} 可触发细胞的分泌反应；在肌细胞 Ca^{2+} 可引起肌肉收缩；促进细胞增生和分化，参与细胞的运动等。胞内很多酶的激活过程也需要 Ca^{2+} 参与，Ca^{2+} 可借此发挥作用。例如 Ca^{2+} 可协助 DAG 激活 PKC 并由此发挥效应。不过，Ca^{2+} 最重要的作用则是通过钙调蛋白（calmodulin，CaM）来完成的。CaM 是体内分布最广泛、含量最丰富的 Ca^{2+} 结合蛋白，它可灵敏地感受细胞内 Ca^{2+} 浓度的变化，有人也称其为细胞内钙受体（intracellular calciurr receptor）。CaM 由 148 个氨基酸残基组成，分子量约为 17 000。CaM 分子内含有所谓 EF 手（EF hand）结构，此结构为钙结合基序。CaM 分子内有 4 个 Ca^{2+} 结合位点，这 4 个 Ca^{2+} 结合位点能快速、可逆地结合 Ca^{2+}。

MLCK 的底物很特异；CaMK I、CaMK II 和 CaMK IV 的底物谱则很广，它们可使许多蛋白质的丝/苏氨酸残基磷酸化而调节其功能。

Ca^{2+}/CaMK 可使糖原合成酶、磷酸化酶激酶、丙酮酸羧化酶、丙酮酸脱氢酶、α - 酮戊二酸脱氢酶等磷酸化而调节多种代谢途径；Ca^{2+}/CaMK 可使 AC、PLA_2、Ca^{2+}/Mg^{2+} ATPase 等磷酸化而调节多种信号途径；Ca^{2+}/CaMK 可使平滑肌细胞的肌球蛋白轻链磷酸化而促进平滑肌的收缩；Ca^{2+}/CaMK 可使酪氨酸羟化酶、色氨酸羟化酶磷酸化而加速儿茶酚胺、5 - 羟色胺等神经递质的合成；Ca^{2+}/CaMK 也可使微管蛋白、微丝蛋白等磷酸化而调节细胞的形态及移动。

四、磷酸化和去磷酸化在信号转导中的作用

近年研究显示，蛋白质的磷酸化和去磷酸化在信号转导中具有极为重要的作用。磷酸化是由各种蛋白激酶催化的，而去磷酸化则由磷酸酶催化。激酶催化的磷酸化和磷酸酶催化的去磷酸化之间处于平衡状态，这种平衡对于维持细胞正常的生理活动具有极为重要的意义，有人将其视为分子水平上的"阴阳"平衡。

根据底物磷酸化位点的不同，蛋白激酶可分为丝/苏氨酸激酶和酪氨酸激酶两大类，前者使底物的丝氨酸残基或苏氨酸残基磷酸化，后者使底物的酪氨酸残基磷酸化。PKA、PKB、PKC、PKG 和 Ca^{2+}/CaMK 等属于丝/苏氨酸激酶，其作用已于前文叙述。酪氨酸激酶又可分为受体酪氨酸激酶和非受体酪氨酸激酶（nonreceptor tyrosine kinases，NRTKs）两类：前者即具有酪氨酸激酶活性的膜受体，位于细胞膜上；后者位于细胞内，不能结合配体。NRTKs 包括 Ab1、Zap70、JAK、Btk、Fak、Src、Csk、Fes 几个亚族，它们在细胞的信号转导中发挥着重要的作用。据推测，人基因组中约有 2000 个蛋白激酶基因。

根据底物脱磷酸化位点的不同，参与细胞信号转导过程的磷酸酶可分为蛋白磷酸酶（protein phosphatases，PPs）和蛋白酪氨酸磷酸酶（protein tyrosine phosphatases，PTPs）两类，前者催化丝/苏氨酸残基脱磷酸，后者催化酪氨酸残基脱磷酸。PTPs 中还有一个亚类，既可催化丝/苏氨酸残基脱磷酸，又可催化酪氨酸残基脱磷酸，称为双重特异性磷酸酶（dualspecificity phosphatases，DSPs）或双重特异性蛋白酪氨酸磷酸酶（dual specificity PTPs）。

目前发现的 PPs 有 PP1、PP2A、PP2B、PP2C 等，其中 PP1、PP2A 和 PP2B 结构相似，而 PP2C 的结构与前三者相差较大。各种 PPs 皆含有金属成分，常见的有 Fe、Zn 和 Mn，它们以离子形式存在，对 PPs 的功能极为重要。PPs 催化蛋白质脱磷酸，对多种信号系统有负调节作用。

PTPs 为一大的蛋白质家族，种类繁多，现已发现的 PTPs 不下百种。据推算，人类基因组约含有 500 种 PTPs 基因，目前对其中的大多数尚未充分认识。PTPs 的催化域（catalytic-domain）很保守，约由 240 个氨基酸残基组成。与 PPs 不同，PTPs 不含金属。PTPs 催化与内含有一保守的组半胱－X－X－甘－X－X－精－丝/苏基序，此序列对 PTPs 的功能极为重要。PTPs 氨基端含有－SH2 域，它可和 PTPs 的催化域相互作用，从而抑制催化域的功能。PTPs 氨基端 SH2 域与含有 Tyr－P 的序列结合后，整个分子的构象发生变化，氨基端 SH2 域不再与催化域相互作用，PTPs 遂活化。

有些 PTPs 为穿膜蛋白质，含有胞外域、穿膜域和胞内域三部分，其结构有如膜受体，称为受体样 PTPs（receptor－PTPs，RPTPs），其磷酸酶区位于胞内域。RPTPs 在细胞－细胞及细胞－基质的黏附中具有重要的作用，其生理性配体可能是某些细胞表面分子。有些 PTPs 不含有穿膜结构，不能锚定于细胞膜上，它们对生长因子、细胞因子的信号转导有重要的调节作用。

RPTPs 分子内含有两个 PTP 域，其一靠近细胞膜，称为近膜 PTP 域（membrane－proximal PTP domain），另一在分子的远端，称为远端 PTP 域（distal PTP domain）。RPTPs 与特异的配体结合后亦可形成二聚体。二聚体内两个单体的近膜 PTP 域可相互作用，这种相互作用可阻止底物与催化中心的结合。因此，单体 RPTPs 为 RPTPs 的活性形式，而二聚体RPTPs 为非活性形式，这一点与受体性酪氨酸激酶不同。

磷酸化和去磷酸化不仅见于蛋白质，也见于脂类。前已述及，PI3K 等脂激酶可催化磷脂酰肌醇肌醇环的磷酸化，产生一系列脂类第二信使。细胞内还存在作用于肌醇多磷酸脂的磷酸酶（inositol polyphosphate phosphatase），它们可使肌醇多磷酸脂去磷酸化。此类磷酸酶有两类，其一使肌醇环 3 位去磷酸化，称为肌醇多磷酸脂－3－磷酸酶（inositol polyphosphate－3－phosphatase）；另一使肌醇环 5 位去磷酸化，称为肌醇多磷酸脂－5－磷酸酶（inositol polyphosphate－5－phosphatase）。于人类，肌醇多磷酸脂－3－磷酸酶为抑癌基因 PTEN的产物。PTEN 的产物也有蛋白酪氨酸磷酸酶活性，说明它具有双重功能：既能催化脂类去磷酸化，又能催化蛋白质去磷酸化。肌醇多磷酸脂－5－磷酸酶有两型，Ⅰ型酶催化细胞内可溶性的 1，4，5－IP3 和 1，3，4，5－IP4 去磷酸化，其活性受蛋白激酶 C 调节。Ⅱ型酶不仅催化 1，4，5－IP3 和 1，3，4，5－IP4 去磷酸化，还能催化 Ptdlns－4，5－P2 和 Ptdlns－3，4，5－P3 去磷酸化。Ⅱ型肌醇多磷酸脂－5－磷酸酶又可分为三个亚组，各有其特点。

（王苑铭）

第四章

内分泌疾病的免疫发病机制

许多内分泌疾病都是由自身免疫机制介导的。自身免疫几乎可以影响所有的内分泌腺体，造成这些腺体不同程度的破坏，引起临床症状。

一、免疫系统的概述

参与免疫反应的细胞包括 T 细胞、B 细胞、NK 细胞、单核巨噬细胞、树突状细胞等。免疫应答的一个重要特点是其特异性。这保证了机体能正确地与外来抗原反应，但不与机体自身抗原反应，从而保护机体，避免自身免疫反应的发生。

T、B 淋巴细胞是免疫系统的主要组成部分。T、B 淋巴细胞个体的多样性是其抗原识别特异性的基础。几乎针对每一种抗原，机体都存在与其对应的淋巴细胞。一些 T 淋巴细胞识别细胞表面的抗原后，增殖并分化为细胞毒性 T 淋巴细胞，它能消灭受感染的宿主细胞；另一些淋巴细胞在抗原刺激后则分化为辅助性 T 细胞，分泌细胞因子，通过这些细胞因子促进炎症反应和抗体的产生。B 淋巴细胞识别可溶性或结合于细胞表面的抗原，激活的 B 细胞分泌抗体，这些抗体既可以中和、封闭引起感染的微生物，又可以促进中性粒细胞或单核细胞吞噬微生物；或通过激活补体来清除引起感染的微生物。

尽管 T、B 细胞的功能不同，但其产生免疫应答多样性和特异性的机制相似。T 细胞通过 T 细胞表面受体（T cellreceptor，TCR）识别抗原。而 B 细胞通过细胞表面抗体（surface immunoglobulin，sIg）来识别抗原。TCR 和 sIg 具有相似的结构域。TCR 通常由两条不同的肽链构成，体内多数 TCR 是由 α、β 链经 2 硫键连接构成。sIg 则由两条轻链、两条重链构成，每对轻链、重链形成一个抗原结合位点。TCR 或 sIg 的每条肽链都包含恒定区和可变区。恒定区把整个分子锚定在细胞表面，并与细胞膜上或细胞内的信号转导蛋白作用，激活淋巴细胞。可变区是抗原结合位点之所在。

（一）抗原识别

TCR 和免疫球蛋白之间最大的不同在于它们识别抗原的方式不同。抗体和抗原直接结合，通常抗原蛋白上的一些氨基酸（一般少于 20 个氨基酸）与抗体结合。抗体与抗原结合的部位通常是由重链和轻链的可变区共同构成。抗原、抗体间的作用力主要有：氢键、范德华力、静电作用、疏水键等。一些抗体识别复杂的表位，这些表位由多肽链组成，或者它们有特殊的二级或三级结构。另一些抗体识别蛋白上的线性表位，而不区分其空间构象。

与抗体不同，TCR 一般不单独识别抗原。它们识别与 MHC 结合的抗原（MHC - 抗原复合物）。MHC 基因区域高度连锁，并且高度多态。它们调控一系列免疫反应。在人体，它们不仅决定移植反应，还决定 T 细胞是否对外来抗原起反应，以及反应的结果。

（二）MHC 分子的结构

MHC 分子主要有两类：MHC I 类分子和 MHC II 类分子。MHC I 类分子由一条重链和一条轻链组成，其中的轻链也被称做 β2 微球蛋白。重链是由 MHC 区的基因编码，而轻链是由其他基因编码的。人类编码 MHC I 类分子的等位基因有很多。主要包括约 50 个 HLA - A，100 个 HLA - B 和 50 个 HLA - C 等位基因。所有有核细胞上都表达 MHC I 类分子。MHC I 类分子重链（α 链）的主要特点是：其胞外段由 3 个区域组成，每个区域约有 90 个氨基酸残基。头两个，α_1 和 α_2，离膜最远，包含一些多态性基团，它们是不同 MHC I 类分子等位基因编码的结果（HLA）。而最靠近膜的 α_3，在不同独特型间是不同的。但在同一独特型中，此区通常是恒定的。I 类分子还含有一段 25 氨基酸残基的穿膜部分，和一段 30 氨基酸残基的胞内部分。

α_1 和 α_2 区域形成一个肽结合位点。此结合位点包括一个由 8 个 β 折叠肽段构成的"床"，和由 2 个 α 螺旋构成的"壁"。MHC I 类分子的晶体结构表明与 MHC I 类分子结合的肽段具有特定的长度和化学性质。大多数天然的与 I 类分子结合的多肽是 9 到 11 个氨基酸组成的肽段。多肽的氨基和羧基端与 I 类分子的结合位点作用，以及通过其侧链与结合位点间的作用，把多肽固定在 MHC 上的结合位点。I 类分子的不同决定了结合位点的大小和化学性质。有些倾向于结合芳香族氨基酸，而有些倾向于结合带电荷的氨基酸。因此，来自不同个体的 I 类分子能结合和递呈同一抗原的不同部分。

MHC II 类分子也是由两条多肽链构成。两条链都由 MHC 基因编码。人类有三种类型的 II 类分子：HLA - DR，HLA - DQ，HLA - DP。与 MHC I 类分子不同，MHC II 类分子只在某些细胞表面表达，主要表达在 B 淋巴细胞、单核细胞、巨噬细胞和树突状细胞。这些细胞被称作"专职递呈细胞"，因为它们细胞表面表达 MHC I 、II 类分子。

MHC II 类分子的结构与 MHC I 类分子相似。α 链、β 链细胞外段的远端形成与抗原肽结合的"沟槽"，它们靠近膜的区域和免疫球蛋白很相似。和 I 类分子一样，MHC II 类分子也有穿膜区和一个小的细胞内区。MHC II 类分子的沟槽的末端是开放的，这样，它可以容纳 10～30 个氨基酸残基。在 I 类分子中，多肽的结合要有一定的构象，而 MHC II 类分子的要求要低一些。对同一多肽，不同 II 类分子的结合力可能不同。并且，一个多肽可以结合多种 II 类分子。

（三）抗原递呈

递呈给 MHC I 类分子的多肽主要来自内源性的蛋白质，它们主要在细胞内降解。许多蛋白质在富含多种蛋白酶的溶酶体降解。细胞内的蛋白质被降解成小的多肽片段后，被位于内质网表面的 TAP（transport antigenic pepetides）分子转运到内质网内。之后，肽段与 MHC I 类分子结合，并被转运到细胞膜上，再递呈给淋巴细胞。

与 II 类分子结合的多肽主要是外源性蛋白质。外来蛋白质被吞入内噬体（endosome）- 溶酶体，被降解成小的肽段，同时新合成的 MHC II 类分子也被高尔基体从内质网转运至内噬体代谢通路上。之后，多肽 - MHC II 类分子复合物被转移至细胞表面。通常，内源性蛋白质由 I 类分子结合，外源性蛋白质由 II 类分子结合，但也有些例外的情况。当外源性蛋白质进入细胞后，如果直接释放到胞质内，那蛋白质也可以被 I 类分子递呈。相反，某些病毒感染也能产生一些蛋白质，它们能进入内质网系统，并被 II 类分子递呈。抗原递呈上的重叠保证了最强的免疫反应，但也可能导致不适当的反应或自身免疫性疾病。

　　抗原递呈的类型决定 T 细胞反应的性质。如病毒感染细胞后，病毒基因编码的蛋白多肽与 MHC Ⅰ类分子结合。多肽－MHC 工类分子复合物主要被 CD_8^+ T 细胞识别，这些 CD_8^+ T 细胞具有溶细胞的功能。TCR 上的多态性位点与多肽－MHC 复合物表面的氨基酸作用，导致 T 细胞激活。CD_8^+ T 细胞激活后，一些溶解细胞的酶和蛋白质被释放，导致被病毒感染的细胞的死亡，病毒也被清除。如果抗原是由 MHC Ⅱ类分子递呈，这些抗原会激活 CD_4^+ 辅助性 T 细胞，引起细胞因子的释放。细胞因子会促进 B 细胞分化、释放抗体；它们还促进巨噬细胞吞噬并清除抗原。由此，抗原通过刺激免疫反应来清除产生抗原的病原体。针对细胞内病原体（如病毒）的免疫应答会清除被感染的细胞，而针对细胞外病原，则引起 B 细胞的激活和抗体分泌。

（四）对自身抗原的耐受

　　抗体和 TCR 的丰富多样性，使体内也存在针对自身抗原的 B、T 淋巴细胞。正常情况下，这些自身反应性淋巴细胞或者被清除或者通过诱导耐受的机制而失活。丧失对自身抗原的耐受是自身免疫性疾病发生的主要原因。这种耐受是在免疫系统发生发育的不同阶段产生的。诱导耐受的一个特点是：所有 B、T 淋巴细胞在发育的某个阶段与自身抗原结合，这些细胞就被清除或失活。这样，只有那些非自身反应性的淋巴细胞能发育成熟。识别自身抗原的淋巴细胞主要通过以下几种方式被清除或失活。首先是细胞凋亡。在某个发育阶段，与自身抗原的结合会激活细胞凋亡途径，引发细胞凋亡。其次，是自身抗原的结合诱导细胞无能（anergy），特别是当抗原递呈细胞缺乏一些共刺激因子时。另外，有些潜在的自身反应性淋巴细胞并不增殖或对自身抗原发生反应。这种现象被称作"免疫忽视"。

　　在胸腺中，大多数 T 淋巴细胞成熟过程中失去了对自身抗原的反应能力。当 T 淋巴细胞的前体离开骨髓进入胸腺时，它们并不表达 TCR 或 CD4、CD8。CD4、CD8 是成熟 T 淋巴细胞表面与 TCR 相连糖蛋白。在成熟细胞，这些共存的受体主要有两种作用。一是和 MHC 分子的抗原结合位点外的部分结合，CD4 与 MHC Ⅱ类分子的 β_2 区域的氨基酸结合；CD8 与 Ⅰ类分子的 α_3 区域的氨基酸结合。这种结合加强了 T 细胞与抗原递呈细胞间的作用，增加了抗原经 TCR 的信号转导的发生。二是 CD4、CD8 的胞内段与淋巴细胞特异性酪氨酸蛋白激酶 Lck 相连。当 CD4、CD8 分子分别与 Ⅰ、Ⅱ类分子结合后，Lck 被激活并磷酸化其他与 TCR 连接的蛋白质，引起一系列 T 细胞激活的反应。当 T 淋巴细胞在胸腺中发育的时候，未成熟的淋巴细胞同时表达 CD4、CD8 分子，而细胞表面的 TCR 也在低水平表达。在"正向选择"（positive selection）的过程中，表达 TCR 的细胞识别胸腺上皮上的 MHC，并进行成熟分化。而不能识别胸腺上皮上的 MHC 的细胞则不被激活，并死亡。与胸腺上皮上的 MHC 的作用是正向选择所必要的。胸腺中 CD4、CD8 细胞进入胸腺髓质，在此它们与来自骨髓的抗原递呈细胞相遇，这些抗原递呈细胞上有自身抗原肽，如果未成熟的 CD4、CD8 细胞识别这些自身抗原，并且以较高的亲和力与之接合，那么这些未成熟的细胞就会发生凋亡。这样，淋巴细胞的成熟需要识别 MHC－抗原复合物，但同时要清除那些与自身抗原有高亲和力的细胞。

　　在胸腺外，自身反应性 T 细胞也被调节。T 细胞的激活需要至少两种信号。首先是 TCR 识别多肽－MHC 复合物，其次是 T 细胞上的分子与抗原递呈细胞上的共刺激分子间的作用。

T细胞表面的 CD28、CTLA-4 与抗原递呈细胞（B 细胞、单核细胞或树突状细胞等）表面的 B7-1、B7-2 作用。当两类信号分别通过 TCR 和 CD28 传递给 T 细胞后，T 细胞便被激活，或者增殖，或者分泌 IL-2。没有 CD28 这样的第二信号存在，TCR 的信号转导会引起"失能"。在体内，失能的 T 细胞不能对抗原递呈细胞所递呈的抗原肽反应。因此，如果外周 T 细胞持续被缺乏共刺激因子的抗原递呈细胞所递呈的自身多肽刺激，可消除这些 T 细胞。然而，在免疫反应过程中，共刺激分子表达的改变，已经耐受的 T 细胞克隆可被激活。在感染过程中，IL-2 等细胞因子的存在下，如果被激活的 T 细胞与带有自身抗原的递呈细胞结合，则能引起病理性的后果。

二、自身免疫性疾病的发病机制

机体对自身抗原的识别和反应失常，导致了自身免疫性疾病的发生。对自身免疫性疾病的机制仍不很清楚，但从大量的观察与实验中，人们提出了一些假说，它们在不同程度上总结和概括了自身免疫现象。

（一）分子模拟

所谓分子模拟是指机体针对某些病原微生物抗原的反应也会针对机体自身抗原；这是因为这些病原微生物抗原与机体组织抗原之间具有相似性。病原微生物抗原可以是蛋白质、碳水化合物或脂质。B 细胞针对这些抗原产生的抗体可以和自身的抗原反应，因此也可以把这种反应看成抗原、抗体间的交叉反应。

很早以前就知道微生物与人体抗原有交叉反应性。比如针对链球菌多糖和糖蛋白的抗体可以和心脏、血管的抗原结合，导致风湿热等疾病。对与 MHC 分子结合并纯化的自身抗原进行测序分析，发现许多自身抗原与微生物蛋白质具有潜在的交叉反应性。人体平时也存在自身反应性 T 细胞，但它们与自身抗原的结合力低，不导致 T 细胞的广泛激活并发生疾病。病原体上的某些抗原可能比自身抗原与这些细胞上的受体的结合力更高，于是激活这些潜在的致病性 T 细胞，激活后增殖产生的 T 细胞的激活阈值降低，于是对以前不反应的自身抗原也发生反应。从而，产生自身免疫性疾病。

热休克蛋白是一类在进化过程中很保守的蛋白质。由于其广泛存在，并且高度保守，来自热休克蛋白的肽段可以和 MHC 结合，成为针对细菌热休克蛋白的反应性 T 细胞的靶点。比如，针对分枝杆菌热休克蛋白 65 的反应性 T 细胞，参与非肥胖糖尿病小鼠（NOD）胰岛炎的发生。从 NOD 分离出的这种反应性 T 细胞，注射到对糖尿病不易感的正常小鼠，也会引起胰岛炎。

尽管大多数对自身抗原具有高反应性的 T、B 细胞通常都被负向选择（negative selection）而清除了。但几乎所有微生物抗原在人体都有其受体，而这些微生物和人体组织又有交叉反应，因此，分子模拟仍不少见。但不一定每次反应都会引起疾病，这与具体的组织也有关，比如，链球菌感染后的心肌炎可以很短暂，并且对心脏没有什么功能上的影响；但心脏瓣膜的炎症可以很严重，并引起长期的症状。

（二）自身抗原性增强

体内自身反应性 T 细胞的清除和免疫耐受是不完全的。实际上，通过体外实验，仍可以检测到体内存在对多种自身抗原发生反应的 T 细胞。这些自身反应性 T 细胞之所以在体内对自身抗原不识别，一是因为某些自身抗原局限在某些部位没有和这些 T 细胞接触，如中枢神经系统；二是因为蛋白质中的某些可以与 T 细胞接触的表位需要被消化和酶解后才能暴露出来。因此，如能促使以上两种情况发生，就有可能诱发自身免疫反应。炎症等因素使血管通透性增大，使得某些未曾暴露的抗原可以与反应性 T 细胞接触；炎症造成的组织破坏使得一些蛋白质、核酸、碳水化合物或脂质与 B 细胞接触，或被递呈给 T 细胞。另外，炎症时释放的细胞因子可上调 MHC 分子的表达，促进抗原的递呈。这些都是可能引发自身抗原反应的因素。

（三）免疫耐受异常

发育中的 T 细胞、B 细胞识别自身抗原，然后这些能与自身抗原结合的淋巴细胞被清除。免疫耐受的产生和维持都与这些淋巴细胞的清除有关。这些淋巴细胞的清除主要是通过凋亡过程。在某些情况下，与抗原结合的淋巴细胞会发生凋亡；如在胸腺内识别自身抗原，或在抗原识别时没有适合的共刺激分子等。

虽然大部分自身反应性 T 细胞在胸腺中被清除了，但仍有一些自身反应性 T 细胞迁移到外周，不过它们仍保持对自身抗原的耐受。如果淋巴细胞凋亡异常，自身反应性较强的 T 细胞不能被正常清除，便可能会发生自身免疫性疾病。比如，Fas 表达异常的患者会发生淋巴细胞增殖。Fas 是细胞表面的受体，FasL 与之结合，产生的信号转导可以引发细胞凋亡。

（四）免疫调节异常

不同免疫细胞对同一抗原的不同反应也影响着自身免疫疾病的发生。根据细胞所分泌的细胞因子，T 细胞中至少存在 Th1 和 Th2 两个亚群。Th1 主要分泌 IL - 2，INF - 7 和 TNF。Th1 参与迟发型超敏反应、巨噬细胞的激活，并刺激 IgG 型抗体的产生。Th2 细胞分泌 IL - 4、IL - 5 等细胞因子。Th1 和 Th2 两群 T 细胞可以对同一抗原发生反应，但其产生的结果是不同的。

Th1 和 Th2 细胞可相互间调节。IL - 12 可诱导原始淋巴细胞分化成 Th1 细胞，Th1 细胞产生的 IFN - γ 抑制 Th2 细胞的发育。而 Th2 细胞产生的 IL - 4、IL - 10 等也抑制 Th1 细胞的增殖，并促进 Th2 细胞的反应。Th1 和 Th2 细胞间的平衡在一定程度上影响针对某一抗原的免疫反应的结果。比如，在 EAE 模型，病变部位以 Th1 细胞浸润为主，把从 EAE 小鼠分离出的 Th1 细胞注射到健康小鼠，会导致 EAE，而从 EAE 小鼠分离出的 Th2 细胞则没有此作用。

Th1 细胞在 1 型糖尿病的发病中也起重要作用。雌性 NOD 小鼠在产出后的头 6 个月内自发产生糖尿病，最早浸润胰岛的就是 Th1 细胞，针对 Th1 细胞细胞因子 IFN - γ 的抗体可以防止糖尿病的发生；同样，用 Th2 细胞细胞因子 IL - 4 来抑制 Th1 细胞的发育，也可以防止糖尿病的发生。Th1 免疫是机体针对细胞内病原的主要免疫反应。但过强和过久的 Th1 免疫反应对机体可能带来害处。而针对同一抗原的 Th2 反应可以控制免疫反应。增强 Th2 反应可能会抑制某些自身免疫性疾病的发生。

Th1 和 Th2 细胞间平衡理论被用于解释对自身反应的控制。根据这个理论，靶组织的破坏是由占主导的 Th1 途径引起，靶细胞被 INF - 7 活化的巨噬细胞所杀伤。Th1 和 Th2 细胞间平衡理论强调 Th1 和 Th2 之间的相互关系，这就是说，如果 Th1 途径转向 Th2 途径，那么 Th1 调节的自身免疫反应就会被抑制。这样，对自身的耐受就会保存，即，有害的损伤反应被降低。反之亦然。

三、免疫与常见的内分泌疾病

下面着重从免疫的角度来介绍两个常见自身免疫性内分泌疾病（自身免疫性甲状腺疾病和 1 型糖尿病）的发病机制。

（一）自身免疫甲状腺疾病（AITD）中的免疫机制

1. T 淋巴细胞在自身免疫性甲状腺疾病中的作用　甲状腺抗原特异性的 T 细胞激活，是自身免疫性甲状腺病发病的重要环节。在自身免疫性甲状腺疾病的患者，可以观察到自身反应性的 T 细胞聚集到甲状腺中。桥本病患者的甲状腺中浸润的 T 细胞，大部分是已激活的 Th1 细胞，Th2 细胞很少见，并且浸润的 CD8 细胞与 CD4 细胞间的比例要大于在外周血中的比例。在患 Graves 病和桥本病的患者，这些细胞表达的 TCR Vβ 片段还呈现一定的限制性。

在桥本甲状腺炎，病毒感染或其他因素激活甲状腺抗原特异性的 Th 细胞。这些 T 细胞被激活之后，它们诱导 B 细胞分泌甲状腺抗体。血清中甲状腺抗体的高低与人种有关。最常见的是针对甲状腺过氧化物酶或甲状腺球蛋白的抗体。前者与甲状腺功能异常密切相关。甲状腺过氧化物酶抗体的出现与甲状腺淋巴细胞炎症及甲状腺破坏密切相关。甲状腺过氧化物酶抗体能固定补体，直接损伤甲状腺细胞。在有些桥本甲状腺炎的患者，促甲状腺激素受体的抗体能阻断促甲状腺激素的作用，从而引起甲状腺功能降低。不过，促甲状腺激素受体的抗体并不引起甲状腺细胞的破坏。甲状腺球蛋白抗体的功能还不清楚。

2. 抗原的作用　自身免疫性甲状腺病被认为是一种与免疫调节紊乱有关的疾病。疾病产生的原因是由于自身抗原特异性的 T 细胞没有被充分的抑制，从而导致这群细胞对与甲状腺有关的抗原发生反应，并引起组织损伤。如前所述，抗原要能够被递呈给特异性 T 细胞，才能激活 T 细胞。在甲状腺，抗原递呈细胞不仅包括巨噬细胞和树突状细胞，还有甲状腺细胞，因为他们也能够表达 MHC I 和 MHC II 分子。损伤发生后激活的巨噬细胞、淋巴细胞分泌 IFN - 7，在其作用下，甲状腺细胞表面的 HLA - DR 的表达会显著增加。它会促进或加重自身免疫性甲状腺病。甲状腺细胞不过是 AITD 中免疫调节失常事件的被动受害者，免疫调节功能的紊乱，还有环境因素通过对免疫系统中非特异性因素的影响加速了病情，再加上特异基因的缺陷共同促进了疾病的发生。

3. 免疫反应的基因控制　大量的流行病学研究表明遗传因素在自身免疫性甲状腺病的发生中起重要作用。已经发现了一些自身免疫性甲状腺病的易感基因。在白人中 Graves 病的发生与 HLA - DR3 相关，比如构成 HLA - DR3 的一条链的某个氨基酸的点突变影响 Graves 病的发生。在白人中，HLA - DR3、HLA - DR3 和 HLA - DQw7 可能增加与桥本甲状腺炎的发病概率。萎缩性甲状腺炎也与 HLA - DR3 相关。不过，相对来说，带有 HLA - DR3 基因的人患自身免疫性甲状腺炎的概率只是轻微增加（大约 3 倍）。具有针对 TSH 受体免疫反应（不管是刺激性还是封闭性抗体）的患者与不具有针对自身 TSH 受体免疫反应的患者相比，其 HLA 类型显著不同。其他如 CTLA - 4 基因也可能与自身免疫性甲状腺病的发生有关。当然，还有很多其他基因在自身免疫性甲状腺疾病的发生过程中起作用，但是这些基因的性质和功能仍待研究。

(二) 1 型糖尿病的免疫学原理

有证据表明 1 型糖尿病好发于某些特定的家系，因此有很强的遗传学背景。这一疾病在同卵双生子中的发病一致性约为 50%，但是在发病的起始时间上却有很大的区别，这表明疾病在易感人群中的发生是随机的。因此疾病的发生既有遗传学背景，也有非遗传学影响。

目前已经发现的人类 1 型糖尿病的易感基因位于 20 多个不同的染色体区域。其中与 1 型糖尿病的易感性最相关的是 6 号染色体 p21.3 编码 MHC 分子的区域。1 型糖尿病在家族中的遗传有 40% 是由 MHC 分子基因型决定的。

HLA - DQB1 基因是人类 1 型糖尿病的主要易感基因。此基因编码 HLA Ⅱ 类分子 HLA - DQ 的一条多肽链。和其他 HLA Ⅱ 类分子一样，DQ3.2 也是以异二聚体存在。因为此基因与 HLA - DR4 通常是连锁的，所以以前用检测 HLA - DR4 来判断携带易感 IDDM 基因的人。DQ3.2 分子的蛋白质结合区域有四个主要的蛋白质结合点。DQ3.2 上的这四个氨基酸是抗原的锚定位点，它们对 HLA - 多肽复合物的形成有重要影响。这四个氨基酸分别位于 1、4、6、9 位，中间被其他氨基酸隔开。其中 4、9 位的氨基酸与糖尿病的发病关系最大。与 DQ3.2 结合的多肽分子在 4 位是一个脂肪侧链，而在 9 位是带负电荷的侧链，这样的多肽与 DQ3.2 结合紧密，形成 HLA - 多肽复合物。如果把多肽上与 9 位结合的氨基酸换成不带负电荷的氨基酸，多肽就会很快从 HLA 上解离下来。

在胸腺淋巴细胞克隆性选择的过程中，9 位带有负电荷的自身多肽与 HLA 的亲和力高，HLA - 多肽复合物存在的时间长。而有类似结构但 9 位氨基酸电荷不同的氨基酸只与 HLA 有中、低亲和力的结合，存在的时间短。与自身抗原肽 - HLA 复合物结合力高的 T 细胞，在发育过程中发生凋亡而被剔除；而与 HLA - 多肽复合物结合力低的 T 细胞则会发育、生存。当这些 T 细胞在外周与 9 位带有负电荷的自身多肽 - HLA 复合物结合时，HLA - 多肽 - T 细胞受体间的作用会因 HLA - 多肽的高稳定性而提高；这样，HLA - 多肽 - T 细胞受体引发的信号转导的时间也会增加，就会激活自身反应性的 T 细胞。

在遗传方面，除了 HLA 基因外，还发现其他许多免疫相关的基因与 1 型糖尿病的发病有关。如 1 型自身免疫性多发性内分泌综合征 （autoimmune polyendocrine syndrome - 1, APS - 1），是由 AIRE 基因发生突变造成的。AIRE 蛋白主要表达在胸腺髓质的上皮细胞，与淋巴细胞的负性选择有关。另一个新近发现的引发 1 型糖尿病的基因突变是 X 染色体连锁自身免疫 - 过敏综合征 （X - linked autoimmunity - allergicdisregulation syndrome, XLAAD）。它是由被称作 FOXP3 的基因突变造成的。FOXP3 是一个转录因子，它调控 $CD4^+ CD25^+$ 调节性 T 细胞的发育。$CD4^+ CD25^+$ 调节性 T 细胞对维持机体对自身组织的免疫耐受有重要作用。

在 9 月龄的患病婴儿就能检测到抗胰岛的抗体。这包括胰岛素抗体、GAD65 和 ICA512 （IA - 2）。通常胰岛素抗体最早出现。多种抗体阳性，提示在几年内发生糖尿病的可能很大。目前，针对自身抗原的研究主要集中在两个胰岛抗原：胰岛素和 GAD65。在人和 NOD 小鼠 ［非肥胖糖尿病小鼠 （nonobese diabetic, NOD） 能自发性产生类似人类 1 型糖尿病。在 NOD 小鼠的研究为认识 1 型糖尿病提供了许多线索］，在糖尿病发病早期，可以检测到胰岛素和 GAD65 的自身抗体。在 NOD 小鼠中分离出了胰岛素特异性的 $CD4^+$ 和 $CD8^+ T$ 细胞。1 型糖尿病患者的 $CD4^+ T$ 细胞能识别 NOD 小鼠胰岛素 B 链上的抗原性位点：9～23 位氨基酸。

抗原递呈在 1 型糖尿病发病的 3 个不同阶段可能有重要作用。这 3 个阶段是：克隆选择、激活胰岛反应性的 T 细胞、胰岛炎症。MHC 与糖尿病发病的易感性有关，这不仅与其在胰岛部位递呈抗原的作用有关，而且也因为它与胸腺 T 细胞克隆性选择有关。这种选择对自身免疫性疾病的发生有重要作用。人类 MHC 分子的不同组合类型与 1 型糖尿病的易感性有关。MHC 分子通过促进胸腺正向或负向的选择胰岛反应性的 T 细胞，从而影响糖尿病发病。胰岛反应性 T 细胞在外周被自身抗原或有交叉反应性的微生物抗原激活，之后，这些被激活的 $CD4^+T$、$CD8^+T$ 细胞引起胰岛炎和胰岛 B 细胞的丧失。$CD8^+T$ 细胞可以通过穿孔素直接造成细胞裂解，而 $CD4^+T$ 细胞可以通过释放 TNF-a 等细胞因子来杀伤胰岛 B 细胞。MHC Ⅰ、Ⅱ类分子表达的上调，以及抗原的释放增加都会增强胰岛自身抗原的递呈。当大部分胰岛 B 细胞丧失的时候，就会发生糖尿病。

MHC Ⅰ、Ⅱ类分子基因剔除的 NOD 小鼠都不发生糖尿病。可见，MHC Ⅰ、Ⅱ类分子是发病必需的。在穿孔素或 TNF-α 基因剔除的情况下，可减轻疾病的发生，而在两者都剔除的情况下，NOD 小鼠不发生糖尿病。这些都表明 $CD4^+$、$CD8^+T$ 细胞对发病有协同作用。

从可以检测到自身抗体到发生糖尿病通常要几年的时间。T 细胞表面与 T 细胞激活有关的共刺激分子，CD28 及其配体（B7-1、B7-2）与其发病的速度有关。在 CD28 或其配体（B7-1、B7-2）基因剔除的 NOD 小鼠，胰岛炎进展速度快，很快就发生糖尿病。

（王海静）

第五章
食欲和能量代谢的神经内分泌调节

　　肥胖是一种严重威胁人类生命健康的常见代谢性疾病，同时，由于社会的审美观，肥胖给患者的生活及就业带来一定的影响。在美国大约30%的人为肥胖者，60%的成年人体重超重，并且肥胖的患病率在迅速增加。对食欲和能量平衡调节机制的认识，将加深人们对肥胖生理病理机制的理解，因为肥胖最终是由于能量的摄入超过能量的消耗所致。

　　对绝大多数人来说，每餐的食物结构与数量会有差异。虽然，有研究认为，进食活动受到相对严格的调控，但这种观点却常常与我们的认识相矛盾。首先，食物的色泽、气味能影响人们的食欲。其次，情绪、社会因素、时间、便利、费用、受教育程度等不受生物调控的可变因素影响我们的每一餐，因此无论是个体自身还是个体之间，每日摄入的能量可相差很大，与每日的能耗并无必然的联系。虽然短期的能量处于非平衡状态，但大多数人长期的能量摄入与能量消耗还是相匹配的。大量研究表明，体内存在严格的调控体重和体脂含量的机制。虽然成年动物和人每日进食量有很大的浮动，但体重一般维持在一个相对狭窄的范围。限制能量的摄入或摄食过多可引起体内脂肪的改变，但当恢复到正常的随意饮食后，体内脂肪又回落或接近于基准水平。这种现象说明体内存在着一个严格的体重调节过程，称为能量稳态，其目的在于保证以脂肪形式储存的能量的稳定性。

　　参与进食活动与体重调节的外周信号可分为两大类，一类是所谓的短期信号，另一类为长期信号，这两种外周调节信号存在诸多差异，但又互相影响。短期调节信号主要调节机体的进食次数和每餐进食的量，如来源于胃肠道的内源性信号和来源于外界的食物诱惑等。高级中枢还可以受对食物的感情和认识来调节进食的量。来源于营养物质和胃肠道激素的短期信号是引起饱腹感的决定性因素，从而限制了每餐的摄入量。但是短期信号并不是体脂含量的决定因素，因为它的作用可被长期信号所纠正。长期的调节信号，可以作用于脑部，以保证食物的摄取和能量的消耗与机体长期的能量储存水平相适应，这些信号主要来源于脂肪细胞分泌的激素，如瘦素（leptin）等。能量稳态的短期与长期调节信号的一个显著差别在于：长期信号的激活与体脂储存、较长时间的能耗有关。瘦素和胰岛素属于长期调节信号，它们通过调节进食和能量消耗来维持能量稳态，从而使体重相对稳定。然而，长短期信号必须共同作用才能保证能量的摄入和消耗处于平衡状态。

一、能量稳态的模型

　　一段时间的禁食会引起摄食增加，这样减轻的体重又恢复到原有水平，同时能量摄入也回到正常水平，这是进食调节的一个简单又令人信服的例子，说明机体具有强大且精确的进食调节能力。1953 年 Kennedy 提出：抑制进食的信号与体脂储存成比例，它作用于大脑使进食减少。当能量摄入受限、体重减轻时，这些抑制信号就会减弱直至能量储存不足被纠正。然而该模型并未解释每餐的能量摄入是如何调控的。20 年后 Gibbs 和 Smith 提出：进食过程产生的信号（又称饱食因素），包括胃肠道分泌的肽类，作用于大脑从而抑制进食，导致进食的终止。这两个假设其实就是短期和长期的进食调节的模型。

把复杂的进食活动分解为分子之间的相互作用，可能显得过于简单，但过去几年的发现已经证实了影响进食和能量稳态的信号分子。在这方面对小鼠分子遗传学的研究相当重要。比如，通过找寻引起小鼠肥胖、且与人类同源的突变，现已证实了几种人类肥胖的单基因突变。虽然这些单基因突变导致肥胖综合征并不多见，但通过小鼠模型来研究人类的肥胖，表明在哺乳动物不同种系间，体重调节机制有很多相似之处。这些与进食有关的分子的发现为肥胖及相关疾病的治疗提供了新的药靶。

二、调节进食行为的外周信号

摄食行为的调节与能量稳态的维持依赖于大量的外周信号。进食后不久胃肠道中的机械性和化学性受体即传输食物摄入的能量信号，引起饱腹感。血糖浓度的改变可使下丘脑中对葡萄糖敏感的神经元的活动发生相应的变化，从而启动或终止进食活动。其他营养成分如氨基酸、脂肪酸和胃肠道肽类激素（主要为胆囊收缩素，Ghrelin 等）也参与进食活动的短期调节。但是食物的能量与短期的激素信号并不足以调节长时间的能量平衡和身体肥胖程度，这些信号和长期调节因素（如瘦素、胰岛素及可能的胃增食欲肽：Ghrelin）相互作用，共同维持能量的稳态。瘦素和胰岛素被输送至大脑后，能调节下丘脑中与进食、体重调节有关的神经肽的表达。血中瘦素和胰岛素的浓度与体脂含量成正比，但它们的分泌及血中的浓度也受到近期摄入的能量和大分子营养物质的影响。当禁食或能量摄入受限，瘦素和胰岛素浓度下降，但这种下降独立于体内脂肪的改变，这就保证了在体内能量被耗尽前机体能够再次进食。饮食中的脂肪和果糖并不能刺激胰岛素的分泌和瘦素的产生，因此在长期的高脂和（或）高果糖饮食中，瘦素和胰岛素浓度下 ghrelin 的浓度明显增加（2 倍左右），进食后 1h 内恢复正常。因此，人们认为 ghrelin 可能是胃肠道分泌的一种启动进食的短期信号分子。

但最近的研究发现，连续外周给予 ghrelin 1 周后，可使大鼠的体重增加，体脂含量增多；同时，在肥胖患者外周血中 ghrelin 的浓度比消瘦者低，这些结果提示 ghrelin 可能在能量平衡的长期调控中也发挥重要的作用。由于阻断 NPY 受体或用抗血清中和 AGRP 后，ghrelin 诱导的摄食增加将被减弱，同时，用化学物质如单价谷氨酸盐（monosodium glutamate，MSG），选择性地破坏下丘脑弓状核的神经元，也明显抑制 ghrelin 诱导的 GH 分泌及食欲的增加。因此认为 ghrelin 增加食欲的作用是由下丘脑弓状核感受体脂信号的 NPY/AGRP 神经元途径来介导的。同时也发现在弓状核的大多数 NPY 神经元细胞膜上有 ghrelin 受体（GH-SR）的表达。如果给予外源性的 ghrelin 受体激动剂：生长激素促泌剂（GHS），大约可使50% 的弓状核 NPY 神经元被激活。给饱食后的大鼠外周注射 ghrelin，可使弓状核内 NPY 和 AGRP 基因的表达增加。外周给予 ghrelin 产生的生物效应，和给予外源性 ghrelin 受体激动剂如 GHRP - 6 和 KP102 的效应相同，两者均使大鼠的摄食增多，体重增加。进一步研究发现，中枢内给予生长激素促泌剂可以使下丘脑外侧核（LHA）增食欲素（Orexin）的表达增加，但不影响下丘脑围穹隆区（PFA）的促黑色素浓集激素（MCH）的表达。如果预先给小鼠注射增食欲素的抗血清，可阻断 ghrelin 诱导的摄食增加，但预注射 MCH 的抗血清，则不影响 ghrelin 对食欲的调控。给增食欲素基因剔除的小鼠，外周注射 ghrelin，小鼠的摄食也不增加。这些结果表明 ghrelin 可选择性激活下丘脑食欲调节中枢的神经元环路，如通过 NPY/AGRP 神经元进而激活增食欲素来调节机体的进食活动。

Ghrelin 增加大鼠和小鼠的体重部分是由于改变动物体内的代谢和能量的消耗。Ghrelin 能减少鼠类动物的脂肪利用，减少动物氧的消耗和降低大鼠的体温。中枢控制能量的消耗主要通过交感神经来支配机体的产热器官如大鼠的棕色脂肪和肌肉等，来调节能量储存和消耗的比例（下面将仔细阐述）。另外，ghrelin 还可能通过 NPY/AGRP 途径来减少机体的能量消耗，但目前对这条合成代谢途径的详细的分子机制尚不完全清楚。此外，ghrelin 还可以通过抑制 TSH 的分泌和刺激下丘脑 - 垂体 - 肾上腺轴的功能，来使能量代谢处于正平衡状态，从而使机体的体重增加。

1. 缩胆囊素（CCK）　由近端小肠黏膜层的内分泌细胞分泌，饮食中摄入的脂肪和消化产生的氨基酸、小肽等可刺激其分泌。外源性的 CCK 能降低大鼠、灵长类动物的每餐进食量。CCK 通过激活 CCK A 受体亚型抑制进食活动，CCK A 受体的拮抗剂则使猴子的进食量增加。OL - ET（Otsuka Long - EvansTokushima）肥胖大鼠由于 CCK A 受体缺陷，使其进食量大大增加。但是在该动物模型中，可能还有其他基因的改变共同参与引起大鼠肥胖、糖尿病的病理生理过程；另外，在这些大鼠体内存在 CCK 介导的胰岛素分泌障碍，这也是引起肥胖的原因之一。CCK 还可能通过作用于幽门和肝脏的受体，经迷走神经把信号传入后脑。由于 CCK 是胃排空的强烈抑制剂，它抑制进食的部分原因可能是间接地使食物在胃中保留的时间延长。

中枢神经系统产生的 CCK 主要位于参与进食调节的大脑区域，在进食中由下丘脑神经元释放。脑室内注入 CCK 可抑制灵长类动物的进食，但此 CCK 剂量若经外周注入并不能产生有效的抑制作用。CCK A 受体特异的激动剂能减少摄食量，这提示 CCK A 受体也参与 CCK 的中枢效应。

CCK 能降低每餐的进食量，但长期外周给予 CCK 并不降低摄入的总能量，也不引起体重的持续下降。West 和 Woods 等的研究发现，大鼠开始进食后反复给予 CCK，虽然每餐的进食量减少了，但进餐数随之增加。经过一段时间的适应，摄入的总能量并未受到影响，体重的下降也很轻微。由此提示 CCK 只是一种短期的调节信号，它通过引起饱腹感和降低每餐的进食量而抑制摄食，但 CCK 引起能量摄入减少的同时，长期的调节因子（如瘦素和胰岛素）也会相应的减少，从而起到一种代偿作用。

虽然胃肠道还分泌一些脑肠肽，如胰升糖素、胰升糖素样肽 1（GLP - 1）、胃泌素释放多肽（gastrin - releasing polypeptide，GRP）/蛙皮素（bombesin）及生长抑素、YY 肽（PYY）等，并且中枢或外周给予这些胃肠肽均能使动物进食量减少，使人饱腹感增加；但除了对 CCK 和 ghrelin 在进食调节的生理作用了解比较多外，对其他胃肠肽在食欲调节中的作用和地位尚无明确的认识。PYY 是一种小肠餐后释放的与每餐进食量的多少成比例的胃肠肽。在大鼠和人类的试验中发现 PYY 可以通过抑制下丘脑弓状核 NPY 神经元突触前 NPYY2 受体，使生物体餐后进食量减少。在肥胖患者餐后 PYY 的水平较低，给予外源性 PYY 进行替代后，肥胖患者的食欲下降；而且这种治疗的疗效是比较肯定的。蛙皮素是 1970 年从青蛙的皮肤中分离出的一种多肽类物质，随后人们在哺乳类动物的组织中分离了两种蛙皮素类似物：GRP 和神经介素 B（neouromedin B）。蛙皮素及其类似物通过与其受体结合来发挥其生物学效应。目前发现，有三种亚型的蛙皮素或蛙皮素类似物受体，均为 G 蛋白偶联受体，分别是 GRP 受体（蛙皮素受体 2）、神经介素受体（蛙皮素受体 1）及蛙皮素受体 3。其中蛙皮素受体 3 的内源性特异的配体尚不清楚。中枢和外周给予蛙皮素或其类似物，在不同的动物体内，均可使每餐的进食量减少；其中蛙皮素的作用最强，而神经介素 B 的作用在三者中最弱。给野生小鼠腹腔注射 GRP 可引起动物对葡萄糖溶液的摄入量减少，但对 GRP 受体（蛙皮素受体 2）基因剔除的小鼠无影响。而腹腔注射神经介素 B 给神经介素 B 受体（蛙皮素受体 1）基因剔除的小鼠和野生型的小鼠，均不影响动物对葡萄糖溶液的摄取。这提示蛙皮素及其类似物引起进食量减少可能主要是通过 GRP 受体起作用，而神经介素 B 受体可能在食欲的调节中仅发挥次要的作用。单独剔除蛙皮素或其类似物的受体，如 GRP 受体或神经介素 B 受体，均不影响动物每日的日常进食，甚至是在这两种受体同时剔除的小鼠中，观察 1 年，小鼠的体重也正常。这提示，注射外源性的蛙皮素或其类似物并不能反映内源性蛙皮素及其类似物在食欲调节中的作用。但令人兴奋的是，蛙皮素受体 3 基因剔除的小鼠，则表现为每日的食物摄入量增加。这表明蛙皮素及其类似物对食欲的调控可能主要是通过蛙皮素受体 3 信号途径来实现的，而不是通过 GRP 受体和神经介素 B 受体途径。也许蛙皮素受体 3 及其内源性配体可能在进食量的调节中起重要的作用，而我们目前尚未识别和鉴定出这种蛙皮素样胃肠肽。对这种胃肠肽的识别和鉴定将促进人们对饱食调控的机制的认识。Enterostatin 是胰岛分泌的一种共脂肪酶原（procolipase），在十二指肠经胰酶作用后产生的一个由 5 个氨基酸组成的短肽。共脂肪酶原在胰酶的作用下，形成有活性的共脂肪酶（colipase），在此过程中水解下的共脂肪酶原氨基端的 5 个氨基酸的小肽即为 enterostatin。Colipase 在胰脂肪酶对食物中脂肪酸的消化吸收中是一个必不可少的共因子（cofactor），因此称之为共脂肪酶。大量的证据表明，机体摄入高脂肪饮食，可刺激胰腺内共脂肪酶原基因的表达及蛋白质的分泌，继而在十二指肠内 enterostatm 的产生增加。外周给予 enterostatin，可抑制动物对高脂肪饮食的摄入量；长期给予 enterostatin 可使动物的体重下降。Enterostatin 抑制脂肪摄入的信号是通过迷走神经传入中枢神经系统，然后，通过血清素和阿片类神经途径调节食物的摄入。小肠上段分泌的胃动素（motlin）也可以使食欲增加，胃排空加快，并能促进胆囊的收缩和胃、胰中消化酶的分泌；胃动素是 ghrelin 家族蛋白质，但外周注射胃动素则对动物的进食无明显影响，因此，胃动素在食欲的调节中可能不起重要的作用。

2. 营养物质　很早就认为食物中的营养物质参与食欲的调控，但随着近年来大量食欲调节肽，尤其是脂肪和胃肠道分泌的激素瘦素和 ghrelin 在食欲和能量调节中的作用地位被逐渐明确，使人们认识到营养物质在食欲调节中可能不是最重要的因素。这里仅简单介绍营养物质在食欲调节中的可能作用。

（1）葡萄糖：早在 50 年前 Mayer 就提出一个假设：机体为维持血糖的稳定而调节进食行为，即在低血糖或用葡萄糖类似物 2 - 脱氧 - D - 葡萄糖抑制葡萄糖代谢的情况下，动物进食量增加，在人则感到饥饿继而摄食增加。该效应被称为"葡萄糖缺乏性进食"。1969年，Oomura 等研究发现，葡萄糖氧化利用，可刺激下丘脑腹内侧核、下丘脑外侧部的神经元的活动。这些神经元很可能与葡萄糖缺乏引起的进食增加有关。虽然有研究者认为，葡萄糖缺乏性进食还可能通过后脑或肝脏的受体来起作用。但如果用硫代葡萄糖金破坏小鼠下丘脑特异的神经元后，小鼠出现贪食、肥胖等典型的下丘脑综合征的表现；同时，葡萄糖对摄食的抑制作用也被阻断。这表明下丘脑葡萄糖敏感的神经元在调节进食的过程中可能起关键作用。有趣的是，代谢诱导的下丘脑中葡萄糖敏感的神经元的激活过程，与葡萄糖代谢诱导的胰岛 B 细胞分泌胰岛素、脂肪细胞瘦素的合成过程似乎是相似的。

虽然，血糖浓度快速、显著的降低会引起饥饿感，而输入葡萄糖则减少动物的进食量，引起机体的饱腹感，但要进一步认识在调节进食活动中，葡萄糖发生细微变化的作用还有一定难度。有研究表明，营养物质利用/氧化的变化可能参与葡萄糖引起饱腹感的形成。事实上，Mayer 曾建议动静脉的血糖浓度梯度可能比血糖浓度的绝对值，在食欲的调节中更重要，因为动静脉葡萄糖浓度差值能反映葡萄糖的利用情况。一些研究发现，动静脉间血糖差值小时，机体饥饿感增强，而差值大时则出现饱腹感。

除了限制食物的摄取量外，血糖本身或血糖利用的变化可能参与进食活动的启动。Campfield 和 Smith 的一系列实验表明，大鼠自由进食前血糖浓度有瞬时、幅度较小（0.56 ~ 0.84mmol/L）的下降；如果阻断血糖的下降可抑制进食行为的启动。相反，如果给动物注射果糖并不能阻断进食行为的启动。血糖下降前血浆胰岛素浓度有一脉冲峰。加用小剂量胰岛素模拟自然发生的血糖下降，可引起进食活动。虽然，血糖和血糖代谢的改变在调节进食方面有重要作用，但单用血糖稳态或血糖动力学模型并不足以解释复杂的进食行为的调控。

（2）蛋白质（氨基酸）：饮食中摄入的蛋白质或血中氨基酸增加在进食调节中起一定的作用。饮食中的蛋白质在短时间内即可引起饱腹感，而缺乏蛋白质的饮食只会使人更想进食富含蛋白质的食物。虽然其中的机制尚不清楚，但加用苯丙氨酸、色氨酸这些单胺类神经递质的前体物质能抑制人类对食物的摄取。血中色氨酸与其他氨基酸的比值可能影响脑中血清素的水平，而后者又被认为对进食有抑制作用。此外，大鼠饮食中若缺乏某些氨基酸，通过脑内特定的途径可导致摄食量的迅速下降。目前认为氨基酸可能通过直接作用于中枢神经系统或通过位于肝或门静脉的受体影响摄食活动。

（3）脂肪（甘油三酯、脂肪酸、载脂蛋白）：脂肪的摄入能抑制食欲。狒狒的静脉内输入脂类物质如脂肪中间产物，同时输入肝磷脂以释放脂蛋白脂酶，使甘油三酯水解为脂肪酸和甘油，发现狒狒进食量下降。这说明在胃肠道不吸收脂类物质的情况下，循环中脂肪含量的增加可调节进食。然而随着循环中脂肪酸含量增加，在肝脏由脂肪酸产生的酮体也随之升高。而中枢神经系统可以利用酮体作为能量物质，酮体的升高能抑制食欲。因此，目前尚不清楚酮体在脂肪升高引起的进食调节中所占的比重。脂肪氧化抑制剂 mecaptoacetate 或 methylpalmoxirate 由于能减少脂肪酸的利用，可刺激动物进食；该现象被称为"脂肪缺乏性进食"。与抑制葡萄糖代谢的效应相似，抑制脂肪代谢能使位于下丘脑侧部的增食欲肽—促黑素浓集激素（MCH）的表达增加。但是与葡萄糖缺乏不同，脂肪缺乏并不增加促进食欲的神经肽 Y（NPY）或 agouti 相关肽（agouti - related peptide）在弓状核的表达。

另一个可能参与摄食调节的脂肪相关产物为载脂蛋白 A4（Apo A4）。小肠吸收脂肪后可产生 Apo A4，它能抑制进食；下丘脑产生的 Apo A4 也可能参与进食的调节。虽然脂肪本身和脂肪代谢产物能抑制进食，但大量的证据显示，高脂饮食反而会导致最终摄入的能量增加，人和动物体重上升。

（4）代谢产物：除了葡萄糖、氨基酸、脂肪酸，其他代谢产物也对进食活动产生一定影响。乳酸盐、丙酮酸盐和酮体能抑制动物进食。餐后血中乳酸浓度的升高与摄入的碳水化合物成正比，因此在碳水化合物消化期间，乳酸能对进食产生短期的抑制作用。中短期的能量摄入受限可导致血循环中酮体增加，但酮体增加的同时食欲也大大增加，因此增加的酮体似乎对食欲或进食活动并无影响。但是，如果长期限制能量的摄入，将引起严重的酮酸血症，进而抑制这种极端情况下的饥饿感。与此相似，明显的酮酸血症若伴有高脂低糖饮食也能减少能量的摄入，导致体重下降；在一些流行的减肥饮食中常出现这种情况。

(二) 调节进食行为的长期信号

食欲和能量平衡调节的长期信号主要指瘦素与胰岛素。瘦素与胰岛素均符合体脂信号的标准：首先，两者的循环浓度与体内的脂肪含量成比例，中枢神经系统内浓度与血浆浓度成比例；其次，脑内参与调节能量摄入的神经元表达瘦素与胰岛素的受体，脑内直接注入两者之一均可减少食物的摄入，反之亦然。瘦素与胰岛素是目前已知符合标准的两个重要的长期信号分子。

1. 瘦素　1994 年，脂肪源性激素——瘦素（leptin）的发现，成为食欲调控及肥胖研究的一个新的里程碑。人们终于找到一种令人信服的能将外周组织的脂肪含量信号传入食欲和能量平衡调控中枢的分子。

（1）瘦素及其受体：1953 年 Kennedy 提出，脂肪细胞可根据体脂含量而分泌一种体液因子，在机体体重长期的调节中起作用。随后，Coleman 等进行的动物联体实验表明，遗传性肥胖的 ob/ob 小鼠体内不产生这种抑制进食的因子；但另一种肥胖程度相似的 db/db 小鼠可产生这种抑制进食的因子。随后，Zhang 等在 1994 年利用定位克隆技术成功地克隆了引起遗传性肥胖的 ob/ob 小鼠的肥胖（ob）基因及人类的同源序列。ob 基因编码一种由 167 个氨基酸残基组成的分泌蛋白质，去除 21 氨基酸残基组成的信号肽，形成有活性的瘦素分子。瘦素主要由白色脂肪组织产生，以单体形式存在于血浆中，在血中运输时需与载体蛋白结合。以前认为，ob 基因仅表达于成熟的白色脂肪组织，但近年的研究发现，大脑、胃肠道等组织也表达 ob 基因，但表达量较低。1995 年，小鼠的瘦素受体基因及人类的同源序列也相继被克隆，并发现 db/db 和 fa/fa 遗传性肥胖鼠是由于瘦素受体基因的突变所致。小鼠的 leptin 受体存在 5 种异型体，分别称为 OB－Ra、OB－Rb、OB－Rc、OB－Rd 和 OB－Re，除 OB－Re 为可溶性受体外，其余 4 种异型体均为单跨膜受体，其中 OB－Rb 胞内区最长，为瘦素发挥生理作用的效应分子。OB－Re 在人类并不存在，故人类瘦素受体只有 4 种异型体。瘦素与其长型受体（OB－Rb）结合后，可激活 JAK－STAT 信号转导途径，从而发挥其生物学功能。瘦素在中枢神经系统对食欲的抑制作用必须有该信号途径的参与。

（2）瘦素在人体能量平衡中的作用：瘦素能抑制下丘脑的食欲中枢，减少进食。给予啮齿类动物瘦素后，动物的进食量迅速减少，且能量消耗增加，使体重下降。瘦素主要通过兴奋交感神经系统来增加机体的能量能耗，恒河猴第三脑室内注入瘦素，30min 后，可使循环中交感神经递质（去甲肾上腺素）的浓度增加，随后使动物的进食减少，并且这种作用可持续 24h 以上。最近的研究发现，外周注射瘦素，可激活下丘脑神经元内磷酸肌醇 3 激酶，脑室内注射 PI－3K 特异的酶抑制剂，可阻断瘦素对食欲的抑制作用。这表明，瘦素在下丘脑对食欲的抑制，可能是通过 PI－3K 信号途径来实现的。有趣的是，PI－3K 也是胰岛素信号转导途径之一。因此，胰岛素和瘦素均可以将外周体脂信号传到下丘脑食欲和能量平衡的调节中枢，然后通过共同的 PI－3K 信号途径，调节机体的食欲和能量平衡。近年来，瘦素作用机制研究的另一重要进展是发现瘦素可能通过抑制肝脏的硬脂酰 CoA 去饱和酶，来发挥其对某些代谢的作用，尤其肝脏内脂肪代谢的影响。

长期能量平衡调节因子瘦素和短期饱食信号缩胆囊素（CCK）之间存在着明显的相互作用。外周输入一定量的 CCK 使进食大鼠的短期进食量减少 50% 以上；若预先使大鼠禁食 48h，使血中瘦素水平下降后，再注入同样剂量的 CCK 则对大鼠的进食量无明显影响。然而，禁食大鼠在输入外源性的瘦素，校正外周血中瘦素浓度的下降，且速度类似于自由进食引起的机体内瘦素浓度变化，相同剂量的 CCK 又恢复其减少食物的摄入能力。大量的研究表明瘦素和 CCK 在进食的调节中有协同作用，提示长期和短期的能量平衡调节信号可以相互协调，参与食欲的调节。

（3）瘦素抵抗与肥胖：近年的研究表明，瘦素在能量平衡的作用中，最重要的功能是在能量负平衡及能量储存减少时合成和分泌减少，作为一种体脂信号，使动物的食欲增加，体重恢复；而不是在能量正平衡及能量储存增加时，作为一种体脂信号，来阻止体重的增加。因此，瘦素浓度降低的生理功能比瘦素浓度在生理浓度范围外升高的生理功能要强得多。与啮齿类动物一样，瘦素及其受体基因突变在人类也可引起明显的贪食、肥胖。用重组的瘦素治疗因瘦素缺乏引起的贪食、肥胖可明显抑制患者的食欲，使体重下降。同时，也可使因瘦素缺乏引起的神经内分泌、生殖、免疫等系统的功能缺陷得到纠正。但无瘦素缺乏的患者在加用瘦素后，体重下降的程度和幅度并不确定。脂肪萎缩的啮齿类动物模型，因瘦素缺乏可引起明显的胰岛素抵抗和高脂血症，给予生理剂量的瘦素替代，可使胰岛素抵抗及高脂血症恢复正常。给予小剂量的瘦素，同样可以使先天性和获得性脂肪营养不良患者因瘦素降低引起的胰岛素抵抗和高脂血症得到明显的改善。目前的研究认为，在因禁食引起的瘦素水平下降到动物再进食引起的血中瘦素水平升高这样的瘦素浓度范围内，机体对瘦素浓度的变化最敏感，瘦素的生物学功能最强。机体对在此浓度范围外的瘦素浓度变化的敏感性明显下降。如在大多数肥胖患者体内，瘦素的表达增加，血中瘦素浓度升高，肥胖患者外周血中瘦素的浓度比正常人高 2 倍，比消瘦者高 3 倍以上。如果用药理剂量的瘦素治疗肥胖患者，则无明显的疗效。提示肥胖患者体内可能存在瘦素抵抗。目前认为产生瘦素抵抗的原因主要有以下三个。①瘦素转运入中枢神经系统的量下降。瘦素为大分子物质，不能自由地通过血脑屏障。Banks 等用 ^{125}I 标记的瘦素进行研究，发现瘦素向脑脊液的转运有饱和性，当血清瘦素浓度约 $25\mu g/L$ 时，瘦素向脑脊液的转运达到最大饱和量，继续增加瘦素的浓度时，脑脊液中瘦素浓度不再随血瘦素浓度增加而呈比例地增加。肥胖者平均血清瘦素浓度较正常体重者高 300%，但脑脊液中瘦素浓度仅比正常人增加 30%。瘦素向脑脊液转运的饱和性可能是极度肥胖者发生瘦素抵抗的原因之一，但并非肥胖的原发因素，因为通常在血清瘦素浓度达到 $25\mu g/L$ 之前就已有肥胖的发生。血脑屏障的微血管表达不能激活 JAK - STAT 信号途径的短型瘦素受体，在瘦素通过血脑屏障中起重要的作用，同时，这也是瘦素通过血脑屏障有明显饱和性的原因，因为受体的转运能力是有限度的。肥胖患者中，该转运系统的能力可能是下降的，但这种能力的下降是先天抑或后天环境因素的影响尚不清楚。但是，瘦素通过血脑屏障的能力下降，是否是食欲调节中枢对瘦素反应能力下降的原因尚不清楚。因为，参与食欲调节的下丘脑弓状核神经元是位于血脑屏障的外面，直接受外周循环中的因子调控。②瘦素受体的下游信号转导途径受损可能是瘦素抵抗的另一原因。已经发现，在高脂饮食诱导的肥胖小鼠，瘦素引起的 JAK - SATS 信号途径的激活明显减弱。与其他细胞因子受体类似，受体激活的同时诱导了一种抑制瘦素信号进一步转导的转录因子的表达，这种细胞因子被称为细胞因子信号抑制物 3（suppressor of cytokinesignalling - 3，SOCS - 3）。在高脂饮食和老年导致的肥胖大鼠的某些组织内 SOCS - 3 的表达增加，且用基因剔除产生的 SOCS - 3 基因杂合缺失的小鼠，对瘦素的敏感性增加，用高脂饮食喂食这种杂合缺失的小鼠，出现肥胖和因高脂导致的代谢性并发症的可能减少。另一个调节瘦素敏感性的候选分子可能是 PTP1B。剔除这种酪氨酸磷酸酶的小鼠，对胰岛素和瘦素的敏感性均增强，且不易出现肥胖。虽然如此，我们尚不清楚 SOCS - 3 和 PTP1b 在肥胖发生的病理过程中的意义。③脑内的瘦素受体激活后，进食和能量平衡需要一系列的神经元信号的整合才能发挥作用。若环路中有一个或多个神经元系统不能对瘦素的信号产生反应也会导致瘦素抵抗，但目前对这方面的研究尚不深入。

瘦素抵抗说明低瘦素水平比高瘦素水平所发挥的生物作用明显。参加减肥的女性长期中度限制能量摄入后，可发现她们对饥饿的敏感性增高，并伴有瘦素水平下降。这些结果进一步表明低瘦素水平在调节人体食欲中所起的作用更重要。

（4）瘦素合成和分泌的调节：血中瘦素浓度与体脂含量的变化密切相关。血清瘦素浓度女性比男性高 3~4 倍，即使校正了女性体内含有更多的脂肪这个生理特点，该差别仍然存在，而且这种差异不能用女性激素的差异（如雌激素、孕激素等）来解释。血浆瘦素水平在绝经前后的妇女间无显著差别，激素替代治疗也不能改变瘦素与体脂之间的关系。因此，这种差异可能来源于雄激素的抑制和（或）男女体脂分布的差异。

虽然血中瘦素浓度与体脂含量存在联系，但如果短期限制摄能或禁食使体内脂肪含量发生中等程度的变化，血浆瘦素水平的下降不依赖体脂的变化；如果再次进食或过度进食后，血瘦素的升高也不依赖于体脂的变化。这种由于"能量负平衡"而出现的快速、不依赖于脂肪含量的瘦素下降，保证了在体内脂肪明显消耗前，促进能量的摄入和储存。很多研究发现胰岛素和葡萄糖能调节瘦素的分泌。胰岛素能增加瘦素基因的表达和瘦素的分泌。给恒河猴输入葡萄糖后，血中瘦素水平上升；若人体外源输入胰岛素，使体内的胰岛素浓度接近或超出生理水平，几个小时后血中瘦素浓度上升。人体禁食后如果输入葡萄糖的速度足以阻止血中葡萄糖和胰岛素的下降，那么血中瘦素水平并不降低。一些研究表明，限制能量摄入引起的血中瘦素浓度的下降和血糖的下降存在良好的相关性。啮齿类动物加用链脲佐菌素（STZ）诱导成胰岛素缺陷型的糖尿病模型，在出现高血糖后血中的瘦素水平迅速下降；当用胰岛素治疗使血糖浓度恢复至正常水平后，瘦素水平也恢复正常。有趣的是，在糖尿病大鼠的体内长期埋入渗透性微型泵，以较慢的速度输入外源性的瘦素以补偿体内瘦素的下降，可使胰岛素缺乏引起的糖尿病性多食症状消失。这表明瘦素水平降低可能在糖尿病性多食的发生中起重要作用。

胰岛素和葡萄糖对脂肪组织产生瘦素的调节机制是目前研究的热点之一。脂肪细胞的离体实验表明，当阻断葡萄糖转运或糖酵解通路，由胰岛素刺激引起的瘦素基因的表达和瘦素的分泌也相应地受到抑制，且抑制程度与葡萄糖利用的受损程度成正相关。即使培养基中的胰岛素浓度处于生理水平的上限，这种抑制现象仍然存在，这表明胰岛素介导的葡萄糖代谢而非胰岛素本身刺激瘦素合成和分泌的主要原因。进一步的研究发现，葡萄糖经厌氧途径代谢为乳酸并不刺激瘦素的分泌，葡萄糖必须在线粒体内经有氧途径代谢为二氧化碳才能使脂肪组织分泌更多的瘦素。

血中瘦素浓度有昼夜节律性变化，在夜间出现明显的峰值，但禁食后这种节律将消失。

夜间瘦素峰值的出现时间取决于进食的时间。因此，瘦素的分泌节律有别于可的松和生长激素的分泌节律，它并非真正的生理节律。虽然大剂量外源性糖皮质激素能引起血中瘦素升高，但内源性的糖皮质激素可能不是瘦素的正调节因子。在能量受限和未予治疗的糖尿病中，血中瘦素水平明显降低，而糖皮质激素水平上升。另外在肾上腺功能不足的个体中，虽然缺少可的松昼夜分泌节律，但瘦素分泌的昼夜节律仍然存在；即使通过输入外源性的可的松，模拟或逆转可的松分泌的正常生理节律，瘦素的分泌节律也不受影响。然而，可的松和生长激素可能通过改变胰岛素的敏感性而调整瘦素的昼夜节律。但人体内无论是瘦素的昼夜节律变化，还是能量摄入对血中瘦素浓度的影响，可能都是通过胰岛素刺激脂肪组织中葡萄糖代谢的效应来实现的。

2. 胰岛素在人体能量平衡中的作用　Woods 及其同事早在 1970 年就提出胰岛素是摄食、能量平衡和体内脂肪储存的长期调节因子。此后很多证据均支持这一观点。进食活动可刺激胰岛 B 细胞分泌胰岛素。空腹及餐后血浆胰岛素浓度均与体内脂肪含量相关联。相应地，24h 内胰岛素的总分泌量和循环系统中胰岛素的浓度与机体脂肪含量、近期糖类和蛋白质的摄入量成正相关。虽然某些脂肪酸对血糖引起的胰岛素的全量分泌是必需的，但膳食中脂肪并不能刺激胰岛素的分泌。

胰岛素受体存在于很多与进食有关的大脑区域，包括下丘脑的弓状核。虽然中枢神经系统的神经元并不产生胰岛素，但胰岛素可经受体介导的途径被转运入脑内，而且在高浓度才会达到饱和状态。胰岛素转运入中枢神经系统内的速度并不快，一般在血中胰岛素浓度升高几个小时后，才转运入中枢内，这说明胰岛素是体脂的长期调节因素而非短期的饱食信号。1979 年，Woods 和 Porte 等发现，自由进食的狒狒脑室内持续输入胰岛素，可引起长达 20d 的进食抑制，并伴有进行性的体重下降。

胰岛素抑制进食的作用可能通过它与下丘脑几种神经肽的相互作用来实现，如 NPY、黑色素浓集素配体及其受体等，而这几种神经肽也参与瘦素对食欲和能量的调节。为了进一步研究胰岛素在脑内的作用，给胰岛素缺乏的糖尿病大鼠脑室内输入胰岛素，但输入的胰岛素速度又保证血中胰岛素或血糖浓度不变，可使糖尿病性多食减少 50% 左右。这表明中枢性胰岛素缺乏是引起糖尿病大鼠多食症状原因之一。最近，特异性剔除中枢神经元细胞膜上的胰岛素受体基因，可使小鼠的进食量和脂肪的储存明显增加。这进一步说明中枢胰岛素信号途径在食欲和能量代谢的调节中可能发挥重要的作用。另外，中枢胰岛素还能提高交感神经的兴奋性，增加能量的消耗。另外，作为能量调节长期信号的胰岛素和作为短期饱食信号的 CCK 之间存在着相互作用。如果在狒狒中枢神经系统内注入一定剂量的胰岛素，该剂量本身并不能明显抑制进食活动，但此时若再经脑室或静脉注入小剂量且单独注射不足以抑制进食活动的 CCK，将使狒狒的进食量减少 50% 以上。这说明胰岛素能提高脑组织对 CCK 引起的饱食感的敏感性。

由上可知，大量的研究表明脑中的胰岛素信号能抑制进食，胰岛素的分泌是近期能量摄入和体内脂肪储存的一种负反馈信号。然而，由于胰岛素在外周能增加脂肪的合成与储存，人们往往错误地认为胰岛素会增加体重引起肥胖，这也导致了一些错误的减肥观点：要减轻体重应避免摄入刺激胰岛素分泌的食物。究其原因是未能区分胰岛素对进食的反应和长期高胰岛素血症这两者的区别。进食后血胰岛素浓度迅速上升，但在短时间内又回落到基础水平；而长期高胰岛素血症主要是由于胰岛素抵抗引起 B 细胞的代偿而分泌大量胰岛素。事实上，葡萄糖引起的胰岛素分泌增加只会使体重轻微增加，不会引起肥胖。另外，与其他大脑区域相比，进食后胰岛素被优先输送至下丘脑。下丘脑胰岛素浓度升高主要是在高糖饮食而非高脂饮食后，这可能是因为高脂饮食时，血胰岛素浓度变化较小的原因。狗若长期给予高脂饮食，脑内胰岛素转运系统受损，而且根据受损程度可预测体重的增长幅度。高脂饮食可引起人和动物摄食增加，胰岛素的总分泌量以及转运入中枢神经系统的量减少可能是原因之一。

一些研究表明，在中枢神经系统对能量稳态的控制中，瘦素的作用可能比胰岛素更重要。例如，瘦素缺乏能引起严重的肥胖和贪食，而此时胰岛素仍处于高水平；胰岛素缺乏并不会引起肥胖。事实上在未受控制的糖尿病中（由胰岛素缺乏引起），人和大鼠尽管摄食量大大增加，但体重却是下降的。给这些糖尿病大鼠输入外源性的瘦素使其体内瘦素浓度达到非糖尿病的水平，发现可以缓解糖尿病性贪食症的发展。因此推测，瘦素缺乏而非胰岛素缺乏在糖尿病引起的贪食中起重要的作用。

（三）其他参与能量平衡和胰岛素作用调节的脂肪细胞因子

以前的观点认为，脂肪组织的主要功能是在机体能量过剩时，将过剩的能量以脂肪的形式储存在脂肪组织内，而当机体能量缺乏时，以甘油三酯和游离脂肪酸的形式释放入血。随着脂肪源性激素瘦素缺乏可引起明显的贪食、肥胖发现后，人们意识到脂肪组织也可能是一个重要的内分泌器官。近年的研究拓展了脂肪作为内分泌器官的认识。乙酰化刺激蛋白（acylation stimulating protein，ASP）是近年来发现的脂肪源性激素之一。它是通过与必需因子 B 和脂素（adipsin）的相互作用，由补体因子 C3 产生一种新的衍生物。外周血中 ASP 和补体因子 C3 的浓度在正常及肾病综合征的患者中均明显相关，只是肾病综合征患者体内 ASP 明显高于正常人。ASP 的受体在 3T3 - L1 细胞、成纤维细胞及人的脂肪组织内表达，该受体是一种与 Gi 蛋白偶联的受体。ASP 的主要功能是参与脂肪组织内脂代谢的调节。然而正是这种作用踢显影响了机体整体能量平衡及机体对胰岛素的敏感性。ASP 在脂肪组织局部可刺激葡萄糖的利用，激活脂肪合成过程中的关键酶二酯酰甘油酰基转移酶（DGAT），抑制激素敏感的脂肪酶；从而使甘油三酯的合成增加，脂肪的储存增多。补体因子 C3 基因剔除的小鼠，体内不能产生 ASP，小鼠对餐后脂肪的清除延迟。给这种基因剔除的小鼠腹腔内注射 ASP，可加快高脂饮食后体内游离脂肪酸和甘油三酯的清除速度。给 C3 基因剔除的小鼠喂食高脂饮食，虽然摄入的能量比野生型小鼠多 30%，但小鼠的体内的脂肪含量反而较少，对高脂饮食诱导的体重增加有一定的抵抗作用。通过测定氧的消耗量发现，C3 和 ASP 缺乏的小鼠，静息和运动时的能量消耗均明显增加。在 ASP 和瘦素双剔除的 ob/ob 小鼠，进食量减少，能量的消耗增加，体重较 ob/ob 小鼠轻。说明 ASP 对食欲和体重的影响不是通过瘦素信号途径来实现的。ASP/C3 基因剔除的小鼠，空腹胰岛素水平降低，但对腹腔注射的葡萄糖清除加快。另外，ASP 能使体外培养的 INS - 1 细胞和小鼠胰岛细胞胰岛素的分泌增加，这种效应可能依赖葡萄糖的磷酸化、钙离子内流以及蛋白激酶 C 途径。给予 ASP 可使小鼠体内葡萄糖诱导的胰岛素分泌的第一时相快速增加，从而增加机体对葡萄糖的处理能力。体脂含量是调节 ASP 的主要因素，肥胖患者血清中 ASP 的浓度升高，且升高的程度与体脂含量成比例。在禁食和体重下降，包括因胃旁路手术使体重明显下降时，血中 ASP 的浓度降低。在体外，胰岛素可增加脂肪细胞 ASP 的分泌。这提示胰岛素可能介导了限制能量摄入对 ASP 合成和分泌的抑制，及禁食后使 ASP 的分泌增加的作用。在人类，脂肪的摄入并不影响 ASP 的分泌，但体外的研究却发现乳糜微粒能明显增加培养的人脂肪细胞 ASP 的分泌，这种矛盾的结果尚无合理的解释。虽然，要理解 ASP 对营养物质代谢的影响尚需进行更多的研究，但是目前的研究发现 ASP 可以增加甘油三酯的储存，缺乏 ASP 时，机体的脂肪减少，并且能减轻高脂饮食诱导的胰岛素抵抗及肥胖；这些结果提示，降低 ASP 的浓度或其受体拮抗剂有可能用于肥胖和 2 型糖尿病的治疗。

有意义的是，ASP 调控的基因，DGAT 基因剔除的小鼠，出现的症状与 ASP/C3 基因剔除的小鼠相似，两者均表现为对胰岛素的敏感性增加，减少高脂等饮食诱导的肥胖，同时表现为对瘦素抑制食物摄入效应的敏感性增加。小鼠敲除 perilipin 基因后，激素敏感的脂酶活性增强，出现明显的贪食症状，但由于脂肪细胞形态变小，小鼠显得较为消瘦。即使在瘦素受体缺乏的 db/db 小鼠中，perilipin 的缺乏也可逆转原有的肥胖。

脂联素（adiponectin）和抵抗素（resistin）是近年来发现的两种重要的脂肪源性新激素。它们均特异表达在脂肪组织，其合成、分泌量与体脂的含量密切相关，只是，脂联素和体脂含量呈负相关，而抵抗素则与体脂含量呈正相关。由于两者的主要功能均与胰岛素抵抗相关，在食欲和能量平衡的调节中，可能不起主要的作用，因此，关于这两种脂肪组织的激素的功能将在相关章节阐述。

脂肪组织除分泌一些激素外，还能合成分泌许多细胞因子。有些细胞因子如 TNF-α、IL-6 等，若经外周或中枢给予，均能抑制动物的进食活动。但由于它们引起的食欲减退常伴有感染和癌症因素，这就妨碍了在生理状态（如除外肿瘤或炎症的存在）下对其调节进食功能的了解。这些细胞因子可能通过影响胰岛素的敏感性或瘦素的产量而间接地调节进食活动。

除了脂肪组织和分泌的一些激素或细胞因子参与机体食欲和能量平衡的调节外，下丘脑-垂体-肾上腺及甲状腺轴的功能，在食欲和能量稳态的调控中，也发挥一定的作用。在外周，糖皮质激素主要起分解作用；但在中枢神经系统则可增加进食。胰岛素和瘦素通过影响下丘脑神经肽的分泌，继而抑制进食，这种变化在很大程度上可被糖皮质激素在中枢促进食欲增加的效应所抵消。糖皮质激素缺乏（Addisons 病）的一个症状即为厌食。虽然外源给予糖皮质激素或内源性糖皮质激素过多（库欣综合征）均有贪食的症状，但患者体内同时出现的高胰岛素血症和高瘦素血症，以及糖皮质激素的外周分解作用，可能使大多数库欣综合征患者不出现明显的肥胖。在长期的能量摄入和体脂含量的调节中，很可能由糖皮质激素与胰岛素、瘦素之间的相互作用来实现的。例如，肾上腺切除，可使人体对中枢给予的胰岛素抑制禁食效应的敏感性增强；但长期给予糖皮质激素，可能会损伤胰岛素向中枢神经系统内的转运。此外，肾上腺切除，还能使因瘦素缺乏或瘦素受体缺陷引起动物的贪食症状减轻，这提示瘦素缺乏/抵抗引起的生物学效应与下丘脑-垂体-肾上腺轴功能之间存在着明显的相互影响。近年来，脂肪组织表达的 11β-羟类固醇脱氢酶 1 型引起了人们的关注。因为该酶可以在血中糖皮质激素浓度不变的情况下，增加细胞内活性糖皮质激素的浓度。在最近人们发现在肥胖患者的脂肪组织内 11β-HSD-1 的活性是增加的。用转基因技术，使 11β-HSD-1 基因在小鼠脂肪内特异性高表达，且表达增强的水平类似于肥胖患者脂肪组织增加程度，脂肪组织高表达 11β-HSD-1 的小鼠，脂肪组织内的肾上腺皮质酮浓度增加，促进高脂饮食诱导的腹型肥胖的出现。同时，这种小鼠还出现高血脂、胰岛素抵抗、糖尿病等表现。令人奇怪的是，这种小鼠即使出现明显的高血脂，其食欲也是增加的。因此推测脂肪组织 11β - HSD - 1 表达增加，可能在腹型肥胖及代谢综合征的发生中起重要的作用。

目前对甲状腺激素影响进食活动的机制了解尚不深入。外源性或内源性甲状腺素过多引起的甲状腺功能亢进，可使机体摄食增加。这种增加可能是由于甲状腺激素使基础代谢率增加，造成能量的负平衡，使体内脂肪含量下降，循环中的胰岛素和瘦素分泌减少的缘故。相反，甲状腺功能减退时基础代谢率下降，摄入量减少，体重虽上升但无明显的肥胖，这可能是因为胰岛素和瘦素的增加限制了体重的增加。

下丘脑的生长激素（GH）- 胰岛素样生长因子（IGF）轴在能量的平衡和营养物质的分配中起重要作用。给予 GH 可引起摄食增加。中枢给予 IGF - 1（非 IGF - 1）则抑制进食。GH 和 IGF 均能通过下丘脑产生的生长激素释放激素（GHRH）对生长激素轴产生负反馈抑制作用。把 GHRH 激动剂注入脑室或把 GHRH 注入下丘脑腹内侧核，均能引起大鼠摄食增加。由此推测，外周的 GH 和 IGF 可能通过 GHRH 来调节进食行为。

总之，短期调节信号主要来源于胃肠道（如 CCK、ghrelin 及胃肠道容受性受体等），它通过降低饱腹感的阈值来终止进食，但这些信号本身并不足以调节能量平衡和体脂的含量。胰岛素、瘦素等长期信号与近期摄入的能量、体脂含量呈正相关。大脑对胃肠道引起的饱腹感的敏感性受到胰岛素和瘦素的影响，因此，目前认为，长期和短期调节信号相互作用，共同参与能量平衡的调节。除了瘦素有调节摄食和能量消耗的重要作用外，脂肪细胞分泌的其他激素和蛋白质也参与了能量平衡及机体对胰岛素效应敏感性的调节。

三、食欲和能量平衡的中枢调控系统

（一）体脂信号的神经肽感受器

很早就知道，电刺激下丘脑的腹内侧核（VMN）可抑制食欲，破坏该区域可引起贪食肥胖。相反，刺激下丘脑外侧核（LHN）则使食欲增加，破坏该区域可引起动物厌食和消瘦。因此人们认为 VMN 为饱食中枢，而 LHN 为饥饿中枢。但在破坏下丘脑的饱食和饥饿中枢后，尚不能阻止禁食后的代偿性进食反应，这提示除这两个区域外，脑组织中尚有其他的部位可能参与食欲的调控。近年来，随着下丘脑中食欲调节肽的陆续发现，下丘脑在能量平衡调节中的地位更加巩固。神经肽分为两大类，一类为促进食欲、减少能量消耗的神经肽如 NPY、MCH、agouti 相关肽（AGRP）、增食欲素（orexin）等；另一类则抑制食欲、促进能量消耗的神经肽如 α - 黑素细胞刺激激素（a - MSH）、促肾上腺皮质激素（CRH）、促甲状腺素释放激素（TRH）、可卡因和苯丙胺调节转录肽（CART）及白细胞介素 1β 等。在这些参与食欲调节的神经肽中，有些如 NPY、AGRP、MSH、CART 等可以接受外周脂肪组织传来的体内信号。

1. 下丘脑表达感受体脂信号增加食欲（合成代谢）的神经肽　NPY 是参与能量平衡及神经内分泌调节的主要介质，主要在弓状核中合成。把 NPY 注入大鼠的脑室或直接注入下丘脑能强有力地刺激进食，减少能量的消耗，同时诱导肝脏和白色脂肪组织中脂肪酸生成相关酶的表达。持续或反复中枢内注入 NPY 可引起肥胖。当体内的脂肪急速减少和（或）胰岛素、瘦素传入脑内的信号减少时，下丘脑 NPY 基因表达和蛋白质分泌均增加。在 ob/ob 鼠中 NPY 表达升高，给予瘦素后，可以抑制弓状核中 NPY 的表达。敲除 NPY 基因能降低 ob/ob 小鼠的贪食和肥胖程度。同时，在胰岛素缺乏的糖尿病中，贪食症状常伴有下丘脑 NPY 合成和释放的增加，但外周或中枢注入胰岛素可阻止贪食症的发生。这些研究表明

NPY 是瘦素的中枢作用介质，事实上，在弓状核的 NPY 神经元上有瘦素受体的表达。

体内至少存在 5 种 NPY 的受体。NPY 与其受体结合后，可使下丘脑 PVN 及背内侧核（DMN）中 c－fos 基因的表达增加，若预先给予 NPY 1 受体拮抗剂 1229U91 或瘦素，则 NPY 诱导的进食减少，在小鼠 PVN 中 c－fos 表达的升高减弱；说明 NPY 发挥增加摄食作用时，神经元活动主要位于 DMN 和 PVN 区域。

但在 NPY 基因剔除的小鼠，对摄食的反应是完整的，因此人们怀疑当胰岛素或瘦素水平正常时，NPY 在食欲调控中是否发挥重要的作用。另一种可能的原因是，如果体内先天性缺乏 NPY 这种重要的食欲调节因子时，机体可能出现一些代偿机制，来代偿 NPY 的生理功能。

AGRP 与 agouti 蛋白同源，是一种 MC3R 和 MC4R 受体拮抗剂，具有增加食欲的作用。与 NPY 和 POMC 相似，AGRP 也位于弓状核，且禁食和瘦素缺乏均能够使其表达增加。脑室内注射或经转基因技术使 AGRP 表达增加后，可引起动物食欲增加，而且脑室内注入一次 AGRP 引起的进食增加会持续 1 周。若以进食后几个小时的反应来衡量，NPY 是最强的促食欲因子，但 NPY 相对 AGRP 来说是短效的，因此若以单次脑室内注射引起能量摄入的累积增加来衡量，AGRP 才是最强的促食欲因子。除此之外，下丘脑还分泌一些促进食欲的神经肽如黑色素浓集激素（MCH）、增食欲素、甘丙肽（galanin）等。

2. T 丘脑表达感受体脂信号抑制食欲（分解代谢）的神经肽　α－黑素细胞刺激激素（α－MSH）由前阿片黑素细胞皮质激素（POMC）剪接而来，在食欲调节中尤其重要；它在下丘脑通过 3 型促黑素受体（MC3R）和 4 型促黑素受体（MC4R）来抑制食欲，是 MC4R 的内源性生理激动剂。MC3R 和 MC4R 途径是体内能量稳态调节中最重要的信号转导途径之一，其主要表达在脑内。给予合成的这些受体激动剂能抑制动物的进食活动，而合成的拮抗剂则有相反的作用。MC4R 基因剔除的小鼠，表现为明显的贪食和肥胖，表明 MC4R 信号途径能抑制进食和体内脂肪的储存。MC4R 基因杂合缺失的小鼠模型也出现肥胖的表型，但肥胖程度无该基因纯合缺失小鼠明显。人类中若有 MC4R 基因的突变也可见到类似的表现。有趣的是，下丘脑表达的能够增加食欲的神经肽 AGRP 也是通过 MC3R 和 MC4R 受体途径来发挥其生理功能，AGRP 是该受体的拮抗剂，从而抑制该信号途径，使食欲增加。

CART 是一种在下丘脑多种核团表达的内源性抑制食欲的神经肽。下丘脑弓状核的 CART 神经元上有瘦素受体的表达，提示该 CART 神经元可能接受外周体脂信号—瘦素的调节。当 CART 注入下丘脑后，可抑制正常及饥饿大鼠的进食，并能完全阻断 NPY 诱导的进食。CART 与瘦素的关系密切，ob/ob 鼠或 db/db 鼠弓状核中 CART 表达降低甚至完全缺乏，当给 ob/ob 鼠腹膜内注射重组的瘦素时，弓状核中 CART 水平可恢复正常，下丘脑外侧部的 CART 也有所升高。这提示增加 CART 的表达可能是瘦素发挥抑制摄食的机制之一。

（二）下丘脑对体脂信号的整合

下丘脑合成分泌大量的神经肽参与食欲和能量的调控。那么，下丘脑是如何接受体脂信号如瘦素、胰岛素，将它们整合后，通过调节食欲调节肽的分泌来完成食欲和能量调节的呢？近年来的研究，使人们对该过程有了一定的了解。随着大量新的参与食欲调节的神经肽不断发现，原位杂交，尤其是双色原位杂交技术的应用，人们发现下丘脑一些特异的神经元亚群参与能量稳态的调节。以前的观点认为下丘脑内存在特异的调控进食和体重的中枢，但现在则发现：脑尤其下丘脑内不同的神经元通路在感受体脂变化信号变化，整合这些信息，调控食欲和能量的平衡中起非常重要的作用。

下丘脑的弓状核（ARC）邻近第三脑室，是神经细胞体集中的区域，约占下丘脑长度的一半。该部位的神经元主要有两大类，一类是同时表达增强食欲的神经肽 NPY 和 AGRP 的神经元，另一类是同时表达和分泌抑制食欲的神经肽 POMC 和 CART 的神经元。有趣的是，这两类神经元的细胞膜上均有瘦素受体的表达，因此，人们认为下丘脑的弓状核可能是参与食欲调控的一级神经元群集处，可直接感知外周传来的体脂信号。

据此，人们提出如下的假设：弓状核能把与瘦素相关的信号信息转换成神经元的反应。若把瘦素通过微注射的方法注入弓状核，可引起食欲降低；而在捣毁弓状核后，脑室内注入瘦素就无此效应。弓状核内 NPY/AGRP 和 POMC/CART 的绝大多数神经元细胞膜上均表达瘦素受体，而且这两种神经元合成的 NPY/AGRP 和 POMC/CART 神经肽均受瘦素的调控，但对它们的调控方向相反。瘦素抑制 NPY/AGRP 神经元内 NPY 和 AGRP 的合成，当瘦素浓度降低时，NPY 和 AGRP 的合成则增加；但瘦素对 POMC/CART 神经元内 POMC 和 CART 的表达的调控则与此相反。虽然对胰岛素的研究不如瘦素的深入，但弓状核中的确存在大量胰岛素受体的表达，而且胰岛素缺乏也可能激活 NPY/AGRP 神经元，同时，胰岛素或瘦素减少可抑制弓状核中 POMC 和 CART 的表达。输入胰岛素或瘦素则引起相反的变化。其次，如果强制性过度喂食，使大鼠的体重增加超过 5% 时，将明显抑制大鼠的自发性摄食，同时发现弓状核中 POMC 基因的 mRNA 水平增加 3 倍。中枢注入促黑素受体的拮抗剂，可逆转由于瘦素或强制性过度进食引起的畏食（该剂量并不影响对照组的进食活动）。这说明在体脂增加的信号传入脑内引起畏食反应的过程中，MC 受体途径起着重要的作用。总之，弓状核是把血中瘦素和胰岛素的信号转化为神经元反应的主要部位。

上述假说也提示弓状核神经元支配的脑组织也是参与能量稳态回路的次级神经元所在的区域。但有关这种下游神经元的研究还刚刚起步，能量稳态的调控可能包括很多整合的、多个神经传导途径，而不是一些离散的神经元依次相连组成的单一途径所能完成的。虽然如此，对弓状核神经元最终如何影响进食的模型的理解无疑会为今后的研究提供一个有用的框架体系。

次级神经元的信号通路模型：用双色免疫组化分析发现，在下丘脑的室旁核催产素（OXY）神经元的周围分布着含有 NPY 蛋白的神经轴突；而在下丘脑围穹隆部（periformical area，PFA）的增食欲素（orexin）神经元（绿色）周围，分布着大量 NPY 蛋白阳性的神经元轴突；同时，在下丘脑外侧核（LHA）MCH 神经元（绿色）周围，同样分布着大量 NPY 蛋白阳性的神经元轴突。事实上，下丘脑区域，包括室旁核（paraventricularnucleus，PVN）、VMN、未定带（zona incerta）、PFA 和 LHA，分布着大量来自弓状核 NPY/AGRP 和 POMC/CART 神经元的轴突，这些位于下丘脑弓状核的神经元能够接受外周血中体脂信号变化的信息。因此，下丘脑的室旁核（PVN）、腹内侧核（VMN）、未定带、PFA 和 LHA 区域可能是下丘脑参与食欲调节的二级神经元所在位置。这与早期的刺激和损伤研究的结果相吻合。例如，电刺激 PVN 可抑制食欲，而刺激 PFA 和 LHA 则促进食欲。同时，破坏双侧 PVN，可引起过食肥胖综合征，相反，破坏双侧 LHA 则引起厌食、体重下降。这提示抑制食欲和促进食欲的信号分子可能是在下丘脑的 PVN 和 LHA 部位合成的。

和上述结论一致，中枢给予一些在 PVN 合成的神经肽，可降低进食量，减轻体重。这些神经肽包括：CRH、TRH、oxytocin。CRH 是下丘脑 - 垂体 - 肾上腺轴的主要调节因子，同时，它也是一种抑制食欲的神经肽。CRH 能引起厌食，激活交感神经系统。CRH 通过 CRH 受体 1 和 CRH 受体 2 起作用，其减少摄食作用位点主要位于 PVN。原位杂交显示，单次腹膜内给予瘦素（1.0mg/kg）后，PVN 中的 CRH mRNA 和 VMN 中的 CRH 受体 2 的 mRNA 表达均升高，长期给予瘦素（微量泵皮下注射 5d），VMN 中的 CRH 受体 2mRNA 升高而 PVN 中的 CRH mRNA 却无明显变化。无论是单次还是长期给予瘦素均有减轻体重、抑制摄食的效应，这表明瘦素调节能量平衡的作用至少部分是通过增加 CRH 或 CRH 受体 2 的表达，从而增加 CRH 抑制摄食作用来实现的。TRH 不仅能调节甲状腺轴的功能，而且还能减少食物的摄入。催产素除了调节子宫的活动，也能抑制进食。如果这些 PVN 神经元是位于弓状核下游的次级分解代谢的效应器，那么它们应该能被促黑素受体（melanocortin，MC 受体）和（或）CART 信号途径所激活，而被 NPY 的信号途径所抑制。这些设想尚需进一步证实。

脑来源的神经营养因子（brain derived neurotrophic factor，BDNF）最早认为它在感觉神经的发育中起重要的作用。但在初期的临床试验中发现 BDNF 可以使受试者体重减轻，因此，认为该神经肽可能参与食欲的调控。随后的研究发现，BDNF 及其受体 TrkB 均表达在下丘脑饱食中枢相关的神经元细胞中。在 BDNF 基因杂合缺失的小鼠，出现肥胖和食欲亢进，中枢内注射 BDNF 后，小鼠的过食和肥胖可被纠正。如果用条件性基因剔除技术，特异性剔除小鼠脑组织内的 BDNF 后，小鼠仍然表现为肥胖，提示 BDNF 在中枢可能参与能量平衡的调控。值得注意的是，BDNF 基因在下丘脑腹内侧核（VMN）的神经元内高表达，且该部位表达的 BDNF 营养物质和 MC4R 信号通路的调控。因此，这提示下丘脑腹内侧核（VMN）BDNF 神经元可能是受弓状核 NPY/AGRP 和 POMC/CART 神经元调控的抑制食欲的二级神经元。BDNF 可能是 MC4R 信号途径的下游信号分子，参与食欲和能量平衡的调控。

促黑色素浓集激素（MCH）的神经元主要分布于下丘脑外侧部（LHA）及未定带（zona incerta）；而其神经纤维及末梢则广泛分布于大脑。MCH 具有增加摄食的作用。重要的是，位于 LHA 部位的 MCH 神经元细胞膜周围有大量的 NPY/AGRP 和 POMC/CART 神经元轴突的分布。因此，人们认为下丘脑的 LHA/PFA 区域可能是机体内合成代谢信号的次级神经元所在的部位。能量摄入受限或瘦素缺乏可增加 MCH 的合成；MCH 基因敲除的小鼠进食减少，异常消瘦，用转基因技术，使小鼠在下丘脑正常的部位高表达 MCH，则引起小鼠肥胖；同时，给予 MCH 转基因小鼠高脂饮食，更容易使小鼠体重增加。与 NPY 受体相似，MCH 受体与 MCH 结合后，使其与位于胞膜上的 G - 蛋白复合物的 G_i 亚单位结合，通过激活 G_i，进而抑制 cAMP 的形成，从而抑制蛋白激酶 A（PKA）信号途径，发挥其促进食欲的作用。引起食欲减退的神经肽，如 MC4 或 CRH 与其受体结合后，则激活 G_s 蛋白，从而增加细胞内 cAMP 的含量，激活细胞内 PKA 信号转导途径，发挥其抑制食欲的生物学功能。在 MCH 受体 1 剔除的小鼠，表现为消瘦，这主要是因为小鼠的产热增加，而不是因为食欲的下降所致。给予 MCH 受体 1 拮抗剂，则使小鼠的食欲下降，同时减轻因美味食物引起的肥胖的程度。MCH 受体 2 目前仅在人类的脑组织中发现，而在大鼠的脑组织中尚未发现，对其功能目前尚不了解。值得注意的是，位于下丘脑外侧部的 MCH 神经元上有瘦素受体的表达，这提示下丘脑 LHA 部位的 MCH 神经元除了通过其一级神经元 NPY/AGRP 和 POMC/CART 传来信息，感受外周血中体脂信号的变化外，尚可通过 MCH 神经元细胞膜上瘦素的受体，直接感受外周血中体脂含量变化导致的瘦素分泌异常的信息。进一步明确这两条信号途径在调节促进食欲的神经肽 MCH 的合成和分泌中的地位，是非常有意义的。同时，到目前为止，MCH 神经元细胞膜上，是否有 MC 受体的分布尚不清楚。

增食欲素（orexins）A、B，又称超矮因子（hypocretin）1、2，特异性表达在下丘脑 LHA、未定带和 PFA，但与 MCH 表达的神经元是不同的。当中枢给予增食欲素时，它们能增加食物的摄入，引起动物行为的觉醒。剔除增食欲素基因的小鼠，可引起嗜睡症，主要表现为一种在非正常情况下突然发作的入睡。该研究表明增食欲素除了具有控制食欲的作用外，增食欲素信号途径可能是启动、维持睡眠的原因之一。已有研究发现，瘦素可抑制禁食诱发的前增食欲素原 mRNA 及增食欲素受体 1mRNA 的表达，而对增食欲素受体 2 却无明显影响，这表明抑制增食欲素及其受体的表达可能是瘦素抑制摄食的机制之一。与下丘脑室旁核 MCH 神经元相似，Hakansson 等发现位于 LHA 以及 PFA 的绝大部分增食欲素神经元细胞膜上也有瘦素受体的表达，同时，增食欲素细胞内也有信号转导转录激活因子 3（STAT3）蛋白的存在。STAT3 是一种被瘦素激活的转录因子，提示瘦素可能直接与增食欲素神经元细胞膜上的瘦素受体结合，通过抑制下丘脑增食欲素的表达或释放而抑制摄食。

目前认为，MCH 和增食欲素的神经元可能是参与能量稳态调控的下丘脑的二级神经元，参与组成下丘脑能量稳态调控的神经通路，这表明从弓状核神经元来的 POMC 或 CART 信号能够抑制 MCH 和增食欲素神经元的功能，而 NPY 或 AGRP 信号则增加这些神经元的功能。这有待进一步的实验来证实。

要证实能量稳态环路中存在一级和次级神经元这个假设还有很多的工作要做。首先必须要证实下丘脑 PVN 和 LHA 中的确存在一类特异性表达 NPY 和 α – 黑素细胞刺激激素受体的神经元，因为只有这类神经元才可以作为食欲调节的二级神经元，接受下丘脑 NPY/AGRP 和 POMC/CART 一级神经元的体脂信号的调节。同时，目前的研究发现，有很多 PVN、PFA 和 LHA 的神经元均投射到弓状核，因此，两者之间存在双向神经传导通路，提示这些次级神经元并非只是被动的接受弓状核的信息，它们还能主动参与调整到达的信息。此外，大量的证据表明 PVN 和 LHA 神经元细胞膜上有瘦素受体的表达，提示 PVN 和 LHA 神经元也可以是体脂信号直接的调节目标。不过，瘦素受体在弓状核中的表达远高于这些二级神经元所在的下丘脑区域。

（三）机体的饱食信号控制每餐的进食量

要达到能量的稳态，显然每餐摄入的食物量、进食的频率或两者都应受到调控。每餐进食量的主要决定因素是饱腹感的启动，即在食物摄入过程中，神经体液因素的刺激导致摄食的终止。为了解释摄食终止受能量稳态的调控，有学者提出，参与能量稳态的下丘脑通路与一系列对饱腹感发生反应的信号通路相互作用。进食的开始时间受很多内在和外在的因素影响，如情绪因素、一天中的某些时间、食物获得的可能性及其美味程度、周围环境的压力。但进食的终止相对而言受到更多的生理调控。一些实验表明，体脂变化引起的进食反应中，其中的一项即是控制每餐的进食量。中枢给予 NPY 引起的贪食症状主要表现为摄入大量的食物；相反，给予瘦素后，动物进食的次数与对照组一样，但每顿进食量明显减少。这些观察提示，参与能量稳态的信号可能主要通过控制每餐的进食量来调节食物的摄入。调节脑部参与整合饱食信号的区域（或核团）对机体饱食信号的反应，可能是机体维持能量稳态的重要途径之一。

下丘脑主要是对体脂信号产生反应，但很可能不是处理饱食信号的部位。进食过程产生的饱食信号绝大多数通过迷走神经的传入纤维，以及从胃肠道上部而来进入脊髓的传入纤维传至后脑。这些信息在孤束核（nucleus tractus solitarius，NTS）进行整合。NTS 位于脑干的尾部，能整合从胃肠道、腹腔内脏传入的感觉信息，以及从口腔传入的味觉信息。在食物摄入过程，或肝脏中有能量代谢相关的神经信号传入时，或营养成分刺激位于小肠肠腔的神经内分泌细胞分泌体液因子如 CCK 时，胃和小肠的机械和化学刺激引发的饱食信号可传到NTS。如果切断动物前脑和后脑的所有神经联系，这些饱食信号仍然可以使进食终止。这说明即使没有下丘脑的影响，参与调节进食终止基本过程的大脑区域仍能发挥作用。

那么前脑对体脂信号的反应是如何与每餐摄食量的变化联系在一起的呢？胰岛素和瘦素均能提高 CCK 引起的饱腹感的事实表明，前脑对体脂信号的反应与后脑整合饱食信号的区域存在着相互作用。下丘脑中枢能量平衡调节的效应器途径（如 MC 受体信号途径），能影响 NTS 神经元对迷走神经传入的饱食相关刺激的反应，也说明前脑对体脂信号的反应与后脑对饱食信号的反应存在着相互的影响。近来发现瘦素能加强 CCK 激活 NTS 神经元的效应，这也清楚地说明参与能量稳态的信号能够调整 NTS 神经元对传入的饱食相关信号的反应。

有学者认为：NTS 神经元本身负责对外周传入的饱食信号和从前脑神经元输入的能量稳态信号的整合。首先，NTS 神经元和前脑区域如 PVN 有交互的神经联系，因此饱食信号和能量稳态信号的整合可能涉及这些大脑区域。另外，参与能量稳态调节的中枢效应神经元的神经递质除作用于下丘脑外，还作用于后脑的 NTS 神经元，如 NTS 神经元细胞膜上表达MC4R 基因等。在邻近 NTS 的第四脑室和在侧脑室突出的部位（rostral lateral ventricle）注射MC4R 的激动剂或拮抗剂，两处所引起的进食反应无任何差别。同时，在 NTS 有 POMC 阳性的神经元存在，这也是脑组织中除弓状核外，唯一表达 POMC 基因的区域；而且 NTS 神经元细胞膜上也有瘦素受体的表达。所有这些均提示后脑和前脑可能都参与了对能量稳态信息的处理。因此，后脑的 NTS 或脑干的其他区域，也像弓状核一样，存在对瘦素发生反应的神经元，并通过向上投射到前脑某些关键部位的神经纤维，参与体脂改变引起的进食反应的调节。进一步澄清前脑和后脑参与这一过程的神经环路整合的机制无疑是非常重要的。

（四）单胺类神经递质与摄食活动

去甲肾上腺素在脑干诸如迷走神经背核、蓝斑合成。这些神经元向后投射到脊柱，向前投射到下丘脑、丘脑和大脑皮质。在某些神经元，包括投射到 PVN 的神经元，去甲肾上腺素和 NPY 位于同一区域。与 NPY 相似，PVN 内注入去甲肾上腺素，进食量大大增加；反复注入可引起体重激增。在 ob/ob 小鼠，可观察到 PVN 内去甲肾上腺素水平增加，这表明瘦素可能抑制这些大脑区域释放去甲肾上腺素，大鼠下丘脑的体外研究也支持这一观点。因此PVN 或其他下丘脑区域的去甲肾上腺素信号的增加可能是瘦素缺乏引起贪食的原因之一。

血清素系统由位于脑干尾部的细胞体组成，包括广泛投射到背脊核的细胞体，是目前几种中枢减肥药的主要靶点（如西布曲明、右芬氟拉明）。这些药能增加血清素受体的信号而抑制进食，它们的拮抗剂则有相反的作用。实验发现，敲除 5HT2c 血清素受体亚型后摄食和体重均增加，因此正常能量稳态的维持可能需要完整的血清素信号。但基因敲除模型仅导致中等程度肥胖，特别是与缺乏 MC4R 或瘦素受体的肥胖小鼠相比。近来发现瘦素增加可改变血清素水平，这使学者提出：瘦素减少体重的效应可能部分由增加的血清素信号来介导。然而，在缺乏 5HT2c 血清素受体的小鼠中，瘦素引起的厌食并不受影响，这提示瘦素减少进食过程不需要该受体亚型的参与。

由以上可知，单胺类神经递质系统对进食有明确的作用，而且为肥胖治疗提供了重要的药靶。然而它们在能量稳态中的作用是复杂的，它们是否是体脂信号作用的主要靶点尚缺乏有力的证据。

四、机体对能量消耗的调控途径及机制

虽然已经明确，外周体脂信号瘦素作用于下丘脑，通过促黑色素信号途径来调节机体食物的摄入及能量的平衡；这将外周信号与中枢神经系统的食欲及能量平衡的环路有机地联系在一起。但是，目前对黑色素刺激素（MC）信号途径究竟通过什么样的下游信号分子或途径来调节机体的食欲、能量消耗及神经内分泌功能尚不清楚。通过近几年的研究，一些可能的机制逐渐被发现。如前所述，一种可能的机制是，弓状核内受瘦素调控的神经元投射到下丘脑的室旁核（PVN），而以前的研究发现 PVN 是下丘脑能够对体内营养状态和瘦素水平改变发生反应的部位。PVN 被认为是下丘脑发挥功能的启动区域，就像下丘脑的"发动机的臂"一样。下丘脑 PVN 可以通过投射到中间隆突神经元，释放一些特异的神经肽来调节垂体激素的分泌；同时，它还通过投射到自主神经的神经节前神经元来激活自主神经。事实上，交感神经的激活，可通过棕色脂肪及肌肉组织，使机体的能量消耗增加。另外，下丘脑 PVN 内的 TRH 神经元还能够调节垂体－甲状腺轴的功能，从而调节机体的食欲和能量消耗。下丘脑弓状核的黑色素刺激素，通过黑色素刺激素受体信号途径来调节 PVN 内的 TRH 的表达；同时，瘦素也能够作用于 PVN 内的 TRH 神经元细胞膜上的瘦素受体，直接调节 TRH 神经元内 TRH 的表达。与此相似，瘦素还可以通过调节 PVN 内的其他神经元如 CRH 等的活性，来调节机体的食欲、自主神经及内分泌功能。与这种机制并行的是，下丘脑弓状核的神经元也可以投射到下丘脑外侧部（LHA），通过对该区域的 MCH 和增食欲素合成分泌的调节来发挥其对食欲、内分泌功能及自主神经活性的调节。这两种模式均认为弓状核神经元通过黑色素刺激素信号途径直接作用于食欲调节的 FRH 或 MCH 神经元。事实上，电生理的研究发现，黑色素刺激素能神经元可以投射到下丘脑室旁核 GABA 能中间神经元，这提示有可能存在这样的机制，即下丘脑室旁核 GABA 能神经元将接受的各种传入信号进行整合后，传出信息，来调节机体的食欲和能量的平衡。很可能这些作用机制在下丘脑相互作用，共同参与食欲和能量消耗的调节。

食欲的调节在上面已经进行了详细的讨论，在这儿主要对能量消耗的调节机制进行阐述。机体长期的能量摄入超过能量的消耗，是肥胖发生的根本原因。机体能量消耗由三部分组成：第一类是维持细胞生存和生理功能所必需的能量，是机体的基本的能量消耗，占机体能量消耗的60%左右。该部分能量消耗在每一个体一般变化很小，可通过测定基础代谢率来反映这部分能量消耗的多少。第二类是机体的运动所需要的能量。第三类被称为适应性产热，也称热效应；环境温度及食物的摄入量可影响适应性产热的量，如寒冷、食物摄入量的增加，均可使适应性产热增加，能量的消耗增加。

能量消耗量的组成，尤其是体力活动及适应性产热的量很容易改变。这种现象非常有意义，因为我们可以通过调节机体的产热量，控制肥胖。由于体力活动受心理和生活习惯的影响更大，因此，本章主要讨论适应性产热调控的分子机制。该领域的研究主要集中在两个方面，一个是促进机体适应性产热的中枢神经环路有哪些，另一个是机体如何调控外周组织能量氧化产热的过程。虽然有人认为控制食物摄入和控制能量消耗的中枢神经环路可能完全不

同，但是自然发生或采用基因操纵技术，使小鼠某些控制食欲的关键基因缺失的动物实验结果，表明调节食物摄入和能量消耗的中枢神经环路可能是密切相关的。如瘦素及其受体、MC4R 和 MCH 基因突变的小鼠，均同时影响食物的摄入和能量的消耗，两者共同作用引起动物的脂肪储存增加。给瘦素缺乏的小鼠，注射外源性瘦素后，不仅使小鼠的食物摄入减少，而且还使小鼠的能量消耗明显增加。目前已经明确，这种中枢驱动的产热效应主要是通过交感神经将信息传出到外周产热组织的；中枢的交感神经可以通过棕色脂肪组织上的 β3 肾上腺素能受体，使细胞内 cAMP 的产生增加，进而激活棕色脂肪组织介导的产热效应。已经明确，将儿茶酚胺类神经递质输注到骨骼肌内，在不改变肌肉运动的情况下，可以使骨骼肌的产热量增加；但这个过程是否是通过调节骨骼肌内参与能量消耗过程中的关键分子来完成尚不清楚。但是，用基因操纵技术，阻断体内儿茶酚胺激素产生的小鼠对寒冷刺激的敏感性比 UCP-1 基因剔除的小鼠明显增加，这个现象表明产热的其他途径，而非棕色脂肪组织途径可能是非常重要的。

线粒体是细胞内能量加工厂，各种营养物质在线粒体内部被氧化，产生的能量以高能磷酸键的形式储存在 ATP 分子内，或以热量的形式释放，来维持机体的体温恒定。通过电子传递链，线粒体内膜基质内的质子（H 离子）被逆浓度梯度转运到线粒体内膜外，形成跨线粒体内膜的电化学梯度。线粒体内膜外的质子有两种去向，一种是像 Mitchell 描述的那样，通过 ATP 合成酶重新进入线粒体内膜基质，同时产生大量的 ATP。这条途径将氧的消耗和 ATP 合成过程的磷酸化联系在一起，因此也称氧化磷酸化偶联途径。另一种途径是线粒体内膜外的质子直接通过内膜，渗漏到线粒体基质内，这种过程不与 ATP 的产生偶联在一起，因此称为氧化磷酸化解偶联途径。虽然，质子通过线粒体内膜渗漏的量在一定程度上是由机体内一些生物膜固有的特性决定的，但是，线粒体膜上的解偶联蛋白（UCPs）能够增强质子的这种迁移。UCP 是体内一种特殊的质子泵，但不与 ATP 的产生相偶联。不管是 UCP 介导，或非 UCP 介导的氧化磷酸化解偶联途径，营养物质氧化产生的能量均不能产生 ATP，只能以热能的形式释放。

已经明确，在小的啮齿类动物，棕色脂肪组织是调节机体适应性热量产生的主要器官，它可以通过调节线粒体内氧化磷酸化解偶联及热量的产生，来应对环境温度下降或进食增加诱导的适应性热量产生。寒冷和饮食变化引起的适应性热量产生增加的机制可能是通过瘦素和黑色素刺激素途径，进而激活棕色脂肪组织上的 β3 受体，使线粒体内膜上 UCP-1 基因表达增加所致。而且，UCP-1 基因剔除的小鼠，在寒冷状态下不能维持体温的恒定，用化学物质使棕色脂肪组织缺乏，则小鼠发展为肥胖。这些均说明 UCP-1 基因在适应性产热过程中发挥重要的作用。在人类棕色脂肪组织明显退化，在体内是很少的，因此在人类这种适应性产热调节很难用 UCP-1 基因表达改变来解释。最近几年，人们发现了 2 个 UCP-1 基因的同源物，一种是在多种组织广泛表达的 UCP-2，另一种是主要在棕色脂肪和肌肉组织表达的 UCP-3。这两种基因在人和啮齿类动物体内的产热组织均有表达，因此推测在人类和啮齿类动物，可能通过这两种共同的分子来调节适应性产热量。虽然这些 UCP-1 同源物可以促进线粒体内膜外的质子渗漏到线粒体基质内，使热量的产生增加，而且过表达这些基因，可使动物的能量消耗增加，体脂含量下降，但是这两种基因在机体能量消耗的调节中可能不起关键的作用，因为剔除这两个基因的任何一种小鼠，均没有明显的低体温、肥胖及能量消耗下降的倾向，而且令人意外的是，主要使机体能量消耗减少的因素：饥饿却反而使组织内的 UCP-2 和 UCP-3 基因的表达增加。

控制线粒体及参与呼吸链组成蛋白质生成的基因，在机体能量消耗的调节中，可能起重要的作用。目前已经发现大量的细胞核基因组编码的线粒体基因多有核呼吸因子-1（nuclearrespiratory factor-1，NRF-1）和 NRF-2 的功能性结合位点；同时，NRF 蛋白还能够直接调节线粒体转录因子（mitochondrialtranscription factor A，mtTFA）的表达，而 mtTFA 基因是调节线粒体基因组转录和复制的关键转录因子。因此，NRF 家族蛋白质在线粒体的生成及维持呼吸链功能上可能起重要的作用。虽然如此，目前尚不清楚，外界刺激，如寒冷、进食如何影响 NRF 基因的表达及活性。

另外一个可能参与能量消耗调节的基因是 PPARγ 共激活因子 1（PPARg coactivator-1，PGC-1），介导寒冷刺激诱导的热量的产生。PGC-1 基因在人和啮齿类动物多种组织中均有表达，但只有棕色脂肪和肌肉组织的 PGC-1 的基因表达受寒冷刺激的调控。这种寒冷刺激诱导的 PGC-1 基因的表达，是通过交感神经系统，作用在 β3 受体，进而激活 cAMP 信号途径来实现的。表达在白色脂肪和肌肉组织的 PGC-1 基因，可以通过促进线粒体的生成、增加细胞内 UCP 基因的表达（在脂肪组织主要是 UCP-1，肌肉组织主要是 UCP-2 基因）以及促进整个细胞的呼吸功能，从而使机体的产热增加。从细胞的类型来看，脂肪组织内 PGC-1 基因的表达，使得白色脂肪细胞的功能与棕色脂肪细胞的功能更类似。

PGC-1 基因除了和 PPARγ 基因相互作用外，它还能与体内许多转录因子相互作用。PGC-1 促进线粒体生成的作用可能是通过促进 NRF-1 和 NRF-2 的表达，并直接激活 NRF-1 蛋白来完成的。使 NRF-1 基因功能丧失后，PGC-1 基因促进线粒体生成的功能将大部分或全部被阻断。而 PGC-1 基因通过激活 UCP-1 基因增强子，从而使 UCP-1 基因的表达增加。这种作用与似乎 PGC-1 和 PPAR γ 基因的共激活有关，因为如果将 PPAR γ 与 PGC-1 基因结合部位的碱基突变后，将使 PGC-1 对 UCP-1 基因增强子的激活能力降低。有趣的是，最近的研究发现，PGC-1 依赖的转录激活途径在 2 型糖尿病的发病机制中可能起重要的作用。核转录因子 PPAR 的激活可促进脂肪的氧化和能量的消耗，这种作用可能是通过 PPAR 与 PGC-1 的相互作用来完成。剔除 PPAR 基因的小鼠，在高脂饮食下容易出现肥胖，而用转基因或药物激活 PPAR 基因后，小鼠的脂肪氧化增加，高脂饮食也不易使小鼠发生肥胖。

在许多啮齿类动物模型中，剔除某些基因可使动物发生原因不明的能量消耗增加，从而使动物不易出现肥胖。在这些基因剔除的动物模型中，有几个是涉及脂肪合成过程中的一些关键基因的。如硬脂酸辅酶 A 去饱和酶基因剔除，可使 ob/ob 小鼠的体脂含量及体重明显降低，但并不影响硬脂酸辅酶 A 去饱和酶基因剔除的 ob/ob 小鼠的食物摄入，它主要通过增加机体的能量消耗来使小鼠的体脂含量和体重下降；但目前为止，尚不清楚硬脂酸辅酶 A 去饱和酶基因剔除是通过何种途径使机体能量的产生增加。参与脂肪酸合成最后一步的关键酶 DGAT-1 基因剔除的小鼠，也通过增加机体的能量消耗来抵抗肥胖的发生。对于 DGAT-1 基因剔除使机体能量消耗增加的机制目前还不清楚。另外，脂滴周围的一种蛋白质，perilipin 基因剔除引起小鼠产热增加的机制也不清楚。这些结果表明，除了通过上述的途径增加机体的能量消耗外，可能还有一些新的未被发现的途径，来调节机体的产热过程。黑色素浓集激素受体 1（MCHR 1）基因剔除的小鼠，除了通过减少摄食外，也通过增加机体的能量消耗来阻止肥胖的发生。这种增加能量消耗的原因至少部分是由于机体物理运动量的增加所致。

五、治疗肥胖新药开发的可能分子靶点

近 10 年，对食欲和能量调控的分子机制研究有了巨大的进展，人们已经勾画出食欲和能量调控中的一些重要的信号途径的概况。对这些信号途径的理解，无疑为开发治疗肥胖的新药提供了更多的分子靶点。目前经批准上市的用于食欲调控的药物，其种类很少，且疗效有限。它们多仅能使体重下降 10% 左右，这很少能使患者感到满意，同时，也很难达到预防因肥胖引起的各种慢性并发症的发生。因为，一个肥胖的患者，其体重即使下降 10%，他的体重依然超过标准体重 20% 以上，依然是肥胖或超重的患者，体内的胰岛素抵抗依然存在。临床上常用的西布曲明（sibutramine）主要通过抑制突触前膜对神经递质去甲肾上腺素和血清素的再摄取，从而加强这些神经递质抑制食欲的效应。但该药的长期副作用尚不清楚，美国 FDA 尚未批准其作为肥胖长期治疗的药物，仅作为肥胖短期治疗的药物用于临床。奥利司他（orlistat）商品名为赛尼可（xenical），它主要通过抑制小肠内脂肪酶，从而减少食物中脂肪的吸收，这是目前虽未经 FDA 批准，但大多数的临床医生将其认为可以作为长期治疗肥胖的唯一的一个药物。因此，临床上需要新的治疗肥胖的高效、安全的药物。许多中枢神经系统参与食欲和能量调控的信号通路中的关键蛋白质均可以作为开发治疗肥胖新药靶点。目前，有些分子已经作为重点的新药开发的靶点，如黑色素刺激激素受体（MC4R）的激动剂、MCHR 1 受体及 ghrelin 受体拮抗剂，都可能是有效的治疗肥胖的药物。此外，一些分子如 11β – HSD – 1、PTP1b 及 SOCS3 等的抑制剂，均是可能的治疗肥胖的药物；这些分子将是开发治疗肥胖新药的潜在的分子靶点。

（饶小娟）

第六章

内分泌肿瘤

内分泌肿瘤是指来源于内分泌腺体和组织，或者某些产生激素的非内分泌组织的新生物。内分泌腺体来源的肿瘤较为常见，表现为典型的内分泌疾病。神经内分泌肿瘤，多内分泌腺瘤病和异位内分泌肿瘤，属于特殊类型的内分泌肿瘤，其临床表现往往多种多样。内分泌肿瘤除了具有细胞异常增殖的特性外，大都有激素的异常分泌，临床常常能被早期发现。本章将介绍内分泌肿瘤的发生学和一些特殊类型内分泌肿瘤的发生机制。

一、肿瘤发生学

内分泌肿瘤是一类基因缺陷性疾病，发生在生殖细胞和（或）体细胞水平的癌基因与抑癌基因突变是内分泌肿瘤形成的根本原因。生殖细胞某些关键基因的突变导致遗传性内分泌肿瘤的发生；而非遗传性或体细胞性内分泌肿瘤的形成则是由于环境因素的改变，导致体细胞癌基因或抑癌基因突变所致。内分泌肿瘤多同时具有细胞增殖和激素大量分泌两方面异常，提示抑癌基因和癌基因的突变不仅影响细胞增殖，还涉及激素的异常分泌。

内分泌肿瘤多为单克隆来源，即所有的肿瘤细胞都从一个祖细胞扩增而来。肿瘤细胞在扩增过程中，不断产生新的基因突变，以保持增殖优势。

（一）癌基因

原癌基因通过转位、突变等激活转变成癌基因。癌基因常常在调节区或编码区发生"功能获得性"突变，癌基因的一个等位基因突变（杂合性突变）便能激活参与细胞生长的信号分子，使细胞无限增殖。内分泌肿瘤相关的癌基因包括 RET、PRKARIA、GNAS 基因等。

1. RET 基因 体内绝大多数的信号转导途径需要蛋白激酶的介导，人类基因组约有 500 余种基因编码各类蛋白激酶（约占基因组的 1.7%）。其中，RET 原癌基因为一种酪氨酸激酶基因，位于 10 号染色体长臂，全长 60kb，含 21 个外显子，编码 1100 个氨基酸的酪氨酸激酶受体超家族 RET 蛋白。酪氨酸激酶受体是一组跨膜受体，包含胞外区、跨膜区和胞内区。胞外部分包含 4 个类黏附素的重复片段，1 个钙结合区和 1 个富含半胱氨酸的结构区。胞内部分是一个含有酪氨酸激酶的结构区，其中酪氨酸残基在受体与配体结合后能自身磷酸化，激活下游信号途径。酪氨酸激酶受体缺陷与很多疾病的发生相关。

研究表明几乎所有的 MEN - 2 患者都与 RET 原癌基因的突变有关。迄今报道的 200 余种突变中，错义突变是最为常见的突变类型，常累及受体蛋白质胞外富含半胱氨酸的二聚体结构域（8 - 13 号外显子）和胞内酪氨酸激酶催化位点（15，16 号外显子）。MEN - 2A 和家族性甲状腺髓样癌（FMTC）一般发生 8 - 14 号外显子的突变，而 MEN - 2B 一般发生 15 - 16 号外显子的突变。其中，8 - 11 号外显子突变导致受体自发形成二聚体，13 - 14 号外显子突变导致酶催化位点与底物异常结合，而 15 - 16 号外显子突变则使 RET 蛋自从一个膜受体变为细胞内受体，从而激活细胞内异常的信号传导途径。上海瑞金医院迄今收集到 20 个 MEN - 2 家系，共 47 例患者。其中 15 个为 MEN - 2A 家系，5 个为 MEN - 2B 家系，1 个 FMTC 家系。通过对 RET 原癌基因检测，证实全部 MEN - 2A 家系均为 634 位点突变，共有 4 种不同的氨基酸替代类型，分别是 C634R/Y/G/W；全部 MEN - 2B 均为 M918T 突变；FMTC 为 C634R 突变。分析表明 RET 基因突变和 MEN - 2 的临床表型有非常好的相关性。

2. PRKARIA 基因　PRKARIA 基因位于染色体 17q23 ~ q24，基因全长 20kb，含 11 个外显子，Boshart 于 1991 年克隆成功。PRKAR1A 基因编码蛋白激酶 A（PKA）调节亚单位 RIa（RIa）。PKA 有两种同工酶，其中 PKA - I 对 cAMP 的敏感性更高，所以大多数哺乳动物由 PKA - I 介导 cAMP 信号转导。PKA 的调节亚单位共有 4 种同工酶，RIa、RIβ、R II α、R II β，其中 RIα 敲除的小鼠会发生胚胎期死亡，提示 RIα 的功能尤为重要。RIa 的高度表达能够导致肿瘤细胞增生和恶性转化，在视网膜母细胞瘤、肾癌、乳腺癌、恶性成骨细胞瘤等肿瘤细胞中均可见 RIa 的高度表达。应用反义寡核苷酸下调 RIα 的表达，可以使 EGFR、c - erbB - 2 以及 c - erb 的表达下降，细胞生长停滞。cAMP/PKA 信号转导通路非常复杂，PRKAR1A 基因的任何一个等位基因缺陷都会造成多种肿瘤综合征。

Carney 综合征（Carney complex，CNC）于 1985 年由 Carney 首次发现，CNC 可以累及多个内分泌腺体，所以也可将之视为多内分泌腺瘤病的另一种类型。原发性色素沉着性结节样肾上腺病（PPNAD）占所有 CNC 的 25%，是唯一可以遗传的 Cushing 综合征，也是 CNC 最常累及的内分泌腺瘤病变。CNC 分为 I 型和 II 型，分别与染色体 17q 和 2p 相连锁。约半数的 CNC 以及原发性色素沉着性肾上腺结节样增生（PPNAD）的患者存在 17q 的 PRKARIA 基因突变。PRKARIA 基因目前共有 32 种突变报道，大多数都导致 PRKARIA 基因的终止密码提前出现。CNC 最常见的突变位点是 PRKARIA 外显子 4B 的 c578delTG 移码突变；其他常见突变位点集中在 2 号和 6 号外显子。PPKARIA 基因突变导致 CNC 肿瘤组织中的 PKA 基础活性降低，cAMP 刺激后的活性升高。某些 CNC 患者存在 17q22 - 4 的杂合缺失，提示 PRKAR1A 癌基因在某、些组织可能表现为抑癌基因作用。上海瑞金医院共诊治 7 例原发性色素沉着性结节样肾上腺增生患者，其中 1 例为 PPKARIA 基因 S147N 位点替换突变。

3. GNAS 基因　GNAS 基因位于染色体 20q13.3，全长 71kb，含 13 ~ 14 个外显子，于 1986 年首先由 Bray 克隆。GNAS 基因有多个转录本，主要产物是 Gsα。Gsα 在体内广泛表达，主要功能是作为 7 穿膜受体信号转导通路中的信号分子，激活腺苷酸环化酶，使 cAMP 水平升高。除此之外，Gsα 还可以直接作用于 Src 激酶和钙通道。Gsα 立于细胞内膜，具有组织特异的印记特性，在肾近曲小管、甲状腺、垂体和卵巢主要是母源等位基因表达。敲除 GNAS 基因 2 号外显子母源等位基因的杂合子小鼠，表现为肥胖、代谢低下以及活动减少。而 GNAS 基因 2 号外显子父源等位基因敲除的杂合子小鼠，则表现为消瘦、代谢亢进和活动增多的表型。两者的胰岛素敏感性都升高。1 号外显子父源等位基因敲除的杂合子小鼠，与 2 号外显子敲除的代谢表现恰好相反。

GNAS 基因已有近 100 种突变报道，产生激活型和失活型两种突变类型。GNAS 基因的 Arg201 和 Gln227 两个位点对 GTPase 的催化活性非常重要，这两个位点发生错义突变（又称 gsp 突变），会影响内源性的 GTPase 活性，造成 Gsα 在信号通路没有激活的情况下，自发性地持续激活。40％的生长激素肿瘤和部分甲状腺肿瘤都存在这种 Gsp 突变。胚胎发育早期的体细胞 Arg201 突变可以造成 McCune Albright 综合征（MAS），虽然 MAS 患者没有性别倾向，但很多单纯性的肢端肥大症以及 MAS 伴发肢端肥大症的患者都存在 GNAS 母源等位基因的活性突变。

Gsa 基因除外显子 3 外，其余 12 个外显子都存在影响表达的无义突变或者错义突变。这种杂合突变会导致某些组织中 50％的 Gsα 功能丧失，从而发生遗传性骨营养不良（Allorighthereditary osteodystrophy，AHO），临床表现严重程度不一，有些突变的临床表型非常轻微。由于 Gsα 在肾脏近曲小管、甲状腺和卵巢只表达母源的等位基因，所以母源等位基因突变可以导致 PTH、TSH 和促性腺激素抵抗（PHPIA），Gsα 的父源等位基因突变只导致单纯的 AHO，又称假性甲旁减。Gsα 在其他激素的靶器官存在印记丢失现象，所以 PHP1A 患者没有 ACTH 和血管加压素的抵抗表现。除肾脏近曲小管、甲状腺和卵巢等组织外，Gsα 的两条等位基因都有表达，所以如果 GNAS 基因仅存在外显子 1A 的 DMR 区母源等位基因特异的甲基化状态改变，只会导致印记改变，这类患者没有 PHP1A 的 AHO 表型，只在肾脏产生 PTH 抵抗，这就是 PHP1B，半数 PHPIB 患者存在轻度的 TSH 抵抗。瑞金医院 2002 年报道一例 McCune Albright 综合征患者，基因检测在外周血 DNA 以及多发性骨纤维性发育不良的骨组织标本中发现 Gsα 基因 20IArg > His 突变，在多发性骨纤维性发育不良的骨组织标本中还存在 209Glu > Gly、210Thr > Ile 突变，为国际首次报道。

（二）抑癌基因

抑癌基因通过调控细胞周期和维持基因组稳定从而控制细胞生长。抑癌基因的突变为"功能丧失"性突变，通常为点突变和缺失突变，当一个等位基因发生突变时，一般不足以导致肿瘤形成。这种发生在生殖细胞的抑癌基因突变称为"第一次打击"，肿瘤形成往往需要体细胞发生第二个等位基因突变，称之为"第二次打击"。最常见的第二次打击为"杂合缺失（loss ofheterozygosity，LOH）"，即抑癌基因对应的正常等位基因及其所在的染色体发生不同程度的缺失。内分泌肿瘤相关的抑癌基因有 MEN－1、SDHx、VHL 和 NF－1 基因。

1. MEN－1 基因　MEN－1 基因是多内分泌腺瘤病 1 型（MEN－1）的致病基因，位于染色体 11q13，全长 9kb，包含 10 个外显子，编码 610 个氨基酸蛋白质，称为 memn。MEN－1 基因的克隆受益于 Knudson 的"两次打击（two hits）"学说，研究者首先在一例 MEN－1 患者的胰岛细胞瘤组织中，发现 11 号染色体上肌糖原磷酸化酶基因（PYGM）附近染色体大片段缺失，从而推测 MEN－1 的致病基因位于 11 号染色体缺失部分。结合家系连锁分析，最终将 MEN－1 基因定位在染色体 11q13 的 PYGM 基因附近。自 MEN－1 基因被发现以来，在 MEN－1 患者中已发现了 400 余种 MEN－1 基因突变，其中 21％为无义突变，44％为移码突变，9％为插入或者缺失，7％为剪切位点突变，19％为错义突变。另外，还发现 MEN－1 基因有 13 种多态性，其中 2 种改变氨基酸序列，且位于功能域。由于 MEN－1 基因突变分布广泛，尚未发现突变集中的热点，也未观察到基因突变类型与 MEN－1 临床表现类型之间的关系规律。

2. SDHx 基因　琥珀酸脱氢酶（SDH）基因包括 SDHA、SDHB、SDHC 和 SDHD 四个基因，共同编码线粒体复合物Ⅱ，参与氧化呼吸链的电子传递以及三羧酸循环中琥珀酸脱氢酶的催化过程。其中，SDHB 基因位于染色体 1p35－36，长约 40kb，有 8 个外显子，编码 280 个氨基酸的铁硫蛋白亚单位；SDHC 基因位于 1q21，长约 50kb，有 6 个外显子，编码 169 个氨基酸的细胞色素 b 大亚单位（cybL）；SDHD 基因位于 11q23，有 4 个外显子，长约 19kb，编码 159 个氨基酸的细胞色素 b 小亚单位（cybS）。SDHD 基因首先是在一个家族性副神经节瘤家系中定位，并找到了基因突变位点，从而将线粒体复合物基因与肿瘤联系起来。随后在遗传性嗜铬细胞瘤中也发现了 SDHD 基因和 SDHB 基因的突变。另外还有 16.5% 的散发性嗜铬细胞瘤患者存在 SDHD 基因和 SDHB 基因突变。SDHD 基因突变多见于头颈部副神经节瘤或多发性嗜铬细胞瘤。SDHD 基因或 SDHB 基因突变的嗜铬细胞瘤组织，都存在等位基因的"杂合缺失"，导致线粒体复合物Ⅱ催化活性完全丧失，从而引起细胞慢性缺氧，导致细胞发生增殖性改变。

3. VHL 基因　1993 年 Latif 等通过连锁分析将 VonHippel – Lindau（VHL）综合征的致病基因定位于染色体 3p25 – 26，并成功地克隆了 VHL 基因。VHL 基因共有 3 个外显子，编码 pVHL19 和 pVHL30 两种蛋白质，是泛素连接酶的组分之一，在胎儿和成人组织中广泛表达。VHL 的编码蛋白（pVHL）在有氧情况下可以降解转录因子 HIF（hypoxiainducible factor），参与细胞外基质的形成和细胞周期的调控。还参与 RNA 多聚酶Ⅱ的聚合作用和 mRNA 的稳定。VHL 基因是大鼠神经细胞分化和肾发生所必需的。

已报道的 VHL 基因突变共有 154 种，30%～38% 为错义突变，23%～27% 为无义或者移码突变，20%～37% 为大片段或者部分缺失，10%～20% 存在甲基化异常。VHL 综合征分为 1 型和 2 型，1 型没有嗜铬细胞瘤，2 型又根据肾细胞癌的发生频率高低以及是否为单纯嗜铬细胞瘤分为 2A、2B 和 2C 型，各种表现型和基因型之间存在明显的相关性。1 型的突变方式以 VHL 基因的全部和部分缺失为主，pVHL 功能损失明显；2 型以错义突变为主，只是单个氨基酸发生改变，对 pVHL 的功能影响较小。

pVHL 有两个亚型，VHL30 和 VHL19，氨基端的前 50 个氨基酸不同，两者都有抑癌基因活性，在细胞核和细胞质中转位。VHL30 主要在细胞质中，而 VHL19 主要在细胞核内。pVHL 在有氧存在的情况下可以泛素化 HIF 的 α – 亚单位，使其降解。所以，VEGF 和促红素等低氧相关基因表达上调是 pVHL 功能缺陷细胞的标志之一。除 HIF 外，VHL 还和非典型的蛋白激酶 C、VDU1 和 2（VHL 相互作用的去泛素化酶）、Rpb1（一种 RNA 聚合酶Ⅱ）的高度磷酸化形式以及 Jade – 1（植物的同源盒蛋白质）和 RHLaK（包含 KRAB – A 结构域的蛋白质）等相互作用，发挥多种目前未知的功能。另外，VHL 可以直接和纤连蛋白（fibronectin）相互作用，敲除 VHL 基因后细胞外基质功能失常，细胞的侵袭性增强，几种基质金属蛋白酶的水平升高，金属蛋白酶组织抑制剂（TIMP）水平降低。pVHL 还直接和微管结合，抑制微管解聚。另外，pVHL 还可以抑制细胞周期素 D1 和 TGFα，从而影响细胞周期。小鼠因为胎盘功能缺陷在胚胎发育早期死亡，小鼠发生肝脏的多发血管瘤，同时 HIF 的靶基因也上调。

4. NF – 1 基因　1990 年 NF – 1 基因定位克隆成功，NF – 1 基因位于 17q11.2，基因全长 290kb，包括 57 个外显子，编码 2818 个氨基酸的神经纤维瘤蛋白，主要在神经元、施万细胞和肾上腺髓质表达，具有 Ras GTPase 激活蛋白（GTPase activatingproteins，GAPs）结构域，可以水解 GTP，使 Ras 失活，从而抑制 Ras 介导的有丝分裂和细胞增殖。NF – 1 基因突变后水解 GTP 的作用消失，使 Ras 持续激活，导致细胞恶性增殖。

神经纤维瘤病 1 型（neurofibromatosis type – 1，NF – 1）是常染色体显性遗传性疾病，病变特征为皮肤色素斑和多发性神经纤维瘤。Schwann 细胞瘤是神经纤维瘤的主要细胞类型，当 Schwann 细胞的 NF-1 基因遭受二次打击，丢失另一条染色体上正常的 NF-1 等位基因时，RAS 被激活，使 PI3K、ERK 以及 JNK 信号转导通路活化，导致细胞恶性增殖和转化。体外研究进一步表明，仅仅是 NF-1 基因功能丧失不足以导致神经纤维瘤病的发生。

（三）杂合性缺失

一个突变的等位基因，如果它的正常等位基因发生缺失（hemizygous）或者突变称之为杂合性缺失（loss ofheterozygosity，LOH）。根据 Knudson 的多次打击假说认为，肿瘤的形成是细胞内基因突变的累积过程。正是基于这种假说的基础，之后发现了许许多多的抑癌基因。当某一特定抑癌基因的一条等位基因发生突变尚不足以产生肿瘤细胞的恶性增殖，只有在另一条正常等位基因出于种种原因而发生了缺失，或者突变细胞就会恶性增殖，形成肿瘤。DNA 缺失的区域可以从几千个核苷酸至整条染色体不等。LOH 发生的机制有①缺失：正常等位基因缺失，正常等位基因所在的染色体臂缺失，正常等位基因所在的整条染色体丢失；②正常等位基因所在染色体缺失伴有突变等位基因所在染色体的复制；③重组：在有丝分裂过程中，突变等位基因偶尔发生交换，重组，使携带有两个突变等位基因的染色体被分配到一个子细胞中。通过比较癌旁组织（或其他部位的正常组织）和癌组织的特定的染色体区域，一旦有发现染色体片段的差异，即可确定 LOH 的发生，同时可以推测该部位有未知的抑癌基因存在。微卫星多态性标志物（STRs）常用来检测 LOH 的存在。首先用 PCR 方法扩增出选定染色体位点的 STRs，通过电泳鉴别 STRs 长度。如果癌组织的 STRs 的杂合性发生丢失，即可确定该位点发生了 LOH。通过选择 STRs 的数量和距离，从而确定 LOH 发生的范围。STRs 方法可以很好地分析出癌旁细胞和癌细胞染色体的缺失差异，但这个方法不能发现点突变导致的异常情况，如点突变后的基因不表达，表达异常或翻译后的蛋白质失去功能等。所幸的是，根据研究发现，绝大多数的癌症都是在"第二次打击"时发生了染色体的缺失，在这种情况下用 LOH 的分析方法就可以用来寻找重要的抑癌基因。目前已知肿瘤中 LOH 涉及范围很广，几乎覆盖所有染色体。

同样，许多内分泌肿瘤都存在 LOH 现象，MEN-1、SDHD、p53、RB、p16 等内分泌肿瘤相关的抑癌基因所在的染色体区域 11q13、11q23、17p13.1、13q14.1～q14.2、9p21 均可存在 LOH。本课题组用微卫星多态性标志物（STR）分析方法对 3 例 MEN-1 所涉及的肿瘤进行分析，发现 MEN-1 相关肿瘤组织中都存在 MEN-1 等位基因位点的 LOH。我们还对 26 例散发性嗜铬细胞瘤的组织标本进行 LOH 分析，发现 30.8% 的肿瘤组织存在 11q23 的 LOH，26.9% 的肿瘤组织存在 11q13 的 LOH。

（四）DNA 甲基化

现代肿瘤理论认为，肿瘤的形成包含两大机制：遗传学机制，即通过 DNA 核苷酸序列的改变，即基因突变；表观遗传学（epigenetic）机制，即 DNA 通过自身化学修饰方式从转录水平影响基因表达，调控 DNA 功能，但不涉及有关基因 DNA 序列的改变。表观遗传学包含 DNA 甲基化和组蛋白去乙酰化等。近年来，DNA 甲基化与肿瘤的相关性研究取得了巨大进展，研究结果表明 DNA 甲基化的异常与肿瘤的形成密切相关。甲基化后的胞嘧啶（C）很容易发生脱氨反应生成胸腺嘧啶（T），造成肿瘤相关基因的突变；而肿瘤在形成早期或者肿瘤结构形成之前，整个基因组的甲基化水平就降低，造成某些肿瘤相关基因的高水平表达以及整个染色体组的不稳定；另外，基因启动子区的高度甲基化是抑癌基因失活的原因之一，而印记中心甲基化的异常所导致的基因印记丢失现象，也参与了某些特殊类型肿瘤的发生。

DNA 甲基化参与抑制基因转录的可能机制如下：①甲基化 DNA 阻碍特定转录因子对各自识别位点的结合，如 AP－2、C－Mye/Myn、CREB、E2F 等转录因子的结合位点都含有 CpG 位点。②甲基化 DNA 直接结合转录抑制蛋白质，包括甲基化 CpG 位点结合蛋白 MeCP1、MeCP2 和 MBD1～4，从而阻断基因的转录。③甲基化后的 DNA 染色质结构发生改变，成为失活状态的染色质，其转录活性丢失。另外，甲基转移酶活性增加是几乎所有转化细胞的特征之一，甲基转移酶活性的增加能诱导细胞转化，这可能是 CpG 岛甲基化程度的提高使肿瘤抑制基因表达受抑制或影响了细胞周期，而与抑癌基因的表达无关。研究表明，多种内分泌肿瘤的发生都和相应基因 DNA 的异常甲基化相关，例如，导致非胰岛细胞肿瘤性低血糖的肿瘤组织中存在 IGF－2 的印记丢失现象，而由于 Gsa 在各种不同组织的不同印记状态，导致不同类型的假性甲旁减的临床表现。除此之外，VHL 基因在散发性的肾透明细胞癌是高度甲基化的；与胰腺的神经内分泌肿瘤相比，p14、p16、MGMT、THBS 和 RARβ 等 5 个基因的甲基化程度在肠道来源的神经内分泌肿瘤是升高的。除肿瘤的产生外，DNA 甲基化还参与某些激素的合成调节机制。

二、神经内分泌肿瘤

神经内分泌肿瘤（neuroendocrine tumor，NETs）起源于神经内分泌细胞，Langley 为神经内分泌细胞做了定义：能产生神经递质（neurotransmitter）、神经调质（neuromodulator）或者神经肽类激素，这些物质在外源性刺激下能够通过胞吐作用释放出来。神经内分泌细胞的胚胎起源包括胚胎神经脊、神经外胚层和内胚层中的内分泌细胞，所以 NETs 涉及多种器官和组织，但多数发生于胃肠和胰腺轴（gastroentero－pancreatic），即所谓的 GEPs。目前神经内分泌肿瘤的诊断主要依靠免疫组化所评价的细胞分化程度。通常采用的神经内分泌细胞的标记物包括嗜铬粒蛋白 A（chromogranin A）、SPC 和 NSE 等。

根据有无家族发病倾向，NETs 可分为遗传性和散发性两种。NETs 以单发肿瘤为主，除此之外，还可以多发性内分泌肿瘤的形式存在，其中 MEN－1，MEN－2，VHL 病，Carney 综合征和多发性神经纤维瘤，以及结节性硬化是最为常见的几种遗传性内分泌肿瘤综合征。研究表明，各类 NETs 的发病机制各异，涉及基因的点突变、缺失，DNA 甲基化，染色体缺失（loss）或者增益（gain），以及细胞凋亡和生长因子的异常改变等等。

根据胚胎起源，NETs 又分为前、中、后肠来源。前肠来源的 NETs 包括支气管、肺、胸腺、胃、第一段十二指肠和胰腺的 NETs。肺的 NETs 又根据恶性程度的高低分为典型类癌、非典型类癌、高分化癌以及小细胞肺癌。LOH 分析发现前肠来源的 NETs 常常在以下染色体出现杂合缺失：3p、5q21、9p、11q13（MEN－1 基因），13q13（RB 基因）和 17p13 等。比较基因组杂合研究（comparative genomic hybridization，CGH）还发现染色体 5、7、8、9q、14q、15q、16q、17、19 和 20q 的增益。其中染色体 3p 的杂合缺失最为常见，约 40% 的典型类癌，73% 的非典型类癌，83% 的高分化癌以及 85% 的小细胞肺癌均存在 3p 的杂合缺失。胰腺的 NETs（pancreas endocrine tumor，PET）常常有 11 号染色体的杂合缺失，此外，30% 家族性 PETs 还发生 3、6、8、10、18 和 21 号染色体的杂合缺失；50% 和 60% 的散发 PETs 存在 3 号和 6 号染色体的杂合缺失。来源于中肠的 NETs 银染阳性，可以分泌血清素，又被称为类癌。CGH 检测发现21% ~33% 中肠 NETs 有 9p、18p 和 18q 的缺失；57% 有 17q 和 19p 的增益；88% 有 18 号染色体的杂合缺失。另外，22% 的回肠和十二指肠类癌有 11q 缺失。后肠 NETs 研究不多，迄今只在一个升结肠 NET 发现了 18 号染色体的杂合缺失。

VHL 综合征是一种常染色体显性遗传病，临床表现非常复杂多样，同一家族内不同成员常患有部位及组织学各不相同的肿瘤，三种最为主要的肿瘤包括视网膜血管母细胞瘤，中枢神经系统病变以及肾囊肿和肾细胞癌，发生率都在 70% 以上。根据临床表型，VHL 综合征分为 1 型（无嗜铬细胞瘤），2A 型（伴发嗜铬细胞瘤），2B 型（伴发嗜铬细胞瘤和肾细胞瘤）和 2C 型（单纯嗜铬细胞瘤）。1 型多见于 VHL 基因的大片段缺失或终止密码提前出现；2 型则以 VHL 基因的错义突变为主。在 VHL 的三种组成肿瘤中，成血管细胞瘤和肾肿瘤的发生都是在 VHL 基因突变后，pVHL 功能缺陷使 HIF 的靶基因包括 VEGF、PDGF 以及 TGF 与其受体表达上调相关，针对这些分子的药物有些已经在进行临床试验，目前已经有文献报道可以改善肿瘤的恶性生长和转移。但对于嗜铬细胞瘤，由于 VHL 的突变并不影响 pVHL 对 HIF 的作用，具体的发病机制目前仍然不清。

结节性硬化（Tuberous sclerosis complex，TSC）也是一种常染色体显性遗传病，病变特征为全身多处器官的错构瘤病。偶发嗜铬细胞瘤，原发性甲旁亢以及胰腺的生长抑制瘤和胰岛细胞瘤。TSC 的致病基因是 TSC1 和 TSC2，分别位于 9q34 和 16p13。TSC2 编码一个 GT-Pase 激活蛋白，称为 hamartin，TSCl 编码一个含有两个螺旋结构的新型蛋白质，称为薯球蛋白（tuberin），两个蛋白质形成复合体发挥作用，因而任何一个基因发生突变，导致的临床表型都是相同的。研究表明 TSC1 和 TSC2 复合物可以水解失活大脑中的 Ras 类似物—Rheb，抑制丝/苏氨酸激酶 TOR 的活性，从而对细胞的生长发挥负向调控作用。

三、多内分泌腺瘤病

多内分泌腺瘤病分为 1 型（MEN-1）和 2 型（MEN-2），其中 MEN-2 又可分为 MEN-2A、MEN-2B 和 FMTC。MEN-1 主要表现为甲状旁腺腺瘤、NETs（以胃泌素瘤和胰岛素瘤常见）和垂体前叶瘤（以催乳素瘤常见）；MEN-2A 主要表现为甲状腺髓样癌、嗜铬细胞瘤和甲状旁腺增生；MEN-2B 主要表现为甲状腺髓样癌、黏膜神经纤维瘤和嗜铬细胞瘤；FMTC 是家族性甲状腺髓样癌。1997 年，美国国立卫生研究院（NIH）和欧洲 MEN-1 研究联合体（ECMEN-1）成功地克隆到 MEN-1 的致病基因 MEN-1，之后，在绝大部分 MEN-1 家系患者中都发现了该基因的突变，从而确定 MEN-1 基因与 MEN-1 之间的因果关系。MEN-2 主要由原癌基因 RET 突变所致，基因型和表现型之间也有很好的相关性。

MEN-1 是一种常染色体显性遗传性肿瘤综合征，患病率为 1/50 000 ~1/30 000，外显率较高，除了常见的甲状旁腺瘤、NETs 和垂体瘤外，还有脂肪瘤、胸腺类癌、嗜铬细胞瘤、肾上腺瘤和卵巢肿瘤等。MEN-1 基因突变及杂合缺失是 MEN-1 内分泌肿瘤形成的重要机制。抑癌基因突变常常为杂合突变，也即两个等位基因中，一个发生突变，一个保持正常，这时细胞行为常常表现正常。一旦正常的等位基因发生丢失，细胞就向肿瘤细胞发展。这种正常等位基因的丢失即为杂合性缺失，可以是孤立的等位基因缺失，更多的则是基因所在的染色体大片段丢失，甚至整条染色体丢失。MEN-1 患者的许多内分泌腺瘤组织，包括胰岛素瘤、甲状旁腺瘤、垂体瘤组织等，都存在 MEN-1 基因所在的染色体区域 11q13 的杂合缺失。Menin 是 MEN-1 的基因编码产物，在进化过程中高度保守，人与小鼠的同源性98%，与大鼠的同源性 97%，与斑马鱼的同源性 75%，与果蝇的同源性 47%。Menin 在胚胎早期就有表达，除内分泌组织外，成人的各种组织均有表达，但以一些增生活跃的组织如子宫内膜、消化道上皮等表达最多，提示 memn 的表达可能受细胞周期调控，但未在体外试验证实。Menin 在细胞内所处的位置也会影响它的表达。Menin 的 C 末端有两个核定位信号（NLS），所以 menin 主要位于核内。当细胞分裂时，在 HEK293、Hela 和 NIH3T3 细胞的胞质内也可观察到 memn，memn 在胞核和胞质之间转运的生物学意义目前并不十分清楚。但是，一旦缺失和插入突变使 MEN-1 基因的开放阅读框移码，出现提前终止密码，C 末端的 NLS 丢失，这时缺少 NLS 的 memn 蛋白不能转移到胞核，滞留在胞质内的 memn 很容易被降解而丧失功能。推测 MEN-1 的基因突变加上正常等位基因的杂合缺失，使 memn 蛋白表达缺失，从而丧失了 meenin 对细胞生长的抑制作用，导致肿瘤的发生。上海瑞金医院在收治的 3 例 MEN-1 家系患者的胃泌素瘤、甲状旁腺瘤和胰岛素瘤组织中，进行 LOH 分析，发现 11 号染色体的长臂全部发生杂合性丢失。进一步免疫组化证实肿瘤组织中 memn 染色阴性，表明肿瘤组织中 memn 缺失。

Menin 抑制细胞生长的分子机制尚不十分清楚，可能通过与其他转录因子的相互作用来完成。Menin 蛋白上存在三个 Jun D 结合位点（编码氨基酸分别为 1~40，139~242 和 323~428），MEN-1 基因 58% 的错义突变发生在 Jun D 结合位点，酵母双杂交试验提示 memn 与 Jun D 存在相互作用，可能会影响 AP-1 对细胞增生的促进作用。另外，Menin 还可以通过与 Smad1、3 和 5 相互作用，影响 TGF-β 的信号转导。其他与 menin 相互作用的蛋白质包括 NF-KB 家族的 p50、p52 和 p65 亚单位，Pem、nm23HI 等。除此之外，memn 还参与了端粒酶、催乳素和胰岛素的调节。虽然通过发现 memn 的相互作用分子对 memn 的生物学功能有了进一步的了解，但是，这些相互作用分子在 MEN-1 发生中所起的作用以及与各种病理类型之间的关系并不清楚。

MEN-2 也是一种常染色体显性遗传性肿瘤综合征，患病率在 1/30 000 左右。几乎所有的 MEN-2A 患者都有甲状腺髓样癌，50% 有嗜铬细胞瘤，15%~30% 有甲状旁腺增生。MEN-2B 除了有甲状腺髓样癌外，50% 表现为嗜铬细胞瘤。RET 原癌基因在调节区或编码区发生杂合性的"功能获得性"突变，导致 RET 酪氨酸受体激酶活化是 MEN-2 发生的主要原因。RET 酪氨酸激酶受体是由 RET 原癌基因编码的一个单跨膜片段的酪氨酸激酶受体，胶质细胞源性神经营养因子（GDNF）受体（GFRa-1~4）是 RET 酪氨酸激酶受体的共受体，两者结合后，可增加 GDNF、neuroturin（NRTN），artemm（ARTN）和 persephin（PSPN）等天然配体的结合激活能力。RET 共受体（GFRα）是一组通过糖磷脂酰肌醇（GPI）连接定位于细胞膜表面的蛋白，包括 GFRα-1、GFRα-2、GFRα-3 及 GFRα-4 四个亚型。配体先与共受体结合形成 GFL/GFRα 复合物，然后受体二聚化使两个 RET 蛋白质分子相互靠近，使胞质内的酪氨酸残基磷酸化，磷酸化的酪氨酸通过结合胞内带有 SH2 结构域的连接蛋白质，触发细胞内的信号级联反应，最终起到调控基因表达和生物效应的作用。RET 蛋白质胞内区至少存在 12 个自动磷酸化的位点，含有 SH2 区域的连接蛋白质可以识别并结合不同的磷酸化残基：Grb7/10 与 905 位酪氨酸残基（Y905），磷脂酶 C-γ（PLC-γ）与 Y1015，c-Src 与 Y981，Grb2 与 Y1096，Shc、ShcC、IRS1/2、FRS2 和 DOK1/4/5 与 Y1062 结合。其中，1062 位酪氨酸残基对 RET 蛋白的活化非常重要，因为磷酸化的 Y1062 可与 Shc 等信号分子结合，促使 Grb2/Grb1 和 Grb2-Sos 复合物的形成，激活 PI3K/AKT 和

RAS – ERK 通路。

RET 基因突变在多个方面增强了 RET 酪氨酸激酶的信号转导功能，也就是说，突变造成了激酶的活化和原癌基因的转化。RET 胞外区半胱氨酸的突变可以阻止分子间二硫键的形成，游离的半胱氨酸残基通过分子间键形成 RET 共价二聚体，从而自发启动胞内酪氨酸残基磷酸化，激活下游信号通路。MEN – 2B 中的 918 位点突变使胞内酪氨酸激酶的底物区发生改变，促使 RET 蛋白在不与配体结合的条件下即可被激活，并具有更强的转化能力，从而激活下游信号的一系列级联反应，使细胞过度增殖，异常分化，最终形成肿瘤。其中，PI3K/AKT 通路能介导多种细胞应答，另外 AKT 和 JNK 的磷酸化能显著提高 MEN – 2B 的转化力，而 JNK 通路对 MEN – 2B 的转移也有作用，提示 AKT 和 JNK 的高度活化可能是导致 MEN –2B 肿瘤高侵袭力的原因。信号转化激活因子 3 （STAT3）也是一个关键因子，它可以和 RET 蛋白的 Tyr752 和 Tyr928 结合，增加 RET – MEN – 2A 介导的细胞增殖和转化；还可以增加黏液素基因（MUCI，MUC4 和 MUC5B）表达，促进细胞的转移。MEN – 2B 患者转移的 MTC 组织中，可以检测到富集 STAT3 的胞核和 CXCR4 的表达升高。

四、伴瘤内分泌综合征

肿瘤除局部占位和远处转移引起的症状外，还可以分泌激素、生长因子、细胞因子以及自身抗体等其他物质，导致各种综合征，包括激素过多综合征，以及神经肌肉、血液、血管、肾脏等系统的疾病，称为伴瘤综合征（paraneoplastic syndrome）。1928 年，Brown 首次报道了一例伴糖尿病和多毛症的支气管肿瘤。1941 年 Fuller Albright 报道了一例高钙血症的骨肿瘤，并提出了非内分泌肿瘤分泌激素的概念。

"异位激素"或者"激素不正常分泌"曾经用于描述非内分泌细胞来源的肿瘤组织中过多的激素分泌，但随着检测手段的进步，发现很多非神经内分泌细胞在正常生理情况下都可以分泌激素，这些概念其实是不确切的。比如淋巴细胞可以分泌 ACTH、TSH、催乳素和促黑素；胸腺上皮细胞可以分泌血清素、促黑素和前列环素；内皮细胞可以分泌内皮素、NO 和 VNP（vascular natriuretic peptide），而视网膜细胞则可以分泌促黑素和生长抑素等等。这些非内分泌细胞产生的激素通过内分泌、神经分泌和旁分泌途径，参与内分泌 – 免疫 – 神经系统功能，协调整个机体的稳态平衡。

伴瘤内分泌综合征大都由肿瘤组织分泌的肽类激素所致，肿瘤组织缺乏完善的肽类激素生物合成和分泌途径，分泌的激素虽然具有免疫活性，但常缺乏生物活性，所以只有肿瘤组织分泌足够多的有生物学活性的激素，才会有相应的临床表现。

高钙血症是最为常见的伴瘤综合征，根据肿瘤分泌的激素以及患者的临床表型分为恶性肿瘤激素性高钙血症（humoralhypercalcemia of malignancy，HHM）和局部溶骨性高钙血症（localized osteolytic hypercalcemia，LOH）。HHM 是由肿瘤组织分泌的甲状旁腺激素相关肽（PTHrP）或者在很少情况下由甲状旁腺激素本身分泌过多，分泌入血造成的。因为 PTHrP 与 PTH 有很高的同源性，所以 PTHrP 可以与肾脏和骨骼组织中的 PTH 受体结合。PTHrP 基因位于 12 号染色体，编码的 PTHrP 蛋白经过内质网加工处理后形成 3 段：氨基末端 PTHrP1 – 36，中间肽和羧基末端。PTHrP1 – 36 可以与 PTH 受体以及其他受体结合发挥效应，而中间肽和羧基末端（osteostatin，107 – 139）则与其他特殊受体结合。PTHrP 还可以转移至核内，调控包括凋亡在内的许多生物过程。PTHrP 在许多正常组织均有表达，发挥广泛的生物学作用，包括促进软骨细胞的增殖，抑制软骨细胞转化和细胞凋亡，刺激或者抑制骨质吸收，诱导乳腺的分支形态形成等等。局部细胞因子、前列环素 E 以及活性维生素 D 则通过旁分泌刺激溶骨产生 LOH。IL－1、IL－6、TNF 等细胞因子共同作用于局部骨组织，促进破骨细胞的形成和分化，还促进 PTHrP 的作用。前列环素 E 也可以促进破骨细胞的骨吸收作用，但在肿瘤相关的高钙血症中的确切作用机制尚未清楚。某些血液系统肿瘤相关的高钙血症，与过多的 25－（OH）－D_3 在肾外组织转化成 1，25－（OH）－D_3 相关。

精氨酸加压素（AVP）的异常分泌是第二常见的伴瘤综合征，典型的临床表现包括低钠血症（＜130mmol/L）和尿渗透压升高（＞50～60mmol/L）。最为常见的原因是小细胞肺癌（15%），其次为头颈部肿瘤（3%）和非小细胞肺癌（0.7%）。另外，中枢神经系统、子宫、卵巢、乳腺、皮肤、胸腔和软组织肿瘤等都可以分泌 AVP。非肿瘤疾病引起的 AVP 增多包括中枢神经系统疾病、胸部感染、正压通气以及左心房压力降低等等。AVP 主要在下丘脑合成，肺部正常的神经内分泌细胞可以合成和储存 AVP。小细胞肺癌具有进行正常加工处理并分泌 AVP 的功能。因为 AVP 和催产素基因毗邻，所以这些小细胞肺癌通常会同时分泌 AVP 和催产素，两者都可以通过自分泌和旁分泌途径促进小细胞肺癌的生长。50% 的小细胞肺癌患者存在血清 AVP 水平升高，但只有 15% 有临床表现。20% 的小细胞肺癌患者有催产素水平的升高。虽然小细胞肺癌和下丘脑分泌 AVP 的神经元有相似之处，但调控 AVP 表达的因素并不完全相同。研究证实，在小细胞肺癌中，NRSF（neuronrestrictive silencer factor）与 AVP 启动子区的 NRSE（neuronrestrictive silencer element）结合，推测这种结合可以改变染色体的构型而启动 AVP 基因的转录；另外，USF（upstream stimulatory factors）则与 AVP 启动子区的 E－box 基序相互作用激活 AVP 的表达。cAMP 和渗透压间接激活 AVP 转录，而糖皮质激素和 AP－1 则间接抑制 AVP 转录。某些肿瘤分泌的心房利尿肽（ANP）也会造成低钠血症。AVP 和 ANP 可以由同一种细胞分泌。

异源 ACTH 综合征也是一类非常重要的伴瘤综合征，是由于垂体以外的肿瘤组织分泌过多的 ACTH，导致肾上腺产生大量的皮质醇所致。异位 ACTH 综合征占 Cushing 综合征的 10%～20%。ACTH 是由阿片促黑素细胞皮质素原（POMC）水解生成的，POMC 基因位于 2p23，具有生物活性的 mRNA，长约 1200bp，其垂体特异性的启动子位于 1 号外显子的上游。POMC 基因的表达具有组织特异性，生理情况下只有垂体和下丘脑的 POMC 基因能够在垂体特异性的启动子作用下，编码具有生物活性的 POMC 蛋白质；而垂体外组织虽然存在 POMC 基因的转录，但通常由 POMC 基因第 3 号外显子下游的启动子激活，其 mRNA 为 800bp 的转录本，缺少信号肽序列，所以没有生物活性。垂体特异性的 POMC 启动子在垂体和下丘脑以外的组织被激活时，这些组织细胞便会产生具有生物活性的 POMC 蛋白质，从而发生异源 ACTH 综合征。POMC 在垂体外组织的异常表达除了与基因本身的修饰以及调控序列有关外，与组织细胞内异常表达的反式作用元件也有关。另外，神经内分泌转化因子可能也参与了 POMC 的异源表达。POMC 启动子 CpG 岛的去甲基化，Tpit 和 NeuroD1 两种特异性的细胞转录因子，Ptx1、Nurr77、E2F 等非特异性的细胞转录因子，以及 AVP 受体、hASH1 神经组织分化因子在垂体外组织的异常表达均与活性 POMC 蛋白的异源表达，进而与异源 ACTH 综合征的发病有关。上海瑞金医院对 5 例异位 ACTH 综合征的胸腺类癌组织的 ACTH 前体物质 POMC 基因启动子区进行了分析，发现 POMC 启动子区 －417 到 －260bp 范围内有多个 CpG 岛序列，进一步检测这些 CpG 岛的甲基化程度，发现胸腺类癌组织的

POMC 启动子区 CpG 岛高度去甲基化，而在正常胸腺则高度甲基化，提示 POMC 基因启动子区的甲基化程度与 POMC 基因的表达密切相关。另外，还有很少一部分 Cushing 综合征患者由下丘脑外的肿瘤分泌过量的 CRH 导致。这些肿瘤包括小细胞肺癌、类癌、甲状腺髓样癌、胰岛细胞瘤以及下丘脑神经节细胞瘤。某些肿瘤细胞可以同时分秘 CRH 和 ACTH。

低血糖症也常常由伴瘤综合征引起。1930 年 Doege 首次报道了一例由胸膜纤维肉瘤引起的低血糖症，并提出了非胰岛细胞肿瘤性低血糖（non - islet - cell tumor - induced hypoglycemia, NICTH）的概念，此后陆续有不少报道。引起低血糖的胰外肿瘤，就肿瘤细胞起源和临床特点而言，大致分为间质组织肿瘤和上皮组织肿瘤。其中，起源于间质细胞的胸腹部巨大肿瘤引起的低血糖占半数（42%），包括间皮细胞瘤、纤维肉瘤、平滑肌肉瘤等，这类肿瘤体积大，恶性程度低，生长慢，多见于老年人。上皮组织肿瘤引起的低血糖多见于癌肿晚期，包括肝细胞癌（约占 22%）、肾上腺皮质癌（9%）、胰及胆管肿瘤（10%）等，以及肺支气管癌、卵巢癌、消化道类癌、血管外皮细胞瘤（17%）等。肿瘤发生的低血糖，血浆胰岛素水平一般降低，早期症状通常不是肿瘤本身造成的，而是由于低血糖引起的大脑功能紊乱。过去认为，NICTH 发生的主要原因是肿瘤消耗，在临床诊断中容易被忽视。近年来随分子生物学技术的不断发展，大量研究致力于探讨 NICTH 的发病机制，现已证实：患者血清以及肿瘤组织中存在高活性的 IGF - 2 及其 mRNA。因此目前认为肿瘤源性的胰岛素样生长因子 2（IGF - 2）与 NICTH 的发病机制密切相关。正常人血清中 70% ~ 80% 的 IGF - 2 与 IGF - 结合蛋白以三元复合物存在，由 IGF - 2、IGFBP - 3 或 IGFBP - 5、酸不稳定性蛋白亚单位（acid labile subunit, ALS）组成，这种 IGF2 - IGFBP - ALS 三元复合物的形成可以阻止 IGFs 穿过血管壁，阻断 IGFs 的内源性胰岛素样作用。而 NICTH 患者血清前 IGF - 2 - （E1 - 21）水平增高，同时 IGFBP - 3、IGFBP - 5 和 ALS 生成减少而亲和力降低，造成二元复合物向三元复合物的转化能力下降，游离状态的 IGF - 2 或二元复合物容易穿过血管内皮，进入组织间隙，作用于胰岛素靶细胞，激活胰岛素受体或（和）IGF - 1 受体，发挥非特异性代谢作用，引起严重低血糖。IGF - 2 基因是一个母系印记基因，NICTH 患者肿瘤组织中 IGF - 2 基因发生印记丢失（loss of imprinting, LOI），导致父系及母系两条等位基因同时表达，而在肿瘤周围组织无类似发现。上海瑞金医院对 2 例 NICTH 患者血清中 IGF - 2 水平增高，IGF - 1、IGF 结合蛋白（BP）23，GH 水平受到抑制，IGF - 2/IGF - 1 异常增高，其中 1 例间质来源的肿瘤患者术后循环 GH - IGF 轴恢复至正常范围，表明循环 GH - IGF 轴改变在 NICTH 的定性诊断中具有重要价值，IGF - 2/IGF - 1 是敏感性较高的参数。

其他激素分泌异常的伴瘤综合征包括生长激素释放激素（GHRH）和生长激素（GH）的非下丘脑非垂体肿瘤；分泌 hCG 的非滋养细胞非生殖细胞肿瘤；分泌 LH、hPL、FGF23、肾素、催乳素、降钙素、GRP、VIP、促红细胞生成素、内皮素以及胰升糖素、肠升糖素等等，均比较罕见，临床表现取决于激素异常分泌的程度。

（刘　祥）

第七章

内分泌疾病常见检测技术

第一节　光谱分析技术

一、吸收光谱法

1. 紫外－可见光谱法　理论基础是 Lambert – Beer 的光吸收定律，即某一波长的光穿过均质透明的溶液时，透光的强度（I）与溶液的液层厚度（b）、溶液的浓度（C）和入射光的强度（I_0）有关。当 I_0 和 b 一定时，C 与 I 在一定条件下成简单的反比关系，即 C 越大 I 越小。换言之，C 越大，吸收光的强度即吸光度（A）越大，在条件一定时 A 与上述各因素之间的关系可用 $A = \log I_0/I = abC$，式中 a 为吸光系数，是与入射光波长和溶液性质有关的常数，不同的物质具有不同的 a，a 是指溶液的液层厚度为 1cm 和物质浓度为 1mmol/L 时的吸光度，又称摩尔吸光系数（ε）。利用光吸收定律设计的光谱分析法又称光度法，光度法分有比色法和分光光度法两种，其基本原理一样，不同的是比色法采用滤光镜获取单色光，因分析误差较大已逐渐被淘汰。分光光度法采用棱镜或分光器获得单色光，分为可见光分光光度法和紫外光分光光度法，前者是利用可见光波长范围内某一波长的光作光源，后者是用紫外光波长区域内的某一波长作光源的分析法。

2. 原子吸收光谱法（atomic absorption spectrometry，AAS）　又称原子吸收分光光度法，是基于物质所产生的原子蒸气对特定光谱线的吸收作用来进行定量分析的一种方法。原子蒸气对入射光吸收的程度符合比尔定律，即入射光的强度（I_0）、入射光所通过原子蒸气的厚度（L）、透光强度（I）与吸光度（A）和待测元素浓度（C）之间的关系式为：$A = \log I_0/I = K \cdot L \cdot C$，式中 K 为常数，同等条件下 L 也为常数，$A = K \cdot C$，即元素的吸光度与元素的浓度呈正比关系。在临床上常用于测定人体内的微量金属元素，AAS 的主要缺点是不能同时进行多元素分析。

二、发射光谱法

1. 荧光光谱法（spectro fluoro metry，SFM）　也称荧光光度法，与吸收光谱法的本质区别在 SFM 是测定待测物质发射光谱的强度。其基本原理是待测物质受激发光激发后发射的荧光强度（F）、荧光效率（Φ）、激发光强度（I_0）、摩尔吸光系数（ε）、溶液中荧光物质的浓度（C）、溶液厚度（L）和仪器常数（K）之间存在下列关系式：$F = K\Phi I_0 \varepsilon CL$。当一定条件时，式中的 K、Φ、$I_0$、ε 和 L 均可以是常数，则 F 与 C 在一定范围内呈正比关系。

激发用的辐射光常用紫外光或激光，一种物质受能量激发后是否能产生荧光是由其本身的分子结构所决定的，常用于氨基酸、多环芳烃、维生素、甾体化合物和酶类的测定，如尿中的儿茶酚胺。AFM 的检测灵敏度比紫外 – 可见光谱法高 2 ~ 3 个数量级，通常可达到 pg 级。主要缺点是影响因素多，影响程度高。

2. 火焰光谱法（flame photometry，FPM） 又称火焰分光光度法，是用火焰作为激发光源的一种发射光谱法。其基本原理是用高温火焰将待测样品中的原子激发成激发态，当它们返回到基态时，以发射光谱的形式释放能量。待测元素发射谱线的强度（I）与该元素浓度（C）之间的关系可用 $I = a \cdot C^b$ 公式表示，在一定条件下，a 是一个常数；b 为自吸收系数，在可测的低浓度时，元素的自吸收可忽略不计，即 b = 1。则 $I = a \cdot C$。待测元素与发射谱线的强度与该元素的浓度呈简单的正比关系。常用于测定金属元素，但由于各元素发射的光谱相互间存在不同程度的干扰，其测定灵敏度受到限制，为 $10^{-6} ~ 10^{-4} mol/L$。

3. 发光光谱法（luminescent spectrum，LS） 又称发光分析法，是近 20 年来利用发光现象研究而建立的一种分析技术，主要包括化学发光（CLA）和生物发光（BLA）分析法两种。化学发光是指某些物质在参加化学反应时吸收了反应过程中的化学能，使反应产物的分子激发到电子激发态，当返回到基态时多余的能量以光谱的形式发射出来，其发射光谱的强度与参与反应的物质浓度在一定条件下成正比。CLA 与 SFM 的区别是物质的分子在形成激发态所受的激发能不同，前者是吸收了光能，后者是吸收了化学能。临床常用于测定各种激素、葡萄糖、胆固醇、L – 氨基酸等。生物发光是指在生物体内由蛋白质或酶参加反应引起的发光，如萤火虫、水母和某些细菌的发光现象，其原理与化学发光类似。临床常用于测定体液或血液中的抗生素和维生素浓度。

三、标记免疫分析技术

利用抗体与抗原结合的高度特异性，利用具有高测定灵敏性的放射性核素、酶、发光物质等作为标记物示踪，集这两优点建立的定量检测方法统称为标记免疫分析技术，包括放射免疫分析、免疫放射分析、酶免疫分析、荧光免疫分析和化学发光免疫分析等。参加反应的主要试剂是：抗体，主要影响试验的特异性；标记，主要影响检测方法的灵敏度；标准，主要影响测定方法的准确性。标记免疫分析技术分两大类，竞争性结合分析即标记抗原和非竞争性结合分析即标记抗体。

（一）放射免疫分析（radioimmunoassay，RIA）

用放射性核素作为标记物示踪的免疫分析法。属竞争性结合分析，基本原理是放射性核素标记抗原（Ag^*）和非标记抗原（待测物 Ag）同时与其限量的抗体（Ab）进行竞争性结合反应，反应式见图 7 – 1。竞争性放射免疫分析原理见图 7 – 2。

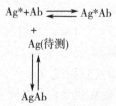

图 7 – 1　抗原、标记抗原与抗体竞争结合反应示意图

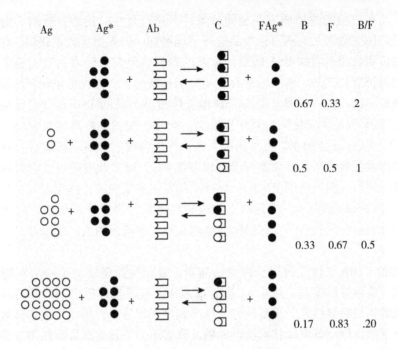

图7-2 竞争性放射免疫分析原理示意图

Ag. 待测抗原；Ag*. 标记抗原；Ab 限量抗体；C. 抗原-抗体复合物；FAg*. 游离标记抗原；
B. 抗原-抗体复合物的放射活性；F. 游离标记抗原的放射活性；B/F. B 与 F 的放射活性比

实际工作中是将已知不同浓度的标准抗原分别与一定量的标记抗原混合，再与一定量的抗体反应，当反应达到平衡后，分离 B 与 F 并分别测定其放射活性，求得标记抗原-抗体复合物的结合率。以已知标准抗原的浓度为横坐标，标记抗原-抗体复合物的结合率为纵坐标，绘制计量反应曲线。这样，通过同一条件下测得的放射性或结合率即可由此校正曲线推算出待测抗原的浓度。最常用的校正曲线见图7-3。

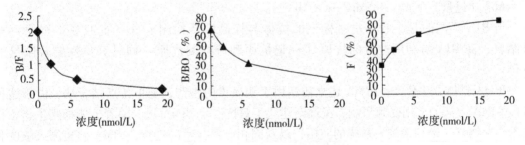

图7-3 RIA 的几种校正曲线

1. 标准品 化学结构和结合特性与被检测物相同，用于配制校准试剂和制作剂量反应（标准）曲线以便对待测样品中被检测物进行准确定性、半定量和定量的物质称为标准品，其纯度应在95%以上。当无法得到被检测物的纯品时，也可用粗制品甚至被检测物含量较高的患者血清作为参考标准。例如，测定激素和受体自身抗体就采用相应的自身抗体滴度较高的患者血清作为参考。但所有作为标准的纯品、粗制品或标准血清，均需用国家标准或国际标准核查或比较，认证为同质性并确定其含量，然后才能作为标准品用于激素的测定。理论上要求标准品和被检测的物质应在相同的条件下进行反应。例如，检测人血清中激素含量，标准品最好用去激素人血清对标准品进行倍比稀释。但人血清较难获得、昂贵且激素不易去净，如果证实含蛋白质如 BSA 的缓冲体系的稀释效果与去激素血清无显著差异，也可用作标准品的稀释液。此外，有些激素存在明显的种族差异，如人促甲状腺激素（TSH）与马促甲状腺激素不同，免疫检测所用的 TSH 单克隆抗体与马的 TSH 无交叉反应，因此可用马血清代替去 TSH 的人血清稀释入 TSH 标准品。为防止配置的标准细菌繁殖，标准的稀释液应含有 0.02％ NaN_3 或硫柳汞，也可用庆大霉素作为防腐剂。不同标准液应有适宜的保存温度，通常类固醇激素或甲状腺激素标准可保存在 4℃，而多肽或蛋白质激素标准则适宜保存在 –20℃ 或 –40℃，但不应反复冻融。标准品的剂量单位应采用国家计量单位，即用物质浓度，如 mol/L、mmol/L 表示。少数尚未能精确测得相对分子量的物质，可暂时用质量浓度，例如 pg/L 或 ng/L 等表示。对有国际标准的品种，一般采用国际单位即 U/L 或 mU/L 等表示。

2. 方法评价　RIA 在建立时用于检测胰岛素，是在检测激素类生物活性物质中应用历史最长的方法。检测灵敏度高，可达 ng 甚至 fg 水平，抗原抗体反应的高度特异性，可区分结构非常相似的物质特异性强，重复性好，样品和试剂用量少，测定方法容易规范化和自动化。由于小分子半抗原制备抗体技术已经成熟，许多小分子量的激素、肽类、药物和体内的活性物质（几乎一切生物活性物质）均可测定，超过 300 余种，在临床诊断和医学科研领域得到广泛应用。但 RIA 检测原理限制了检测的范围和灵敏度；反应时间长（有时需要 72h）；在测定中必须进行 B 与 F 分离，使操作较烦琐；标记试剂的放射性强度随时间衰变，试剂盒有效期受到严格限制，不方便随意使用；有些放射性标记物（^3H、^{14}C）需专门部门提供；具有放射性污染。

（二）免疫放射检测（immunoradiometric as say，IRMA）

属非竞争性结合分析，基本原理是在待检测样品中加入过量标记抗体（Ab^*），与待检测抗原（Ag）进行非竞争性结合反应，反应式如下。

$$Ab^* （过量） + Ag \Longleftrightarrow Ab^* Ag + Ab$$

与 RIA 不同的是，它用过量标记的抗体与样品中待检测成分（抗原或半抗原）充分结合，而 RIA 是利用过量的抗原（标记抗原和待检测抗原）同时竞争性结合限量的抗体。

IRMA 具体方法分类：IRMA 建立初期用于胰岛素的检测，是单位点结合法，由于这种直接 IRMA 方法的应用受到限制，又逐渐建立了双抗夹心 IRMA 法。随着抗体细胞生物工程技术和生物素－亲和素放大系统的应用，以及固相分离技术的进步，IRMA 的检测灵敏度和精确度不断提高，而且方法种类不断增加。以下分别按不同抗体、固相材料及分离剂等说明 IRMA 的不同类型。

1. 单位点免疫放射分析　将待检测抗原与过量标记抗体结合形成复合物，过量的抗体使其能与待测抗原全部结合而有剩余，再用不溶性抗原吸附多余的抗体，离心测定上清液内结合抗体的放射性，待测抗原与放射性强度成正比（图 7-4）。

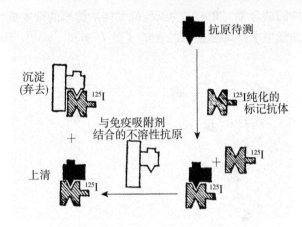

图7-4　单位点免疫放射分析原理示意图

2. 双位点免疫放射分析　采用固相抗体作为分离剂，待检测抗原的分子上必须含有多个抗原决定簇，选择一对各自与被检测抗原分子上不同位点结合、彼此完全互不干扰的单抗，其中一种为固相抗体，可以非特异性吸附在聚苯乙烯等塑料载体表面，以便特异性与被检测样品中抗原结合；另一种用放射性核素标记，作为指示剂，也特异性结合于被检测抗原。未结合的标记抗体可通过离心去除，测定固相抗体的放射性强度。反应式如下。

$$SP \cdot Ab_1（过量）+ Ag$$
$$\downarrow$$
$$SP \cdot Ab_1 \cdot Ag + Ab_2{}^*$$
$$\downarrow$$
$$SP \cdot Ab_1 \cdot Ag \cdot Ab_2{}^* + Ab_2{}^*$$

反应式中的过量固相抗体（$SP \cdot Ab_1$）先与待检测抗原（Ag）结合成复合物（$SP \cdot Ab_1 \cdot Ag$），再加入过量的标记抗体（$Ab_2{}^*$），与$SP \cdot Ab_1 \cdot Ag$形成$SP \cdot Ab_1 \cdot Ag \cdot Ab_2{}^*$形成复合物，离心弃去上清液（为游离$Ab_2{}^*$），测定固相复合物的放射性（图7-5）。

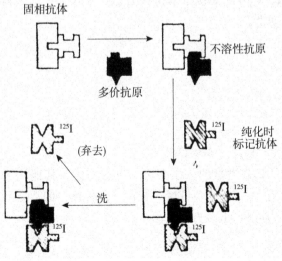

图7-5　双位点免疫放射分析（夹心法）原理示意图

以抗原抗体复合物的结合率（B%）为纵坐标和标准抗原的浓度或浓度的对数为横坐标绘制标准曲线，则从曲线可求得待测抗原的含量（图7-6）。

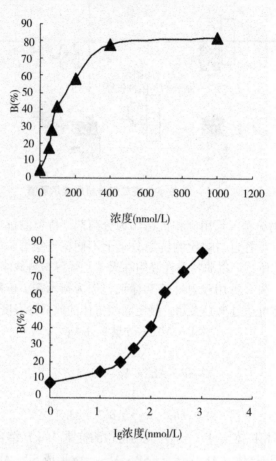

图7-6　IRMA校正曲线

3. 第三抗体标记法　该方法类似于双抗夹心法，但作为反应示踪剂的是标记的第三抗体（Ab_3^*），其反应式如下。

$SP \cdot Ab_1 + Ag + Ab_2$

$\downarrow$

$SP \cdot Ab_1 \cdot Ag \cdot Ab_2 + Ab_3^*$

$\downarrow$

$SP \cdot Ab_1 \cdot Ag \cdot Ab_2 \cdot Ab_3^* + Ab_3^*$

反应体系中各种抗体都是过量的。该方法可以省去标记其他抗体的步骤，Ab_3^* 可以作为通用示踪剂。例如，用 ^{125}I 标记了兔抗鼠或羊抗鼠的抗体，即 Ab_3^*，则所有应用非固相鼠抗体作为 Ab_2 的方法，均可用 Ab_3^* 为示踪剂。

4. 双标记抗体法 该方法的反应式如下。

$$SP \cdot Ab_1 + Ag$$

$$\downarrow$$

$$SP \cdot Ab_1 \cdot Ag$$

$$Ab_3^* \; \bigg| \; Ab_2^*$$

$$SP \cdot Ab_1 \cdot Ag \cdot Ab_2 \overset{\displaystyle Ab_2^*}{\underset{\displaystyle Ab_3^*}{\diagdown}} + Ab_2^* + Ab_3^*$$

该方法中被检测抗原的分子结构上需含有 3 个以上的抗原决定簇，选择 3 个以上的单克隆抗体，其中一个（Ab_1）用于结合在固相载体上，另两个分别标记同一种放射性核素（Ab_2^*和 Ab_3^*），反应时被检测抗原分子上一个抗原决定簇结合到固相抗体（Ab_1），另外两个分别与 Ab_2^* 和 Ab_3^* 结合。这样形成的抗原抗体复合物的放射性比活成倍增加，有利于提高检测的灵敏度和精密度。

5. 配体抗体桥式法 该方法的反应式如下。

$$SP \cdot L + Ag + Ab_1^* + L \cdot Ab_2$$

$$\downarrow$$

$$SP \cdot L + Ab_1^* \cdot Ag \cdot Ab_2 \cdot L + Ab_1^*$$

$$\Big\downarrow Ab_3 \text{（抗 L）}$$

$$SP \cdot L \cdot Ab_1^* \cdot Ag \cdot Ab_2 \cdot L + Ab_1^*$$

式中 L 为与被检测抗原无关的配体，将其包被在试管形成固相载体（$SP \cdot L$）。反应体系中被检测抗原（Ag）与其特异性标记抗体（Ab_1^*）结合，并与连接配体的二抗（$L \cdot Ab_2$）形成复合物（$Ab_1^* \cdot Ag \cdot Ab_2 \cdot L$），再加入抗 L 的第三抗体（$Ab_3$），作为桥梁形成更大分子的复合物，更加便于分离。

6. 生物素-亲和素法 该方法的反应式如下。

$$SP \cdot Ab_1 + Ag + B \cdot Ab_2 \cdot B$$

$$\downarrow$$

$$SP \cdot Ab_1 \cdot Ag \cdot Ab_2 \overset{\displaystyle B}{\underset{\displaystyle B}{\diagup\diagdown}}$$

$$\Big\downarrow A^*$$

$$SP \cdot Ab_1 \cdot Ag \cdot Ab_2 + A^* \overset{\displaystyle B \cdot A^*}{\underset{\displaystyle B \cdot A^*}{\diagup\diagdown}}$$

1986 年 Odell 等首次将生物素 – 亲和素系统（biotin – avidin system，BAS）引入 IRMA 检测。该方法的最大优点是 BAS 具有很强的亲和力及最终使结合标记亲和素能力扩大，其亲和常数（KA）值达到 10^{15} mmol/L，是抗原抗体反应的亲和力的 10 ~ 100 倍，使 IRMA 的检测稳定性和检测灵敏性与精密度大大提高。在反应体系中，固相抗体（SP·Ab$_1$）与被检测抗原（Ag）及生物素化抗体（B·Ab$_2$·B）连接形成中间复合物，再加入标记亲和素（A＊），A＊与中间复合物中亲和素连接形成最终复合物。一个生物素化的抗体分子连接了十几个生物素分子，而标记的亲和素又有 4 个相同亚基都可与生物素分子结合，因此，最终复合物结合相对牢固而且放射性强度倍增的大分子复合物。

7. 生物素 – 亲和素分离剂法　该方法的反应式如下。

$$Ag + Ab_1{}^* + Ab_2 \cdot B$$

$$\downarrow$$

$$Ab_1 \cdot Ag \cdot Ab_2 \cdot B \cdot Ab_1 \cdot$$

$$\downarrow SP \cdot A$$

$$Ab_1 \cdot \cdot Ag \cdot Ab_2 \cdot B \cdot Ab_1 \cdot + Ab_1{}^*$$

$$/$$

$$SP \cdot A$$

其反应的基本原理是利用被检测抗原分子结构中有多个抗原决定簇，其中一些抗原决定簇与生物素化的单克隆抗体（Ab$_2$·B）结合，另外一些与核素标记的单克隆抗体（Ab$_1{}^*$）结合，形成复合物 – Ab$_1{}^*$·Ag·Ab$_2$·B·Ab$_1{}^*$，再加入被亲和素涂布的聚苯乙烯珠（SP·A），与先前形成的抗原抗体复合物连接成固相最终产物。该方法的主要优点是待测复合物与固相结合更牢固，方法更稳定；而且克服了其他 IRMA 中需要多次离心洗涤的麻烦，操作更加简便。

方法评价：与 RIA 相比，IRMA 的主要优点是抗体容易获得；抗体标记简单方便；抗原抗体属于非竞争性结合反应，反应时间短（2 ~ 3h）；灵敏度比 RIA 高 10 ~ 100 倍，检测的线性范围广；固相抗体和标记抗体分别针对一个抗原分子的不同抗原决定簇，不易发生交叉反应，因而检测的特异性高。IRMA 的不足之处：一是分离游离抗体和抗原抗体复合物需要至少两个单克隆抗体，一个起检测作用，另一个起分离作用，因此被检测抗原分子上至少含有两个抗原决定簇，对短肽和分子量较小的半抗原活性物质的检测受到限制。二是放射性核污染和试剂盒有效期受到严格限制等放射性核素标记免疫检测技术的共同的问题。

四、酶免疫分析法

酶免疫分析法（enzyme immunoassay，EIA）是一种用酶作为标记物示踪，用酶促反应的高效放大作用和抗原抗体反应的特异性相结合的一种免疫分析技术。

制备酶标记的免疫反应物（抗原或抗体），通过免疫学反应形成酶标结合物，该结合物保留原先的免疫学活性和酶学活性。免疫反应使酶催化相应的底物，生成的产物又可与另一种能产生反应（生色源）或使紫外吸光值变化的化合物发生氧化还原反应，再用分光光度计测定其光密度进行定量分析。灵敏度可达 ng ~ fg 级。EIA 总的反应原理可用如下 3 个反应式表示（图7-7）。

免疫反应：抗原＋抗体→抗原－抗体复合物

酶活性放大：抗原－抗体复合物＋酶标记物 $\xrightarrow[(温度、pH)]{}$ 抗原－抗体－酶复合物

显色反应：抗原－抗体－酶复合物＋底物 $\xrightarrow[生色源或供氢体]{温度、pH}$ 产物（出现颜色反应或紫外线吸收光值发生变化）

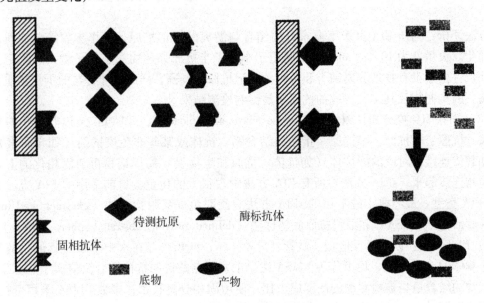

待测抗原　　　　酶标抗体

固相抗体

底物　　　　产物

图7-7　基本原理示意图

（一）酶免疫分析分类

1. 固相与液相酶免疫分析法（根据抗原－抗体在反应体系中的存在方式分类）　　在反应体系中抗原与抗体有固相和液相两种存在方式，据此将 EIA 分为固相和液相两类。也分别称为非均相和均相 EIA。

（1）液相酶免疫分析法：又称均相酶免疫分析法，在这类方法中，抗原或半抗原、抗体、酶标记物等均游离于整个反应体系中（包括免疫反应和酶促反应）。结合标记物与游离物必须通过特定的方法才能分离。但也有一些液相 EIA 方法，如邻连法和竞争性均质 EIA 方法等，由于所用的酶比较特殊，反应中酶活性随着被检测抗原的浓度升高而变化（升高或降低），因此，不需要对反应体系中结合和游离的标记物进行分离。常见的液相 EIA 有双抗体法（double antibody method）和均质法（homogeneos enzyme immunoassay，HEIA）两种类型。

1）双抗体法：该方法的基本原理是用酶标记抗原与非标记待测抗原竞争结合有限量抗体，反应达到平衡后加入抗抗体。抗体和抗抗体分子量较大，它们结合后形成分子量更大的免疫复合物，离心可以使其沉淀。未与抗体结合的酶标记抗原因不能与抗抗体结合而呈游离状态，从而使抗原抗体复合物与非结合的酶标记抗原分离。该方法通常在试管内进行，不需要固相载体。

2）均质法：该方法的基本原理是将抗原（半抗原）、抗体和酶或酶标记物及底物混合

在一起，反应结束后即可直接测定结果。根据抗原与抗体反应动力学可将均质法分为竞争性和非竞争性两大类；根据标记物的特点又可将均质法分为三大类，即标记抗原系统、标记抗体系统和配对酶双标记系统。在标记抗原系统中，抗原可与全酶（如酶放大 EIA）、辅酶（辅酶循环 EIA）或底物（底物标记荧光 EIA）偶联，从而建立各种均质 EIA；在标记抗体系统中，抗体与酶分子偶联，使酶活性增强（增强 EIA）或减弱甚至被抑制（标记抑制酶抑制 EIA）；在配对酶系统中，通常需要两种配对酶，这些配对酶的催化活性受免疫反应的影响。

方法评价：均质 EIA 由于不要求分离结合与游离的标记抗原，操作步骤简单快速，便于自动化。灵敏度为 10^{-9}mmol/L，主要用于小分子半抗原如药物和小分子激素的测定。其主要缺点：由于没有物理分离结合和游离的标记抗原的步骤，样品中非特异的干扰物质如内源性酶、酶抑制物及其交叉反应的抗原容易影响检测结果。

（2）固相酶免疫分析法（solid - phase enzymeimmunoassay, sEIA）：又称非均相酶免疫分析法。抗原、半抗原、半抗原 - 蛋白质结合物、抗体或某些非免疫试剂（如亲和素）等与固相载体连接，对应的配位体（如抗体、抗原和生物素）酶标记物再与固相化的上述免疫反应物连接起来。sEIA 方法在所有 EIA 方法中占很大的比重。目前常用的 EIA 方法大多数为 sEIA 类型。最经典、最常用的 sEIA 方法有酶联免疫吸附检测法（enzymelinked immunosorbent assay, ELISA）和限量抗原底物珠法（defined antigen substrated sphere, DASS）。

1）ELISA 法：以微量反应板、试管、齿轮、棒、纸和珠等在水中不改变其形状的材料为固相载体的 EIA 方法，均可称为 ELISA 法。主要特点是抗原抗体结合反应属于非竞争性，酶标记物的结合量与被检测物的浓度成正比；使用固相分离技术；多数 ELISA 采用双抗体，被检测抗原同时与两种抗体结合，夹在两种抗体之间。

ELISA 法可用于检测抗原，也可检测抗体。这种检测方法需要 3 种试剂：固相的抗原或抗体；酶标记的抗原或抗体；酶反应的底物。根据试剂的来源和标本的性状及检测的具体条件，有下列几种具体方法：

a. 双抗体夹心法检测抗原：又称为直接 ELISA。特异性抗体首先与固相载体连接形成固相抗体，再经过洗涤去除杂质和未结合抗体；在反应体系中加入被检测标本，与固相抗体反应形成抗原 - 固相抗体复合物，洗涤去除其他未结合物质；加入酶标记抗体，使固相体 - 抗原免疫复合物上的抗原与酶标记抗体结合，彻底洗涤去除未结合的酶标记抗体。此时，固相载体上结合的酶的量与标本中被检测抗原的量成正比；加入酶作用底物，固相载体上的酶催化底物显色，根据显色反应的程度测定被检测抗原的含量。

双抗体夹心法只使用于含有 2 个或 2 个以上抗原结合位点的较大分子抗原的检测，而不能用于半抗原等小分子的测定。由于有两种单克隆抗体来认定被检测抗原的结构，所以特异性很高。还具有简便快速的优点，可在数分钟内完成整个测定，是应用最广泛的一种 ELISA。双位点法测抗原也属于此类型。

b. 间接法测抗原：酶标记在羊抗鼠（单克隆抗体）或羊抗兔（多克隆抗体）免疫球蛋白的抗体上，利用酶标记的抗抗体（Ⅱ抗）与固相抗体 - 抗原 - 非固相抗体复合物中非固相抗体结合，检测抗原。首先将特异性抗体与固相载体连接，形成固相抗体，洗涤去除为结合的抗体和杂质；加入被检测样本，样本中被检测抗原与固相抗体形成固相抗体抗原复合物，再次洗涤，只留下特异性抗原 - 抗体复合物；再加入非标记非固相抗体，与固相抗体 -

抗原复合物上抗原结合，形成双抗体夹心复合物；洗涤后加入酶标记抗抗体（Ⅱ抗），与双抗夹心复合物中非固相抗体结合，再次洗涤固相后，固相上酶的活性与被检测标本中抗原含量相关；加入酶底物显色，颜色的深度与被检测抗原的含量正相关。

c. 间接法测抗体：原理与间接法测抗原类似，不同之处是将特异性抗原与固相载体链接，利用酶标记的抗体检测与固相抗原结合的受检抗体。

d. 双抗原夹心法检测抗体：反应模式与双抗体夹心法类似，用特异性抗原进行包被和制备酶结合物，以检测相应的抗体，与间接法测抗体不同之处为以酶标抗原代替酶标抗体。在间接法不适用时（如包被抗原中的杂质可与酶标记的抗人 IgG 反应）可用此法。

e. 亲和层析介导的免疫测定（affinity chromatograph mediated immunoassay, ACMIA）：将过量的酶标记的单价抗体与待测抗原反应，反应混合物通过含固相抗原的亲和层析柱，混合液中游离的标记抗体即滞留在柱子上，而酶标记抗体 – 抗原复合物则可通过柱子被收集并测定酶活性。酶活性的大小与被检测的抗原含量成正比。其特点是既保留非竞争性 ELISA 的优点，又只要求被检测抗原有一个抗原结合位点即可被检测，因而可用于半抗原的检测。

f. 单位点非竞争性 ELISA：可分为酶标记抗体和酶标记抗原两类。酶标记抗体时，将标准或待测抗原同过量的酶标记抗体反应，待反应达到平衡后，再与过量的固相待测抗原反应，以去除未反应的酶标记抗体。洗涤后加入底物溶液，通过测定光密度值对待测抗原进行定量。酶产物的量同被待测抗原成正比。此方法可用于具有单一结合位点的半抗原。用酶标记抗原时，将标准或待测抗原先同适度过量固相抗体温育，洗涤后加入过量酶标记抗原（H – E），待其与未被结合的固相抗体反应形成酶标记抗原固相抗体复合物后，再次洗涤，去除未与固相抗体结合的酶标记抗原。然后加入酶底物，测光密度。酶产物颜色的深浅代表了酶的活性，同标准或待测抗原的含量成正比。

g. 竞争法测抗原：本检测方法适用于缺乏两个或以上结合位点的、不能用双抗夹心法进行检测的小分子抗原或半抗原。在反应体系中，被检测抗原和一定量的酶标抗原竞争与固相抗体结合。样本中被检测抗原含量越高，结合在固相抗体上的酶标记抗原越少，显色反应产生的颜色越浅，呈反比关系。小分子激素 ELISA 检测多用此法。

h. 竞争法测抗体：反应模式与竞争法测抗原类似，所不同的是待测抗体和一定量的酶标抗体竞争与固相抗原结合，反应呈色浓度与待测抗体浓度成反比。当相应抗原材料中含有与抗人 IgG 反应的物质，而且不易得到足够的纯化抗原进行包被时，可用此法检测特异性抗体。

2）DASS 法：将抗原或抗体交联到溴化氰活化的琼脂糖 4B 上。测定时，试管内加入与抗原（或抗体）交联的琼脂糖珠和被检测样本，反应结束后离心洗涤底物珠，再加入酶标记抗体（或抗原），形成双抗体（或抗原）夹心，加底物显色。由于固相载体为琼脂糖珠，整个免疫反应都在试管内完成，故又称试管法。如果将固相载体涂布于有明胶的玻片上，所建立方法称为玻片法。为了便于分离免疫复合物与游离物，也将磁性琼脂糖珠与抗体或抗原结合，然后加入被检测样本，洗涤时可用磁场将磁性琼脂糖珠吸附，不需离心。

2. 竞争性与非竞争性 EIA（根据抗原 – 抗体反应动力学分类）

（1）竞争性 EIA：被检测抗原（半抗原）或抗体与标准抗原（半抗原）或标准血清竞争结合对应的免疫反应物，其竞争性主要体现在以下两个方面。

1）被检测抗原或抗体（包括标准抗原或标准血清）直接与酶标记抗原或抗体竞争，使最终检测体系中的酶含量相对减少，最终检出的酶活性与被检测物浓度呈负相关。

2）被检测抗原与底物标记抗原、辅酶标记抗原或亲和素标记抗原等竞争结合相应抗体，从而改变酶的活性（增强或减弱），使最终检测体系中的酶活性增强或减弱。如果酶活性增强，则最终检出的酶活性与标准品（或被检测抗原）浓度呈正相关，反之呈负相关。

（2）非竞争性 EIA：被检测抗原（半抗原）或抗体直接与对应的免疫球蛋白结合，利用酶标记抗抗体或酶标记非免疫识别物质，最终检出的酶活性与待测物含量呈正相关。

3. 直接与间接 EIA（根据反应体系与检测体系之间的关系分类）　反应体系是指免疫检测中抗原与抗体的反应，检测体系是指借助于酶活性测定而对参与免疫反应的被检测抗原、半抗原或抗体进行定量检测所采取的一切措施。通常，反应体系可有一步或两步反应。第一步反应为抗原、半抗原 - 蛋白结合物、抗体或非免疫识别物质等与固相载体之间的反应（固相 EIA）；第二步反应为抗原或半抗原与抗体之间进行的免疫反应；而在检测体系中只有一次反应，即酶促反应。

（1）直接法：在这类方法中，检测体系与反应体系直接联系，中间不需要任何环节。这类方法的特点是操作简便，特异性强，但灵敏度较差。

（2）间接法：在反应体系中与检测体系之间，连接一个或多个中间体或连接桥，如非免疫识别系统、免疫识别系统等，以增强酶的相对含量或增强酶的比活性，这类方法的显著特点是灵敏度高，但精密度较差，而且需要制备中间体，故增加了测定成本并使方法变得烦琐。

（二）酶免疫检测的放大系统

为提高 EIA 检测的灵敏性，近年来引进了放大系统，包括酶放大系统、荧光底物及生物素 - 亲和素放大系统。

1. 酶放大系统　在 EIA 中，由于抗体或抗原分子上标记的酶分子较少，因此，最后酶催化的呈色反应不够强，不能满足某些抗原检测灵敏度的要求。用多种酶偶联和氧化还原反应的重复循环，可使常规 EIA 的灵敏度提高 100 倍以上。酶放大包括两个密切相关的反应系统：第一个反应系统中酶作用生成的产物是第二个反应系统中的激活药，并参加第二个反应系统的反应；第二个反应系统是氧化还原的反复循环，同时产生不可逆的有色产物。

2. 生物素 - 亲和素放大系统　生物素（biotin，B）是一种生长因子，广泛分布在动植物中，以辅酶形式参与各种羟化反应。亲和素（avidin，A）是存在于鸡蛋清中的一种碱性糖蛋白。亲和素对生物素有很高的亲和力，比抗原 - 抗体之间的亲和力高 1 万倍以上，生物素 - 亲和素系还具备高度的稳定性。利用生物素和亲和素即可以偶联抗体的生物大分子，有可被多种标记物所结合的特点，已建立了多种检测方法。在 ELISA 中，使抗体和酶等蛋白生物素化，即 1 个蛋白质分子结合多个生物素分子。这些生物素化的蛋白质分子一方面保留原来的免疫反应性或酶的活性，同时由于生物素的导入而成为多价，可与多个亲和素结合，从而产生多级放大效应。用生物素代替酶标抗体，减少了酶产生立体位阻的问题；可提高测定的特异性；多种生物素的衍生物可使生物素结合到蛋白质的功能基团上，有较大的余地提高此系统的检测灵敏度。

3. 荧光底物　在 EIA 中使用能生成荧光产物的底物，把酶和荧光的特点结合起来，可将 EIA 的灵敏度提高 10 ~ 100 倍。

方法评价：同 RIA 和 IRMA 相比，EIA 除避免了放射性核素的伤害外，最重要的优点是，酶标记物的有效期长，在无菌或防腐的条件下，4℃或冻干的保存期超过1年；近年在EIA中引进放大系统，使测定的灵敏度超过RIA，达到10^{-19}mmol/L。但EIA在一些激素的测定上还存在非特异性干扰较多、敏感性尚不够高等缺点。

4. 荧光免疫分析法（fluoroimmunoassay，FIA） 用荧光作为标记物示踪的免疫分析法。基本原理为物质吸收光能后，在极短的时间内（$10^{-9} \sim 10^{-8}$s）产生激发态分子，释放出波长比激发光更长的可见光，将具有这种特异性的物质标记在抗体（抗原）分子上，通过特异性的免疫反应结合后，通过荧光检测器测量荧光强度，从而判断抗原抗体的有无、定位和分部情况，或者检测样本中抗原抗体的含量。

早在20世纪40年代，荧光素已经用于抗原和抗体的标记。20世纪60年代以来，随着蛋白质分离和纯化技术的发展和更新，进一步推动了荧光免疫检测的发展，使其灵敏度和特异性有较大的提高。但由于高本底影响和监测仪器的灵敏度低，一直未能实现荧光免疫定量检测的临床应用。荧光偏振免疫分析（FPIA）和时间分辨荧光免疫分析（time - resolved fluoroimmunoassay，TR - FIA）技术的问世开创了FIA的新时期。

（1）荧光偏振免疫分析技术（FPIA）（图7-8）：是一种均相荧光免疫分析法，采用竞争结合法原理。荧光素经485nm的激发光照射可发出光子，经过偏振仪形成偏振光，其强度与荧光素受激发时分子转动的速度成反比。当荧光素标记抗原与抗体结合，因分子变大，转动受到抑制，偏振光信号增强。荧光素标记抗原和非标记抗原（待测物）同时与其限量的抗体进行竞争性结合反应，待测抗原浓度越大，竞争性抑制性越强，反应后所形成的荧光素标记抗原 - 抗体复合物越少，荧光强度越小，呈负相关性。

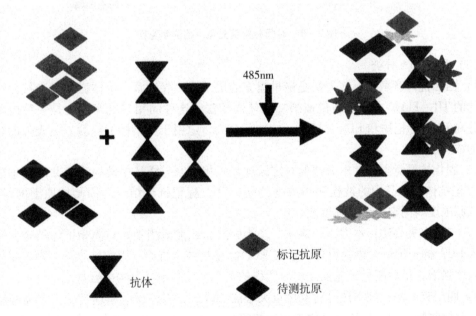

485nm

标记抗原

抗体

待测抗原

图7-8 荧光偏振免疫分析技术示意图

（2）时间分辨荧光免疫检测（time - resolvedfluoroimmunoassay，TR - FIA）（图7-9）：又称解离 - 增强 - 镧系荧光免疫分析（dissociation - enhanced - lanthsnide fluoroimmuno - assay，DELFIA），其标记物不是荧光素，而是镧系元素。用镧系元素三价稀土离子如铕

（EU$_3^+$）、钐（Sm$_3^+$）、铽（Tb$_3^+$）和镝（Dy$_3^+$）等标记抗原或抗体作为示踪剂，经免疫反应后加入酸性增强液，使标记物从免疫复合物中解离，游离的镧系元素在 340nm 的激发光照下发出很强的荧光，经时间分辨荧光度数仪记录，计算待测物质的含量。镧系元素螯合物的荧光主要特点是：①激发光谱和发射光谱相差大，而荧光的发射光谱范围很窄，＜10nm，有利于排除非特异性荧光的干扰，提高了荧光信号测量的特异性；②镧系元素螯合物具有长的荧光寿命，增强剂可使荧光信号增强 100 万倍，测量时间延迟 400μs 以上，而非特异性荧光发光时间仅为 0.01μs，从而避免非特异性荧光本底的干扰。

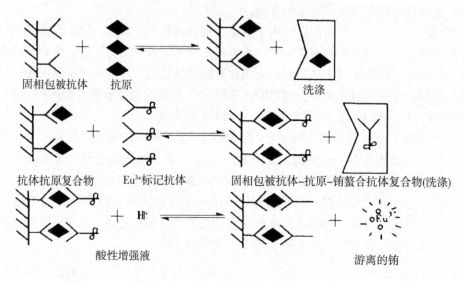

固相包被抗体　　抗原　　　　　　　　　　　　　　　　　洗涤

抗体抗原复合物　　　Eu³⁺标记抗体　　　　固相包被抗体–抗原–铕螯合抗体复合物(洗涤)

酸性增强液　　　　　　　　　　　　　　　　　游离的铕

图 7 – 9　时间分辨荧光免疫检测示意图

（3）TR – FIA 分类

1）固相抗体竞争法：该方法是最早建立的用于甲状腺激素、甾体激素等半抗原小分子化合物的 TR – FIA。主要采用包被第二抗体固相法。这种固相二抗实际上是一种通用分离剂，分离 EU$_3^+$ 标记物和 EU$_3^+$ – 抗原 – 抗体复合物，适用于多指标的检测。荧光强度与待测抗原的浓度成反比。

2）固相抗原竞争法：本方法的测定原理是固相抗原与样品中被检测物共同竞争限量的 EU$_3^+$ 标记抗体，样品中的被检测物浓度越高，EU$_3^+$ 标记抗体结合到固相抗原上的量越少，待测抗原浓度与测定的荧光强度成反比。

3）双位点夹心法：本方法的检测原理为标准品或被检测物先与固相抗体结合，经洗涤后加入 EU$_3^+$ 标记抗体，再次温育，生成 EU$_3^+$ 标记抗体 – 抗原 – 固相抗体复合物。充分洗涤后加入增强液，最后测量荧光强度。所测得的荧光强度与被检测物的含量成正比。

4）四层夹心法：该方法是对双位点夹心法的改进，因此反应原理与双位点夹心法基本相似。被检测物 – 固相抗体复合物先与生物素化抗体（Ab – B）结合，最后再与 EU$_3^+$ 标记的链亲和素（SA – EU$_3^+$）形成四层夹心复合物。充分洗涤后加入增强液，测量荧光强度。此方法的优点是生物素化抗体容易制备，稳定性好。EU$_3^+$ 标记的链亲和素可以作为通用示踪剂，用于不同被检测物的分析，是一种很有实用价值的检测技术。

5）顺序结合法：为进一步提高检测的灵敏度以适应低浓度物质样品的检测，建立了顺序结合法，又称反向滴定法。本方法实际上与放射免疫检测中的"非平衡法"的基本原理和操作程序完全一样。先以纯化抗 IgG 抗体包被微量滴定条（板），制备成固相二抗，将标准液或待测抗原和单抗加至固相二抗孔中，温育后洗涤，再加入 EU_3^+ 标记抗原。EU_3^+ 标记抗原与剩余单抗结合位点结合。待测抗原浓度与荧光强度成反比。

方法评价：TR – FIA 与其他标记免疫检测技术相比，具有灵敏度高，最低检测限能达到 10^{-17}mmol/L，示踪物稳定，标准线剂量范围宽，自动化程度高，操作简便等优点。但 TR – FIA 技术也存在易受内源性或外源性污染的缺点。

五、发光免疫检测

用发光物质标记示踪的免疫分析技术，根据检测到的发光强度进行定量。将发光分析与抗原抗体免疫反应相结合，既具有发光分析的高度灵敏性，又具有抗原抗体免疫反应的高度特异性。目前各种自动化发光免疫检测技术已成为临床医学和生物学研究领域广泛应用的一种新的检测手段。

根据发光反应体系、标记物及标记方法，对发光免疫检测技术分类如下。

1. 化学发光免疫分析 化学发光免疫检测（chemiluminescentenzymelmmunoassay，CLIA）的基本原理类似于 RIA 或 IRMA 和 EIA，只是所用的标记物或检测的信号不同。

CLIA 分类：根据免疫反应的原理分为竞争性和非竞争性。

（1）竞争性抑制反应式：CLIA 中竞争性免疫反应式如下。

$$Ag + Ag \cdot L + Ab$$

$$\Updownarrow$$

$$Ag \cdot Ab + Ab \cdot Ag \cdot L$$

$$\downarrow 启动发光试剂$$

$$h\upsilon（发射光子）$$

（2）非竞争性全量反应式：CLIA 中非竞争性全量反应式如下。

$$SP \cdot Ab + Ag$$

$$\Updownarrow$$

$$SP \cdot Ab \cdot Ag$$

$$\downarrow Ab \cdot L$$

$$SP \cdot Ab \cdot Ag \cdot Ab \cdot L$$

$$\downarrow 启动发光试剂$$

$$h\upsilon（发射光子）$$

根据标记物及标记方法分类：

（1）吖啶酯发光免疫分析法（图 7 – 10）：以吖啶酯为发光的标记物，固相载体为极细小的顺磁性颗粒，在电磁场中洗涤分离未结合部分，加入氧化剂和 pH 纠正液，吖啶酯在不需要催化的情况下分解、发光，由激光器和光电倍增管接受，光的积分与被测抗原的量成正比。属于直接标记化学发光免疫分析仪。

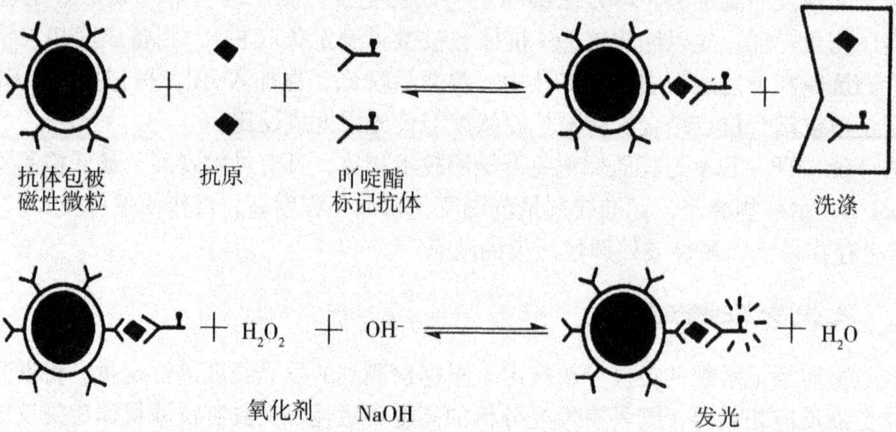

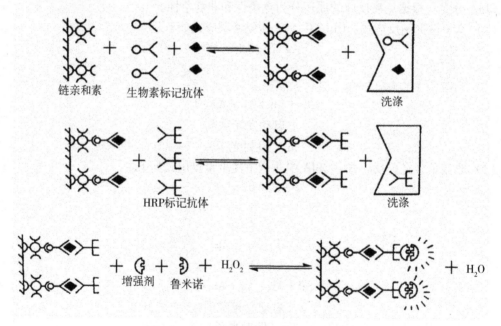

图 7 - 10 吖啶酯发光免疫分析法示意图

（2）鲁米诺发光免疫分析法（图 7 - 11）：用辣根过氧化物酶（HRP）标记抗原或抗体，以塑料小孔为固相载体，免疫反应后洗去未结合的抗原和抗体，加入底物鲁米诺和增强剂，使酶促反应后的化学发光强度增加。也属于直接标记化学发光免疫分析技术。

图 7 - 11 鲁米诺发光免疫分析法示意图

（3）AMPPD 化学发光免疫分析法（图 7 - 12）：以碱性磷酸酶标记抗原或抗体、以顺磁性微粒或塑料珠为固相载体，用底物联苯环和金刚烷的二氧四节环（AMPPD）作为化学发光剂，酶促反应后可断裂并发射光子。属于酶放大化学发光免疫分析技术。

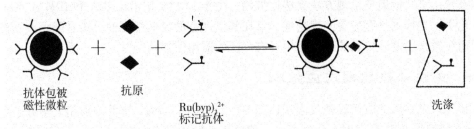

碱性磷酸酶
标记抗体

洗涤

AMPPD   发光   AMPD

图 7 –12   AMPPD 化学发光免疫分析法示意图

2. 电化学发光免疫分析法（electro chemi luminescence immuno assay，ECLIA）（图 7 –13）ECLIA 不同于传统放射性核素标记、酶标记及荧光标记等免疫检测技术，也区别于普通化学发光检测技术，它是电化学发光与免疫检测技术相结合的产物。自 20 世纪 90 年代初建立以来，成为临床上广泛应用的最新一代超微量标记免疫检测技术。不仅用于激素的测定，在 DNA 扩增产物及各种免疫学检测中也得到推广。

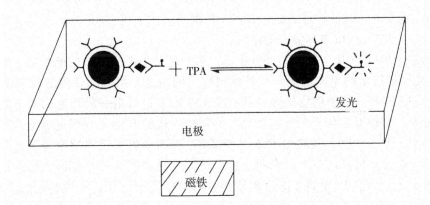

抗体包被
磁性微粒

抗原

$Ru(byp)_3^{2+}$
标记抗体

洗涤

+ TPA

发光

电极

磁铁

图 7 –13   电化学发光免疫分析法示意图

基本原理是采用发光试剂三氯联吡啶钌 $[Ru(bpy)_3^{2+}]$ 作为标记物，$[Ru(bpy)_3^{2+}]$ 在三丙胺阳离子自由基（TPA^+）催化作用和三角形脉冲电压的激发下，可产生高效、稳定的连续发光，这一氧化还原反应可循环进行，测定信号不断放大，从而大大提高检测灵敏度。反应过程为，以顺磁性微粒为固相载体，用化学发光剂三联砒啶钌 $[Ru(bpy)_3^{2+}]$ 标记抗体，免疫复合物吸入磁性流动室，用 TPA 缓冲液冲洗，除去游离的发光标记抗体，同时电极增加电压，使 $[Ru(bpy)_3^{2+}]$ 和 TPA 在电极表面进行电子转移，产生电化学发光，光的强度与待测抗原的浓度成正比。

3. 生物发光免疫分析法（BLIA） BLIA 是抗原抗体反应与生物发光反应系统相结合的一种分析技术，它利用生物发光物质或参与生物发光反应的辅助因子如辅酶 I（NAD）、三磷腺苷（ATP）等标记抗原或抗体，在试验过程中，先将标记抗原（或抗体）与待测抗体（或抗原）发生免疫反应后，再运用生物发光反应系统进行检测。

方法评价：LIA 的优点与 EIA 相似，标记物的有效期长，在无菌或防腐的条件下，4℃或冻干的保存期超过 1 年；测定的灵敏度高，达到 10^{-18} mmol/L；避免了放射性核素的污染，最重要的是克服了酶标记的不稳定性和荧光标记的本底荧光干扰等缺点，直接化学发光法还避免了酶促反应的不稳定性。ECLIA 是一种电促发光免疫检测技术，它采用特殊的化学发光剂作为标记物，钌标记物很稳定，在室温下半衰期 > 1 年，钌也可以用于标记核酸和 PCR 引物，而不影响探针的杂交活性和引物的特异性。标记物在反应体系中循环利用，使发光时间延长和强度增加。将链霉素亲和素系统与磁性微珠技术结合，使检测灵敏度大大提高（ $<10^{-12}$ mmol/L），线性范围更广（104），反应时间缩短（ < 20min），最快可在 2h 内发出检测报告，是其他免疫检测方法无法比拟的。由于 ECLIA 技术比 RIA 和 IRMA、ELISA 及传统的化学发光检测具有显著的优越性，且在其设计上的灵活性可使分析者随意改变测定模式，因而在激素免疫分析和核酸检测中具有广泛的应用前景。

六、免疫多聚酶链反应技术

PCR 技术在临床的应用最初仅限于检测 DNA 和 RNA，1992 年美国加州大学分子生物学家 Sano 等报道将 PCR 技术引入免疫检测．将抗原 - 抗体反应的高度特异性与 PCR 技术的高度敏感性相结合，建立了免疫 PCR（immuno - PCR）技术，开创了免疫分析技术的新领域。免疫 PCR 技术是迄今建立的最敏感的分析方法，检测的灵敏度可达 10^{-21} mmol/L 水平，理论上可监测到一个抗原（或抗体）分子的存在。

1. 基本原理 免疫 PCR 主要由两部分组成。第一部分类似于一般的酶标记、放射性核素标记或荧光标记技术的免疫反应，只是标记物不同而已。第二部分为常规 PCR 扩增产物的检测。免疫 PCR 与其他免疫检测技术的区别就在于它是用一段特定的双链或单链 DNA 来标记抗体，以 PCR 扩增免疫反应产物中抗体所连接的 DNA，再用电泳法或其他定量方法检测扩增的 DNA 产物，最终由 PCR 扩增 DNA 产物的量来反映抗原分子的量。由于 PCR 的高扩增能力，只要存在极微量的抗原 - 抗体反应产物，PCR 都能大量扩增抗体所连接的 DNA 分子。免疫 PCR 的关键技术就在于用一个连接分子将一段特定的 DNA 连接到抗体上，在抗原与 DNA 之间建立起相应的变量关系，从而将对蛋白质的检测转变为对核酸的检测。

2. 免疫 PCR 种类 根据免疫 PCR 一次实验检测的组分多少分为单组分和多组分分析免疫 PCR；或根据标记抗体的 DNA 指示分子的两侧翼含相同的引物序列区，可用单引物进行 PCR 扩增的方法称为单引物免疫 PCR；还根据检测目的和 PCR 扩增产物的检测方法不同，分为双免疫 PCR 和 ELISA 联合检测免疫 PCR。

（1）单组分分析免疫 PCR：是指在某一抗体上标记一段特定的 DNA 分子，其免疫反应产物和 PCR 的 DNA 扩增产物只能检测到某一种待测组分的免疫 PCR。

（2）多组分分析免疫 PCR：即在同一免疫反应体系中同时检测多种抗原组分。放射性核素、酶、荧光素和化学发光等标记抗体的技术，虽然已经开发用于同时检测多种组分，但来自不同标记物的重叠信号和扫描不同密度的信号存在困难，从而使这些技术的实用性受到严重影响。相对而言，DNA 为区别多组分提供了较理想的分子标记物，大小不同的 DNA 分子可以通过电泳等技术而分离。

（3）双向免疫 PCR：该方法是指抗原组分和目的基因同时检测的免疫 PCR。其方法是将一对用于扩增某基因的引物加在标记抗体的 DNA marker 的两端，使被测组分（抗原）共用一对引物，但 DNA 扩增终产物的分子量大小不同，从而达到免疫 PCR 在检测某抗原的同时又检测了目的基因。

（4）免疫 PCR 联合 ELISA 检测：PCR 扩增的产物通常是用凝胶电泳、溴化乙锭（EB）染色的方法来进行定量分析，也可在凝胶电泳后用 Southern 杂交法检测 PCR 产物，但这些方法操作繁杂，检测灵敏度低，定量的准确度和精密度较差，难以达到实用要求。Niemeyer 等报道将免疫 PCR 与 ELISA 联合应用，即用 ELISA 定量检测免疫 PCR 的扩增产物，它主要是用一对分别标记了生物素和地高辛的引物来扩增标记 DNA，以亲和素作为捕获抗体固定扩增产物，再用标记上碱性磷酸酶的抗地高辛抗体进行双抗夹心 ELISA 检测扩增产物。凝胶电泳 EB 显色法检测 PCR 扩增产物的精密度变异系数（CV）达到 38%（为不可接受的程度），而 ELISA 的 CV 为 10%。并且，以荧光染料 AttoPhos 作为显色底物的 ELISA，其检测灵敏度比凝胶电泳 EB 显色法高 10 倍，被检测组分的含量与荧光强度呈正相关。免疫 PCR 与 ELISA 联用检测法更节省时间和便于临床样品检测的自动化。

方法评价：免疫 PCR 作为一种抗原检测系统，同时具有抗原抗体反应的高度特异性和 PCR 扩增产物的超敏感性，特别适合于各种样本量极少和组分含量极低的成分检测，并可直接检测细胞膜上的抗原。免疫 PCR 与其他免疫分析技术比较，其主要优点是利用 PCR 的巨大扩增能力和特异性，因而极大地提高了被检测组分的检测灵敏度，较目前其他免疫检测法高 $10^3 \sim 10^5$ 倍。研究证实，免疫 PCR 的检测灵敏度与引物序列 DNA 链的数目（单链和双链）及 DNA 长度、抗体浓度、PCR 放大周期和 PCR 产物的测定方法密切相关，采用荧光化合物和酶等标记的引物进行 PCR 扩增，可进一步提高检测灵敏度。单免疫 PCR 存在的缺点是操作繁杂费时，为防止假阳性结果，试验洗涤必须充分完全，PCR 扩增产物电泳时所用的染色剂 EB 有致癌且污染环境，电泳区带的定量分析影响因素多，精密度差。随着免疫 PCR 技术的进一步发展完善，新的标记物和引物设计将扩大检测组分的范围，提高检测自动化程度，使操作更简便，测量精密度得到改善。

（刘　祥）

第二节　高效液相色谱法与毛细管电泳技术

高效液相色谱（high - performance liquid chromatography，HPLC）和毛细管电泳（capillary electrophoresis，CE），是一类利用混合物中各组分的分子结构或大小等理化性质不同进行分离的物理或化学分离技术。

一、高效液相色谱法

该方法有两个基本框架：一是有高效分离作用的分离柱（即色谱柱）又称固定相；二是从分离柱中通过的冲洗液又称 流动相。流动相以高压输送，在线检测。待测物置于分离柱内，由于混合物中各组分的分子结构或大小和理化性质不同，当流动相冲洗时，它们在固定相中的移动速率不同，出峰值的时间和大小不同。利用已知的标准品，与样品中待测组分的保留时间或相对保留时间对照进行定性分析，与色谱图的峰面积或峰高相互比较进行定量分析。

1. 按固定相的聚集状态分类

（1）液 - 液分配色谱法：系指流动相和固定相都是液体的色谱法。其分离机制是利用样品在流动相和固定相中的溶解度不同，造成不同的分配系数（K）存在差别而得以分离。组分的 K 是指流动相于固定相中处于平衡状态时在两相中的浓度，组分的 K 越大，在色谱柱中停留的时间越长。

（2）液 - 固吸附色谱法：系指流动相为液体，固定相为固体吸附剂的色谱法。其分离机制为基于吸附剂对样品中各组分的吸附系数（K）的差异而得以分离。K 也称吸附平衡常数，吸附剂亲和力越大的组分 K 越大，在柱内的停留时间越长，出峰越晚。

2. 按分离机制分类

（1）凝胶色谱法：又称空间排斥色谱法、分子排阻色谱法。该方法所用固定相是具有一定孔径范围的多孔径凝胶，当流动相为有机溶剂时称为凝胶渗透色谱法，为水溶液时称为凝胶过滤色谱法。分离机制是利用被分离组分的分子大小与凝胶孔径大小直接的相对关系而分离。大尺寸的分子只能渗入到少量的大孔，在色谱柱中通过的路径较短，则停留时间较短，当某些组分的分子尺寸大到不能进入凝胶的任何孔穴时，则随流动相从固定相间隙通过，途径最短，停留时间最短，反之分子的尺寸越小，可进入的孔穴越多，经过的途径越长，保留时间越长。

（2）亲和色谱法：是利用或模拟生物分子之间具有特异性结合的原理，分离和分析特定物质的一种色谱法。其分离机制是将具有生物活性的配基（如酶或抗体等）键合到非溶性载体或基质表面形成固定相，利用蛋白质或生物大分子（如酶抑制药或抗原等）与固定相表面上的配基特异性结合而分离。在分离过程中，待分离物质与其配基特异性结合形成复合物，而其他与配基无亲和力的物质则随流动相直接流出色谱柱。再选择适当的洗脱剂将结合在配基上的物质洗脱收集起来进行分析。该法常用于纯化或分析生物样品中含量很低的酶、酶抑制剂、抗原、抗体和受体等。

（3）离子交换色谱法：以离子交换为固定相，利用样品中可电离组分对离子交换的亲和力不同，达到分离离子型或可离子化物的色谱法。基本分离机制是基于样品中的待测离子与固定相含有的可交换基团在交换能力（交换系数）上的差异而分离。常用的离子交换剂有以交联聚苯乙烯为基体的离子交换树脂和以硅胶为基体的键合离子交换基团，根据引入的基团不同，离子交换树脂可分为阳离子交换树脂和阴离子交换树脂。根据分离目的不同可分为离子交换色谱法和离子排斥色谱法。

（4）键合相色谱法：系将起分离作用的官能团用化学方法键合到载体（如硅胶等）表

面形成，化学键合相并以其为固定相色谱法。化学键合相可用作液－液分配色谱法、离子交换色谱法、亲和色谱法等的固定相。键合相色谱法是应用最广泛的色谱法。

二、毛细管电泳法

毛细管电泳法（capillary electrophoresis，CE）类似于 HPLC 的分析装置，它用电渗流替代 HPLC 的流动相，故又称为电动色谱法（electrokinetic chromatography）。该法用高压电场为驱动力，以毛细管为支持介质和分离通道，基于样品中各组分之间迁移速率不同和分配行为上的差异而实现分离的电泳分析技术。分离机制是在电泳缓冲液中，待测组分的迁移速率由其所带电荷数和分子量决定，在高压电场作用下带正电荷的组分向负极泳动，带负电荷的组分向正极泳动，而缓冲液的电渗流方向则移向负极且作用力大于带负电荷组分朝向正极的泳动力，最终导致带正电荷、中性电荷和负电荷的不同组分均泳动向负极并得以分离。

根据毛细管的设计和分离原理不同分类如下。

1. 毛细管区带电泳　是 CE 中的最基本分离模式，基于各组分在电泳缓冲液中和电场作用下，所含净电荷于质量比（荷质比）的差异，以及物质表面电荷密度不同，迁移速率不同而导致分离。

2. 胶束毛细管电泳　是唯一能分离中性组分又能分离带电组分的 CE 模式。该模式是在电泳缓冲液中加入适量的表面活性剂，使之形成疏水内核和外部带负电荷的胶束相，在电泳过程中，因各组分的疏水性不同，而导致其在水相和胶束相之间的分配存在差异导致分离，疏水性越强的组分与胶束的作用力越强，在毛细管内的停留时间越长。

3. 毛细管凝胶电泳　将特定浓度的凝胶（聚丙烯酰胺等）灌注并共价结合到毛细管内壁作为支持介质，基于待测组分的分量或体积不同，在起分子筛作用的凝胶中电泳而被依次分离。

4. 毛细管等电聚焦　是指在毛细管内实现的等电聚焦过程。在电场作用下，带电组分在电泳缓冲液中可定向迁移，当处于等电点（pI）介质中就会停止迁移，当介质内的 pH 存在位置梯度时，不同 pI 的组分将停止迁移而分别聚集在不同的位置，并形成一条非常窄的区带，这就是等电聚焦的分离过程。通常用盐或两性电解质在毛细管内建立 pH 梯度，使各种具有不同 pI 的组分在电场的作用下迁移到其等电点的位置而实现分离。

5. 毛细管等速电泳　基本分离机制是采用加入先导电解质和后续电解质的发放使样品中的各种组分得以分离。

6. 毛细管电色谱　是将 HPLC 常用的各种固定相有选择性地填充到 CE 用的毛细管内，以高压电源产生的电渗流为驱动力而实现类似色谱的分离过程。

方法评价：高效液相色谱和毛细管电泳技术不同于上述利用抗原－抗体的免疫反应为基础的各种免疫分析法，是一类利用混合物中各组分的分子结构或大小等理化性质不同进行分离的物理或化学分离技术。在分析化学及生物医药学和临床疾病诊断中得到广泛应用，HPLC 用于测定各种激素及药物浓度检测，CE 被用于分离分析血清中的各种蛋白质和血红蛋白；测定尿中 9 种有机酸，于 HPLC 联用测定各种激素及激素结合蛋白；定量分析 PCR 的扩增产物，检测血尿中的药物浓度等，灵敏度高，可达 10^{-21} mmol/L，分离效能好，速度快，已成为多组分混合物最重要的分离技术。

（叶春芳）

第三节 下丘脑 – 垂体 – 甲状腺轴激素

一、甲状腺激素

甲状腺激素对维持机体正常代谢、促进生长发育十分重要，包括甲状腺素（thyroxine，T_4）和三碘甲状腺原氨酸（triiodothyronine，T_3）。1891 年 Murray 首次报道将绵羊甲状腺提取物用于黏液水肿患者的治疗，1914 年 Kendall 提取到结晶化的甲状腺素，1927 年 Harington 和 Barger 确定了 T_4 的分子结构，1952 年 Gross 和 Pitt – Rivers 报道了另一种活性更强的甲状腺激素即三碘甲状腺原氨酸。

（一）甲状腺激素的化学结构与生物活性

甲状腺激素是由甲状腺腺泡中甲状腺球蛋白（thyroglobulin，Tg）所含的酪氨酸经碘化、耦联而成的，结构较为独特，以醚键或硫醚键相连的两个苯环相互垂直，内环的羧基侧链与外环的酚羟基是维持活性的基本结构，二苯结构为生物活性所必需。外环的 3 位和 5 位的碘参与和受体的结合，而内环的 5' 位碘则妨碍和受体结合，降低其活性，如 3，3'，5' – triiodothyronine（又称反向 T_3，reverse T_3；rT_3）。甲状腺激素化学结构见图 7 – 14。

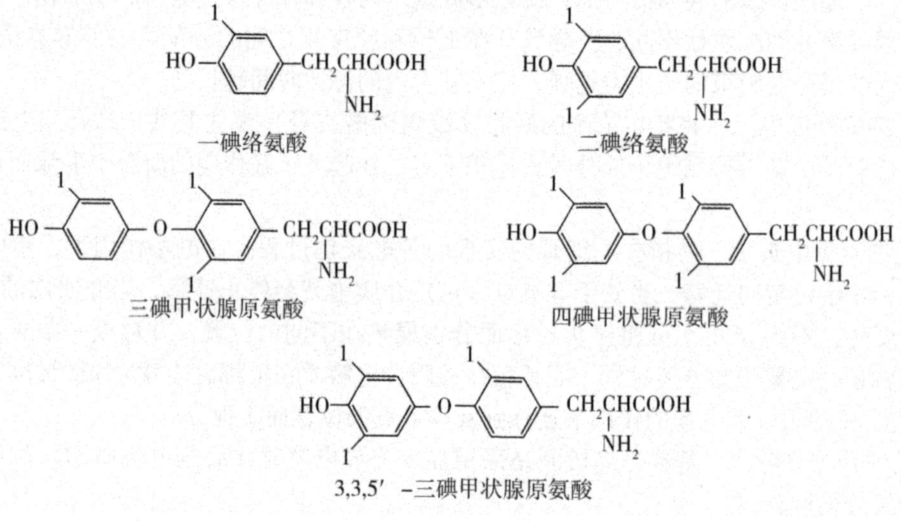

图 7 – 14 甲状腺激素结构

T_4 全部由甲状腺分泌，而 T_3 仅有 20% 直接来自甲状腺，其余约 80% 在外周组织中由 T_4 经脱碘代谢转化而来。T_3 是甲状腺激素在组织实现生物作用的活性形式。正常情况下，成年人甲状腺每天分泌 $50 \sim 100\mu g$ 的 T_4，有效半衰期为 6d 左右；成年人每天分泌 $5 \sim 10\mu g$ 的 T_3，有效半衰期只有 1d。

（二）甲状腺激素的合成和释放

1. 碘的摄取和转运　甲状腺腺泡细胞膜上存在碘泵，具有高度摄碘和浓集碘的能力，其摄碘是一种主动转运过程。正常情况下，甲状腺中碘化物的浓度达血浆浓度的 25 倍，而在甲亢时可高达 250 倍。

2. 碘的活化和酪氨酸碘化　摄入的碘化物于腺泡上皮细胞顶端微绒毛处被过氧化物酶氧化成活化状态的碘，活化碘再与 Tg 分子中的酪氨酸残基结合，生成一碘酪氨酸（mono-iodotyrosine，MIT）和二碘酪氨酸（diiodotyrosine，DIT）。

3. 偶联　在过氧化物酶作用下，1 分子 MIT 和 1 分子 DIT 偶联生成 T_3，或 2 分子的 DIT 偶联成 T_4。合成的 T_4 和 T_3 仍在甲状腺球蛋白分子上，储存在腺泡腔内胶质中。T_4 和 T_3 的比例视碘的供应情况而定，缺碘时大鼠甲状腺中 T_4：T_3 的比例可从正常时的 4：1 变为 1：3，这样可以更经济地利用碘。

4. 释放　在蛋白水解酶作用下，甲状腺球蛋白分解并释出 T_3、T_4 进入血液。

（三）甲状腺激素分泌的调节

下丘脑可分泌促甲状腺激素释放激素（thyrotropin releasing hormone，TRH），能促进垂体前叶分泌促甲状腺激素（thyroid stimulating hormone，TSH），TSH 可促进甲状腺细胞增生及 T_3、T_4 的合成和释放。血中游离 T_3、T_4 的浓度过高时，又可对下丘脑及垂体前叶产生负反馈调节作用（图 7-15）。食物含碘量高时，甲状腺摄碘能力下降，缺碘时摄碘能力增高，从而影响甲状腺的合成与释放。

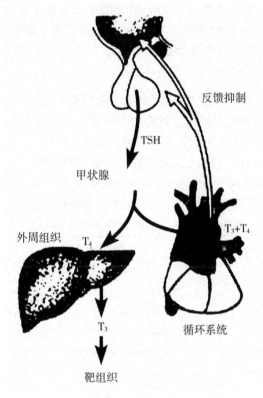

图 7-15　甲状腺激素分泌调节图

（四）甲状腺激素生理作用及机制

甲状腺激素的主要生理作用包括：①维持生长发育，分泌不足或过量都可引起疾病。在脑发育期间，如因缺碘、母体用抗甲状腺药或先天缺陷而致甲状腺功能不足，可使胚胎神经细胞轴突和树突形成发生障碍，神经髓鞘的形成延缓，由此产生智力低下，身材矮小的呆小病。甲状腺激素对胎儿肺脏的发育也很重要，实验发现切除动物胚胎的甲状腺则胎肺发育不全。②促进代谢，促进物质氧化，增加氧耗，提高基础代谢率，使产热增多。③增加交感神经系统的敏感性，大剂量可使交感神经递质及肾上腺髓质激素的敏感性增高，导致神经过敏、急躁、震颤、心率加快、心排血量增加及血压增高等现象。

甲状腺激素作用机制：甲状腺激素受体是具有 DNA 结合能力的非组蛋白，分子量为 52×10^3 Da，在胞膜、线粒体、核内等均有分布，对 T_3 的亲和力比 T_4 大 10 倍，因此又被称为 T_3 受体。甲状腺激素通过调控由核内 T_3 受体所中介的基因表达，增加某些 mRNA 及蛋白质合成而发挥作用。

二、甲状腺激素测定方法

（一）原理

正常情况下，循环中 T_4 约 99.98% 与特异的血浆蛋白相结合，包括甲状腺素结合球蛋白（TBG）（占 60% ~ 75%）、甲状腺素结合前白蛋白（TBPA）（占 15% ~ 30%）及白蛋白（ALB）（占 10%）。循环中 T_4 仅有 0.02% 为游离状态（FT_4）；循环中 T_3 的 99.7% 特异性与 TBG 结合，约 0.3% 为游离状态（FT_3）。结合型甲状腺激素是激素的储存和运输形式；游离型甲状腺激素则是甲状腺激素的活性部分，直接反映甲状腺的功能状态，不受血清 TBG 浓度变化的影响。结合型与游离型之和为总 T_4（TT_4）、总 T_3（TT_3）。

（二）方法

血清甲状腺相关激素定量测定的实验室方法多采用竞争免疫测定法，常用的有放射免疫法和免疫放射法，近 10 余年进展较快，趋势为非核素标记免疫测定技术替代放射性核素标记，其优点是灵敏度和特异性与放射免疫法相同；结果比较稳定；容易进行质量控制；操作全自动化，出结果快（1 ~ 2d），但试剂及仪器的价格均较放射免疫法高。目前国内外用于甲状腺及相关激素测定的非核素标记免疫测定方法主要有下列几种：①酶免疫荧光分析；②镧系元素标记的时间分辨荧光测定；③化学发光免疫分析；④电化学发光等（表 7 - 1）。

表 7 - 1　甲状腺激素不同检测方法的比较

		放免法	酶免法	化学发光法
灵敏度	T_3	0.3nmol/L	0.2nmol/L	0.15nmol/L
	T_4	4.0nmol/L	6.4nmol/L	3.9nmol/L
	FT_3	0.2pmol/L	0.238pmol/L	0.3pmol/L
	FT_4	0.2pmol/L	1.08nmol/L	1.3nmol/L
精密度		批内 <5%，批间 <10%	批内 <5%，批间 <15%	批内 <3%，批间 <5%
优点		经济，简单	经济，简单	出结果快，准确，无污染
缺点		手工操作，误差大，污染	影响因素多，误差大	成本高

（三）正常值

本实验室目前采用西门子公司的化学发光免疫分析仪（centaur），正常成年人的正常参考值如下。

1. TT_4 水平为 55.34 ~ 160.88nmol/L，TT_3 为 1.01 ~ 2.95nmol/L。

2. FT_4 水平为 10.42～24.32pmol/L，FT_3 为 2.76～6.3pmol/L。

（四）临床意义

甲状腺功能亢进或减退的诊断。

（五）注意事项

1. 通常情况下，TT_3 和 TT_4 呈平行变化。但在甲亢时，血清 TT_3 增高常较 TT_4 增高出现更早，对轻型甲亢、早期甲亢及甲亢治疗后复发的诊断更为敏感，T_3 型甲亢的诊断主要依赖于血清 TT_3 测定，TT_4 可以不增高。而在甲减时，通常 TT_4 降低更明显，早期 TT_3 水平可以正常。

2. 许多严重的全身性疾病可有 TT_3 降低（甲状腺功能正常的病态综合征，ESS）。因此 TT_4 在甲减诊断中起关键作用。

3. 凡是能引起血清 TBG 水平变化的因素均可影响 TT_4、TT_3 的测定结果，尤其对 TT_4 的影响较大，如妊娠、病毒性肝炎、遗传性 TBG 增多症和某些药物（雌激素、口服避孕药、三苯氧胺等），可使 TBG 增高而导致 TT_4 和 TT_3 测定结果假性增高；低蛋白血症、遗传性 TBG 缺乏症和多种药物（雄激素、糖皮质激素、生长激素等），则可降低 TBG，使 TT_4 和 TT_3 测定结果出现假性降低。有上述情况时应测定游离甲状腺激素。

4. 血清 FT_4 和 FT_3 测定不受 TBG 浓度变化影响，较 TT_4、TT_3 测定有更好的敏感性和特异性。但因血中 FT_4、FT_3 含量甚微，测定方法上许多问题尚待解决，测定结果的稳定性不如 TT_4、TT_3。

5. 目前临床应用的任何一种检测方法都尚不能直接测定真正的游离激素。血清 TBG 明显异常、家族性异常白蛋白血症、内源性 T_4 抗体及某些非甲状腺疾病（如肾衰竭）均可影响 FT_4 测定。药物影响也应予以注意，如胺碘酮、肝素等可使血清 FT_4 增高；苯妥英钠、利福平等可加速 T_4 在肝脏代谢，使 FT_4 降低。所以，TT_4、TT_3 的测定仍然是判断甲状腺功能的主要指标。

三、促甲状腺激素的测定

（一）原理

TSH 是垂体分泌的一种糖蛋白激素，分子量 $(25～28) \times 10^3$ Da，由 α 亚基（89 个氨基酸）和 β 亚基（112 个氨基酸）组成，其主要作用是兴奋甲状腺，以维持甲状腺激素的正常水平。TSH 受循环中 T_3 和 T_4 的负反馈调节，以及促甲状腺激素释放激素（TRH）的兴奋调节。

（二）方法

血清 TSH 测定方法已经经历了 4 个阶段的改进：第一代 TSH 测定，主要采用放射免疫测定（RIA）技术；第二代 TSH 测定以免疫放射法（IRMA）为代表；第三代 TSH 测定以免疫化学发光法（ICMA）为代表；第四代 TSH 测定以时间分辨免疫荧光法（TRIFA）为代表，灵敏度可达 0.001mU/L。第三、四代 TSH 测定方法称为超敏感 TSH（ultrasensitive TSH，uTSH）测定。近年来还出现了一些新的 TSH 测定方法，如免疫电化学发光测定、发光免疫酶测定和扫描显微镜免疫测定等。

1. 放射免疫测定方法　Utiger 等于 1963 年报道的 TSH 放射免疫测定方法（RIA）开创了 TSH 定量测定的先河。RIA 为竞争性测定方法，用放射性核素标记抗原，待测抗原与标记抗原竞争结合有限量的抗体。灵敏度较差（1~2mU/L），下限值为 0mU/L，可以诊断原发性甲减，但无法诊断甲亢。

2. 免疫放射测定方法　属于非竞争性双位点技术，放射性核素标记的是抗体。IRMA 方法的灵敏度比第 1 代 RIA 方法高大约 10 倍，灵敏度达 0.1~0.2mU/L，称为敏感 TSH（sensitive TSH，sTSH）测定，该方法已经能够诊断甲亢。

3. 酶免疫测定方法　RIA 及 IRMA 方法中所使用的标记物为放射性核素^{125}I。因此，这两种方法均存在放射性污染、放射损伤及货架期较短等缺点。随着 TSH 测定方法的不断发展，出现了其他应用标记物的测定方法。首先发展起来的酶免疫测定方法（EIA），采用酶作标记物，如辣根过氧化物酶或 β 半乳糖苷酶等。ELISA 方法的灵敏度较高，可达 0.1mU/L，被认为与 IRMA 方法等效。

4. 免疫化学发光测定　20 世纪 80 年代后期发展起来的 TSH 免疫化学发光测定方法（ICMA），以化学发光分子做标记物，将一种单克隆抗体固定在聚苯乙烯试管或磁性颗粒上，另一种单克隆抗体直接用化学发光分子标记。测定时，同时加入血样和标记抗全，TSH 与固相抗体及标记抗体反应形成夹心，游离抗体与结合抗体通过自动清洗或磁性分离分开。在自动照度计上，用过氧化氢将标记的化学发光分子激活，测定 2s 内累积发射光子数。ICMA 方法灵敏、准确、操作简便，灵敏度可达 0.003mU/L。

（三）正常值

本实验室目前采用西门子公司的化学发光免疫分析仪（centaur），正常值参考范围为 0.35~5.5mU/L。近年来发现，如果严格筛选的甲状腺功能正常志愿者，TSH 正常值参考范围在 0.4~2.5mU/L，故许多专家建议将血清 TSH 上限降低到 2.5mU/L，但是内分泌学界尚未对这个观点达成共识。

（四）临床意义

1. 诊断甲亢和甲减，sTSH 是首选指标。

2. 诊断亚临床甲状腺功能异常（亚临床甲亢和亚临床甲减）。

3. 监测原发性甲减 LT_4 替代治疗，TSH 目标值设定为 0.2~2.0mU/L。老年人适当提高，建议为 0.5~3.0mU/L。

4. 监测分化型甲状腺癌（DTC）LT_4 抑制治疗，抑制肿瘤复发的 TSH 目标值，低危患者为 0.1~0.5mU/L，高危患者 <0.1mU/L。

5. 对甲状腺功能正常的病态综合征（euthyroid sick syndrome. ESS），建议采用较宽的 TSH 参考范围（0.02~10mU/L），并联合应用 FT_4/TT_4 测定。这些患者 TSH 水平在疾病的急性期通常暂时低于正常，恢复期反跳至轻度增高值。

6. 中枢性（包括垂体性和下丘脑性）甲减的诊断　原发性甲减当 FT_4 低于正常时，血清 TSH 值应 >10mU/L。若此时 TSH 正常或轻度增高，应疑似中枢性甲减。

7. 不适当 TSH 分泌综合征（垂体 TSH 瘤和甲状腺激素抵抗综合征）的诊断　甲状腺激素水平增高而 TSH 正常或增高。

四、甲状腺自身抗体测定

临床常用的是甲状腺过氧化物酶抗体（TPOAb）、甲状腺球蛋白抗体（TgAb）和 TSH 受体抗体（TRAb）。近年来，甲状腺自身抗体测定方法的敏感性、特异性和稳定性都显著提高，但各个实验室的方法差异较大，国内甲状腺疾病诊治指南建议采用英国医学研究委员会（MRC）提供的国际参考试剂标化，以实现各实验室抗体测定结果的可比较性。

（一）甲状腺过氧化物酶抗体

1. 原理　甲状腺过氧化物酶抗体（TPOAb）是以前的甲状腺微粒体抗体（TMAb）的主要成分，是一组针对不同抗原决定簇的多克隆抗体，以 IgG 型为主，主要用于诊断自身免疫性甲状腺疾病。TPOAb 对于甲状腺细胞具有细胞毒性作用，引起甲状腺功能低下。

2. 方法　TPOAb 多应用高度纯化的天然或重组的人甲状腺过氧化物酶（TPO）作为抗原，采用放射免疫法（RIA）、酶联免疫吸附法（ELISA）、免疫化学发光法（ICMA）等方法进行测定，敏感性和特异性都明显提高。传统的不敏感的、半定量的 TMAb 测定已被淘汰。TPOAb 测定的阳性切点值（cut-off value）变化很大，由于各实验室使用的方法不同、试剂盒检测的敏感性和特异性不同而有差异。

3. 正常值　本实验室目前采用西门子公司的化学发光免疫分析仪（centaur），正常成年人参考值范围为 0~60U/ml。美国临床生物化学学会（NACB）建议，甲状腺抗体的正常值范围应从 120 例正常人确定。正常人标准：①男性；②年龄 <30 岁；③血清 TSH 水平 0.5~2.0mU/L；④无甲状腺肿大；⑤无甲状腺疾病个人史或家族史；⑥无非甲状腺的自身免疫性疾病（如系统性红斑狼疮、Ⅰ型糖尿病等）。

4. 临床意义　①诊断自身免疫性甲状腺疾病，如自身免疫性甲状腺炎、Grave's 病等；②TPOAb 阳性是干扰素 α、白介素-2 或锂治疗期间出现甲减的危险因素；③TPOAb 阳性是胺碘酮治疗期间出现甲状腺功能异常的危险因素；④TPOAb 阳性是 Down 综合征患者出现甲减的危险因素；⑤TPOAb 阳性是妊娠期间甲状腺功能异常或产后甲状腺炎的危险因素；⑥TPOAb 阳性是流产和体外受精失败的危险因素。

（二）甲状腺球蛋白抗体

1. 原理　甲状腺球蛋白抗体（TgAb）是一组针对甲状腺球蛋白（Tg）不同抗原决定簇的多克隆抗体，以 IgG 型为主，也有 IgA 和 IgM 型抗体。一般认为 TgAb 对甲状腺无损伤作用。

2. 正常值　同 TPOAb。

3. 临床意义　①自身免疫性甲状腺疾病的诊断：其意义与 TPOAb 基本相同，抗体滴度变化也具有一致性；②分化型甲状腺癌（DTC）：血清 TgAb 测定主要作为血清 Tg 测定的辅助检查。因为血清中存在低水平的 TgAb 可以干扰 Tg 测定。视采用的 Tg 测定方法，可引起 Tg 水平假性增高或降低。因此，Tg 测定时要同时测定 TgAb。

（三）TSH 受体抗体

1. 原理　TSH 受体抗体（TRAb）包括 3 个类别：①TSH 受体抗体（TRAb），也称 TSH 结合抑制免疫球蛋白（TSH binding inhibitory immunoglobulin，TBII）。TRAb 阳性提示存在针对 TSH 受体的自身抗体，但是不能说明该抗体具有什么功能。Graver's 病患者存在 TRAb 一般视为 TSAb。②甲状腺刺激抗体（thyroid stimulatingantibodies，TSAb），是 TRAb 的一个类型，具有刺激 TSH 受体、引起甲亢的功能，是 Grave's 病的致病性抗体。③甲状腺刺激阻断抗体（thyroidstimulating blocking antibodies，TSBAb），也是 TRAb 的一个类型，具有占据 TSH 受体、阻断 TSH 与受体结合而引起甲减的功能，是部分自身免疫甲状腺炎发生甲减的致病性抗体。个别自身免疫性甲状腺疾病患者可以出现 TSAb 和 TSBAb 交替出现的现象，临床表现甲亢与甲减的交替变化。

2. 方法　测定 TRAb 采用放射受体分析法，为目前大多数临床实验室常规检测的项目；测定 TSAb 和 TSBAb 则采用生物分析法，通常仅用于研究工作。目前 TRAb 检测方法的敏感性、特异性均不够理想，对预测 Grave's 病缓解的敏感性和特异性均不高。ROCHE 最新推出电化学发光测定 TRAb，检测时间 27min，采用竞争法，值得推荐使用。

3. 正常值　本实验室目前采用酶联免疫分析法检测（试剂盒由英国 RSR 公司出品），正常成年人参考值范围：<1U/L，阴性；1~2U/L，弱阳性；>2U/L，阳性。

4. 临床意义　①初发 Grave's 病 60%~90% 阳性，"甲状腺功能正常的 Grave's 眼病"可以阳性；②对预测抗甲状腺药物治疗后甲亢复发有一定意义，抗体阳性者预测复发的特异性和敏感性约为 50%，但抗体阴性的预测意义不大；③对于有 Graves 病或病史的妊娠妇女，有助于预测胎儿或新生儿甲亢发生的可能性。因为该抗体可以通过胎盘，刺激胎儿的甲状腺产生过量甲状腺激素。

五、甲状腺球蛋白测定

（一）原理

甲状腺球蛋白（Tg）由甲状腺滤泡上皮细胞分泌，是甲状腺激素合成和储存的载体。血清 Tg 水平升高与以下 3 个因素有关：甲状腺肿；甲状腺组织炎症和损伤；TSH、hCG 或 TRAb 对甲状腺刺激。

（二）方法

本实验室计划采用西门子公司的化学发光免疫分析仪（immunlate 2000），该项目待开展。

（三）临床意义

1. 非肿瘤性疾病　评估甲状腺炎的活动性，炎症活动期血清 Tg 水平增高；诊断口服外源甲状腺激素所致的甲状腺毒症，其特征为血清 Tg 不增高。

2. 分化型甲状腺癌（DTC）　血清 Tg 主要作为 DTC 的肿瘤标记物，监测其复发，具有很高的敏感性和特异性。但是前提是 TgAb 阴性，因为 TgAb 干扰 Tg 的测定结果。DTC 患者中约 2/3 在手术前有 Tg 水平升高，但由于许多甲状腺良性疾病时均可伴有 Tg 水平升高，故不能作为 DTC 的诊断指标。

3. DTC 患者接受甲状腺近全部切除和 ^{131}I 治疗后，血清 Tg 应当不能测到　如果在随访中 Tg 增高，说明原肿瘤治疗不彻底或者复发。手术后有 3 种情况说明肿瘤切除不彻底或肿瘤复发：①在基础状态下可测到 Tg，或原为阴性变成阳性；②停用甲状腺激素替代后 Tg 增高；③外源性 TSH 刺激后 Tg 升高达到 2μg/L 以上。

六、降钙素测定

(一) 原理

甲状腺滤泡旁细胞（C细胞）是循环成熟降钙素（CT）的主要来源。甲状腺髓样癌（MTC）是甲状腺滤泡旁细胞的恶性肿瘤，约占甲状腺癌的5%。C细胞增生（HCC）可以是MTC微小癌的早期组织学发现。CT是MTC最重要的肿瘤标记物，并与肿瘤大小呈阳性相关。RET原癌基因突变与本病有关，也是本病的标记物。CT测定的敏感性和特异性尚待改进，其结果随不同方法而异。

(二) 方法

目前建议采用双位点免疫测定（two - site immunometric assay），特异性可测定成熟CT。

(三) 正常值

正常基础血清CT值应低于10ng/L。

(四) 临床应用

1. 主要用作MTC的肿瘤标记物，诊断MTC及进行MTC术后随访监测。

2. 激发实验可协助早期诊断C细胞异常，通常用于 ①当基础CT仅轻度增高（100ng/L）时，手术前证实MTC的诊断；②在RET重排突变体阳性携带者发现C细胞病；③手术前监测RET阳性儿童；④手术后监测肿瘤复发；⑤无法进行遗传学检查时，可采用五肽胃泌素（Pg）激发试验或钙激发实验。

3. 基础及激发后CT水平均测不出，才能排除存在残留肿瘤组织或复发的可能性。

4. 多发性内分泌腺瘤病（MEN）Ⅱ型90%以上合并MTC，而且是死亡的主要原因，故主张对所有嗜铬细胞瘤患者常规监测血清CT，以排除MTC和MENⅡ型的可能性。

5. MTC以外疾病也可以引起CT水平增高，包括 ①小细胞肺癌、支气管和肠道类癌及所有神经内分泌肿瘤；②良性C细胞增生（HCC），见于自身免疫性甲状腺疾病（桥本甲状腺炎或Grave's病）及分化型甲状腺癌；③其他疾病，如肾病（严重肾功能不全）、高胃酸血症、高钙血症、急性肺炎、局部或全身性脓毒血症等。

七、功能试验及评估

(一) TRH 刺激试验

1. 原理 促甲状腺激素释放激素（TRH）是由焦谷氨酰、组氨酰和脯氨酰胺组成三肽激素，具有兴奋垂体分泌TSH和PRL的双重作用。注射一定剂量外源性TRH，观察TSH的分泌反应，可以评估垂体促甲状腺细胞的储备功能。基于下丘脑-垂体-甲状腺轴的负反馈调节机制，以往该试验主要用于不典型甲亢的诊断，随着sTSH测定方法的问世，该试验失去了对不典型甲亢的诊断价值。目前主要用于中枢性甲减病变位置（下丘脑或垂体）的确定。

2. 方法

（1）受试者不需作特殊准备，如禁食、卧床过夜等。

（2）将TRH 200μg溶于2ml生理盐水中，5min内静脉注入。

（3）分别在注射前和注射后 15min、30min、60min、90min 和 120min 采血测定 TSH。

3. 正常值　正常情况下，血清 TSH 水平 0.35 ~ 5.5μm/L。注射外源性 TRH 后 20 ~ 30min 达到高峰，达到 10 ~ 30mU/L，平均增加 12mU/L，2 ~ 3h 返回至基线水平。

4. 临床意义　①甲亢时，TSH 无分泌，呈现一条低平曲线；②原发性甲减时，因为基值较高，呈现一条高平曲线；③中枢性甲减时有两种情况。下丘脑性甲减，TSH 分泌曲线呈现高峰延缓出现（出现在注射后的 60 ~ 90min），并持续高分泌状态至 120min；垂体性甲减，TSH 反应迟钝，呈现一条低平曲线（增高小于 2 倍或者增加 ≤4.0mU/L）；④垂体 TSH 肿瘤时，TSH 分泌不增加。

糖皮质激素、多巴胺、左旋多巴、生长抑素同类物、抗甲状腺药物、甲状腺激素等药物对本实验结果有影响，需要停药 1 个月。不良反应轻微，1/3 受试者有轻度恶心、颜面潮红，尿急等，多在 2min 内消失。

（二）甲状腺片（或 T_3）抑制试验

1. 原理　正常人甲状腺摄碘功能取决于垂体 TSH 的分泌状态，如注射外源性 TSH 后，甲状腺吸[131]I 率会显著升高，而甲亢患者则不受影响。当给予超生理剂量的甲状腺激素制剂时，可以抑制垂体 TSH 的分泌，进而使甲状腺吸[131]I 率受到抑制；甲亢患者本身 TSH 水平已被抑制，即使口服超生理剂量的甲状腺激素制剂时也不会使 TSH 水平受到进一步的抑制、使甲状腺吸[131]I 率受到影响。

2. 方法

（1）口服干燥甲状腺片每次 20mg，每日 3 次，连服 3d，第 4 天后增加为每次 40mg，每日 3 次，连服 14d。

（2）服药前、后分别测定 24h 甲状腺吸[131]I 率。

（3）计算抑制率：（服药前最高吸[131]I 率—服药后最高吸[131]I 率）/服药前最高吸[131]I 率×100%。

（4）T_3 抑制试验：T_3 片剂每次 20 ~ 25μg，每日 3 次，连服 7d。其他同甲状腺片抑制试验。

3. 正常值　正常人抑制率应 >50%，25% ~ 50% 为部分抑制，<25% 为不被抑制。

4. 临床意义　①不被抑制支持甲亢的诊断；②部分抑制时为可疑甲亢。该试验需结合其他临床和实验室资料综合分析，由于基础血清 TSH 值对原发性甲亢的诊断非常敏感，目前 sTSH 可以鉴别亚临床和正常人，所以临床工作中人们已经很少应用甲状腺片抑制试验。

八、甲状腺摄[131]I 率

（一）原理

甲状腺具有选择性摄取和浓集无机碘的能力。碘进入人体后，首先被甲状腺摄取，用于甲状腺激素的合成。极小部分存在于血及组织中的碘化物参与机体代谢的其他过程。放射性[131]I 的化学生物特性与稳定的[127]I 完全相同，用放射性[131]I 作为示踪剂，是利用其衰变时能放出 γ 射线的特性。空腹口服[131]I 经胃肠吸收后随血液进入甲状腺，迅速被甲状腺滤泡上皮细胞摄取，摄取的量和速度与甲状腺的功能密切相关，可利用间接测定不同时间的甲状腺摄[131]I 率来评价甲状腺的功能状态，可据此绘制出摄[131]I 曲线。

（二）方法

1. 检查前需停食含碘丰富的食物（如海带、紫菜等）2~4周，停用含碘药物2~8周，停用影响甲状腺功能的药物（如抗甲状腺药、左甲状腺素、甲状腺片等）2~4周。

2. 检查时成年患者空腹口服^{131}I溶液或胶囊74~370kBq（2~10μCi），服后继续禁食1h；于口服^{131}I溶液或胶囊后2h、24h测定甲状腺部位放射性计数，有效半衰期测定时可加测48h、72h等，按公式计算摄^{131}I率；与标准源比较并绘制摄^{131}I率曲线（各实验室应制定各自正常参考值）；妊娠、哺乳期妇女禁忌。

（三）正常值

正常人^{131}I摄取率逐渐升高，24h达高峰。食盐加碘以前正常参考值：24h吸^{131}I率为25%~65%，2~4h摄^{131}I率为24h的1/2左右。食盐加碘以后全国各地吸^{131}I率均有不同程度下降，其下降幅度不同地区差异较大，应参考当地实验室测定值。

（四）临床意义

20世纪70年代前，是诊断甲状腺功能亢进或减退的主要方法。20世纪70年代后随着甲状腺和促甲状腺激素测定方法的进展，其临床意义以明显下降。目前主要用于计算^{131}I治疗甲亢时需要的活度和判断^{131}I在甲状腺内存留时间、鉴别甲状腺功能亢进和破坏性甲状腺毒症所致的高甲状腺激素血症。

1. 甲状腺功能亢进　①2h、4h和24h值均高于相应的正常值；②2h或4h^{131}I摄取率与24h值之比≥0.85；③最高^{131}I摄取率在24h之前出现。符合以上3项中的2项即可确诊为甲亢，诊断符合率92%~97%。上述指标中，高峰前移对甲亢诊断最有价值。如高峰未明显前移，但摄取曲线上升较快，2h与24h比值>0.8，4h>0.85，或最高摄取率高于正常，有重要诊断价值，但要辅以其他检查方法方可确诊。总之，甲状腺功能亢进症时甲状腺摄^{131}I能力增强、高峰提前。近年来因为第三代TSH测定技术的普及，该检查已不作为甲亢诊断的主要指标。其他导致^{131}I摄取率升高的疾病主要有单纯性及缺碘性甲状腺肿，亚急性甲状腺炎恢复期，慢性淋巴细胞性甲状腺炎初期，先天性甲减，肾病综合征，女性青春期、绝经期、妊娠6周以后或口服避孕药。但上述疾病不出现^{131}I摄取率的高峰前移。

2. 原发性甲状腺功能减退　各时间点的摄取率均低于正常，最高摄取率<25%。但酪氨酸碘化或偶联障碍导致的甲减^{131}I摄取率可正常。原发性甲减的早期或轻型甲减^{131}I摄取率的敏感性远不及血清T_3、T_4和TSH的测定。

3. 亚急性甲状腺炎　亚急性甲状腺炎因甲状腺滤泡遭受炎性破坏而出现甲状腺摄^{131}I能力明显减低，同时有FT_3、TT_3、FT_4、TT_4升高以及TSH减低，呈现摄^{131}I能力与血清甲状腺激素水平分离现象。

（五）注意事项

1. 试验前不吃含碘食物，不用含碘含性溴药物，不用抗甲状腺药物。如已食（服）用需停用一段时间，具体停药时间依药物的种类和用量决定，长期服用碘中药或碘剂需停药1个月至数月，X线碘油造影需数月甚至数年后影响才能消失，否则易出现假性减低。

2. 本试验对甲亢诊断价值较大，但不能判断疗效，对甲减诊断准确性较低。

3. 妊娠期、哺乳期不宜进行此项检查。

九、甲状腺核素静态显像

（一）原理

甲状腺可以摄取和浓聚$^{99m}TcO_4^-$或放射性碘（^{131}I或^{123}I），前者仅显示甲状腺的摄取能力，后者可以反映甲状腺对放射性碘的摄取和有机化能力；通过显像可以显示甲状腺位置、大小、形态及放射性分布状况。

（二）方法

检查前停止进高碘食物，必要时停用甲状腺激素及抗甲状腺药。$^{99m}TcO_4^-$常规用量74～185MBq（2～5mCi）静脉注射30min后显像；^{131}I常规用量1.85～3.7MBq，即0.05～0.1mCi（寻找甲状腺癌转移灶74～148MBq，即2～4mCi）口服24h后显像；^{123}I常规用量7.4～14.8MBq，即0.2～0.4mCi口服3～24h后显像；儿童甲状腺显像宜用$^{99m}TcO_4^-$，以减少甲状腺所受辐射量。妊娠、哺乳期妇女禁用^{131}I显像，慎用$^{99m}TcO_4^-$显像。

（三）正常甲状腺图像

正常甲状腺位于甲状软骨前下方、气管两侧，常见形态为蝴蝶状，左右两叶似展开的两翅，中间有峡部相连。甲状腺两叶内放射性分布均匀，双叶上极因甲状腺组织较薄，放射性分布略有些稀疏，峡部一般不显像或其浓集程度明显低于双侧甲状腺叶，偶尔可见锥状叶。

（四）临床意义

明确甲状腺结节功能状态、异位甲状腺组织的定位、探查功能性甲状腺癌转移灶、甲状腺组织形态显像和重量估算。

1. 鉴别甲状腺结节功能　根据结节摄取核素能力的不同可分为热结节、温结节和冷结节。"热结节"是结节组织摄取核素的能力高于周围正常甲状腺组织，在结节部位出现放射性浓集，对侧叶未见显像或显像模糊，常见于自主功能性甲状腺结节（或腺瘤）。"温结节"是结节组织摄取核素的能力与周围正常甲状腺组织相近，使得结节的放射性分布与周围正常甲状腺组织无明显差异，显像特点为双侧叶内核素分布均匀，常见于甲状腺腺瘤，也可见于甲状腺癌。"冷结节"是由于结节部位对核素的摄取能力低于周围正常甲状腺组织，显像特点为甲状腺形态不完整，其中一叶内可见单一核素分布稀疏区或缺损区；是甲状腺腺瘤较常见的显像类型，还见于囊性变、出血、钙化、甲状腺囊肿、结节性甲状腺肿、甲状腺炎、甲状腺癌等。在冷结节中，甲状腺癌占5%～10%。

2. 异位甲状腺组织诊断　异位甲状腺多因胚胎发育异常，在正常甲状腺解剖位置未见清晰的甲状腺显像而在其他部位显示团块样影像。异位甲状腺多见于舌根部、舌骨下和胸骨后，偶尔出现在心包内、卵巢，或在颈部的一侧，但罕见。判断颈部肿物与甲状腺的关系，颈部肿物如舌骨囊肿等，术前需要与甲状腺组织进行鉴别。颈部肿物一般不显像，而甲状腺在正常解剖位置显像清晰。

3. 亚急性甲状腺炎　由于$^{99m}TcO_4^-$显像受含碘食物的影响相对较少，患者可立即进行甲状腺显像。亚甲状腺炎显像特点为在甲状腺解剖部位未见清晰的形态正常的甲状腺显像，甲状腺两叶均不显像或甲状腺轮廓不清晰，仅有部分甲状腺组织显像，且摄取核素能力低。

4. 甲状腺缺如或发育不良的诊断　在甲状腺解剖位置及其他部位均未见甲状腺显像

（除外食物或药物干扰因素），多见于甲状腺缺如。如可见甲状腺显像，但放射性核素稀疏，形态不完整，多见于甲状腺发育不良。

5. 估算甲状腺重量　公式：甲状腺重量（g）＝正面投影面积（cm^2）×左右叶平均高度（cm）×k。k 为常数，介 0.23～0.32，根据各单位特定仪器条件制定。

十、甲状腺正电子发射断层显像（PET）

（一）原理

^{18}FDG（18－氟脱氧葡萄糖）为葡萄糖的类似物，^{18}F 可发出正电子，是葡萄糖代谢的示踪剂。血液中的 ^{18}FDG 也经细胞膜上葡萄糖转运体（GLUT）进入细胞，在细胞内通过己糖激酶的作用生成 6－磷酸脱氧葡萄糖（FDG－6－P）。后者不被细胞内的酶进一步代谢，因此在细胞内堆积，其数量与病灶细胞对葡萄糖摄取和利用能力相一致，恶性肿瘤的这种能力异常增高。因此，^{18}FDG 可作为示踪剂进行 PET 显像，通过观察 ^{18}FDG－6－P 在细胞内浓集的多少，判断肿瘤的良、恶性质。

（二）方法

受检者至少禁食 6h，血糖应控制在正常范围，注射 ^{18}FDG 后应安静休息，避免大量说话。静脉注射 ^{18}FDG 370MBq（10mCi）后 1h 进行 PET 显像，必要时于 2.5h 做延时显像。

（三）临床意义

1. ^{131}I 全身显像可以评价是否存在完整的钠碘转运泵（Na/I 泵），对高分化、低度恶性的肿瘤诊断阳性率较高，而 ^{18}FDG－PET 对低分化、高度恶性的肿瘤敏感性高，因此，^{18}FDG－PET 不能完全取代 ^{131}I 全身显像。一般不主张常规使用 ^{18}FDG－PET 检查诊断原发甲状腺癌，尤其是分化好的甲状腺滤泡和甲状腺乳头状癌，但对于未分化癌、髓样癌，^{18}FDG－PET 检查有意义。

2. ^{18}FDG－PET 在甲状腺癌术后复发和转移灶的检测可作为 ^{131}I 全身显像的补充，适用于 ①血清 Tg 水平升高，但 ^{131}I 全身显像阴性而疑有甲状腺癌复发和远处转移癌灶者；②甲状腺髓样癌术后血清降钙素水平升高患者转移病灶的探测；③^{131}I 全身显像已发现肿瘤复发或转移，^{18}FDG－PET 有可能发现更多的转移病灶。

^{18}FDG－PET 显像不是诊断甲状腺癌和转移病灶的一线方法，但对探测甲状腺癌的微小转移病灶有优势。

（霍刘彬）

第四节　下丘脑－垂体－肾上腺轴激素

人促肾上腺皮质激素释放激素（CRH）为 41 个氨基酸残基的多肽激素，分子量 4670。CRH 的作用十分广泛，参与了内分泌、自分泌、行为和免疫反应等的调节过程。已发现多种 CRH 的受体类型。CRH 受体 1 和 2 属于 G 蛋白偶联受体家族成员，CRH 受体 3 为 CRH 结合蛋白，2 型 CRH 受体又有 a、b 和 g3 种亚型（CRF2a、CRF2b 和 CRF2g）。CRH 是中枢神经系统中的一种神经递质，CRF2 受体功能在下丘脑的神经内分泌和自主神经及行为调节方面起着重要作用。CRH 也是外周组织应激反应的调节因子，TNF－α、IL－1、IL－6 促进下丘脑 CRH 分泌，而外周的免疫细胞上含有 CRH 受体，CRH 可促进免疫细胞的活动，炎性组织含有大量的 CRH。此外，外周神经系统（包括节后交感神经元和 C 型感觉神经纤维）亦可合成 CRH。

促肾上腺皮质激素（ACTH）是由垂体合成的一个大分子的 ACTH 前身物经蛋白分解酶分解产生，前身物称阿片促黑素细胞促皮质激素原（pro - opiomelanocortin，POMC，又称阿皮素）经分解产生 39 肽的 ACTH，13 肽的黑色素细胞刺激素（MSH），91 肽的 β - 促脂素（β - LPH）和 31 肽的 β - 内啡肽（β - endorphin）均与 ACTH 以等分子的比例释放，同时还有 1 分子的氨基端阿皮素称为 N - POMC。ACTH 的主要生理作用是促进肾上腺皮质合成和分泌肾上腺皮质类固醇，主要是促进皮质醇的合成，作用迅速而敏感，很小量的 ACTH 即可刺激肾上腺皮质分泌皮质醇达高峰，ACTH 量再增加而肾上腺皮质的反应则不再增加。ACTH 对于醛固酮和肾上腺雄激素也有轻度刺激作用，但在生理情况下是不重要的。ACTH 还促使肾上腺皮质增生，在病理情况下有重要意义。

肾上腺皮质激素为甾体类激素。在酶的催化下，肾上腺皮质以胆固醇为原料，合成肾上腺皮质激素，因此被统称为类固醇类激素。从肾上腺提取的类固醇物质超过 50 种，其中大部分不向腺外分泌。在肾上腺静脉血中可测到 18 种类固醇物质，具有较明显激素活性的主要有皮质醇、皮质素、皮质酮、醛固酮（ALD）、11 - 去氧皮质醇和 11 - 去氧皮质酮。肾上腺皮质分泌的激素经肾上腺静脉进入血液循环而被输送到全身，进入相应的靶细胞而发挥其生理效应，同时也不断地被降解灭活而排出体外。激素浓度由于被循环血液稀释而降低。因此，外周血中的激素浓度反映了分泌的和降解的激素间的动态平衡。循环血液中的类固醇激素大部分与血浆蛋白结合。主要的结合蛋白有：①皮质类固醇结合球蛋白（corticosteroid - binding globulin，CBG）或称皮质激素转运蛋白（transcortin）。②睾酮结合球蛋白（testosterone - binding globulin，TeBG）或称性激素结合球蛋白（sex hormone - binding globulin，SH-BG）。③白蛋白，结合球蛋白具高亲和力和低结合容量特性，而白蛋白则相反。血浆白蛋白能结合各种类固醇激素，以皮质醇为例，白蛋白与之结合的亲和力低于 CBG，但白蛋白的血浆浓度高，能结合皮质醇的最大容量远超过 CBG。在到达靶组织和靶细胞后，肾上腺皮质激素发挥生理效应的方式遵循类固醇激素的作用机制。进入胞质、与胞质内相应的受体蛋白 [(50 ~ 150) × 10^3 Da] 结合形成类固醇 - 受体复合物，继而进入细胞核内与染色质 DNA 结合，启动 mRNA 的转录，新产生的 mRNA 由核转移至胞质，在核糖核蛋白体上进行翻译，合成新的蛋白质（酶等），在细胞内发挥生理效应。肾上腺皮质激素自分泌入血时起就已开始了降解代谢过程。类固醇激素的降解代谢主要在肝脏进行。主要降解方式有羟化、氧化、还原和结合等反应。

ACTH 的分泌受下丘脑促皮质释放素（CRH）的调节。而血中皮质醇的浓度对下丘脑 CRH 和垂体 ACTH 的分泌经常起反馈调节作用。当血中皮质醇的浓度增高时抑制 CRH，使垂体 ACTH 分泌减少，当血中皮质醇浓度降低时，刺激下丘脑及垂体使 CRH 及 ACTH 分泌增高，促进肾上腺皮质分泌皮质醇增多达生理水平。这种调节是维持血中皮质醇浓度正常的稳定机制，称为长环反馈。ACTH 对下丘脑 CRH 的分泌亦有抑制作用，称为短环反馈。长反馈和短反馈的结合，保证了体内 CRH、ACTH 和皮质醇分泌的相对稳定，统称为下丘脑 - 腺垂体 - 肾上腺轴的调节。血管加压素和儿茶酚胺也参与 ACTH 的分泌调节。

HPA 轴的主要生理功能是调节机体对各种应激的反应，当机体处于应激状态时，中枢神经 CRH 神经元的 CRH 和 AVP（ADH）表达增多。CRH 经垂体 - 门脉系统或一些目前尚未完全阐明的途径作用于垂体的 ACTH 细胞，刺激 ACTH 分泌。CRH 还可促进局部生长抑素的分泌，抑制 LH 的释放。给人或动物静脉注射 CRH 后，血浆 ACTH、β 内啡肽明显升高，因此可用 CRH 兴奋试验来了解垂体的 ACTH 贮备功能，并对库欣综合征的病因有鉴别意义。

正常人上午 8~9 时的血浆 ACTH 值为较高，其浓度曲线在 24h 内具有明显的昼夜节律性。这一方面是 CRH 的节律性分泌导致 ACTH 阵发脉冲式分泌所致，另一方面又可能与血浆皮质醇浓度的昼夜节律性波动有关。一般 GC 对垂体 ACTH 的反馈抑制以夜间最强，晨间最弱，如正常人在早晨服用 DXM，其对内源性 GC 的分泌抑制作用最弱，抑制的持续时间也最短。相反，如正常人在晚上服用 GC，其对 ACTH 的分泌抑制作用最强，而且持续的时间也较长。

一、HPA 轴激素测定

血浆中的 HPA 轴激素包括 CRH、ACTH、皮质醇等。因 CRH 含量低，不易检测，所以临床上一般只测定 ACTH 和皮质醇水平。ACTH 和皮质醇的测定已有试剂盒生产，可用于临床。由于 N - POMC 的半衰期较长，血中浓度较高。可用测 N - POMC 代表 ACTH 的分泌水平。

（一）血浆 ACTH 测定

现已可用标记的单克隆抗体检测血浆中的 ACTH1~39、ACTH - N 或其他相关片断及大分子 ACTH 的前体物质。因使用的方法不同、各地的正常值范围有一定的差异。垂体的 ACTH 分泌受下丘脑 CRH 的影响，有明显的昼夜节律性。按规定，50 国际单位（U）= 0.25mg 的 ACTH 活性肽，一般正常人的血浆 ACTH 浓度高峰在上午 6~10 时，正常值 12~60pg/ml。如 ACTH 水平明显升高，应做 ACTH 组分分析，确定是否有过多的无活性 ACTH 或 ACTH 前体物质（大分子 ACTH）。血 ACTH 升高主要见于原发性肾上腺皮质功能减退、ACTH 依赖性肾上腺皮质功能亢进症（ACTH 瘤、库欣病）、异位 ACTH 分泌综合征等。血浆 ACTH 降低主要见于垂体功能不全，非 ACTH 分泌性垂体瘤和长期应用 GC 的患者。

（二）血皮质醇和皮质醇节律测定

1. 血浆总皮质醇测定　正常人的血总皮质醇以上午最高，午夜最低，男女无显著差异。在应激情况下，血浆皮质醇可比正常高 2~4 倍。库欣综合征时不但血浆总皮质醇增高，而且正常昼夜节律紊乱，其夜间水平亦较高。此外，肾上腺皮质腺瘤时，24h 内总皮质醇浓度波动范围极小，此对肿瘤和增生的鉴别有一定价值。

2. 血浆游离皮质醇测定　血浆游离皮质醇不受皮质醇结合球蛋白（CBG）影响，反映了直接发挥生理作用的皮质醇的量，故有较大临床意义。一般于早晨 8 时上午和下午 4 时采血测定，必要时午夜加测 1 次。血皮质醇、尿游离皮质醇、CRH 兴奋试验和胰岛素低血糖试验等对下丘脑一垂体疾病的诊断效率（阳性符合率）是：早晨 8 时血皮质醇 63.9%，下午 4 时血皮质醇 25.9%，24h 尿游离皮质醇 23.5%，CRH 兴奋试验 60.5%。看来，测定早晨 8 时血皮质醇仍然是最好和最简单的诊断方法。

血浆游离皮质醇升高见于皮质醇增多症、CBG 增多症、各种应激状态等。血清游离皮质醇一般与血总皮质醇相平行，但在血 CBG 下降或大手术后（尤其是心脏手术后），血游离皮质醇可显著升高（术后血 CBG 明显下降）。盲人的皮质醇节律及褪黑素节律与常人有区别，不应视为异常。

3. 皮质醇昼夜节律测定　正常人 24h 血浆皮质醇浓度曲线可有多种类型和一定差异。每 20～30 分钟采血 1 次，A、B、C、D4 例的血浆皮质醇的节律性较典型，但出现晨间峰值的时间并不一致（上午 4～8 时），而下午 4 时前后似有一小的分泌峰。另有少数人的节律特点不及前述的 4 例典型，但正常人入睡后的皮质醇水平均明显降低，而下午的血皮质醇平均值均低于上午的平均值。如同时测定血 ACTH 和尿皮质醇，可见它们的浓度曲线亦有昼夜节律变化特点。

（三）尿游离皮质醇

1. 原理　尿游离皮质醇水平能较好地反映 HPA 轴的功能。现一般用放射免疫法或 HPLC 测定。较以前的化学比色法有了明显进步，但仍不能避免皮质醇代谢产物的交叉干扰，而且费时，操作复杂，实验影响因素多。可用固相提取—毛细管电泳法（solid – phase extraction – capillary electrophoresis，DPE – CE）在 10～15min 完成皮质醇的提取，回收率 80%～94%，可测定值为 10～500μg/L，而且不受 BSA 及皮质醇代谢产物的干扰。

2. 方法　不管用何种方法测定，均需考虑肾功能对尿皮质醇浓度的影响，如肾功能严重受损，肝酐清除率显著下降，尿游离皮质醇可低至不能测出（肾功能对血皮质醇的影响不明显）。

测定尿游离皮质醇的尿标本收集方法很多，一般主张收集 24h 的全部尿液，但如收集标本有困难时，可用过夜尿标本测定（尤其适用于门诊病人），其方法简单，但必须同时测定尿肌酐，用皮质醇/尿肌酐比值表示，此法用于库欣综合征的筛选，其敏感性和特异性均较高，可满足临床诊断的一般需要。

3. 临床意义　如无 HPA 轴的器质性疾病，一般 24h 尿游离皮质醇浓度可作为应激指标。尿游离皮质醇增多见于感染、创伤、大型手术后、精神刺激、焦虑或失眠等，高血压和肥胖等许多情况亦使其升高。在这些情况下，最好用稳定核素稀释法（stable isotope dilution methodology，SIDM）来鉴别皮质醇分泌增加的原因（或 SIDM 加 24h 尿游离皮质醇测定），因轻型库欣综合征的这些指标常与正常人伴非特异性皮质醇分泌增多重叠。轻型库欣综合征患者的血皮质醇、尿皮质醇、皮质醇分泌率等均可在正常范围内，而非特异性皮质醇增高者分泌增加，可能与灭活减少，组织对皮质醇存在抵抗等因素有关。

当肾上腺皮质功能不全患者在用天然皮质激素替代治疗时要特别注意替代过量，除主要根据临床表现判断用量外，尿游离皮质醇对替代治疗的用量判断有一定帮助，但最好的方法可能是观察血中皮质醇的浓度曲线变化。

24h 尿游离皮质醇和晚间（午夜 23 时）的唾液皮质醇测定简便，可作为库欣综合征的初筛检查，如仍不能肯定皮质醇增多的病因，可用 DXM 抑制试验加 CRH 刺激试验来进一步明确诊断。如 MRI 上未能发现垂体肿瘤，又找不到异位 ACTH 分泌的病灶，应做岩下窦取血采样（与 CRH 刺激试验同时进行）测定 ACTH。

二、下丘脑 – 垂体 – 肾上腺轴功能试验

（一）皮质醇昼夜节律测定

1. 原理　正常人 CRH、ACTH 和皮质醇呈脉冲式分泌，昼夜节律明显，午夜 23～24 时

为低谷，晨起 8 时左右为峰值；CRH 代谢快、半衰期短，检测困难；常规检测 ACTH 和皮质醇。

2. 目的　了解皮质醇分泌节律，诊断库欣综合征。

3. 方法

（1）三点法：可在上午 8 时、下午 16 时和午夜 24 时抽血测定皮质醇。

（2）连续监测法：建立静脉通道，可放置含肝素抗凝的静脉导管，每 2 小时抽血一次，测定皮质醇。

4. 结果和临床意义　库欣综合征：①晨起血皮质醇正常或轻度升高；②晚上入睡后进一步升高，与早晨水平相当；③血皮质醇的昼夜节律消失；④血皮质醇昼夜节律消失是确诊库欣综合征的较简易方法，但受多种因素影响。

5. 注意事项　避免假阳性结果：①住院者应在入院后 48h 后采血，以使患者适应环境，除外应激；②采血前不影响入睡，午夜未睡眠者采血的结果不可靠；③必须在醒后 10min 内完成采血；④肥胖、心力衰竭、感染、抑郁症等可以引起皮质醇升高；⑤连续监测者应保持正常作息和饮食。

（二）促肾上腺皮质激素释放激素（CRH）兴奋试验

1. 原理

（1）腺垂体激素受下丘脑和靶腺激素的双重调节。

（2）外源性的生长激素释放激素兴奋腺垂体的 ACTH 细胞，根据其反应程度可以判断腺垂体 ACTH 的储备功能。

2. 目的

（1）鉴别下丘脑或垂体病变引起的 ACTH 缺乏症。

（2）鉴别高 ACTH 的病因或判断其对药物的反应性。

（3）评估手术或放疗后垂体 ACTH 储备功能。

3. 方法

（1）试验前抽血测生长激素的基础值（-30min 和 0min）。

（2）晨起 7~8 时进行试验，静脉注射 CRH（1.0μg/kg，溶于 5.0ml 生理盐水中），30s 内注完。

（3）分别在 -30min、0min、15min、30min、60min、90min 和 120min 抽血测定 ACTH 和皮质醇。

（4）CRH 可以与 GHRH/GnRH/TRH 一起做联合兴奋试验。

4. 结果和临床意义

（1）阳性结果：①CRH 兴奋后血皮质醇较基础值升高≥20%；②ACTH 较基础值升高≥35%。

（2）库欣病：①多数在注射 CRH 后 10~15 min 呈阳性反应；②少数对 CRH 刺激无血皮质醇或 ACTH 升高反应（可被 HDDST 抑制），但岩下窦取血 ACTH 与外周血比值可升高 3 倍以上；③ACTH 瘤注射 CRH 后，血 ACTH 和皮质醇明显升高，如仍有 ACTH 节律存在，应测定晚上的 ACTH（无明显下降），而用 DXM 不能完全抑制；④血 ACTH1~39 和大分子 ACTH 物质均升高。

（3）异位 ACTH 综合征：少数可对 HDDST 有反应且对 CRH 有反应。

5. 注意事项

（1）少数患者有短暂兴奋、面部潮红、口腔内金属味等反应。

（2）需结合临床资料和影像检查结果做出诊断。

（三）快速法 ACTH 兴奋试验

1. 目的　评估肾上腺对 ACTH 的急性反应能力，鉴别原发及继发肾上腺功能不全。

2. 方法

（1）试验前抽血测定基础血清皮质醇水平。

（2）静脉注射（或肌内注射）促皮质素 250μg。

（3）分别在 30min、60min 抽血测定血清皮质醇。

3. 结果和临床意义

（1）正常人 30min 皮质醇水平的峰反应超过 540nmol/L（20μg/dl），且与基础皮质醇水平无关。

（2）如 30min 皮质醇水平 <540nmol/L，考虑存在肾上腺功能不全，见于原发性肾上腺皮质功能不全，以及伴有肾上腺萎缩的继发性肾上腺功能不全。

（3）假阴性可见于部分性 ACTH 缺乏（垂体储备功能下降）或长期糖皮质激素治疗停药后。

4. 注意事项　1μg ACTH 试验较 250μg ACTH 刺激试验可更好确定继发性肾上腺皮质功能不全。

（四）甲吡酮试验（metyrapone 试验）

1. 原理　甲吡酮可抑制 P450c11（11β - 羟化酶），这是皮质醇生物合成最后一步的催化酶，从而抑制皮质醇分泌，皮质醇对下丘脑 - 垂体轴的负反馈减弱，ACTH 代偿性升高。

2. 目的　鉴别 ACTH 依赖或非依赖的库欣综合征，评价垂体 ACTH 储备功能。

3. 方法

（1）三日法

1）第一天是 8 时始留取 24h 尿测定 17 - OHCS，11 - 去氧皮质醇，第二天是 8 时抽血测定基础血 11 - 去氧皮质醇。

2）第二天晨 8 时抽血，留尿后始口服甲吡酮 0.75mg，每 4 小时 1 次 ×6 次。

3）第二天及第三天分别留取 24h 尿并采血测定 17 - OHCS，11 - 去氧皮质醇及血 11 - 去氧皮质醇。

（2）午夜一次法：午夜口服甲吡酮 30mg/kg 体重，服药前后 9 时分别抽血测定血浆 11 - 去氧皮质醇水平及皮质醇水平。

4. 结果和临床意义

（1）原发性肾上腺病变者（半数肾上腺皮质腺瘤及所有肾上腺皮质癌）：有些患者 ACTH 水平可能有升高，但 11 - 去氧皮质醇水平无升高，尿 17 - OHCS 水平无升高，甚至可能轻度下降。

（2）库欣病者（垂体 ACTH 瘤）：尿 17 - OHCS 水平明显升高（一般升高 2 ~ 4 倍），血 11 - 去氧皮质醇升高更加明显。

（3）午夜一次法：11 - 去氧皮质醇水平 >7μg/dl（0.19μmol/L），血浆 ACTH 水平 >

22pmol/L，为正常反应，反应减退者考虑垂体 ACTH 储备缺乏。

5. 注意事项

（1）禁忌证：考虑原发性肾上腺皮质功能不全的患者慎用，可先行快速法 ACTH 兴奋试验。

（2）NIH 研究提示，尿 17 - OHCS 升高超过基础值 70% 或 11 - 去氧皮质醇较基础值升高显著者，可诊断垂体库欣病，其敏感性 71%，特异性达 100%。

（五）低血糖兴奋 ACTH、皮质醇试验

1. 原理　胰岛素引起低血糖，低血糖刺激 CRH 和 ACTH 分泌刺激肾上腺分泌皮质醇。本试验是应用最广泛的评价垂体 ACTH 及 GH 贮备功能的试验。

2. 方法

（1）禁食过夜，卧床休息。

（2）静脉注射胰岛素 0.1U/kg 体重。

（3）于 - 30min、0min、15min、30min、60min、90min、120min 分别采血测定血糖、ACTH、皮质醇。

（4）血糖低于 2.78mmol/L 或比注射前血糖降低 50% 以上为有效刺激。

3. 结果　正常人低血糖出现后 ACTH 和皮质醇明显升高，ACTH 峰值超过基值的 150%，皮质醇 >580nmol/L（20μg/dl）。

4. 临床意义　任何原因引起的库欣综合征患者 ACTH 和皮质醇无增加或增加幅度 < 150% 基础值。

5. 注意事项

（1）禁忌证包括：早晨 8 时血皮质醇基础值 <140nmol/L；有癫痫或其他精神疾病病史；有缺血性心脏病史。早晨 8 时血皮质醇基础值 <140nmol/L 提示患者存在肾上腺皮质功能低下，需鉴别是原发还是继发肾上腺皮质功能低下，同时测定血 ACTH 和皮质醇水平，必要时行 CRH 兴奋试验。

（2）本试验进行时需有医生在场，并全面收集病史，排查禁忌证。

（3）一般静脉注射胰岛素 0.1U/kg 体重，也有文献报道可注射 0.15U/kg 体重，低血糖一般发生在注射后 30 ~ 45min，如患者未诱发出低血糖症状且血糖未 <2.2mmol/L，可追加注射胰岛素 0.3U/kg。

（六）地塞米松抑制试验（dexamethasonesuppression test）

1. 原理　在正常情况下，糖皮质激素对垂体前叶分泌 ACTH 有负反馈作用，当其水平升高时可抑制 ACTH 分泌，地塞米松是一种合成的类固醇，其效应相当于皮质醇的 30 ~ 40 倍，对垂体 ACTH 分泌抑制作用很强，而本身剂量很小，对血、尿皮质醇测定影响不大。观察血和尿皮质醇及血浆 ACTH 的变化，可以反映下丘脑 - 垂体 - 肾上腺皮质功能是否正常。

2. 方法

（1）第 1 天留 24h 尿测 UFC，并于早晨 8 时采血测血浆 ACTH 和血浆皮质醇作为对照。

（2）午夜一片法：第 2 天午夜 23 ~ 24 时口服地塞米松 0.75mg。第 3 天早晨 8 时采血测定 ACTH 和皮质醇。

（3）午夜 1mg 法：第 2 天午夜 23 ~ 24 时顿服地塞米松 1mg。第 3 天早晨 8 时再次采血

测血 ACTH 和皮质醇。

（4）小剂量法：第 2 天开始口服地塞米松 0.5mg，每 6 小时 1 次，连服 2d。第 3 天再次留 24h 尿测 UFC，第 4 天早晨 8 时采血测小剂量地塞米松抑制后血浆 ACTH 和血清皮质醇。主要鉴别正常人与皮质醇。

（5）大剂量法：第 4 天开始口服地塞米松 2mg，每 6 小时 1 次，连服 2d。第 5 天再次留 24h 尿测 UFC，第 6 天早晨 8 时采血测大剂量地塞米松抑制后血浆 ACTH 和血清皮质醇。主要用于鉴别皮质醇增多的原因。

3. 正常值和临床意义

（1）午夜一片法：结果分析同午夜 1mg 法。

1）正常人和库欣病在服药后皮质醇 <50nmol/L。

2）库欣综合征和异位 ACTH 综合征在服药后皮质醇 >50nmol/L。

（2）小剂量法

1）正常人服药后 24h UFC 降至 69.0nmol 以下或比对照值抑制率 >30%，血清皮质醇降至 82.8nmol/L 以下或比对照值抑制率 >50%，血 ACTH 降至 4.4pmol/L 以下。

2）单纯性肥胖者服药后 24h UFC 降至 110.4nmol 以下，或比对照值抑制率 >30%，血清皮质醇降至 138.0nmol/L 以下或比对照值抑制率 >50%，血浆 ACTH 降至 5.5pmol/L 以下。

3）皮质醇增多症患者服药后 24h UFC、血浆 ACTH 及血清皮质醇无明显下降，血清皮质醇 >140nmol/L（5μg/dl）。

（3）大剂量法

1）肾上腺皮质增生抑制后 24h UFC、血清皮质醇及血浆 ACTH 值比正常对照值下降 50% 以上，少数患者（20%~30%）抑制值下降 <50%。

2）肾上腺皮质腺瘤或癌和异位 ACTH 分泌患者抑制值下降 <50%。

（七）血管加压素试验（DDAVP 试验）

1. 原理 垂体促肾上腺皮质激素细胞上有 AVP V3 受体表达，故 AVP 可刺激 ACTH 分泌。

2. 方法 留取 24h 尿测定基础值 UFC，之后肌内注射 DDAVP 10U，再次留取 24h 尿测定 UFC。

3. 结果和临床意义

（1）库欣病患者 UFC 排泄量增加。

（2）肾上腺皮质腺瘤或皮质癌患者 UFC 水平无升高。

4. 注意事项 本试验库欣病患者假阴性可达 27%。

（八）CRH 兴奋试验 + 大剂量地塞米松抑制试验（CRH + HDDST）

1. 原理 大部分库欣病患者注射 CRH 后 10~15min 呈阳性反应，但有 7%~14% 患者对 CRH 刺激无外周血 ACTH 或皮质醇水平升高，但绝大多数对 CRH 无反应的库欣病患者可被 HDDST 所抑制，但有少数异位 ACTH 综合征患者（如支气管类癌）对 CRH 兴奋试验有反应，但不能被 HDDST 所抑制。故两者联合可进一步鉴别 ACTH 依赖性库欣综合征的病因。

2. 方法 同上。

3. 结果和临床意义 同上。

（丁 娟）

第五节 下丘脑－垂体－性腺轴激素

一、下丘脑－垂体－性腺轴激素概述

（一）血清黄体生成素（LH）测定

1. 原理 LH 是垂体促性腺激素细胞分泌的糖蛋白激素，由 α 和 β 两个亚基经非共价键联结而成。α 亚基由 89 个氨基酸组成，并和 FSH、TSH、hCG 的 α 亚基结构相同，β 亚基由 115 个氨基酸组成。LH 分子量为 28×10^3 Da。上述各激素之间 β 亚基的氨基酸序列是不同的，因而有其各自的生物学和免疫学特性。LH 的分泌呈双相型，稳定的基础分泌伴阵发性脉冲分泌。LH 的脉冲分泌频率间期为 90~120min，LH 的生物半衰期约为 50min。在男性，LH 促进睾丸分泌睾酮；在女性，月经中期的 LH 高峰促成排卵。

2. 正常值

（1）男性：20~70 岁，1.5~9.3U/L；>70 岁，3.1~34.6U/L。

（2）女性：成年人，0.5~76.3U/L；绝经后，15.9~54.0U/L。

3. 临床意义 见 FSH 测定。

（二）血清卵泡促激素（FSH）测定

1. 原理 FSH 和 LH 一样是垂体促性腺激素细胞分泌的糖蛋白激素。在男性，FSH 维持精子生成；在女性，促进卵泡成熟。FSH 在月经周期中的变化与 LH 基本同步。FSH 和 LH 一样，也是脉冲分泌。约 90% 的 LH 脉冲与 GnRH 脉冲同步。而 FSH 脉冲只有 30% 与 GnRH 同步。

2. 正常值

（1）男性：20~70 岁 1.4~18.1U/L。

（2）女性：成年人，1.5~33.4U/L；绝经后，23.0~116.3U/L。

3. 临床意义

（1）LH、FSH 升高：常见原因：①原发性性腺功能减退，主要包括先天性性腺发育不良或外伤、手术、放射、损伤、炎症等致卵巢衰竭。②真性性早熟，男孩 9~10 岁以前，女孩 8~9 岁以前，出现青春期发育，有性成熟的临床表现，FSH、LH 可达成年人水平。主要包括特发性性早熟及中枢神经系统疾病，过早启动 GnRH 脉冲分泌。此外，多发性骨纤维异常增生症、重度甲减也可引起促性腺激素释放而出现性早熟。③PCOS，LH 增高、FSH 降低致 LH/FSH 比值增大。LH/FSH 比值≥2~3 为诊断本病的依据之一。④垂体肿瘤，促性腺激素腺瘤以分泌 FSH 为主，故 FSH 明显升高，LH 可正常，促性腺激素瘤在垂体肿瘤中约占 1%。垂体 LH 瘤少见，1982 年 Kovacs 等和 1984 年 Rowan 等报道垂体 LH 瘤者的睾丸大小和第二性征正常，LH 明显升高，达 207U/L。⑤XYY 综合征、Del Gestillo 综合征、Bonnevie - Ullrich 综合征、17α - 羟化酶缺陷症均可使 FSH 升高。⑥更年期以后，FSH、LH 呈生理性升高。卵巢功能衰退，雌激素分泌减少，对垂体反馈抑制减弱，且随年龄增长，抑制素（inhibin）分泌减少，也导致 FSH 分泌增加。

（2）LH、FSH 降低：常见原因：①继发性性腺功能低下，由于下丘脑－垂体病变致 FSH、LH 分泌减少，多见于分娩时失血过多致垂体坏死（Sheehan 综合征）、手术损伤、放射性损伤、各种感染、肿瘤压迫等致垂体组织毁损，临床表现为女性闭经，男性阳萎、不育。②假性性早熟，如卵巢肿瘤、肾上腺肿瘤、肾上腺增生等所致性腺类固醇激素分泌过多，患者第二性征明显，性激素反馈抑制致 FSH、LH 明显减少。③Kallmann 综合征、Prader－Willi 综合征、Laurence－Moon－Biedl 综合征者的血 LH、FSH 降低。④单一性 LH 缺乏症（isolated LH deficiency），为先天性 LH 分泌不足或缺乏致性腺功能低下。排卵减少、雌激素、孕激素和 LH 降低。⑤避孕药、雌、雄激素治疗，可影响 FSH、LH 的分泌。

（3）临床应用：主要有①青春期启动和真性性早熟的标志。白昼 FSH >4.0U/L 和 LH >7.5U/L 或 GnRH 类似物兴奋后的 FSH 峰值 >7.5U，LH 峰值 >15U/L，表示青春期启动。②中枢或卵巢性性腺功能减退性闭经的鉴别诊断。中枢性闭经时，促性腺激素水平较低，FSH 水平和 LH 均 <5U/L；卵巢功能低下所致的闭经者血 FSH >30U/L。③根据基础 FSH 和 GnRH 兴奋试验中反应程度估计卵巢储备功能。基础 FSH 是指月经周期第 2~3 天血 FSH 水平，大量研究表明，基础 FSH 上升预示卵巢储备的下降。④根据 LH 对 GnRH 试验的反应性，可鉴别下丘脑或垂体性闭经。⑤LH/FSH 比值为 2~3，提示 PCOS 的诊断。⑥检测 LH 排卵峰预测排卵，LH 峰值≥50U/L 发生在排卵前 25~28h。⑦特发性不育患者如伴有 FSH 水平显著升高，提示曲细精管生精细胞严重破坏或卵巢衰竭。

4. 注意事项　LH 和 FSH 的正常范围依测定所用的方法和标准不同而异，目前常用方法有放射免疫法、酶联免疫法、化学发光免疫法等。我实验室为化学发光免疫法。根据 NIH 标准（LER－907），LH 和 FSH 的正常范围均为 5~20U/L。

（三）血清雌二醇（E_2）测定

1. 原理　E_2 是卵巢分泌的主要性激素之一，成年女子卵巢功能呈周期性变化。在卵泡期逐渐升高，排卵前出现第一个高峰，黄体期出现第二个高峰。根据 E_2 水平是否有正常的周期性变化，可以判断卵巢功能状态。成年男子睾丸每天分泌 6μg，睾酮在外周组织经芳香化酶作用转化而生成 39μg，共计为 45μg。E_2 在男子体内参与对下丘脑—垂体的反馈调节，可能还有其他重要生理功能。

2. 正常值

（1）男性：≤353.1pmol/L。

（2）女性：成年人，70.0~1938.0pmol/L；绝经后，≤283.7pmol/L。

3. 临床意义

（1）E_2 为青春期启动及诊断性早熟的激素指标之一，雌激素主要促进女性性器官（如子宫、阴道、阴唇及乳腺等）的发育，促进月经周期的形成，并影响脂肪的分布。血浆 E_2 水平在整个儿童期都很低，当乳腺开始发育时逐渐增高，血浆 E_2 水平与年龄、骨骼生长、女性第二性征发育有相关性。血 E_2 >33pmol/L 为性腺功能启动的标志之一。性早熟患儿 E_2 含量较正常同龄儿童明显升高。

（2）E_2 是确定卵巢功能的激素指标之一，E_2 降低常见于：①原发性性腺功能减退、先天性性腺发育不全、各种原因致卵巢损伤（如手术、放射、感染等使卵巢组织破坏）及其他原因引起的卵巢功能减退，致使 E_2 分泌减少。②继发性性腺功能低下，由于下丘脑和垂体疾病致使促性腺激素不足引起 E_2 分泌减少。③睾丸女性化是指具有男性性腺（睾丸），而体型及外生殖器属女性，由于雄激素受体缺陷所致。无正常的男性性分化，可有完全性女性化，但 E_2 低于正常，LH 升高、FSH 和睾酮正常。④口服避孕药或雄激素后，反馈抑制 LH，使 E_2 降低。

（3）协助卵巢肿瘤等疾病的诊断，E_2 升高常见于：①粒层细胞瘤多发生于 30~70 岁，80% 为良性。发生于青春期前，则出现假性性早熟，在生育期妇女则有闭经与子宫出血（常交替出现），若在绝经期发病则出现月经再现，E_2 明显升高。②卵泡细胞瘤多发生于绝经后，E_2 明显升高，一般为良性。③颗粒-泡膜细胞瘤，主要产生雌激素，但也可产生雄激素。

（4）其他疾病：①肝癌或肝硬化，由于肝硬化致肝功能减退，雌激素灭活障碍而引起 E_2 升高。②产生雌激素的其他肿瘤，如脂质细胞瘤、性腺母细胞瘤、睾丸间质细胞瘤、畸胎瘤。③其他，如心肌梗死、多胎妊娠等均可见雌激素升高。此外，男性乳腺发育，常由于雌激素过多所致。

（5）血清 E_2 或尿雌激素用于药物诱发排卵及超促排卵时卵泡成熟和卵巢过度刺激的监测。血清 E_2 水平变化可反映卵巢的刺激程度，血清 $E_2 > 10\,000$ pmol/L 提示卵巢高敏反应，可能发生卵巢过度刺激综合征。

（四）血清睾酮（T）测定

1. 原理　睾酮是睾丸赖迪（leydig）细胞合成和分泌的一种 19 碳甾体激素，对青春期的性成熟、第二性征发育、骨骼和肌肉的生长、蛋白质合成、性行为有重要作用。睾酮测定是评估各种原因引起的睾丸功能减退和女性男性化的重要手段。

2. 正常值

（1）男性（19~70 岁）：8.4~28.7 nmol/L。

（2）女性（15~75 岁）：0.5~2.6 nmol/L。

3. 临床意义

（1）睾酮（T）水平降低或 E_2 水平升高，T/E_2 比值降低，可见于各种原因引起的睾丸功能减退症。如 Klinefelter 综合征、睾丸消退综合征、Kallmann 综合征、Laurencc-Moon-Biedl 综合征、男性更年期综合征、睾丸外伤、肿瘤放疗及垂体功能减退等。

（2）DHT 水平降低，睾酮/DHT 比值升高是 5α-还原酶缺乏的指征。

（3）女性睾酮过高，主要见于多囊卵巢综合征，血浆睾酮轻度或中度升高，但一般低于 5.2 nmol/L（1.5 ng/ml）。

（4）雄激素分泌性肿瘤，短期内进行性加重的雄激素分泌过多往往提示为肿瘤，睾酮水平 > 5.2 nmol/L（1.5 ng/ml）及 DHAES 水平 > 18.9 μmol/L（7 μg/ml）常提示雄激素分泌性肿瘤。卵巢产生雄激素肿瘤以睾酮升高为特征，DHEAS 无明显升高。肾上腺肿瘤则包括不产生睾酮的腺瘤及产生睾酮的肿瘤，其共同特点是血清 DH 雌激素 AS > 18.9 μmol/L，伴睾酮升高，后者来自腺外转化或由肿瘤分泌。

（5）绝经后妇女的血睾酮 > 3.47 nmol/L（1 μg/ml）及 DHEAS > 10.8 μmol/L（4 μg/ml）应怀疑肿瘤可能，有男性化体征者，虽睾酮及 DHE-AS 未达到诊断水平，亦不能排除此诊断。

（五）血清孕酮（P）的测定

1. 原理　循环中的孕激素主要为孕酮（P），其主要来自卵巢、胎盘，少量由肾上腺皮质分泌，非妊娠期的孕酮主要来自孕烯醇酮，由卵巢分泌。

2. 正常值

（1）男性：0.89～3.88nmol/L。

（2）女性：卵泡期 0.48～4.45nmol/L；排卵期 14.12～89.14nmol/L；黄体期 10.62～81nmol/L；绝经期 0～2.32nmol/L。

3. 临床意义

（1）孕酮升高：常见于多胎、葡萄胎、糖尿病孕妇、轻度妊娠高血压综合征、原发性高血压、卵巢粒层细胞 - 泡膜细胞瘤、卵巢脂肪样瘤等。21 - 羟化酶缺陷等先天性肾上腺皮质增生时，皮质激素的合成障碍，其前体激素孕酮和 17 - 羟孕酮明显增高，尿中代谢产物孕二醇及孕三醇均增加。

（2）孕酮降低：常见于黄体功能不全、胎儿发育迟缓、死胎、严重妊娠高血压综合征、异位妊娠。甲状腺、肾上腺功能障碍致卵巢排卵障碍时孕酮降低。此外，口服避孕药可致孕酮水平降低，且无高峰。

（3）检测排卵、预测排卵，妇女排卵期孕酮含量成倍增加，借此可观察妇女排卵时间及黄体生成情况，血孕酮 >16nmol/L 及尿孕三醇 >3.12μmol/24h 为排卵的判断指标。

（4）黄体功能缺陷的诊断。黄体中期排卵后第 5、6、7、9 天取血样测定孕酮，评价黄体功能。连续两个周期的血孕酮水平 <16nmol/L 或尿孕二醇 <6.2μmol/24h 可考虑为黄体功能不全。

（5）协助早期妊娠的诊断，正常妊娠，尤其多胎妊娠时，孕酮合成明显增加，而先兆流产、宫外孕、早产、不孕症等血孕酮降低。异位妊娠患者的血孕酮较低。一般认为，hCG 浓度可测出时，血孕酮 <47.7nmol/L（15ng/ml）提示为异位妊娠，其敏感性为 64.7%，特异性为 88.9%。

二、功能试验

（一）GnRH 兴奋试验

1. 原理　通过 GnRH 兴奋 LH 的分泌，评价垂体分泌促性腺激素细胞的储备功能。

2. 方法

（1）受试者禁食过夜，试验期间卧床，不吸烟。

（2）将 GnRH（10 肽）100μg 溶于 10ml 生理盐水中，在 30s 内静脉推注完毕。

（3）分别于 -15min、0min、30min、60min 和 120min 在前臂采血 2.0ml，分离血清于 -20℃保存做 LH 测定，必要时可同时测定 FSH。

3. 正常值

（1）LH 的绝对值 ≥7U/L。

（2）正常成年男子 LH 的反应后峰值比基础值增高 5 倍以上，峰值出现在 30～60min 时。

（3）正常成年女子 LH 的反应因月经周期的不同阶段而异。

（4）青春期前儿童呈低弱反应，峰值比基础值增高 <3 倍。

4. 临床意义

（1）原发性性腺功能减退症患者 LH 的基础值显著高于正常人（因此，GnRH 兴奋试验对诊断不是必需的），峰值亦显著增高，峰值和基础值呈正相关，但是峰值只升高 3 倍左右，提示储备功能减低。

（2）继发性性腺功能减退症患者 LH 的绝对值显著低于正常人，峰值只增高 2 倍左右。这些患者的反应程度与下丘脑或垂体组织受损破坏的程度有关，有较大的个体差异。

（3）体质性青春期延迟患者的反应和青春期前儿童相似（与骨龄一致）。

5. 注意事项

（1）这些患者的反应程度与下丘脑或垂体遭受破坏的程度有关，有较大的个体差异，在做出临床评价时要考虑到这一点。

（2）本试验不能鉴别下丘脑性和垂体性性腺功能减退症。

（3）GnRH 延长兴奋试验有助于鉴别下丘脑性和垂体性性腺功能减退症。

（二）GnRH 延长兴奋试验

1. 原理 通过 GnRH 兴奋 LH 的分泌，评价垂体分泌促性腺激素细胞的储备功能。

2. 方法

（1）将 GnRH（10 肽）100μg 溶于 500ml 生理盐水静脉滴注，每日 1 次，共 7d。

（2）受试者禁食过夜，试验期间卧床，不吸烟。

（3）将 GnRH（10 肽）100μg 溶于 10ml 生理盐水中，在 30s 内静推完毕。

（4）分别于 -15min、0min、30min、60min 和 120min 在前臂采血 2.0ml，分离血清于 -20℃保存做 LH 测定。

3. 正常值

（1）正常成年男子 LH 的反应后峰值比基础值增高 5 倍以上，峰值出现在 30~60min 时。

（2）正常成年女子 LH 的反应因月经周期的不同阶段而异。

（3）青春期前儿童呈低弱反应，峰值比基础值增高 <3 倍。

4. 临床意义

（1）垂体引起的继发性性腺功能减退症患者 GnRH 延长刺激 LH 无明显反应。

（2）下丘脑引起的继发性性腺功能减退症患者 GnRH 延长刺激 LH 有反应。

（三）人绒毛膜促性腺激素（hCG）兴奋试验

1. 原理 hCG 的分子结构和生理功能都和 LH 相似，能与睾丸赖迪细胞受体结合，通过第二信使 cAMP，兴奋睾酮的生物合成过程，从而可以评价睾丸分泌睾酮的储备功能。

2. 方法

（1）hCG 2000U，于早晨 8~9 时肌内注射。

（2）注射前 -15min 和 0min 及注射后 48h 和 72h 分别在前臂采血做睾酮测定。

3. 临床意义

（1）正常人：睾酮的反应高峰绝大多数在 48h 或 72h 出现，峰值比对照值增高 2 倍或更多（达到或超过正常值高限）。

（2）原发性睾丸功能减退：反应减低或完全无反应。

（3）继发性睾丸功能减退：反应一般减低，反复注射 hCG 后反应逐渐升高至正常。少数患者由于下丘脑或垂体病变较轻，可出现正常反应。

（4）青春期前：反应类似继发性睾丸功能减退。反复注射逐渐升高。

（5）对疑有无睾症或有 5α - 还原酶 2 缺陷的青春期前儿童，应隔日肌内注射 hCG 2000U，连续 3 次，比较前后的睾酮和（或）DHT 水平有助于明确诊断。

三、典型病例

患者，女性，20 岁。因逾青春期第二性征不发育入院。患者系第 2 胎，足月顺产，其母无长期服避孕药史，孕期及哺乳期无感染及服药，无化学药品及放射线接触史。足月顺产，出生时体重约 2.5kg，身高不详。出生后 Apgar 评分不详，无发绀，哭声响亮。人工喂养，小学时身材、智力发育与同龄儿童无异，学习成绩一般，活动耐力一般，体育成绩一般。青春期生长较同龄人无异，19 岁起身高生长较前增快，至今乳腺无发育，无月经来潮。无头痛及视力下降，无视野缺损。

查体：血压 110/66mmHg，身高 163cm，上部量 77cm，下部量 86cm，指尖距 162cm，体重 49kg，体表面积 1.51m^2，正常面容，头颅无畸形，嗅觉粗测正常，无上腭高尖。甲状腺未触及。心肺腹未见异常。乳房 Tanner Ⅰ 期。外阴幼女型，阴毛 Tanner Ⅱ 期，尿道开口于阴道口上方，脊柱四肢无畸形，神经系统检查阴性。

实验室检查：

（1）甲状腺功能正常；血清 ACTH、皮质醇节律及 UFC 正常；血清生长激素测定 0.9μg/L。

（2）血清睾酮测定 0.77nmol/L，血清雌二醇测定 <36.7pmol/L，血清黄体生成激素测定 <0.07mU/ml，0min 血清泌乳素 7.47μg/L，血清卵泡刺激素测定 1.00U/L，血清孕酮 2.39nmol/L。

（3）染色体：46XX。

（4）GnRH 兴奋试验见表 7 - 2。

（5）GnRH 延长兴奋试验见表 7 - 3。

表 7 - 2　GnRH 兴奋试验

时间（min）	LH（U/L）	FSH（U/L）
-15	<0.07	0.4
0	<0.07	0.4
30	0.76	1.98
60	1.06	3.2
120	0.80	3.51

表 7 - 3　GnRH 延长兴奋试验

时间（min）	LH（U/L）	FSH（U/L）
-15	<0.07	0.53
0	<0.07	0.46
30	0.92	1.74
60	1.21	3.54
120	0.47	2.69

（6）影像学检查：垂体 MRI 平扫及增强扫描未见异常信号。

诊断：特发性低促性腺激素型性腺功能减退症。

（叶春芳）

第六节 低血糖症诊断试验

血糖系指血液中的葡萄糖，人体组织主要靠血糖供应能量。中枢神经系统不能合成葡萄糖，且贮存的糖原极少，故短暂的低血糖就能引起明显的脑功能紊乱。如长期的、严重的低血糖未及时纠正，会导致永久性神经系统损伤甚至致死。另外，低血糖可增加血小板的聚集而促进 DM 血管并发症的发生和发展。

在正常情况下，血糖的来源和去路保持动态平衡，维持在较窄的范围内，该平衡被破坏时可致高血糖或低血糖。临床上以前者常见，后者除了在糖尿病的治疗过程中常见外，其他均属少见。低血糖症不是一种独立的疾病，而是多种原因引起的血葡萄糖浓度过低综合征。

人体每天的糖代谢可根据进餐与肠胃有无外源性糖类吸收分为若干状态，称为空腹状态和进食状态。空腹状态又称吸收后状态，进食状态又称餐后状态。进食状态通常指开始进餐至进餐后糖类被消化吸收的一段时间，一般为 5~6h。其中葡萄糖吸收率是空腹状态下内源性葡萄糖生成率的 2 倍以上。空腹状态指无食物消化吸收的一段时间。通常指晚餐后至次晨早餐前的一段时间，为 10~14h，这段时间也包括晚餐后的餐后状态在内。

低血糖症（hypoglycemia）并非一个疾病，而是由于多种原因引起的血浆葡萄糖浓度低于 2.8mmol/L（50mg/dl），导致多数患者出现以交感神经兴奋和（或）中枢神经系统功能障碍为主要表现的临床综合征。在老年人有脑动脉硬化或缺血的情况下，或糖尿病患者长期高血糖状态下，血糖下降速度过快，即便未达到 2.8mmol/L 以下，也可出现低血糖的临床症状。而长期处于低血糖状态下，血糖低于 2.8mmol/L，患者脑及其他器官已受到损害，仍可无低血糖症状。

根据临床特点和发病机制常将低血糖分为空腹低血糖和餐后低血糖。

一、激素测定及其在临床疾病中的意义

（一）低血糖症分类

根据病理生理改变，低血糖症可分为葡萄糖生成底物的可利用性障碍、糖生成障碍和糖利用过多，见表 7-5。临床多根据疾病分类，见表 7-6。

表 7-5 低血糖症的病理生理分类

葡萄糖生成底物的可利用性障碍	亮氨酸过敏症
儿童酮症性低血糖	T_2DM 早期
慢性肾衰竭	胎儿红细胞增多症
饥饿（如妊娠反应）	糖尿病母亲分娩的婴儿
糖生成障碍	外源性高胰岛素血症（非胰岛素直接作用）
肝衰竭（重症肝病、肝坏死、肝炎）	糖尿病伴低血糖
糖生成的酶系障碍（缺乏为主）	医源性低血糖症

糖原分解酶缺乏	非胰岛素瘤肿瘤性低血糖
糖异生酶缺乏	胰岛素敏感性增加
糖利用过多	垂体功能减退症
内源性高胰岛素血症	剧烈运动
胰岛素瘤	药物
PHHI	
滋养性低血糖症	

注：PHHI. 婴儿持续性高胰岛素血症性低血糖症（persistent hyperinsulinemia hypoglycemia of infancy），病理学上称为胰岛素细胞增殖症（nesidioblastosis）或胰腺微腺瘤样增殖症（microadenomatosis）；T_2DM. 2 型糖尿病。

表 7-6　低血糖症的临床分类

空腹（吸收后）低血糖症	内源性高胰岛素m症
药物	胰岛 B 细胞疾病
胰岛素、磺脲类药及酒精	肿瘤（胰岛素瘤）
喷他脒、奎宁	PHHI
水杨酸盐	其他疾病
其他药物	自身免疫性低血糖症
重症疾病	胰岛素抗体
肝衰竭	胰岛素受体抗体
心力衰竭	B 细胞抗体
肾衰竭	异位胰岛素分泌
脓毒血症	婴儿和儿童低血糖症
营养不良症	儿童酮症性低血糖症
升血糖激素不足或缺乏	餐后低血糖症
皮质激素缺乏	糖类代谢酶先天性缺乏
GH 缺乏	遗传性果糖不耐受症
胰高血糖素缺乏	半乳糖血症
肾上腺素缺乏	特发性反应性低血糖症
多种激素缺乏	滋养性低血糖症（包括倾倒综合征）
非胰岛 B 细胞肿瘤	肠外营养支持

注：GH. 生长激素；PHHI. 婴儿持续性高胰岛素血症性低血糖症。

（二）低血糖症病因诊断

低血糖症的病因诊断，需要仔细回顾病史及详细体格检查，收集所有相关实验室资料，以发现可能的原因。

人体糖代谢调节以及血糖稳态维持，涉及多种激素的协调分泌。其最重要的是胰岛素。胰岛素刺激肝脏和外周组织摄取、储存和利用葡萄糖，增加糖原合成，抑制糖原分解，抑制和减少葡萄糖异生，减少内源性葡萄糖的生成，防止血糖升高。胰岛素分泌受许多因素的影响，其中最主要的因素是血糖浓度。因此血浆胰岛素浓度测定，不仅反映胰岛 B 细胞功能，也对鉴别低血糖病因至关重要。血胰岛素浓度测定，除常用的 RIA 法（需选用与胰岛素原不起反应的抗胰岛素抗体）外，还有免疫放射法（immunoradiometric assay，IR－MA）和酶联免疫吸附法（enzyme－linked immunosorbent assay，ELISA）等。后两者均需使用两种识别胰岛素分子不同表位的抗体，故又称双抗夹心法（double antibody sandwich technique）。无论是特异性 RIA、IRMA，还是 ELISA，因排除了非特异性抗原的干扰，其测得值均较 IRI 为低。空腹胰岛素参考值为 $5 \sim 25 \mu U/ml$（或 mU/L），餐后 $< 180 \mu U/ml$。但胰岛 B 细胞分泌的胰岛素有 50% ~60% 进入门静脉为肝脏摄取，另外，如果检测用的胰岛素抗体为多克隆抗体，则可与胰岛素原、胰岛素原裂解产物结合，因此有一定局限性。通常血浆中免疫反应胰岛素中 20% 为胰岛素原，而胰岛素原的生物活性仅为胰岛素的 10%。

B 细胞分泌的胰岛素原可被相应的酶水解生成胰岛素和 C 肽。C 肽和胰岛素均系胰岛素原经蛋白酶和羧肽酶分解而成的等克分子浓度的两种肽类物质。相对于胰岛素，C 肽的半衰期较长；胰岛素抗体与 C 肽无交叉免疫反应，外源性胰岛素中不含 C 肽，故 C 肽测定的特异性较高。RIA 或 ELISA 方法可以测定血中 C 肽浓度。用免疫法（RIA）测定的胰岛素值称为免疫反应性胰岛素，这是因为胰岛素的多克隆抗体与胰岛素原等胰岛素类似物有交叉反应。因此，胰岛素测定结果的解释应比较慎重。C 肽测定可用于内源性和外源性高胰岛素血症的鉴别。C 肽与胰岛素等分子量分泌的，外源性高胰岛素血症时的 C 肽一般测不出来。血中 C 肽增高，提示内源性高胰岛素血症。正常空腹 C 肽为 $0.8 \sim 3.0 \mu g/L$（$0.24 \sim 0.9 mmol/L$）。

正常人空腹血清胰岛素原及胰岛素原类似物（BKRA）值 $0.05 \sim 0.4 \mu g/L$（$0.05 \sim 0.4 ng/ml$），不超过所测胰岛素浓度的 25%，而 90% 的胰岛素瘤患者超过此值。胰岛素（IRI）同 PLC 间的比例是目前诊断胰岛素瘤最特异的一种化验。

除胰岛素外，胰岛素样生长因子（IGF）、胰淀粉样肽（amylin）和胰高血糖素样肽－11 [GLP－1（7~36）] 也有一定的降低血糖和促进糖利用作用。其中，某些非胰岛素肿瘤，分泌 IGF Ⅱ 是造成低血糖原因之一。能引起低血糖症的胰外肿瘤的细胞构成是多种多样的，特别是晚期，如肝细胞癌（约占 22%），肾上腺皮质癌（9%），胰及胆管肿瘤（10%），其他，如肺支气管癌、卵巢癌、消化道类癌、胃肠癌、神经细胞瘤、血管外皮细胞瘤（17%）。无性别差异，老年人多见。空腹或餐后 2~3h 均可发生低血糖症，以脑部缺糖症群为主。引起低血糖症的机制不明，可能有：①肿瘤组织利用糖过多；②肿瘤产生某种抑制胰高血糖素释放的物质；③肿瘤产生胰岛素作用样物质（MSILA－S），其结构似生长激素，有促进细胞生长及胰岛素作用，又称胰岛素生长因子Ⅰ与Ⅱ（IGF－和Ⅱ）。但胰岛素及 C 肽水平不高。1/3 患者血 IGF 升高。其中较为间充质肿瘤，分泌 IGF Ⅱ 多以游离状态进入组织中，与血浆蛋白结合很少。化学发光法可以测定。许多患者血中 IGF Ⅱ 水平不高，但 IGF－Ⅰ 和 GH 受到抑制，IGF－Ⅱ 与 IGF－Ⅰ 比值升高，游离 IGF－Ⅱ 升高。约 10% 的患者伴有内分泌疾病的特征，如甲状腺肿大伴有或不伴有甲状腺功能亢进、男性化、阳萎、男性乳房发育、肢端肥大等。低血糖症发作时血浆胰岛素水平降低。

二、功能试验及评估

（一）空腹血浆胰岛素和血糖测定

1. 原理 正常空腹静脉血浆胰岛素浓度在 5~20mU/L，很少超过 30mU/L。当空腹血糖低于 2.8mmol/L，胰岛素应降低至 10μU/ml 以下；当血糖低于 2.2mmol/L，胰岛素应低于 5μU/ml；血糖低于 1.67mmol/L 时，胰岛素应停止分泌。随着血糖下降，胰岛素（μU/ml）与血糖（mg/dl）比值（胰岛素释放指数，I：G）也降低。胰岛素瘤患者胰岛素分泌呈自主性，其浓度常高于正常，可达 160mU/L。

2. 方法 于禁食 24h 以上后取血测定血清胰岛素（免疫法，IRI）及血糖（G）计算其比值。

结果评价：仍有 20% 的假阴性率。

3. 临床意义

（1）IRI/G>0.4（正常<0.3）支持胰岛素瘤诊断。

（2）修正的胰岛素释放指数：IRI（μU/ml）×100/G-30mg/dl≥85μU/mg，支持胰岛素瘤诊断（正常≤50μU/mg）。G-30 是因为当血糖达 1.67mmol/L（30mg/dl）时胰岛素分泌暂时停止。

（3）高胰岛素血症也见于肥胖症、2 型糖尿病早期（肥胖者）、肢端肥大症、皮质醇增多症、妊娠后期等，故血糖及胰岛素需同时采血反复测定才有助鉴别。

（二）口服糖耐量试验（OGTT）

1. 原理 正常人一次食入大量葡萄糖后，血糖浓度一般不会超过 8.88mmol/L，于 2h 内恢复正常。延长 OGTT：主要用于发现餐后低血糖发生的时间和程度，如餐后早期（2~3h），还是后期（3~5h）。

2. 方法

（1）试验前一天早晨 8 时后不再进食，试验应于早晨 7~9 时开始。

（2）口服葡萄糖 82.5g（溶于 250~300ml 水中），3~5min 内服完。

（3）空腹（0min）及服糖后 30min、60min、120min、180min，共 5 次采血。

（4）延长试验者，于服糖后 4h 及 5h 取血测血糖。

3. 注意事项

（1）试验前 3d 正常饮食，每日糖类含量 200~300g。

（2）正常活动，非应激情况。

（3）试验过程中不应吸烟、饮水、进食及剧烈运动。

（4）FPG 明显高于正常值者不做此试验。

（5）若患者有胃肠功能障碍，可采用静脉法：用 50% 葡萄糖 50ml 静脉注射的，或按 20% 葡萄糖按葡萄糖 0.5g/kg 静脉滴注，30min 内注毕。

4. 结果评价 对餐后低血糖有鉴别意义。对确定是否为空腹低血糖，没有意义。

5. 临床意义

（1）胰岛素瘤多数为典型低扁平曲线，服糖后 1h 呈早期低血糖症者对本病诊断有助。但部分本病患者曲线属正常型或耐量减退型，这可能与胰岛素瘤分泌胰岛素的自主程度、分泌胰岛素的量、瘤外正常胰岛 B 细胞功能受抑制的程度有关。因此，在 OGIT 同时应测定血浆胰岛素及 C 肽（称胰岛素释放试验）。

（2）原因不明性、自发性、功能性低血糖症此组低血糖症临床最常见（约占 70%），病因不明，多见于有神经质的中年女性，可能与自主神经功能紊乱，迷走神经兴奋性偏高有关。低血糖常于餐后 2～4h 发作，症状轻，以交感神经受刺激及肾上腺素分泌过多症群为主，脑神经缺糖症状少见。每次发作持续 15～20min，多自行恢复或稍进食即缓解。为预防发作常加餐，故患者多肥胖。病史长，但症状无进行性加重。空腹血糖正常，发作时血糖很少 <2.24mmol/L，糖耐量正常或在 2～4h 呈反应性低血糖。低血糖发作时（血糖 <1.67mmol/L 时）胰岛素分泌停止。胰岛素释放指数 <0.3，修正指数低于 50μU/mg。本症须与轻型胰岛素瘤鉴别。

（3）滋养性低血糖症，见于胃大部切除术、胃肠吻合术、伴有或不伴有迷走神经切断术的幽门成形术患者，进食后食物迅速进入小肠，导致食物快速吸收，尤其进食含糖流质后 30～60min 血糖达 11.1～16.65mmol/L（200～300mg/dl），刺激胰岛素大量分泌导致血糖下降，于餐后 2～4h 降至 2.78mmol/L（50mg/dl）以下，出现以肾上腺素分泌过多的症状。本症有胃肠手术史。餐后高血糖所致的高胰岛素血症。糖耐量空腹血糖正常，高峰迅即出现且高于正常，2～3h 出现低血糖反应。

（4）早期 2 型糖尿病性低血糖症：患者多肥胖，餐后刺激胰岛素释放延迟，血糖升高时才使胰岛素过量释放，导致低血糖发作。多于餐后 3～5h 发作。空腹血糖正常，糖耐量试验呈糖尿病曲线，于服糖后 3～5h 血糖下降至 2.50mmol/L（45mg/dl）以下，出现晚期低血糖反应。

（三）口服 75g 葡萄糖（或 25g 静脉注射）后做胰岛素释放试验（与 OGTT 同时做）

各次取血后同时测血糖及胰岛素，胰岛素瘤患者血糖呈低扁平曲线而胰岛素曲线相对较高，且高峰 >50mU/L，分析结果时应除外早期 2 型糖尿病及肝病。

（四）胰高血糖素－胰岛素－C 肽兴奋试验

1. 原理　胰高血糖素可使肝糖原分解、血糖升高，外源性胰高糖素还刺激胰岛 B 细胞分泌胰岛素。

2. 方法

（1）胰高血糖素肌内注射法：空腹时，肌内注射胰高血糖素 1mg，注射前和注射后的 15min、30min、60min、90min 和 120min 分别取静脉血测血糖、胰岛素和 C 肽。

（2）胰高血糖素静脉注射法：空腹时，静脉注射胰高血糖素 1mg，注射前和注射后的 6min 分别取静脉血测血糖、胰岛素和 C 肽。

3. 结果

（1）正常人肌内注射胰高血糖素后，血糖可升高 2.87～5.55mmol/L，高峰出现在 45min 左右，2h 血糖恢复正常，胰岛素原分泌高峰与血糖一致，峰值达 50～100mU/L。

（2）经静脉注射胰高血糖素后，C 肽值超过基础值 150%～300%。

（3）胰高血糖素刺激试验，对低血糖的敏感性较 I：G 比值、C 肽、胰岛素原测定等方法低。对胰岛素瘤者，58% 有胰高血糖素兴奋试验阳性。

4. 临床意义

（1）胰高血糖素 1mg 静脉注射，5～10min 血浆胰岛素＞150mU/L 支持胰岛素瘤诊断。

（2）糖原贮积症患者血糖不上升或上升很少。

（3）糖原贮积症及严重慢性肝病患者糖原贮备不足的低血糖症者胰岛素和 C 肽对刺激无反应。

（4）正常人及部分糖尿病者有时有假阳性反应，但大多数＜100mU/L。

（五）亮氨酸试验

静脉注射亮氨酸 150mg，血糖下降 1.4mmol/L（25mg/dl）以上，提示胰岛素瘤。口服 L－亮氨酸 200mg/kg，于口服前后 10min、20min、30min、40min、50min、60min 分别测血糖及胰岛素，服药后的 30～45min 血糖下降至＜2.78mmol/L（50mg/d），胰岛素＞40mU/L 为阳性，支持胰岛素瘤诊断。

（六）禁食试验

1. 原理 空腹及发作时血糖＞2.78mmol/L 又疑有胰岛素瘤者做本试验。一般禁食 24h 约 85% 的胰岛素瘤者有低血糖发作，禁食 48h 95% 有低血糖发作，另 5% 需禁食 72h。

2. 方法 禁食期间每 4 小时测定血糖、胰岛素、C 肽 1 次。血糖＜2.78mmol/L 每小时测定 1 次，直至血糖＜2.2mmol/L（40mg/dl）伴有神经缺糖症状出现，于采血后（测定血糖、胰岛素、C 肽）即刻给予葡萄糖静脉注射以终止试验。

3. 临床意义 正常人随禁食时间的延长，胰岛素及 C 肽水平逐渐降低。如血糖＜2.2mmol/L 伴神经缺糖症候群出现时，胰岛素及 C 肽水平较高可诊断为胰岛素瘤。

4. 注意事项 以往认为禁食 72h 无低血糖发作可除外胰岛素瘤，目前已有例外。有时于最后 2h 增加运动以激发低血糖发作，但此时已禁食 2～3d，患者已无力运动。对于高龄及伴有心血管病者更应慎重。禁食期间主要靠糖异生维持血糖稳定，应多饮水，预防高黏高脂血症及其并发症。有肝病及垂体－肾上腺皮质功能低下时，禁食也可导致低血糖症发作，应注意鉴别。

（七）C 肽抑制（胰岛素耐量）试验

胰岛素 0.1U/kg（体重）静脉滴注共 60min（空腹血糖＞2.78mmol/L）试验过程中如出现低血糖反应则随时终止试验。正常人血糖降至 2.2mmol/L（40mg/dl）以下，C 肽也降至 1.2μg/L（3ng/ml）以下。胰岛素瘤患者只有血糖下降而 C 肽仍维持在 3μg（ng/ml）的较高水平。用磺脲类引起的低血糖症患者 C 肽也不受抑制，注意鉴别。

（八）胰岛素抗体及胰岛素受体抗体

1. 原理 血浆中存在胰岛素抗体提示既往使用过胰岛素或自身免疫性胰岛素综合征。后者的特点是游离胰岛素浓度很低而胰岛素总量明显升高。抗胰岛素抗体可逆性地结合大量胰岛素，与抗体结合的胰岛素可逐渐解离出来发挥其生物活性，引起严重的低血糖症。胰岛素受体抗体，具有模拟胰岛素样作用，比胰岛素的降血糖作用强，引起严重低血糖症。

2. 方法 低血糖发作时同时测定血胰岛素抗体及胰岛素受体抗体。

3. 结果抗体滴度显著升高。

4. 临床意义 胰岛素自身免疫综合征诊断。在应用甲巯咪唑治疗的 Grave's 病患者和含巯基药物（如卡托普利、青霉胺等）等治疗者或合并其他自身免疫病，如类风湿关节炎、系统性红斑狼疮、多发性肌炎、肾炎、自身免疫性血小板减少、恶性贫血、萎缩性胃炎、黑棘皮病等患者，在餐后 3 ~4h 发生低血糖，发作不规律。在低血糖发作期间，血浆游离胰岛素明显升高，C 肽分泌受抑，血浆 C 肽水平下降。血浆胰岛素测定（放免法，IRI）：血浆总 IRI 明显升高，常在 1000mU/L 以上，甚至超过 10 000mU/L。

（九）经动脉钙刺激肝静脉取血（ASVS）测定胰岛素

1. 原理 临床上常采用葡萄糖酸钙静脉滴注刺激胰岛素释放试验，每千克体重 10mg，静脉滴注 2h，或每千克体重 2mg 于 1min 内静脉注射（快速刺激法），可使血浆胰岛素（放免法，IRI）明显上升。

2. 方法 于选择性腹腔动脉造影后，可行胃十二指肠动脉、肠系膜上动脉和脾动脉插管注射葡萄糖酸钙（Ca^{2+} 1mg/kg），于注射后 30s、60s、120s 时从肝静脉取血测胰岛素。

3. 结果 本法创伤较 PTPC 小，且阳性率高。正常人上升约 1 倍（从 11mU/L + 1mU/L 至 18mU/L + 2mU/L）。

4. 临床意义 胰岛素瘤患者上升 8 ~10 倍（从 36mU/L + 6mU/L 至 312mU/L + 67mU/L）。钙剂静脉滴注后血糖可稍降低，尤其快速法影响不大。

三、典型病例

病例：患者，女性，33 岁。夜间或晨起出现头晕、心慌、饥饿、出汗、乏力 10 年。发作严重时出现精神、行为异常，甚至昏迷，进食或输注糖水后症状缓解，多次在外院查血糖低，1.2 ~2.0mmol/L，胰岛素水平高，查体无阳性体征。100g OGTT 胰岛素释放试验见表 7 -7。

胰岛素释放实验示胰岛素释放纠正指数 319μVU/mg，提示胰岛素瘤。胰腺 CT 平扫加增强示胰颈部小密度增强影，亦提示胰岛素瘤。

诊断：胰岛素瘤。

表 7 -7 100g OGTT 结果

项目	对照血清	30min	60min	120min	180min
血糖（mmol/L）	1.80	8.32	9.23	9.51	7.01
胰岛素（mU/L）	7.66	30.82	25.96	29.7	16.53
C 肽	1.50	2.98	0.83	3.26	2.33

（刘玉华）

第八章
分子生物学技术在内分泌领域中的应用

近年来，随着以重组 DNA 技术为代表的分子生物学的迅猛发展，我们对遗传学、生理学、细胞生物学及生物化学等学科的了解有了革命性的改变。这些学科中很多重要的进展都和 DNA 重组技术有关。对这一技术的了解不仅对那些进行基础研究的科学工作者来说十分重要，对今天的临床医生来说也有着越来越重要的意义。

现代的分子生物学是一个庞大的理论与技术体系，涉及各种研究核酸与蛋白质的技术与方法，在本章中我们就目前在内分泌学研究中较为常用的相关技术作一简要介绍。

一、DNA 测序

DNA 测序的方法有多种，目前最常用的是 Sanger 发明的以双脱氧核苷酸为基础的链终止测序法。该法的原理是在 4 个 DNA 合成反应溶液中加入 4 种不同的双脱氧核苷酸（ddATP、ddTTP、ddCTP、ddGTP），它们分别可随机地和 DNA 链上的 4 种相应的核苷酸结合，而一旦它们结合到 DNA 链上的时候，即可终止 DNA 链的延长，从而形成各种长短不一的片段。然后将 4 组 DNA 平行地进行凝胶电泳，即可根据凝胶电泳中片段长度大小读出 4 种核苷酸在 DNA 链上的排列情况。目前已有先进的 DNA 测序仪可进行高通量全自动化的 DNA 测序，但其基本原理不变。通过 DNA 序列，我们就可推测其氨基酸序列及各种酶切位点，以便进一步对基因进行各种结构和功能的研究。

二、聚合酶链反应（polymerase chain reaction，PCR）

PCR 是 20 世纪 80 年代中期发展起来的体外核酸扩增技术。它具有特异、敏感、产率高、快速、简便、重复性好、易自动化等突出优点，能在一个试管内将所要研究的目的基因或某一 DNA 片段于数小时内扩增至十万乃至百万倍。其扩增 DNA 的过程类似于 DNA 的天然复制过程，其特异性依赖于与靶序列两端互补的寡核苷酸引物。PCR 由变性 - 退火 - 延伸三个基本反应步骤构成。①模板 DNA 的变性：模板 DNA 经加热至 94℃左右一定时间后，模板 DNA 双链解离成为单链，以便它与引物结合，为下轮反应作准备；②模板 DNA 与引物的退火（复性）：当温度降至 55℃左右，经加热变性成单链的模板 DNA 可与引物的互补序列配对结合；③引物的延伸：DNA 模板 - 引物结合物在 TaqDNA 聚合酶的作用下，以 dNTP 为反应原料，靶序列为模板，按碱基配对与半保留复制原理，合成一条新的与模板 DNA 链互补的半保留复制链，重复变性 - 退火 - 延伸三步循环过程，就可获得更多的"半保留复制链"。由于每一个循环所产生的新 DNA 链均能成为下一循环的模板，所以 PCR 产物以指数方式增加，经过 25～30 个周期后，一般可扩增至 10^6～10^7。

三、cDNA 文库和 cDNA 克隆

研究一个新基因在细胞内的表达情况及其功能，通常的做法是先获得 cDNA 克隆，而要获得 cDNA 克隆，传统的方法是制备 cDNA 文库。文库的制备包括以下几个步骤。①将细胞内的 mRNA 逆转录成 cDNA，并复制成双链 DNA；②将双链 DNA 插入 λ 嗜菌体载体或质粒载体。理想的情况下，所有从 mRNA 逆转录来的 cDNA 都插入到载体中，这样文库中就包含了代表某种细胞或组织所有 mRNA 的 cDNA。需注意的是，要想通过建立文库来克隆某一基因的 cDNA，用以建立该文库的组织或细胞中应大量表达这种基因的 mRNA。例如，要想克隆生长激素基因，可用垂体组织；克隆胰岛素基因，可用胰岛组织等。因为这些组织中分别具有高丰度的生长激素与胰岛素的 mRNA。建立好文库以后，下一步就需要筛查含有该基因的 cDNA 克隆。通常有两种筛选克隆的方法，一种方法是将嗜菌体感染培养平皿上的大肠杆菌，形成嗜菌斑，再转移至尼龙膜，然后用同位素标记的探针与之杂交筛选出阳性克隆。这种方法要求被研究的基因的部分序列已知，以便根据基因序列设计探针。另一种方法是将从组织中抽提得到的 mRNA 逆转录生成的 cDNA 克隆到可以表达的嗜菌体载体中，当这种嗜菌体感染大肠杆菌后可以表达出融合蛋白，然后通过特异抗体筛查出含有所需的 cDNA 克隆。无论用哪种方法筛查，一旦我们得到所需的克隆，就可通过扩增、纯化、酶切，得到我们想要研究的 cDNA，然后可将其亚克隆至质粒载体，以便进行其他分析和研究，如测序、制备探针等；或用于基因的结构和功能的详细分析，例如可通过网织红细胞翻译系统翻译成蛋白质以进行功能研究；或将 cDNA 通过载体引入到细胞中使其表达，观察其对细胞功能的影响等。

四、基因组文库和基因克隆

基因组文库的构建技术与 cDNA 文库相同，只是由于基因组 DNA 片段较长，因而所用的克隆载体不同。通常构建基因组文库时采用 λ 嗜菌体作为载体，这种载体可插入长度为 10～20kb 的 DNA 片段。有一种经改造的嗜菌体称为嗜菌粒（cosmid），它可插入长达 40～50kb 的 DNA 片段。另有一种可转染至酵母中的载体，可插入长达 1～2Mb（兆碱基对）的 DNA 片段，这种载体被称为酵母人工染色体（yeast artificialchromosomes，YAC）。在构建基因组文库时，通常先将基因组 DNA 用限制性内切酶进行消化，再通过凝胶电泳将不同大小的 DNA 片段分开，挑选出大小合适的片段插入载体，再转入细菌或酵母进行扩增。目的基因片段也可用同位素标记的探针筛查，其方法类似于筛查 cDNA 文库，但探针可用 cDNA 来制备。通过这种方法，我们可得到基因的全长序列，包括启动子序列和内含子等。对与内分泌有关的基因来说，启动子序列具有特别重要的作用，因为它往往包含了一些和激素合成调控及信号转导有关的调控序列。例如糖皮质激素受体调控元件及 cAMP 反应元件都位于基因的启动子区域。

五、RACE 和 RAGE

通常通过上述方法克隆得到的 cDNA 往往缺乏 5'末端的序列，这时可通过快速扩增 cDNA 末端（rapid amplification ofcDNA ends，RACE）技术来确定 5'末端的序列。同样的

技术也可用来探测基因组 DNA 片段 5' 端的序列, 这时称为快速扩增基因组 DNA 末端 (rapid amplification of genomic DNA ends, RAGE) 技术。

六、研究基因表达的几种方法

RNA 印迹法 (northern blot) 是研究 mRNA 表达水平的最经典的方法, 其原理如下: 首先, 从组织或细胞株中抽提总 RNA, 然后通过凝胶电泳将 RNA 片段按分子量大小分开, 并转移至杂交膜上, 最后与同位素标记的 cDNA 探针杂交, 由于所使用的 cDNA 探针序列同所研究基因的 mRNA 呈互补关系, 因而它只同杂交膜上相应的特异的 mRNA 条带结合, 并且其结合到膜上的量同细胞中 mRNA 的含量成正比。

除了 Northern blot 外, 还有其他多种研究基因表达的方法, 如 RNA 酶保护试验, 这是一种非常敏感的 RNA 检测方法。其原理是当标记的互补 RNA (cRNA) 与其特异的互补 mRNA 杂交形成双链 RNA 时就不会被 RNA 酶切割降解, 因为这种酶只识别并切割单链 RNA。这样我们就可以知道所研究的组织或细胞中是否含有某种特定的 mRNA。这种方法虽然灵敏, 但操作难度较大, 一般的实验室较少应用。

PCR 方法由于其极高的灵敏度及扩增效率且操作简便而被广泛用于分子生物学研究, 联合应用 PCR 和逆转录反应 (reverse transcriptase-polymerase chain reaction, RT-PCR) 可以极高的效率和灵敏度检测细胞或组织中 mRNA 的表达量。其原理是先将 mRNA 逆转录成与之互补的 cDNA, 然后通过 PCR 来扩增 cDNA。在 PCR 反应条件受到严格控制的情况下, 经 PCR 扩增得到的 cDNA 将与初始的 mRNA 量成正比, 如果我们在 PCR 反应体系中加入同位素标记的引物或标记的核苷酸, 则可以精确测定 mRNA 的量。RT-PCR 灵敏度非常高, 可检测出极微量的 mRNA。另外, 只要我们知道基因的序列, 就可以设计出相应的引物来进行 PCR 反应, 因而这一方法理论上讲可用于任何已知基因的研究。

另一种研究基因表达的方法是原位杂交, 这种方法联合应用了组织学和分子生物学的研究方法。将组织切片直接和同位素标记的探针杂交, 探针可直接同在特定细胞中表达的 mRNA 结合, 这样就可以知道基因在哪种细胞中表达、表达的量及其在细胞中的分布。原位杂交对于研究某些组成成分较复杂的组织中的基因表达较为有用, 如卵巢、大脑等。

七、研究基因的转录和转录后调控的方法

(一) 核转录活性测定 (nuclear run-on assay)

当我们知道某种基因的表达发生变化, 我们还需要进一步知道这种改变是由于转录的改变还是由于其半衰期的改变所引起, 常用的鉴别上述两种情况的方法是核转录活性测定。首先将受过刺激的细胞的细胞核分离出来, 让它在体外转录系统中合成 mRNA。这时只有那些在细胞核被分离以前开始合成的 mRNA 转录体才有可能在体外转录系统中完成 mRNA 链的延长和终止。由于该系统中含有同位素标记的核苷酸, 因此在该系统中合成的 mRNA 被标记上放射性信号。通过与固定在固相表面的 DNA 探针杂交, 即可知道 mRNA 的合成在受到某种刺激后是否发生改变。尽管这是一个经典的方法, 但由于其复杂的操作步骤, 目前已较少使用, 而逐渐被操作简单的瞬时基因表达系统所取代。

(二) 转录后调控的测定

有多种方法测定 mRNA 的稳定性, 如放线菌素 D 可抑制 RNA 的合成, 人们常利用它来

检测 mRNA 的稳定性在受到某种因素的影响后是否发生改变。但由于放线菌素 D 有较强的细胞毒性作用，可抑制多种蛋白质的合成，而这些蛋白质又会影响 mRNA 的稳定性和降解过程，因而常会混淆试验的结果。另一种测定 mRNA 稳定性的方法是脉冲追踪试验。其原理是在 mRNA 转录过程中短暂地加入同位素标记的尿嘧啶，然后再在无同位素标记的核苷酸的反应液中反应一段时间，这样 mRNA 上的放射性信号将随着时间的推移而逐渐减少，其减少的速度将反映出 mRNA 的半寿期。

（三）瞬时基因表达系统

另一种研究基因转录调控的方法是瞬时基因表达系统，利用这种方法，我们可以研究启动子区域的各种突变对基因表达的影响。通常，我们将所要研究的基因的启动子与报告基因融合，报告基因是一种表达量可以被方便地监测的基因，常用的有氯霉素乙酰基转移酶（chloramphenicol acetyltransferase，CAT）、荧光素酶（luciferase，LUC）以及 β - 半乳糖苷酶（β - glactosidase，β - GAT）。上述 3 种酶在正常的细胞中不存在。因此在未将这些酶转入细胞前，细胞中没有这些酶的活性。启动子 - 报道基因可通过转染（transfection）的方法引入细胞中。转染的基因在 24 ~ 72h 内具有转录活性，这段时间内可对启动子的功能进行研究。转染试验的主要目的是为了了解启动子区域哪些序列是调控基因表达和信号传递所必需的。目前有多种方法可使启动子的某些特殊位置的碱基缺失或突变，这些方法对于研究那些调控组织特异表达的 DNA 序列以及多种激素反应元件，如 cAMP 反应元件、糖皮质激素和甲状腺激素受体反应元件等，具有极为重要的作用。证实这些 DNA 调控序列为进一步找到与之相互作用的转录因子奠定了基础。

八、研究转录因子与 DNA 相互作用的几种方法

（一）转录因子

基因的调控序列是通过和转录因子结合而起作用的。转录因子通常可分为三类：常规转录因子（general transcriptionfactors）、增强子结合蛋白（enhancer binding proteins）以及转录激活因子（transcriptional activating factors）。由于转录因子的研究进展很快，对这些因子的分类也一直在变。常规转录因子主要包括那些与基因转录起始位点附近的 DNA 序列结合的蛋白质，如 TATA 结合蛋白（TBP）、TF Ⅱ A、B、E 等，它们是一组调控转录起始的蛋白质；增强子结合蛋白主要和转录起始位点上游的 DNA 序列结合，它们通常由两部分构成：即 DNA 结合功能域及另一个与蛋白质 - 蛋白质相互作用及转录激活有关的功能域。这组转录因子具有多种转录调控作用，如 Pitl 与细胞的特异表达有关，Pitl 是一种属于同源结构域（homeodomain）的转录因子，特异地表达于分泌生长激素、催乳素及促甲状腺激素的垂体细胞中，并调控这些激素的分泌。Pitl 基因突变可引起生长激素、催乳素及促甲状腺激素分泌不足。还有一些增强子结合蛋白可同第二信使反应元件结合，如 cAMP 反应元件（CRE），而 CRE 可同一大类称为 CRE 结合蛋白（CREB）或转录激活因子（ATF）的转录因子结合。有一些属于 Jun/Fos 家族的转录因子与蛋白激酶 C 及多种生长因子介导的信号转导途径有关。另有一些增强子结合蛋白为激素核受体，如糖皮质激素、雌激素、甲状腺激素等核受体。这些受体同靶基因的激素反应元件（hormone response element）结合，激活或抑制这些基因的转录。

研究表明，除了转录因子以外，还有共激活因子（coactivator，CoA）和共抑制因子（corepressor，CoR）共同参与了转录的调控。有时候，与 DNA 结合的转录因子可以和一些基础转录因子（如 TBP 或 TFⅡB 等）形成直接的蛋白质－蛋白质相互作用，但更常见的是这些转录因子和一些中间蛋白质如 TAF、CoA、CoR 等形成一个巨大的复合体，影响转录的进行。对任何基因来说，同启动子结合的转录因子数目都很多（通常超过 20 个），这些转录因子又可和多种其他转录因子相互作用，这些数目众多的转录因子共同组成一个复杂的调控转录的网络，通过一系列相互协调的步骤而改变转录的进程。其中有一个重要的步骤是改变染色质结构，移动核小体的位相，使其他转录因子能够结合上来。另一个步骤是形成转录复合体，使基础转录因子离开转录起始位置，从而激活 RNA 聚合酶，启动 RNA 合成。这些转录调控机制对内分泌有重要的意义，因为很多基因的表达都具有组织特异性，并且受到激素信号的调节，有很多内分泌疾病都是由于转录因子缺陷所引起。

（二）研究蛋白质与 DNA 相互作用的方法

有两种常用研究蛋白质与 DNA 相互作用的方法。一种是 DNA 酶足迹法，其原理是当 DNA 同蛋白质结合后就不会被 DNA 酶降解，DNA 序列经 DNA 酶部分酶切后，再经凝胶电泳分离，就可看到未与蛋白质结合的部位呈现出连续的梯度条带，而与蛋白质结合的 DNA 序列会出现条带缺失，类似于"足印"，这种方法较适合于测定 100～300 个碱基大小的 DNA 序列。当通过"足迹法"或其他功能试验证实启动子序列上的蛋白质结合位点或调控序列后，可进一步用凝胶阻滞电泳（electrophoretic gel mobility shift assay，EMSA）来分析蛋白质－DNA 相互作用。其原理是当短片段的 DNA（通常为 10～50 个碱基）序列同蛋白质结合后，在非变性凝胶电泳上泳动的速度远小于未同蛋白质结合的 DNA 片段，且泳动速度的改变程度同结合蛋白质的大小成正比。因此 EMSA 还可以用来鉴定结合蛋白质是单体、同二聚体或异二聚体。EMSA 是一种检测蛋白质－DNA 相互作用的敏感的方法，即使是细胞核的粗提物，也可用这种方法检测其中的某种特殊的结合蛋白质。该试验操作简便，还可做竞争抑制试验，以检测结合蛋白质的特异性和亲和力。

（三）研究蛋白质－蛋白质相互作用的方法

有多种试验可用来检测蛋白质－蛋白质相互作用，如免疫共沉淀、多聚组氨酸标签谷胱甘肽磺酰转移酶结合试验（polyhistidine－tagged glutathione sulfonyl transferase pull down）、酵母双杂交试验等。

1. 免疫共沉淀　其原理是如果蛋白质 A 和蛋白质 B 相互作用的话，当用抗 A 的抗血清与蛋白质 A 和蛋白质 B 的混合液共同孵育时，抗 A 血清不仅能使蛋白质 A 沉淀，也能使蛋白质 B 一起沉淀。试验时，将被检测的蛋白质用同位素标记后，与已知蛋白质共同孵育，然后进行凝胶电泳和放射自显影，根据显影条带的位置可知道被测蛋白质是否与已知蛋白质相互作用。同样，也可用蛋白质免疫印迹试验来检测蛋白质间的相互作用。

2. 多聚组氨酸标签或谷胱甘肽磺酰转移酶结合试验　谷胱甘肽磺酰转移酶与其底物谷胱甘肽具有极高的亲和力。利用这一原理，人们设计了一种编码谷胱甘肽磺酰转移酶的表达型质粒载体，这个载体中能插入编码其他蛋白质的外源 DNA 片段，当该质粒转入宿主菌后可大量扩增并表达出谷胱甘肽磺酰转移酶融合蛋白。因此，如果要研究细胞内是否有与某种蛋白质相互作用的蛋白质或多肽，可将编码该蛋白质的基因插入质粒载体，将该质粒转入宿主菌后，即可大量表达含有这种蛋白质片段的融合蛋白。将这种融合蛋白与细胞蛋白抽提液混合孵育后，再加入谷胱甘肽包被的琼脂糖珠，若细胞抽提液中含有与所要研究的蛋白质相互作用的蛋白质的话，则这种蛋白质会因为谷胱甘肽磺酰转移酶和谷胱甘肽的亲和性而被吸附到琼脂糖珠上，从而从细胞抽提混合液中分离出来。然后再将蛋白质从琼脂糖珠上解离下来，进行凝胶电泳和放射自显影或蛋白印迹试验等，即可知道该蛋白质的分子量等。

3. 酵母双杂交试验　酵母双杂交试验可用来检测并克隆直接相互作用的蛋白质，其原理是分别构建两个表达融合蛋白的质粒，其中一个融合蛋白为已知蛋白质同酵母 GAL4 基因转录激活蛋白的 DNA 结合结构域（DB）融合，另一个融合蛋白为未知蛋白质同 GAL4 基因转录激活蛋白的转录激活结构域（AD）融合，如果未知蛋白质同已知蛋白质能相互作用的话，则 DB 同 AD 能相互靠近，并形成有功能的转录激活蛋白，并激活报告基因，这种方法能够有效地筛选出能相互作用的蛋白质，结合其他的研究蛋白质相互作用的试验，能进一步提高酵母双杂交试验的特异性。

九、转基因模型在内分泌研究中的应用

（一）内分泌基因在转基因动物中的表达

转基因小鼠为我们提供了研究激素及发育对基因表达调控的体内试验模型。其主要技术是将所要研究的基因通过微注射方法注射到小鼠受精卵的细胞核中，然后将受精卵植入假孕的母鼠子宫中使其发育。出生的小鼠可通过 southern blot 或 PCR 方法检测其尾静脉血细胞中的 DNA 是否含有所需的基因。转基因动物模型在内分泌领域中广泛用于鉴定启动子序列的功能，以及激素或生长因子的生理作用。

选择什么样的启动子序列来启动基因的表达是转基因实验的一个关键步骤。如果想要研究某个启动子对基因的调控作用的话，可将这个启动子直接连接到报告基因上，如 β-半乳糖苷酶，这样只要检测组织中这个酶的活性就可以知道启动子的功能。此外，对启动子的某些区域进行突变以后还可以检测哪些区域具有转录调控功能，比如 POMC 基因启动子区域和细胞特异表达有关的序列就是通过转基因方法得到验证的。相反，如果我们想让某种激素或酶过度表达，我们应该选择一个强启动子，如金属硫基因或肌动蛋白基因的启动子。有时候，启动子序列较长，或位于内含子或基因 3 端，因而需要将这些序列全部转入细胞中才能使基因在发育过程中正确地在某个特定组织中表达。在内分泌领域中，GnRH 转基因小鼠模型就是一个经典的"获取功能"的转基因模型。这个模型是将 GnRH 基因转入一种因 GnRH 基因缺失导致的性腺功能低下的小鼠中，结果发现导入的基因在小鼠的下丘脑中表达，并且纠正了小鼠的低促性腺激素性性腺功能低下。在这个模型中，小鼠异常的基因表达及其生理功能都得到了纠正，因而也是一个成功的基因治疗的动物模型。

（二）内分泌肿瘤的定向发生和发展

利用转基因模型来去除某些特殊的细胞系或在某些特殊的细胞系中转入强转化基因从而定向诱发肿瘤一直是人们感兴趣的研究方向。这就要求控制基因表达的启动子具有使基因在特定细胞中表达的能力。对于去除试验，人们曾使用白喉毒素或其他试剂去除某些特殊类型的细胞。而多种癌基因，特别是 SV40 大 T 抗原则被用来靶向诱导肿瘤发生。有时也把转基因鼠上的肿瘤组织取下并进行细胞培养得到新的细胞系，以便进行详细的体外试验研究。

（三）同源重组及基因剔除试验

基因剔除的原理是通过同源重组（所谓同源重组即当外源 DNA 片段上带有与受体细胞染色体相应部位的同源序列，导入受体细胞后在同源部位发生定点整合）将外源性的突变基因整合到胚胎干细胞（ES cell）中，替代 ES 细胞中原来的正常基因，再将发生同源重组的 ES 细胞注射到小鼠囊胚中，将这些囊胚导入假孕母鼠子宫中，所产生的子代雄性嵌合鼠与正常雌鼠交配可获得生殖系携带该突变基因的纯合鼠，这样就完成了基因剔除的动物模型。理论上讲，基因剔除技术可对任何基因进行体内的功能研究。在内分泌领域中，曾利用基因剔除技术研究了抑制素 α 亚基的功能，缺乏抑制素 α 亚基的小鼠性腺肿瘤的发生率急剧上升，表明抑制素对性腺细胞的增殖和转化具有明显的抑制作用。通过基因剔除技术得到的动物模型在自然情况下极少发生，因而为我们深入研究基因在体内的生理功能提供了极好的模型。

与基因剔除技术相反，我们还可以引入突变基因，称为"基因剔入"（knock - in），即将带有点突变的基因片段插入载体，通过同源重组，替换掉小鼠基因组中的正常基因。这一技术对于研究显性突变导致的疾病非常有用，可借以阐明突变引起的基因型和表型的相互关系。

（四）条件性基因剔除技术

该技术使我们能够在一定的条件下开启或关闭某个基因。目前已建立了多种条件性基因剔除技术，其中最常用的为①Cre 重组酶 - loxP 系统；②四环素诱导的转录激活因子载体系统（tTA 系统）。另外，这两种技术也可结合使用。Cre - loxP 系统的工作原理是嗜菌体 P1 中的重组酶 Cre 可介导 loxP 位点特异的细胞内染色体重组。在进行条件性剔除时，先构建两株基因重组的小鼠，其中一株小鼠的基因组中引入与组织特异或发育时相特异的启动子相连接的 Cre 重组酶的基因，另一株小鼠基因组中则在被研究的基因两侧引入 loxP 位点。在无重组酶存在的情况下，loxP 位点并不会影响基因的表达，而在重组酶存在的情况下，两个 loxP 位点中间的 DNA 片段会被重组酶切除。这样，当把两株小鼠杂交后，子代小鼠基因组中就会同时存在 Cre 重组酶基因和 loxP 位点，由于 Cre 重组酶基因受到组织特异或发育时相特异的启动子的调控，因此该基因仅在特定的时间特定的组织细胞中表达，从而在特定时间特定组织中将某种基因剔除。但 Cre - loxP 系统仍有不足，因为 Cre 重组酶的表达是受个体发育程序调控，一旦个体发育到一定程度，启动 Cre 重组酶的表达，就会启动剔除程序，而无法根据需要启动或关闭基因剔除程序。基于四环素（tetracycline，Tet）的 Tet off/Tet on 系统是新近发展起来的高效、无毒的诱导基因表达调控系统，如 Tet off 系统是将四环素阻遏蛋白（tetracycline repressor，TetR）的结构基因与单纯疱疹病毒（HSV）编码 VP16C 端 130 个氨基酸的基因片段融合，构建成置于组织特异性启动子控制下并表达四环素转录激活子（tetracycle transcriptional activator，tTA）的质粒，而含有四环素抗性操纵子（tetracycline resistance operaon，TetO）和巨细胞病毒（cytomegalovirus，CMV）启动子的四环素反应因子（tetracycline response element，TRE），则与被调控的目的基因 Cre 融合构建成第二个质粒，将上述构件通过转基因即可获得在某一组织器官特异性表达 tTA 和 Cre 的转基因小鼠。然后将该鼠与携带打靶载体的 LoxP 修饰小鼠交配，所产后代在服用四环素的情况下，由于四环素与 TetR 的高亲和性，使 tTA 蛋白构型发生变化，不能结合 TetO，引起 TRE 下游 Cre 基因的转录阻断。如在发育某一阶段上停止服用 Tet，则 tTA 即可激活 TRE，引起 TRE 下游 Cre 基因在某一组织器官特异性表达，经 Cre 介导的位点特异重组，从而实现在特定的时间特定的组织中对靶基因的缺失/突变的调控。不过这一系统仍有不足之处，即需要不断地给予四环素才能抑制 tTA 的表达。因此人们又重新改建了 tTA 质粒系统，这一系统被称为反 tTA 系统（reverse tTA system），在四环素存在的情况下，tTA 可与 TetO 结合，从而启动下游 Cre 基因的转录。

十、DNA 微阵列技术（DNA microarray）及基因表达谱研究

DNA 微阵列又称为 DNA 芯片，可用于高通量的基因表达谱的研究。目前主要有两种类型的芯片，第一种为 cDNA 芯片，即将 cDNA 克隆固定于固相的介质上（如玻璃片或尼龙膜）；第二种是在玻璃片表面原位合成一些寡核苷酸片段，这两者在原理及技术上略有不同，现分述如下。

（一）cDNA 表达芯片

cDNA 表达芯片与传统的杂交试验最大的不同在于：在以往的杂交试验中，位于固相介质（杂交膜）上的为被测的混合的 RNA 样品，而位于液相的为用于检测的单纯的标记探针，当杂交膜上有多个不同的样品时，可通过一次反应，同时测出多个样品的某种 RNA 的表达情况；而 cDNA 表达芯片则正好相反，其位于固相的是多个不同的 cDNA 克隆片段，而位于液相的是经末端荧光标记的由样品 RNA 反转录得到的 cDNA，这样经过一次杂交试验，就可知道样品中不同 RNA 的表达情况。

cDNA 表达芯片的制作首先需选择点在芯片上的探针 DNA，在多数情况下，这些探针 DNA 来源于 GenBank、dbES、UniGene 等大型的公共数据库，此外各个实验室自己得到的来源于不同组织的各种全长 cDNA 或部分测序的 cDNA 也可用来制备探针。经查询这些数据库的信息后，可挑选出需要的克隆点样到芯片介质上。通常这些克隆经过 PCR 扩增后，再经沉淀及凝胶过滤得到纯化的 DNA 模板，以减少各种杂质的污染。常用的介质主要有硝酸纤维薄膜或尼龙膜，硬介质主要为玻璃片。

用 cDNA 表达芯片来检测细胞 RNA 表达水平时，通常是同时检测受试细胞和对照细胞，通过比较两者杂交信号强度可知道两种不同细胞各种 RNA 表达差异的情况。在由样品 RNA 逆转录得到的 cDNA 末端既可进行荧光标记，又可进行同位素标记。但用同位素标记时，无法在一张杂交膜上同时进行受试细胞和对照细胞 RNA 的检测，因而需要用多张杂交膜同时进行平行的杂交试验。

表达芯片可用来检测细胞的 mRNA 表达水平，这些 mRNA 通过逆转录后在末端标记上荧光物质或同位素。这种技术的最大不足是需要用较多的 RNA 来进行杂交。为了增加芯片检测的灵敏度，使之可用于小量样本的检测，人们又提出了一些改进的方案，例如利用噬菌体 RNA 聚合酶将 cDNA 翻译成 cRNA，这样就可使被检测的样品得到线性扩增。另外，也可使用杂交后信号扩增的方法来提高检测的灵敏度。此外，人们还设想使用质谱仪或其他的物理手段来检测杂交信号。

（二）原位合成寡核苷酸的基因芯片

以 Affimetrix 生产的基因芯片为代表，其技术核心包括两方面：①光照排版技术；②固

相 DNA 合成技术。将一种特殊的人工合成的接头连在玻璃介质上，这种接头带有可通过光化学反应去除的保护基团。然后让光束通过特殊的排版遮光罩，对部分接头进行光照反应，这样被光照到的接头的保护基团就被去除。然后再在玻璃介质表面加上一种特殊的羟基保护的脱氧核苷酸，这些核苷酸就会和前面一步被光照射过的接头起反应并连接上去。然后，通过改变遮光罩的设置，可使光束再对其他接头进行照射，使另一部分接头被激活，再加入了一种脱氧核苷酸以后，这些核苷酸又会和这些激活的接头结合。这样经过四个循环以后，就可使所有的接头按设计要求分别接上四种不同的脱氧核苷酸。然后再经过多轮同样的反应后，就可在原位同时合成多条不同的寡核苷酸链。这是一种高效率原位合成寡核苷酸的方法，对于任何一组长度为 N 个碱基对的寡核苷酸来说，只需经过 4N 次循环即可合成。而寡核苷酸的数目可以非常多，其数目仅决定于玻璃介质的面积及透过光栅的光束的大小。目前这种商业化的芯片产品已可达到在 1.28 cm×1.28cm 的玻璃介质上合成 30 万个寡核苷酸探针的密度，而在实验室中已达到了超过 100 万个探针的密度。

使用时加入含有荧光标记的样品 DNA 的杂交液，这些样品 DNA 就会和固定在玻璃表面的寡核苷酸探针杂交。然后将激光束照射到玻璃介质表面，结合有荧光标记的样品 DNA 的寡核苷酸探针就会发出激发光，这些激发光通过透镜、光栅及探头后就会被收集起来形成图像。再通过图像分析就可知道每一个探针的杂交强度。

由于这种原位合成的寡核苷酸探针的芯片的设计与制造仅仅取决于探针 DNA 碱基顺序，而无需 cDNA 克隆或 PCR 扩增产物，因而避免了大量在 cDNA 克隆操作过程中所引起的各种误差。

这种芯片另一个重要的特点为用一组探针来检测一个基因或 EST，这样就大大提高了检测的信噪比及线性范围、RNA 的定量，并极大地降低了假阳性的发生。此外，在每组探针中还有一组错配探针，这组探针和目标基因仅有一个碱基的差异，因而可用来鉴别非特异性杂交信号，即使在 RNA 量极低的情况下，配对探针/错配探针产生的信号比也足以对 RNA 的表达量进行准确的区分及定量。值得强调的是，无论所检测的 RNA 来源于何种组织或器官，寡核苷酸探针的设计都是采用同一种条件，这就使得采用一种固定的实验方案及分析方法就对各种不同的组织材料进行分析。

十一、干细胞在内分泌研究中的应用

干细胞是一类具有自我更新与多向分化能力的细胞，即能通过分裂产生基因型与表现型与自身完全相同的子细胞，又可分化为祖细胞。从干细胞到成熟细胞要经历多个分化阶段：最原始的干细胞是全能干细胞，具有自我更新和分化为几乎所有的组织和器官的能力；分化方向已确定的干细胞称为多能干细胞，它们可分化为特定的组织，例如造血干细胞将分化为血细胞，肝脏干细胞分化为肝细胞；这些多能干细胞继续分化成为定向祖细胞（committed progenitor），持续停留在某种组织的干细胞则为组织特异性干细胞，造血干细胞、肌肉干细胞、表皮干细胞等均属此类。随着机体的发育，干细胞逐渐分化为特定类型并行使特定功能。很多成人组织含有干细胞，当组织受到外伤、老化、疾病等损伤时，这些细胞就增殖分化，产生新的组织来取代它们，以保持机体的稳态平衡。

（一）胚胎干细胞（embryonic stem cell，ES cell）

ES 细胞是一些具有多向分化潜能的细胞，能分化成各种类型的成体细胞。它们或者来自囊胚（着床前的胚胎细胞团），或者来自于原始生殖细胞（可分化成精子或卵子的早期胚胎细胞）。利用小鼠的 ES 细胞来进行转基因或基因剔除实验已有十多年的历史了。ES 细胞不同于受精卵，本身不能发育成完整的个体。但把 ES 细胞注入到囊胚后，会产生嵌合体的后代，即后代的部分细胞系来自 ES 细胞。对人的胚胎干细胞进行基因操作将为疾病的治疗提供广阔的前景，但同时也对传统的伦理学提出严峻的挑战。

若想通过 ES 细胞来产生可用于移植的组织或器官，首先得对 ES 细胞进行免疫修饰，即使得 ES 细胞的免疫原性和宿主免疫原性一致，以免产生排异反应，这可通过体细胞核转移的方法来完成，即将宿主细胞的细胞核移植入去核的卵细胞，并使之发育成囊胚。从囊胚中取出内层细胞团经体外培养后可得到 ES 细胞，这种经过改造的 ES 细胞通过各种特殊的诱导剂诱导后可分化成各种可供移植用的组织或器官。但目前这一方法仅是理论上的可能，还有很多技术问题尚未解决。

（二）成人组织中的多能干细胞（pluripotent stem cell）

可再生的组织如血液、小肠上皮、皮肤表皮等组织中含有多能干细胞，这些干细胞在需要时可增殖并分化成各种相应的组织。神经组织中也含有一些可分化成神经元或胶质细胞的细胞，这些细胞被认为是神经干细胞，可从大脑侧脑室室壁组织中分离得到。这些细胞在受到表皮生长因子和纤维生长因子的刺激后可分裂增殖，并向神经元前体细胞和胶质细胞前体细胞分化，将这些细胞植入脑内后可进一步分化成神经元和胶质细胞。另一种多能干细胞是间充质干细胞（mesenchymalstem cell，MSC），可从骨髓中分离得到。这种细胞可分化为成骨细胞、骨细胞、软骨细胞、脂肪细胞、肌腱及肌细胞等。这种间充质干细胞已被用于移植治疗儿童骨发育不良、化疗引起的骨髓抑制以及跟腱修复等。

（三）体细胞克隆

1. 裂球分割　当受精卵分裂到 4 ~ 8 个细胞时称为裂球（blastomere），把裂球的细胞分割开后可形成遗传性状完全一致的 2 个或多个胚胎，这种技术已被用于转基因及基因剔除动物模型的构建。

2. 体细胞核转移　体细胞核转移就是将成人体细胞的细胞核转移到另一个去核的卵子中，这种技术不同于裂球分割之处在于最后克隆出的胚胎的遗传信息来自另一个个体。这种技术最初于 1950 年代于蛙类实验中获得成功，从 1980 年代起，开始将这一技术用于克隆哺乳动物，至 1996 年终于成功地克隆了羊，其中最著名的就是多利羊（Dolly），它的遗传信息来自一个 6 岁绵羊的乳腺细胞的细胞核。多利羊的成功预示着我们已经可以通过体细胞克隆技术复制任意数量的遗传信息来自同一个亲本的个体。1997 年，另一头利用体细胞克隆技术培育的羊诞生了，它名叫 Polly，但给这头羊提供遗传信息的细胞核是经过基因改造的，在它的基因组中插入了一段编码人凝血因子Ⅸ的 cDNA 序列，且在这段序列前面还有 β 乳球蛋白的启动子，因此在 Polly 羊的乳液中含有人凝血因子Ⅸ，浓度可达到 40g/L。

十二、基因治疗

所谓基因治疗就是将遗传物质转移至宿主机体中或宿主某种组织中。如果转移的基因所编码的蛋白质是宿主所缺失或不足的，则是一种替代治疗。有时，宿主本身并不缺乏这种基因，给予外源性的基因，则会在宿主体内产生药理性的剂量，如免疫调节、疫苗等。DNA

的转移是通过载体（vector）来完成的，理想的载体需具备以下条件：可插入各种大小的外源 DNA 片段、不会自主复制自身 DNA、可方便地进行各种基因改造。另外，在多数情况下，还要求载体能定向转入特定的靶细胞，同时其在靶细胞中的表达是受到调控的，此外它还必须是无毒性无免疫原性的。可惜到目前为止还没有一种载体同时符合上述所有条件，因此，基因治疗的成功与否将取决于能否找到合适的载体。

目前已发展出多种将外源基因导入哺乳动物细胞内的技术，其中最简单的方法是通过微注射、电穿孔或基因枪等将裸露的 DNA 导入细胞内。还有一些更为复杂但效率更高的方法，如利用脂质–DNA、蛋白质–DNA 或脂质–蛋白质–DNA 复合体，或病毒载体等。病毒载体通常是经过改造的病毒 DNA 颗粒，这些病毒 DNA 失去复制的能力，但能携带目的基因片段并导入宿主细胞。目前用于基因转移的病毒载体主要有三类，即逆转录病毒、腺病毒及腺相关病毒。

（一）逆转录病毒（retrovirus）

Moloney 小鼠白血病病毒（Moloney murine leukemiawrus，MoMuLV）是第一个被用于基因转移的病毒载体系统。该逆转录病毒基因组中的部分与复制有关的基因 gag、pol、env 被目的基因替换，剩下长末端重复序列，该序列中含有调节因子、整合信号、转录启动信号及包装信号。当把这种缺陷型病毒导入含有 gag、pol 及 env 基因的包装细胞后就可进行复制并合成目的基因所编码的蛋白质。把这种含有高滴度病毒颗粒的包装细胞纯化后注入患者体内，即可进行体内的基因治疗；或将这些细胞在体外与患者的血细胞共同培养，即可进行体外的基因治疗。由于逆转录病毒长末端重复序列具有整合信息，因此载体 DNA 及目的基因 DNA 可整合至宿主基因组中，并可持续表达目的蛋白质。逆转录病毒的优点是其基因组结构已完全阐明，在包装细胞内可形成很高的滴度；另外，它还具有较高的感染效率。缺点是其能容纳的外源 DNA 片段较小，仅 7~8kb；另外，它的 DNA 仅能感染正在分裂的细胞并将病毒基因组整合至宿主基因组中；此外，由于逆转录病毒在宿主细胞 DNA 中的整合是随机的，因而有可能引起插入性突变，并引起宿主细胞各种基因功能的缺失或获得，从而导致肿瘤的发生。慢病毒（lentivirus）是一种特殊的逆转录病毒，它在细胞不分裂的时候也能感染细胞并将病毒基因组整合入细胞基因组中，因而它在基因治疗中的应用范围较广。

（二）腺病毒（adenovirus）

人类腺病毒是无包装蛋白质的双链线性 DNA 病毒，长度约为 36kb。成年人绝大多数都感染过腺病毒，因而均有腺病毒抗体。腺病毒对人类的致病性较小，且不诱导癌变，腺病毒引起的临床症状从腹泻到咽炎均为轻微的疾患，故安全性较好。

腺病毒可感染分裂期及非分裂期细胞，另外腺病毒很少将 DNA 整合至宿主基因组中，而是以游离于宿主 DNA 外的附加体形式存在。腺病毒基因组共编码 15 个基因，这些基因的表达主要由 EIA 和 EIB 控制，这两个基因位于病毒基因组的 5 端。这些基因对病毒和宿主基因的表达均有反式激活作用。E1 基因和病毒的复制有关，将它去除后病毒就无法复制，同时去除这些基因后，还为插入外源性基因片段提供了更大的空间。E3 基因和腺病毒与免疫系统的侵袭力有关，这一段 DNA 也可被外源 DNA 替换。去除 E1 基因的腺病毒需要包装细胞才能进行复制，目前用于腺病毒的包装细胞主要是来自人胚胎肾脏细胞（human embryo kidney，HEK）的细胞系 NIH–293。这个细胞系曾用 5 型腺病毒转化，它的基因组中含有腺病毒 E1A 和 E1B 基因。

腺病毒的不足之处在于它在宿主细胞中的表达时间较短，因为它不整合在宿主细胞基因组中；另外腺病毒载体允许插入的外源性 DNA 片段较小；此外，宿主的免疫系统会攻击腺病毒颗粒或表达腺病毒蛋白质的宿主细胞，从而缩短了腺病毒载体的有效作用时间。

（三）腺相关病毒（adenoassociated virus，AAV）

腺相关病毒是一种无胞膜、无致病性的 DNA 病毒，属细小病毒科。腺相关病毒基因组为单链 DNA，长度为 4861 碱基对，基因组两端含有两个倒置的长末端重复序列（invertedterminal repeat，ITR）。ITR 长度为 145 碱基对，具有回文结构，和腺相关病毒的细胞周期有关，是病毒复制的起始点。两个 ITR 之间是两个开放阅读框，编码调节蛋白（rep）和结构蛋白（cap），其中 rep 基因编码的四个非结构蛋白与病毒的 DNA 复制有关，而 cap 基因编码的三个结构基因与病毒的壳体形成有关。腺相关病毒在宿主细胞中的复制需要另一种辅助病毒（如腺病毒或疱疹病毒），后者可通过反式互补作用（transcomplementation）为腺相关病毒提供 DNA 复制所必需的辅助因子。在没有辅助病毒存在的情况下，腺相关病毒基因组倾向于整合至 19 号染色体长臂 q13.3 和 qter 之间的 AAVS1 位点。ITR 和 rep 基因在这一过程中起着重要的作用。腺相关病毒也可形成附加体或以随机的方式整合至宿主基因组中。腺相关病毒有以下优点：不会引起人类疾病、可转化多种细胞、在分裂和非分裂细胞中都能整合，最大的优点是定点整合至 19 号染色体长臂。

十三、定位克隆技术在内分泌疾病诊断中的应用

定位克隆（positional cloning）是 1986 年首先由剑桥大学的 Alan Coulson 提出。用该方法分离基因是根据功能基因在基因组中都有相对较稳定的基因座，在利用分离群体的遗传连锁分析或染色体异常将基因定位到染色体的某个具体位置的基础上，通过构建高密度的分子连锁图，找到与目的基因紧密连锁的分子标记，不断缩小候选区域进而克隆该基因，并阐明其功能和疾病的生化机制。定位克隆技术主要包括以下 6 个步骤：①筛选与目标基因连锁的分子标记：利用高密度的分子遗传标记进行连锁分析，即基因组扫描技术，筛选出目标基因所在局部区域的分子标记。②构建并筛选含有大插入片段的基因组文库：常用的载体有柯斯质粒，酵母人工染色体（YAC）以及 P1、BAC、PAC 等几种以细菌为寄主的载体系统。用于目标基因连锁的分子标记为探针筛选基因组文库，得到阳性克隆。③构建目的基因区域的连续克隆系（contig）：以阳性克隆的末端作为探针筛选基因组文库，并进行染色体步行，直到获得具有目标基因两侧分子标记的大片段克隆系。④目的基因区域的精细作图：通过整合已有的遗传图谱和寻找新的分子标记，提高目的基因区域遗传图谱和物理图谱的密度。⑤目的基因的精细定位和染色体登陆：利用侧翼分子标记分析和混合样品作图精确定位目的基因。接着以目标基因两侧的分子标记为探针通过染色体登陆获得含目标基因的阳性克隆。⑥外显子的分离、鉴定：阳性克隆中可能含有多个候选基因，用筛选 cDNA 文库、外显子捕捉和 cDNA 直选法等技术找到这些候选基因，再进行突变筛查，最终证实致病基因。随着人类基因组计划的进展，定位克隆技术的新版本—定位候选克隆技术正成为基因克隆的一种快捷高效的策略。这种方法是在目的基因初步定位后，从有关区域的一系列候选基因中直接寻找目标基因，从而免去了连续克隆系和精细物理图谱的构建，以及外显子鉴定和 cDNA 分离工作。由于这一技术充分应用人类基因组计划所带来的大量的基因信息，因而，大大减少了

分离、鉴定目标基因的工作量。

通过定位克隆技术，我们已经找到了几个特殊类型的 2 型糖尿病的致病基因，即青少年发病的成年型糖尿病（MODY），这是一种起病年龄早、呈常染色体显性遗传的单基因疾病，目前已明确致病基因的 MODY 有五种类型（MODY1 ~ MODY5），其致病基因分别为肝细胞核因子 4A（HNF4A）、葡萄糖激酶、肝细胞核因子 1A（HNFIA）、胰岛素启动因子 1（insulin promoter factor - 1）以及肝细胞核因子 IB（HNF1B）。但目前利用该技术对普通型 2 型糖尿病这样的多基因疾病进行易感基因克隆仍有不少问题，这主要是因为多基因疾病的易感基因数目较多，而每个基因在疾病的发生过程中所起的作用相对较小，因而很难通过基因组扫描和连锁分析对其进行精确的定位。近年来，随着人类基因组计划的快速进展，第三代遗传多态性标志 - SNP 又引起了人们越来越多的关注。SNP 覆盖整个基因组，密度大、数量多，为 0.5 ~ 10 个 11 000 碱基对，平均 1 个/500 碱基对，因而整个基因组中可有多达数百万个 SNPs，这种高密度的多态性标志可用来进行基于连锁不平衡的相关分析。连锁不平衡的发生除了与遗传距离有关之外，还可能由于具有不同等位基因频率的人群的混杂、不同等位基因的选择压力不同、遗传漂变以及瓶颈效应等因素所引起。但由于漂变或选择产生的连锁不平衡在不连锁的基因座位间将会很快消失，而紧密连锁的基因座位之间的连锁不平衡则消失很慢，因而通过研究标记位点与疾病相关基因位点之间的连锁不平衡将有助于多基因疾病易感基因的精细定位。但由于这种连锁不平衡会随着位点之间遗传距离的增加而迅速消失，只有当标记位点与疾病位点相距甚近时才会有连锁不平衡存在，因而需要有极高密度的遗传学标志才能完成。据估计用这种方法完成全基因组扫描约需 50 万个标志，目前这一设想在理论及技术上已经可行，但由于成本的问题，要完成这样大规模的基因分型在现阶段仍有很大困难。相信随着技术的进步，高通量、低成本的 SNP 分型手段的产生，我们将有可能通过以 SNP 为遗传标志的全基因组的连锁不平衡分析找到多基因疾病的易感基因。

十四、人类基因组计划对内分泌学的影响

1990 年启动的人类基因组计划已对生物医学研究产生了重大的影响。2001 年 2 月，人类基因组 DNA 序列框架图发表，精细图于 2003 年 4 月完成，标志着人类疾病基因研究又进入了一个新的发展阶段。人类基因组研究的重点在于识别人类全部基因、大规模测定蛋白质三维结构、研究蛋白质相互作用网络和阐明信号转导通路，从根本上深化对于细胞生命过程的理解。人类疾病基因研究主要集中在揭示基因与疾病的关系、研究遗传背景与环境因素综合作用对疾病发生发展造成的影响等方面，为疾病的预后、诊断、风险预测、预防和治疗提供依据。这一计划对内分泌研究也已显示出越来越深刻的影响，例如最近 10 年来，有大量的引起内分泌疾病的基因被发现和证实；此外，对于多基因疾病如糖尿病、肥胖、骨质疏松的研究也将随着人类基因组计划的完成、大量新基因被发现而获得突破件的进展。

（于红俊）

第九章

下丘脑－垂体疾病

第一节　垂体瘤

一、概述

垂体瘤（pituitary tumors）是一组起源于腺垂体和神经垂体以及颅咽管残余鳞状上皮细胞的肿瘤。垂体瘤是中枢神经系统和内分泌系统常见的肿瘤，临床有明显症状的垂体腺瘤占所有颅内肿瘤的10%，在尸解中，直径小于10mm的垂体意外瘤检出率高达四分之一，垂体影像学检查可在10%的正常个体中检出小的垂体病变。垂体瘤可发生于任何年龄，男性略多于女性。华山医院1982—2006年3 375例垂体瘤手术患者（华山组）年龄分布显示31～40岁组占26.3%，41～50岁及21～30岁组分别为24.2%、17.8%，＞60岁及＜10岁组分别占9.2%、0.5%。

垂体瘤绝大多数为良性肿瘤，垂体癌罕见。来源于腺垂体的垂体腺瘤占垂体瘤的绝大多数，是导致成人垂体激素分泌异常最常见的原因。

二、发病机制

迄今为止垂体瘤的确切发病机制尚未清楚。采用X染色体失活方法已证实垂体瘤系单克隆增殖，此提示垂体瘤是由于腺垂体单个细胞内的基因改变，从而导致细胞单克隆扩增所致。在生长激素（GH）瘤中大约40%的瘤组织存在刺激性G蛋白α亚基（Gsα）基因的突变，但对其他垂体瘤的发病机制了解甚少。一些研究发现，垂体瘤的发生主要与癌基因激活和抑癌基因缺失或失活有关。另外，垂体肿瘤转化基因（PTTG）及局部细胞生长因子异常也对垂体肿瘤的发生发展起重要作用。分别简述如下：

（一）癌基因

一些癌基因与垂体肿瘤发生有关，其中以gsp癌基因家族的研究最多。生长激素腺瘤存在膜结合刺激因子GTP结合蛋白的α亚单位（Gsα）基因突变，认为Gsα基因突变后导致其内在的GTPase丧失，持续激活腺苷酸环化酶，促进cAMP合成，增加细胞内Ca^{2+}和cAMP依赖蛋白激酶活性，促使调节cAMP转录作用的cAMP反应元件结合蛋白（CREB）磷酸化，造成细胞生长分化异常而引发肿瘤。垂体癌和PRL腺瘤存在H-ras基因突变，但在垂体肿瘤ras激活是一种晚期事件，大多数垂体肿瘤没有ras基因突变，认为ras基因突变只能作为垂体肿瘤具有高度侵袭性的一种生物学标记。

（二）抑癌基因

多发性内分泌腺瘤 1 型（MEN₁）基因，命名为 memn 基因，认为 memn 基因缺失与单克隆发生的垂体肿瘤有密切关系。随后许多研究证实它是大多数单克隆起源的垂体腺瘤的始发因素。p53 基因突变或缺失在人类肿瘤中十分常见，但在垂体肿瘤组织中 p53 基因异常的发生率低。此外观察到 p21、p27 及 p57 抑制细胞周期素依赖激酶（CDK）；p16，p18，p15 及 p19 则特异性抑制 CDK4 及 CDK6。其中 p16 基因主要作用是与细胞周期素 D（cyclin D）竞争性结合抑制 CDK 活性，阻止视网膜母细胞瘤易感基因（Rb 基因）磷酸化，防止细胞异常增殖。Rb 基因敲除会导致小鼠垂体中间部肿瘤发生，但在人垂体瘤的研究中并未经常发现 Rb 基因突变。

（三）垂体肿瘤转化基因（PTTG）

是一种强有力的肿瘤转化基因，在大鼠垂体瘤细胞、人垂体各种腺瘤尤其是泌乳素瘤中呈高水平表达，在侵袭性功能性垂体瘤中表达最高。作为一种转录启动子，能在体内和体外起到促进细胞转化的作用，功能涉及抑制细胞周期中的姐妹染色单体分离、染色体不稳定、通过调节基本成纤维细胞生长因子（bFGF，FGF－2）的生成进而促进血管的形成和有丝分裂等。

（四）其他促进因子

下丘脑激素如 GHRH 分泌过高会导致垂体生长激素细胞增殖，进而导致腺瘤的发生。但垂体瘤分泌激素常常呈自主性，不受下丘脑调控，手术全切肿瘤后往往可以治愈该疾病，此提示并不是由促进多克隆垂体细胞增殖的下丘脑激素刺激发生，不过下丘脑部分激素能促进并保持已转化的垂体细胞的增殖。能调节垂体细胞分泌和增殖的生长因子有成纤维细胞生长因子（FGF－2 和 FGF－4），在人垂体腺瘤组织中表达，参与了 PRL 的分泌、新生血管发生和泌乳素瘤的发生。受 hPTTG 调控的 FGF－2 是强有力的血管形成因子，与肿瘤的增长有关。转化生长因子－α（TGF－α）转基因小鼠会发生泌乳素瘤，反义抑制 TGF－α 的表达则抑制泌乳素细胞增殖，其机制可能与介导雌激素引起的泌乳素细胞增殖有关。雌激素能刺激泌乳素细胞和促性腺素细胞有丝分裂，其在泌乳素瘤细胞上的受体主要为 ERβ 基因所编码，表达丰富。大剂量的雌激素可以导致大鼠泌乳素细胞的增生和腺瘤的形成。泌乳素瘤在女性多见，且在怀孕期间瘤体积增大可以此来解释。此外，雌激素还能激活 PTTG、FGF－2 及其受体和 TGF－α、TGF－β。但使用大剂量雌激素的患者很少发生泌乳素瘤，因而雌激素与垂体瘤的关系尚需进一步研究。新近发现在垂体瘤组织中还富含 PPAR－γ，体外试验发现 PPAR－γ 的配体罗格列酮抑制垂体瘤细胞增殖，并促进其凋亡提示 PPAR－γ 参与了垂体瘤的发生。

三、病理

垂体瘤大多数为良性腺瘤，少数为增生，腺癌罕见。肿瘤的体积大小不一，嗜酸细胞性或嗜碱细胞性腺瘤体积往往较小，而嫌色细胞性腺瘤则常较大。小肿瘤生长在鞍内，大者往往向鞍外发展。小肿瘤常呈球形，表面有光滑的包膜，大者多数呈不规则的结节状，包膜完整，可压迫和侵蚀视交叉、下丘脑、第三脑室和附近的脑组织。第三脑室受压后可引起侧脑室扩大和积水。肿瘤偶尔也可侵蚀蝶骨并破坏骨质而长入鼻咽部。若为恶性肿瘤，则癌肿组织可浸润和破坏蝶鞍周围的结构。瘤内可出血、变性而形成囊肿。光镜下，嫌色细胞性腺瘤细胞呈多角形或梭形，呈片状或条索状排列，细胞核较小和轻度不规则，呈圆形或椭圆形，胞质染色淡，可含有细颗粒或不含颗粒而呈透亮状。间质为丰富的薄壁血窦，瘤细胞可沿血窦排列成假乳头状。常可见到出血、囊性和钙化等变化。嗜酸细胞性腺瘤的瘤细胞呈圆形或多角形，边界清楚，呈片状或丛状分布，细胞体积普遍较嫌色细胞者为大，核圆，有核仁，胞质丰富，内含许多较粗的颗粒，间质中血管较嫌色细胞者少。嗜碱细胞性腺瘤的瘤细胞为多角形或圆形，体积较大，细胞核圆形居中，胞质丰富，含有许多嗜碱性粗颗粒。间质中血管丰富，常呈玻璃样变性，部分腺瘤组织中可含一种以上的瘤细胞称为混合型腺瘤，常见的是嫌色细胞与嗜酸细胞的混合型。垂体腺癌或垂体瘤恶变时，常见瘤细胞较丰富、异形和核分裂，并见瘤细胞呈浸润性生长入蝶鞍周围组织，或有远处转移。电镜下发现生长激素腺瘤及泌乳素腺瘤细胞内颗粒较大，可分两种，一种为颗粒致密型，以泌乳素细胞内颗粒最大，平均直径大约600nm，最大可达1200nm，伴错位胞溢，内质网明显，排列成同心轮（称nebenkem）状。生长激素细胞内颗粒次之，直径多数为350～450nm，两种细胞的粗面内质网与高尔基复合体均发达丰富。另一种为颗粒稀少型，颗粒小而稀，促肾上腺皮质激素腺瘤细胞呈球形或多角形，核圆形或卵圆形，胞质基质深，粗面内质网和核糖体皆丰富，高尔基复合体明显，内含致密型颗粒，圆形或不规则形，直径250～450nm。促甲状腺激素腺瘤及促性腺激素腺瘤极罕见。前者颗粒最小，直径约100～200nm，后者颗粒稀少，此两者以往均属嫌色细胞瘤。多形性腺瘤中以多种细胞同时存在为特征。用免疫组织化学法可识别不同细胞的分泌功能。

四、分类

Kovacs五层次的分类法实用、经济、有效，并能促进病理与临床之间的相关性。主要内容如下：

层次一：根据患者的临床表现和血中激素浓度分类，这对内分泌学家来说是最重要的依据。

垂体腺瘤的功能分类：

A. 内分泌功能亢进

1. 肢端肥大症/巨人症，生长激素浓度增高

2. 高泌乳素血症

3. 库欣病，促肾上腺皮质激素和可的松血浓度增高

4. 甲状腺功能亢进，伴不适当促甲状腺素过度分泌

5. 促卵泡激素、黄体生成素和（或）α－亚单位的明显增高

6. 多种激素过度产生

B. 临床无功能

C. 功能状态不确定

D. 异位性内分泌功能亢进

1. 继发于异位的生长素释放因子过度产生的临床肢端肥大症（增生/腺瘤）

2. 继发于异位的促皮质素释放因子过度产生的库欣病（增生/腺瘤）

层次二：根据来自神经影像学和手术中的信息，如肿瘤大小、扩展性和侵袭性等作分

类。此类信息对估计预后和决定治疗相当重要。垂体腺瘤的影像，手术分类：

A. 根据部位

1. 鞍内

2. 鞍外

3. 异位（罕见）

B. 根据大小

1. 微腺瘤（≤10mm）

2. 大腺瘤（>10mm）

C. 根据生长类型

1. 扩张型

2. 肉眼可见硬膜、骨、神经和脑的侵犯

3. 转移（脑、脊髓或全身）

层次三：根据肿瘤切片在光学显微镜下的形态作分类。病理学家最重要的任务是决定病变是否为腺瘤，因蝶鞍区有不少新生物和非新生物性病变可酷似垂体腺瘤。

垂体腺瘤的组织学分类：

A. 腺瘤

1. 典型

2. 不典型（多形性、核分裂多、高 MIB－1 标记指数）

B. 癌［转移和（或）侵犯脑］

C. 非腺瘤

1. 原发或继发于非腺垂体肿瘤

2. 类似腺瘤的垂体增生

五、临床表现

垂体瘤（尤其是微小腺瘤）早期临床表现很少，出现症状时主要有下列三大症群。

（一）腺垂体本身受压症群

由于腺瘤体积增大，瘤以外的垂体组织受压而萎缩，造成其他垂体促激素的减少和相应周围靶腺体的萎缩。临床表现大多系复合性，有时以性腺功能低下为主；有时以继发性甲状腺功能减退为主；偶有继发性肾上腺皮质功能低下；有时肿瘤压迫神经垂体或下丘脑而产生尿崩症。

（二）垂体周围组织压迫症群

肿瘤较大压迫垂体周围组织时发生，除头痛外多属晚期表现。

1. 头痛　69.1%患者诉头痛，以前额及双颞侧隐痛或胀痛伴阵发性剧痛为特征。头痛多由于硬脑膜受压紧张所致，或鞍内肿瘤向上生长时由于蝶鞍隔膜膨胀引起，如肿瘤生长到鞍外时，因颅底部脑膜及血管外膜如颈内动脉、大脑动脉、Willis 动脉环等均有痛觉纤维存在，垂体肿瘤可累及上述神经血管组织而引起头痛。

2. 视力减退、视野缺损和眼底改变　肿瘤向前上方生长，往往压迫视神经、视交叉，华山组 66.7%患者产生不同程度的视力减退，59%患者视野缺损（偏盲）。视力减退可为单侧或双侧，甚至双目失明；视野改变可有单侧或双颞侧的偏盲。少数亦可产生鼻侧视野缺损，视野向心性缩小往往是功能性的，临床定位意义不大；眼底可见进行性视神经色泽变淡，视神经乳头呈原发性程度不等的萎缩，少数有视盘水肿。

3. 下丘脑症群　肿瘤向上生长可影响下丘脑功能和结构，发生下丘脑综合征。

4. 海绵窦综合征　眼球运动障碍和突眼是肿瘤向侧方发展压迫和侵入海绵窦的后果。可使第Ⅲ、Ⅳ和Ⅵ对脑神经受损，产生相应症状。肿瘤向蝶鞍外侧生长累及麦氏囊使第Ⅴ脑神经受损，引起继发性三叉神经痛或面部麻木等功能障碍。

5. 脑脊液鼻漏　少数患者肿瘤向下生长破坏鞍底及蝶窦，引起脑脊液鼻漏，还可并发脑膜炎，后果严重。

（三）腺垂体功能亢进症群

1. 巨人症与肢端肥大症　由于垂体腺瘤分泌过多的生长激素所致。

2. 皮质醇增多症　系垂体腺瘤分泌过多的促肾上腺皮质激素引起。

3. 溢乳－闭经症　系垂体分泌过多的泌乳素所致，女性高达60%。

4. 垂体性甲状腺功能亢进症　极少数垂体腺瘤分泌过多的促甲状腺激素而发生甲状腺功能亢进症，其特点为血 TT_3、TT_4、FT_3、FT_4 和血 TSH 均明显升高，且不受 TRH 兴奋，亦不被 T_3 所抑制。抗甲状腺自身抗体阴性。有甲状腺功能亢进症群，一般不伴眼征，有头痛、视野缺损等症。

5. Nelson 综合征　由于双侧肾上腺被全切除后，垂体失去了肾上腺皮质激素的反馈抑制，原已存在的垂体瘤进行性增大，分泌大量促肾上腺皮质激素和（或）黑色素细胞刺激素（为 ACTH 与 β－LPH 的片段）。全身皮肤往往呈进行性发黑，以及垂体瘤逐渐增大而产生垂体的压迫症群。血浆 ACTH 及 MSH 测定明显升高。

6. 促性腺激素腺瘤　并不少见，72% 的患者并有性欲减退，促性腺激素腺瘤者达 7%。瘤细胞一般呈嫌色性，少数为嗜酸性。患者年龄发病高峰在 50～60 岁，男性显著多于女性。大多数患者因巨大腺瘤造成压迫症群。男性常表现阳痿、不育。FSH 虽升高但无活性，LH 高于正常者少见，α－亚单位、FSH 或 LH 亚单位升高，血睾酮正常或低于正常。

（四）垂体卒中

垂体卒中是指垂体突然出血或梗死而引起的综合征。多见于垂体瘤较大、生长迅速、放疗或服用溴隐亭后。临床表现为突发剧烈头痛、高热、眼肌麻痹、视力减退、视野缺损、恶心、呕吐、颈强直、神志模糊，甚至死亡。

六、影像学检查

影像学检查是诊断垂体瘤的重要方法之一，包括头颅平片、蝶鞍分层、磁共振、CT 扫描、正电子发射计算机体层扫描（PET）检查等。

（一）头颅平片及分层摄片

垂体瘤在鞍内生长，早期体积小者并不影响蝶鞍。此后，肿瘤继续增大，引起轻度局限性的骨质改变，于薄层分层片上可发现蝶鞍一小段骨壁轻微膨隆、吸收或破坏。

继之则呈典型鞍内占位性改变，蝶鞍前后径、深径、宽径和体积超过正常，蝶鞍扩大呈杯形、球形或扁平形。向鞍旁生长则呈鞍旁占位改变，鞍底呈双重轮廓，肿瘤巨大者可破坏鞍背和鞍底。垂体瘤出现病理钙化斑的占 1.2%~6.0%。

（二）磁共振检查

MRI 敏感性较 CT 高，可发现 3mm 的微腺瘤。MRI 能提供肿瘤的确切形状、大小、生长方向、鞍上池、第三脑室受压及海绵窦侵犯情况。

（三）CT 扫描检查

平扫示一垂体瘤肿块的密度略高于脑质，周围脑池和脑室含低密度的脑脊液，均可被CT 扫描所发现。肿瘤向上生长，突破鞍隔，则可见鞍上池变形乃至大部分闭塞，其中可见等密度或略高密度肿块，肿瘤中可见坏死或囊性低密度区；肿瘤可突入第三脑室前部和两侧脑室前角的下方，并有脑室积水表现；蝶鞍扩大，鞍背变薄、倾斜。肿瘤向下生长，膨入蝶窦内而于蝶窦内出现圆形软组织影。增强检查肿瘤呈均一或周边明显强化，边界更加清楚可见。

（四）正电子发射计算机体层扫描（PET）

PET 可以观察到垂体瘤的血流量、局部葡萄糖代谢、氨基酸代谢、蛋白质合成、受体密度和分布等生理和生化过程，能用于区别治疗中的肿瘤坏死和复发。[18]氟代葡萄糖（[18]F－FDG）PET 显像对垂体瘤的显示较 CT 好，与 MRI 相近，而 PET 与 CT 或 MRI 一起检查，可提高 15%~20% 的阳性率。但昂贵的价格限制了 PET 用于垂体瘤的诊断。

七、鉴别诊断

（一）颅咽管瘤

各年龄组均可发生，但以儿童及青少年多见。儿童期肿瘤发生于鞍内常引起垂体功能低下、侏儒、性发育不全，向鞍上生长时可产生下丘脑症群（如 Frohlich 综合征、尿崩症、嗜睡等）及视神经交叉压迫症状，X 线示蝶鞍扩大。鞍上型的主要症状为第三脑室室间孔堵塞所产生的颅内压增高症；蝶鞍侧位片示蝶鞍压扁。颅平片侧位常示钙化点阴影。

（二）脑膜瘤

鞍结节脑膜瘤多见于成年女性，蝶鞍扩大，鞍结节或蝶骨平面部可有骨质增生，内分泌症状不明显，主要为头痛及视神经受压症状如视力减退及视野改变。嗅沟脑膜瘤如向后发展可压迫视交叉，而产生视力及视野改变，同时可有嗅觉障碍，有时可伴有颅内压增高症。脑血管造影可示大脑前动脉受压抬高、移位及肿瘤染色等典型改变。

（三）动脉瘤

颈内动脉瘤可压迫一侧视神经致视神经萎缩、视力减退及单侧鼻侧偏盲。同时可有动眼神经及三叉神经第一支受压的症状。一般无内分泌症状和蝶鞍改变，偶有蝶鞍扩大，需作脑血管造影明确诊断。

（四）颅压增高所致蝶鞍改变

蝶鞍可呈球形扩大，可伴鞍背破坏吸收，但交叉沟多平坦低下，前床突无变形，鞍背多不向后竖起，此外常伴有颅内压增高的其他征象。临床上有时可有轻度内分泌症状。

（五）颅底蛛网膜炎

常有颅内炎症、外伤、梅毒或结核等病史，临床上可有视力下降及视野缺损，但视野改变往往不典型，不对称，有时呈不规则的向心性缩小。一般无内分泌症状及蝶鞍改变。

（六）空泡蝶鞍

可有视交叉压迫症和轻度垂体功能低下，蝶鞍常扩大呈球形，尤其不易和球形扩大的垂体瘤鉴别。头颅 CT 扫描或磁共振检查有助于鉴别。

八、治疗

治疗应根据患者的具体病情而定，方法有：①手术治疗。②放射治疗。③药物治疗。

（一）手术治疗

1. 手术目的　通过切除肿瘤以解除腺瘤对视交叉及鞍区周围组织的压迫及破坏，减少或制止有功能性腺瘤分泌垂体促激素过多所产生的症状，并解除无功能性腺瘤压迫垂体所造成的垂体促激素不足，及相应周围腺体功能低下或萎缩所引起的临床症状。

2. 手术方法　目前有经蝶窦及经颅两种途径。

（1）经蝶窦手术：目前已是治疗垂体瘤的首选方法。手术指征：①腺瘤向鞍下生长至蝶窦内者最宜用此手术入路。②肿瘤向上轻度生长未影响下丘脑及第三脑室者。③垂体腺瘤伴有脑脊液鼻漏者。④有或无功能性垂体小腺瘤可用此入路作选择性肿瘤切除。⑤垂体卒中。⑥视交叉前固定，肿瘤向交叉后生长，临床常有旁中央暗点。⑦患者全身状况较差，不能耐受开颅手术者。⑧药物抵抗、不耐受药物瘤者。⑨患者个人选择、大腺瘤希望短期内怀孕。⑩需要组织学诊断等。

疗效：据报道术后视力与视野恢复或改善者占 70% 左右，对有功能的垂体腺瘤术后内分泌症状有明显好转甚至消失。华山组对小于 3.5cm 垂体瘤的全切除率高达 93%。常见的手术并发症有短期和远期并发症，短期并发症为尿崩症、脑脊液漏、SIADH、蛛网膜炎、脑膜炎、术后精神异常、局部血肿、动脉壁损伤、鼻出血、局部脓肿、肺栓塞、发作性睡眠等；远期并发症（不到 10%）有尿崩症、全或部分垂体功能减退、视力受损、SIADH、血管闭塞、CNS 损伤、鼻中隔穿孔等，手术死亡率不到 1%。术中越来越多采用内窥镜、神经导航系统（无框架立体定向设备）帮助提高肿瘤全切概率和手术安全性。

（2）经颅手术：方法中最常应用者为经额下入路（硬膜内或硬膜外），少数可用颞侧入路及经额经蝶窦入路。经颅手术优点是手术野显露清楚，尤适用于肿瘤明显向鞍上及鞍外生长者，缺点是手术并发症及病死率较高。手术指征：①肿瘤向鞍上生长引起视交叉受压，下丘脑及第三脑室受压引起脑积水等症状者。②肿瘤向鞍前生长达到颅前窝额底者。③垂体卒中。④放射治疗效果不满意或有恶化者。⑤有功能性或无功能性腺瘤产生临床垂体功能亢进或减退症状者。以上情况均应采用经额下入路。⑥肿瘤向鞍旁或鞍后生长者宜采用经颞侧入路（鞍后生长者可切开天幕手术）。⑦有人认为巨大肿瘤向上生长影响下丘脑者适用经额经蝶窦手术以增加全切除的机会及减少手术危险性。

疗效：国内 305 例经手术治疗后，视力恢复正常或进步者占 62.2%，视野恢复或进步者占 58.3%。术后内分泌症状有改善的则为数不多。

（二）放射治疗

可分为外照射和内照射。外照射是国内常用的方法。近年来高能射线发展，已取代了常规 X 线治疗。内照射有放射性核素^{90}钇（^{90}YC）、^{198}金（^{198}Au）。

放射治疗指征：①诊断肯定而尚无手术指征者。②手术后辅助治疗。③手术后复发，肿瘤不大，暂不宜再行手术者。④单纯放射性治疗后复发病例，相隔至少一年后再放疗。但多次放疗可引起脑部并发症［累积剂量最好不超过100Gy（10 000rad）］。

1. 外照射

（1）高能射线治疗：国内外一般采用（^{60}Co）或加速器6MV－X外照射方法治疗垂体瘤。对小的肿瘤采用三野照射即两颞侧野加一前额野，大的肿瘤偶尔可用两颞侧野对穿照射。一般照射野5cm×5cm，较大肿瘤可适当放大。每周5次，每次200cGy，总剂量45～55Gy，4.5～5.5周完成。儿童照射总剂量40～45Gy/4～5周。照射可能发生的并发症有急性脑水肿、脑组织放射性损伤、肿瘤内出血、局部皮肤及骨骼损害、垂体恶变及空泡蝶鞍等。

（2）重粒子放射治疗：α粒子束、质子束、负π介子、快中子（fast neutron）等优点为发射出的照射剂量在射程过程中近于相同，而在达到末端时，照射剂量明显增高。①α粒子束照射：总剂量为35～80Gy（3500～8000rad），分4次照射，5d内完成。②质子束照射：总剂量35～100Gy（3500～10 000rad），分12次照射，2周左右完成。

（3）立体定向放射神经外科治疗（γ－刀）：手术时先安装定位架行CT或MRI扫描，计算出靶点坐标，通过调整活动手术床位置，使靶点与射线聚焦点吻合，继而实施照射治疗。γ－刀有201个^{60}Co（^{60}钴）源，通过半球形头盔上的准直仪将射线集中到靶点上，使受照组织内达到较高剂量的射线，而周围组织射线剂量锐减，不至于产生损伤。通常照射剂量为20～50Gy，照射时间为10～20min，疗效约80%～90%。

2. 内照射 即通过开颅手术（额路）或经鼻腔穿过蝶窦途径将放射性物质植入蝶鞍当中进行放射。①^{198}Au：剂量需限制在15～20mCi。②^{90}YC：治疗剂量为5～10mCi（相当于50～100Gy）。

总体而言，放射治疗作为手术和药物治疗的辅助手段，针对手术无法全切或手术有禁忌的病例可以作为首选。伽马刀治疗的并发症主要有腺垂体功能减退，该情况多发生在放疗10年以后，故需要长期随访。放疗后可伴有持续性泌乳素升高，机制可能系放射线损伤下丘脑—垂体血管网络和部分损伤分泌多巴胺的神经元所致。照射剂量小于10Gy时极少对视神经产生影响，亦未见继发性脑瘤的发生。

（三）药物治疗

按腺垂体功能情况，治疗上可分为两组。

1. 腺垂体功能减退者 根据靶腺受损的情况，给以适当的替代补充治疗。

2. 腺垂体功能亢进者

（1）多巴胺激动剂：常见为溴隐亭（bromocriptine）、培高利特、喹尔利特（quinagolide）和卡麦角林。多巴胺激动剂不仅抑制PRL的合成，而且抑制PRL mRNA和DNA的合成以及细胞增殖、肿瘤的生长，同时减少胞浆体积、导致细胞空泡形成和细胞破碎以及细胞凋亡。可以治疗高泌乳素血症中泌乳素瘤。多巴胺兴奋剂对TSH腺瘤患者也有一定的疗效。溴隐亭虽能刺激正常垂体释放生长激素，但能抑制肢端肥大症中生长激素细胞分泌生长激素，可用于治疗，但剂量较大，约从7.5mg/d到60mg/d以上。近年来有多种新型的多巴胺兴奋剂如喹尔利特（诺果宁，quinagolide）及长效溴隐亭（parlodelLAR）用于临床，疗效较溴隐亭佳、作用时间长、副作用小。

（2）赛庚啶（cyproheptadine）：此药为血清素受体抑制剂，可抑制血清素刺激ACTH释放激素（CRH），对库欣病及Nelson病有效。一般每天24~32mg，有嗜睡、多食等副作用。

（3）生长抑素类似物：生长抑素（somatostatin）能抑制肢端肥大症GH分泌，但SS血中半衰期短，且有反跳现象，故无临床使用价值。近年来应用八肽类似物Sandostatin（SMS201-995，即SMS）又称奥曲肽（octreotide）及新长效型生长抑素类似物兰瑞肽治疗肢端肥大症获较好疗效。它对TSH腺瘤患者也有效，可使腺瘤缩小，视野缺损状况改善，TSH与T_4下降。一般用于腺瘤手术和（或）放疗后。

（4）其他：PPAR-γ配体罗格列酮能抑制垂体瘤细胞增殖并促进其凋亡，及显著抑制小鼠垂体瘤的生长。其机制为抑制细胞周期，阻止静止期细胞由G_0进入G_1期。因而罗格列酮可能成为治疗垂体瘤（尤其并发糖代谢紊乱）的一种新的方法。

（李明霞）

第二节　垂体生长激素瘤

垂体长期过多分泌生长激素，在患者成年前引起巨人症，成年后引起肢端肥大症。导致这些疾病的原因，95%以上是垂体生长激素瘤，仅极少数患者是由分泌生长激素释放激素的肿瘤，如肺部和胰腺的癌症，也有一些是其他疾病的一部分，如Carney综合征和多发性内分泌腺瘤病等。

一、病因

导致垂体生长激素细胞形成肿瘤的机制，如同其他大多数肿瘤一样，目前还不明确。肿瘤组织细胞内研究发现，40%的生长激素瘤的G蛋白α亚单位基因有突变。正常情况下，G蛋白α亚基与腺苷酸环化酶结合而使后者活化，利用ATP生成cAMP；由于α亚单位有结合三磷酸鸟苷酸（GTP）部位，并具有GTP酶的活性，一段时间后α亚基上的GTP酶活性使结合的GTP水解为GDP，亚基又恢复最初构象，从而与环化酶分离，环化酶活化终止。α亚单位基因突变后，GTP酶的活性丧失，因而细胞内cAMP生成过多，刺激细胞功能亢进。

二、临床表现

生长激素过多，导致患者出现比较明显的症状和（或）体征，一般需要多年的时间，患者就诊主诉主要还是肿瘤本身引起的症状如头痛、视野缺损，多伴有皮肤比较明显的异常，如手和足部类似海绵样肿胀、体毛增加、多汗、油性皮肤、皮赘数量增加、足跟下软组织垫增厚、指（趾）甲变硬变厚、面部特征较以往变粗、可以观察到粗大的毛孔、眼睑肿胀、鼻子增大、声音低沉有空谷回声、皮肤色素加深（尤其在臀间的区域）。

其他症状还包括乏力、背部和关节疼痛、手套和鞋子尺码不断增加、牙列逐渐稀疏，可伴下颌咬合为反颌，或咬合不足、性欲丧失和阳痿、多尿、多饮、虚弱、睡眠时严重打鼾、嗜睡、溢乳、女性月经不调或停经、抑郁、关节疼痛、肌肉无力和感觉异常。

体格检查：患者具有特殊的面容，称为肢端肥大症面容，典型情况下表现有头颅明显增大，头发粗黑，面容粗陋（眉弓前凸，鼻翼增厚肥大，嘴唇变厚，下颌骨前伸，形成反颌，耳朵肥大，牙列稀疏）。几乎所有的内脏都增大，但由于患者身体轮廓也增大，这些增大的内脏体格检查时不一定能发现。皮肤和手足部也都有比较特殊的临床表现。

肢端肥大症的主要体征：面部和四肢末端皮肤有揉面团样感觉，最早可能表现在足底和手掌部位；厚且硬的指（趾）甲；前额与鼻唇褶沟回加深；毛孔增大可见；眼睑肿厚；下唇肥大，鼻子增大呈三角架构；牙间隙增宽，下颌前突；回状头皮或称头皮松垂（头皮类似大脑沟回样改变）；皮肤表面小的有或无蒂纤维瘤，如皮赘；半数以上患者毛发增多，与多毛症不同，肢端肥大症患者前额毛发不增加；皮肤为油性，但痤疮少见；40%患者有皮肤色素沉着，一部分患者可有黑棘皮病样皮肤改变；外分泌腺功能旺盛，多汗；乳腺组织萎缩，少数患者可有溢乳；高血压；二尖瓣反流。

肢端肥大症可以与一些皮肤改变的综合征相关联，如 Carney 综合征、LAMB 综合征、McCune – Albright 综合征。另外，少数情况下，肢端肥大症可以单独是家族遗传性疾病。

由于骨和软组织增生，生长激素本身对抗胰岛素等作用，生长激素瘤常导致一系列并发症，如：10% ~20% 患者患糖尿病；19% ~44% 患者有高甘油三酯血症；患者肺活量男性增加 81% 、女性增加 56% ，小气道狭窄占 36% ，上呼吸道狭窄占 26% ；可发生急性呼吸困难和喘鸣；阻塞性睡眠呼吸暂停综合征；高血压；心肌肥厚，左心室体积增大，功能障碍；可以有高钙高磷血症；尿路结石；尽管肌肉容量增加，但患者仍感觉虚弱无力；神经根受压导致神经根病变；椎管狭窄；腕管综合征；结肠息肉和恶变（即结肠癌）。

三、辅助检查

（一）实验室检查

肢端肥大症患者在活动期的生长激素分泌过多，分泌节律异常。随机的生长激素测定的诊断价值有限，因为生长激素受生理和外界因素影响，分泌呈阵发性，并且它的半衰期短，一部分生长激素瘤患者随机血标本生长激素测定值与其他情况的数值有较多重叠。简单有效的诊断方法是在患者口服 100g 葡萄糖后 1h 采血测定生长激素。如果口服葡萄糖后生长激素明显升高（ >10ng/ml），结合临床表现，可以明确肢端肥大症的诊断；如果口服葡萄糖后生长激素正常（ <5ng/ml），则可以基本排除肢端肥大症。

只有很少一部分比例的怀疑肢端肥大症的患者，口服葡萄糖后的生长激素水平介于 5 ~10ng/ml，对这一部分患者需要进行其他检查以确定体内生长激素水平分泌是否异常。

人体内胰岛素样生长因子 – I （IGF – I） 主要由生长激素刺激肝脏分泌，能反映生长激素分泌的整体水平，并且这种因子的半衰期长，因此它应该能较好地反映体内生长激素分泌水平。由于 IGF – I 随着年龄的变化在血液中的浓度有所不同，因此需要各实验室自己的各年龄段正常值进行判别；此外它还受饥饿、肥胖和糖尿病影响而减少，在妊娠时增加，这些在做结果分析时都应综合考虑到。

血液中 IGF – I 主要与胰岛素样因子结合球蛋白 –3 结合，它的测定值对肢端肥大症的诊断有较好的支持，同时也能反映在治疗过程中患者病情的活动性。

如果能测定生长激素释放激素，可能对一些特殊患者的诊断有帮助，如果血清中的浓度 >300ng/ml，则高度提示是下丘脑之外来源的释放激素在发挥作用。如果是生长激素瘤，生长激素释放激素在血液中是正常或被抑制。

约 20% 的生长激素瘤同时分泌泌乳素，因此生长激素瘤患者在测定生长激素的同时，也应测定血液中泌乳素水平。患者泌乳素水平升高，有可能是肿瘤同步分泌，也可能是垂体柄受压所致，诊断时的区分有时比较困难。

较大的垂体瘤还需要测定其他垂体分泌的激素，因为肿瘤可能破坏垂体导致垂体其他促激素分泌减少，为明确这些促激素对靶腺影响，多需要同步测定肾上腺、甲状腺和性腺功能状态。

（二）影像学检查

1. 垂体　无明显临床功能的肿瘤发生率较高，影像学检查结果只在临床有关生长激素过多分泌的证据充分的情况下有指导意义。首先应扫描蝶鞍部位，绝大部分生长激素瘤来自垂体。建议使用 MRI，对垂体软组织，MRI 的敏感性要高于 CT，并能提供更多的有关垂体周围软组织的解剖情况，如视放射和海绵窦。

如果 MRI 未发现明显的占位，建议 CT 检查胸部，观察是否有可能是支气管源性分泌生长激素或生长激素释放激素的类癌。

2. X 线检查　肢端肥大症患者有下列征象：下颌骨长度和厚度增加前突，导致反咬合；颅骨增厚，头颅畸形；骨边缘和肌肉附着处增大；鼻旁窦和乳突增大；由于软骨结合部增生，肋骨延长生长，可形成宽大的桶状胸；椎骨骨膜下骨形成，使椎骨的关节边缘骨刺形成；喉软骨增生肥大；长骨骨皮质增厚。

（三）病理检查

1. 生长激素瘤的肿瘤细胞可以有多种组织学改变　如：分泌生长激素细胞内有致密分泌颗粒的腺瘤；分泌生长激素细胞内有稀疏分泌颗粒的腺瘤；生长激素和泌乳素混合细胞腺瘤；嗜酸性干细胞腺瘤；生长激素泌乳素细胞的祖细胞腺瘤；多激素分泌性垂体腺瘤；生长激素细胞癌；生长激素细胞增生；形态学不能确定的变化。

2. 皮肤组织活检组织学改变　表皮轻度变薄；真皮层乳头和上层网状水肿或黏液性改变，可观察到致密的葡胺聚糖沉积；胶原纤维分离；成纤维细胞数量轻度增加。

四、鉴别诊断

生长激素瘤临床鉴别主要分 2 种情况：在青春发育期，主要与体质性生长过快鉴别，可以通过激素测定得到区分；成人的肢端肥大主要与假性肢端肥大症和厚皮性骨膜病综合征相鉴别。

假性肢端肥大症的患者有一定的肢端肥大的临床表现，但体内生长激素和 IGF－Ⅰ并不升高，这些患者往往有严重的胰岛素抵抗。

厚皮性骨膜病综合征可以表现杵状指、四肢末端增大、皮肤增生性改变和骨膜下骨形成导致相应的临床类似肢端肥大症的表现。此病病因尚不清楚，患者体内生长激素和 IGF－Ⅰ水平不增加。

五、治疗

到目前为止，生长激素瘤仍需要综合治疗，任何一种治疗方法都不能解决患者所有的问题。一般推荐先进行手术治疗，然后再针对残留的肿瘤进行内科药物治疗，放射治疗现在多只用于对所有治疗没有反应的患者。针对性治疗的药物现在包括生长抑素、生长激素受体抑制剂和长效多巴胺类似物如溴隐亭。

分泌生长激素的垂体腺瘤导致的是一种慢性致残性疾病，常首选经蝶窦垂体手术治疗。这种手术可以迅速缓解由肿瘤侵犯导致的症状，显著降低或恢复生长激素/IGF－Ⅰ到正常水平。对垂体微腺瘤，手术的治愈率达80%～85%，对大腺瘤达50%～65%。手术后需要仔细随访垂体占位体积变化，即使观察到肿瘤复发的征象。在观察到肿瘤复发前，很多患者基础生长激素水平正常，因此需要评估肿瘤的生化活性：生长激素肿瘤生化治愈是指IGF－Ⅰ水平正常，同时葡萄糖抑制后生长激素水平<1ng/ml，由很大一部分生长激素瘤患者手术后长期随访存在这些异常，并且多在手术后1年内出现。如果患者口服葡萄糖后生长激素水平和IGF－Ⅰ水平异常，手术后复发的可能增大。

由于手术治愈率仅60%左右，放射和药物治疗目前仍是很重要的手段。现在生长抑素缓释制剂被广泛应用，已有的资料显示疗效可以达到50%～60%，没有发现严重的副作用。

由于生长抑素是生长激素的天然抑制剂，它的类似物奥曲肽现在在这方面应用最广泛。奥曲肽与生长抑素受体Ⅱ和Ⅴ结合，抑制生长激素分泌。持续用奥曲肽治疗能使65%的生长激素瘤患者血清生长激素水平降低到5ng/ml，使40%患者的降低到2ng/ml；使60%患者IGF－Ⅰ降低到正常水平；使20%～50%患者肿瘤体积缩小，这点对新诊断的生长激素瘤患者更明显。

溴隐亭能使75%的生长激素瘤患者血清生长激素水平下降，但只有20%的患者生长激素水平降低到正常值以内，后者在分泌生长激素和泌乳素混合瘤的患者中多见。溴隐亭治疗不能减小肿瘤体积。

随着时间的延长，生长激素瘤放射治疗后疗效增加，约60%的患者在10年后基础生长激素的水平<5ng/ml，可惜发生全垂体功能低下的比例也与疗效相当。这些结果导致生长激素瘤放射治疗只作为肿瘤有较大范围侵犯的辅助治疗和有手术禁忌证时应用。还有研究显示放射治疗后继发肿瘤的可能性增大。

六、预后

早期诊断、早期治疗的预后良好，手术后对垂体的功能影响较小。由于肿瘤呈浸润性生长，手术范围应比肿瘤范围大，所以较大的垂体瘤手术多不易彻底切除，垂体前叶功能受损。生长抑素治疗疗效确切，但需要长期坚持治疗，停药后肿瘤可能会迅速复发。

（欧阳嵘）

第三节　空泡蝶鞍综合征

空泡蝶鞍综合征（empty－sella syndrome，ESS）系因鞍隔缺损或垂体萎缩，蛛网膜下腔在脑脊液压力下疝入鞍内，其中为脑脊液填充，致蝶鞍扩大、变形，垂体受压变平而产生的一系列临床表现。临床表现主要包括头痛、高血压、肥胖、内分泌功能紊乱、视力减退和视野缺损。部分患者可有脑脊液鼻漏。可分两类：发生在鞍内或鞍旁手术或放射治疗后者为"继发性空泡蝶鞍综合征"；非手术或放射治疗引起而无明显病因可寻者为"原发性空泡蝶鞍综合征"。原发性ESS很常见，尸体解剖的发现率在5%～25%之间。

一、病因和发病机制

（一）原发性空泡蝶鞍综合征

病因至今尚未完全阐明，可有下列数种因素：

1. 鞍隔的先天性发育缺陷　Buoch 尸检 788 例中，发现仅有 41.5% 鞍隔完整，21.5% 鞍隔为 2mm 宽的环，5.1% 鞍隔完全缺如，而在该组中，因鞍隔缺损致原发性空泡蝶鞍的发病率为 5.5%。鞍隔不完整或缺如，在搏动性脑脊液压力持续作用下使蛛网膜下腔疝入鞍内，以致蝶鞍扩大、骨质吸收、脱钙，垂体受压萎缩而成扁平状贴于鞍底。

2. 慢性颅内压增高　即使颅内压正常，也可因鞍隔缺损，正常搏动性脑脊液压力可传入鞍内，引起蝶鞍骨质的改变。Foley 认为慢性颅内压增高造成空泡蝶鞍的可能性最大。

3. 鞍区的蛛网膜粘连　是本病发生的重要因素之一，可能因鞍区局部粘连使脑脊液引流不畅，即在正常的搏动性脑脊液压力作用下，冲击鞍隔，逐渐使其下陷、变薄、开放，待鞍隔开放（缺损）达一定程度后，蛛网膜下腔及第三脑室的前下部可疝入鞍内。

4. 妊娠期垂体增生肥大　在妊娠期垂体呈生理性肥大，可增大 2 ~ 3 倍，多胎妊娠时垂体继续增大，妊娠中垂体变化有可能把鞍隔孔及垂体窝撑大，于分娩后哺乳期垂体逐渐回缩，使鞍隔孔及垂体窝留下较大的空间，有利于蛛网膜下腔疝入鞍内。原发性空泡蝶鞍多见于多胎妊娠的中年妇女可能与此有关。有内分泌靶腺（性腺、甲状腺、肾上腺）功能减退或衰竭者垂体可增生肥大，用相应靶腺激素替代治疗后，可使增生的垂体回缩，从而产生空泡蝶鞍。

5 垂体病变　因垂体供血不足而引起垂体梗死而致本病。垂体瘤或颅咽管瘤发生囊性变，此囊可破裂与蛛网膜下腔交通而致空泡蝶鞍。此外，垂体瘤自发变性坏死可致鞍旁粘连或引起蛛网膜下腔疝入鞍内。多数原发性 ESS 患者存在垂体抗体，提示淋巴细胞性垂体炎可使垂体萎缩而形成 ESS。

6. 鞍内非肿瘤性囊肿　可由垂体中间部位雷斯克袋（Rathke pouch）的残留部钙化而来。

（二）继发性空泡蝶鞍综合征

因鞍内或鞍旁肿瘤，经放射治疗或手术后发生。

二、临床表现

（一）头痛和视野缺损

多见于女性（约占 90%），尤以中年以上较胖的多胎产妇为多。头痛是最常见的症状，有时剧烈，但缺乏特征性，可有轻、中度高血压。少数患者有视力减退和视野缺损，可呈向心性缩小或颞侧偏盲。少数患者有良性颅内压增高（假性脑肿瘤），可伴有视盘水肿及脑脊液压力增高。部分患者有脑脊液鼻漏，发生原因可能是脑脊液压力短暂升高，引起蝶鞍和口腔之间胚胎期留下的通道开放。少数患者伴有垂体功能低下，可呈轻度性腺和甲状腺功能减退及高泌乳素血症。神经垂体功能一般正常，但在个别小儿中可出现尿崩症。儿童中可伴有骨骼发育不良综合征。国内报告的原发性空泡蝶鞍综合征中男性略多于女性，年龄在 15 ~ 63 岁之间，以 35 岁以上者居多，常见有头痛、肥胖、视力减退和视野缺损，伴颅压增高，少数患者有内分泌失调，以性功能减退为主。偶有出现下丘脑综合征者。

（二）垂体功能异常

由于 ESS 时垂体受压，可有不同程度的垂体功能受损。近年来报道在空泡蝶鞍综合征中进行全面的垂体激素测定及垂体储备功能试验发现在部分患者中显示一种或多种的分泌激素异常，其中有 ACTH、皮质醇、TSH、T_4、LH、FSH、T 或 CH（尤其在小孩中）的降低，而 PRL 升高。腺垂体储备功能试验可呈现多种腺垂体激素对下丘脑释放激素的刺激无反应。提示他们的腺垂体激素储备功能有缺陷。

（三）其他表现

肥胖、高血压在女性患者中多见，少数患者有甲状腺功能减退、性功能低下、精神异常如焦虑或抑郁伴行为异常等表现。

三、诊断和鉴别诊断

病史中注意询问有关造成空泡蝶鞍综合征的病因资料，结合临床表现和鞍区 CT、MRI 检查可明确诊断。

（1）头颅平片显示蝶鞍扩大，呈球形或卵圆形。大部分患者的蝶鞍骨质示有吸收，蝶鞍背后床突可近于消失，颅骨其他结构可有轻度骨吸收，此与慢性颅内压增高有关。

（2）CT 扫描可显示扩大的垂体窝，鞍内充满低密度的脑脊液，受压变扁的垂体呈新月状位于鞍窝后下部或消失不见，形成特征性的"漏斗征"（infundibulum）。

（3）磁共振检查：垂体组织受压变扁，紧贴于鞍底，鞍内充满水样信号之物质，垂体柄居中，鞍底明显下陷。

鉴别诊断需除外垂体肿瘤等引起的慢性颅内压增高症。空蝶鞍的 X 线平片表现很易与鞍内肿瘤或慢性颅内压增高引起的蝶鞍扩大相混淆。鞍内肿瘤蝶鞍扩大伴变形，呈杯形、球形或扁平形，鞍结节前移，鞍底下陷，鞍背后竖，故典型的鞍内肿瘤不难与本病区别，部分球形扩大的病例，则鉴别较难；慢性颅内压增高引起的蝶鞍扩大，常伴骨质吸收，亦难与本病区别，最后需经 CT 及磁共振等检查确诊。近年来，有人用放射免疫法测定血浆和脑脊液中的腺垂体激素和靶腺激素以助诊断，原发性空泡蝶鞍综合征患者的腺垂体功能多较正常，脑脊液中不能测出垂体激素。但垂体瘤不同，因其常向鞍上扩展，破坏血脑屏障，使腺垂体激素从血管进入脑脊液，因此脑脊液中垂体激素浓度升高。

（4）放射性核素造影：伴脑脊液鼻漏时，可行放射性核素脑池造影检查。

四、治疗

主要根据临床表现确定。一般认为如症状轻微勿需特殊处理，但如有视力明显障碍者应行手术探查，若系视神经周围粘连，行粘连松解术，可使视力有一定程度的改善。有人提议用人造鞍隔治疗。并发脑脊液鼻漏者，经蝶窦入路手术，用肌肉和移植骨片填塞垂体窝。对非肿瘤性囊肿，可将囊肿打开，部分切除囊肿包膜。如伴有内分泌功能低下，则酌情予以替代治疗。如腺垂体激素储备功能有缺陷者，尽管这些患者临床上无腺垂体功能减退的表现，亦应加强随访并及时进行激素的替代治疗。如 PRL 增高者，可用溴隐亭治疗。

（欧阳嵘）

第四节　巨人症和肢端肥大症

巨人症（gigantism）和肢端肥大症（acromegaly）系腺垂体生长激素细胞腺瘤或增生，分泌生长激素过多，引起软组织、骨骼及内脏的增生肥大及内分泌代谢紊乱。临床上以面貌粗陋、手足厚大、皮肤粗厚、头痛眩晕、蝶鞍增大、显著乏力等为特征。发病在青春期前，骺部未闭合者为巨人症；发病在青春期后，骺部已闭合者为肢端肥大症。巨人症患者有时在骨骺闭合后继续受生长激素过度刺激可发展为肢端肥大性巨人症。本病并不罕见，华山医院1982—2006年3375例垂体瘤手术患者GH瘤占6%。男女之比为1.1：1。发病年龄在肢端肥大症中以31～40岁组最多，21～30岁、41～50岁组次之。

一、病因和病理

巨人症患者垂体大多为生长激素细胞增生，少数为腺瘤；肢端肥大症患者垂体内大多为生长激素细胞腺瘤，少数为增生，腺癌罕见。近年发现，在约40%GH腺瘤细胞中，介导跨膜信息传递的兴奋性三磷酸鸟苷（GTP）结合蛋白α亚单位（Gsα）发生突变，使GH的合成和分泌增加，导致GH细胞的增生，久之形成肿瘤，发生Gsα突变的基因被称为生长刺激蛋白（gsp）癌基因。也有人认为肢端肥大症可能系下丘脑生长激素释放抑制激素不足或生长激素释放激素过多，使垂体生长激素细胞受到持久的刺激，形成肿瘤。垂体常肿大，引起蝶鞍扩大变形，鞍壁及前后床突受压迫与侵蚀；毗邻组织亦受压迫，尤其是垂体本身、视交叉及第三脑室底部下丘脑更为显著。腺瘤直径一般在2cm左右，大者可达4～5cm，甚而引起颅内压增高。晚期肿瘤内有出血及囊样变化，使腺功能由亢进转为减退。

内分泌系统中，肾上腺、甲状腺、甲状旁腺都有增生和腺瘤，生殖腺早期增生，继以萎缩，晚期病例肾上腺和甲状腺亦萎缩，胸腺呈持久性增大。

内脏方面，心、肝、肺、胰、肾、脾皆巨大，肠增长，淋巴组织增生。

骨骼系统病变常颇明显，有下列特征：巨人症的长骨增长和增大，肢端肥大症的长骨骨骺部加宽，外生骨疣。颅骨方面的变化除两侧鼻窦皆增大外，巨人症患者仅见全面性增大；肢端肥大症患者头颅增大，骨板增厚，以板障为著，颧骨厚大，枕骨粗隆增粗突出，下颌骨向前下伸长，指（趾）端增粗而肥大。脊柱骨有多量软骨增生，骨膜骨化，骨质常明显疏松，引起脊柱骨楔状畸形，腰椎前凸与胸椎后凸而发生佝偻。

二、分类

根据临床表现及病理学特征可将垂体GH腺瘤分为两类：一类表现为瘤体小、生长慢、细胞分化好、细胞内颗粒多、临床过程隐匿，而对生长抑素的反应好，gsp癌基因检测阳性率高；第二类表现为瘤体大、进展快、分化差、仅有散在颗粒及较易复发，GH水平较高。

三、病理生理

本病主要病理由于生长激素分泌过多所致，正常成人血浆生长激素浓度基值为3～5μg/L，而本病患者可高达100～1000μg/L。治疗后可下降至正常水平。过多的生长激素可促进机体蛋白质等合成性代谢，有氮、磷、钾的正平衡，钙的吸收增加，钠亦趋正平衡。

表现为全身软组织、脏器及骨骼的增生肥大，其骨与软骨的改变主要由于 GH 诱导的类胰岛素生长因子－1（IGF－1）所介导。血中的 IGF－1 主要来源于肝脏，GH 本身对各种组织的细胞分化也有刺激作用；糖代谢方面有致糖尿病倾向，降低胰岛素降血糖的敏感性，脂肪代谢方面有促进脂肪动员及分解作用以致血浆游离脂肪酸增高，生酮作用加强。此外，本症中尚有泌乳激素，促性腺激素等影响。早期垂体功能显著亢进，晚期部分激素分泌功能衰退，尤其是促性腺激素等衰退较明显，形成了本病的复杂症群。

四、临床表现

（一）巨人症

单纯的巨人症较少见，成年后半数以上继发肢端肥大症，临床表现可分两期。

1. 早期（形成期）　发病多在青少年期，可早至初生幼婴，本病特征为过度的生长发育，全身成比例地变得异常高大魁梧，远超过同年龄的身高与体重。躯干、内脏生长过速，发展至 10 岁左右已有成人样高大，且可继续生长达 30 岁左右，身高可达 210cm，肌肉发达、臂力过人，性器官发育较早，性欲强烈，此期基础代谢率较高，血糖偏高，糖耐量减低，少数患者有继发性糖尿病。

2. 晚期（衰退期）　当患者生长至最高峰后，逐渐开始衰退，表现精神不振，四肢无力，肌肉松弛，背部渐成佝偻，毛发渐渐脱落，性欲减退，外生殖器萎缩；患者常不生育，智力迟钝，体温下降，代谢率减低，心率缓慢，血糖降低，耐量增加。衰退期历时 4~5 年，患者一般早年夭折，平均寿限约 20 余岁。由于抵抗力降低，易死于继发感染。

（二）肢端肥大症

起病大多数缓慢，病程长。上海华山医院曾对 144 例本病患者进行临床分析，其中 98 例入院前病程平均 5.68 年，最长者 27 年，症状亦分两期：

1. 形成期　一般始自 20~30 岁，最早表现大多为手足厚大，面貌粗陋，头痛疲乏，腰背酸痛等症状，患者常诉鞋帽手套变小，必须时常更换。当症状发展明显时，有典型面貌。由于头面部软组织增生，头皮及脸部皮肤增粗增厚，额部多皱折，嘴唇增厚，耳鼻长大，舌大而厚，言语常模糊，音调较低沉。加以头部骨骼变化，有脸部增长，下颌增大，眼眶上嵴、前额骨、颧骨及颧骨弓均增大、突出，牙齿稀疏，有时下切牙处于上切牙前，容貌趋丑陋。四肢长骨虽不能增长，但见加粗，手指足趾粗而短，手背足背厚而宽。脊柱骨增宽，且因骨质疏松发生楔形而引起背部佝偻后凸、腰部前凸的畸形，患者易感背痛。皮肤粗糙增厚，多色素沉着，多皮脂溢出，多汗，毛发增多，呈现男性分布。男性患者性欲旺盛，睾丸胀大；女性经少或经闭、乳房较发达，泌乳期可延长至停止哺乳后数年之久，有时虽无妊娠亦现持续性自发泌乳，甚至见于男性患者。神经肌肉系统方面有不能安静、易怒、暴躁、头痛、失眠、神经紧张、肌肉酸痛等表现。头痛以前额部及双侧颞部为主。嗜睡，睡眠时间延长。约 30% 患者因软组织肿胀，压迫正中神经，引起腕管综合征。常伴有多发性神经炎病变。心血管疾病是肢端肥大症致死的主要原因之一，可有高血压、心脏肥大、左心室功能不全、心力衰竭、冠状动脉硬化性心脏病及心律不齐等。由于患者气管受阻，临床上可表现呼吸睡眠暂停综合征。内脏普遍肥大，胃肠道息肉和癌症发生率增加。糖尿病症群为本症中重要表现，称为继发性糖尿病，144 例中有糖尿病者占 24%，其中少数病例对胰岛素有抵抗性。甲状腺呈弥漫性或结节性增大，基础代谢率可增高达＋20%～＋40%，但甲状腺功能大多正常，基础代谢率增高可能与生长激素分泌旺盛促进代谢有关。血胆固醇、游离脂肪酸常较高，血磷于活动期偏高，大多在1.45～1.78mmol/L之间，可能是生长激素加强肾小管对磷的重吸收所致，血钙与碱性磷酸酶常属正常。X线检查示颅骨蝶鞍扩大及指端丛毛状等病变，磁共振示垂体瘤。病程较长，大多迁延十余年或二三十年之久。

2. 衰退期　当病理发展至衰退期时患者表现精神萎靡，易感疲乏，早期多健忘，终期多精神变态。皮肤、毛发、肌肉均发生衰变。腺瘤增大可产生腺垂体本身受压症群如性腺、甲状腺或肾上腺皮质功能低下；垂体周围组织受压症群如头痛、视野缺损、视力减退和眼底改变、下丘脑综合征、海绵窦综合征、脑脊液鼻漏、颅内压增高症等。

一般病例晚期因周围靶腺功能减退，代谢紊乱，抵抗力低，大多死于继发感染以及糖尿病并发症、心力衰竭及颅内肿瘤之发展。

五、诊断和鉴别诊断

（一）诊断

根据特殊的外貌，随机GH水平>0.4μg/L或口服葡萄糖抑制试验GH谷值>1.0μg/L，影像学检查发现垂体占位，诊断本症并不困难。

1. 体征　典型面貌，肢端肥大等全身征象。

2. 内分泌检查

（1）血GH测定：明显升高，随机GH>0.4μg/L。由于GH呈脉冲式分泌，波动范围大，可以低至测不出，或升高大于30μg/L，单次血GH测定对本症诊断价值有限。24小时血GH谱测定能很好地反映机体GH分泌情况，但测定复杂且患者难以接受，一般用于科研。

（2）血IGF-1测定：高于年龄和性别匹配的正常值范围。空腹血IGF-1与疾病活动度和24小时血GH整合值有很好的相关性，并较血GH测定更为稳定。临床怀疑肢端肥大症或巨人症的患者应首先测定血IGF-1。血IGF-1是目前肢端肥大症与巨人症诊断、疾病活动度及疗效观察的重要指标。

（3）血IGF结合蛋白（IGF-BP）测定：主要是IGF-BP$_3$，明显升高，但诊断价值有限。

（4）口服葡萄糖抑制试验：目前临床最常用诊断GH瘤的试验。一般采用口服75g葡萄糖，分别于0、30、60、90、120、180min采血测定血GH水平。口服葡萄糖后，血清GH谷值在1μg/L以下，本症患者口服葡萄糖不能抑制GH，GH水平可以升高，无变化，或约有1/3的患者可有轻度下降。

（5）GHRH兴奋实验和TRH兴奋试验：国外资料报道仅约50%患者有反应，临床很少使用。

（6）血GHRH测定：有助于诊断异位GHRH过度分泌导致的肢端肥大症和巨人症，准确性高。血浆GHRH水平在外周GHRH分泌肿瘤中升高，垂体瘤患者中则正常或偏低，下丘脑GHRH肿瘤患者血浆GHRH水平并不升高。此病因罕见，临床极少应用。

（7）钙磷测定：高血磷高尿钙提示疾病活动，高血钙低血磷须除外MEN$_1$。

（8）其他垂体激素测定：肿瘤压迫发生腺垂体功能减退时可有相应垂体激素及其靶腺

激素的降低。肿瘤压迫垂体柄或自身分泌 PRL 时可有 PRL 升高。

3. 影像学检查

（1）颅骨 X 线检查：肿瘤较大者可有蝶鞍扩大、鞍床被侵蚀的表现。由于 CT 和 MRI 的普及，目前已较少使用。

（2）CT 检查：垂体大腺瘤一般头颅 CT 平扫即可有阳性发现，微腺瘤须作冠状位薄层平扫及增强。CT 对垂体微腺瘤诊断价值有限，阴性结果亦不能完全排除垂体微腺瘤。但 CT 对骨质破坏及钙化灶的显示优于 MRI。

（3）MRI 检查：对垂体的分辨率优于 CT，有助于微腺瘤的诊断，并有助于了解垂体邻近结构受累情况或与其他病变相鉴别。一般采用冠状面或矢状面薄层成像。

（4）生长抑素受体显像：不仅可以用于 GH 瘤的诊断，还可以预测患者对生长抑素的治疗反应。

（5）其他部位 CT 检查：有助于诊断或除外垂体外肿瘤。

（二）鉴别诊断

1. 类肢端肥大症　体质性或家族性，本病从幼婴时开始，有面貌改变，体形高大类似肢端肥大症，但程度较轻，蝶鞍不扩大，血中 GH 水平正常。

2. 手足皮肤骨膜肥厚症　以手、足、颈、脸皮肤肥厚而多皱纹为特征，脸部多皮脂溢出、多汗，胫骨与桡骨等远端骨膜增厚引起踝、腕关节部显著肥大症，但无内分泌代谢紊乱，血中 GH 水平正常。蝶鞍不扩大，颅骨等骨骼变化不显著为重要鉴别依据。

此外，如空泡蝶鞍、类无睾症及异位生长素瘤亦需加以鉴别。

六、治疗

治疗目标是要降低疾病相关的致残率，使死亡率恢复到正常人群水平。即通过安全的治疗手段，减轻肿瘤造成的不良影响或消除肿瘤，GH 和 IGF－1 恢复至正常，并避免垂体功能减退。目前公认的治愈标准为：①口服葡萄糖抑制试验 GH 谷值 <1.0μg/L；②IGF－1 恢复到与年龄和性别相匹配的正常范围内；③影像学检查肿瘤消失，无复发。目前主要治疗手段包括手术治疗、药物治疗和放疗。手术治疗是首选治疗，药物治疗与放疗一般作为辅助治疗。

（一）手术治疗

外科切除分泌 GH 的腺瘤是多数患者的首选治疗。主要包括经蝶垂体瘤摘除术和经额垂体瘤摘除术。微腺瘤的治愈率约 70%，大腺瘤的治愈率不到 50%。软组织肿胀在肿瘤切除后迅速得到改善。GH 水平在术后 1 小时内即降到正常水平，IGF－1 水平在 3～4 天内恢复正常。约 10% 的肢端肥大症患者在接受了成功的手术后数年后复发；垂体功能低下发生率高达 15%。术者的经验与手术的疗效和并发症的发生直接相关。手术并发症包括尿崩、脑脊液漏、出血、脑膜炎以及垂体功能减退。

（二）药物治疗

1. 生长抑素（SST）类似物　常用药物包括奥曲肽及其长效制剂以及兰瑞肽、SOM230 等。作用机制为结合 SST 受体（SSTR，以 SSTR2 和 SSTR5 为主），抑制细胞内腺苷酸环化酶，减少 cAMP 的产生，从而抑制 GH 的分泌和细胞增殖。其临床疗效包括抑制 GH 和 IGF－1 水平，改善头痛和肢端肥大症状及缩小瘤体等。对这种类似物无效的患者不到 10%。

疗效不佳（SST 抵抗）的原因可能是 SSTR 突变，有人发现在基因组和肿瘤 DNA 的 SSTR5 基因存在两处 C→T 突变，使 SST 无法发挥正常作用。

（1）奥曲肽长效制剂（octreotide LAR）：OctreotideLAR 作用时间较长，约 4 周。每次肌肉注射 20mg，注射间隔一般为 28 天，6 个月后 GH 水平由 27.6μg/L 降到（5.03±5.38）μg/L，IGF－1 由（889.55±167.29）μg/L 降到（483.00±239.71）μg/L（n＝9），66% 的患者肿瘤体积缩小。

（2）兰瑞肽：兰瑞肽作用时间稍短，约为 10d。每次 60mg，每月注射 3 次，如疗效不明显，可将注射间期缩短至 1 周。报道 92 例肢端肥大症患者应用兰瑞肽平均治疗 24 个月后，有 88% 患者的 GH、65% 患者的 IGF－1 降至正常范围，且 IGF－1 恢复正常的患者比例从第 1 年的 49% 逐渐增至第 3 年的 77%，近半数患者的瘤体积缩小。

（3）SOM230：SOM230 是一种新的 SST 类似物，半衰期 23 小时。其对 SSTR1、SSTR3、SSTR5 的结合力分别是奥曲肽的 30、5、40 倍，较奥曲肽对 GH/PRL 瘤和 PRL 细胞的抑制作用（主要通过 SSTR5 介导）更强。

生长抑素类似物在大多数患者耐受性良好。不良反应多是短期的，且多数与生长抑素抑制胃肠活动和分泌相关。恶心、腹部不适、脂肪吸收不良、腹泻和肠胃胀气发生于三分之一的患者，虽然这些症状多在 2 周内缓解。奥曲肽抑制餐后胆囊的收缩，延缓胆囊的排空，高达 30% 的患者长期治疗后发生胆囊泥沙样回声或无症状的胆囊胆固醇结石。

2. GH 受体拮抗剂　培维索孟（pegvisomant）是第一个用于临床的 GH 受体拮抗剂，它能阻断 GH 受体二聚体的形成，从而阻止 GH 的外周作用。还可使 IGF－1 水平降至正常，显著缓解症状和体征，纠正代谢紊乱，且副作用轻微。但对肿瘤体积没有减少作用，应使用 IGF－1 作为疗效衡量指标。该药适用于对 SST 类似物抵抗或不耐受的患者。

3. 多巴胺激动剂　多巴胺激动剂一般用于伴高分泌 PRL 的垂体瘤，但对于 GH 的分泌也有一定抑制作用，溴隐亭可以抑制部分肢端肥大症患者的 GH 过度分泌，但剂量大（≥20mg/d），每日分 3～4 次服用。约 20% 的患者 GH 水平抑制到 5μg/L 以下，仅有 10% 的患者 IGF－1 水平恢复正常。卡麦角林（0.5mg/d）也抑制 GH 分泌，缩小肿瘤体积。多巴胺激动剂与 SST 类似物联合使用效果较佳。

（三）放射治疗

包括常规放疗、质子刀、X 刀和 γ 刀，表 9－1 概括了不同方法的优缺点。放射治疗常作为辅助治疗手段。放射治疗起效慢，50% 的患者需要至少 8 年才能使 GH 水平降到 5μg/L 以下；18 年后有 90% 的患者能够抑制到此水平，但是 GH 抑制欠佳。在放疗效果达到最大之前，患者可能需要数年的药物治疗。多数患者还可发生下丘脑—垂体损害，在治疗后 10 年内发生促性腺激素，ACTH 和（或）TSH 不足。有生育要求的患者不适用放射治疗。放射治疗的并发症主要包括脱发、脑神经麻痹、肿瘤坏死出血，垂体功能减退，偶尔可发生失明、垂体卒中和继发性肿瘤。

表 9－1　几种不同的垂体放射治疗的比较

放射治疗名称	优点	缺点
常规放疗	可用于邻近视交叉的肿瘤 达到缓解的时间长，10～20 年	治疗次数多，需 20～30 次

放射治疗名称	优点	缺点
质子刀	单次或分次	配备的单位不多
	肿瘤距视交叉必须大于5mm	
X刀	单次或分次	肿瘤距视交叉必须大于5mm
γ刀	单次，起效较快，1~3年	配备的单位不多
	肿瘤距视交叉必须大于5mm	

　　本症患者须长期随访。手术治疗后，患者应每3个月一次接受随访直到生化水平得到控制。其后，每半年进行一次激素评估。达到治愈标准的患者，每1~2年进行一次MRI检查。对于未能达到治愈标准的患者或需要激素替代的患者，应每半年进行一次视野检查和垂体储备功能检查，每年进行一次MRI检查，并对临床表现、内分泌代谢表现进行评估。对年龄超过50岁的患者和患有息肉病的患者应进行乳房检查和结肠镜检查。

　　垂体生长激素瘤治疗流程见图9-1。

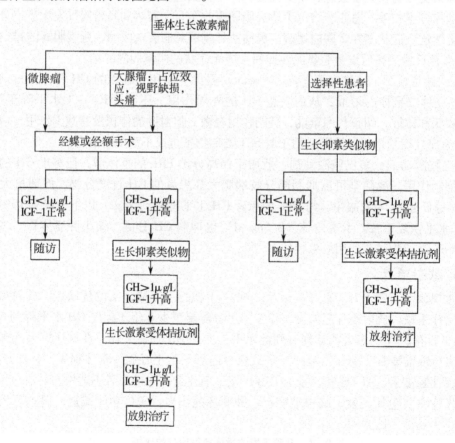

图9-1　垂体生长激素瘤治疗流程

（欧阳嵘）

第五节　高泌乳素血症和泌乳素瘤

一、高泌乳素血症

高泌乳素血症（hyperprolactinemia，HPRL）系指各种原因引起血清泌乳素（prolactin，PRL）水平持续显著高于正常值，并出现以性腺功能减退、泌乳与不育为主要临床表现的综合征。自1971年首次报道使用放射免疫方法检测人血清PRL以来，标记免疫检测技术的发展以及分子生物学技术的应用，有关HPRL的研究有了很大的提高。HPRL是临床上最常见的一种下丘脑—垂体轴紊乱的内分泌系统疾病，明显多见于女性，育龄妇女HPRL的发生率高达5%～17%。PRL是应激激素，正常人血中PRL水平不恒定，其血清水平在各种生理情况及各种应激时变化甚大，可以说是腺垂体激素中影响因素最多、血清水平波动最大的激素。PRL受下丘脑产生的多巴胺（DA）的张力性抑制，故其释放呈脉冲性。与其他腺垂体激素一样，呈现昼夜节律，随睡眠觉醒而周期性改变，入睡后逐渐升高，觉醒前1小时左右达高峰，醒后渐渐下降，下午2点降至一天中谷值，所以白天分泌低于夜间。

应用标记免疫分析测定PRL，正常值：女性为$1\sim25\mu g/L$，男性$1\sim20\mu g/L$，不同的实验室略有差别。

（一）病因与发病机制

1. 病因　PRL分泌受下丘脑PRL释放因子（PRF）和PRL释放抑制因子（PIF）调节，正常时以下丘脑弓状核结节漏斗部肽能神经元DA释放为代表的PIF张力性抑制性调节占优势。任何干扰下丘脑DA合成与DA由垂体门脉系统向垂体输送，以及DA与PRL细胞DA受体（D_2）的结合（此种特异结合可抑制PRL的分泌与释放）的种种因素均可减弱抑制性调节而引起高PRL血症。其原因可归纳为生理性、病理性、药理性和特发性四类。

（1）生理性：很多生理因素可以引起PRL短暂升高：排卵期和妊娠时升高的雌激素水平抑制DA对PRL细胞的效应，妊娠后期再度增高的雌激素水平促使PRL细胞分泌大量泌乳素（可高于正常10倍以上），从而催乳；乳头神经受刺激（包括哺乳期）直接促使垂体PRL细胞分泌；此外，过度体力运动、低血糖、睡眠后期、精神创伤、新生儿期（出生后2～3月）等均可引起PRL生理性升高，大多数PRL轻度升高（$\leqslant100\mu g/L$），并可恢复正常。

（2）药理性：增强PRF或拮抗PIF的物质可减弱DA的张力抑制，如雌激素（包括口服避孕药）（尤长期使用）、TRH与血管活性肠肽（VIP）；各种多巴胺拮抗剂如吩噻嗪类（如氯丙嗪、奋乃静）；丁酰苯类（如氟哌啶醇）等抗精神药；三环类（如丙米嗪、氯米帕明、阿米替林、阿莫沙平）与单胺氧化酶抑制剂（如苯乙肼）等抗抑郁药；西咪替丁等H_2受体阻断制剂静脉用药；维拉帕米（异搏停）、甲基多巴、利舍平（利血平）等心血管药，甘草、甲氧氯普胺（胃复安）与舒必利（sulpiride，即"止吐灵"）、阿片制剂以及某些影响PRL分泌尚不为人熟知的新药均可通过拮抗PIF与增强PRF或在DA受体水平加强DA类作用而促进PRL分泌。

（3）病理性：主要是各种引起下丘脑—垂体轴功能紊乱的疾病，包括下丘脑病变，各种垂体疾病如泌乳素瘤、GH瘤（肢端肥大症）、ATCH瘤（库欣氏病）、空蝶鞍综合征、垂体柄病变等，颅咽管瘤，脑脊髓辐射，原发性甲状腺功能减退，以及一些非内分泌疾病，如足以引起传入神经兴奋的胸壁病变与脊索疾病，慢性肾衰竭，严重肝病等。临床上在做出病理性高 PRL 血症诊断时必须除外引起 PRL 增高的其他原因。部分患者伴月经紊乱而 PRL 常高于 $100\mu g/L$，有的病程较长而临床症状不明显的患者，需警惕"潜隐性 PRL 微瘤"可能，经过随访可发现 PRL 渐升高，影像学复查出现阳性变化而得以明确诊断。

（4）特发性与巨 PRL 血症：不属于上述四类而原因未明者。有的患者经数年长期随访并无临床症状和影像学证据有可能为"特发性 HPRL"，PRL 多可下降。部分病例可能为巨 PRL 血症（macroprolactinemia）。人体血清中 PRL 存在多种形式，大量存在的是"小 PRL"（littlePRL），其分子量为 23kDa，并有少量"大 PRL"（big PRL）存在，分子量 50~60kDa，而 10%~26% HPRL 可为"大大 PRL"或"巨 PRL"（big big or macroprolactin），其分子量为 150~170kDa。巨 PRL 是由 PRL 单体与自身抗体形成的一种高分子量"PRL－IgG 免疫复合物"，其肾清除减少而在血中积聚形成巨泌乳素血症。这种复合物无 PRL 的生理活性，所以实际上是一种"假 HPRL"，其形成机制尚未完全明确。在临床上往往造成误诊和处理不当。当测定 PRL 水平增高而临床症状缺如（或不典型），怀疑巨泌乳素血症时，可同时测定聚乙醇处理前后的患者血清 PRL 水平，巨 PRL 血症标本经此处理后 PRL 水平下降达 40%。患者并无其他自身免疫表现，ANA、TPOAb、TGAb 等自身抗体在正常范围，但 CD_5^+ 淋巴细胞明显增高。日本学者报告用凝胶亲和层析和 SDS－PAGE 发现一种抗 PRL 的 IgG，后者可以和小 PRL 结合形成巨 PRL。

2. 发病机制　除上述药理部分已有阐述外，病理性 HPRL 发病机制可有下述数种：①下丘脑 PIF 不足或下达至垂体受阻，使垂体 PRL 细胞所受的正常性抑制性调节解除，见于下丘脑或垂体病变，常伴全腺垂体功能减退或垂体柄由于外伤或手术而受损。TRH 作为 PRF 在原发性甲状腺功能减退时可显著增高而消除多巴胺对 PRL 的抑制。②获得自主性高功能的 PRL 分泌细胞单克隆株，见于 PRL 瘤以及癌肿之异源 PRL 分泌，其分泌无脉冲性，正常的睡眠—觉醒周期、雌激素诱导等周期模式消失。③传入神经通过增强的刺激可加强 PRF 作用，见于各类胸壁炎症性、创伤性及肿瘤性疾病，以及脊索病变。④PRL 肾脏降解受损，或肝性脑病时，假神经递质形成，从而 PIF 作用减弱。

（二）临床表现

1. 溢乳、闭经/性腺功能减退与不育　HPRL 不管其病因如何，其典型的表现在育龄女性为溢乳、闭经（或少经）与不育。据统计，约 1/3 闭经病例是 HPRL 患者，闭经伴溢乳的患者中，HPRL 高达 70%，无排卵妇女 15% 为 HPRL，伴溢乳的无排卵者 43% 为 HPRL。高水平 PRL 可抑制卵巢颗粒细胞产生孕激素，同时也可促使下丘脑 DA 合成代偿性增加（特别是 PRL 瘤患者）而抑制 LRH 和 LH，从而抑制排卵。临床上轻度非持续性高 PRL 水平（PRL 常≤$100\mu g/L$）患者可因 LRH 的不同程度受抑制，虽有正常月经周期但无排卵；也可因黄体发育不良（黄体期短）而月经频繁（常无排卵，但偶有排卵）。随着 PRL 水平的显著升高，出现月经稀少与闭经。HPRL 除了能抑制 LH 和排卵，并竞争性抑制促性腺激素对卵巢 GnH 受体的作用，以致月经紊乱而闭经。PRL 瘤患者 90% 有溢乳，多为挤压性溢乳，可为暂时地或间歇地溢乳，少数为多量而自发溢出，可为双侧或单侧，乳汁呈白色或黄色。溢乳与闭经常是本症的主要表现和女性患者就诊的原因。溢乳需与乳腺管内乳头状瘤或癌所产生的乳头溢液鉴别。血 PRL 升高伴闭经但无溢乳者，则需考虑全腺垂体功能减退或长期

缺乏 E_2。垂体 PRL 瘤引起的 PRL 高度升高本身即可引起血清 E_2 低下，并可有相应症状（如阴道干燥、性交疼痛等）。少数（5% ~7%）的 PRL 瘤患者表现为原发性闭经伴有血清去氢异雄酮（DHEA）增高的患者可有多毛症，水滞留，体重增加，焦虑与抑郁。其中60%患者有性欲减退或消失。

男性患者常有血清睾酮降低，精子数减低或消失而致不育，常有性欲减退或消失，可有不同程度的勃起功能障碍，常为患者与医生所忽略。1/3 男性患者可有少量挤压性溢乳。

青少年起病者可青春期延迟，如为大腺瘤则可影响生长。

2. 骨质疏松　不论男性或女性，HPRL 可使骨密度进行性减少，因而引起痛性骨质疏松，可随 PRL 与性激素水平正常而好转。

3. 占位征群　垂体大腺瘤引起的占位征群。

4. 相关的原发病症状与体征。

（三）诊断

1. 病史和体检　注意有关的特殊症状，如育龄女性出现闭经—溢乳不育三联症，青壮年男性出现性腺功能减退、勃起功能障碍和溢乳等，并需详细了解患者的月经史、生育史、哺乳史、药物服用史，以及神经系统症状（有无头痛、视力和视野改变）和疾病史；亦要注意除外生理性、药理性因素，以及其他现患病与 HPRL 的关系。体检要重点注意视野、视力、乳腺（是否有白色乳汁溢出，乳汁介于初乳与哺乳时乳汁之间，有时需挤压后才有乳汁溢出，少数患者可为单侧性）、胸壁、男性性腺等变化。

2. 内分泌学检查

（1）血清 PRL 测定及 PRL 动态试验：非泌乳素瘤所致的 HPRL，PRL 很少 >100μg/L，PRL >100μg/L 者 PRL 瘤可能性很大，PRL 瘤越大，则 PRL 水平越高，>200μg/L 者，常为大腺瘤（>10mm）。轻度 PRL 增高（<60μg/L）可能为应激或脉冲分泌峰值，为避免应激，可连续 3 天采血或同一天连续 3 次采血，每次相隔 1 小时，如此 3 次血清测定值可除外脉冲峰值，有利于 HPRL 的判断。兴奋 PRL 分泌的药物，如 TRH、甲氧氯普胺、氯丙嗪、西咪替丁、精氨酸、或抑制 PRL 分泌的药物，如左旋多巴、溴隐亭等。可选择性地用以观察PRL 的动态变化，PRL 瘤对上述兴奋剂与抑制剂无明显反应或反应减弱，有助于鉴别特发性HPRL、生长激素瘤、ACTH 瘤与 PRL 瘤，但对特发性 HPRL 引起的 HPRL，其鉴别价值较小。

（2）其他内分泌功能检查：甲状腺功能测定、促性腺激素与 E_2 和睾酮测定、GH 与ACTH 测定、DHEA 测定等，在不同情况应选择进行，以助病因与病情判断。

3. 影像学检查　MRI 或 CT 检查以了解下丘脑或垂体的病变。

（四）治疗

针对不同病因制定不同治疗措施：

（1）原发性甲状腺功能减退者需用 L－甲状腺素替代治疗；异源 HPRL 应针对原发癌肿。

（2）药源性者停用相关药物。

（3）HRPL 且性腺功能已减退达 1 ~2 年，而影像学检查未能做出肯定垂体病变诊断者可应用溴隐亭等治疗以抑制 PRL 分泌与恢复性腺功能。

（4）垂体肿瘤与 PRL 瘤治疗参见相关章节，垂体大腺瘤患者常可引起腺垂体功能减退，需相应激素类制剂作替代治疗。

（5）其他女性患者怀疑 PRL 瘤者，禁用雌激素以免 PRL 瘤长大；口服避孕药后出现的 HPRL 如停药后仍然有临床症状，可使用促性腺素或氯米芬治疗，促使下丘脑－垂体－卵巢轴生理功能的完全恢复；产后泌乳伴闭经，而 PRL 有所增高者，可应用口服避孕药（按避孕用量，但不宜久服，以免口服避孕药本身的 PRL 释放作用）与维生素 B₆ 口服（200 ~ 600mg/d）（后者为多巴胺脱羧酶的辅酶，可使下丘脑肽能神经元多巴转化为 DA 增加）治疗；部分 HPRL 患者伴有 PCOS，经溴隐亭治疗 PRL 水平下降至正常后，可恢复排卵，约 3% ~ 10% 仍无排卵者，可使用氯米芬（克罗米芬）治疗。"巨 PRL 血症"无须治疗。

二、泌乳素瘤

泌乳素瘤（prolactinoma）即 PRL 瘤，是最常见的功能性垂体瘤（约占半数），也是病理性高 PRL 血症最主要的原因。美国 NIH 一项研究表明美国人口 1/4 有垂体微腺瘤，其中 40% 为 PRL 瘤。伴有临床症状的垂体瘤约为 14/10 万人，如以其 1/2 估计，PRL 瘤患病率约 7/10 万人。PRL 瘤的大小与 PRL 分泌有关，通常肿瘤越大，PRL 水平越高。PRL 水平仅中等量增高（50 ~ 100ng/ml）的垂体瘤可能为 PRL 混合瘤，其内分泌症状不同于单克隆 PRL 瘤。随着血清 PRL 的标记免疫法测定以及 CT、MRI 等高分辨率影像学检查的广泛使用，临床上微 PRL 瘤确诊率已大为提高。

PRL 瘤的发病机制至今仍未完全阐明，除了 PRF 与 PIF 调节紊乱外，PRL 分泌细胞本身尚有何种功能缺陷，其影响因素如何等尚待明确。临床和动物实验均已证实雌激素可促进 PRL 细胞增生及 PRL 的合成与分泌。正常女性妊娠后，随着雌激素水平升高，PRL 细胞可增大、增生、垂体变大，PRL 分泌增加，妊娠不仅使原有 PRL 瘤增大，而且也是 PRL 瘤形成的一个促发因素（据统计约 10% PRL 瘤发生于妊娠后）。至于口服避孕药（CCP），因其具有一定雌激素活性，可以引起高 PRL 血症。但研究表明口服避孕药，特别是低雌激素活性的 CCP，与 PRL 瘤的发生并无关联；此外，PRL 瘤细胞内在的缺陷也被证实：①鼠 PRL 瘤与人微 PRL 瘤分泌对溴隐亭及多巴胺的抑制作用有抵抗性；②大部分 PRL 瘤患者在手术后重复多巴胺促效剂或拮抗剂或非特异的胰岛素低血糖刺激，其 PRL 分泌功能可以恢复正常，说明大部分 PRL 瘤患者的自主分泌源自内在缺陷，下丘脑调节功能紊乱呈继发性；③溴隐亭疗效与 PRL 瘤大小及原有 PRL 水平无关，一部分患者虽剂量加倍疗效仍不满意，说明这些患者对溴隐亭有抵抗性；④20 世纪 90 年代对 PRL 瘤 DNA 克隆分析表明，PRL 瘤细胞起源于单克隆，瘤体周边细胞完好无增生。肿瘤切除后，PRL 即可降至正常。PRL 瘤根据大小可分为微腺瘤（<10mm）与大腺瘤（≥10mm），两者的生物学行为有明显差别。

本病多见于 20 ~ 40 岁青壮年，女性显著多于男性。女性患者以微腺瘤常见，占 2/3，大腺瘤为 1/3，但绝经后女性患者以大腺瘤为主，男性患者几乎都是大腺瘤。PRL 瘤经长期药物治疗可明显钙化。PRL 瘤绝大多数为良性，PRL 细胞癌十分罕见，文献仅有数例报道。

（一）临床表现

可从毫无症状，偶然发现到垂体功能减退，甚至垂体卒中、失明等轻重不一。

1. 溢乳与性腺功能减退　育龄女性典型症状为闭经、溢乳、不育三联症，在男性则为性欲减退、阳痿与不育三联症。

2. 垂体瘤占位性症状　大 PRL 瘤可产生占位性神经症状与垂体功能减退症状。占位性神经症状主要为：①头痛：系肿瘤压迫鞍隔和血管所致。如持续头痛并伴恶心、呕吐，则表示有颅内压增高。②视野缺损、眼外肌麻痹、急性视力减退等，由于肿瘤自鞍隔孔向上扩展，压迫视交叉所致。③肿瘤从蝶鞍向两侧海绵窦方向扩展，可压迫第Ⅲ、Ⅳ、Ⅴ、Ⅵ脑神经，并产生上睑下垂、复视、面部疼痛、眼球运动障碍等相应症状。④瘤体偶有向大脑颞叶内侧扩展，引发癫痫。垂体功能减退系继发性，是肿瘤压迫垂体正常部分而引起，受累之靶腺功能减退症状较轻。

男性垂体 PRL 腺瘤患者，虽有 HPRL 相应症状，但常常被忽视，未能及时确诊，直至肿瘤体积增大，出现上述肿瘤压迫症状始获确诊者不在少数。

3. 其他症状

（1）急性垂体卒中：0.6%～10% 垂体瘤可自发出血，一般见于大腺瘤，偶见于微腺瘤。主要表现为严重出血所致的脑膜刺激症状，以及周围组织的受压迫症状，以视力、视野损害及头痛为主，症状多不典型，头颅 CT、MRI 扫描有助于明确诊断。

（2）PRL 混合瘤的其他内分泌症状：PRL 瘤可与其他垂体激素腺瘤混合与同时发生，最常见为 GH 与 PRL 混合瘤，20%～40% 肢端肥大病例血清 PRL 水平升高，可有闭经与溢乳（多为挤压性）。PRL 瘤与无功能性垂体瘤混合时，瘤体大而 PRL 仅轻微升高，溴隐亭治疗血清 PRL 很快下降而肿瘤无显著缩小。

（3）骨质疏松：慢性高 PRL 水平可促进骨质丢失，尤其 E_2 浓度极度降低的患者，其骨密度常低于绝经期妇女平均水平。

（4）青春期前 PRL 瘤：多为大腺瘤，患者发育停滞，身材矮小，溢乳，原发闭经。

（二）诊断

1. 除外生理性和药理性 HPRL。

2. PRL 测定、PRL 动态试验，其他内分泌功能检查　怀疑混合瘤时常须作相应内分泌功能检查。

3. 影像学检查　蝶鞍 X 线平片或断层摄片，因其本身的低分辨和间接的影像效果，目前已不常规应用于 PRL 瘤的诊断。但因费用低廉，可用以观察蝶鞍有否扩大，可选择性地应用于临床上有占位性神经症状者。CT 与 MRI 因其高分辨与直接的肿瘤影像效果可发现 3～4mm 的微小腺瘤，特别对于治疗后复查随访有其优越性。但 CT 对于微腺瘤仍有一定的假阳性和假阴性率，MRI 因其对软组织分辨力高、解剖结构显示清楚，并能够反映垂体肿瘤组织向各个方向的生长情况，提供垂体腺瘤全面的影像学特征，判断海绵窦有无受侵犯，为手术方式的制定、防止和减少术中大出血等并发症具有重要意义，已成为诊断垂体瘤常用有效的检查方法。术前 MRI 检查可用于评估垂体腺瘤生长范围与方式以及估计肿瘤的质地，对手术方案的制订具有指导意义。但 MRI 不能区别骨及钙化组织，对肿瘤侵蚀鞍壁与扩展到鞍外的显示效果不及 CT，此外 MRI 也有其应用禁忌。对于垂体微腺瘤的诊断要注意与鞍内小囊肿，以及青春期女性经期和妊娠期间表现的生理性垂体轻度增大和信号不均匀等鉴别，避免误诊，可结合 PRL 测定作出鉴别，必要时可作动态 MRI 增强扫描。鞍内的其他常见病变如鞍内蛛网膜囊肿和 Rathke's 囊肿、空泡蝶鞍综合征（患者除闭经外，泌乳素可正常或稍高，常伴有头痛）等也需注意鉴别。

（三）治疗

针对 PRL 瘤的高 PRL 分泌和占位性神经症状与腺垂体功能减退，可视病情使用多巴胺激动剂治疗，并同时或择期进行手术切除或放射治疗，以改善临床症状，缩小乃至消除肿瘤，求得最佳效果。与大腺瘤不同，95%微腺瘤不会进行性生长，故抑制肿瘤生长不是治疗指征，微腺瘤治疗两大要点是针对不育和恢复月经、消除溢乳。对于不育应首选溴隐亭；对于抑制大腺瘤的生长，各种多巴胺激动剂并无多大差异。

1. 药物治疗

（1）多巴胺促效剂治疗

1）溴隐亭：是一种麦角类衍生物，作用为特异性多巴胺受体促效剂。溴隐亭抑制 PRL 分泌的作用是由于：直接兴奋垂体 PRL 细胞 D-2 受体而抑制 PRL 分泌，并间接兴奋下丘脑的 D-2 受体而增加 PIF 的释放。溴隐亭可特异性地抑制 PRL mRNA 和 PRL 的合成，导致胞质减少、细胞空泡形成、细胞破碎和凋亡，抑制 PRL 瘤生长，不损伤其他垂体细胞。并能抑制溢乳，恢复性腺功能和生育力。对于男性 PRL 大腺瘤患者，除肿瘤及其分泌受抑制外，血清睾酮水平与精子数可恢复正常。溴隐亭口服后迅速从肠中吸收，但吸收并不完全。半衰期约 3~4 小时，故每天剂量分 2~3 次服用。单一剂量摄入后，在 2~3 小时达血浆峰值。溴隐亭经肝代谢，90% 自粪便排出，10% 从尿中排泄。由于其非亲水性脑浓度明显高于血清浓度。有效剂量个体差异很大，自 2.5~60mg/d 不等，为确定有效剂量，可在开始治疗时作一敏感试验，服溴隐亭 2.5mg，多数患者 6~8h 后血清 PRL 水平可下降 50% 以上，表示只需较小剂量（3.75~7.5mg/d）即可奏效；少数患者下降 <50%，需剂量加倍但也有无效者。此种剂量差异可能取决于垂体 PRL 细胞 DA 受体对药物的反应性。起始剂量可为 0.625mg/d，晚餐后服，以后每周递增 1.25mg/d，分早晚两次服用。对于耐受良好者每日剂量一次给予，疗效相同。药物治疗期间，每 1~2 个月测定 PRL 和随访，及时调整剂量。有效剂量（恢复月经和 PRL 水平）通常为 5.0~7.5mg/d，大腺瘤可用到 7.5~10mg/d。80% 大腺瘤治疗后缩小，可早在治疗 4~6 周后，或数月后见瘤体有所缩小。治疗 24 个月以上再停药，25% 患者可在停药后一直维持正常。长期药物治疗后大腺瘤可明显钙化。

经验表明，溴隐亭治疗 82% 患者 PRL 恢复正常，90% 以上患者可恢复月经和生育力。故对于需要恢复排卵功能的患者溴隐亭为首选药物。希望怀孕的微腺瘤患者治疗开始初，应机械避孕 2~3 个月经周期，后停止避孕措施待出现停经时即停用溴隐亭，如经确定妊娠者应继续停止服药。如此可避免溴隐亭相关的流产、异位妊娠和婴儿生殖器官畸形。产后泌乳并不与微腺瘤生长相关，哺乳期需继续停药，一定时期哺乳后可作复查，如有必要应予溴隐亭继续治疗。女性大腺瘤患者妊娠期间瘤体长大概率为 15%~35%，所以需在妊娠前进行手术，术后乃至妊娠期间需服用溴隐亭以防止瘤体长大。男性患者根据有无症状而选择不同方案，对于无症状的微腺瘤，可不予处理，定期随访。溴隐亭治疗 PRL 瘤疗效好、并发症少、垂体功能恢复较佳，故主张对于垂体 PRL 微腺瘤或大腺瘤而无鞍上发展或无视野缺损者首选药物治疗。

溴隐亭的不良反应与其对于 D-1 和 D-3 受体、肾上腺素能受体及血清素受体的活性作用有关，常见为对胃肠黏膜的刺激，出现恶心、呕吐、腹痛等。较大剂量可因内脏平滑肌松弛及交感神经活动受抑制而出现眩晕、头痛、嗜睡、便秘、直立性低血压等反应。大剂量治疗者偶有严重不良反应，需予警惕。小剂量溴隐亭的副作用常短暂，餐后服用常可减轻。

耐药问题：约有 5%~18% 患者对 DA 激动剂的治疗无反应，称为多巴胺抵抗，这与

PRL 瘤 DA 受体的异质性有关而与 PRL 水平或肿瘤大小无关。对溴隐亭耐药的腺瘤患者可试用喹高利特（诺果亭），因该药对 D-Z 受体的亲和性更高。

2）卡麦角林（cabergoline）：是长效的麦角衍生物，最初用于治疗帕金森病。是 PRL 分泌细胞 D-2 受体高度选择性促效剂，因而比溴隐亭耐受性好。可降低 PRL 水平、恢复性功能和使肿瘤缩小。因其半衰期长达 62～115 小时，故可每周一次给药 0.5mg。也是治疗 PRL 瘤的二线药物，可用于对溴隐亭不耐受或抵抗者。严重心血管病、雷诺氏病、溃疡病、低血压等病患者须慎用，有报道报卡麦角林与病态赌博相关联的，此为其罕见不良反应。

3）喹高利特（quinagolides）：商品名有"诺果亭"（norprolac）等。这是一种新型非麦角类长效 D-2 受体选择性促效剂，其结构为八氢苄喹啉，对 PRL 的抑制作用是溴隐亭的 35 倍，消化道副作用则较少。剂量为 75～400μg/d（维持量为 75～150μg），可使 58%～91% 的患者 PRL 降低，半数以上患者的腺瘤可缩小 25% 以上。本类药物是治疗 PRL 瘤的二线药，常用于对溴隐亭有抵抗或不耐受者。治疗开始可能由于多巴胺兴奋作用，会引起直立性低血压。因此，要根据 PRL 降低的效果和患者的耐受性选择起始剂量。有精神病史者需慎用。

（2）PPARγ 促效剂：PPARγ（过氧化物酶体增殖激活受体 γ）可在所有垂体瘤细胞表达，细胞生物学研究证实 PPARγ 配体——罗格列酮能抑制垂体瘤细胞增殖并促进其凋亡，其机制为阻止静止期细胞由 G_0 进入 G_1 期，减少进入 S 期的细胞数量，并抑制瘤细胞激素的分泌。动物实验也发现罗格列酮能显著抑制小鼠垂体 GH、PRL 和 LH 瘤的生长。罗格列酮作为高选择性 PPARγ 激动剂已在临床广泛应用于胰岛素抵抗，其抑制 PRL 瘤的作用可能成为治疗 PRL 瘤的一种新的选择。

2. 手术治疗 对于药物治疗不敏感（大瘤体缩减和 PRL 下降不明显），或不能坚持药物治疗者（如考虑妊娠等因素）可以选择手术治疗。已有鞍上累及者可予以药物和手术治疗同时进行。除传统的经额垂体瘤大部分切除视交叉减压术（适用于已向鞍上、鞍旁扩展的大腺瘤伴有视交叉或其他脑神经受压者）外，目前较多开展创伤较小的经蝶窦选择性垂体瘤切除术，除适于微腺瘤外，也应用于鞍上扩展视交叉受压不严重的病例。术后如有残余瘤存在，需继续药物治疗或辅以放射治疗。经蝶窦切除垂体瘤，肿瘤切除程度与肿瘤的质地关系密切。对于质地软的肿瘤，即使伴有鞍上、鞍旁发展，在切除鞍内肿瘤后，鞍上、鞍旁的肿瘤组织可以随脑血管搏动而逐渐降入鞍内，获得较满意的切除；但质地韧的肿瘤，鞍上、鞍旁部分难以降入鞍内。研究表明 MRI 可以粗略预测肿瘤的质地。外科手术术后可有感染、脑脊液漏和短暂的尿崩症等并发症。对微腺瘤的治愈率可达 70%～75%，死亡率为 0～1%。

3. 放射治疗 常用在手术治疗后 PRL 水平未能降至正常水平，瘤组织有残余时。也可以对应用药物治疗已妊娠的患者予以放射治疗，以抑制垂体瘤在妊娠时的进展，并减少药物长期应用的剂量。单纯放射治疗或辅助手术治疗的放射治疗，GnH 缺乏的发生率各为 47% 和 70%，普通放疗因其反应迟缓及继发垂体功能低下的潜在倾向，故已放弃。[60]钴源的立体辐射即 γ 刀，优点为定位准确，对下丘脑与颅脑损伤少、疗程短。可选择性地用于边界清楚而不侵犯邻近结构的微腺瘤而不能耐受长期药物治疗者，以及手术有残留瘤组织或复发，或年老、有夹杂症等不能经受手术者均可考虑 γ 刀治疗。

治疗的选择：对于各种治疗方法的选择，应该根据患者病情、生育史和特殊的要求，依照循证医学原则作出计划，并充分尊重患者的意愿，作最后抉择。

女性泌乳素瘤治疗选择可参考表 9 – 2。

表 9 – 2　女性泌乳素瘤的处理纲要

高 PRL 血症——除外生理性和药理性后做 MRI 检查，区分微腺瘤与大腺瘤，根据不同情况予以不同处理	
微腺瘤	1. 闭经多巴胺促效剂或雌激素加黄体酮治疗
	2. 不育溴隐亭治疗
	3. 正常月经不予治疗，随访观察（Schlechte J A 等报告经 3 ~ 7 年随访，此组患者 PRL 不增高，病情无进展）
大腺瘤	1. 鞍内
	A. 闭经：予以多巴胺促效剂
	B. 不育：首选溴隐亭治疗
	2. 鞍上
	A. 闭经：多巴胺促效剂，并结合手术
	B. 不育：药物治疗（首选溴隐亭），并结合手术

（欧阳嵘）

第六节　尿崩症

尿崩症（diabetes insipidus）是一种以尿量异常增多、烦渴、低渗尿和低比重尿为特征的临床综合征。其通常因为下丘脑和（或）垂体病变所致的抗利尿激素（又称精氨酸加压素或血管加压素）分泌减少，或者肾脏由于各种病因对抗利尿激素失去反应，集合管水通透性降低，水重吸收障碍，造成的肾脏尿液浓缩障碍。根据发病部位的不同，尿崩症分为中枢性尿崩症和肾性尿崩症。在内分泌系统中主要介绍中枢性尿崩症。

一、病因和分类

1. 先天性　罕见，为常染色体显性遗传，可由于抗利尿激素—神经垂体激素运载蛋白基因突变所致的下丘脑产生抗利尿激素的神经元减少。另有家族性中枢性尿崩症如 DID-MOAD（diabetes insipidus，diabetes mellitus，opticatrophy，deafness）综合征，为常染色体隐性遗传，致病基因位于 4p16.1，抗利尿激素前体不能转化为抗利尿激素。

2. 获得性　特发性、外伤性、头部创伤后、下丘脑 – 垂体手术后、肿瘤（颅咽管瘤、松果体瘤、生殖细胞瘤、脑膜瘤、向鞍上扩展的垂体瘤、转移性肿瘤）、缺血及血管性病变（Sheehan 综合征、休克、血肿、动脉硬化、动脉瘤）、感染（结核性脑膜炎、病毒性脑膜炎、细菌性脑膜炎）、肉芽肿（结节病、嗜酸性肉芽肿、组织细胞病、Wegener 肉芽肿、黄瘤）、化学毒物（河豚毒素、蛇毒）以及自身免疫等。

二、临床表现

中枢性尿崩症可见于任何年龄，以青年人居多，男女之比约为 2：1。

尿崩症的临床表现可分为两大症群：以抗利尿激素不足引起的多尿、多饮、烦渴，严重者多致高渗综合征；病因在颅内病变患者的头痛症状。临床上多以抗利尿激素不足症群为主。

最突出的症状为多尿，起病多为渐进性，也有发展较快，在数日到数周内症状逐渐明显，有时患者可诉出多尿发生的具体日期甚至具体时间点。尿量每日多在 2.5 ~ 3L 以上，或每天 > 50ml/kg，尿量多者可达 18L。尿液清亮，尿比重低，多在 1.001 ~ 1.005，尿渗透压一般在 50 ~ 200mmol/L。患者不仅日尿增加，夜尿也增多，但通常较白天为轻。

残存的抗利尿激素量不同，临床表现不同，抗利尿激素残存量不足 10%，表现为完全性尿崩症，患者尿量显著上升，每日尿量在 5L 以上，甚至达 18L；抗利尿激素残存量较多时，患者表现为部分性尿崩症，每日尿量变化较大，多数在 3 ~ 5L。根据患者精神控制力，尿量可以 < 2L 或 > 5L。

大量低渗性尿排出，患者血浆渗透压可轻度升高，兴奋口渴中枢，产生烦渴，患者多喜冷饮。尿崩症患者若能得到足量的水，患者的健康一般不受威胁，仅影响睡眠，体格发育及智力均不受影响。

如患者因各种原因不能得到充足的水供应，有可能导致高渗综合征，表现为血容量不足、血浆渗透压升高和高钠血症。临床上患者出现心悸、血压下降、四肢厥冷等，严重者出现休克。若不能及时得到纠正，严重者引起高渗性脑病，出现精神症状、性格改变、烦躁、神志模糊甚至谵妄、昏迷。

下丘脑 - 神经垂体系统损伤或手术后所致的中枢性尿崩症可表现为典型的"三相变化"。第一相——多尿期，尿量增多及尿渗透压降低，术后立即发生，通常持续 4 ~ 5d，是因为损伤所致的抗利尿激素释放减少；第二相——少尿期，尿量减少，尿渗透压升高，发生在损伤后 5 ~ 6d，因为血管加压素从受损变性的神经元漏出至血液中；第三相，出现低渗性多尿，可持续数周或成为永久性尿崩症，为抗利尿激素耗竭所致。

下丘脑 - 垂体手术及外伤有时合并垂体前叶损伤，这时尿崩症症状可减轻，在纠正垂体前叶功能不足后尿崩症症状可明显加重。

三、辅助检查

1. 尿液检查　尿比重通常在 1.001 ~ 1.005，尿渗透压为 50 ~ 200mmol/L，尿钠、钾、钙浓度降低，但每日排出总量一般正常。

2. 血液检查　若有充足的水供应，患者的血浆渗透压应正常或轻度升高；血浆抗利尿激素水平降低，在禁水后也不能升高或不能达到正常值，完全性尿崩症患者较部分性尿崩症患者血浆抗利尿激素水平更低。

3. 功能试验

(1) 禁水试验：完全性尿崩症患者禁水后尿液仍不能充分浓缩，尿量无明显减少，尿渗透压 < 300mmol/L，尿比重 < 1.010；部分性尿崩症患者禁水后尿量减少、尿渗透压升高、尿比重升高，但抗利尿激素水平有限，尿渗透压和比重升至一定水平后不再上升，尿渗透压 < 750mmol/L，尿比重 < 1.020。

(2) 禁水加压素试验：正常人禁水后注射抗利尿激素，尿量不减少，尿渗透压及尿比重不上升。中枢性尿崩症患者在禁水试验后注射抗利尿激素，可以使尿量明显减少，尿渗透压升高，> 750mmol/L，尿比重升高，多 > 1.020 以上。

(3) 高渗盐水试验：正常人滴注高渗盐水后血浆抗利尿激素明显上升，中枢性尿崩症患者在输注高渗盐水后血浆抗利尿激素水平上升不明显，对血浆渗透压水平升高反应差。

4. 影像学检查　MRI 较普通 X 线片或 CT 对于中枢性尿崩症检查更具诊断意义。正常人垂体后叶在头颅 MRI T_1 加权像中显示为高信号，在神经垂体病变的患者中高信号消失，另一特点为垂体柄增粗。

5. 其他检查　颅脑病变所致者应检查视野。对于遗传性中枢性尿崩症患者，可对抗利尿激素基因、抗利尿激素受体基因、AQP–2 基因等突变进行分析。

四、鉴别诊断

1. 精神性烦渴　表现为多饮、多尿、烦渴、低比重尿，多发生于中年及绝经期妇女，精神性因素所致过量饮水，致多尿，并抑制了体内抗利尿激素分泌。使用镇静剂常有效，禁水试验多正常，如用抗利尿激素替代治疗，尿量可减少，但精神性多饮不减少，有时可致水中毒。

2. 肾性尿崩症　为肾脏原因对抗利尿激素不敏感或发生抵抗，尿液浓缩障碍所致。发病通常较缓慢，亦主要表现为烦渴、多饮、多尿。先天性者为 X 性连锁隐性遗传病，几乎只见于男性，幼年起病者，重症可出现生长障碍和智力低下。患者血浆抗利尿激素水平上升，注射抗利尿激素后尿量、尿渗透压、尿比重均无变化，禁饮后血浆抗利尿激素水平有所上升，但尿量仍无改变，出现抗利尿激素水平和尿渗透压分离的表现。

五、治疗

1. 补充水分　中枢性尿崩症患者在水分供给充足的情况下，对身体的代谢影响较小。没有足够的水分，即使已经行激素替代治疗，在替代不足时也往往造成高渗，影响代谢。因此，不能禁止或限制患者饮水。口渴中枢障碍时还需要让患者定时定量饮水。

2. 激素替代疗法　由于抗利尿激素缺乏程度和个体对抗利尿激素需要量的不同，激素替代治疗应该个体化。

（1）1–去氨 8–右旋精氨酸加压素（DDAVP）：首选药物，为加压素类似物，剂型多样，可静脉、肌内、皮下注射，也可经鼻给药、口服。DDAVP（片剂商品名为弥凝），成人起始剂量为每次 $50\mu g$，每日 2 次，根据情况调整剂量，口服用药方便且效果良好，被认为是理想的给药方式；皮下注射，每次 $0.5 \sim 2\mu g$，每日 $1 \sim 2$ 次；鼻腔给药，每喷 $10\mu g$，每日 $1 \sim 2$ 次。给药的同时应监测尿量，监测血浆渗透压、血钠水平。每种给药方式均应根据患者的症状改善情况进行调整，实现个体化。

（2）鞣酸加压素油制剂：肌注，疗效可维持 $2 \sim 3d$ 或更久，每毫升含 60U。开始每次注射 0.1ml，每日注射 1 次。再根据疗效及持续时间调整剂量。应用时应注意水中毒。

3. 非抗利尿激素类口服药

（1）噻嗪类利尿剂：以氢氯噻嗪最常用，一般每日 $2 \sim 3$ 次，每次 $25 \sim 50mg$，可使尿量减少一半。该药作用机制尚未明确。长期使用注意低钾血症。

（2）氯磺丙脲：通过增强肾脏对抗利尿激素的反应性改善尿崩症，可用于部分性尿崩症患者的治疗。一般每日 1 次，剂量从 100mg 开始，最大到 300mg。长期使用应注意低血糖的产生。

（3）卡马西平：可同时促进抗利尿激素的分泌及肾脏对抗利尿激素的敏感性。一般每次 $0.1 \sim 0.2g$，每日 $2 \sim 3$ 次。应注意白细胞减少、肝损害、乏力、眩晕等不良反应。

（4）氯贝丁酯（安妥明）：可促进抗利尿激素分泌，主要用于治疗部分性尿崩症患者。一般每次 0.5～0.75g，每日 3 次。应注意胃肠道反应及肝损害。

（欧阳嵘）

第七节　成年人腺垂体功能减退症

腺垂体功能减退症（pituitary deficiency）在 1914 年由西蒙氏首次描述，是指各种病因损伤下丘脑、下丘脑-垂体通路、垂体而引起单一（孤立）的、多种（部分）的或全部垂体激素［ACTH，TSH，FSH/LH（又称 Gn），GH，而 PRL 除外］分泌不足的疾病。它可见于儿童期和成年期。儿童期因产伤、发育不全引起者相对少见。成年期因肿瘤、创伤、手术而引起的，由于原发疾病的掩盖，垂体功能减退症易被疏忽，不仅影响了原发疾病的康复，而且容易在应激时出现危象而危及生命。近年来由于主动随访垂体激素水平，应用可靠的功能试验，发现了较少见的亚临床垂体功能减退症，尤其是在颅脑外伤、手术和放疗后。

一、病因及发病机制

正常人垂体约重 0.5g，腺垂体和神经垂体各有独立的血液供应。腺垂体主要由颈内动脉分支（垂体上动脉）供血，极少数还由垂体中动脉供血。垂体上动脉在下丘脑正中隆突区形成毛细血管丛，血流从这里经垂体门静脉穿过垂体柄到达腺垂体。神经垂体由垂体下动脉供血。正中隆突区无血脑屏障，腺垂体仅有正中隆突区内外静脉丛提供血液。完整的垂体柄才能保证 90% 腺垂体细胞的血供，切断垂体柄后 90% 腺垂体会坏死。垂体坏死 75% 以上才会出现临床症状，破坏 50% 以上仅处于无症状的亚临床期，破坏 95% 以上可危及生命。垂体激素不足，使靶腺体继发性萎缩，出现继发性靶腺体功能减退。下丘脑释放激素不足影响垂体，再影响靶腺体引起三相性靶腺体功能减退。常见的垂体功能减退症病因可分为：

（一）肿瘤

常见的有垂体瘤、鞍区肿瘤（脑膜瘤、生殖细胞瘤、室管膜瘤、胶质瘤）、Rathke's囊肿、颅咽管瘤、下丘脑神经节细胞瘤、垂体转移性肿瘤（乳房、肺、结肠癌）、淋巴瘤、白血病等。垂体瘤是成年人最常见的脑部肿瘤（约占 10%），直径大于 1cm 的称大腺瘤，小于 1cm 的称微腺瘤，瘤细胞根据有无分泌功能分为有分泌性腺瘤（可出现相应的内分泌症状）和无功能性腺瘤。大腺瘤可有占位效应，压迫视神经影响视力、视野；压迫垂体引起垂体功能减退（尤其是无功能性腺瘤）；牵引硬脑膜而增高颅内压出现头痛；压迫海绵窦引起第Ⅲ、Ⅳ、Ⅴ、Ⅵ脑神经损伤。除泌乳素瘤药物治疗有效外，首选手术（包括 γ 刀等）治疗。

（二）脑损伤

包括颅脑外伤（TBI）、蛛网膜下腔出血（SAH）、神经外科手术、放射治疗（RT）、脑卒中（出血和缺血）、希恩综合征等。

TBI 在发达国家中是 35 岁以下男性常见的致死、致残原因，近年来女性发病也在稳步增多。2007 年 A Agha 分析 107 例 TBI 者中，重度 TBI 格拉斯哥昏迷评分（GCS）在 3/15～13/15，结果示受伤 19 个月时有 11% GHD，13% ACTH 不足，12% Gn 不足，1% TSH 不足，13% 高 PRL，28% 是单种激素不足，仅 1% 是全垂体功能减退。Scheneider 等报道 77 例 TBI

中有些病例在受伤 3 月时发现 ACTH、TSH、FSH/LH 不足，在受伤 12 个月时已恢复，而 GHD 仍不变，也有少数病例在受伤 12 个月时才发现 ACTH 不足。有文献报道 3/4 创伤后垂体功能减退（PTHP）在外伤 1 年内起病，15% 在外伤后 5 年内确诊，还有 2 例分别在受伤 36 年和 46 年确诊。一般 GCS 评分低者 PTHP 发生率高。近年来文献报道 20% 退休拳击运动员也有慢性 TBI 并伴有运动认知和行为方面的异常。F. Tanriverdi 等在 2006 年报道 22 例在职拳击手，有 5 例（22.7%）有 GHD，2 例（9.9%）有 ACTH 不足。

垂体瘤手术后垂体功能减退症的发生率与肿瘤的大小、年龄、手术方式等因素有关。以往大腺瘤手术后暂时性尿崩症和垂体功能减退症发生率高达 20%，近年来，开展经蝶手术、经鼻三维内镜下手术后，该病的发生率明显减少。

鞍区放疗（RT）：以往报道手术后加常规放疗，放疗总量 50Gy（500rad），10 年内引起垂体功能减退（PD）的发生率高达 50%，主要表现为 GH、ACTH、TSH 和 Gn 一到多项的不足。近年来采用立体定向放射手术（SRS，即伽马刀），单剂量 9 ~ 30Gy（平均 25Gy），视交叉、晶状体等敏感区照射量分别为 ≤8Gy，≤0.6Gy，3 年内出现 PD 的发生率为 5.7%，5 年内为 27.3%，放疗数年后 PD 增加的原因尚未明确，除肿瘤复发外，可能与 RT 引起门脉血管炎及无菌性炎症损伤有关。损伤与剂量、年龄、组织的易损性有关，一般儿童、青春期敏感，血管等组织也较敏感。

卒中，尤其是垂体卒中多因无功能的大垂体瘤瘤体内梗死或出血所致，也可发生在正常垂体内如妊娠妇女增生肥大的垂体，而产后大出血、DIC、未控制的糖尿病、抗凝治疗、气脑造影、机械通气、寒冷、疲劳、感染、手术、手术麻醉等诱使垂体卒中出现 PD 危象。危象时患者可有剧烈头痛（眶后）、恶心、呕吐、视力减退、视野缺失、复视、上睑下垂、瞳孔散大（第Ⅲ、Ⅳ、Ⅵ和第Ⅴ脑神经第一分支麻痹）、发热、神志不清、抽搐、血压下降、低体温、低血压、低血钠，如血液进入蛛网膜下腔则出现脑膜刺激症状，颅内压增高，惊厥，半身不遂等半球症状。冠状面 CT 检查可见垂体内有高密度出血灶，MRI 示 T_1 加权高信号，宜立即钻洞减压，药物抢救。产后因垂体梗死或出血引起的 PD 又称希恩综合征，近年来已明显减少。

（三）浸润或炎症

淋巴细胞性垂体炎（lymphocytichypophysitis，LYH）、血色病、结节病、组织细胞增生症 X、肉芽肿病性垂体炎、组织胞质菌、寄生虫（弓形体病）、结核杆菌、卡氏肺孢子虫病等。LYH 又称自身免疫性垂体炎（AH），自 1962 年 Goudie 和 Pinkerton 首次报道 AH，到 2004 年为止，国外共报道 AH379 例，国内报道 11 例。女性较多见（女：男约为 6：1），女性好发于妊娠后期或产后 1 ~ 2 个月，也有报道在更年期发病及同时伴有空泡蝶鞍者。病变可累及腺垂体、垂体柄、神经垂体及下丘脑。组织学上以淋巴细胞、浆细胞浸润为主，个别出现淋巴滤泡生发中心、灶性坏死和纤维化。仅少数病例血清中找到垂体分泌细胞（ACTH、TSH、Gn、GH）的抗体。患者有突发性的头痛、视力减退。内分泌功能受损顺序是 ACTH、TSH、Gn，而 GH 及 PRL 受累较少，垂体柄受累可出现高泌素血症，神经垂体受损出现垂体性尿崩症，而垂体瘤、脑外伤、放疗引起的 PD 常有 GHD，因此测定 GH 也有助于鉴别 AH。AH 还可合并自身免疫性甲状腺炎、卵巢炎、肾上腺炎、萎缩性胃炎、系统性红斑狼疮等。影像学上 AH 不易与垂体瘤鉴别，AH 的特征是 MRI 上见均质增强肿大的腺体，Gd - DTPA 示信号增强（因早期弥漫性摄取 Gd - DTPA 之故），不同于垂体瘤内有出血或缺血、囊性变等不均匀病灶；T_1 加权神经垂体高密度亮点（富有磷脂）消失；垂体柄增粗等。糖皮质激素如甲泼尼龙 120mg/d 冲击后，改用泼尼松 20～60mg/d 既能替代 ACTH 不足所致的肾上腺皮质功能减退症，也有利于抗炎、降低颅内压等，疗效尚在研究中。其他免疫抑制剂如硫唑嘌呤、甲氨蝶呤、环孢霉素疗效更不肯定。如有视力减退，不能排除肿瘤可能者主张经蝶三维内镜下手术，尚可活检明确诊断。结节病、血色病、组织细胞增生症 X 等累及全身脏器的疾病，也可以 PD 为首发症状，结节病与组织细胞增生症 X 常伴垂体性尿崩症，血色病较早出现性功能减退，继而出现 TSH、GH、ACTH 的不足。

（四）发育不良

转录因子缺陷，垂体发育不良/不发育，先天性中枢性占位，脑膨出，原发性空蝶鞍，先天性下丘脑疾病（膈—眼发育不良，Prade－Will 综合征，Laurence－Moon－Biedl 综合征，Kallman 综合征），产伤等。垂体由胚胎时鼻咽部的 Rathke's 袋发育而成，此袋有多能干细胞，pit－1 结合于 GH、PRL、TSH 基因的调节元件上，也即结合于这些启动子的识别位点上，它决定了这些细胞株的分化和定向发育。促甲状腺胚胎因子（TET）诱导 TSH 表达，促性腺素细胞受固醇类因子（SF－1）调控。胚胎发育最初 3 个月内基因突变，Rathke's 袋中线细胞移行不全，透明隔、胼胝体发育不全。分娩时产伤，包括颅内出血、窒息、臀位产等均可能引起 PD。

（五）原因不明

包括心理障碍、极度营养不良（神经性厌食，不适当减肥）、大脑皮层功能改变可影响下丘脑神经介质和细胞因子的释放，从而改变下丘脑垂体轴。

二、临床表现及诊断

垂体功能减退症伴随肿瘤、创伤、感染等时，原发疾病常掩盖了 PD 的临床表现，除应激时出现垂体危象外，疾病常呈慢性隐匿性起病，垂体受累的激素有单一的、部分的、全部的，甚至影响到后叶。靶腺受损程度轻重不一，因此该病的临床表现可以是非特异的，多样化的（表 9－3）。

表 9－3　垂体功能减退症的临床特征及实验室发现

受累激素	临床表现	实验室发现
ACTH	慢性：乏力，苍白，厌食，消瘦	低血糖，低血压，贫血，低钠血症
	急性：衰弱，眩晕，恶心，呕吐，虚脱，发热，休克	淋巴细胞，嗜酸性细胞增多
	儿童：青春发育延迟，生长缓慢	
TSH	疲劳，畏寒，便秘，毛发脱落，皮肤干燥，声音嘶哑，认识迟钝	体重增加，窦性心动过缓，低血压
女性：骨质疏松	Gn	女性：闭经，性欲丧失，性交困难，不育
	男性：性欲丧失，阳痿，早泄，情绪低落，性毛、胡须脱落，不育	男性：骨质疏松，肌肉不发达，贫血
	儿童：青春发育延迟	
GH	肌肉减少，无力，腹型肥胖，易疲劳，生活质量降低，注意力及记忆力衰退	血脂异常，动脉硬化
PRL	女性：闭经，溢乳	PRL 升高

受累激素	临床表现	实验室发现
	男性：乳房发育	
ADH	尿量 > 40ml/（kg·d）	尿渗透压 < 300mOsm/kgH$_2$O，高钠血症

三、功能试验

垂体激素的分泌均有生理节奏（昼夜曲线），如 ACTH 清晨水平最高，半夜最低；GH 入睡后最高。因此测定清晨一次基础值并不能反映该激素分泌细胞的储备能力。ACTH，GH 尚需做激发试验来协助诊断。

（一）ACTH

清晨 8 时测定靶激素血皮质醇（F） > 500nmol/L 可除外继发性皮质功能减退，< 100nmol/L 时宜作胰岛素低血糖激发试验（它是测定垂体—肾上腺轴的金标准）。静注短效胰岛素 0.1 ~ 0.2U/kg，血糖 < 2.2mmol/L（即有出汗、手抖、乏力、饥饿、心悸）提示试验成功，血 F > 500nmol/L 可除外此症。有心脏病、惊厥者不宜做此试验。ACTH 250μg/次，30min 后测血 F > 600nmol/L 可除外继发性皮质功能减退，≤500nmol/L 疑有此症。

（二）GH

除同时在清晨测定 IGF - 1 外，也可做胰岛素低血糖激发试验。成年人低血糖时 GH ≤ 3μg/L，儿童≤10μg/L，青春前期≤5.0 ~ 6.1μg/L 为诊断 GH 不足的切割点。严重 PD 者不宜做此试验时可用 GHRH1μg/kg 加 30g 精氨酸（静滴 30min），GH 高峰 < 9μg/L（BMI < 25 时）、< 8μg/L（BMI 25 ~ 30 时）、< 4.2μg/L（BMI > 30 时）为诊断 GHD 切割点。

（三）TSH

正常或偏低，而 FT$_3$、FT$_4$ 降低可确诊中枢性甲状腺功能减退，不需做 TRH 兴奋试验。

（四）LH/FSH 低

在除外高泌乳素血症时也可确诊继发性性功能减退。

四、影像学检查

（一）冠状面 CT

正常人垂体高度分别为：儿童≤6mm，成人≤8mm，孕期可达 10 ~ 12mm，垂体上缘扁平，如呈弧形要考虑垂体增大可能。大腺瘤有鞍背上翘，鞍底吸收。

（二）头颅 MRI

分辨率高，能更好显示软组织包括周围血管、视交叉、垂体柄。正常人垂体组织 T$_1$ 加权信号同脑组织，也可稍有不均匀，小腺瘤直径小于 10mm，信号低，T$_2$ 加权上腺瘤信号增强。大腺瘤可呈倒雪人状（肿瘤向鞍上生长）。

五、治疗

由垂体瘤引起的垂体功能减退症凡有视力减退及占位效应首先考虑手术。文献报道 720

例无功能垂体瘤经蝶经额手术后垂体功能恢复率分别为 50% 和 11%，恶化的分别有 2% 和 15%。泌乳素瘤多巴类药物治疗恢复垂体功能者有 60%~75%。PD 患者有应激时促发危象危及生命的危险，宜随身携带治疗卡。

（一）替代治疗（replacement therapy）

1. 肾上腺皮质激素　如遇全垂体功能减退者首先宜补充肾上腺皮质激素，因甲状腺素的应用会加速皮质激素的代谢，而加重其不足。放射性核素研究示正常成年人可的松的每天分泌量是 5.7mg/m²，而不是 12~15mg/m²，考虑到肝脏的首过效应及生物利用度的差异，通常给醋酸可的松 25mg/d，或醋酸氢化可的松 20mg/d，根据激素的昼夜节律宜在早晨 8 时给药，如需要量增加时，早晨 8 时可给全日量的 2/3，下午 2 时给余下的 1/3。测定 24 小时尿游离皮质醇（UFC）来调节替代剂量。一般不需补充盐类皮质激素，因醛固酮并不依赖 ACTH。皮质激素能提高集合管分泌 ADH 的阈值，即有水利尿作用，如病变累及下丘脑、垂体柄，皮质激素的替代会激发或加重垂体性尿崩症。

2. 甲状腺激素　垂体性甲状腺功能减退症较原发性甲状腺功能减退症轻，所需替代剂量也低些，常用的制剂有甲状腺干制剂 40mg/片，左甲状腺素 50μg/片，成年人如无缺血性心脏病可从每天半片开始，逐渐增加至最适当剂量。并随访心电图，定期检测血清甲状腺激素浓度。一般需要量不超过每天 2~3 片。

3. 性腺激素　女性生育年龄可用人工周期疗法，雌激素应用 21 天，从月经第 5 天起，如无月经可从任何一天起，服药第 16 天或 21 天加用孕激素 5 天。常用的雌激素有乙烯雌酚 0.2mg/d，炔雌醇 25~50μg/d，结合雌激素（雌酮和马烯雌酮，倍美力）0.625~1.25mg/d，皮肤贴片有妇舒宁（17-β 雌二醇）、得美素（雌二醇）等，分别有 25μg/片、50μg/片、100μg/片。雌激素的不良反应有乳房胀痛、肝损害、抑郁、头痛、皮肤过敏、血栓性静脉炎和静脉血栓形成，长期单用有致乳腺癌、子宫内膜癌之虞。应定期（6 个月 1 次）随访乳房钼靶摄片及子宫内膜厚度（阴道 B 超）。有文献提出更年期后不需替代雌激素。孕激素有甲羟孕酮（安宫黄体酮）2~4mg/d，甲地黄体酮 5~10mg/d，不良反应有水钠潴留、倦怠等。垂体性闭经，促排卵可用喜美康（人绝经后尿促性腺激素，humegon，HMG），含 FSH、LH 各 75IU/支，75~150IU/次，肌注，7~12d，然后肌注绒毛膜促性腺素（HCG）5000~10 000U/d（国外剂量较大，国内 3000~5000U/d）1~3d；或在 B 超监测卵泡成熟后用。不良反应有局部疼痛、皮疹、瘙痒，胃肠道反应如恶心、呕吐，头痛及多胎妊娠等。下丘脑性闭经如需生育者，有报道用戈那瑞林（gonadorelin），采用便携式输液泵模拟正常人 GnRH 脉冲式释放，每次 25ng/kg（成人每次 5~25μg），每 2h 1 次，静脉注射，昼夜不停，连续 14d，治疗期间阴道 B 超监测卵泡发育情况，排卵后 2d 改用肌注 HCG 1000U/次，每周 2 次，共 3~4 次，支持黄体功能。用 6 个月或直至怀孕，排卵率约 90%，妊娠率约 50%~60%，也可用氯米芬（氯酚胺），含有顺式和反式旋光异构体，顺式有抗雌激素作用，反式保留部分雌激素作用，它与雌激素受体结合（下丘脑），使下丘脑释放 GnRH，使 FSH 释放而促排卵，月经第 5 天起，每天 50mg，共 5d 或逐渐增加到 150mg/d，不良反应有多胎妊娠、卵巢囊肿、血管舒缩、视力减退（出现闪光盲点时应停药）。

男性患者应用雄性激素可促进蛋白质合成，肌肉有力，精力充沛，常用肌注睾酮 50~100mg，每周 1~2 次；庚酸睾酮（巧理宝）250mg，每 1~4 周 1 次或口服十一酸睾酮（安雄，andriol）40~120mg/d，不良反应有痤疮、抑制精子形成、肝损害、前列腺增生等，后者因淋巴吸收肝损害少，对前列腺的影响亦小。睾酮的皮肤贴片（贴于阴囊皮肤或非阴囊皮肤），每天释出睾酮 4~6mg，但价钱较贵。阳痿者可在性活动前 0.5~1 小时内服西地那非（万艾可）50mg/次，不良反应有头痛、鼻塞、面潮红、消化不良、视觉异常、皮疹等。不能与硝酸酯同时服用，有心绞痛、心力衰竭者禁用。

低促性腺激素的成年男性为维持正常的睾酮水平也可肌注 HCG，每周 1000~3000U。如需诱导生精可给 HCG 2000U/次，每周 3 次，待睾酮达正常水平，睾丸容积达 8ml 时，加给 HMG 75IU/次，每周 3 次，需 12 个月以上。部分促性腺激素不足者因有 FSH 不需加用 HMG，长时间应用 HMG 可产生抗体，影响疗效。氯米芬也有促使精子生成作用，适用于选择性 FSH 缺陷或特发性不育症，25~50mg/d，或 100mg 隔日 1 次，连服 3 个月，用药后应测定睾酮（T）和 FSH，检查精液。他莫昔芬（tamoxifen）作用同上，更适于男性不育，每次 10~20mg，1 日 2 次。戈那瑞林用法同上。青春期后发病，睾丸体积 >8ml，疗效较好，无精原细胞者治疗无效。

4. 生长激素　成人生长激素缺乏可使肌肉无力，脂肪堆积，红细胞生成减少，抵抗力减弱，血容量不足而出现直立性低血压，易出现低血糖等。这些均是非特异性的症状，以往容易被忽视，近有报道每周 r-hGH 0.125~0.25U/kg，肌注或皮下注射，1 个月后已使血清 IGF-1 升高，体重增加，肌肉有力，腹部脂肪减少，伤口愈合加速，并有实验资料提示细胞免疫功能增强，如刺激单核细胞的移行，中性粒细胞和巨噬细胞产生超氧化离子、细胞因子等。GH 可能增加心肌收缩力、心搏出量，降低外周血管阻力，增加骨密度。但价格昂贵，对于肿瘤术后患者应用的安全性尚待研究。

（二）危象处理

为防止危象发生，凡有腺垂体功能减退危险者，宜及时检测激素水平并加做垂体功能试验，防止遗漏亚临床 PD。对于已确诊的 PD 患者在寒冷、感染、创伤、手术前需复查垂体功能，一般糖皮质激素的剂量宜加倍。感染发热时、手术前醋酸可的松 25mg，每天 3~4 次，或肌注每 6h 1 次；地塞米松 2mg，每 12h 1 次；或氢化可的松 100mg/次，每天 2 次。危象时抢救：①快速静脉注射 50% 葡萄糖溶液 40~60ml 后，继以静脉滴注 5% 葡萄糖，每分钟 20~40 滴，不可骤停，宜防继发性低血糖。②补液中需加氢化可的松，每天 300mg 以上，或用地塞米松 2~5mg 静脉或肌肉注射，每天 2~3 次，亦可加入补液中滴入。③若有周围循环衰竭、感染者，治疗参见有关章节。④低温者，可用电热毯等将患者体温回升至 35℃ 以上，并开始用小剂量甲状腺素制剂。⑤高热者，用物理和化学降温法，并及时去除诱发因素。⑥低钠血症，一般在补充糖皮质激素后能纠正，如系失盐性低钠血症补钠不宜过快，以防渗透压急剧升高引起脑桥脱髓鞘改变。水中毒者应记出入量，严格控制入液量，每天水平衡保持在负 1L 内。⑦去除诱因，如因垂体瘤卒中所致宜钻洞减压等。

（欧阳嵘）

第八节　下丘脑内分泌综合征

一、下丘脑疾病的病理生理和临床表现特征

第一，下丘脑的体积很小，其内的神经核和神经纤维有密切联系。因此，各种不同的病

理刺激造成的神经和下丘脑功能异常可导致同样的体征和症状。首先，肿瘤、感染、侵蚀性疾病均可导致反复呕吐、头痛、眼科的异常、锥体束或感觉神经的功能紊乱、锥体外系小脑症状等，另外还常表现为性腺功能的异常（功能低下或性早熟）、尿崩症、嗜睡、体温失调，以及食欲亢进、肥胖或厌食、消瘦等能量失衡的表现。

第二，一些全身性的疾病如组织细胞增多症、结核病、结节病、白血病常有下丘脑和中枢神经系统以外疾病的表现。

第三，下丘脑病损有时也会影响远处神经核，导致有关功能受损。因为从下丘脑神经核发出的或进入神经核的神经纤维都要穿越下丘脑和脑部，因此当这些神经纤维受损时可导致多个下丘脑神经核的功能受损。

第四，多数下丘脑的病损涉及一个以上的神经核，导致慢性的下丘脑综合征。大多数下丘脑的功能受一个以上神经核的调控，因此当一个神经核受损时，往往能得到其他神经核的某种程度的代偿。此外，由于大多数神经核是成对的，因此单独一个神经核受损往往不至于导致临床综合征。

第五，下丘脑病变的进展速度往往影响临床表现，发展慢的病损在影响范围没达足够大以前，患者可无临床症状；大范围的损害可造成认知能力的降低和内分泌功能的变化；而急性的、小的病损则可导致意识的变化、尿崩症及体温调节的失调等临床表现。

第六，病损的性质可为损伤性或兴奋性，涉及同样的下丘脑神经核或神经纤维的临床综合征可以是不同的，例如视前区的慢性、损伤性的病损可导致低体温和失眠症，而该部位急性、兴奋性的病损则导致高体温和嗜睡。

第七，下丘脑疾病的临床表现也与年龄有关。青春期前的促性腺激素不足导致性幼稚，然而青春期后的促性腺激素不足则造成性征的退化，但第二性征不会消失。青春期前由于下丘脑病损影响了生长激素释放激素（GHRH）功能，患者可因生长激素缺乏导致身材矮小，而在成人则仅仅表现为生长激素缺乏综合征。

二、下丘脑疾病的临床表现

（一）水代谢紊乱

1. 中枢性尿崩症（central diabetes insipidus，CDI）　下丘脑视上核、室旁核产生抗利尿激素（A/DH）的大细胞神经元受损或 ADH 的转运通路—下丘脑－神经垂体束的阻断均可导致完全性或部分性的中枢性尿崩症。尿崩症常见于慢性下丘脑疾患，约占其中的35%，也常发生于下丘脑和垂体柄的急性伤害，如脑血管意外、神经外科手术及颅脑损伤等。鞍上的和松果体胚组织瘤、肉样瘤以及慢性、播散性朗格汉斯细胞组织细胞增多症常常并发中枢性尿崩症。由肿瘤或浸润性疾患导致的尿崩症常伴有肥胖和性腺功能减退症。多数中枢性尿崩症为特发性尿崩症或家族性尿崩症，这些患者常有视上核和室旁核的神经胶质增生。特发性尿崩症患者中，约有1/3可测得针对 ADH 细胞的自身抗体，提示病因可能与自身免疫有关。家族性中枢性尿崩症多为常染色体显性遗传的中枢尿崩症，该症与抗利尿激素原体的基因突变有关。沃尔弗拉姆（Wolfram）综合征是一种罕见的常染色体隐性遗传病，患者表现为中枢性尿崩症、1型糖尿病、视神经萎缩、双侧神经性耳聋，偶尔可伴有共济失调和膀胱自主神经功能紊乱。

2. 特发性高钠血症（essential hypernatreamia）　该症又称渴感缺乏性高钠血症（adipsic

hypernatreamia），或脑盐潴留综合征（cerebral salt retentian syndrome），通常发生于渗透压感受器受到损害时，该感受器位于视前区的前外侧和前中央部。患者有渴感障碍，尽管有高钠血症，仍摄水不足。多数患者有部分性尿崩症，但他们没有脱水的临床表现，细胞外液容量仍然正常。临床主要表现为血清钠升高，血压正常，脉率、血清肌酐及肌酐清除率也均正常。禁饮可导致 ADH 释放和尿液浓缩。研究表明，特发性高钠血症的发病与渗透压感受器的渗透压调节阈值升高有关。当血钠水平在 160mmol/L 以下时，很少出现临床症状；高血钠在 160～180mmol/L 时，患者表现为疲乏、软弱、昏睡、肌肉柔软、痉挛、厌食、抑郁及易怒等；血钠大于 180mmol/L 时，患者表现为神志恍惚，甚至昏迷。将近一半的患者有下丘脑性肥胖，近 3/4 的患者表现为不同程度的腺垂体激素缺乏。

许多疾病可导致特发性高血钠，包括颅咽管瘤、鞍上胚组织瘤、视神经胶质瘤、松果体瘤、朗格汉斯细胞组织细胞增多症、结节病、颅脑损伤、脑积水、囊肿、炎症、动脉瘤破裂以及接触甲苯等。HayekPeake 综合征表现为特发性高钠血症，渴感减退、肥胖、嗜睡、多汗、中枢性换气不足，高催乳素血症，甲状腺功能减退及高脂血症，但尚未证实该综合征存在下丘脑的结构缺损。

3. 不适当的抗利尿激素分泌综合征（syndrome ofinappropriate secretion of antidiuretic hormone，SIADH）　SIADH 指在肾、肾上腺及甲状腺功能均正常，体液容量没有增加的情况下，患者表现低钠血症、低血浆渗透压和尿渗透压不适当升高的一种综合征。临床表现决定于血钠水平下降的速度及血钠的绝对水平。血钠在 120mmol/L 以上时，临床症状轻微而无特异性，表现为厌食、恶心、头痛、软弱及昏睡；血钠水平低于 120mmol/L 时，患者表现为恶心、呕吐、精神紊乱；严重的低钠血症导致惊厥和昏迷。SIADH 常见于：颅内异常，如头颅外伤、颅内出血、脑膜炎、脑炎、神经外科手术、脑积水、急性间歇血卟啉病、颅咽管瘤、胚组织瘤及松果体瘤。特发性的 SIADH 见于年轻妇女，表现为月经不规则，SIADH 周期性发生，结构上的缺损尚未被证实。

（二）体温调节障碍（dysthermia）

在下丘脑前部的视前区有中枢性体温感受器，包括温热感受器，受血液温度升高刺激而兴奋；以及冷感受器，对血液温度降低发生反应。在外周，机体有外周温热感受器和冷感受器，感受外界的温度，传入信号经中央前脑束到达后丘脑的外侧部分。当外界温度升高、血液温度升高时，经上述途径导致血管扩张和出汗以散发热量；而当外界温度降低、血液温度降低时，则经上述途径，兴奋骨骼肌收缩产热，刺激血管收缩以保存热量。

1. 高体温（hyperthermia）　下丘脑前部和视前区的急性损伤会导致患者的体温迅速升高，可达到 41℃，患者有心动过速和神志不清，此系由于产热仍然继续而散热机制丧失的缘故。结节漏斗区损伤的患者，临床上表现为长期的体温升高，与由炎症、感染引起的体温升高不同，通常这些患者没有不适，并有周围血管的收缩。

Wolff 等曾报道一种高体温综合征，患者周期性发生寒颤、发抖、发热、高血压、呕吐以及周围血管收缩，每次发作约间隔 3 周，有些患者高体温发作无周期性，下丘脑无病灶发现，此症可能是间歇性癫痫的一种变型。

抗精神病药恶性综合征（neuroleptic malignant syndrome，NMS）发生于服用精神抑制药物的患者，发生率约为 0.2%。该症的临床特征为高烧达 41℃ 以上，有严重的锥体外系症状，包括"铅管样"肌肉僵硬、颤抖以及交感神经功能紊乱，表现为面色苍白、心动过速、心律失常、血压不稳定、多汗。此外，患者有精神状态的变化，可表现为哑症、谵妄及昏迷。精神抑制药物诱发的多巴胺受体封闭，导致了多巴胺神经传导的阻断，为 NMS 的主要病理生理异常。一种精神抑制药物对多巴胺 D_2 受体的拮抗作用越强，NMS 发生的概率也越大。尸检证实，患者视前区的中间核和结节核受到了损伤，下丘脑去甲肾上腺素耗竭。NMS 通常发生在用抗精神药物 2 周内，发病后 24～72h 内病情进一步进展。常见的并发症有横纹肌溶解，可导致肌球蛋白尿和急性肾功能衰竭。各种多巴胺激动剂对 NMS 的治疗效果肯定，该症的病死率不到 10%。

2. 低体温　下丘脑前区和后部的大范围的破坏性损伤可造成肌肉收缩产热受阻，血管收缩保存热量功能受损。在各种原因导致的下丘脑损害中，有 10%～15% 的患者会发生低体温，尤其是下丘脑肿瘤、浸润性疾病和感染的患者易感。帕金森（Parkinson）病和韦尼克（Wernicke）脑病患者可发生低体温，它们分别伴有下丘脑后部和乳头体的损伤。

间脑自发性癫痫症（diencephalic autonomic epilepsy）系指一种发作性低体温的疾病，发作时患者的体温降到 32℃ 或更低，持续数分钟至数日，同时伴有交感神经系统功能紊乱，包括潮热、出汗、低血压、心动过缓、流涎、流泪、瞳孔扩大、潮式呼吸、恶心、呕吐、扑翼样震颤、共济失调和感觉迟钝。发作时患者有脑电图异常。尸检发现，一些患者有神经胶质增生以及弓状核和乳头前区的消失；而另一些患者则有位于第三脑室底部和 T 部的肿瘤。近半数发作性低体温的患者的胼胝体缺失，这些患者往往有尿崩症，体液渗透压调节阈值的变化，生长激素缺乏，性腺发育不良或性早熟（shapiro syndrome）。

3. 变温（poikilothermie）　当热量散发和热量保存所构成的热量内环境恒定机制受损时，体温会发生大幅度波动，而患者却适应这种体温波动，没有任何不适，这种情况称为变温。变温见于下丘脑前部和后部的病损，也见于涉及下丘脑后部和中脑的较大范围的病损。偶尔，Wernick 脑病患者也可发生变温。

（三）食欲调控和能量平衡异常

1. 下丘脑性肥胖（hypothalamic obesity）　在下丘脑结构受损的患者中，约有 25% 的患者有多食和肥胖。虽然仅仅损伤双侧腹正中核可能导致下丘脑性肥胖，但是临床患者通常有较大范围的下丘脑病损。大部分患者有潜在的肿瘤，尤其是颅咽管瘤；少数患者有炎症、肉芽肿、外伤史或浸润性疾病。常见的临床症状包括头痛、视觉障碍、性腺功能减退、尿崩症及嗜睡。此外，患者可表现为行为异常，如假怒（shamrage）、反社会的变态人格和癫痫。

2. 婴儿期中脑综合征（diencephalic syndrome of infancy）　婴儿期潜在的下丘脑或视神经低分化胶质瘤，或较少见的室管瘤、神经节神经胶质瘤或无性细胞瘤可能损伤腹正中核。患者通常在 1 岁左右发病，开始表现为皮下脂肪消失、体重减轻，但进食及生长均正常。患儿表现为活动和高兴的情感，常有眼球震颤、面色苍白、呕吐、震颤和视神经萎缩，内分泌系统通常正常。患儿如能活到 2 岁以上，体重会逐渐增加，变成肥胖。他们在情感上也发生变化，精神上愉快和高兴将为容易发怒所取代，嗜睡和青春期提前也可能发生。

3. 成人下丘脑性恶液质（hypothalamic cachexia in adults）　丘脑外侧的损伤可导致体重迅速减轻，患者活动减少，食量减少，肌肉萎缩，进而发展为恶病质，甚至死亡。通常的原因为肿瘤，恶性多发性硬化症（malignant mutiple sclerosis）也可能导致这种外侧丘脑综合征（lateral hypothalamic syndrome）。

4. 神经性厌食症（anorexia nervosa）　神经性厌食症常见于年轻女性，一般于 25 岁前发病。这种患者无下丘脑结构上的缺损，但下丘脑功能异常是显而易见的。患者呈特征性的失真体形；闭经、促性腺激素呈青春期前的水平；过度的运动会导致呕吐，基础生长激素水平升高，IGF－1 水平降低。下丘脑－垂体。肾上腺功能异常，皮质醇浓度升高，ACTH 水平降低，ACTH 对 CRH 的反应减弱。T_3、T_4 水平降低，反 T_3 升高，TSH 对 TRH 反应正常或呈高峰延迟的表现。同时，患者可有高催乳素血症，泌乳、体温调节异常表现及部分性尿崩症。一旦患者体重增加，神经内分泌及下丘脑功能的紊乱的临床表现即可缓解。

5. 间脑性糖尿（diencephalic glycosuria） 颅底骨折造成的结节漏斗区急性损伤、颅内出血或第三脑室周围神经外科手术的影响都可能导致暂时性高血糖和糖尿。这种糖代谢的异常与应激导致的血糖调节拮抗激素水平升高无关。

（四）睡眠觉醒周期和昼夜节律异常（sleep－wake cycle andcircadian abnormalities）

在下丘脑疾病的患者中，约有 10% 的患者有嗜睡的临床表现；而在病程中的某些时候有嗜睡表现的患者可占到 30% 左右。40% 的嗜睡症患者同时有下丘脑性肥胖。嗜睡常见于累及丘脑后部的病损，而且常伴有低体温，多数患者有肿瘤，特别是颅咽管瘤、松果体上皮瘤（epithelial pineal tumors）及鞍上胚组织瘤。脑炎及 Wernick 神经性脑病也可导致下丘脑性嗜睡。发作性睡病（narcolepsy）是指一种突然发生的发作性睡眠症，持续数分钟至数小时。该症有时可能与下丘脑病损有关，可见于下列疾病：第三脑室肿瘤、多发性硬化症、头颅外伤后以及脑炎。下丘脑前部和视前区的神经核病损时，患者可表现为活动过度和失眠，或者表现为更为常见的睡眠－觉醒周期（sleep－wake cycle）的变化，患者在白天睡眠、夜间活动过度，典型的病例见于囊性颅咽管瘤患者。下丘脑结节区前部的病损也可能导致睡眠－觉醒周期变化或运动不能性缄默症（akineticmutism）。运动不能性缄默症为该综合征的一种类型，患者尽管醒着，但不能对言词等刺激产生反应，几乎没有自发性运动。视交叉上核与昼夜节律维持功能有关，该部位的病损将会导致睡眠－觉醒周期、体温调控和认知的功能改变。

（五）情绪行为异常

下丘脑腹正中核的病损可导致情绪和行为的异常。患者表现伴有情绪不稳定的假怒，明显的激动和挑衅性，以及破坏性的习性。发作期，交感神经系统兴奋。相反，乳头体损坏或下丘脑中后部病损的患者则表现为冷漠、嗜睡、活动低下，对言词和声音无反应，运动不能性缄默症等。

性欲亢进见于下丘脑尾部受损患者。Kleine Levin 综合征是一种下丘脑功能异常的综合征，通常累及青春期男孩，表现为反复发作的嗜睡和周期性觉醒。在觉醒期，患者表现为易怒、异常的言语、健忘、贪食、手淫以及其他性活动。发作间歇为 3～6 个月，一般持续5～7d。在青春期后期和成人期早期，该症能自发缓解。

痴笑性癫痫（gelastic seizures）是间脑性癫痫的一种类型，通常由于乳头区和第三脑室底部的病损导致，尤其是灰结节部位的错构瘤。患儿开始发病时通常不丧失意识，但停止活动，然后开始傻笑，或得意洋洋地发出响声，同时面部肌肉变紧，做鬼脸。发作时脑电图异常。

（六）垂体前叶功能异常

1. 功能亢进综合征

（1）性早熟（precocious puberty）：女孩在 8 岁前，男孩在 9 岁前出现同性别的青春期发育为性早熟。通常的原因为下丘脑－垂体－性腺轴的提前成熟活动。大多数患该症的女孩无明显病损，通常将她们归为特发性中枢性性早熟。而在性早熟男孩，仅 10% 为特发性性早熟，将近一半性早熟男孩有下丘脑错构瘤，约 1/3 有位于下丘脑后部或近乳头体的良性或恶性肿瘤。这些病因可能导致颅内压增高，或刺激下丘脑导致下丘脑－垂体－性腺轴提前激活。影响灰结节的下丘脑错构瘤常有性早熟的临床表现。该部位的错构瘤一方面会导致正常的下丘脑促性腺释放激素（GnRH）分泌的机制提前活化，另一方面可能通过直接释放 GnRH 发挥作用，免疫组化已证实错构瘤神经元有 GnRH。脑细胞瘤除导致颅内压增高外，它还能分泌人绒毛膜促性腺激素（hCG），两者都可能兴奋儿童的性腺分泌性激素，导致性早熟。此外，一些先天性肾上腺皮质增生患者或多发性骨纤维发育不良（polyostotic fibrous dysplasia）综合征（McCune－Albright 综合征），也可有不完全性的性早熟，患者在幼年性激素升高，下丘脑－垂体－性腺轴提前活动、成熟。原发性甲状腺功能减退患者有泌乳和血催乳素升高，又称 van Wyk－Grumbach 综合征，机制不明，但纠正甲状腺功能减退，症状消失。

（2）肢端肥大症：由 GHRH 异位分泌导致的肢端肥大症少见，异位 GHRH 多数来源于支气管类癌、胰岛细胞瘤、肾上腺肿瘤或肺癌。此外，肢端肥大症也见于下丘脑错构瘤、神经节细胞瘤、神经胶质瘤、迷芽瘤（choristomas）。推测这些肿瘤释放某些因子，后者使生长激素分泌亢进，有些肿瘤含 GHRH。

（3）库欣病：现有许多证据表明库欣病的病理生理与下丘脑有关。首先，库欣病起病通常在身心应激事件之后，长期受到来自下丘脑 CRH 的刺激可能导致产生垂体促肾上腺皮质激素细胞腺瘤和库欣病。此外，在成功切除 ACTH 腺瘤之后库欣病仍可复发，也提示病因在下丘脑。第二，大剂量的外源性糖皮质激素可以抑制该症患者的 ACTH 分泌，推测在库欣病患者的下丘脑，糖皮质激素负反馈抑制的阈值提高。第三，某些库欣病患者在应用赛庚啶、溴隐亭、丙戊酸钠等作用于下丘脑的药物后，ACTH 和皮质醇的水平降低，症状减轻。导致垂体性库欣病（pituitary－dependent Cushing disease）的少见原因是由颅内肿瘤分泌 CRH，如鞍内神经节细胞瘤。

（4）高催乳素血症：催乳素的分泌受下丘脑的多巴胺抑制性调控，因此各种下丘脑疾病可导致高催乳素血症。据统计，79% 的鞍上胚组织瘤患者、36% 颅咽管瘤患者及 14% 的松果体胚组织瘤患者都有高催乳素血症。多数患者的血 PRL 水平在 70mg/ml 以下，女性可出现闭经和泌乳，男性可出现阳痿，有时泌乳可不出现，可能与同时存在的性腺功能减退有关。

特发性高催乳素血症患者的下丘脑和垂体无结构异常，推测可能与下丘脑多巴胺缺乏有关。动态实验结果显示，这类患者的催乳素分泌对兴奋性和抑制性试剂的反应类似于催乳素瘤患者；有些特发性高催乳素血症患者经长期随访最终证实是催乳素微腺瘤。此外，一些垂体瘤的患者有催乳素分泌细胞的增生，垂体微腺瘤经手术成功切除，催乳素分泌恢复正常一段时间后，垂体催乳素瘤又可复发，提示垂体瘤的病因与下丘脑有关。

2. 低功能综合征

（1）下丘脑性性腺功能减退：Kallmann 综合征（嗅觉－生殖功能发育不良综合征）为最常见的先天性单纯性促性腺激素缺乏症，可为散发性或家族性，遗传方式可为 X－连锁性（主要男性患病）或为常染色体显性或隐性遗传。X 连锁性患者系由位于 Xp22.3 的 KAL 基因突变所致。KAL 基因编码一称为 anosmin（意为"失嗅素"，源于嗅觉缺失，anosrma 一词），是一种细胞外基质糖蛋白，为神经细胞黏附因子，在胚胎发生过程中具有引导神经轴突生长的作用，为嗅神经束延伸、嗅球发育及促性腺激素释放素（GnRH）神经元由嗅基板移行至下丘脑所必需。KAL 基因突变有多种类型，所引起 Kallmann 综合征的临床表现可有差别。其他类型 Kallmann 综合征的发病机制尚未阐明。此综合征患者出生时有隐睾和小阴茎，反映了在胎儿期就有促性腺激素缺乏。青春期，患者的促性腺激素水平不能升高，睾丸不增大，第二性征不发育。单次注射 GnRH 不能兴奋促性腺激素分泌，如 GnRH 以每 90min 1 次的频率脉冲式给予，LH、FSH 水平可增高，显示该综合征患者的分泌促性腺激素的细胞是正常的，但缺少兴奋刺激，脉冲性 GnRH 治疗可使患者完全地男性化。该综合征的表现还有色盲、神经性耳聋、腭裂、外生骨疣和肾脏的异常。

FSH 分泌正常的单纯性 LH 缺乏症，又称有生育的阉人综合征（Ferile eunuch 综合征），患者主要表现为在青春期雄性化程度降低，第二性征发育较差。由于缺乏性类固醇激素诱导的长骨骨骺愈合，患者呈类无睾的临床表现，但患者的睾丸在青春期仍可增大，精子仍可生成，说明患者的 FSH 分泌是正常的。先天性促性腺激素缺乏也可能是全垂体功能减退的一种表现，基本病因也可能在下丘脑，该症也可伴随其他较复杂的下丘脑综合征同时发生，如 Prader – Willi 综合征、Bardet – Biedl 综合征及 Laurence – Moon 综合征等。

性腺功能低下是下丘脑的肿瘤及下丘脑浸润性疾病的常见表现，尤其在病损累及第三脑室底部和正中隆起时。此外，肥胖、尿崩症以及神经 – 眼科异常也常伴有性腺功能减退。

（2）生长激素缺乏：一些涉及下丘脑的先天性结构缺损也可能导致生长激素缺乏，如，无脑畸形（anencephaly）、前脑无裂畸形（holoprosencephaly）、脑膨出（encephalocele）及透明隔视觉发育不良等。生长激素缺乏可为单纯性，也可同时伴有腺垂体其他激素缺乏。单纯的生长激素缺乏可为散发或呈家族性，与 GHRH 的产生、分泌缺乏有关，GHRH 多次注射可导致该类患者的 GH 分泌增加。全垂体功能减退患者的生长激素缺乏非常常见。全垂体功能减退发病也与下丘脑有关，患者常有多种下丘脑释放激素的缺乏。出生时，先天性生长激素缺乏患者有正常身高和体重，但有小阴茎；出生后第一年，身高和骨龄发育都延迟；可有低血糖的临床表现，因为缺乏糖调节的拮抗激素—生长激素。儿童期，患者皮下脂肪增加，身材矮小。通常，患者的青春期延迟，即使促性腺激素细胞正常也是如此。生长激素治疗可使身高增加，皮下脂肪减少，糖耐量减退改善，兴奋青春期的发育。

生长激素缺乏往往是下丘脑肿瘤和浸润性疾病的最早的内分泌表现。一些下丘脑疾病患者往往临床上无生长延缓的表现，但兴奋试验显示相当一部分患者有生长激素分泌不足。

（3）下丘脑性肾上腺功能减退：先天性或获得性单纯性 ACTH 缺乏相当少见，下丘脑的病损，如颅咽管瘤、鞍上胚组织瘤和透明隔 – 视觉发育不良等导致的垂体前叶激素的缺乏，常伴 ACTH 缺乏。临床表现为恶心、呕吐、低血压、低血糖，但患者无原发性肾上腺皮质功能减退所导致的色素沉着和电解质紊乱。

（4）下丘脑性甲状腺功能减退：单纯性 TSH 缺乏少见。颅咽管瘤、鞍上胚组织瘤及透明隔 – 视觉发育不良患者中，约有 1/3 的患者有 TSH 缺乏。

临床上，患者表现为皮肤干燥、浮肿、苍白、嗜睡、心动过缓、低体温、体重增加及甲状腺萎缩。血清游离 T_4 和 TSH 水平均降低；有时血清 TSH 水平可以稍微升高，系由于 TSH 分子异常糖化导致的生物活性降低所致。TRH 兴奋试验显示，下丘脑性甲状腺功能减退患者血清 TSH 水平呈延迟的、延长的升高反应。

(七) 下丘脑疾病的特殊类型

1. Prader – WiLli 综合征　该综合征首先报道于 1956 年，新生儿中的发生率为 1/15 000 ~ 1/10 000。1 岁前，患儿主要的临床表现为肌张力减退，喂养困难，生长迟缓；1 ~ 6 岁时，体重迅速增加。患者表现为特征性的面部畸形，双颞直径变窄、杏仁眼、睑裂、嘴下移、发育缓慢、智力发育延迟；性腺发育不良，男性表现为出生时隐睾、阴囊发育不良、小阴茎；女性表现为小阴唇、阴蒂发育不良；患者青春期发动延迟，性激素水平低下，促性腺激素降低，促性腺激素对 GnRH 的反应迟钝。此外，患者生长激素缺乏、身材矮小。行为异常通常在儿童时期出现，表现为脾气暴躁、攻击性行为及强迫观念和行为等。明显的饮食过量和中枢性肥胖为该综合征的一个主要特征，患者可表现为异常的搜取食物习性，常食用丢弃和腐败食物或者宠物的食物。患者可有睡眠障碍以及产热和体温调节的障碍，提示病因在下丘脑。

临床表现表明该征的病因在下丘脑，但尚未发现下丘脑存在解剖结构的异常。有证据表明该征的发病与来自父系的 5 号染色体的基因缺失有关。此外，少数患者存在母系单亲双染色体和 15 号染色体易位。

2. Bardet – Biedl 及其有关的综合征　下列各综合征有相似的临床表现，可能存在相似的遗传缺陷。

(1) BardetBiedl 综合征：为常染色体隐性遗传病，表现为色素沉着性视网膜萎缩（视网膜炎色素瘤），智力发育延迟，体躯性肥胖，多指畸形，各种肾脏异常及低促性激素性性腺功能减退。一些患者有进展性的强直性下身轻瘫及远端肌肉衰弱，但无多指。

(2) Laurence – Moon 综合征：临床表现为色素沉着性视网膜发育不良、智力发育迟缓、促性腺激素缺乏性性腺发育不良，但患者无多指畸形，有进行性、强直性下肢轻瘫，以及四肢肌肉软弱。

(3) Biemond 综合征：常染色体隐性遗传疾病，患者智力发育迟缓，多指、多趾畸形或手指、足趾过短，肥胖，促性腺激素缺乏性性腺发育不良。患者不出现色素沉着性视网膜发育不良，而表现为虹膜缺损。

(4) Alstrom – Hallgrem 综合征：常染色体隐性遗传，临床表现：不典型的色素沉着性视网膜发育不良，肥胖，神经性耳聋，糖尿病及黑棘皮症；原发性性腺发育不良，而不是由于下丘脑功能异常所致。

3. 透明膈 – 视神经垂体发育不全 (septo – optic pituitarydysplasia)　该症的特点为胼胝体发育不全，透明膈缺失，单侧或双侧视神经发育不良；视上核、室旁核缺失，垂体后叶发育不全。非内分泌系统方面的表现包括视觉异常、智力障碍、眼球震颤、癫痫发作及各种类型的大脑麻痹。约有 2/3 的患者有生长激素缺乏，患者身材矮小；约 40% 的患者有 ACTH 分泌不足；20% 有 TSH 缺乏；1/4 的患者有促性腺激素缺乏；近 1/4 患者有尿崩症；20% 的患者有高催乳素血症。该症系由于发育同源序列 – HESX1 基因隐性突变所致。

4. 环境剥夺综合征 (environmental deprivation syndrome)　环境剥夺综合征是一种罕见的综合征，又称心理社会性矮小症 (psychosocial dwarfism)，发生于生活在不正常亲子关系环境中的儿童。患儿于 2 岁前发病，临床表现为身材矮小、骨龄延迟、生长激素兴奋试验异常、低体重；但患者食欲特好，时有暴食表现和呕吐，粪便恶臭，烦渴，习性怪僻，情绪或智力障碍，腹部隆凸。ACTH 兴奋试验证实患者反应低下。患者甲状腺功能和尿浓缩功能正常。当患儿处于良好的养育环境时，这些临床表现可以完全逆转。

5. 假孕（pseudocyesis） 假孕系由于下丘脑功能紊乱所致。患病女性自己认为怀孕，但事实却没有怀孕。患者表现为闭经、早晨呕吐、乳房增大、贪食以及由于结肠胀气导致的腹部膨隆，可有高催乳血症和泌乳，由于黄体持续活动，LH 水平升高。患者一旦获得确切的诊断，临床表现迅速消失。

6. 下丘脑错构瘤（hypothalamic hamartoma） 下丘脑错构瘤为一种良性增生性的畸形，瘤内包含神经节细胞、髓鞘神经纤维和由神经胶质组成的基质。错构瘤通常发生于灰结节和乳头体之间的部位。多数患者 2 岁前发病，主要的内分泌异常为同性性早熟，其他的临床表现有：癫痫发作、情绪波动多变、高反应性、神经发育迟缓等。这种患者往往在青少年期发生肥胖。性早熟采用长效 GnRH 激动剂治疗有效，该药有下调 GnRH 受体的作用。错构瘤一般无需手术治疗，颅内压增高或进展性生长并侵犯神经为手术指征。

PellisterHell 综合征表现为下丘脑错构瘤，全垂体功能减退，多指（趾），无孔肛门以及多发性颅面部和肢体异常。该综合征可为散发或呈常染色体显性遗传，已证实，家族性与 7 号染色体上的异常有关。

7. 胚细胞瘤（germ cell tumors） 约 65% 的颅内胚细胞瘤为胚生殖细胞瘤（germinomas），通常发生于鞍上区域。约 35% 为非生殖细胞性的胚细胞瘤，如畸胎瘤、胚胎细胞肿瘤、颅内内胚层窦道肿瘤和绒毛膜瘤，多数发生于松果体区域。

鞍上胚细胞瘤通常在儿童期或青少年期发病。表现为尿崩症、垂体全叶功能减退，累及视交叉者出现视野缺损。患者常出现头痛、衰弱、生长迟缓、性腺功能减退、高钠血症等。

非胚组织胚细胞瘤患者主要表现为神经系统症状，如脑积水、向上凝视、麻痹症、迟钝、锥体束体征和共济失调。非胚组织胚细胞肿瘤与鞍上胚组织瘤患者不同，前者发生尿崩症或下丘脑－垂体异常不到 20%，而后者则分别达到 90% 和 80%，但两者均可发生性早熟。胚组织瘤对放射线敏感，预后好，而非胚组织胚细胞瘤则用放疗或以顺铂为主的化疗，或者放疗、化疗同时结合应用。

8. 颅咽管瘤（craniopharyngioma） 在儿童，垂体和视交叉附近部位的肿瘤约有一半以上是颅咽管瘤。颅咽管瘤为来源于拉特克囊的良性肿瘤。多数位于鞍上区，可发生于咽和蝶鞍之间的任何部位。肿瘤通常生长缓慢并紧密地附着于周围组织。在儿童期，突出的临床表现是由颅内压增高所致，表现为恶心、呕吐、头痛、视神经乳头水肿、脑积水、视力下降及视野缺损。此外，患儿通常有嗜睡、睡眠－觉醒同期的异常，生长激素缺乏、尿崩症。儿童期的颅咽管瘤常有囊性变化，多数伴有钙化。成人患者的神经症状明显，包括视力异常、视野缺损、头痛、认知力减退、个性改变、肥胖和性腺功能减退。患者常有各种垂体前叶激素缺乏，肿瘤多为实质性，不到 1/4 的肿瘤有钙化表现。

颅咽管瘤的治疗，多主张外科根治术，大部切除加放疗或单用放疗。用显微外科技术实施根治术为非常常用的治疗措施。

9. 鞍上脑膜瘤（suprasellar meningioma） 位于扁平蝶骨水平及鞍结节的脑膜瘤可能压迫下丘脑。多数患者表现为神经－眼科学方面的异常和头痛，记忆力减退、神志迷乱、认知力下降，伴有性腺功能减退、甲减、偶有尿崩症。手术切除为该症首选的治疗方法。

10. 鞍上蛛网膜囊肿（suprasellar arachnoid cyst） 鞍上蛛网膜囊肿为少见的蛛网膜发

育异常，导致充满脑脊液的蛛网膜囊肿阻塞室间孔，致使脑脊液的流动受阻，造成脑积水和颅内压增高。临床表现有头痛、呕吐、嗜睡、头颅增大。囊肿也可压迫脑干、视神经、视交叉，导致强直状态、共济失调、震颤、视力下降和视野缺损。内分泌异常的表现有生长激素和 ACTH 缺乏、性早熟。外科减压或经皮脑室膀胱造口术以引流囊肿，降低颅内压。

11. 浸润性疾病（infiltrative disorders） 肉样瘤病（sarcoidosis）可影响下丘脑和第三脑室底部，导致患者视力减退，视野缺损、尿崩症、体温调节紊乱、嗜睡、个性改变、肥胖和下丘脑性垂体前叶功能减退。多数患者还有中枢神经系统以外的损害。

朗格汉斯细胞组织细胞增生症的慢性播散型，又称 Hand－Schuller－Christian 病，具有三个典型的特征性病损：膜状骨的病损、突眼和尿崩症。此外，患者可有生长延迟、高催乳素血症、性腺功能减退和渴感缺乏或减退。

12. 放射线照射后下丘脑功能障碍 为治疗头颅、脑或颈部的肿瘤而进行的颅脑全部或局部的放射线照射，常可导致迟发的下丘脑功能障碍。患者通常表现为生长激素分泌功能进行性降低及高催乳素血症。此外有 ACTH 和促性腺激素缺乏、个性改变、渴感异常、睡眠－觉醒周期的变化及食欲调节的异常。儿童下丘脑对射线较成人更为敏感。放射线照射剂量越大，照射间隔的时间越短，下丘脑功能障碍发生的概率越高。

13. 下丘脑神经胶质瘤（hypothalamic glioma） 低分化的神经胶质瘤可侵蚀视交叉、视神经束或下丘脑，临床表现有视野缺损、脑积水、尿崩症、婴儿间脑综合征、视神经萎缩及垂体前叶功能不良等，20% 的患者有多发性神经纤维瘤。神经胶质瘤生长缓慢，应随访，密切观察，对进行性发展的病损可行放疗。

（欧阳嵘）

第九节 原发性生长延缓

一、身材矮小分类

所谓侏儒（dwarfism）或身材矮小（short stature）是指在相似环境下，同种族、同性别、同年龄患者身高低于正常人群平均身高 2 个标准差（－2SD）。成年男性身高低于 1.45m，女性身高低于 1.35m。

骨软骨发育障碍（osteochondrodysplasia）是一类先天性遗传性骨骼疾病，其特点为骨畸形和身材矮小，包括发育不良（hypoplastic）或发育异常（dysplasia）、骨发育障碍（dysostoses）和骨畸形（malformaton of the bone）、特发性骨质溶解（idiopathic osteolysis）、骨病理性吸收（pathologic resorption ofbone）、染色体畸变所致骨畸形等。

二、软骨发育不全

软骨发育不全（achondroplasia，ACH）是最常见的遗传性身材不成比例的骨骼发育不良，属常染色体显性遗传。男女两性均可发病。发病率为 1/20 000～1/2600，80% 以上病例为散发性，为基因突变，20% 以下为家族性。现已确认绝大多数 ACH 致病基因为成纤维细胞生长因子受体 3（FGFR－3）基因编码序列的遗传或突变所致。该致病基因定位于第 4 号染色体短臂 1 区 6 带 3 亚带（4p16.3），FGFR－3 被认为是内源性软骨生长最重要的调节因素，介导碱性成纤维细胞生长因子促使软骨细胞分裂，对终末软骨细胞的分化和软骨基质钙化有抑制作用。FGFR－3 基因编码序列中有 2 个位点是突变位点，即 FGFR－3 基因（密码子380，甘氨酸380 精氨酸）1138 位的鸟嘌呤（G）被腺嘌呤（A）突变替代或 FGFR－3 基因 1138 位鸟嘌呤（G）被嘧啶（C）突变替代。此两突变位点可作为早期诊断依据。Semo 等报告日本 75 例 ACH 患者 FGFR－3 点突变分析结果，73 例为 1138A，3 例为 1138C。

（一）临床表现

妊娠期胎儿或出生时婴儿可发现肢体、躯干和头不成比例，并随年龄增长日益典型，表现为男性身高在 130～145cm，女性 112～136cm，头大塌鼻，臀部后突，走路摇摆、手指粗短呈棕榈树状散开，智力正常。X 线示头颅底短小，枕大孔变小；脊柱椎弓根间距从腰 1～5 逐渐变小，与正常逐渐增大相反；椎体发育差，其前缘可呈楔形而后缘可呈"C"形改变；骨盆髂翼呈方形；坐骨切迹变小，髋臼顶宽平，常伴髋内翻；四肢管状骨明显缩短，横径相对变宽，常伴弯曲，骨皮质变厚，长骨两端可见到较小的骺化骨核埋入于增宽的干骺内。

诊断根据临床表现和影像学检查大多数能确诊，必要时作分子水平检查。

流行病学资料显示：本症死亡率较正常人高出 2 倍，且多发生于婴儿。常见并发症有中耳感染导致听力缺失，牙齿闭合不全导致面部发育不良，枕大孔变小压迫颈髓，阻塞性睡眠呼吸困难等。

（二）治疗

至今尚无根治法，近来有人采用生长激素来增高，其依据为生长激素是线性骨骼生长的调节因子，是软骨细胞生长和分泌的重要因子，GH 依赖的 IGF－1 在体外能刺激人类软骨细胞克隆增殖。临床上应用 GH 治疗已有 10 年历史，结果表明 GH 治疗能增加生长速度，但存在个体差异；GH 治疗效果呈剂量依赖性，疗效呈时间依赖性，即治疗开始半年身高增加最快，1、2 年后疗效逐渐降低，5 年后已无明显效果。

Seino 等采用随机临床对照试验方法治疗 145 例 ACH，并比较了不同剂量疗效差别，结果治疗第一年能有效增加生长速度，改善身高 SDS，由 －4.83±1.03 上升到 －4.57±0.90，－5.15±1.10 增加到 －4.72±1.21，其疗效呈剂量依赖性。

三、染色体异常

21 三体综合征又称先天性愚形（Down 综合征），是人类最早认识的常染色体畸变疾病，其发病率平均约 1.5‰，新生儿期为 0.7‰～2.0‰，我国上海市统计为 0.6‰，在智力落后疾病中占 10%～15%，男女无显著差异。

（一）发病机制

本病由常染色体畸变引起，因亲代之一配子形成时或受精卵分裂时出现染色体不分离，导致一个配子含多余染色体，另一配子染色体有缺失，受精后形成三体型或单体型异常的子代。异常配子主要来源于母亲，约 1/5 来源于父亲。配子不分离与母亲年龄偏大、卵老化或受放射线、病毒感染、化学药物或口服避孕药有关。

（二）染色体核型常见表现

有三种。

1. 标准型　约占 90% 以上，所有细胞显示存在一个额外 21 号染色体，核型为 47XX

（XY）＋21型。

2. 易位型　多为罗伯逊易位，此型占 4.8%，即着丝点融合，其额外的 21 号染色体易位到另一端着丝染色体上，形成异常易位染色体。

3. 嵌合型　此型占 2.7%，患者体内具有两种以上细胞系，90% 嵌合为 47XY，＋21/46XY 或 47XX＋21/46XX，此两种细胞系可有不同的比例。

（三）临床表现

1. 有特殊面容　表现头小而圆，枕骨扁平，两眼距离宽，眼裂外上斜，鼻梁低，颈短，伸舌状。

2. 身材矮小　四肢短，肌张力低，手指短，第 5 指内弯，中节指骨短。

3. 精神运动发育障碍　有不同程度智力低下，语言发育落后。

4. 常见伴随症状　常见有先天性心脏病，如房室联合通道、室缺、法洛四联症等；胃肠道畸形，如气管食管瘘、膈疝、幽门狭窄等。

（四）实验室检查

1. 染色体检查　其诊断主要取决于染色体检查结果。

2. 酶改变　过氧化物歧化酶 1（SOD－1）、碱性磷酸酶（AKP）基因定位于 21 号染色体上，患者 SOD－1 和 AKP 含量较正常人高出 50% 左右。

3. 白细胞计数分类　白细胞计数正常，中性粒细胞呈核左移，易出现类白血病样反应，细胞核呈鼓槌状，血红蛋白 F 和血红蛋白 A2 升高。

（五）治疗

至今尚无根治办法，适当训练使患者能生活自理或进行一些简单工作。由于该症白血病发生率较正常儿高出 20 倍，故不宜或慎用生长激素治疗矮小症。

四、先天性卵巢发育不良综合征

先天性卵巢发育不良综合征又称特纳综合征（Turnersyndrome，TS）。TS 最早由 Otto Ul-lrich 于德国报告，1938 年 Turner 报告本症表现为身材矮小、性发育不良、骨骼畸形和器官异常等特点。现已知，在所有女性胎儿中有 3% 存在这种综合征，而仅有 1/1000 存在 45X 染色体缺失的胎儿可以存活降生。在流产的胎儿中有 15% 存在 45X 染色体缺失。活产女婴中 TS 的发生率国外为 1/5000～1/2000。

（一）发病机制

1959 年证实本症系因性染色体畸变所致。常见异常染色体核型有：①X 单体（45XO）；②嵌合体（45X/46XX）；③一条染色体短臂或长臂缺失 46，X del（XP）或 46，X deI（Xq）；④极少数为 45X/46XY 嵌合体。TS 患者身材矮小的原因不明，但 X 染色单体缺失可能对造成身材矮小负有责任，SHOX 基因突变可能是导致 TS 患者身材矮小的原因之一。SHOX 基因即矮小同源盒基因（short stature homeobox－containing gene，SHOX），位于灭活及激活的 X 和 Y 染色体短臂末端（Xp22，32 或 Xp11.3）为假常染色体区域（pseudoautoso-mal region 1，PARI）内，基因全长 35kb，包含 6 个外显子。SHOX 基因羧基端存在两种不同的剪接形式，分别编码 292 和 225 个氨基酸组成的两种蛋白质：SHOXa 和 SHOXb，SHOXa 广泛表达于人体各种组织，SHOXb 主要表达于骨成纤维细胞。SHOX 基因功能尚未完全明了，研究显示基因编码蛋白质具有转录激活作用，该活性的相关区域位于蛋白质的羧基末端，并在成骨细胞中已发现细胞特异性因子，具有协同 SHOX 蛋白发挥其转录激活作用。SHOX 基因功能可能与骨骼线性生长的启动子和骨骺融合的抑制因子相关。目前认为SHOX 基因是 TS 骨骼异常的候选基因，但与颈蹼、淋巴水肿无关。

（二）临床表现

1. 新生儿期　表现出低体重，短颈，颈侧皮肤松弛，发际低和手足淋巴水肿。

2. 年长儿期　表现身材矮小，生长缓慢，盾形胸，指趾发育不良，乳头距离宽，关节松弛，弓形足，第二性征缺乏，色素痣多，肘外翻，第4、5 掌骨短等，可伴心脏、肾、尿道畸形、白内障、心理障碍和慢性自身免疫性甲状腺炎。智力大多正常。

（三）实验室检查

对所有矮小的女性应考虑作染色体核型分析。

血液激素测定，血雌激素水平明显低下，血 FSH、LH 明显升高，部分 TS 患者可伴 GH完全或部分缺乏。

作心脏、肾脏、卵巢超声检查。

手腕关节、膝、肘关节摄片，观察第4 掌骨长短、膝、肘关节骨骼发育不良。

甲状腺功能、抗体测定。

（四）治疗

治疗包括①身材矮小的治疗；②性激素替代；③辅助生殖技术；④社会心理治疗；⑤相关疾病的防治。

1. 身材矮小的治疗　目前大多采用 GH 治疗。北京协和医院报告：<8 岁 TS11 例，生长速度治疗前为每年 4.2 ± 1.0cm，治疗 1 年后为 8.2 ± 0.8cm；8 ~ 12 岁 TS18 例，生长速度治疗前每年为 3.2 ± 1.7cm，治疗 1 年后为 7.9 ± 1.5cm；>12 岁 TS21 例，生长速度治疗前每年为 3.1 ± 1.4cm，治疗 1 年后上升到 5.8 ± 1.0cm。结论：年龄越小，效果越好。Sas 等报告 68 例 TS，采用不同剂量 GH 治疗 7 年结果显示：长期 GH 治疗后，约 85% 病例最终身高可达到正常范围，早期治疗，高剂量 GH 可达到较好最终身高。GH 治疗尚有协同促性腺激素作用，降低脂肪体块指数和改善心理状况。研究证实单独进行 GH 治疗与联合治疗（如联合使用氧雄龙或低剂量雌激素）间并未显示明显效果差异。

2. 性激素替代　雌激素替代应迟至 14 岁以后应用。开始小剂量，如倍美力（premarin）从每日 0.3mg 开始，6 个月改为 0.625mg/d，一般 12 个月后乳房发育可达 B3，继续 1 ~ 2年，开始人工周期。应用雌激素诱导青春发育需遵循个体化原则，青春期前忌用。

3. 辅助生殖技术　基于 TS 患者的子宫完整性，性激素替代促使子宫发育，借助捐赠的卵子供体卵子试管内受精，再接种于 TS 患者子宫内，促进胚胎发育，目前已有成功报告。

4. 社会心理治疗　对 TS 女孩心理治疗是必不可少的组成部分，除医师给予支持以外，家庭和相关组织提供的支持亦非常重要。

五、宫内发育迟缓

宫内生长发育迟缓（intrauterine growth retardation，IUGR）又称小于胎龄儿或小样儿（small for gestational age，SGA），是产科重要并发症之一，也是造成围产儿死亡的重要原因，如新生儿窒息、颅内出血、肺出血和低血糖等。IUGR亦是导致儿童和成年后身材矮小、智力障碍、行为心理异常、性发育迟缓、非胰岛素依赖性糖尿病、高血压和高血脂原因之一。欧美国家IUGR发生率约2.5%，我国发生率6.39%左右。

IUGR定义：根据体重与孕龄的相互关系，一般指出生体重低于同胎龄、同性别平均体重的第10百分位以下或同龄平均体重2个标准差以下的新生儿。

所有人类胎儿中约有3%~10%出生时为SGA，至2岁时，许多SGA新生儿身材将会正常化，但是，大约其中的10%~15%的SGA儿童不出现充分的出生后追赶生长，这部分SGA儿在儿童期身材矮小，约有一半病儿至成年后身高仍会低于正常平均身高的2个标准差。

（一）SGA病因

胎儿生长障碍可以由胎儿、母体、胎盘等因素引起，约30%的SGA病例被认为由基因异常所致，余70%的SGA婴儿由不确定母体或胎盘因素造成。15%~20%的SGA由于胎儿因素包括基因异常、先天缺陷、遗传代谢性问题、感染和多胎等。5%~7%病例由染色体畸变引起，其次胎盘功能不良，包括胎盘异常、胎盘断裂、梗死及血管异常。母体因素包括慢性全身性疾病，如糖尿病、系统性红斑狼疮、肾病、母亲吸烟、药物滥用、酗酒等。最后是感染，5%~10%病例系病毒、细菌、支原体或原虫感染。巨细胞病毒和风疹病毒感染是SGA发生最常见相关病毒。除严重的营养不良外，围产期营养对胎儿生长的影响较小。

SGA出生后未能充分追赶生长的病因至今未能明了。DeWoal等调查40例SGA，身高低于第3百分位的青春前期儿童的GH/IGF轴，结果发现有50%~60%儿童有24hGH分泌曲线异常和（或）精氨酸试验的不规则反应，血清IGF-1和IGF-2水平显著下降。Boguzewski等发现不规则反应为GH低幅度的峰值，频率增加和GH分泌基值上升，IGF-1和IGFBP-3水平显著降低。大多数出生SGA的矮小儿童表现为有正常的GH分泌，但对GH的敏感性下降，部分是由于GH受体基因突变减少了GH受体的亲和力而造成对GH不敏感。其他，SGA与生长相关性内分泌异常有关，主要包括低水平的GH、IGF-1和IGFBP-3，高水平IGFBP-1及GH分泌模式异常，C肽水平低（β细胞功能不良）。Ogilvy和Start等通过对生后观察认为SGA生后低IGF-1和高IGFBP-1反映了其生长缓慢，并且持续的低IGF-1和高IGFBP-1可能决定SGA儿追赶生长的速度。矮小的SGA儿童青春期前和青春期的GH分泌与正常儿不同，表现为分泌基线高，幅度低和频率高。GH分泌与年龄呈正相关，在9岁以后增加明显，但仍比正常儿低。Woods等测定2.5~3.0岁的SGA儿的空腹血糖、胰岛素、胰岛素敏感性、GH、IGF-1和胰岛素原裂解片段等指标，结果发现SGA儿夜间GH分泌量的最大值、最小值、平均值都比适于胎龄儿要高，胰岛素敏感性低，空腹血糖高；空腹胰岛素水平和胰岛素的敏感性与夜间GH分泌密切相关。推测夜间GH分泌的高水平可能直接引起胰岛素敏感性下降和空腹高血糖。

（二）临床表现

IUGR的各器官发育比较完善，但因宫内生长发育障碍，出生后常有以下表现。①营养不良、消瘦、婴儿明显皮下脂肪薄、皮肤干燥；②低血糖，由于肝内糖原贮存不足，生后组织对糖的吸收和利用加快，约有1/3IUGR出生后3d内有低血糖发生；③宫内缺氧引起症状如羊水污染、黄疸、呼吸困难、脑病症状等；④酸中毒，由于组织缺氧、低氧代谢等引起代谢性酸中毒；⑤宫内感染症状：如肝脾肿大、黄疸期延长、视网膜脉络膜炎；⑥应激反应低下、肾上腺皮质功能低下等。

（三）治疗

除纠正营养不良和防治低血糖发生外，目前已证实，生长激素可加速 IUGR 的生长。Rochiccioli 等（1989 年）报告，用 GH 治疗 9 例小样儿，1 年生长速度从平均 3.5cm 增至 7.0cm，沈永年（1999 年）等治疗 6 例 IUGR，生长速度从平均 ≤0.3 cm/月增至 1.0 ± 0.3cm/月，IGF-1 从治疗前 103 ± 46μg/L 升至 173.0 ± 75μg/L。Paul 报告 46 例 IUGR 用 GH 治疗 3 年，身高增长了 2 个标准差，评分从 -3.3 ± 0.7SDS 到 -1.3 ± 0.3SDS。Ranke 等分析 613 例矮小 SGA 儿用 GH 治疗反应的数据，认为 GH 治疗可明显增加 SGA 儿的身高，缩短落后身高的标准差，治疗的第一年内增长最快，生长反应与治疗剂量、体重、父母平均身高标准差呈正相关，与治疗年龄呈负相关，其中 GH 剂量关系最大，其次是治疗年龄。第二年的生长反应与三个参数有关：即治疗第一年的增长速度，开始治疗年龄、GH 剂量，其中第一项关系最大。Bogueszewsli 等观察 48 例 SGA 儿，用 GH 治疗 2~3 年反应，结论类似。

GH 治疗期间，血 IGF-1 和 IGFBP-3 浓度、胰岛素水平都有明显增加。SGA 儿有胰岛素敏感性的下降，GH 治疗可进一步降低胰岛素敏感性，对停药后胰岛素敏感性的变化情况有不同意见，De Zegher 和 van Pareren 认为长期连续或不连续治疗，在治疗期间都会有胰岛素敏感性的降低，但这种下降只是暂时的，多数在停药 3 个月后回升至治疗前水平。而 Cutfield 对 12 例 SGA 连续观察 15 个月，发现 GH 治疗可使胰岛素敏感性降低 44%，停药 3 个月后仍不能恢复。

六、家族性身材矮小

家族性身材矮小（familial short stature，FSS）亦称遗传性身材矮小（genetic short stature，GSS），是指身材矮小、生长速度正常，有矮小身材家族史的儿童。患儿自出生 6~18 个月起至成人期终身高始终处在矮小状态，身高增长速度正常，但在自身生长曲线百分位上，其生长曲线与正常儿童平行。面容无特殊，体态大多匀称，少数有轻度不匀称，实足年龄（chronologic age，CA）与骨龄（bone age，BA）一致。青春发育按正常年龄出现，家族成员中有身材低于第 3 百分位者。近年来有报告 FSS 患儿有管状骨的改变，包括：第 5 掌骨缩短，第 5 指趾骨缩短（thizomelia），手臂、肢体有不成比例短小，第 1 掌骨与第 5 掌骨缩短程度与身高有关，FSS 患者管状骨改变提示本症与遗传性软骨骨化障碍有关。本症大多数不需要治疗。如身高在第 3 百分位以下，或患儿、家长对身材矮小有较大精神负担和心理压力，可使用生长激素治疗，结果尚未肯定。

七、社会心理身材矮小

（一）病因和临床表现

社会心理身材矮小（psychosocial short stature，PSS 或 psychosocial dwarfism，PSD）是与自幼在生活、感情上遭受遗弃的状态相关的综合征，常发生在结构有严重缺陷的家庭中，如父母离异、患儿与监护人关系不正常、患儿父母有精神心理疾病等。患儿的食物常被剥夺，患儿严重被忽视和受虐待，尤其性虐待，身体受摧残。患儿出生时体重大多偏低，婴儿早期喂养较困难，睡眠不安，2~4岁时表现生长速度明显减慢，其身高常在正常均值的第3百分位以下，吃喝行为古怪，如向他人乞讨食物，在垃圾堆中寻找食物，暴食，但体重指数常在正常范围，可有多饮、多尿。精神状态不正常，容易发脾气，不易集群、抑郁、冷漠、缄默、睡眠紊乱、痛觉差、语言和智商（IQ）发育延迟和青春发育延迟。本症特点：①患儿遗传的生长和精神发育能力是正常的；②由于恶劣环境影响患儿运动和心理正常发育；③当恶劣环境改善后，其症状逐一消失。

（二）实验室检查

常发现骨龄延迟，骨龄与身高龄相符，GH药物刺激试验GH峰值可正常或低下，但IGF-1绝大多数低下。具有部分性和暂时性的可逆性GH缺乏，系下丘脑功能不全重要症状。随环境改善，GH合成、分泌正常而出现生长追赶，血IGF-1水平升高。

（三）治疗

本症无特殊药物和激素治疗，GH治疗身材矮小无明显效果，一旦环境改善，症状可逐渐消失。

八、特发性身材矮小

特发性身材矮小（idiopathic short stature，ISS）是指一种目前暂无可认识原因的矮小身材，是一种原因不明的多基因疾病，无生长激素缺乏和明显进行性病理改变的特发性矮小。它除外了器质性疾病、慢性系统性疾病、先天性遗传代谢病、先天性骨软骨关节性疾病、染色体畸变和严重精神心理障碍。它可能包括生长激素不敏感症、正常变异性身材矮小（normalvariant short stature）、生长激素神经分泌功能障碍（growthhormone neurosecretory dysfunction，GHND）、特发性生长障碍和非生长激素缺乏性身材矮小等。发病率在身高低于第3百分位的矮小儿童中，约占20%。

（一）发病机制

随着分子生物学研究深入，发现ISS患者矮小与GH受体异源基因突变有关，已收集到证据表明5%以上ISS与GH受体基因突变有关。Sanchez报道1个家族矮小成员显示GH受体基因外显子6缬氨酸被异亮氨酸替代突变。Garlsson报道573例ISS血清生长激素结合蛋白水平，大约有90%病例的GH结合蛋白低于同年龄、同性别正常对照组的平均水平，20%低于正常范围。Rappold报道75例矮小患者有9人存在SHOX（矮小身材同源框）编码的隐性、错义和无义突变和小的缺失。矮小身材患者中SHOX基因突变的发生率与生长激素缺乏症和Turner综合征相似。Salerno报道14例ISS患者，其中6例IGF-1比基值增加40%，GH受体基因序列分析仅1例出现杂合性突变，GH刺激后出现异常的酪氨酸磷酸化等。

（二）诊断依据

①身高低于同性别、同年龄、同地区、同种族2SD；②出生时身高和体重正常，而且身材匀称；③无明显慢性器质性疾病（肝、肾、心肺、内分泌代谢病和骨骼发育障碍）；④无心理和严重的情感障碍，摄食正常；⑤生长速度稍慢或正常，一般每年生长速度<5cm；⑥染色体检查正常；⑦两项标准GH激发试验，GH峰值≥10ng/ml和正常的IGF-1浓度；⑧骨龄正常或延迟。

（三）ISS 治疗的意义

随着世界卫生组织确立的精神－心理－社会这一医学模式不断深入人心，ISS 患儿的心理和社会影响也日益引起人们的关注，尤其以 1985 年基因重组 GH 问世以来，ISS 患儿是否需要接受 GH 治疗，也成为人们争议的焦点，Erling 等发现 ISS 与正常身高的儿童比较：矮身材患儿及其家长都对孩子的社会稳定性缺乏信心，且患儿身材越矮，心情越焦虑，更加抑制生理性 GH 的分泌，ISS 患儿可有行为异常，且可通过 GH 治疗改善此类缺陷。另外，在 GHD 患者中发现患儿自信心、社交能力、与异性接触方面均较正常人群差，寻找工作、受教育水平均有影响。但也有研究提出了不同的看法，通过比较 ISS 治疗组和对照组的患儿比较，在近 2 年的 GH 治疗后，ISS 治疗组患儿的自尊心及健康相关生活质量（health related qualityof life）未见有明显提高，这与孩子对身高的满意度有关。因此，目前尚不能克服 ISS 患儿的生理及心理困惑，故我们应该认识到 ISS 问题的特殊性，应从多方面着手寻找解决办法。

（四）ISS 的治疗

虽然已有报道称 GH 治疗 ISS 可在短期内改善身高，但对其最终身高的影响仍有意见分歧。另外，对于无明确的有内分泌障碍和相对健康的矮小儿童给予 GH 治疗的费用、风险和伦理问题尚有争论。Buchli 报告 36 例 ISS，年龄 11.9 ± 2.8 岁，身高标准差评分 － 2.9 ± 0.6，Tanner 分期除 1 例外，均 ≤T2，其中 78% 为青春期前，GH 治疗剂量 0.3mg/（kg·周），治疗持续 41 ± 14 个月。结果治疗组成人身高标准差评分（ － 1.5 ± 0.8）比非治疗组（ －2.1 ±1.0）显著提高（P < 0.01）。最终身高标准差评分治疗组提高 1.4，而非治疗组为 0.8。女性似乎从 GH 治疗中得益更多。GH 治疗的女孩比非治疗对照组高出 6.8cm，而男孩比非治疗对照组高出 3.0cm。治疗组与非治疗组的最终身高与基础身高、父母平均身高及预期身高呈正相关（P < 0.01），治疗组男性最终身高比父母平均身高仅低 2cm，而非治疗男性最终身高比平均身高矮 7cm，而女孩治疗组最终身高比父母平均身高矮 2.4cm，而非治疗组女孩最终身高比父母平均身高矮 8.2cm。治疗组比非治疗组身高增加明显，但身高改善变异较大。

荷兰 Wit 报告 GH 治疗 ISS 最终身高的增长与剂量依赖性有关。第一组 24 例 GH 剂量按每周每平方体表面积 14u（4.6mg）×1 年，如生长反应不充足，就给予双倍剂量；第二组 34 例，随机分三种剂量：①每周每平方体表面积 18u（6mg）；②每周每平方体表面积 27u（9mg）；③第三组在第一年剂量为每周每平方体表面积 18u，1 年后改成 27u，有 34 例来自同中心的未治疗的作为对照。结果：大剂量 GH 组患有 ISS 的青春期儿童平均最终身高大约能增加 7cm，而在开始应用低剂量的治疗方法效果很小。

西班牙 Lopez－Sogierp 报告 GH 治疗 30 例 ISS 男性患者，42 例对照，GH 剂量为 0.5～0.7u/（kg·周），结果 GH 治疗组平均最终身高增加 4.5cm。

荷兰 Reker－Mombarg 报告 GH 治疗对 ISS 儿童青春期启动时间及青春期生长的影响，结果：GH 治疗组与非治疗组间比较发现，两组之间青春期身高增量、最大生长速度及青春期持续时间无明显差异，GH 治疗使男孩的最大生长速度年龄提前 0.7 岁，使女孩的青春期启动时间提前 1.1 岁，最终身高增长 2～3cm。结论 GH 治疗不影响 ISS 儿童的青春期生长，并且可轻微增加其最终身高。GH 治疗应早期开始，以便在青春开始前尽可能地增加身高。

美国 Hintz 报告 121 例矮小儿童，定期给予 GH 注射，疗程 2~10 年。研究结束时，在 80 名身高达到其成人标准的儿童中，男孩的身高平均超出预测值 5cm，女孩的身高平均超出预测值约 6cm，治疗组比对照组男孩高出 9.2cm，治疗组女孩的身高较对照组高出 5.7cm；同时指出 GH 治疗矮小儿童所面临的伦理和财政难题。

长期应用 GH 治疗 ISS 可提高最终身高已成为大多数临床医师的共识，但 GH 对最终身高的影响程度，尚因个体和治疗情况而异。

九、体质性青春发育延迟

体质性青春发育延迟（constitutional delay of growth andpuberty，CDGP）是指男孩或女孩达到正常青春发育年龄仍未见第二性征发育（男性睾丸增大、女性乳房增大等第二性征），但最终都能自发进入青春发育，一般在 18 岁后则很少产生体质性青春发育延迟。

正常青春发育的启动时间有一定年龄范围，我国少女初潮年龄，根据上海瑞金医院 1987~1990 年对 10~15 岁少女纵向跟踪 3 年调查结果，初潮年龄为 12.51 ± 0.97，香港报告少女初潮年龄平均为 12.7 岁。黑人女孩 13 岁时全部进入青春发育。

（一）病因

CDGP 是青春期性发育延迟最常见原因之一，病因至今不十分明了。目前认为主要原因是下丘脑促性腺激素释放激素（GnRH）脉冲发生器激活延迟，导致进入青春期不能产生足够的促性腺激素（FSH、LH）以促使性腺发育和第二性征的产生。此外，动物实验提示可能与 Otx-1 基因受损有关，该基因对维持垂体发育和功能极其重要。另外，该病与遗传因素密切相关，该病发生常有家族史，常有母亲月经初潮年龄延迟或父亲、同胞兄弟姐妹有青春发育延迟史，然而呈现的常不符合孟德尔遗传方式。其他与营养、环境因素有关。

（二）临床表现

体质性青春发育延迟患者出生时，身高与体重一般正常，出生后最初几年生长发育速度相对较慢，常伴体质性矮小，身高常位于正常儿童身高的第 3 百分位或低于此值，但与骨龄相吻合，上下部量比例正常。骨龄、促性腺激素和性激素水平与年龄不相称，低于年龄的正常值。生长激素水平低下，甚至可达到生长激素缺乏症水平。当摄入小剂量性激素后可恢复到正常。男孩当骨龄达 12~14 岁，女孩骨龄达到 11~13 岁时会出现青春期的 LH 分泌增加，初期夜间出现，以后白天亦出现脉冲式 LH 分泌峰，对 LHRH 激发试验反应低于生活年龄，但与骨龄相符。

（三）治疗

CDGP 是正常生长变异，其青春期会自然产生，可以达到正常成人的最终身高，故绝大多数患者不需要治疗。对男性年龄达到 14~15 岁和女性年龄达到 12~13 岁时，仍无明显性征出现者，或者由于青春发育延迟，造成患者、家长严重精神负担、焦虑不安、影响学习、生活者可用小剂量性激素诱导性发育，多数病例经 2~6 个月治疗将会引起第二性征发育和轻度身高增长。小剂量短期性激素应用不会加速骨龄的进展，一旦激素停止治疗 3~6 个月，又发现发育终止，应寻找其他原因。

（欧阳嵘）

第十节　GH－IGF－1轴异常所致身材矮小症

一、GH－IGF－1轴异常引起儿童身材矮小病因

具有生物活性的 GH 分泌不足；IGF－1 产生减少；外周组织对 IGF－1 产生抵抗。人体GH 是垂体前叶生长素细胞（嗜酸细胞）分泌的。人类垂体的正常发育依赖于一系列的转录因子如甲状腺转录因子 1、骨形态生成蛋白、成纤维细胞生长因子、LIM 同源结构域转录因子 LHX3 和 LHX4、HESX－1、Prop－1 和垂体特异性转录因子（POUIF1）。遗传性单纯生长激素缺乏症可由生长激素释放激素（GHRH）受体突变或 GH 基因缺失或突变所致，联合垂体激素缺乏症除腺垂体特异的转录因子 Pit－1 突变引起外，近期发现 Pit－1 的祖先蛋白 Prop－1 基因突变是最常见病因之一，约50%的病例由 Prop－1 基因突变引起。遗传性 IGF－1 缺乏症常呈家族性生长障碍，明显地区性伴多种垂体激素缺乏和先天性下丘脑－垂体缺陷。GH信号主要通过 Janus 酪氨酸激酶（JAK2）信号转导和转录激动子 5（STATs）途径发挥作用。曾报告因 STAT5b 基因纯合错义突变引起 GH 不敏感征。因 IGF 不稳定亚单位（IGFALS）基因移码突变引起宫内发育迟缓。总之，各种单基因异常导致身材矮小症非常少见，但它可以为研究人类生长调节的分子机制提供有用的信息。

（一）下丘脑、垂体结构损害引起 GH 缺乏

有许多因素可造成下丘脑、垂体结构异常，如肿瘤性损害破坏或压迫下丘脑、垂体，垂体柄受压可影响垂体血液供应，使下丘脑激素输入减少。近蝶鞍的肿瘤如颅咽管瘤可导致垂体功能减退。儿科新生婴儿中产伤、臀位产、足先露等亦可影响下丘脑、垂体结构。北京协和医院报告 561 例 GH 缺乏症中，围生期存在异常占59.1%，上海第二医科大学附属新华医院报告 179 例 GH 缺乏症中，有围生期异常 77 例，占43%；Bosch 报告非头位产所致颅内出血及脑幕撕裂发生率比头位产高出 10 倍。

浸润性病变如结节病、结核、组织细胞增生症一般是对下丘脑和垂体柄损害，而不是对垂体本身的浸润引起。自身免疫性垂体炎系大量淋巴细胞和浆细胞浸润导致垂体实质性损害，可见于女性妊娠期间或产后。在妊娠期间可呈肿块性损害，有视野缺损、头痛伴催乳素升高。

放射治疗垂体腺瘤、颅咽管瘤、视神经胶质瘤、无性细胞瘤和脑膜瘤等可引起下丘脑功能减退，大剂量放射线照射也能直接损害垂体功能，放射线影响可在照射数年后出现，因此接受放射治疗患者应每年评估下丘脑、垂体功能。

空蝶鞍综合征（Empty sella）系因鞍膈缺损，蛛网膜突入垂体窝。原发性空蝶鞍多见于女性，常伴良性颅内压升高，垂体功能一般正常，约15%病例可伴轻度高催乳素血症。继发性空蝶鞍常见于手术、垂体梗死和放疗后。

（二）下丘脑、垂体激素合成或分泌异常

GH 合成分泌异常原因很多，在儿科常与先天解剖异常和围生期异常密切相关，多见于臀先露、足先露、横位产、产后窒息等。成人多为获得性，如垂体、蝶鞍旁的肿瘤。垂体外科和放射损伤，垂体坏死，细菌、寄生虫、病毒等感染，白血病细胞或含铁血黄素浸润，自

身免疫性垂体炎及老年人器官功能退化性 GH 分泌功能下降等。

GH 的作用与 IGF 和 IGF 结合蛋白（IGFBPs）有关，其中 IGF-1 主要由肝脏合成分泌，机体很多组织都能合成和分泌 IGF-1，通过内分泌、旁分泌和自分泌方式作用于靶细胞而发挥作用。GH 刺激肝脏分泌 IGF-1，后者与高亲和力的 IGFBP 结合，控制 IGF-1 半寿期和与受体的结合。有人认为 IGFBP-3 是 IGF-1 的激活因子，IGFBP-1 是 IGF-1 的封闭因子。

二、特发性生长激素缺乏症

此类型在垂体性矮小症中最为常见，常见于男孩，与围生期异常关系密切，如臀位产、足先露、横位产、生后窒息和分娩损伤等，北京协和医院报道 561 例 GH 缺乏症患儿中，围生期存在异常者占 59.1%；上海第二医科大学附属新华医院报道 179 例 GH 缺乏症中，围生期出现异常的有 77 例，占 43%；Bosch 报道横位、臀位、足先露等非头位胎位占 62%，非头位生产所致的颅内出血及脑幕撕裂的出生率比头位生产的高出 10 倍左右。在胎先露异常中，以臀、足先露为主，而产后窒息其次，分别占 51.8% 和 35.9%，而产伤只占 4%。男性臀位、足先露、出生窒息史均明显高于女性。近十余年来，对非头位儿多数选择剖宫产，故臀位产的发生率明显下降，而正常人群围生期异常率仅 3.0%~4.0%。目前多数学者认为特发性生长激素缺乏症大多数是由于下丘脑合成或分泌 GHRH 缺陷所致，而非垂体本身病变引起。许多研究报道指出：特发性生长激素缺乏症中有 40%~80% 病例对 GHRH 有反应。根据上海市儿科医学研究所的研究，垂体性矮小症中约 70% 病例对 GHRH 有反应；在 25 例严重生长激素缺乏症中，单一生长激素缺乏占 3 例（12%），多种垂体前叶激素缺乏共 22 例（88%），包括促甲状腺素、卵泡刺激素和黄体生成素储存或分泌功能低下者 11 例（44%）。促甲状腺和促肾上腺皮质素储存或分泌功能低下者 2 例（8%），促肾上腺皮质激素、促甲状腺素和黄体生成素同时有储存或分泌功能低下者 1 例（5.4%）。以上资料提示，绝大多数生长激素缺乏症患者的病原为下丘脑性，常伴有多种垂体激素缺乏。有少数病理报道：特发性垂体性矮小症患儿显示脑垂体较小、腺垂体损伤较神经垂体严重；组织学上呈现嗜酸细胞数目明显减少，严重病例有结缔组织瘢痕形成。近年来，应用高分辨力的核磁共振影像（MRI）发现垂体前叶明显缩小，垂体柄断裂，神经垂体可消失或异位。

（一）临床表现

1. 生长障碍　出生时身长、体重与孕期大致平行。如有多种垂体激素缺乏，在新生儿期可出现顽固性低血糖，小阴茎，黄疸期延长。一般从出生后 5 个月起出现生长减慢，大多数在 1~2 岁时明显；随年龄增长。生长发育缓慢程度也增加。体型较实际年龄幼稚，皮下脂肪相对较多，脸圆、前额略突出，下颌小，上下部量比例正常，匀称。生长速度 < 正常该年龄的生长速度的第 25 百分位数。

身材矮小，尤其严重的身材矮小，低于标准 3SD。低于双亲中值高度的 1.5SD 以上，低于标准身高 2SD 以上，而且生长速度低于同年龄正常均值 1SD 或 2 岁以上儿童生长速度较正常减少 0.5SD，常提示生长激素不足或缺乏。

2. 骨成熟发育延迟和骨代谢异常　身高增长决定于长骨生长，后者又取决于长骨骨骺变化，包括骨化中心的形态、生长和钙化，以及最后与骨干的融合等，所以可从骨骺发育来预测身高，常用骨龄测定作为指标。所谓骨龄是指骨骼发育年龄（BA），是人体成熟程度的良好指标，骨骼发育虽有一定种族、性别的差异，在正常儿童间也会有变异，但一般均有较为特异的规律。通常选用左侧手腕部进行 X 线摄片来观察骨化中心，有时还可以选择其他部位，如肩、肘、髋、膝和踝关节摄片来加以判断。生长激素缺乏症患儿的骨龄均延迟，一般均在 2 年或 2 年以上，另外表现为牙发育延迟和蝶鞍发育较正常同年龄者为小。GHD 患儿不仅骨骼生长缓慢，而且骨代谢率降低，骨更新低下，故表现为骨量明显减少，骨质疏松，骨密度降低。成人发病的 GHD 的骨折发病率比正常人高 3 倍。

3. 青春发育期延迟　青春发育期延迟系指达到发育期年龄而尚无第二性征出现。青春发育年龄在男孩一般为 12～14 岁，女孩为 10～12 岁。如男孩达 16 岁，女孩达 14 岁仍无第二性征出现；体形比例呈幼儿型，喉头不发育，声音高尖；外生殖器发育差，阴毛、腋毛不生长，乳房不发育，月经来潮延迟或不来潮，睾丸小、松软等。部分病例以后会造成不育症。

4. 代谢紊乱　①糖代谢：因肝和肌糖原合成降低，糖利用减少，糖耐量损害，周围组织对胰岛素敏感性降低，可出现高胰岛素血症和胰岛素抵抗；②脂代谢紊乱：可见血清胆固醇、甘油三酯、低密度脂蛋白（LDL）、载脂蛋白 B 水平升高，高密度脂蛋白（HDL）降低，游离脂肪酸减少和脂肪分解降低；③蛋白质代谢紊乱蛋白质合成、储存能力降低；④基础代谢率降低，患者体力活动减少和运动能力下降。

5. 神经、精神功能紊乱　由于体力和肌肉发育不如同年龄人，在精神心理方面常有自卑感，心情忧郁，精力不足，记忆力减退，对生活失去信心。如仅有 GH 缺乏者，智力一般正常，但如同时有促甲状腺素缺乏，则可有轻度智力低下。

6. 心血管功能紊乱　患者心脏体积缩小，心率减慢，心搏量、心输出量和心脏收缩力下降，外周阻力增加，循环血容量减少，血压下降，心肌耗氧量增加，可过早发生动脉硬化。近年有学者发现继发于垂体肿瘤放射治疗和手术以后的成年人 GHD 患者心血管疾病的发生率和死亡率明显高于正常对照组。叶氏报道 32 例垂体发育不良所致 GHD 的心功能有明显改变，总体射血分数和左心室舒张末期高峰充盈率明显低于正常，容易早期发生动脉硬化。

7. 肾功能变化　肾小球滤过率常降低，肾血流量减少。

8. 骨代谢紊乱　患者成骨细胞活性降低，骨骼矿物质含量减少，有骨质疏松和容易骨折倾向。

9. 身体构成成分异常　患者总体重增加，脂肪量增加，尤其腹部、内脏脂肪过多，肌肉量减少，肌肉强度减退。

10. 凝血机制异常　纤维蛋白原和纤维蛋白溶酶原激活抑制剂活性增强，有导致动脉血栓形成倾向。

（二）实验室检查

1. 血清生长激素浓度测定　因生长激素呈脉冲式释放分泌，其基础值常处于低值，而且波动亦较大，故随时取血测定生长激素浓度的意义较小，常不能区别正常与生长激素缺乏症。另一方面，目前生长激素测定大多采用放射免疫测定法，采用多克隆抗体，不同药物刺激生长激素释放的反应不同，故其特异性偏低，其正常与异常间的切割值各实验室有一定的差异，因此要求各实验室尽量采用单克隆抗体，建立本实验室的切割值。

药物激发试验是指使用某些药物促使 GH 分泌增加的方法，用以观察血液中 GH 动态变化，从而了解下丘脑、垂体合成和分泌 GH 的能力。药物刺激试验常用胰岛素低血糖激发试验（胰岛素耐量试验 insulin tolerance test，ITT），本法优点可同时测定 ACTH－肾上腺轴，正常与异常间的数值差异明显和中度低血糖足以刺激 GH 分泌。其缺点：本方法缺乏正常儿童标准和可能出现严重低血糖反应。

激发试验应在空腹的标准化后使用，上述实验必须在有经验的人员监控下进行，在儿童使用胰岛素时要特别小心。

生长激素峰值的评价：①如 GH 峰值 <5ng/ml，则为完全性 GH 缺乏；②如 GH 峰值在 5.1~9.9ng/ml，则为部分性 GH 缺乏；③如 GH 值≥10ng/ml，则为反应正常。

胰岛素低血糖激发试验 GH 峰值 <5~10ng/ml；可乐定激发 GH 峰值 <10ng/ml，精氨酸激发 GH 峰值 <7~10ng/ml，GHRH 激发 GH 峰值 <10ng/ml 时可诊断 GH 缺乏。当使用单克隆抗体来测定 22：00 时，GH 上述值应修正。

2. 胰岛素样生长因子 1（IGF－1）测定 胰岛素样生长因子（生长介质 somatomedm，SM）是一组结构上相关的多肽类生长因子。人类生长介质具有以下特点：①其血清中浓度受 GH 调节；②具有胰岛素样活性；③能促进软骨细胞的有丝分裂；④在血液中与一种或多种大分子携带蛋白质结合而被输送。IGF 对所有组织均有胰岛素样活性，可分为 IGF－1 和 IGF－2。IGF－1 和 IGF－2 与胰岛素来源一样，均是单链多肽，它们的分子序列大部分相似。IGF－1 的水平主要受 GH 的调节，IGF－1 的浓度在很大范围内与 GH 浓度一致；而 IGF－2 则只是轻度依赖于 GH。IGF－1 介导生长激素产生的生长效应，是反映 GH－IGF 功能的另一种重要指标，是 GH 缺乏症诊断重要指标。正常年轻成人 IGF－1 水平为 0.5~2.0u/ml，垂体功能低下时，常低于 0.2u/ml，正常婴儿常低于 0.2u/ml，随年龄增长而上升，在 10~12 岁时大约为 1.04u/ml，所以 IGF－1 浓度与年龄密切相关，而且尚受甲状腺素、催乳素、糖皮质激素和营养状态影响。另外，IGF－1 测定还具有一定的鉴别诊断意义。如一个矮小儿童，GH 激发试验中 GH 峰值正常，而 IGF－1 低下，但在注射外源性 GH 后，IGF－1 升高，生长速度加快，表明该儿童的生长激素分子有变异；如 IGF－1 不升高，生长不加速，则表明生长激素分子无变异，系生长激素受体缺陷。

3. 胰岛素样生长因子结合蛋白 3（IGFBP－3）的测定 人体内血循环中大部分的 IGF 是与特异性结合蛋白（IGF－binding proteins，IGFBPs）相结合的，人体中有 6 种不同性质的结合蛋白（IGFBP－1~6），其中 IGFBP－3 与生长激素关系密切，是诊断生长激素缺乏症有价值的指标。

IGFBP－3 主要由肝脏合成和分泌，在血循环中以两种复合体形式存在：①大分子量三聚体（150 000），它携带约 80% 的 IGF，该复合体难以通过毛细血管屏障，仅在 IGFBP－3 蛋白分解酶的作用下从复合体中释放出来的 IGF－1 才能通过血管内皮屏障到达组织血管发挥作用；②小分子量二聚体（40 000），该复合体能通过毛细血管屏障，转运 IGF－1 到达靶细胞。IGFBP－3 起着延长 IGF－1 半寿期的作用，可调整 IGF 对细胞的增殖、代谢和有丝分裂的作用。IGFBP－3 的产生受 GH 调节，其血中水平在日间无变化，但随着年龄而改变，健康儿童在青春期达到高峰，9~18 岁的女性比同年龄的男性高出 10%，在吸收不良、肥胖、糖尿病、肝功能异常等情况下 IGFBP－3 下降。生长激素缺乏症患儿的 IGFBP－3 水平下降，经生长激素治疗后会升高。在 GH 药物兴奋试验中 GH 峰值大于 10ng/ml 的身材矮小儿中，可发现有些病例的 IGF－1 和 IGFBP－3 水平下降，如应用 GH 治疗，可使部分患儿的

IGF-1和IGFBP-3水平恢复正常。上述结果表明血液IGFBP-3降低常提示生长激素缺乏症，其敏感性可达97%、特异性达95%，是筛查生长激素缺乏症良好的指标。有报道正常儿童的血清中，IGFBP-3水平与其24hGH分泌量关系密切，认为血中IGFBP-3能较好反映机体的GH分泌状态，但有人认为两者缺乏相关性。

Laron综合征是生长激素受体缺陷所致，所以患儿血中IGFBP-3水平下降，用GH治疗后亦不能使IGFBP-3水平升高。

4. 生长激素自然分泌量测定　由于生长激素药物激发试验有时与临床表现不一致，GH自然分泌量测定是确定GH神经分泌功能紊乱（GH neurosecretory dysfunction）的指标，GH总浓度的测定是反映GH实际分泌最客观的指标。根据上海市儿科医学研究所检测生长激素神经分泌功能障碍症患儿在夜间12时的生长激素分泌相结果表明：生长激素缺乏症与正常组夜间12时GH平均浓度差异显著，脉冲峰值和最高峰值之间也非常显著，但GH神经分泌功能紊乱组与GH缺乏组之间的GH平均浓度、脉冲峰值和最高峰值均无显著差异。

5. 生长激素释放激素（GHRH）刺激试验　用GHRH刺激垂体分泌GH可以鉴别下丘脑性和垂体性GH缺乏症，但在鉴别下丘脑性和垂体性时，需注意单次GHRH刺激可呈假阴性反应，但经预先补充GHRH 1周或1个月后即可出现阳性反应。

6. 颅脑磁共振显像　磁共振显像可清楚显示蝶鞍容积大小，腺垂体与神经垂体大小、异位等，对GHD诊断具有重要意义。据上海市儿科医学研究所、新华医院资料，在27例GHD中发现100%病例有垂体缩小，正常部位的神经垂体消失占96%，其中移位者占44.0%，垂体柄消失占37%，垂体柄中断占26%。

7. GH基因诊断　疑似GH基因异常引起的矮身材，可进行基因分子水平分析。

hGH-N基因全长约2kb，由5个外显子和4个内含子组成，其中外显子Ⅰ、外显子Ⅱ长度10bp，外显子Ⅲ长度120bp，外显子Ⅳ长度165bp及外显子Ⅴ长度195bp，中间有4个内含子A（256bp）、B（209bp）、C（93bp）、D（253bp）所分隔，hGH-N基因总共编码217个氨基酸肽链，其中氨基端26个氨基酸是信号肽，hGH-N基因5端侧翼区是基因调控区。-92~-65及-130~-105是生长因子（IGF-1）结合部位。IGF-1是GH基因转录必需因子。

正常人的DNA经限制性内切酶Bam HI酶切、与hGH-N基因cDNA探针杂交后可见到6个杂交片段，其长度为3.8、5.3、6.7和8.2kb，分别带有hGH-1、hCS-A、hCS-B和hCS-L基因，而2.9和1.1kb则带有hGH-2部分基因，用HindⅢ酶切与探针杂交可得到3个杂交片断，其长度分别为25、21.3和14.8kb，25kb片段包含有hGH-N和hCS-L基因，21.3kb带有hCS-A基因，而14.8kb包含hGH-2和hCS-B两个基因。单纯性GH缺乏症IA型IGHDIA患者的DNA经Bam HI酶解并与探针杂交，常发现3.8kb片段消失，用HindⅢ酶解杂交，可见一条新的杂交带17.9kb或18.3kb、17.4kb。这说明25kb片段缺失hGH-1基因部分。对杂合子诊断，因杂合子中一条染色体正常，另一长hGH-1基因缺失，所以杂合子DNA经Bam HI酶杂交，3.8kb片段较正常人淡一些。用HindⅢ酶切杂交，可得到正常人25kb片段，另外可得到17.9kb或18.3或17.4kb片段。

8. 染色体检查　对矮身材患儿具有体态发育异常者应进行核型分析，尤其是女性矮小伴青春期发育延迟者，应常规做染色体分析，排除常见的染色体疾病如Turner综合征等。

9. 其他垂体激素测定　特发性垂体性GH缺乏症中约有半数病例伴有其他垂体激素缺

乏，而此类激素缺乏临床表现较隐匿或渐进性呈现出 ACTH、TSH 和 LH、FSH 等缺乏症状。

（1）ACTH：可直接测血血清 ACTH 基础值（早晨 8～10 时）22pm/ml（4.0～50pm/ml）；间接试验常采用胰岛素耐量试验，用胰岛素诱发血糖下降至基值血糖的 50% 或在 40mg/dl 以下，可激发内源性 ACTH 释放，从而使血清皮质醇升高，注射前后 60min 取血测皮质醇，如皮质醇低于 137nmol/L（正常值 138～635nmol/L）为 ACTH 储备或分泌不足。上海市儿科医学研究所资料 25 例 GH 缺乏症中，有 3 例 ACTH 缺乏，其测定值分别为 63.3、101.8 和 129.3nmol/L，而正常对照组最低皮质醇为 256.6nmol/L。

（2）促甲状腺素释放激素：应用 TRH 激发试验促进腺垂体释放 TSH，正常健康儿童 TSH 基值为 1.5±1.1mu/L，峰值为 13.2±0.6mu/L，峰时为 20min，如峰时>90min，峰值<10mu/L，则表明垂体 TSH 储备或分泌功能不全。

（3）促性腺激素释放激素（LHRH）：外源性 LHRH 能激活垂体促性腺细胞，释放 FSH 和 LH。青春期前 LH 增加 3～4u/L，FSH 增加 3u/L；青春前期 LH 反应男孩较女孩强烈，FSH 反应则女孩较男孩强烈。该试验对儿童有较高的假阳性或假阴性，故有人建议与 hCG 试验同时进行。hCG 是由胎盘绒毛滋养层细胞合成分泌的糖蛋白，其结构与 LH 相似，是胎内刺激睾丸间质细胞分泌睾酮的主要激素，本试验广泛用于男性睾丸间质细胞功能的评价。如 hCG 试验中的睾酮水平和 LHRH 试验中的 LH 水平均低于正常，则可能有促性腺激素缺乏。青春期前男孩注射 hCG 后血睾酮浓度较基值高 2～3 倍；原发性睾丸发育不全者则无反应，而促性腺激素缺乏者有正常反应。

10.其他　尿常规，观察肾脏浓缩和酸化能力，血清 T_3、T_4 和 TSH，血钙、磷和碱性磷酸酶、肝功能等，排除肾脏、甲状腺、肝脏疾病。

（三）诊断

1.病史　①新生儿期有低血糖发作、黄疸延迟、小阴茎史；②有颅内照射史；③颅脑损伤史或中枢神经系统感染史；④有近亲家族史或家属受影响成员；⑤颅面中线异常史。

2.身材矮小　较同民族、同年龄、同性别身高均值低 2SD 以上。

3.生长速度　低于正常速度 1SD，2 岁以下生长速度减少 0.5SD，一般指 <2 岁，每年生长速度 <7cm，4.5 岁至青春期开始生长速度 <4.5cm/年，青春期生长速度低于 6.0cm/年。

4.临床表现　体态匀称性矮小，幼稚，皮下脂肪较丰满、面痣较多，有些患者可伴有中枢性尿崩，但智力正常。成人表现运动能力降低，社会活动减少，情绪反应低下，性生活障碍，有提前退休倾向。

5.血清 IGF-1 和 IGFBP-3 测定　GH 缺乏时两者均下降，但肝病和营养不良可影响 IGF-1 和 IGFBP-3 测定结果。

6.GH 激发试验　应用两种药物作生长激素激发试验，GH 峰值均 <5～10ng/ml。

7.MRI　磁共振显像，示垂体前叶缩小。

8.骨龄测定　儿童患儿骨龄较正常实际年龄小于 2 岁以上。

9.排除其他疾病　排除先天性甲状腺功能低下、染色体畸变和慢性肝、肾疾疾病。

（四）治疗

1.生长激素　无论特发性或继发性生长激素缺乏症均可用生长激素治疗。最初使用动物生长激素，但证明对人无生物活性，1957 年采用人垂体提取生长激素获得成功，但后来发现能引起慢性脑部海绵样变性（Creutzfeldt - Jakob 症），可引起死亡，故此类药物现在已不再使用。20 世纪 70 年代末采用生物工程重组 DNA 技术将生长激素基因导入原核细胞或真核细胞内，这些细胞获得合成 hGH 信息后，产生大量生长激素。早期基因工程生产的 hGH 有 192 个氨基酸残基，比正常生长激素氨基末端多出一个蛋氨酸，治疗 GH 缺乏症有效，但接受治疗者易产生抗体。此后，经除去蛋氨酸，纯化及现今应用哺乳动物细胞的新的重组 DNA 技术，大大提高纯度，据推算每 4 个国际单位生长激素只含 2.5×10^{-3} pg 的鼠 DNA 和 1.5×10^{-6} pg 的病毒 DNA，这个数值比只及 WHO 对外源性 DNA 所规定的安全值的 1/1000，而且二、三级结构与天然 GH 完全相同。

GH 缺乏症经生长激素治疗后患者可达到正常成人身高均值 -2SD 之内，但仍有 50% 左右患者不能达到应有成人期身高，其原因：①诊断、治疗延迟；②治疗时间过短；③生长素治疗中产生抗体，使生长减慢；④有些患者在治疗过程中未能及时处理低甲状腺素水平；⑤原因不明，可能与 GH 受体或受体后缺陷有关。

（1）生长激素治疗剂量：估计正常人 GH 产生率（PR）可指导临床上 GH 替代治疗剂量。

PR = 代谢清除率 × 内源性 GH 浓度

根据 24h 平均 GH 水平和代谢清除率计算。

青春期前产生率 = 0.48mg/（24h · m²）[1.44u/（24h · m²）]。最近证明 PR 与年龄、身高和青春期发育状态呈正相关。目前多数学者推荐 GH 量每周为 0.5 ~ 0.7u/kg，每晚临睡前皮下注射，而且证明治疗效果与剂量、注射次数和疗程呈正相关。故有条件应每晚临睡前半小时皮下注射 0.1u/kg，最大效应是在开始治疗 6 ~ 12 个月；持续长期使用，生长速度会减慢，必要时可再加 0.05u/kg，但总量一般不超过 0.2u/（kg · d）。

（2）生长激素应用途径：肌内注射容易引起脂肪萎缩和抗体产生，皮下注射的上述反应减少，皮下注射达到峰值时间为 2 ~ 4h，血清清除时间为 20 ~ 40h。皮下注射 GH 的容量越小，峰值和血清 GH 的曲线面积越大。皮下注射容量一般应 0.5ml/次左右，现已证明，每日夜间临睡前 30min 皮下注射 GH 比白天更能增加生长速度，注射次数与生长效应呈正相关，每日注射比隔日注射更好，疗效不仅与脉冲数有关，而且与血清 GH 升高的时间有关。

（3）生长激素的疗程：生长激素替代治疗的目的是尽可能使患者的最终成人期身高达到正常范畴，因此以往常将患者的靶身高作为指标来决定疗程，也有将年身高增长率作为停药指征，即年增长率≤2.5cm 时停药，或以骨骺基本闭合时停用。GH 治疗在有效基础上疗程可持续数年至青春发育期，一般说来，治疗时间越长，疗效也越好。

近年研究表明：生长激素缺乏症在成人期停止治疗是不符合生理的，因成年人继续分泌 GH，后者在调节机体代谢方面具有重要作用。研究表明成人 GH 缺乏症替代治疗后，患者精神状态改善，肌肉容量增加，脂肪减少，蛋白质合成率增加，腰椎骨密度增加，血胆固醇水平降低，肾小球滤过率增加，T_4 向 T_3 转化增加，患者智力、体力和认知能力均有改善，这些变化可能与 T_3 增加有关。至今对成人期 GH 应用剂量和方法研究尚不多，一般推荐夜间睡前皮下注射，剂量 0.012 5 ~ 0.025u/（kg · d），从小剂量开始，逐渐增加。治疗期间可能有轻度不良反应，尤其在治疗第一周，常见的有感觉异常、眼眶周围水肿、关节疼痛等，这些不良反应可能与钠、水潴留有关。另外，血 IGF - 1 升高与骨刺形成有关，是骨、关节产生疼痛的因素。有作者回顾分析 333 例 GH 缺乏症，其心血管疾病发生率、死亡率高与 GH 缺乏有关。故成人 GH 缺乏症应用 GH 治疗有助于减少心血管疾病发生率。

Miller 等观察 10 例年龄 21~39 岁的 GH 缺乏症患者进行剂量与 GH 效应研究结果指出 1~2U/（$m^2 \cdot d$）的 GH 就足够了，该剂量比以前的 GH 替代剂量要小。GH 替代治疗的成年患者长期过量使用可增加肢端肥大症的发病率，故长期治疗者应定期体检。生长激素过多可造成软组织和骨增大，凸额，巨舌，面容丑陋，鼻窦增大，肌肉软弱，关节疼痛，脊柱后侧突等。

（4）GH 治疗的副作用：近年来，由于基因工程的迅速发展，基因工程生产的生长激素其纯度已非常之高，细菌蛋白污染极少。GH 以非脉冲方式给药后引起的局部和全身反应很少，但因 GH 制剂仍具有一定抗原性，故长期应用 thGH，仍需注意不良反应的发生。

1）局部反应：GH 皮下注射引起的局部皮肤反应与 GH 制剂纯度和个体反应性有关。一般在注射第 1 日出现局部皮肤红、肿，严重者可伴有局部热、痛，类似蜂窝织炎，第 2~3 日达高峰，以后逐渐减轻、消退，1 周后基本消失。绝大部分红肿直径小于 2cm。早期 GH 产品的局部反应发生率一般在 14%~20%，现已明显下降，局部反应很少见到。

2）抗体产生：抗体产生与制剂纯度关系密切。但亦曾发现极个别病例未曾注射过生长激素，但其 GH 抗体阳性，原因不明。国内生产的 thGH 应用后抗体发生率为 10.1%~25%，但其滴度均很低，一般不会影响其疗效。应用国外产品 Protropin、Somatonorn 及 Humatrope 的抗体产生率分别为 3.0%、6.6% 和 5.6%。文献报道 1%~4% 病例产生抗体可影响生长速度。

3）亚临床型甲状腺功能减低症（甲减）：指治疗前血 T_4 或 TSH 均在正常范围内，经 thGH 治疗后血 T_4 较基值下降 2/3 或 T_4 值低于 $60\mu g/L$，FT_4 低于 9.3pmol/L，而临床无明显甲减症状或只有轻度症状，如面部浮肿、乏力、嗜睡，经甲状腺素片补充治疗后，血 T_4 恢复正常，症状消失。据上海市儿科医学研究所资料指出：治疗 3 个月后的亚临床甲减发生率达 45%；6 个月后亚临床甲减可达 60%。有报道亚临床甲减发生率在 34%~36%。亚临床甲减发生原因尚未完全明了，可能与腺外组织将 T_4 脱碘转变成 T_3 增加，或因生长加速以致 T_4 消耗增加有关。

4）股骨头滑脱、坏死：用 thGH 治疗后，患儿骨骺生长加速，肌力增加，运动增多和体重增加，可使髋关节出现股骨头滑脱，无菌性坏死而致跛行，有时亦可产生髋部、膝部疼痛，呈外旋性的病理状态，其发生率可达 239/10 万左右。

5）特发性颅内压升高：由于 GH 可引起钠、水潴留，个别患者可引起特发性颅内压升高，外周水肿和血压升高。采用 thGH 治疗慢性肾功能衰竭导致的矮小症、生长激素缺乏症和 Turner 综合征，其特发性颅内压升高发生率分别为 31.1‰、1.6‰ 和 3.7‰，而肥胖和正在应用大剂量糖皮质激素治疗的成年人，出现颅内压增加的概率更大。有 0.2% 的儿童可出现暂时性水肿，血压升高。

6）诱发肿瘤可能性：由于 GH 可促进细胞有丝分裂，及 1988 年日本报道 GH 儿童发生白血病，因此临床上关注 GH 是否会促进肿瘤发生、肿瘤复发或肿瘤患儿发生另一类肿瘤。Fradkin 等对美国应用垂体抽提 GH 治疗 GH 缺乏症的 6284 名患者进行调查，结果应用 GH 患儿白血病发生率与一般群体白血病发生率无差异，亦未发现颅内肿瘤、非白血病肿瘤发生率增加。至今未见报道 GH 治疗可增加肿瘤复发，但由于这些肿瘤自然史尚不十分了解，仍应仔细观察、随访。有人指出：有家族发生肿瘤倾向者和肿瘤患儿继发性 GH 缺乏症，病情尚不稳定者和血液学异常者应非常谨慎应用 GH 或不用。

7）可能加速青春发育：有学者认为 hGH 可能加速青春发育速度、加快骨的成熟，较早地完成骨骺闭合。GH 应用后有极少数病例可出现骨骺闭合和加速骨龄现象。但绝大多数病例 GH 治疗后未见到发育加速现象。

GH 应用后，可使具有糖尿病危险因素的患者呈现糖耐量减低，或使隐性糖尿病发展为显性糖尿病。早期曾有部分报道称 GH 应用后可出现暂时性转氨酶升高或镜下血尿；上海市儿科医学研究所早期资料亦显示谷丙转氨酶（SGPT）升高并不少见，GH 应用 6 个月，SGPT > 40u/L 占 95%，但绝大多数 SGPT < 60u/L，个别患者可达 80u/L，谷草转氨酶（SGOT）均属正常，停药 3 个月后复查，大多数仍在高限，6 个月后逐渐恢复到正常，其产生原因不明。现今国内生产的生长激素和部分国外 GH 产品应用后转氨酶升高，镜下血尿已非常罕见。

2. 生长激素释放激素（GHRH） 1982 年，从人类下丘脑中提取和分离到 GHRH，同年又从 2 例肢端肥大症患者伴发的胰腺肿瘤中提取到不同分子量的 GHRH，如 GHRH1 ~ 44、GHRH1 ~ 40 和 GHRH1 ~ 27。许多研究报道指出：特发性 GH 缺乏症中，有 40% ~ 80% 病例对 GHRH 刺激有反应，1985 年生长激素释放因子（GRF）欧洲联合中心报道 70% 原发性 GH 缺乏症对 GHRH 激素试验有反应。上述事实表明：大多数 GH 缺乏症病例可以采用 GHRH 治疗。自 1985 年 GHRH 应用于临床以来，取得较满意结果。上海市儿科医学研究所应用生物工程合成 GHRH1 ~ 29（瑞典卡比公司产品），剂量分别为 $60\mu g/$（kg·d）和 $30\mu g/$（kg·d），脐周皮下连续注射（微泵注射器）6 个月。结果显示生长速度分别从原来的 3.4 ± 0.8cm/年和 2.8 ± 0.6cm/年增加到 9.1 ± 2.9cm/年和 8.5 ± 2.9cm/年，但低于 GH 应用组（生长速度由 3.4 ± 0.7cm/年增加到 13.8 ± 3.0cm/年）。各作者所用的 GHRH 剂量差异甚大，范围为 3 ~ 60μg/（kg·d），从剂量和效应的相关性来看，以 10 ~ 20μg/（kg·d）较为合理，但一般说，剂量与效果呈正相关。上海市儿科医学研究所临床观察结果未能证明 60μg/（kg·d）优于 30μg/（kg·d），且 GHRH 治疗效果略逊于 GH。但从目前获得的信息表明 GHRH 治疗 GH 缺乏症具有较好前景，其优点：①符合生理情况；②由于垂体存在保护性反馈机制，因此可避免给药过量引起的危险性；③持续性给药，可加强正常内源性 GH 释放并呈脉冲式释放；④由于 GHRH1 ~ 29 属于小分子物质，故今后有可能经鼻部给药，更有利于实际应用。GHRH 的副作用类似 GH，常见为低 T_4 血症。

3. 蛋白质同化剂应用 蛋白质同化类固醇的应用是由于 GH 或 GHRH 治疗费用昂贵，难以广泛应用，故可酌情使用雄激素衍生物，如氧甲氢龙（oxandrolone，1.25 ~ 2.5mg/d）、吡唑甲氢龙 [0.05 mg/（kg·d）] 等治疗，6 个月为一疗程，间隔半年，根据骨龄、第二性征发育情况考虑是否继续用药。应用上述药物，应注意：①用药年龄应大于 12 岁；②骨龄较实际年龄落后 3 岁以上；③用药期间如出现明显男性化、骨龄明显加速，应减量用药或停止用药。

4. 生长激素释放肽（GHRPs）和神经递质的应用 GHRPs 可明显持续地促使 GH 释放，临床研究显示 GHRPs 对健康正常男性、女性、儿童及老年人均能产生 GH 释放。10 例矮小儿童鼻吸入 Hexarelin 20μg/kg，结果血 GH 浓度平均升高 36 ± 17μg/L；男性志愿者连续鼻吸入，每 8h1 次共 7 次，结果试验者均能很好耐受，血清 IGF - 1 浓度从 94.5 ± 5.8μg/L 上升到 125.5 ± 6.0μg/L；5 例青春前儿童，鼻吸 Hexarelin60μg/kg，分 3 次给药，连续 3 个月，结果碱性磷酸酶、无机磷、IGF－1 升高；用 Hexarelin 治疗 8 例青春前矮小儿童，剂量 60μg/kg，分 3 次鼻吸，连续治疗 8 个月，结果 IGF－1 从 10.4±3.9nmol/L 上升到 14.1±4nmol/L，生长速度从 5.3±0.8cm/年加速到 8.3±1.7cm/年，而且皮下脂肪减少，血磷和碱性磷酸酶明显升高。总之，GHRP 和非肽类化合物可刺激矮小儿童释放 GH，所以它具有治疗作用。对成人的 GH 缺乏症、肥胖症等也可能具有治疗价值。GHRPs 的不良反应轻微，可有面颊潮红、轻度出汗、嗜睡；偶有血清皮质醇、ACTH、PRL 的改变。

5. 基因治疗　少数 GH 缺乏症发病与其基因缺陷有关，目前基因治疗的靶细胞多选用成纤维细胞和骨骼肌细胞，因为取材和再植较为方便，而且有较高的分泌性，能在较长时间内稳定表达，以肌肉特异性启动子的载体控制 GH 的过度表达。

基因治疗的实验研究表明，使用成肌细胞系有引发瘤形成的危险，成肌细胞培养时易融合分化为肌小管而停止分裂，为体外转染和大量扩增带来困难。成纤维细胞介导的基因治疗，系采用微囊包裹转染 hGH 基因的成纤维细胞后移植，移植后 hGH 持续表达 100d，但这种表达随着时间不断下降。由于体外基因转移的效率较高，目前应用较多，但不论采用非病毒或病毒转移方法，目的基因的随机整合都有可能启动原癌基因或激活抑癌基因；同源重组是理想方法，但效率太低，难以临床应用。

GHD 基因治疗是将重组基因以药物形式应用于临床，目前采用的微囊包裹技术和质粒 DNA 直接注射均不够成熟，仍需进一步研究。

三、家族性生长激素缺乏症

（一）家族性单纯 GH 缺乏症（familial isolated GHdeficiency，IGHD）

IGHD 包括 4 种孟德尔式遗传疾病：两种常染色体隐性遗传，即ⅠA 型与ⅠB 型 IGHD，一种常染色体显性遗传，即 IGHDⅡ型以及一种 X 连锁遗传，即 IGHDⅢ。

IGHDIA 型患者的 hGH 基因族缺乏片段的长短，各报告不一。正常人 DNA 用 HindⅢ酶解后与探针杂交，可得到 3 个杂交片段，其长度分别为 25kb（包含 hGH－N 和 hCS－L 基因）、21.3kb（带有 hCS－A 基因）和 14.8kb（包含 hGH－2 和 hCS－B 两个基因）；IHGD ⅠA 患者 DNA 用 HindⅢ酶解后进行 Southern 印迹分析可发现 hGH－1 基因的 25kb 片段缺失，而且多出一条较小的新的杂交带，这杂交带片段长度在不同国家中报道不一，有 18.3kb、17.4kb 和 17.9kb，这说明 25kb 片段丢失了部分 hGH－1 基因，剩下的就是新出现的片段，故 IGHD 患者至少缺失了长度为 6.7kb 的片段。

IGHDIA 型在临床上表现为出生后生长即严重落后，呈典型的垂体性侏儒状态，智力正常，不伴其他垂体功能缺陷。此类患者无内源性的 GH 合成，用外源性的 GH 补充初期可有效果，但治疗数月后，因产生 GH 抗体可使治疗失败。但国内曾报道 2 例，持续应用 thGH 7 年多，身高各增长 60cm 以上，该 2 例于治疗第一年即检测到抗体，以后每年均可测到抗体，但对身材增长无明显影响，其青春期发育及初潮年龄仅略有延迟。说明 GH 治疗本症效果与抗体产生有一定关系，但虽有抗体产生，其效果亦可能较好。

IGHD ⅠB 型属常染色体隐性遗传，临床表现类似 IGHD ⅠA，但可测到微量的 GH，外源性 thGH 治疗不产生抗体，治疗有效。其基因突变主要在于 GH 基因第 4 内含子剪接位上的碱基颠换，形成新的激活剪接位点，并导致第 4、5 外显子编码改变，影响突变 GH 蛋白的稳定性和生物活性，亦常发现 GHI 两条等位基因上各有一个 6.7kb 或第 3 外显子处有 2bp

的丢失，导致阅读框架转移，终止提前。

IGHDⅡ型为常染色体显性遗传，临床表现轻重不一，对生长激素治疗有效。其基因缺陷常见于第 3 内含子剪接位有突变，导致 GH 蛋白产物缺失 32～71 位的氨基酸，破坏正常细胞内 GH 蛋白的转运；内含子 3 突变，改变 GH 转录物的剪接，导致外显子 3 的缺省。

IGHDⅢ型是 X 连锁遗传，但在不同的家族中有不同的临床表现，有些家族中患者除有 IGHD 特征外，尚有丙种球蛋白缺乏，有些则无。

（二）家族性多种垂体激素缺乏症

家族性多种垂体激素缺乏症（combined pituitary hormonedeficiency，CPHD）特点是：除 GH 缺乏外，尚有 1 种或多种垂体激素（ACTH、FSH、LH、TSH）缺乏，可呈常染色体隐性遗传或显性遗传或 X 连锁遗传。CPHD 与 Pit－1 或 Prop－1 基因的突变有关，这两种基因是 POU 同源转换域（Pit－1、Oct－1、unc－86）转录因子家族成员，在垂体发育中有重要作用。Pit－1 基因编码的蛋白质可结合并反式激活 GHⅠ与 PRL 基因的启动子，控制 GH、PRL 和 TSH 细胞的分化和增殖，至今已报道有 8 种不同的 Pit－1 突变。

Prop－1 编码一种垂体特异性同源转换域因子，Wei 等研究 4 个家族性常染色体隐性遗传的 CPHD 家庭，发现 3 种人类 Prop－1 基因缺陷。除见于 Pit－1 缺陷的 GH、PRL 和 TSH 缺乏外，Prop－1 缺陷患者还有 LH 和 FSH 缺乏，临床表现缺乏自发性青春发育。

四、生长激素不敏感或抵抗综合征，Laron 综合征

生长激素不敏感综合征（GH insensitivity syndrome，GHIS）又称 GH 抵抗综合征（GH resistance syndrome），多数系 GH 受体（GHR）基因突变所致，少数由 GH 结合蛋白异常或受体后信号转导障碍所致。从 GH－IGF 轴来看，有 4 个潜在缺陷可引起 GH 不敏感：①GH 受体或 GH 结合蛋白异常；②细胞内 GH 受体或 GH 受体后信号转导异常；③IGF 合成缺陷；④IGF 分泌缺陷。

GH 受体是由 638 个氨基酸残基组成的跨膜蛋白质，包括含 18 个氨基酸信号肽，分子量为 130 000。N 端 216 个氨基酸残基位于细胞膜外，构成与 GH 结合的结构域，膜外部分生物活性和氨基酸顺序与 GH 结合蛋白相同，C 端含 350 个氨基酸残基位于胞质膜内侧，构成信号转导结构域，247～270 位氨基酸残基为强疏水性穿膜段。GHR 基因定位于 5p3.1～12，由 9 个外显子组成，外显子 2 编码信号肽，外显子 3～7 编码 GHR 细胞外区氨基酸，外显子 9 和外显子 10 一半编码跨膜区，外显子 10 另一半编码胞质部分。GHR 遍分布于各组织，主要在肝、肾、心、肌肉和骨骼等。在胚胎期各组织 GHR 表达非常低，出生后逐渐明显。GHR 表达调控有细胞和组织特异性。

（一）生长激素不敏感或抵抗综合征临床表现

1. 生长与发育　出生体重接近正常，身高略下降，出生后生长速度缓慢，较同龄同性别人群低 1～2 个标准差，体重增长慢于身高增长，有肥胖倾向。一般成年患者终身高男性在 105～141cm，女性在 95～142cm 之间，上下部量常不成比例，四肢偏短更明显。外生殖器在儿童期常呈小阴茎，成年期可达正常，性功能和生育力正常。青春发育常延迟，骨龄亦延迟，但身高龄与骨龄常呈一致。

2. 面部特征　出生时即可见到面部特征：头发稀疏，前额突出隆起，鼻梁发育差，下

颌小，眼眶浅，巩膜呈蓝色素。

3. 骨骼肌、代谢和其他方面特点 婴儿期、儿童期常有低血糖发作，成人期偶见。走路运动发育延迟，可伴有髋关节发育不良，股骨头无菌性坏死，肘关节伸展受限，骨质疏松。其他可有第 4 指骨短、斜指（趾）、中指短、斜视、白内障、眼球震颤、先天性心脏病如主动脉狭窄、唇裂等。

（二）Laron 综合征

Laron 综合征系 1966 年 Laron 首先在以色列报道一组血 GH 水平正常或增高的家族性矮身材症，随后在厄瓜多尔、巴基斯坦、沙特阿拉伯、黎巴嫩、美国、法国、意大利和日本等 20 多个国家和地区相继有报道。

Laron 综合征（LS）即原发性 GH 不敏感综合征，是一种常染色体隐性遗传性疾病，主要由 GHR 基因缺陷所致，偶见常染色体显性遗传方式。

目前研究发现 GHR 基因突变的类型多种多样，包括无义突变、框移突变、剪接突变和缺失等。GHR 基因突变的位点主要见于外显子 4、5、6、7、9 和 10，故多导致 GHR 细胞外区功能缺陷，也可引起细胞内信号转导障碍。最早发现的 GHR 基因突变是外显子 3、5 和 6 的大片段缺失，此后检测到了多种点突变。基因纯合子突变和复合性杂合子突变常导致患者血循环中 GHBP 缺失或显著降低，并引起典型的严重 GHD 的临床表现。但有些突变，如 D125H 错义突变主要影响 GHR 的二聚体形成，导致 GHR 细胞内信号转导障碍，使 IGF－1 合成减少，所以患者虽有典型的 GHIS 临床表现，但血中 GHBP 水平正常。此外还有一些突变，如影响外显子 8 正确剪接的点突变 G223G 和 R274T，使成熟的 GHR 转录体被翻译成截短的蛋白质。这种截短的 GHR 保留了与 GH 结合的能力，但无法锁定在细胞膜表面，不能介导 GH 的生理作用。

1. Laron 综合征患者一般均符合 GHIS 的临床特点 ①身高比同龄人平均值低 3SD 以上；②蓝巩膜；③肘关节活动受限；④关节退行性变和骨质疏松；⑤其他有第 4 指骨短、斜指（趾）、斜视、白内障、眼球震颤、主动脉缩窄、睾丸不下降、髋关节脱位等。

经典的 Laron 综合征多由 GHR 基因纯合子突变所致。患儿存在严重的 GHR 功能障碍，约 80% 以上有 GHBP 水平降低或缺失，血中 IGF－1 和 lGFBP－3 水平显著降低。大多数患儿出生时身长较短，42～46cm，体重常超过 2500g。婴儿期就表现出严重的生长障碍，出生后前 3 年中，与正常同龄儿相比每年身高平均落后 2～3SD。据 Laron 统计，未治疗者最终成人身高男性 116～142cm，女性 108～136cm。

2. 实验室检查包括 ①血浆 GH 水平升高或正常；②IGF－1、IGFBP－3 和 GHBP 降低；③IGF 生成试验：患者接受外源性 GH 0.1u/（kg·d），连续皮下注射 4d，注射前和注射结束后第 2 日抽血，测 IGF－1 和 IGFBP－3，GHR 缺乏者 IGF－1 增加 <8μg/L，IGFBP－3 增加 <0.2～0.4mg/L；④分子生物学技术可检出 GHR 基因突变，多用聚合酶链反应（PCR）和测序，选择适当引物，体外扩增 GHR 不同片段，然后再对每个片段进行直接测序，可检出点突变等基因缺陷；或先用单链构象多态性分析，然后再进行 PCR 扩增和测序，明确突变的类型，以便进一步分析其功能意义。

3. Laron 综合征需与以下疾病作鉴别诊断。

（1）生长激素受体（GHR）信号转导障碍：这类患儿 GHR 基因正常，但由于细胞内 GH 受体后信号转导障碍导致靶细胞对 GH 不敏感。患儿有典型的严重 GH 缺乏症（GHleficiency，GHD）的临床表现，但矮身材程度较轻，无 Laron 综合征的其他畸形特征。生化检查示血中 GH 水平显著升高，JHBP 正常，IGF-1 和 IGFBP-3 水平降低。

（2）先天性 IGF-1 合成缺陷：GH 的许多生物学效应，特别是促生长作用，是通过其下游因子 IGF-1 实现的。因此 LGF-1 合成障碍可导致包括身材矮小在内的一系列生长发育异常和功能障碍。IGF-1 基因突变是引起先天性 IGF-1 合成缺陷的主要原因。人类 IGF-1 基因位于染色体 12q22~24.1 区，由 5 个外显子组成。1996 年 Woods 等报道了 1 例 IGF-1 基因纯合子缺失的患儿，表现为严重的宫内发育迟缓（intrauterine growth retardation，IUGR），出生后显著生长障碍，伴感觉神经性耳聋和智力发育迟缓。患儿无严重 GHD 或 Laron 综合征的典型头面部特征。血中 GH 和 GHBP 水平升高，IGFBP-3 水平正常，IGF-1 检测不到。

（3）先天性 IGF-1 受体缺陷：IGF-1 受体与胰岛素受体结构相似，都是酪氨酸激酶受体家族成员。人类 IGF-1 受体基因位于染色体 15q25~26 区，由 1337 个氨基酸残基组成，可以和 IGF-1、IGF-2 和胰岛素结合。Abuazzahab 等对 38 例出生后 18 个月身高低于 2SD 的 IUGR 患儿进行 IGF-1 受体基因突变筛查，结果发现有 1 例患儿存在复合性基因杂合子突变，可导致 IGF-1 受体的配体结合区氨基酸改变。这例患儿有严重的 IUGR，出生体重（38 周）为 1420g。出生后生长障碍。生化检查示血中 GH 和 IGF-1 水平均明显增高，有 IGF-1 抵抗现象。

（4）继发性 GH 不敏感综合征：多种原因可引起继发性 GH 不敏感综合征。矮小症患儿使用重组人 GH（recombinanthuman GH，thGH）治疗后产生抗 GH 抗体，抑制 GH 的生物活性。血循中存在抗 GHR 抗体，影响 GH 与受体结合。此外，在营养不良、肝脏疾病、糖尿病控制不良和慢性肾病中，由于蛋白质代谢障碍也可导致继发性 GHIS，这些患儿生长障碍的程度不一，血中 GH 水平增高，GHBP 和 IGF-1 水平降低，IGFBP-3 水平正常或降低。

目前，治疗原发性 GH 不敏感综合征唯一有效的方法是应用重组人 IGF-1（thIGF-1）治疗。

Laron 综合征系先天性遗传性疾病，目前尚无根治的办法。自 1986 年开始，Laron 采用 thIGF-1 替代治疗，取得了较理想的治疗效果。据报道，thIGF-1 150μg/（kg·d）每日 1 次，早饭前皮下注射，治疗 2.5 年，可使患儿生长速度从治疗前的 4.6±1.3cm/年增加到 8.4±0.8cm/年。Wilton 用 thIGF-1 治疗 27 例 GH 不敏感综合征患者，年龄自 3.7~22.9 岁，剂量 40~120μg/（kg·d），每日 2 次皮下注射，结果，除 2 例年龄较大者外，其余患者的身高增长速度从治疗前平均 3.9cm/年增加到 7.4cm/年，但年龄较大者仅长 0.5cm 左右。持续应用 thIGF-1 还可促进患儿肢端生长，如手、脚、下颌和鼻子等。虽然 thIGF-1 可促进 Laron 综合征患儿的线性生长，但其效果不如 GHD 患儿使用 thGH 替代治疗。

在 thIGF-1 治疗期间，患儿头围增长加速，脑组织生长增加。此外，Laron 等最近发现，使用 thIGF-1 治疗可使患儿血中红细胞生长增加，使异常增高的单核细胞和血小板降至正常范围。thIGF-1 还可增加性激素结合蛋白，降低血清脂蛋白水平。

thIGF-1 注射后 2.6~6h 达血药浓度高峰，然后下降。注射后 5~8h IGF-1 水平仍比注射前水平高 4 倍，至第 7 日才降到注射前水平。通过检测血中碱性磷酸酶、前胶原-1、3 型前氨基末端多肽、血磷水平和肾小球滤过率可判断 IGF-1 在治疗期间的生物活性。

IGF-1 的主要副作用是低血糖，在 IGF-1 注射后 5h 发生，多数出现在治疗后第 2~5

日。此外还有电解质紊乱、注射局部疼痛、头痛、皮肤真菌感染、阴囊水肿、高钙血症、假性脑瘤、癫痫样抽搐、视乳头水肿、高血糖、酮血症、面神经麻痹、肝酶增高和心动过速等。

（欧阳嵘）

第十一节　低渗综合征

血浆渗透压的高低主要决定于血钠的浓度，血浆渗透压的异常即血钠浓度的异常。血浆渗透压的调控主要通过加压素介导的水的保存及渴感诱发的水的摄入来实现的。因此血浆渗透压的异常是水代谢的异常，而不是钠代谢的异常。

一、正常的水代谢平衡

（一）水的摄入与排泄

人体内水的含量约占体重的45%～75%，水占体重的比率与体内脂肪组织的多少有关。以成年男性为例，水约占体重的60%，其中细胞内液占体重的40%，细胞外液占体重的20%。细胞外液的1/4分布于循环系统，3/4在组织间液。

正常人摄水量与失水量相当，大部分的水是经由饮水摄入，饮水量因个人的生活习惯而不同，人体通过食物摄入的水量约为750ml/d，体内物质代谢产生的水为350ml/d左右。通常情况下，摄水量超过失水量，当失水增加并超过摄水量时，渴感将被兴奋，摄水量也增加。

机体经皮肤、呼吸道、消化道和肾脏排泄水分。正常情况下，成人经皮肤、呼吸道的不显性失水约为0.6ml/（kg·h），每日约为1L；水经消化道排泄为100～150ml/d。水主要经肾脏排泄，不同于皮肤和呼吸道的不显性失水，肾脏的排水功能受渗透压和体液容量的调节，即使达最大抗利尿水平，肾脏每日的排水量仍有1L左右。显然，单由肾脏调节水的排泄尚不足以防止水的丢失和体液高渗，渴感对于防止高钠血症有特别重要的意义。

（二）影响尿液浓缩和稀释功能的因素

成人每日经肾小球滤过的等渗液为150L左右，其中2/3在近曲肾小管被重吸收，当有效血容量降低时，80%的肾小球滤液在近曲管重吸收。在髓襻降支水被重吸收，溶质仍留在小管液中，最终导致小管液渗透压升高至1200mmol/L；髓襻升支及远曲管对水的通透性差，而电解质被重吸收，致使小管液被逐渐稀释，最低可达50mmol/L，故称为肾单位的稀释段；在集合管，水的重吸收由抗利尿激素介导、调控，在抗利尿激素的作用下，尿量和尿渗透压被精确地调节，尿渗透压可在100～1200mmol/L波动。

肾脏正常的浓缩、稀释功能还有赖于肾脏本身三个相互联系的过程：①近曲管的等渗液被输送至肾单位的稀释段；②在稀释段，小管液内的钠离子、氯离子被重吸收，水与电解质分离；③集合管对水重吸收的变化。

输送到稀释段的液体量受肾小球滤过率（GFR）及近曲管的功能影响。GFR降低及近曲管液体重吸收的增加，如在血容量缩减、充血性心力衰竭、肝硬化和肾病综合征等情况，导致近曲管液体输出减少，从而限制了稀释段游离水的产生；稀释段离子转运的障碍通常发生在间质性肾病及使用噻嗪类或襻利尿剂的情况下，小管液可达到的最低渗透压上升，同样地有碍游离水的产生；集合管对水的不透性的维持需要 AVP 分泌处于抑制状态，血流动力学介导的不适当的抗利尿激素（ADH）分泌与大多数低钠血症发生有关；此外，输送液体到集合管的速度变慢以及集合管内的液体流速过慢均能导致依赖 AVP 的水重吸收增加。

肾脏最大浓缩功能依赖于皮质乳头部间质的浓度梯度，位于皮质 - 髓质处的间质为等渗，到乳头的顶部渗透压增达 1200mmol/L，这种浓度梯度由髓襻的逆流倍增系统来产生。逆流倍增系统的正常功能则有赖于足够的液体到达髓襻的厚壁升支，以及溶质在髓质间质的积聚。髓质间质的溶质积聚有赖于厚壁升支主动重吸收 Na^+、Cl^- 及髓质部的集合管对尿素的重吸收。髓质部的血液循环系统发挥逆流交换器的作用，水从集合管重吸收入循环系统，溶质则被留在髓质的间质组织中。间质性肾病、襻利尿剂、蛋白质营养不良、渗透性利尿及其他导致高尿量的情况都可能干扰肾间质组织的浓度梯度的产生和维持。

肾脏发挥最大浓缩功能必须有两个前提：①抗利尿激素分泌正常；②集合管对 AVP 的反应正常。抗利尿激素作用于集合管，集合管对水的通透性增加，水被重吸收，直至小管液的渗透压与肾乳头间质的渗透压相等（1000 ~ 1200mmol/L）。

（三）体液的渗透压及有效渗透压

渗透压（osmolality）为溶质与水之比率。钠为细胞外液中的主要阳离子，血浆渗透压主要由血浆钠离子的浓度决定，正常人体血浆渗透压稳定地维持在 280 ~ 295mmol/L。血钠浓度反映机体水代谢的变化，总体钠量决定细胞外液的容量。正常水、钠代谢平衡的维持分别通过不同的调节机制，但两者又有十分密切的联系。体钠量的变化虽不会直接导致血钠变化，但通过对水代谢的调节作用在低钠血症及高钠血症的发病起一定作用。

有效渗透压（effective osmolality）或称张力（tonicity）指能导致生物膜两侧水分移动的渗透活性物质所产生的渗透压。一些溶质如尿素能穿过生物膜自由弥散，虽然对体液的渗透压有影响，但不影响水的分布，因此有效渗透压的计算不包括尿素。

二、低钠血症

低钠血症指血浆（或血清）钠浓度低于 135mmol/L 的低渗性低血钠。血钠代表体液钠的浓度及渗透压，不反映体液容量的变化，体液容量决定于体内的总钠量。低血钠需与假性低血钠和稀释性低血钠相鉴别，后两种低血钠并不表示血浆低渗。

假性低血钠是由于血浆中的非水分增多导致的血钠浓度降低。血浆（血清）由水和非水分两部分组成，其中水占 90% 以上，钠含在水中。正常情况下，血浆钠浓度较水中钠的浓度略低，由于非水部分的量甚微，因此影响不大，可忽略不计。在某些情况，血浆非水成分大量增加，于是血浆（血清）钠下降。例如，高血脂症时甘油三酯的增高、多发性骨髓瘤及其他异常蛋白血症时血浆蛋白质的大量增加，此时血钠降低只不过是假象；实际上，水内钠量及水的渗透压都属正常，并非低渗，不需作任何处理。

稀释性低血钠系由于血浆中渗透活性物质增加所致，血钠降低，但渗透压正常或增高。葡萄糖、甘露醇等为渗透活性物质，血浆中这些物质增多时，如糖尿病血糖升高、甘露醇静脉滴注，细胞外液渗透压升高，细胞内水分外移，血钠被稀释、降低。但由于这些渗透活性物质的作用，细胞外液的渗透压并不降低，甚至可升高。临床上可根据经验来估计血钠降低的程度加以纠正：血糖每升高 5.6mmol/L，血钠约下降 1.6mmol/L，每增加 3mmol/L 葡萄糖或甘露醇，血钠下降1mmol/L。

（一）低钠血症的分类及病因

低钠血症根据细胞外液的容量分为三类：低容量性低钠血症（hypovolemic hyponatremia）；高容量性低钠血症（hypervolemichyponatremia）及正常容量性低钠血症（euvolemichyponatremia）。

各型低钠血症发病的共同基础为肾脏稀释功能受限，最常见原因为非渗透性因素刺激下的抗利尿激素分泌。肾小球滤过率的降低、近曲管钠重吸收的增加以及稀释段氯化钠转运的缺陷都会阻碍肾脏的尿液稀释功能。

（二）低钠血症的病理生理

低钠血症导致的病理生理变化系由于体液的低张（或体液有效渗透压的降低）。由于细胞内的溶质没有变化，细胞外液的低张导致水向细胞内移动，细胞发生肿胀。因而低钠血症时整个体液都处于低渗状态。由于脑借助于脑膜固定于密闭的颅腔，低血钠导致的细胞肿胀对脑细胞会产生十分严重的影响。

1. 高容性低钠血症　充血性心力衰竭、肝硬化腹水、肾病综合征、低蛋白血症等疾病，尽管细胞外液总容量增加，但动脉血管仍充盈不足，有效血容量降低，肾小球滤过率降低，近曲管钠的重吸收增加，结果肾的稀释功能受阻；同时，低有效血容量使AVP分泌增加、肾素-血管紧张素系统活动加强，醛固酮分泌增加，肾脏大力潴钠、潴水；患者往往因低有效血容量使渴感增加，且因食欲减退而进食流质半流质，结果摄水量较多。因此，患者体内总钠量增加而体液容量增加更甚，导致高容性低血钠。

最近有研究证实，心衰大鼠模型的肾脏集合管水通道蛋白发生了上调，肝硬化大鼠模型的AQP基因表达增加。AVP对AQP有特异的调节作用，快速调节的作用使AQP掺合到集合管管腔面，长期作用则使AQP的表达增加，上述动物研究的结果说明了AVP在高容性低钠血症的发病中的重要作用。

2. 低容性低钠血症　本型特点为：钠经肾或肾外途径损失，体内总钠量下降，细胞外液缩减伴排水障碍，血钠降低，渗透压下降。低容时，机体的容量调节系统被兴奋。肾素-血管紧张素-醛固酮系统被兴奋，ADH分泌增加及低容时肾脏血流动力学的变化使钠保留，尿量减少，容量不会进一步缩减。当细胞外液缩减伴排水障碍时就会导致低血钠。经肾外途径失钠者，排水障碍与下列因素有关：①低容时，血管内血浆容量缩减，肾小球滤过率降低，输送到肾小管远端稀释部位的等渗液减少；②低容刺激左心房、主动脉弓、颈动脉窦受体使ADH分泌增加；③低容引起口渴，但饮水量中仅1/12进入血管内，不能补足血容量，患者往往渴感明显，饮水增加。因此，肾外失钠者如腹泻、大面积烧伤、第三间隙形成（如肠梗阻）等，表现为尿量减少，尿钠、尿氯降低（<20mmol/L）。呕吐伴代谢性碱中毒者，由于大量碳酸氢钠经尿排出，尿钠可大于20mmol/L，此时尿氯仍低于20mmol/L，有助于低容性低血钠的诊断。

经肾丢钠时，例如肾上腺皮质功能减退、失钠性肾脏疾病、大量应用利尿剂等，尿钠、尿氯排量一般均大于20mmol/L。Ⅱ型肾小管酸中毒可发生尿氯、尿钠分离，这是由于近曲管钠的重吸收功能受损而氯的重吸收正常，氯化钠更多地重吸收，结果尿氯含量较尿钠低。

原发性肾上腺皮质功能不全时，往往低钠血症与高钾血症同时存在。水排泄的障碍除上述提及的细胞外液容量缩减之外，糖皮质激素不足也为原因之一。一般认为，低渗状态抑制ADH 释放必须有皮质醇参与。糖皮质激素缺乏，肾脏丧失稀释功能，排水受阻；补充生理剂量的糖皮质激素，排水障碍可完全纠正。

利尿剂引起的低容性低钠血症绝大多数由噻嗪类利尿剂引起，因为噻嗪类作用于远曲管仅干扰肾脏的稀释功能，而襻利尿剂对稀释和浓缩功能都有影响。此类低钠血症多发生于低体重的老年妇女，通常用药 14d 左右即发病。噻嗪类导致低钠血症的原因有：①低容兴奋AVP 分泌；②干扰了肾单位稀释段的功能；③钾的丢失，严重失钾时由于渗透压感受器阈值降低，ADH 的释放对渗透压的变化过度敏感。此外，襻利尿剂也可能造成肾脏稀释部位电解质运转的阻碍，尤其当药物作用高峰时，如患者摄入过多的水，常可造成低血钠。

慢性间质性肾病如肾小管性酸中毒、肾髓质囊肿及多囊肾等常有严重失钠。患者因低容产生渴感而迅速大量饮水，同时低容又刺激 AVP 大量分泌，肾功能因低容又进一步恶化，因此水的排泄受阻。

3. 正常容量性低血钠

（1）急性水中毒：急性水中毒为急症，在很短时间（12h 内）即可发生严重的低渗，一般血钠低于 128mmol/L，病死率高达 50% 左右。由于急性低渗，脑组织水肿、颅内压升高，甚至可发生脑疝，胃肠道和肌肉细胞的肿胀可导致临床上各有关症状。常见的病因为，当患者有一种或数种严重的病理或药理原因造成排水障碍时，又摄入或注入大量的水。例如：给应用抗利尿药物的患者注入大量的水；术后患者及分娩产妇因疼痛、巴比妥药物等都可引起 AVP 的释放，此时如输液不当可造成水中毒；精神分裂症患者，在非渗透性因子的刺激下或由于精神因素，AVP 分泌周期性增加，如同时摄入大量的水也会导致水中毒；经尿道的前列腺切除术，可因大量低渗液被吸收而发生急性低血钠。

（2）抗利尿激素不适当分泌综合征：该征群的临床特点为细胞外液容量正常的慢性低血钠，主要病因是不适当的（过多的）抗利尿激素分泌，称为抗利尿激素不适当分泌综合征（syndrome of inappropriate secretion of ADH，SIADH），为住院患者中最常见的低钠血症类型。SIADH 特点为：细胞外液容量接近正常，临床上既无水肿又无细胞外液缩减的表现，主要的病理变化为非渗透压因素导致的持续地、过多地分泌 AVP。

（3）糖皮质激素缺乏、腺垂体功能减退：可导致正常容量性低钠血症。糖皮质激素缺乏时皮质醇对 AVP 分泌的张力性抑制作用消失，AVP 分泌增加。此外，AVP 的抗利尿作用需糖皮质激素的存在，糖皮质激素的缺乏对肾脏血液动力学及肾小管的功能都有直接的影响。补充糖皮质激素可促进排水，纠正低钠血症。

（4）严重甲状腺功能减退：也可能发生正常容量低钠血症，与心输出量减少导致的AVP 分泌增加、输送至肾脏稀释段的液体减少有关，甲状腺激素替代可纠正低钠血症。

（5）外科手术后：低钠血症常常发生，与手术及麻醉剂等导致的高水平 AVP 有关，术后患者不能输注大量的低渗液体。

（三）低钠血症的临床表现

低钠血症的临床症状与血钠降低程度和下降的速度有关，一般当血钠低于 125mmol/L或血钠短时间迅速下降时，才会出现症状。最早出现消化道及肌肉症状，包括食欲减退、恶心、呕吐，继而出现腹部绞痛、肌无力、肌阵挛等症状。神经系统症状一般在血钠低于115mmol/L 时才出现，表现为烦躁不安、迷糊、精神状态异常等；严重者可出现抽搐、昏迷，最后可发生脑疝。低钠血症的不同类型，临床表现也有区别。

1. **高容性低钠血症**　患者常有水肿及（或）腹水，血压无明显降低，心率变化不定。尿量减少，一般少于800ml/d；尿钠降低，一般低于10～20mmol/L。

2. **低容性低钠血症**　主要表现为脱水和低血容量症状，低渗表现不严重。不伴肾失钠者，尿钠常低于10mmol/L；尿液浓缩，渗透压大于400mmol/L。由于肾小球滤过率降低，小管液流速减慢，血尿素氮及肌酐均升高，尿素氮的增高更为明显。

3. **正常容量性低钠血症**　临床症状由低渗引起，实验室检查可发现血浆尿素氮偏低而肌酐正常，尿素氮/肌酐比值降低，而在其他类型的低血钠症，此比值升高。

（1）急性水中毒：急性水中毒，当血钠在几十分钟至数小时内由140mmol/L降低至130mmol/L时，可出现头痛、头胀、食欲减退、腹胀、恶心呕吐及肌肉抽搐等症状；当血钠降至125mmol/L时，出现严重的头痛、嗜睡、失去定向力、抽搐、意识障碍，甚至昏迷。体征出现病理反射，视神经乳头水肿，颅内压增高，直至出现脑疝。

（2）慢性低钠血症：临床表现与血钠降低的程度有关。临床症状的发展较慢，主要表现为消化道及肌肉症状，血钠低于125mmol/L，出现神经系统症状。长期的慢性低血钠常有神经系统功能异常，表现为共济失调，半身感觉丧失，反射异常和肌无力。

（四）低钠血症的诊断

通过血钠、血浆渗透压测定不难发现低钠血症。低血钠、血浆渗透压高提示存在渗透活性物质，如葡萄糖、甘露醇等，应积极寻找。对于低钠、低渗者，需根据体检判断容量状态。直立性低血压、心动过速、黏膜干燥、中心静脉压降低及皮肤弹性差等提示存在低血容量。水肿、腹水、中心静脉压增加、肺部湿啰音则表明高容性低钠血症，与心衰、肝硬化、肾病综合征等疾病有关。低钠血症伴有低尿渗透压（<100mmol/L）提示精神性烦渴或严重的肾功能衰竭。

（欧阳嵘）

第十章

肾上腺疾病

第一节　肾上腺的一般情况

一、肾上腺的形态和位置

肾上腺为腹膜外的内分泌器官。位于腹膜和腹后壁之间、两肾的上内方，约与第 11 胸椎高度平齐，一般左肾上腺稍高于右肾上腺。肾上腺与肾共同包被于肾筋膜内，肾上腺依靠本身的筋膜固定其位置，左肾上腺固定于主动脉，右肾上腺固定于下腔静脉和肝脏，因此肾上腺不随肾脏上下移动而移位。肾上腺高 4~6cm，宽 2~3cm，厚 0.5~1cm，重 4~7g。一般认为，成人的肾上腺重量无性别、年龄和体重差异，但 Holmes 等报道 200 例尸检结果认为肾上腺重量、体积与个体的体重、体表面积有关，男性较女性重约 11%。

左肾上腺前面的上部借网膜囊与胃后壁相隔，下部与胰尾、脾血管相邻，内侧缘接近腹主动脉。右肾上腺的前面为肝脏，其外上部无腹膜，直接与肝的裸区相邻，内侧缘紧邻下腔静脉。左、右肾上腺的后面均为膈。肾上腺外观呈浅黄色，腺体扁平，形态多变。一般左肾上腺为半月形（65%），右肾上腺为锥形（平面观为三角形，78%）。但在正常人群中，左、右肾上腺的形态均有较多变异。

迷走肾上腺（异位肾上腺，副肾上腺）：少数肾上腺细胞在胚胎期可迁移到异常位置并发育成迷走肾上腺。迷走皮质比迷走髓质多见，皮质—髓质复合型较少见。有迷走肾上腺者，一般正常肾上腺仍存在，偶可一侧缺如。迷走肾上腺的可能位置主要是在肾上腺周围的脂肪和结缔组织内、肾脏、腹主动脉旁、脾脏附近、胰腺、肝脏、盆腔、睾丸、卵巢、子宫阔韧带、阴囊、阴道壁，甚至颅内。

嗜铬细胞与交感神经细胞同源，后者分布更广，故异位性单纯髓质型嗜铬细胞可出现于机体的各部位。

二、肾上腺的胚胎学与组织学

（一）肾上腺的胚胎学

肾上腺由皮质和髓质组成，二者的起源不同。一般认为，皮质起源于中胚层，髓质起源于外胚层。

1. 肾上腺皮质　肾上腺皮质来自排列于生殖嵴附近的体腔内层的中胚层细胞。至妊娠 2 个月，神经外胚层细胞移行进入原始皮质而形成髓质，开始形成胎儿肾上腺。至妊娠中期，肾上腺体积随其血管增多而迅速增大，甚至暂时超过肾脏的体积。至妊娠 4~6 个月，肾上腺外表的一薄层皮质细胞的发育趋于成熟，形成永久性皮质。肾上腺内部的胚胎皮质含肾上腺细胞团的大部分，在出生时相当于整个肾上腺的 3/4。出生后，胚胎皮质迅速退化，至出生 2 个月左右仅占 1/4，1 岁左右消失。胎儿出生后的胚胎肾上腺退化可分为两个时期：自出生时至 2 周龄时退化很快为快速退化期；从 2 周龄至 1 岁龄左右为缓慢退化期。在快速退化期，胚胎肾上腺从 8017mm^3（38 例）降至 248mm^3（从容量的 70% 降至 3%），肾上腺实质细胞数从 3×10^9 降至 0.15×10^9（从总数的 40% 降至 5%）。退化过程实际上是实质细胞大量凋亡（凋亡指数约为 0.20~0.30）和出血性变化的结果，而永久性皮质不断增殖，至出生时，已形成皮质球状带和束状带，胚胎皮质退化和永久性皮质增殖，使肾上腺的总重量在出生后迅速下降（1 岁时降至 3~4g），这可能与来自胎盘的雌激素和母体垂体 ACTH 的急促消失有关。此后肾上腺的生长与躯体的生长平行。肾上腺皮质网状带在出生后的第一年开始发育，至出生后第三年，永久性皮质的发育已完成，形成由外而内的球状带、束状带和网状带。青春期前，肾上腺发育极慢，整个变化以皮质最为明显。类固醇生成因子 - 1（steroidogenic factor - 1），SF - 1 属一孤儿核受体（orphan nuclear receptor），为肾上腺皮质和性腺发育、类固醇生成调节所必需。胎儿的肾上腺发育主要受胎儿 - 胎盘自身的 CRH - ACTH 系统、GHRH - GH - IGF - 1/IGF - 2 和细胞因子—生长因子系统（IGFs - TGFβ - bFGF 等）的调节。

2. **肾上腺髓质** 起源于神经嵴的外胚层细胞向两侧移行，分化成交感神经细胞和嗜铬细胞。交感神经细胞形成脊柱旁和主动脉前的交感神经节，节后交感神经元由此逐渐生长发育。嗜铬细胞则向发育中的肾上腺皮质移行并进入皮质内，形成肾上腺髓质。另一部分与交感神经系统的发生密切相关的外胚层细胞形成了肾上腺外的嗜铬细胞群或嗜铬体。肾上腺外嗜铬细胞大部分位于腹主动脉前交感神经丛或脊柱旁交感神经链处。在胚胎期，嗜铬细胞呈多处分布；到成年期保留的一般只有肾上腺髓质的嗜铬细胞：外胚层细胞 - 神经系统 - 嗜铬细胞间在发生学上密切相关，此为异位嗜铬细胞瘤发生的胚胎学原因。

（二）肾上腺的组织学

1. **肾上腺皮质** 肾上腺皮质占肾上腺总体积的 80%~90%，根据皮质细胞的形态结构、排列、血管和结缔组织结构等特征可将皮质分为球状带、束状带和网状带。

（1）球状带（zona glomerulosa）：位于被膜下，较薄，约占皮质总体积的 15%。细胞较小，呈矮柱状或锥形，胞质与核的比例较小，胞质内脂滴量中等。与其他两个带比较，其核较小而染色质更浓密。球状带细胞排列呈球状，细胞团之间为窦状毛细血管和少量结缔组织。

（2）束状带（zona fasciculota）：是皮质中最厚的部分，约占皮质的 78%；束状带细胞与球状带细胞可交错排列，在一些部位并向球状带内延伸，甚至可达被膜，使得两带的分界不清。束状带细胞的胞体比皮质其他两带的细胞大，呈多边形。胞质与核的比值大。由于胞质含大量脂滴，在常规切片标本中，因脂滴被溶解，染色浅而形成明亮的空泡，因而有"明亮细胞"之称。束状带细胞排列成单行或双行细胞索，呈放射状，索间为窦状毛细血管和结缔组织小梁。

（3）网状带（zona reticularis）：位于肾上腺皮质的最内层，约占皮质总体积的 7%。细胞索相互吻合成网，网间为窦状毛细血管和少量结缔组织。网状带与束状带和肾上腺髓质的分界较清楚。网状带细胞较束状带小，胞质脂滴少。成人的网状带含大量脂褐质颗粒，因而染色较束状带深，与其他两带的细胞比较，胞质与核的比例中等。

在中央静脉的周围围绕着肾上腺皮质细胞，内层是球状带细胞，外层为束状带细胞。

（4）肾上腺皮质细胞的超微结构：肾上腺皮质细胞分泌的激素为类固醇激素，细胞具有分泌类固醇激素细胞的超微结构特征。束状带细胞内含有大量脂滴，束状带和网状带细胞的滑面内质网非常发达，并含有较多脂褐质颗粒和微绒毛。在形态上，三个带的线粒体也有明显区别，球状带的线粒体细长，线粒体嵴呈薄片状；束状带细胞的线粒体呈卵圆形或球形，含有囊泡状嵴；而网状带细胞的线粒体为卵圆形，线粒体嵴呈管状。

2. 肾上腺髓质　肾上腺髓质由皮质所包围，两侧髓质的总重量约为1.0g，占双侧肾上腺体积的10%左右。髓质几乎全部由排列成索的髓质细胞组成，细胞索间含神经、结缔组织和血管。髓质细胞呈多边形，如用含铬盐的固定液固定标本，胞质内呈现出黄褐色的嗜铬颗粒，因而髓质细胞又称为嗜铬细胞。电镜下，髓质细胞最显著的特征是胞质内含有许多被电子密度较高的质膜所包被的分泌颗粒，直径为100~300nm，与交感神经末梢所含的颗粒类似。根据颗粒内所含物质的差别，髓质细胞被分为两类。一类为肾上腺素细胞，颗粒内含肾上腺素（adrenaline，epinephrine，E）。在人类，肾上腺髓质儿茶酚胺储备的85%左右是肾上腺素。另一类为NE细胞，颗粒内含NE。此外与交感神经末梢类似的颗粒内还含有非儿茶酚胺类活性介质（如嗜铬颗粒蛋白，ATP等）。

髓质细胞可与交感神经节前纤维形成突触，节前纤维末梢释放乙酰胆碱作用于髓质细胞，引起髓质细胞分泌颗粒释放E或NE。在体外培养中，肾上腺髓质的嗜铬细胞可出现四种形态不同的细胞：①Ⅰ型细胞（约49%）的胞质电子密度高，分泌颗粒致密；②Ⅱ型嗜铬细胞（21%）的胞质电子密度亦高，但颗粒较大；③Ⅲ型细胞（约25%）的胞质电子密度低，颗粒有空泡，但高尔基体发育良好；④Ⅳ型细胞（占极少数）的胞质电子密度中等，粗面内质网丰富。进一步的观察发现Ⅰ型、Ⅲ型细胞为肾上腺素分泌细胞，而Ⅱ型细胞（也可能包括Ⅳ型细胞）为NE分泌细胞。

肾上腺被膜下动脉丛经皮质呈向心性延伸进入髓质并延续成髓质毛细血管网。网状带的毛细血管聚合形成较大的静脉窦至髓质，与髓质毛细血管汇合，最后形成肾上腺静脉而回流至腔静脉（右）和肾静脉（左）。

在T_8~L_{12}脊髓节段中，有典型的胆碱能节前交感神经元支配髓质细胞。神经支配的主要部分来自同侧的内脏大神经（T_5~T_9）。此外，从交感链、交感神经节或肾上神经节发出的节后交感神经支配皮质血管。T_3横断面以上的脊髓通常与肾上腺素分泌减少有关，此断面以下部分则不影响肾上腺素的分泌。

三、肾上腺的血管、淋巴与神经

（一）肾上腺的血管

肾上腺的血液供应丰富，仅次于甲状腺，大约占心输出量的1%，每分钟流经肾上腺的血量相当于其自重的7倍。肾上腺的动脉可分为上、中、下三支，分布于肾上腺的上、中、下部，肾上腺上动脉起自膈下动脉；肾上腺中动脉起自腹主动脉；肾上腺下动脉起自肾动脉。肾上腺的上、中、下动脉均发出许多分支，形成被膜下动脉丛，进入肾上腺皮质后再逐步分支。

肾上腺静脉不与动脉伴行。皮质无通常的静脉回流，而是形成静脉窦，并延伸至髓质。髓质的毛细血管先汇集成小静脉，后者再汇入中央静脉，构成皮质与髓质之间的特殊的门脉系统，再穿出肾上腺，即肾上腺静脉。左肾上腺静脉汇入左肾静脉，通常仅一支（少数为二支），平均长度约2cm，外径约0.4cm；右肾上腺静脉汇入下腔静脉，少数汇入右膈下静脉、右肾静脉或副肝右静脉，右肾上腺静脉常为一支，较左侧肾上腺静脉短而细。

肾上腺内的毛细血管在皮质网状带形成环绕网状带的静脉窦。肾上腺髓质的血液供应有两种途径：一种为静脉血，静脉由皮质的静脉窦向髓质延伸形成，血流中含肾上腺皮质分泌的各种激素；另一种为动脉血，动脉由被膜下动脉丛的分支穿过皮质直达髓质。

肾上腺中央静脉有2~4根明显的纵向平滑肌束，其功能尚不清楚，但很可能与限制血液的流量有关，可能受血管紧张素、VIP、肾上腺髓质素（AM）及儿茶酚胺的调节。平滑肌收缩时，可增加ACTH等生物活性物质与皮质细胞和髓质细胞的接触时间。

灌注肾上腺的大部分血液先到达皮质，然后流入髓质，其中的糖皮质激素可增强肾上腺髓质细胞内N-甲基转移酶的活性，使NE甲基化为肾上腺素，肾上腺皮质的其他激素对髓质细胞的激素生成亦有明显影响。

肾上腺的血液供应有三点值得特别提出。一是任何原因所致的一侧的肾上腺动脉缺血可引起对侧的肾上腺功能及形态方面的变化（细胞核异质、线粒体退变、内质网池增宽、脂质小滴和溶酶体增多等）；长期缺血可造成对侧肾上腺的器质性损害。二是肾上腺血管内皮细胞表型的表达可能具有特殊性。将胚胎肾上腺组织移植到绒毛尿囊膜（chorioallantoic membrane，CAM）上，移植物和被移植的血管可互相向对方组织生长，肾上腺组织的血管既含有连续性内皮细胞（continuous endothelium）层又含有CAM的间充质。三是肾上腺髓质的肾上腺素合成必须以高浓度的皮质醇为前提。关于肾上腺皮质和髓质的功能调控关系仍未阐明，来源于肾上腺的神经递质、皮质和髓质激素的旁分泌作用和血管网络作用等均可能参与这一调控过程。质嗜铬细胞，这说明和调控肾上腺的血管张力一样，肾上腺皮质和髓质激素的分泌受NO的调节，而后者又直接受神经活动的控制。肾上腺血管旁的神经末梢含蛋白基因产物（proteingene product 9.5，PCP9.5）、神经特异性烯醇化酶（NSE）、2型小囊泡突触蛋白（small vesiclesynaptic protein type 2，SV$_2$）和酪氨酸羟化酶（TH），这些神经末梢也可见于肾上腺实质细胞处，终止于皮质的神经结构主要含P物质、NPY和VIP。肾上腺神经分布的另一特点是有不同类型的神经结构合并存在或交叉分布（如NES/VIP、TH/VIP、TH/NPY）。

（饶小娟）

第二节　肾上腺激素

肾上腺激素可分为肾上腺皮质激素和肾上腺髓质激素。肾上腺皮质分泌的是类固醇类激素，其中最重要的是皮质醇、醛固酮和雄性类固醇激素。肾上腺髓质为神经内分泌组织，主要分泌儿茶酚胺（肾上腺素、NE和DA）。髓质的细胞类型和神经支配如同体内的其他APUD细胞一样，可合成和分泌多种肽类激素、胺类激素、生长因子、细胞因子和免疫因子等，通过旁分泌/自分泌方式调节局部的细胞功能。此外，经典的肾上腺皮质和髓质激素不只是在肾上腺内合成和分泌，肾上腺外的许多组织和细胞也具有表达激素基因和合成激素的能力，并在各组织构成独立于肾上腺的局部调节系统，参与组织重建、创伤修复、细胞凋亡等过程的调节，当其调节异常时可导致高血压、胰岛素抵抗、肥胖、免疫功能紊乱、纤维性肌痛症（fibromyalgia）和慢性虚弱综合征（chronic fatigue syndrome）等。

一、肾上腺皮质激素

（一）皮质激素的结构和种类

肾上腺皮质激素为甾体类激素。在酶的催化下，肾上腺皮质以胆固醇为原料，合成肾上腺皮质激素，因此被统称为类固醇类激素，其基本结构是环戊烷多氢菲核，该核由 3 个环己烷和 1 个环戊烷组成，依次称为 A、B、C、D 环。因 C10、C13、C17 位的附加基团不同而形成不同种类的肾上腺皮质激素的母体结构，分别为 18 碳的雌烷（estrane），19 碳的雄烷（androstane）和 21 碳的孕烷（pregnane）。

甾体激素主要根据国际化学联合会（International Union of Pure and Applied Chemistry，I－UPAC）的系统和习惯命名法命名。系统命名法是用表示母体结构的字根加取代基（或功能基）的名称、数量、位置和构型，如皮质醇命名为：11，17α，21－三羟－$\Delta 4$－孕烯－3，20－二酮。习惯命名法在临床上常用，如皮质醇、醛固酮；有时亦可用简称，如皮质醇可称为化合物 F，雌二醇被称为 E_2 等。

已知从肾上腺提取的类固醇物质超过 50 种，其中大部分不向腺外分泌。在肾上腺静脉血中可测到 18 种类固醇物质，即：①皮质醇（cortisol）；②皮质酮；③11－去氧皮质醇；④11－去氧皮质酮；⑤可的松（cortisone）；⑥醛固酮（aldosterone）；⑦18－羟－11－去氧皮质酮；⑧黄体酮；⑨17－羟－黄体酮；⑩11－羟－黄体酮；⑪11－酮－黄体酮；⑫孕烯醇酮；⑬17－羟－孕烯醇酮；⑭20α－羟孕烯－3－酮；⑮$\Delta 4$－雄烯二酮；⑯11β－羟－$\Delta 4$－雄烯二酮；⑰去氢异雄酮（DHEA）；⑱硫酸去氢异雄酮（DHEAS）。

在肾上腺皮质激素中，具有较明显活性的激素主要有皮质醇、可的松、皮质酮、醛固酮、11－去氧皮质醇和 11－去氧皮质酮。

（二）皮质激素的生物合成

肾上腺富含胆固醇（主要为酯化胆固醇）。用于类固醇激素合成的胆固醇主要（80%）来源于血浆中的 LDL 或 HDL，小部分在肾上腺皮质由乙酸或乙酸盐经甲基戊酸、鲨烯合成胆固醇，胆固醇酯在被用作合成类固醇激素的原料时，在细胞内再度被水解为游离胆固醇，然后进行转化。经一系列酶促反应，产生多种中间产物，最后形成皮质醇、醛固酮和少量性激素。反应在线粒体和滑面内质网中进行。

在人类，有两种细胞色素 P450 的同工酶具有 11β－羟化酶活性，肾上腺皮质束状带主要表达 11β－羟化酶（P450 C11，CYP11B1），催化皮质醇的合成，并主要受 ACTH 的调节。在球状带主要表达醛固酮合成酶（P450 C11Aldo，CYP11B2），催化醛固酮的合成，并主要受肾素—血管紧张素系统的调节：醛固酮合成酶包括 11β－羟化酶、18－羟化酶和 18－氧化酶。CYP11B1 基因突变导致先天性肾上腺皮质增生（1β－羟化酶缺陷），CYP11B2 基因突变导致先天性低醛固酮血症（醛固酮合成酶缺陷）。醛固酮合成酶缺陷分为两种，Ⅰ型是由于 18－羟化酶缺陷所致，而Ⅱ型是由于 18－氧化酶缺陷引起的。Mobus 等在 LLC－PK1 细胞株中还发现存在第 3 种同工酶（亚型），其意义不明。

胆固醇在线粒体内经类固醇生成酶（细胞色素 P450/P450scc 的一种，P450scc 因能在 450nm 处吸光而得名）作用，首先在 C20 和 C22 位羟化，在特异的碳链酶作用下，C22 以后的侧链和 C20 以前的主体断开，生成含 21 个碳原子的孕烯醇酮。孕烯醇酮被转运至滑面内质网，进一步的转化有三条途径：①盐皮质激素途径在球状带进行，终产物是醛固酮；②糖皮质激素途径在束状带进行，终产物是皮质醇；③性激素途径在束状带和网状带进行，终产物是睾酮和雌二醇。第三条途径只产生微量的睾酮和雌二醇，而其中间产物——去氢异雄酮和雄烯二酮的分泌量相对较多。去氢异雄酮及其硫酸盐（硫酸去氢异雄酮）的分泌量为 15~20mg/24h，近似于同一时间的皮质醇分泌量；Δ4-雄烯二酮为 2mg/24h；11β-羟-Δ4-雄烯二酮约 4.5mg/24h。肾上腺皮质生成雌激素（雌酮、雌二醇）的量与卵巢的分泌量相比甚微，肾上腺皮质分泌的雌激素的大部分在周围组织（主要是脂肪和肌肉）中转化为雄烯二酮。主要合成过程及酶见图 10-1 和图 10-2。

在上述合成过程中，自孕烯醇酮到皮质醇有通过和不通过黄体酮的两条途径（前者是形成皮质醇的主要途径）。皮质醇在 17α-羟化酶的作用下由 17α-羟孕酮转化而成。球状带无 17α-羟化酶，所以不产生皮质醇。束状带和网状带中均含高活性的 17-裂链酶，在 NADPH 及 O_2 者的参与下，使 17 羟化后的皮质类固醇在 17 位碳上断去支链，形成第 17 位上有酮基的 C19 类固醇（17-酮类固醇）。17-酮类固醇具有雄激素的活性，小部分在肾上腺内转化为睾酮，17-酮类固醇也是雌激素的前身。从肾上腺静脉血中能测到 4 种 17-酮类固醇（去氢异雄酮、硫酸去氢异雄酮、Δ4-雄烯二酮、11β-羟-Δ4-雄烯二酮）。睾丸、卵巢及胎盘都能产生性类固醇激素，但只有肾上腺皮质有 11β-羟化酶，所以凡具有 11β-羟基的类固醇物质都来源于肾上腺皮质。

肾上腺皮质激素的合成原始底物为胆固醇。醛固酮、皮质醇和性类固醇激素的合成主要涉及类固醇急性调节蛋白酶（StAR）、3β-羟化酶、17α-羟化酶、α1-羟化酶和 11β-羟化酶。

（三）分泌和转运

肾上腺皮质分泌的激素经肾上腺静脉进入血液循环而被输送到全身，进入相应的靶细胞而发挥其生理效应，同时也不断地被降解灭活而排出体外。因此，外周血中的激素浓度反映了分泌的和降解的激素间的动态平衡。

循环血液中的类固醇激素大部分与血浆蛋白结合。主要的结合蛋白有：①皮质类固醇结合球蛋白（corticosteroid binding globulin，CBG）或称皮质激素转运蛋白（transcortin）。②睾酮结合球蛋白（testosterone binding globulin，TeBG）或称性激素结合球蛋白（sex hormone bindingglobulin，SHBG）。③白蛋白。结合球蛋白具高亲和力和低结合容量特性，而白蛋白则相反。血浆白蛋白能结合各种类固醇激素，以皮质醇为例，白蛋白与之结合的亲和力低于 CBG，但白蛋白的血浆浓度高，能结合皮质醇的最大容量远超过 CBG。

除肝脏外，胎盘和卵巢黄体细胞亦可合成 CBG。目前，在肝、肺、胰腺、肾上腺、垂体和肾脏均检测到 CBG mRNA，卵巢 CBG 和 SHBG 的合成受雌激素和孕激素的调节。在应激和禁食情况下，CBG 是调节到达免疫系统和创伤部位皮质醇浓度的主要调节因素，CBG 为丝氨酸蛋白酶抑制剂及其底物（SERPINS）超家族的成员，故 CBG 可能参与了皮质醇靶细胞作用的调节过程，间接发挥着调节皮质醇效应的作用。当 CBG-皮质醇复合物与细胞膜结合后，出现 AC 活性的变化，提示 CBG 还参与了糖皮质类固醇激素膜结合活性（非基因组作用）的调节过程。在垂体和下丘脑，CBG 与皮质醇互相作用，维持着皮质醇对垂体 ACTH 和下丘脑 CRH 细胞的低水平的负反馈抑制作用。

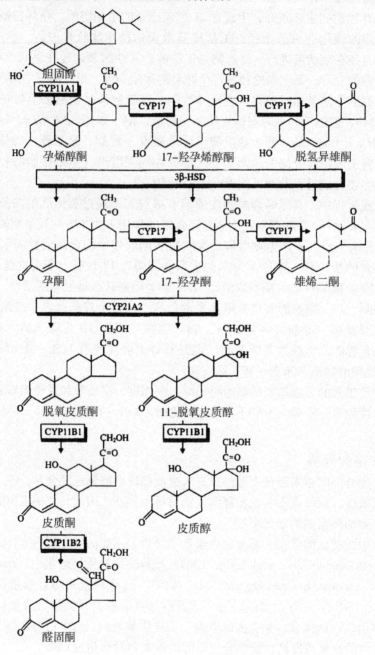

图 10 - 1　肾上腺皮质激素的合成途径

CYP11A1：11α1 - 羟化酶；CYP17：17 - 羟化酶；CYP11B2：11β2 - 羟化酶；CYP11A2：11α2 - 羟化酶；CYP21A2：21α2 - 羟化酶；3β - HSD：3β - 羟类固醇脱氢酶（引自廖二元，超楚生主编的《内分泌学》，人民卫生出版社，2001）

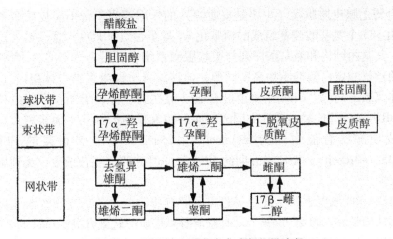

图 10 - 2　肾上腺皮质激素合成部位及途径

在 CBG 分子中有 6 个 N - 糖苷结合位点，Asn238 的糖基化是维持 CBG 结合类固醇活性所必需的，如糖苷链异常，可出现 CBG 分子的折叠与分子构象异常而影响其与糖皮质激素的结合活性。同样，CBG 基因突变（如 CBG - Lyon）使 CBG 的结合亲和力下降。

在生理状态下，89% 以上的循环血中的皮质醇与 CBG 和白蛋白相结合，其中大部分与 CBG 结合，在能与 CBG 结合的类固醇激素中，以皮质醇与 CBG 的亲和力最高。结合达到动态平衡时，血浆游离皮质醇含量低于血浆皮质醇总量的 8%（37℃）。若血皮质醇超出 CBG 的结合容量，就转与白蛋白结合。白蛋白结合的和游离的皮质醇相平衡后，游离皮质醇量相当于总皮质醇量的 35%，即血浆总皮质醇浓度越高，游离皮质醇就上升越多。

不同肾上腺皮质激素的血浆浓度及其与血浆蛋白的结合情况各不相同，见表 10 - 1。

表 10 - 1　肾上腺皮质激素的血浆浓度及其与血浆蛋白的结合

血浓度（nmol/L）	游离组分（%）	结合组分（%）		
		CBG	白蛋白	SHBG
皮质醇（cortisol）	400	3.9	89.5	6.6	0.1
可的松（cortisone）	76	16.2	38.0	45.3	0.5
皮质酮（corticosterone）	12	3.4	77.5	19.0	0.1
11 - 脱氧皮质醇（11 - deoxycortisol）	1.4	3.4	77.1	18.9	0.7
17α - 羟孕酮（17α - hydroxyprogesterone）	5.4	2.5	41.3	55.9	0.3
黄体酮（progesterone）	0.57	2.4	17.2	80.1	0.3
去氧皮质酮（deoxycorticosterone）	0.2	2.7	36.4	60.1	0.8
醛固酮（aldosterone）	0.35	37.1	21.2	41.6	0.1
去氢异雄酮（dehydroepiandrosterone）	24	4.1	<0.1	92.4	3.4
雄烯二酮（androstenedione）	4.1	7.9	1.4	88.0	2.8
睾酮（testosterone）	23	2.2	3.6	49.9	44.3
二氢睾酮（dihydro testosterone）	1.7	0.9	0.2	39.2	59.7
雌酮（estrone）	0.08	4.0	<0.1	88.6	7.4
雌二醇（estradiol）	0.08	2.3	<0.1	78.0	19.6
雌三醇（estrol）	0.04	8.2	<0.2	91.3	0.4

CBG 结合肾上腺皮质激素（主要是皮质醇）的作用相当于肾上腺皮质激素的流动储存库。CBG 是由 383 个氨基酸残基组成的糖基化 α_2 球蛋白（59kD），含己糖、己糖胺、岩藻糖和唾液酸。其基团结构和氨基酸序列与甲状腺激素结合球蛋白（TBG）、血管紧张素原和卵清白蛋白的丝氨酸蛋白酶抑制物高度同源，但该家族与性激素结合球蛋白（TeBG）和糖皮质激素受体家族不同源。CBG 主要由肝合成（但在肺、肾、睾丸和子宫内膜可检测到低水平的 CBGmRNA）。CBC 对内源性类固醇物质的四氢代谢产物几乎无亲和力，在正常血浆中，CBG 与皮质醇结合能力约为 690nmol/L（25mg/dl），正常血浆的 CBG 水平约为 700nmol/L（35~40μg/L），循环半衰期约 5d。血 CBG 水平无昼夜改变，无性别差异，不随月经周期而改变。

在通常血浆 CBG 浓度下，尽管血浆总皮质醇有所改变，游离皮质醇浓度仍能维持在正常范围内，例外的是在妊娠第 7~9 个月时血清游离皮质醇轻微升高。Cushing 综合征的 CBG 降低，但短期用治疗剂量的糖皮质激素或 ACTH 对 CBG 无明显影响。过多的甲状腺激素使血清

CBC 稍降低（同时伴 TBG 下降和 SHBG 升高）。

Panin 等证明，皮质酮和氢可的松（皮质醇，氢化可的松）与血清脂蛋白（VLDL、LDL 和 HDL）可发生特异性结合，不同的脂蛋白所含的结合位点数目不等（3~300）。

遗传性 CBG 异常较遗传性 TBG 异常少见，三种类型的家族性 CBG 异常是：①部分性 CBG 缺乏；②完全性 CBG 缺乏；③高 CBG 血症。部分性和完全性 CBG 缺乏均伴有 CBG 亲和力的降低。

（四）盐皮质激素

肾上腺皮质分泌的盐皮质激素主要包括醛固酮、11-去氧皮质酮和 11-去氧皮质醇。醛固酮对水、盐代谢的作用最强，其次为去氧皮质酮。醛固酮保 Na^+ 排 K^+ 的作用是皮质醇的 500 倍，而对糖代谢的作用仅为皮质醇的 1/5-1/4。

1. 醛固酮的生物合成　醛固酮主要由肾上腺皮质的球状带细胞合成和分泌，属盐皮质激素。醛固酮的前体物质是黄体酮。胆固醇在线粒体内由胆固醇裂链酶（P450scc）催化转化为孕烯醇酮，新合成的孕烯醇酮转移到细胞质内，在内质网内一系列酶的作用下，经脱氢和双键移位而转化为黄体酮。在 3β-羟类固醇脱氢酶（3β-HSD）的作用下，孕烯醇酮的 3β-羟基脱氢，形成 Δ5-孕烯-3β，20α-二酮；后在 Δ5-异构酶作用下，双键由 5，6 位移至 4，5 位而形成黄体酮。在球状带细胞内，黄体酮在 21-羟化酶（CYP21）作用下羟化形成 11-脱氧皮质酮，再经 11β-羟化酶（CYP11β）羟化形成皮质酮。由皮质酮氧化形成醛固酮是醛固酮合成过程的最后一步，此过程需皮质酮甲基氧化酶（CMO）的作用。CMO 有 I 型和 II 型两种，CMO-I 即是 18-羟化酶，先使皮质酮在第 18 位上羟化成为 18-羟皮质酮，再由 CMO-II（18-氧化酶）将 18-羟皮质酮在 18 位上氧化，最后合成醛固酮。人类肾上腺皮质有两种细胞色素 P450 的同工酶（CYP11B1 即 P450c11 和 CYP11B2 即 P450c11Aldo）具有 11β-羟化酶活性，两种同工酶均能使 11-去氧皮质酮和 11-去氧皮质醇发生 11β-羟化，分别催化皮质醇和皮质酮的合成。CYP11B1 基因编码 P450c11，其分子量约为 51kD，在束状带呈高水平表达，主要参与皮质醇的合成，受 ACTH 调节。CYP11B2 基因编码醛固酮合成酶（P450c11Aldo），其分子量为 49kD，主要在球状带表达，受肾素—血管紧张素系统调控，CYP11B2 具有 11β-羟化酶的活性，同时有 18-羟化酶和 18-氧化

酶的活性，参与醛固酮的合成。CYP11B1 和 CYP11B2 均定位于 8 号染色体长臂 8q21 – 22 上，其氨基酸序列有 95% 的同源性。CYP11B1 基因突变导致皮质醇合成的缺陷，并由于去氧皮质酮（DOC）的增多引起高血压等表现；CYP11B2 基因突变导致醛固酮合成的缺陷并引起失盐表现，而 CYP11B1 基因的启动子与 CYP11B2 的结构基因融合后产生一嵌合基因，该基因可引起醛固酮合成调控的改变，使球状带变得对 ACTH 敏感而不再受肾素—血管紧张素的调节。在 ACTH 作用下分泌过量的醛固酮及其前体 18 – 羟皮质醇和 18 – 氧皮质醇，从而引起糖皮质激素可抑制性醛固酮增多症。

2. 醛固酮的代谢　与皮质醇一样，醛固酮主要被 5β – 还原酶和 3α – HSD 催化还原，还原产物是 3α，5β – 四氢醛固酮，占尿的全部醛固酮代谢产物的 35% ~40%。四氢醛固酮在 C21 脱氧，并进一步被还原成 20α 羟代谢物，20α 羟基与 C18 半醛缩醇聚合形成含双环的醛缩醇产物。

在肝脏，四氢醛固酮与葡萄糖醛酸结合，成为醛固酮在尿中的主要代谢物；另一种结合物是醛固酮 – 18 – 葡萄糖醛酸，由非还原的醛固酮与葡萄糖醛酸直接结合而成。因此葡萄糖醛酸的酸水解作用及菲极性溶剂可使尿中未发生结构改变的醛固酮复原。与葡萄糖醛酸结合的醛固酮占代谢产物总量的 10% 左右。

肝硬化腹水患者的醛固酮合成速率和血浆醛固酮增高，肝脏代谢血浆醛固酮的能力明显下降，因此大量的醛固酮在肝外代谢。充血性心衰由于肝血流灌注不足也减少了醛固酮的清除。

3. 醛固酮的生理作用和作用机制　醛固酮是人体内最主要的盐皮质激素，主要作用于肾脏远曲小管和肾皮质集合管，增加钠的重吸收和促进钾的排泄；也作用于髓质集合管，促进 H⁺ 排泄，酸化尿液；另外，还可作用于多种肾外组织，调节细胞内、外的离子交换。醛固酮通过与醛固酮受体结合而发挥生理作用。用放射标记的醛固酮发现肾脏内有两种可结合醛固酮的受体：高亲和力的 Ⅰ 型受体和低亲和力的 Ⅱ 型受体，Ⅰ 型受体是盐皮质激素受体，Ⅱ 型受体是糖皮质激素受体。比较两者的氨基酸顺序发现，盐皮质激素受体的 DNA 结合区、激素结合区与糖皮质激素相应区域分别有 94% 及 50% 的同源性，氨基端几乎没有同源性。盐皮质激素受体与糖皮质激素受体之间的显著同源性提示糖皮质激素可与盐皮质激素受体结合。

肾脏中糖皮质激素浓度是盐皮质激素的 100 ~ 1000 倍。在盐皮质激素受体丰富的组织（如肾脏、胎盘、唾液腺、结肠等），盐皮质激素能专一性地与其受体结合，并发挥生物学效应，这是由于有 11β – 羟类固醇脱氢酶（11β – HSD）的作用所致。11β – HSD 是一种微粒体酶，有 11β – HSDI 和 11β – HSD2 两种同工酶。在肾脏等组织器官有高度密集的 11β – HSD，它能使皮质醇转变成可的松，后者与盐皮质激素受体的亲和力仅为皮质醇的 0.30%，而醛固酮结构上的半乙酰基结构避免了 11β – HSD 的作用，从而保证了醛固酮与其受体结合的专一性，使醛固酮受体免于与糖皮质激素结合，因此 11β – HSD 抑制糖皮质激素结合盐皮质激素受体有重要的生理意义。甘草和甘珀酸钠（生胃酮，carbenoxolone sodium）是 11β – HSD 的强力抑制剂，它以竞争抑制方式或在转录水平抑制该酶活性，因而消除了 11β – HSD 抑制糖皮质激素结合盐皮质激素受体的作用，故有致醛固酮增多的作用，可用来治疗醛固酮缺乏症。

醛固酮与盐皮质激素受体（MR）结合后，MR 被激活，一般表现为单向性经上皮细胞的钠转运增加，表现保钠作用。非上皮细胞中的 MR 被激活后的作用尚未完全阐明，一般表现为血压升高（如中枢神经系统）、细胞肥大及纤维化（如心肌）。MR 与糖皮质激素可能存在交叉结合特点，故糖皮质激素亦具有一定的盐皮质激素作用。生理浓度的糖皮质激素（主要为皮质醇）在上皮细胞中具有盐皮质激素作用，但在心肌中，糖皮质激素却可拮抗醛固酮的作用。

除肾上腺皮质外，心肌细胞和血管内皮细胞及平滑肌细胞可表达 CYPllBl 和 CYP1182 基因，在局部分别合成 11β - 羟化酶和醛固醇合成酶，因而可合成皮质醇和醛固酮，而且其调节方式与肾上腺皮质相似，可能参与了细胞肥大、增生、血管硬化及组织修复与重建的调节过程，在心肌病变、高血压和动脉硬化的发生中有重要作用；醛固酮还可调节 AT - 2 的作用，调节凝血酶原活化抑制因子（PAI - 1）的表达。

盐皮质激素对血管张力也有作用。血管平滑肌细胞（为主）和内皮细胞（次要）可表达 I 型盐皮质激素受体（CYP11B2），AT - 2 可促进其表达，醛固酮可增加 3H - 亮氨酸掺入平滑肌细胞的量，而盐皮质激素受体拮抗剂（如 ZK91587）可抑制 CYP11B2 的表达，故有降压作用。

在普通人群中，有一部分人对摄入的氯化钠敏感（盐敏感性人群，salt - sensitive subjects，SSS），SSS 易于发生高血压；而另一部分人群对摄入的氯化钠存在一定的抵抗性（盐抵抗性人群，salt - resistant subjects，SRS），SRS 不易发生高血压。在肾脏 11β - HSD2 将 11 - 羟类固醇灭活，使肾小管上皮细胞的 MR 不与糖皮质激素结合。Lovati 等用多态微卫星标志技术鉴定 SSS 和 SRS 者的 HSD11B2 基因的第 3 号外显子的多态性，发现 SSS 者的糖皮质类固醇与 MR 的结合明显增多，并发现 12 个多态性位点，A7/A7 纯合子主要见于 SSS 人群（41% vs28%），并伴有 11β - HSD2 活性下降，提示后者可能是盐依赖性高血压的重要原因。

类固酮类激素除通过其核受体（通过调节基因和蛋白质表达的经典途径）作用外，还发现所有的甾体激素（包括醛固酮）均存在非核受体的快作用途径。醛固酮的非经典性膜受体（nonclassic membrane receptor）与醛固酮可进行高亲和性结合，使胞质 $[Ca^{2+}]$ 急速升高，肌醇磷酸水解和 cAMP 生成。醛固酮的核受体拮抗剂 canrenone 不能阻滞醛固酮的膜受体活性作用。

4. 醛固酮分泌的调控

（1）肾素 - 血管紧张素系统：肾素 - 血管紧张素系统是醛固酮合成调控的最重要因素。肾素是由肾小球旁器分泌的蛋白酶，催化血管紧张素原的水解，形成血管紧张素 - 1（AT - 1），后者在血管紧张素转换酶（ACE）的作用下，形成血管紧张素 - 2（AT - 2）和血管紧张素 - 3（AT - 3），两者在刺激醛固酮分泌方面作用相当。

肾素的分泌受多种因素的调节。肾小球旁器细胞本身是一压力感受器，可感知入球小动脉和肾实质的压力，调节肾素的分泌，致密斑则通过感受肾小管钠离子浓度来调节肾素的分泌。当血容量减低、肾动脉压下降、交感神经兴奋、致密斑的钠负荷减少、前列腺素增加以及低血钾时均可刺激肾小球旁器使肾素分泌增加，而 AT - 2 通过短环负反馈直接抑制肾素分泌；醛固酮则通过增加钠重吸收，扩张血容量，间接抑制肾素的分泌。

（2）电解质：K^+ 是调控醛固酮合成的另一重要因素。K^+ 可直接作用于球状带，增加醛固酮的合成，醛固酮也可通过刺激肾排泄 K^+ 来调节血钾浓度。而 Na^+ 主要是通过调节肾小球旁器细胞合成肾素来影响醛固酮的合成。

（3）其他：ACTH可刺激醛固酮的分泌，但作用短暂。心房利钠肽（ANP）可直接抑制醛固酮的分泌。另外，AVP、DA、5-HT，SS也有微弱的调节作用。

以上因素在两个生物合成步骤上调节醛固酮的分泌，第一步骤是胆固醇向孕烯醇酮转化，另一步是皮质酮向醛固酮转化，该转化由单一的线粒体酶CYP11B2催化。

二、肾上腺髓质激素——儿茶酚胺

肾上腺髓质嗜铬细胞分泌肾上腺素（epinephrine，E或adrenaline）和去甲肾上腺素（norepinephrine，NE或noradrenaline，NA），它们均属于儿茶酚胺（catecholamine）类化合物。生物体内最重要的儿茶酚胺有肾上腺素、NE和DA。

哺乳动物每公斤组织约含儿茶酚胺量为mmol级浓度（或每克组织含数毫克）。肾上腺素是第一个被阐明化学结构的激素，肾上腺素主要由肾上腺髓质产生，在中枢或交感神经节含量较少。NE分布广，主要分布于周围交感神经和中枢神经系统，在肾上腺髓质和肾上腺外嗜铬细胞也有少量NE。NE在组织的含量能反映该组织受交感神经支配的程度，如在心脏，NE的含量为$5 \sim 10 \mu mol/kg$心肌组织（$1 \sim 2 \mu g/g$）；神经末梢为$5 \sim 50 mmol/kg$胞质（$1 \sim 10 mg/g$）；在脑组织中，NE在下丘脑中的浓度最高。DA在脑组织特别是基底节和正中隆突的浓度高，DA也存在于中枢神经系统以外的交感神经节、神经元、颈动脉体和一些肠嗜铬细胞中，DA在周围神经含量少。

儿茶酚胺与靶细胞膜上的受体结合后发挥作用，其作用范围之广，与甲状腺激素和糖皮质激素类似。与其他激素相比，儿茶酚胺的特殊之处在于不论是从肾上腺髓质或是从交感神经末梢分泌，均受中枢神经系统的直接控制。

尽管交感神经活性随机体的整体状况而不断变化，交感—肾上腺系统的儿茶酚胺浓度仍保持相对稳定，这种状态取决于儿茶酚胺的生物合成、储存、释放和再摄取各步骤间的精细调节。

（一）儿茶酚胺的生物合成

肾上腺髓质嗜铬细胞合成肾上腺素和NE的过程，与交感神经节后纤维合成NE的过程是一致的，它们都是以酪氨酸为原料，在一系列酶的作用下，主要经过酪氨酸、多巴、DA、NE几个环节，最终生成肾上腺素。与交感神经节后纤维合成NE不同，嗜铬细胞的胞质中存在大量的苯乙醇胺氮位甲基转移酶（phenylethanolamine N - methyl - transferase，PNMT）和较高浓度的肾上腺糖皮质激素，可使NE甲基化而生成肾上腺素。酪氨酸来自食物或在肝脏内由苯丙氨酸转换而来。

儿茶酚胺的合成过程有四种合成酶参与。酪氨酸转变为多巴是合成儿茶酚胺的限速步骤，由酪氨酸羟化酶（TH）催化。TH可能有四种同工酶，脑组织中以TH1和TH2为主。除儿茶酚胺本身外，α-甲基酪氨酸也能抑制TH。

多巴转变为DA由多巴脱羧酶（芳香族左旋氨基酸脱羧酶，AADC）催化，此酶在全身各组织中均有分布，以肝、肾、脑及输精管的活性较高。在AADC的催化下，组织中的酪氨酸可生成DA、NE和肾上腺素。DA和NE为神经递质或神经调质，因此，AADC被认为是组织中广泛存在的一种神经传递功能的内源性调节物。AADC基因还是许多神经精神性疾病的易感基因，例如，AADC基因突变可能与双相情感性精神病有关。另一方面，约50%的

Ⅰ型自身免疫性多内分泌腺病综合征（APS）患者的血清中存在抗 AADC 自身抗体，而在其他自身免疫性内分泌疾病（如Ⅰ型糖尿病、慢性淋巴细胞性甲状腺炎、Graves 病等）无 AADC 抗体。AADC 抗体与 APS 患者的自身免疫性肝炎、白癜风及 Addison 病的发生有关。

一般认为，AADC 为非限速酶，但大量的资料提示 AADC 的活性是可调节的。例如，单胺氧化酶抑制剂可增加 AADC 的表达而具有神经保护作用；神经生长因子（NGF）可抑制 AADC 表达，同时增加 TH 基因表达。NGF 和 AADC 基因表达的相互作用及活性比例可能是调节神经元退变和再生的重要途径。

儿茶酚胺合成的第三步由多巴胺 β-羟化酶（DBH）催化，使 DA 转变为 NE，此酶的活化需要有维生素 C 和氧的存在。

NE 在苯乙醇胺 N-甲基转移酶（PNMT）的催化下，由 S-腺苷蛋氨酸提供甲基，使 NE 甲基化而成为肾上腺素。PNMT 的活化被高浓度的皮质醇（常需高于正常血浆的 100 倍以上）诱导，故凡能抑制 PNMT 本身或显著降低髓质皮质醇浓度的药物均有降压和降低血糖的作用。

催化 NE 转化为肾上腺素的 PNMT 需要高浓度的糖皮质激素使它激活。肾上腺素能神经元不同于肾上腺髓质，不具备较高浓度的肾上腺糖皮质激素。因此，肾上腺素能神经元的儿茶酚胺类终产物主要是 NE。

（二）儿茶酚胺的储存和释放

交感神经末梢与肾上腺髓质的儿茶酚胺的储存和释放情况相似，其运作机制也与其他神经和内分泌细胞大同小异。

1. 嗜铬颗粒　人肾上腺约有 6mg 儿茶酚胺储存在细胞的嗜铬颗粒内，每个嗜铬细胞含 10 000～30 000 个嗜铬颗粒。嗜铬颗粒直径 50～350nm，电子致密，囊泡有膜包裹，囊泡内含小分子物质和蛋白质。儿茶酚胺在囊泡内的含量最高，其次是 ATP、维生素 E 和 Ca^{2+}。90% 以上的维生素 E 以还原形式存在，其功能是抗氧化以维护儿茶酚胺的储存，同时也作为 DBH 酶促反应的电子供体。

嗜铬颗粒的蛋白部分包括可溶性和非可溶性两种，其中 80% 为可溶性，其余参与构成嗜铬颗粒的膜结构。DBH 是嗜铬颗粒膜的主要蛋白，分为可溶性和非可溶性两种状态。细胞色素 b-561 在膜蛋白中的量居第二位，与连接抗坏血酸环和 DBH 的膜电子传递有关。可溶性嗜铬颗粒蛋白还包括脑啡肽、嗜铬颗粒蛋白、NPY、神经降压素、P 物质和甘丙肽等。

2. 儿茶酚胺的摄取和储存　儿茶酚胺在嗜铬颗粒内不断地合成，由胞质主动摄取，其运作中的关键物质是 H^+-ATP 酶。该酶能维持较高的电化学质子梯度，借助嗜铬颗粒膜所具有的低离子渗透性特征，由 ATP 获能，每个 ATP 分子水解则有两个质子发生易位，颗粒内的酸性环境（pH5.5）使儿茶酚胺保持离子化状态。嗜铬颗粒的胺摄取过程具空间特异性和可饱和性，且能被利舍平及其类似化合物抑制。除质子梯度外，胺摄取还取决于特异性转运蛋白，在大鼠已发现两种独特的囊泡单胺转运体，它们分别位于嗜铬颗粒（$VmAT_1$）和脑组织（$VmAT_2$）。在人类两种转运体基因定位于不同的染色体，但目前只证实与 $VmAT_2$ 类似的转运囊泡的单胺转运体与在微生物中发现的转运蛋白的序列同源，而且具有多种抗药性，这些囊泡的转运体类似于胞质膜中的神经递质转运蛋白。囊泡摄取所需的能量由氢离子转运体和渗透压差的嗜铬颗粒膜建立的质子梯度提供，这与穿膜神经递质的转运相反，后者为钠依赖性。在嗜铬颗粒中，氢离子沿其浓度梯度外流，并与胺摄取耦联。

在由 DA 合成 NE 的过程中，嗜铬颗粒的膜起着重要作用。NE 的合成速率取决于还原抗坏血酸盐的局部浓度（还原抗坏血酸盐是 DBH 的必需辅助因子）。在合成 NE 时，它被氧化成半脱氢抗坏血酸盐，颗粒中的可溶性 DBH 的活性决定于颗粒内还原抗坏血酸盐的浓度，而囊泡膜结合的 DBH 的活性决定其在胞质中的浓度，颗粒内的还原抗坏血酸盐依靠穿膜电子梭再生。嗜铬颗粒对抗高浓度梯度而维持 ATP 和钙的水平。

合成肾上腺素需将 NE 由嗜铬颗粒转运到含有 PNMT 的胞质，然后嗜铬颗粒再摄取肾上腺素。细胞质肾上腺素的合成提示可能存在某种交换机制，NE 溢出和肾上腺素被摄取，且二者是偶联的。

3. 儿茶酚胺的释放 使肾上腺髓质嗜铬细胞释放儿茶酚胺的主要生理刺激是节前交感神经末梢释放的乙酰胆碱，后者作用于 N 受体使嗜铬细胞对 Ca^{2+} 的通透性增加，细胞内 Ca^{2+} 增加是触发儿茶酚胺分泌的原动力，嗜铬颗粒内的可溶性成分则被挤至细胞间。支持这一机制的依据是：①嗜铬颗粒内的主要可溶性大分子成分、ATP、嗜铬颗粒蛋白、DBH 和脑啡肽与儿茶酚胺按嗜铬颗粒内可溶性部分的各自浓度等比例释放；②嗜铬颗粒内的不溶性成分（膜）被保留在嗜铬颗粒内；③颗粒内某些成分接受特定挤压作用的现象已被电镜所证实；颗粒内可溶性成分通过细胞膜上的暂时性缺口被挤压出细胞，而颗粒内的结构成分则被颗粒滞留。

嗜铬细胞分泌 NE 和肾上腺素的特点：①对不同的刺激物，肾上腺素和 NE 的分泌反应不同；②乙酰胆碱、K^+、钙霉素（calcimycin），组胺和 AT-2 诱导的儿茶酚胺分泌以 NE 为主；③在 β-七叶皂甙可透过的细胞，Ca^{2+} 诱导的 NE 和肾上腺素分泌依赖于 Mg^{2+} ATP 酶的存在；Mg^{2+}-ATP 酶存时，以分泌 NE 为主；④非 ATP 依赖性、Ca^{2+} 依赖性胞溢与乙酰胆碱、K^+、组胺和 AT-2 等与促进 NE 的优先释放有关。

4. 去甲肾上腺素的摄取、储存和释放 NE 还存在于不含嗜铬细胞的组织（交感神经末梢），NE 在受交感神经支配较明显的心脏浓度较高，在受交感神经影响较小的肝脏和骨骼肌含量仅为心脏的 1/10 左右。

（1）储存颗粒：交感神经元内有小致密核囊泡（SDVs），大致密核囊泡（LDVs）和小突触囊泡（SSVs）。现认为 NE 主要储存在直径为 50nm 的 SDVs 内。

（2）摄取和储存：交感神经末梢的突触囊泡与肾上腺髓质细胞的嗜铬颗粒类似，以载体作为中介的方式收集胺类物质。LDVs 和 SDVs 都具有摄取单胺的能力，胺在转运过程中所需的能量由囊泡的 H^+-ATP 酶所建立的质子梯度提供，每转运一个单胺阳离子则有两个 H^+ 参与交换，这意味着 15 单位的 pH 梯度和囊泡膜 50mV 的电位差构成了 10 000 : 1（由膜内向膜外）的单胺梯度。虽然胞质膜转运蛋白对 NE、DA 和血清素有特异性，突触囊泡上转运单胺阳离子的转运体之间并无差异，故多种羟基化苯乙醇胺可能被储存于颗粒内，而利血平、胍乙啶和一些拟交感胺可阻止囊泡的摄取过程。突触囊泡与嗜铬颗粒不同，在嗜铬颗粒内的儿茶酚胺以复合物形式储存，形成颗粒内的高浓度而维持其渗透压；而在突触囊泡内儿茶酚胺参与形成的渗透压与胞质平衡。

（3）释放：在交感神经末梢，轴突囊泡表面蛋白质磷酸化、钙内流和突触膜去极化形成动作电位而使 NE 释放。

神经刺激频率增加，囊泡 NE 释放也增加。在交感神经末梢，从膜去极化到 NE 释放的间隔时间很短（<1ms），而在嗜铬细胞，这一间隔时间则长达 50ms。两种细胞的胞溢作用

存在差异：①交感神经释放 NE 的位置是突触前膜上的特定区域（动作区）；②NE 快速释放早期显示在动作区的释放部位，囊泡内的 NE 减少；③在持续刺激后 NE 进一步释放，很可能是储存囊泡向胞膜移动，然后发生胞溢作用。突触囊泡蛋白—突触素 I（synapsin I）的磷酸化状态可能影响末梢近动作区的储存囊泡量。

（三）儿茶酚胺的代谢和灭活

1. 清除性摄取　交感神经末梢从细胞外液摄取胺有如下特点：①需耗能；②具有饱和性；③具有立体构型选择性（多为左旋同分异构体）；④依赖于钠、氯离子的存在；⑤能与多种胺类物质或药物竞争。

（1）神经元的再摄取：这种摄取方式至少具有两种重要的生理功能：①回收释放到局部的 NE。在神经冲动不断变化的情况下，维持一定量的储备递质；②从循环中或局部摄取的胺类物质由神经元储存或通过单胺氧化酶（MAO）代谢使之灭活。受神经支配越多的组织，这种再摄取的作用就越明显。可卡因、拟交感胺类物质、某些肾上腺素能拮抗剂（如苯氧基苯胺）、神经阻滞剂、三环类抗抑郁药等均可阻断神经元的再摄取过程。

（2）非神经元摄取：虽然儿茶酚胺的生理活性可因其本身与效应器官细胞膜上受体的相互作用而降低，儿茶酚胺在体内还能被神经细胞以外的多种细胞摄取。

2. 儿茶酚胺的代谢　NE 和肾上腺素的侧链在乙醛和乙醇脱氢酶的作用下，很快代谢成相应的酸和乙二醇，同时有酚的羟基与硫酸盐或葡萄糖醛酸结合。在左旋芳香氨基酸脱羧酶的作用下，多巴转变为 DA 或在儿茶酚 O-甲基转移酶（COMT）作用下转变为 3-O-甲基多巴。DA 脱氨基的产物是 3，4-二羟基苯基乙酸（DOPAC）。O-甲基化脱氨基代谢产物是 3-甲基-4-羟基苯乙酸。

3. 儿茶酚胺代谢酶

（1）单胺氧化酶（MAO）：MAO 主要有两种同工酶 MAO-A 和 MAO-B，它们主要存在于肝脏，但在肝、肾、肠、胃的活性相同。MAO-A 亚型还存在于中枢含儿茶酚胺的神经元，与 NE 有较高的亲和力，能催化多种胺类氧化脱氨基而生成相应的醛。储存于囊泡内的 NE 不被 MAO 代谢，但胞质内的 DA 和 NE 是 MAO 的底物。因此，MAO 参与神经末梢 NE 储存的调节，当 MAO 被抑制时，胞质和颗粒内的 NE 储存增加。此外，MAO 还参与摄入食物中的胺类、循环中的儿茶酚胺及其甲基化产物的代谢。MAO-A 和 MAO-B 存在一定的交叉反应，交叉反应的程度与同工酶的活性及底物浓度有关。

吲哚-2，3-二酮（isatin）为应急和焦虑的内源性标志物，可抑制 MAO 的活性，增加 NE、5-HT、乙酰胆碱和 DA 的释放（帕金森病患者的尿中 isatin 排出增多）。

（2）儿茶酚 O-甲基转移酶（COMT）：COMT 在肝、肾的含量高，膜结合形式的 COMT 与儿茶酚胺的亲和力最高。在肝、肾的 COMT 参与血液循环中儿茶酚胺代谢，使 NE 转化为去甲间肾上腺素；肾上腺素转化为间肾上腺素；3，4-二羟基杏仁酸转化成 3-甲氧基-4-羟基苯乙醇酸（VMA）/3-甲氧基-4-羟基苯乙二醇；DA 转化成 3-甲氧基酪胺；3，4-二羟基苯乙酸转化成高香草酸（HVA）。

4. 代谢产物的结合反应　儿茶酚胺的酚羟基能与硫酸盐或葡萄糖醛酸结合，在人类以与硫酸盐结合为主。催化儿茶酚胺硫酸化反应的酶是硫基转移酶，该酶在血小板、脑组织、肝和肠的浓度较高。

5. 儿茶酚胺及其代谢物的排泄　肾小管能分泌未结合的肾上腺素和 NE，肝脏也能通过胆汁排泄儿茶酚胺及其代谢物。大多数儿茶酚胺以 VMA、HVA 等形式排出，少部分以原形或间甲肾上腺素的形式排出。与儿茶酚胺代谢物的排泄比较，未被代谢的儿茶酚胺的排泄能较好地反映交感－肾上腺系统的活性。

（四）儿茶酚胺的作用

儿茶酚胺影响体内几乎所有组织的多种功能。在绝大多数情况下，儿茶酚胺与其他内分泌腺和神经系统一道共同调节机体的多种生理过程。儿茶酚胺的分泌量既能保证各组织、器官执行正常功能的不同需要，又能维持一定量的储备。在复杂的调节过程中，根据机体整体的需要，交感－肾上腺髓质作为一个系统而发挥调节作用。

1. 心血管作用　交感神经通过对周围血管阻力的调节，保证重要脏器的血液灌注，使机体适应于内、外环境的变化。交感神经对心脏和血管的作用突出，而来源于肾上腺髓质的儿茶酚胺在交感神经被抑制或有缺陷时，可发挥补偿作用。

（1）传出通路：低压容量血管和高压阻力血管的牵张感受器是循环状态的感受器。这些牵张感受器受刺激后，冲动经第 9、10 两对颅神经传入，以抑制中枢交感神经冲动的传出。容量和阻力血管感受器是交感神经系统对循环血容量或压力或两者的改变作出相应反应的效应器。高压压力感受器和低压压力感受器两者互相配合，共同维持血压和组织灌注，静脉回流稍有减少将兴奋交感神经而抑制血压的下降。

（2）中枢联系：高压压力感受器传入纤维终止于孤束核，压力感受器的兴奋能刺激由孤束核至脑干交感中枢的抑制反射。抑制通路的信号传递与 α_2 － 肾上腺素能突触有关，有降压作用的中枢肾上腺素能激动剂可能增强压力感受器的抑制效应。起源于下丘脑腹外侧髓质顶部的兴奋性延髓通路和腹外侧髓质尾部的抑制性通路通过肾上腺素、NE 和血清素等调节心血管功能，而 P 物质和 NPY 只起协同作用。

（3）传出神经对心血管的作用：交感神经传出冲动经压力感受器反射的传出支传导至动脉、心脏、肾脏和静脉。α 受体兴奋可致皮下、黏膜、内脏和肾脏的血管床收缩，周围血管阻力增加。交感神经收缩冠脉和脑血管的作用微弱，保证了对这些区域的血液供应优先于其他血管床。

（4）血管反应：α_1 和 α_2 受体介导血管、淋巴管的收缩，动脉的 α 受体调节组织灌注，而静脉 α 受体则控制血浆容量。很多动、静脉血管床都有 α_1 和 α_2 受体，但同一血管床有不同的受体亚型，通常在大动脉以 α_1 受体占优势，而在静脉则以 α_2 受体占优势；α_1 和 α_2 受体的兴奋引起阻力血管收缩，α_2 受体还能通过抑制交感神经释放 NE 而间接调整血管张力。此外，交感神经释放的其他介质和神经肽，包括 ATP、NPY，甘丙肽和阿片肽，也能引起血管收缩。儿茶酚胺释放及交感神经兴奋也能导致血管扩张，循环中少量的肾上腺素可通过兴奋 β_2 受体而引起血管扩张，特别是骨骼肌血管。但动脉硬化时，β 受体兴奋使血管扩张的效应受损可能导致这种血管内皮功能失调。胆碱能促进内皮细胞生成 NO 而促使血管扩张。与 α_1 受体的作用相比，α_2 受体介导的血管收缩更易被缺氧和内毒素血症等因素所抑制。这种微循环的缩血管反应敏感性的差异有利于改变局部血流而不致发生总的外周阻力和血压改变。

（5）心脏作用：儿茶酚胺对心脏的直接作用是兴奋 β 受体，加快心率，增加心肌收缩力和加速兴奋传导，结果是心输出量增加。儿茶酚胺使静脉收缩而增加静脉血的回流，也加强心房肌收缩，但儿茶酚胺导致的心脏兴奋也增加了心肌的耗氧量。

心衰时，交感神经对心肌的作用增强，由于 β - 肾上腺素能神经兴奋可促进细胞凋亡，如 $β_1$ 受体或 $α_2$ 受体基因过度表达可使转基因小鼠心肌细胞凋亡增加，并发生扩张性心肌病。另一方面，心衰时的交感神经过度兴奋被认为是 β - 肾上腺素能受体抵抗所致（$β_1$ 受体下调及抑制性 G 蛋白 α 亚基增多，抑制 AC 等），如用儿茶酚胺治疗可导致受体数目的进一步下降。

2. 内脏效应

（1）平滑肌：儿茶酚胺通过兴奋 β 受体而使平滑肌松弛，兴奋 α 受体使平滑肌收缩。交感神经兴奋时，肠道和膀胱的平滑肌张力降低，而相应的括约肌紧张，非典型 β 受体（可能是 $β_3$）与胃肠道或支气管平滑肌松弛有关，多巴胺能受体也能介导肠管和血管平滑肌的松弛。儿茶酚胺对肠道动力的抑制可能由 β 受体介导，也可能是 β 受体介导的抑制 ACTH（或 NO）释放的结果。支气管的副交感神经分布密集，而在调节气道阻力方面，交感神经所起的作用较小。儿茶酚胺对肺功能的影响主要由 $β_2$ 肾上腺素能受体介导。

（2）液体和电解质转运：儿茶酚胺影响多部位的水和电解质的跨膜移动，包括小肠、胆囊、气管、角膜和肾小管上皮细胞，也能改变房水的形成，所以在治疗青光眼方面，α - 肾上腺素能激动剂和 β - 肾上腺素能拮抗剂两者都有效。α 受体兴奋促进小肠吸收钠和水，而多巴胺能受体激活则拮抗肠吸收钠和水。儿茶酚胺在肠道对水和电解质代谢的作用有利于维持细胞外液的平衡。腋部和生殖器区域汗腺分泌受儿茶酚胺作用的支配，而涉及体温调节的其他部位的皮肤的汗腺分泌则由交感胆碱能神经的节后纤维支配。

（3）外分泌腺分泌：儿茶酚胺能刺激肽类物质分泌入眼泪、唾液、胰液和前列腺液，也能促进胃黏膜和支气管上皮分泌黏液。

（4）细胞生长和分化：儿茶酚胺能刺激一系列组织的细胞生长和分化，这些组织包括腮腺和一些增殖迅速的细胞群（如小肠上皮细胞、骨髓幼红细胞、精细胞等）。儿茶酚胺也使心肌、骨骼肌和血管平滑肌细胞发生适应性肥大。棕色脂肪和前列腺的增生也与交感活动有关。通常，儿茶酚胺和其他神经递质介导的细胞增殖是 AC 被抑制所致，而 cAMP 增加则使细胞分化减少。

（5）止血：肾上腺素可增加血小板的数量，并通过兴奋 $α_2$ 受体促进血小板聚集。肾上腺素还能使循环中的Ⅷ因子和组织纤溶酶原激活物水平上升，使血浆纤溶酶原激活抑制物水平下降，阻断 β - 肾上腺素能受体可减弱肾上腺素引起的Ⅷ因子增加。肾上腺素还促进肝纤维蛋白原的合成。

（6）免疫功能：交感神经纤维在脾和淋巴结分布密集，任何影响交感神经活性的因素（如情绪、营养状态和体力活动等）都可能影响免疫功能。

3. 代谢作用 儿茶酚胺使体内的储存能量物质分解成可利用的底物，儿茶酚胺的重要代谢功能之一是从肝脏、脂肪组织和骨骼肌快速动员产生能量的底物。底物的动员取决于底物的浓度、激素的水平、神经分布和储备组织的血流，儿茶酚胺、胰高血糖素和皮质醇的作用与胰岛素相拮抗。

自主神经通过直接作用和间接性体液因素调节糖和脂肪的代谢。交感神经兴奋释放 NE，促进骨骼肌和脂肪摄取葡萄糖，这种作用不依赖于胰岛素，在肝脏则以肾上腺素的作用为突出。肾上腺素增加肝糖异生，抑制胰岛素分泌和周围组织对糖的利用，儿茶酚胺有生热作用和脂解作用，中枢神经的活动和环境因素也改变胰岛、肝脏、肾上腺髓质和脂肪组织的糖代谢和脂肪代谢过程。另一方面，瘦素可提高中枢交感神经的兴奋性，瘦素和 β_3 受体作用障碍可引起肥胖和糖耐量异常。因此，肥胖和 2 型糖尿病的发生似乎也与交感神经系统的功能障碍有关。脂肪细胞的脂肪代谢功能由五种肾上腺素能受体亚型（β_1、β_2、β_3、α_2、α_1）调节，其中 α_2 受体拮抗 β_1、β_2 及 β_3 受体的脂解作用，α_1 受体主要调节糖原分解和乳酸生成。

（1）肝脏：儿茶酚胺通过激活肝糖原分解，促进糖异生和抑制糖原合成而使肝糖输出增加。β_2 受体兴奋，激活 AC，使 cAMP 增加，启动一系列 cAMP - 依赖性级联反应，使糖原磷酸化酶由非活性形式转化为活性形式。在离体肝细胞实验中，通过非 cAMP 机制，α_1 受体兴奋也能激活磷酸化酶，从而增加糖原分解和葡萄糖异生。α 受体激动剂促进肝摄取氨基酸（包括乳酸），增加糖异生的底物。儿茶酚胺抑制胰岛素分泌，胰高血糖素增强它们对肝糖异生的作用。在肝葡萄糖异生方面，不同的物种有不同的 α 和 β 受体的作用机制，在同一物种也有所不同。在大鼠，以 α 肾上腺素能效应占优势；在人类，则以 β 肾上腺素能效应占优势，虽然 α 肾上腺素能兴奋也能增加肝葡萄糖的输出。

肾上腺素和 NE 可减少而 DA 可增加肝血流。胰高血糖素可能降低儿茶酚胺导致的肝动脉收缩。儿茶酚胺通过增加外周组织游离脂肪酸的释放而刺激酮体生成，肝交感神经和循环血中儿茶酚胺都能刺激肝脏葡萄糖的输出。

（2）脂肪组织：机体的脂肪由两类不同形式的脂肪组织组成，其中白色脂肪组织构成体内储存脂肪的大部分（健康年轻人约 10~15kg），主要发挥能量储存功能，在代谢方面相对静止。另一类为棕色脂肪，存在于婴儿和很多其他物种中，其主要功能是产热。两类脂肪组织的生理功能相适应，神经、血管对棕色脂肪的支配超过其对白色脂肪的支配，生理水平的循环儿茶酚胺主要影响白色脂肪的代谢过程。

儿茶酚胺通过激活激素敏感性脂肪酶而刺激脂肪分解，使甘油三酯分解成脂肪酸和甘油，介导此反应的细胞过程涉及儿茶酚胺与 β 受体间的相互作用，激活 AC、PKA 和脂肪酶磷酸化。由胰岛素激活产生的去磷酸化作用使脂肪酶失活。由儿茶酚胺引起的 PKA 的激活也能促进脂肪细胞内其他调节蛋白的磷酸化，包括磷酸化酶激酶、糖原合成酶、葡萄糖载体 4（$GLUT_4$）和 β_1、β_2 受体等。

除 β 受体介导的脂肪分解外，儿茶酚胺还通过 α_2 受体抑制 AC 而发挥其抑制脂肪分解的效应。α 肾上腺素能的抑制作用可能在儿茶酚胺处于低浓度时明显，而 β 受体介导的脂肪分解则在儿茶酚胺处于高水平时占优势。α_2 受体兴奋，通过抗脂肪分解作用使脂肪细胞肥大。脂肪组织 α_2 受体对儿茶酚胺脂解作用的敏感性因物种而异，即使在同一个体的不同部位的脂肪细胞上，α 和 β 受体的比例也不同，对儿茶酚胺的脂肪分解作用的反应也各异。环境因素和不同的激素也能影响脂肪组织对儿茶酚胺的反应，例如胰岛素对儿茶酚胺介导的脂肪分解有很强的拮抗作用。

（3）肌肉组织：儿茶酚胺通过激活 β_2 受体刺激肌糖原分解，与肝脏和脂肪组织的情况不同，α 受体不影响此过程。肌肉缺乏葡萄糖 6 - 磷酸，由糖原分解产生的 6 - 磷酸葡萄糖被代谢为乳酸。儿茶酚胺对肌糖原的代谢作用需要糖皮质激素的参与，而受胰岛素的拮抗。儿茶酚胺能通过 β 受体动员甘油三酯，增加血中的游离脂肪酸，肌肉收缩也能增加肌糖原分解和能量的消耗。

肌肉蛋白构成储存燃料的大部分，一般只在长时间饥饿或严重创伤后才出现肌蛋白分解。儿茶酚胺在调节肌蛋白代谢方面的作用复杂，与其促进脂质和糖原动员的作用相反，儿茶酚胺通过 β 肾上腺素能途径抑制骨骼肌释放氨基酸。缓慢给予 β 肾上腺素能激动剂（特别是 $β_2$ 激动剂）能增加动物骨骼肌蛋白。相反，去除肾上腺髓质，机体蛋白质含量减少。β 肾上腺素能激动剂的作用主要是减少蛋白质的分解，而不是增加蛋白质合成，其作用机制可能与 ATP – 泛肽依赖性蛋白质分解通路被抑制有关。

（4）肾脏：当血浆肾上腺素水平在正常高值时，由肾进入体循环的葡萄糖增加 30% ~ 40%。肾脏葡萄糖的生成主要反映肾近曲小管细胞的糖异生，在长时间禁食、糖尿病控制不佳及循环肾上腺素增加（如应激状态）时有重要意义。

由肾小管细胞生成的 DA 在调节肾脏的钠代谢中起着重要的作用。DA 抑制 Na^+ – ATP 酶和 K^+ – ATP 酶活性及钠通道的流量，具有钠利尿作用（在高钠饮食时更突出），NE 和 AT – 2 可拮抗 DA 的这一作用。ANP 通过 DA 作用途径也可拮抗 NE 的作用，导致钠利尿。AVP（ADH）除了增加水的渗透性，具有水利尿作用外，也与醛固酮一同增加钠的重吸收，而儿茶酚胺可抑制（通过 $α_2$ 受体）钠的重吸收，故 DA 的钠利尿作用至少一部分是通过抑制 AVP 依赖性 Na^+ 的重吸收所致，低肾素性钠依赖性高血压也可能与此有关。用核素平衡技术发现，肾脏的葡萄糖生成量占机体糖生成量的 25%。肾脏的糖生成被肾上腺素所刺激（受胰岛素抑制），糖异生的底物主要是乳酸、谷氨酸和甘油醇。

（5）葡萄糖转运：高于生理水平的肾上腺素可减弱细胞外液葡萄糖的清除，儿茶酚胺也可抑制胰岛素介导的葡萄糖摄取，儿茶酚胺的快速抑制作用由受体介导。在胰岛素处于低水平时，儿茶酚胺通过 β 和 α 受体促进葡萄糖向白色脂肪组织、棕色脂肪组织、心肌和骨骼肌的转运。如果肾上腺素能神经兴奋维持较长时间，组织对胰岛素的敏感性增加。β 受体效应对胰岛素作用的影响与受试者携带的 β3 受体的等位基因对胰岛素的敏感性不同有关，长时间给予儿茶酚胺引起胰岛素敏感性增加可能是脂肪组织和骨骼肌中 $GLUT_4$ 或己糖激酶 Ⅱ 表达增加的结果。

心肌缺血刺激 GLUT "转位"，Egert 等发现，缺血介导的 GLUT – 1 和 GLUT – 4 转位与 α 受体受刺激有关，α 受体促进缺血细胞对葡萄糖的摄取，β 受体无此作用或可拮抗此作用，但 NE 增加棕色脂肪组织的葡萄糖摄取不是 GLUT 转位引起的，可能是通过 cAMP 途径使 GLUT 活性增加所致。

（6）底物循环：储存燃料的分解使代谢底物向肝脏转运，而肝脏又生成葡萄糖再回到周围组织。儿茶酚胺加快葡萄糖在肝脏和周围组织之间的交换性循环，肾上腺素刺激肌肉释放乳酸，促进肝糖输出和葡萄糖 – 乳酸循环。一般由肾上腺素介导的葡萄糖 – 乳酸循环远超过肾上腺素增加葡萄糖或增加乳酸盐利用的单项效应。

（7）脂蛋白代谢：给动物输入儿茶酚胺，经 β 肾上腺素能途径使血浆总胆固醇增加。儿茶酚胺还兴奋肝脏 3 – 羟基，3 – 甲基戊二酸单酰辅酶 A（HMG – CoA）还原酶，使胆固醇转变成胆酸。此外，儿茶酚胺通过减少低密度脂蛋白受体而减少脂蛋白的更新。胆固醇 – 脂蛋白代谢的改变也影响交感神经系统，如家族性高胆固醇血症患者伴交感活动增加。儿茶酚胺通过这几种方式影响循环中甘油三酯的水平：儿茶酚胺动员游离脂肪酸，作为肝脏合成甘油三酯的底物。儿茶酚胺抑制肝释放甘油三酯。重复应用 NE_2d 以上，血浆甘油三酯、极低密度脂蛋白和低密度脂蛋白水平升高。儿茶酚胺降低脂肪组织中脂蛋白酯酶的活性，而增加肌肉中该酶的活性。由于儿茶酚胺在脂蛋白代谢中具有多种作用，肾上腺素能拮抗剂可能导致脂代谢紊乱。

（五）儿茶酚胺的作用机制——肾上腺素能受体

最初，Ahlquist 根据激动剂的作用不同，将其相应的受体分为 α 和 β 两种。Lands 等观察到胺类物质激发心跳加快和脂肪分解过程中的相应受体的结构与使支气管和血管扩张的受体不同，故又将 β 受体反应分为 β_1 和 β_2 两型。1974 年，Langer 提出交感神经末梢膜上有与突触前 NE 释放调节有关的 α_2 受体，以区别于突触后的 α_1 受体。20 世纪 80 年代初，用分子生物学技术证实有另一种 β_3 - 肾上腺素能反应。现证明，至少 BRL37344（或 CGP12177）的肠松弛作用是以 β_3 受体机制介导的，而脂肪细胞的 β_3 受体的作用是调节脂肪代谢。遗传性肥胖动物（包括人类）的病因与 β_3 受体缺陷有关。

DA 是 α 和 β 肾上腺素能受体的弱激动剂，DA 还能作用于某些独特的 DA 受体而发挥作用。中枢神经系统存在 D_{1A}、$D5/D_{1B}$、D_2S、D_{2L}、D_3 和 D_4 等 DA 受体，周围组织的 DA 受体为 DA_1（位于非神经元的周围组织）和 DA_2（位于自主神经节和神经元突触前膜）。

周围组织 DA_1 受体与中枢神经系统的 D_{1A}、D_5/D_{1B} 受体大致相似；周围组织的 DA_2 受体则与中枢神经系统的 D_2 受体相似。在某些反应中，中枢和周围组织需要同时激活 DA_1 和 DA_2 两种受体。DA_1 受体介导肾、肠系膜、冠状动脉和脑血管床血管的扩张；DA_2 受体兴奋时，抑制交感神经节的传导、减少交感神经末梢 NE 的释放，抑制垂体释放 PRL，抑制肾上腺皮质分泌醛固酮，引起呕吐。

三、肾上腺的其他激素

（一）肾上腺性激素

体内肾上腺的类固醇物质的产生量最大，脱氢异雄酮（DHEA）和硫酸脱氢异雄酮（DHEAS）占 C19 雄激素类固醇的主要部分。大多数非结合类固醇由 3β - 羟基氧化和 Δ5 双键至 Δ4 位的同分异构化作用转化为雄烯二酮。雄烯二酮被代谢生成雄酮和胆烷醇酮，后二者被 17β - 还原，分别生成各自的乙二醇衍生物。DHEA 被直接排入尿液中，硫酸基团被水解后产生游离脱氢异雄酮。此外，这种全酯也可在 16 位或 7 位羟基化，或经可逆的 17β - 还原途径生成硫酸雄烯二酮。与非硫酸化的类似物比较，DHEA 及其代谢物经肾脏的清除较慢。DHEA 及其代谢物比其他肾上腺类固醇物质从粪便中排出的量要多，放射核素标记的 DHEA 注入静脉后，其代谢产物的 30% ~ 45% 可出现在大便中。由胆道排泄的 DHEA 及其代谢物仅占类固醇代谢物的 10% 以下。

（二）肾上腺髓质交感神经肽类激素

哺乳动物的肾上腺髓质存在多种肽类物质，它们存在于嗜铬细胞的嗜铬颗粒内和支配肾上腺髓质的神经元中。在肾上腺髓质功能方面，神经肽至少发挥三方面的作用：①刺激嗜铬细胞分泌儿茶酚胺；②间接调节肾上腺对乙酰胆碱的反应，如 NPY、脑啡肽能降低儿茶酚胺对 N 受体激活的反应，而 P 物质则能增加其反应性；③在少数情况下，由肾上腺髓质释放的肽类激素可发挥全身效应。如阿片肽可介导与应激有关的痛觉缺失，并调节脑组织血流和耗氧量。肾上腺髓质释放的 NPY 在内毒素血症时，有助于维持血压。

（三）肾上腺髓质素（adrenomedullin，AM）

AM 是 20 世纪 90 年代新发现的一种降压肽，由 52 个氨基酸残基组成。在其 16 ~ 21 位有一个由二硫键形成的 6 元环，N 端和 C 端的氨基酸序列是 AM 发挥血管效应的活性部位，环状结构和 C 端序列与 AM 发挥抗盐皮质激素作用有关。AM 的 C 端序列与 AM 结合到球状带细胞上相应受体有关，环状结构还与受体激活相关。

AM 最早从嗜铬细胞瘤细胞中发现，后证明 AM 广泛存在于体内不同的组织和器官，特别是神经垂体、肾上腺髓质、心血管、肺、肾和血液。人肾上腺皮质球状带细胞有 AM 受体。现发现一种由 20 个氨基酸残基组成的降压肽（PAMP，proadrenomedullin N－termina 20 peptide、前肾上腺髓质素 N 端 20 肽）。AM 和 PAMP 均来源于一个由 185 个氨基酸残基组成的前激素原（前肾上腺髓质素原）。除神经垂体、腺垂体中间叶含有 AM 外，垂体前叶还广泛分布有 PAMP 阳性物，但染色程度差异很大。有趣的是，AM 和 PAMP 的分布并不完全重叠。超微结构分析表明，FSH 细胞的分泌颗粒中含有大量的 PAMP，并与 FSH－同分泌，这提示 PAMP 可能还参与了性腺功能的调节。

PAMP 铃蟾肽（bombesin）有同源序列，可与促胃液素释放肽受体（gastrin－releasing-peptide receptor）及 neuromedin β 受体结合，PAMP 可引起高血糖，但可被 α－肾上腺素能拮抗剂或胰高血糖素阻滞，提示 PAMP 参与了糖代谢的调节。

AM 可激活 ATP 依赖性 K^+ 通道，使细胞膜超极化，导致血管扩张，而 PAMP 具有加压作用，其机制未明。此外，PAMP12－20 还有抑制 TSH 分泌的作用。

Ohta 等用放射免疫分析法测得健康受试者血浆总 AM 值为 9.00 ± 2.13 pmol/L。Elsasser 等用放射配体印迹法对不同物种进行检测后，发现一种能影响 AM 的生物活性和清除的特异性 AM 结合蛋白（AMBPs，specific AM binding proteins），125I 标记的 AM 与 AMBPs 结合形成 140kD 和（或）120kD 的复合物。

AM 具有多种生物学特性，其中对循环和体液容量调节的控制作用明显。快速大量输入 AM 引起血管扩张、心肌收缩减弱、利尿和醛固酮分泌抑制。持续小量输注（$0.51\mu g/kg \cdot h$）引起血管扩张。在病理状态下（如充血性心衰、心肌梗死、高血压和肾脏疾病），AM 可能主要由血管内皮细胞、平滑肌细胞和心肌细胞释放，以拮抗血容量增加、血压升高和被激活的某些体液因素（如儿茶酚胺和肾素—血管紧张素系统）的作用。心血管组织和循环血中的 AM 增加可抵制机体内体液和循环容量调节系统出现的病理性偏差。有报道在低血糖状态、心脏移植术后 AM 明显增高。急性心肌梗死后，AM 的血浆浓度对判断患者预后有意义。由肾上腺髓质分泌的 AM 和血浆中的 AM 抑制肾上腺球状带醛固酮的分泌。

AM 的降压作用主要出现在肺循环，是调节肺血管压力的重要激素之一。血液中主要存在成熟型 AM 和含甘氨酸扩展肽的无活性 AM 两种分子形式，而肺是清除成熟型 AM 的主要部位，同时也降低了肺动脉压。

（饶小娟）

第三节　皮质醇增多症

皮质醇增多症，也称库欣综合征（Cushing syndrome），是 1912 年由 Cushing 首先描述由于垂体肿瘤所致的肾上腺功能亢进患者的表现，并于 1932 年正式定名。1927 年，Hartman 对肾上腺皮质醇的产生进行研究，发展到现今，一直作为临床肾上腺疾病定位诊断的检测依据。皮质醇增多症是由于肾上腺皮质产生过量的糖皮质激素（主要是皮质醇）所致。皮质醇增多症可在任何年龄发病，但多发于 20~45 岁，女性多于男性，男女比例为 1 : 3~8。

一、病因

该病的病因分类，见表 10-2。

表 10-2　皮质醇增多症的病因

皮质醇增多症诊断	%
ACTH 依赖的皮质醇增多症	
库欣病	68
异位 ACTH 综合征	12
异位 CRH 综合征	<< 1
ACTH 不依赖的皮质醇增多症	
肾上腺皮质腺瘤	10
肾上腺皮质癌	8
双侧小节结增生	1
大节结增生	<< 1
假性皮质醇增多症	
抑郁型精神病	1
慢性酗酒	<< 1

1. **ACTH 依赖性皮质醇增多症**　是由于下丘脑—垂体或垂体外的肿瘤组织分泌过量 ACTH 或促肾上腺皮质激素释放激素（CRH），刺激肾上腺皮质引起双侧肾上腺皮质增生并分泌过量的皮质醇。

（1）垂体 ACTH 瘤：经蝶行垂体探查手术发现，最常见的为垂体 ACTH 瘤，分泌过量 ACTH 引起的皮质醇分泌增多，又称为库欣病（Cushing disease），占皮质醇增多症的 68%。其中 80% 以上的垂体 ACTH 瘤为微腺瘤，多数肿瘤的直径 ≤0.5cm。10%~20% 为大腺瘤。极个别为恶性垂体 ACTH 癌。可向颅内邻近的组织，如海绵窦、蝶窦及鞍上池浸润，或向其他部位及远处转移。当 ACTH 腺瘤被切除后，80% 以上的患者可获得临床和内分泌功能的完全缓解，但也有部分患者会出现一过性的垂体—肾上腺皮质功能减低。

（2）垂体 ACTH 细胞增生：垂体 ACTH 细胞增生占库欣病病因的 8%~14%，增生可为弥漫性、簇状或多结节性，也可在增生的基础上形成腺瘤。垂体 ACTH 细胞增生的原因尚不清楚，可能为下丘脑自主分泌或为下丘脑以外的肿瘤异位分泌过量促肾上腺皮质激素释放激素（CRH）所致。

（3）异位 ACTH 综合征：Brown 于 1928 年报道第一例异位 ACTH 综合征。近年来，此类病例报道逐渐增多，占库欣综合征病因的 12%，该类型是由于腺垂体以外的肿瘤组织分泌有生物活性的 ACTH，刺激肾上腺皮质细胞，使其增生并分泌过量的皮质醇。其最常见的原因为小细胞性肺癌、胰腺癌、胸腺瘤、支气管腺瘤、嗜铬细胞瘤、甲状腺癌、结肠癌、卵巢癌、肝癌等，类癌、胸腺瘤等。

异位 ACTH 分泌瘤分为两种情况，一种为瘤体大而容易被发现，恶性程度高、病情发展快，且由于病程太短，临床上很少见到典型的库欣综合征的临床症状时，患者就因病情危重而死亡。第二种情况因瘤体小而不易被影像学检查所发现，但因其恶性程度低、发展缓慢、因此可有较长的时间内逐渐出现库欣综合征的典型临床症状和体征，须与库欣病进行鉴别。

2. 非 ACTH 依赖性皮质醇增多症　原发于肾上腺皮质的腺瘤及腺癌均可自主分泌过量皮质醇，而不受 ACTH 的调节，故称为非 ACTH 依赖性库欣综合征。由于高浓度的血浆皮质醇反馈抑制下丘脑 CRH 及垂体 ACTH 的分泌，而使下丘脑分泌 CRH 及垂体分泌 ACTH 的细胞处于被抑制状态，故肾上腺肿瘤以外的同侧和对侧肾上腺组织可呈现萎缩。

（1）肾上腺皮质腺瘤：分泌皮质醇的肾上腺皮质肿瘤多为良性腺瘤，占库欣综合征的10%。腺瘤大多数直径为 2～4cm，呈圆形或椭圆形，有完整包膜，一般为单个，左右两侧的发病概率大致相等，偶有双侧腺瘤。

（2）肾上腺皮质腺癌：一般体积比较大，重量多超过 100g，最大可达 2500g。腺癌的形状不规则，呈分叶状，可见出血、坏死及囊性变。肿瘤周围的包膜常有浸润，血管中常有瘤细胞栓子，并可有早期骨、肺、肝及淋巴结的转移。肾上腺癌在分泌大量的皮质激素外，同时还分泌雄性激素，也可能由于肾上腺癌不能将肾上腺类固醇前体充分转化为糖皮质激素所致。因此患者除皮质醇增多的症状外，还出现雄性激素增多的表现。这一特征成为库欣症腺癌与腺瘤的区别之一。

（3）双侧肾上腺皮质结节样增生：这种情况约占库欣综合征病因的 2%，又称腺瘤样增生，一般为双侧，从小结节到大节结不等，常为多结节融合，其病因可能是垂体过量分泌 ACTH，刺激肾上腺皮质增生，然后在增生的基础上形成结节。而这些结节又具有自主功能，所分泌的皮质醇，再反馈抑制垂体 ACTH 的分泌，自主的分泌也不能被外源性糖皮质激素的给予所抑制。

3. 假性肾上腺皮质增多症　80% 严重抑郁症患者和慢性酗酒者可引起假性库欣综合征，临床上应给予鉴别。

二、临床表现

本病的临床表现是由于体内皮质醇过多，引起糖、蛋白质、脂肪、电解质代谢紊乱及多种器官功能障碍所致。各系统的表现分述如下：

1. 外貌　患者大多呈特征性外貌：高皮质醇血症使体内脂肪重新分布，导致满月脸、向心性肥胖，颈背部脂肪堆积、隆起，锁骨上窝脂肪垫丰满，腹部膨出，而四肢较细。发生率约为 60%。有部分患者虽有不同程度的肥胖，但并不表现出典型的向心性，少数患者体态正常。

多血质貌，患者表现面部红润，皮脂溢出现象明显，这种现象出现的原因是由于蛋白质分解过度，皮肤变薄，血色易于显露。同时由于蛋白质分解导致毛细血管壁脆性增加，皮肤容易发生紫斑及瘀点。

紫纹是本病的特征性表现之一，发生在 60% 的患者，表现为中间宽、两端细，表皮变薄的紫红色或淡红色粗大裂纹，紫纹颜色越深、越宽，诊断意义越大。多发生于下腹部、大腿内外侧和臀部。形成的原因是局部脂肪沉淀后，皮肤受到机械性伸张，加上过度的蛋白质分解，弹力纤维变脆，在张力增高时发生撕裂，形成紫纹。

痤疮也是常见的表现，在患者面部、背部常出现痤疮，体毛增多增粗，女性会出现胡须。

2. 高血压及低血钾　本病约80%患者有高血压，收缩压与舒张压均增高。高血压的发生与患病年龄无关。长期的高血压会导致心、肾、眼部的病理变化，动脉硬化的发生及严重性与病程长短有关。发生高血压的原因可能由于：①皮质醇加强了去甲肾上腺素对小动脉的收缩作用；②大量皮质醇可产生潴水、钠作用，总钠量显著增加，血容量增多，血压上升；③皮质醇可加强心肌收缩力，提高心排血量等。同时可有尿钾排量增加，而致高尿钾和低血钾，也可出现氢离子排泄增加而致的碱中毒。库欣综合征的血压增高一般为轻至中度，低血钾、碱中毒的程度也较轻，而异位ACTH综合征及肾上腺皮质癌患者由于大量分泌皮质醇，可造成较严重的低血钾、碱中毒。在经过有效治疗后，血压一般可降低，或完全恢复正常。但也有部分患者，长期高血压导致动脉硬化或肾脏病变，手术后血压也不能降到正常。

3. 骨骼系统改变　蛋白质的过度消耗，血钾的丢失，患者会感到明显乏力，甚者不能进行体力劳动。骨骼系统的改变主要为骨质疏松，脱钙。约有70%的患者常诉腰背部疼痛，少数可出现脊椎压缩性骨折或其他部位的病理性骨折。骨质疏松的严重程度与病史的长短有关。其原因主要是糖皮质激素促进了蛋白质的分解代谢，使骨基质中蛋白质形成困难，钙盐不能向骨基质沉积，成骨障碍。

4. 葡萄糖代谢障碍　糖代谢紊乱为本病重要表现之一，约有70%的患者有不同程度的糖代谢紊乱，表现为糖耐量减低。20%的库欣综合征患者有糖尿病。高皮质醇血症可增强糖原异生，并对抗胰岛素的作用，使细胞对葡萄糖的利用减少，血糖升高。而这类糖尿病的特点是，无论糖尿病有多么严重，发生酮症者非常少。其次在治疗时，对胰岛素不敏感。但是在本病被控制后，糖尿病及糖代谢紊乱可自行缓解。

5. 其他

（1）容易感染：由于皮质醇可抑制吞噬细胞的游走和吞噬作用，溶解淋巴细胞和抑制淋巴细胞增生和减少抗体产生等作用，使受伤创面不易愈合，同时易受感染，而感染一旦发生不易局限，扩散至全身，导致严重败血症和毒血症。

（2）血液改变：皮质醇可刺激骨髓，使红细胞生成轻度增加。白细胞总数略有增多，主要是中性多形核细胞增多，而淋巴细胞及嗜酸细胞在大多数患者反见减少。凝血功能无异常，容易出血的倾向主要是因为血管壁抵抗力减弱之故。

（3）性激素紊乱表现：由于肾上腺雄性激素分泌过多，女性可表现为月经紊乱、痤疮、多毛、乳房萎缩等。在男性，可能还由于大量的皮质醇抑制了垂体促性腺激素分泌。患者表现有性欲减退、阳痿、不育、睾丸变软、前列腺小于正常等症状。

（4）精神情绪：皮质醇对大脑皮质有明显的兴奋作用，故患者表现为情绪不稳定。可有失眠、欣快感、神经过敏、烦躁不安等。

（5）眼部表现：少数患者有眼部的症状，如视物模糊、复视、眼球疼痛。还常有眼部结膜水肿，有的还可能有轻度突眼。

三、实验室检查

1. 定性诊断　确定是否有高皮质醇血症。

（1）血浆促肾上腺皮质激素及血浆皮质醇水平测定：由于ACTH及皮质醇呈脉冲式分泌，且血浆ACTH及皮质醇水平的测定极易受情绪、应激状态、静脉穿刺是否顺利等因素影响，故单次测定血浆ACTH及皮质醇水平对本病诊断的价值不大。而测定ACTH及皮质醇昼夜分泌节律的消失比清晨单次测定血浆皮质醇水平有意义。方法：于 8：00、16：00、24：00 分别抽血查血浆 ACTH 及皮质醇水平。

判断：①正常人皮质醇分泌节律为晨 8：00 最高，午夜最低。而库欣综合征的患者血浆皮质醇水平增高，昼夜节律变化消失。ACTH 水平正常或减低。②库欣病的患者 ACTH 水平从轻度到重度增高，昼夜节律消失。③异位 ACTH 综合征的患者 ACTH 水平明显增高。血浆 ACTH 水平测定对鉴别 ACTH 的依赖性和非依赖性有肯定的诊断意义，但对鉴别是来源于垂体性还是异位的 ACTH 分泌增多却仅能作为参考。

（2）尿游离皮质醇测定（UFC）：体内结合型和游离型皮质激素以及代谢产物，90%以上从尿排出，其次是粪便，有微量自腺体和涎液排出。未被蛋白结合的部分包括葡萄糖醛酸苷、硫酸酯和游离的皮质醇都从尿中排出，即为尿游离皮质醇。测定 UFC 可避免血皮质醇的瞬时变化，也可避免受血中皮质类固醇结合球蛋白（CBG）浓度的影响，对库欣综合征的诊断有较大的价值，诊断符合率约为 98%。

方法：准确留取 24h 尿量，记总量，混匀，留 40ml 送检。并且避免服用影响尿皮质醇测定的药物。

（3）24h 尿液 17 - 羟和 17 - 酮、血浆去氢异雄酮（DHEA）和去氢异雄酮的硫酸盐衍生物（DHEA - S）。肾上腺引起的男性化可测定血清肾上腺雄激素（DHEA 和 DHEA - S）和 24h 尿 17 - 酮，以明确临床诊断。

2. 病因诊断

（1）地塞米松抑制试验：小剂量地塞米松抑制试验：这是确诊库欣综合征的必需实验。不论是经典的 Liddle 法，还是简化的过夜法，其诊断符合率都在 90% 以上。也有不少文献报道用过夜法作为筛选试验。

方法：第 1 日留 24h 尿测定 UFC，并于晨 8：00 采血测定血浆 ACTH 和皮质醇作为对照。

午夜一片法：第 2 日 23：00 ~ 24：00 口服地塞米松 0.75mg。

小剂量法：第 2 日开始口服地塞米松 0.5mg。每 6h1 次，连服 2d。

午夜一片法在第 3 日 8：00 采血测定 ACTH 和皮质醇。小剂量法在第 3 日再次留 24h 尿测定 UFC，第 4 日 8：00 采血测定 ACTH 和皮质醇。

判断：正常人及单纯性肥胖人，试验呈阳性反应，即 ACTHA 及皮质醇血浆水平被抑制超过 50%，而库欣综合征及库欣病患者呈阴性反应，即两种物质的血浆水平被抑制 < 50%；假性库欣综合征抑制试验呈阴性反应。

大剂量地塞米松抑制试验：如小剂量抑制试验呈阳性结果的患者应继续大剂量地塞米松抑制试验。

方法：在留取尿 UFC 及和对照 ACTH、皮质醇水平的基础上进行。

第 2 日开始口服地塞米松 2mg，每 6h 1 次，连服 2d。第 3 天开始留取 24h 尿测定 UFC，第 4 日 8：00 采血测定 ACTH 和皮质醇。

判断：皮质醇能够被抑制 50% 以上，可诊为垂体性库欣病；如不能够被抑制 50%，则为肾上腺腺瘤、皮质癌或异位 ACTH 肿瘤。但须注意的是，血浆皮质醇值越高者对大剂量地塞米松试验反应越差，极少数患者对地塞米松抑制试验产生矛盾反应。

（2）甲吡酮（SU4885）试验：凡垂体 - 肾上腺皮质功能正常者，试验后 24h 尿 17 - 生酮 17 - 羟皮质类固醇比试验前增高 2 倍以上；肾上腺皮质增生者仍可有 2 倍于基值的增长以上；肾上腺皮质肿瘤为自主性，一般无反应；异源性 ACTH 综合征者部分可稍升高。

（3）CRH 兴奋试验：给垂体性库欣病患者静脉注射羊 CRH1 - 41（100μg 或 1μg/kg 体重）后，血 ACTH 及皮质醇水平均显著上升，其增高幅度较正常人明显；而大多数异位 ACTH 综合征患者却无反应。所以，对鉴别诊断有重要价值。

四、影像学检查

1. 肾上腺 近年来肾上腺 CT 扫描及 B 型超声波检查，已作为首选的肾上腺定位检查方法。肾上腺增生的 CT 表现为肾上腺内外支弥漫性增厚和拉长，10% ~20% 皮质结节增生表现为双侧肾上腺多发性结节。肾上腺腺瘤则表现为界限清晰、质地均匀的直径 2cm 的圆形实质肿块，常伴对侧肾上腺萎缩。应用 CT 对肾上腺部位行薄层扫描，其灵敏度很高，可发现肾上腺肿瘤、增生或大结节样增生。肾上腺皮质癌 CT 表现：①肾上腺区巨大分叶状肿块，>8cm；②等密度或低密度，中心坏死液化区呈更低密度；③少数瘤周或中心有散在钙化，呈高密度影。B 超可有效识别肾上腺肿块，但与超声专家的技术和患者身体状况有关。诊断率可达 87%，假阴性率为 12%。

2. 垂体 由于 80% ~90% 的垂体 ACTH 瘤为微腺瘤，应首选蝶鞍磁共振（MRI）检查，目前认为此检查优于 CT。而使用蝶鞍 CT 薄层扫描、冠状位、矢状位和（或）冠状位重建及注射造影剂进行增强扫描等方法，也可以提高垂体微腺瘤的检查发现率。但对垂体微腺瘤的发现率仅为 60%。

3. 其他 为发现异位 ACTH 分泌瘤，均应常规拍摄胸部 X 线片，如有可疑，则进一步做胸部体层像或 CT 扫描。为了解患者骨质疏松的情况，应做腰椎和肋骨等 X 线检查。如为恶性的肾上腺肿瘤或异位 ACTH 分泌瘤，还应注意是否有其他脏器的转移。

五、治疗

目前常用的治疗方法有手术、放疗和药物三方面。视不同的病因采取不同的治疗手段。皮质醇增多症治疗的目标有四个，首先是降低每天皮质醇分泌量至正常范围；二是治疗后尽可能的不导致永久性内分泌缺陷；三是切除任何有害健康的肿瘤；最后是避免长期用激素。

（1）术前准备：目标是有效纠正糖皮质激素过量分泌所致的损害，对重要脏器进行功能评估，调整机体内环境的恒定。术前准备主要注意以下几个方面。

1）术前应对心脏代偿功能进行确切的评估：及时应用有效降压药物，拮抗糖皮质激素，缩减血容量，减少心脏负荷，改善营养状况。

2）有效控制糖代谢异常：采取严格饮食控制、应用降糖药物或胰岛素，将血糖控制在良好的范围中，有效减少术后并发症。

3）预防感染：高皮质醇血症使机体免疫力低下，组织愈合能力差，术后易发生感染。因此，术前 1 ~2d 应常规预防性应用广谱抗生素。对体内已存在的感染灶必须彻底治愈后才能行肾上腺手术。

4）纠正水、电解质紊乱：术前应予纠正低钾、碱中毒、电解质失调和酸碱失衡，尤其是肾上腺皮质腺癌。

5）补充皮质激素：双侧肾上腺手术（腺体切除或腺瘤摘除术）后，会不可避免地出现短暂或永久的肾上腺皮质功能减退和不足。因此，术前 1d 就应该开始补充糖皮质激素，如果是双侧肾上腺全切除者，应终身补充。

（2）手术方法

1）肾上腺腺瘤：如系单个肿瘤，一般行单侧手术，双侧腺瘤或多发性细小腺瘤必须行双侧切除。腺瘤手术后大多预后良好，在手术后 6～12 个月，萎缩的肾上腺功能可得到功能上的补偿，如果患者虽经 ACTH 兴奋，仍不能恢复其必需的功能，则需长期用激素替代治疗。

2）肾上腺皮质腺癌：必须争取及早根治手术切除，一般情况下行肿瘤、肾上腺、同侧淋巴结切除。但多数患者在诊断时即有转移，难以根治，可采用化学疗法。

3）双侧肾上腺增生：一般原则为严重的一侧做全切除，另一侧部分切除。

目前对肾上腺增生或腺瘤的切除，可行腹腔镜下手术，这种手术具有创伤小、出血少、显露清晰、并发症低、恢复快等优点，已逐步代替开放手术。但对于肾上腺巨大原发肿瘤、转移性肿瘤、有粘连浸润的肿瘤仍需开放手术。

（3）术后处理：手术后应注意的情况。①术后要密切观察生命体征，尤其是呼吸、循环系统的监护；②注意肾上腺危象的发生，及时增加皮质激素的用量；③补充营养，预防感染，确保切口的愈合；④激素的使用。

（4）手术前后皮质激素的使用（表 10 - 3）：对双侧肾上腺全切除的患者需要终身用激素替代治疗。

表 10 - 3　皮质醇增多症患者肾上腺切除术前、后激素的应用

日序	肾上腺皮质激素	剂量（mg）	用法
手术前 12h	氢化可的松注射液	50.0	加入液体中静滴
手术前 2h	氢化可的松注射液	50.0	加入液体中静滴
术中	氢化可的松注射液	100～200	加入 5% 葡萄糖溶液 500～1000ml 中缓慢滴注至肿瘤切除后加快滴注
术后第 1 天	氢化可的松注射液	100～200	加入液体中静滴
术后第 2～4 天	氢化可的松注射液	50～100	加入液体中静滴
术后第 5～9 天	可的松或泼尼松	25.5	口服，每日 3 次
以后	可的松或泼尼松	25.5	口服，每日 3 次

2. 药物治疗　库欣综合征的药物治疗主要包括两大类：一类是作用于下丘脑 - 垂体的神经递质，如赛庚啶、溴隐亭、奥曲肽等；另一类作用于肾上腺皮质，通过阻断皮质醇合成的一些酶以减少皮质醇的生成，可用于术前准备或联合治疗。分述如下：

（1）影响神经递质的药物

1）血清素拮抗药：如赛庚啶、甲麦角林。

赛庚啶：为 5 - 羟色胺拮抗药，有抗组胺、抗胆碱及抗多巴胺作用，对下丘脑—垂体功能紊乱所致的皮质醇增多症患者部分有效。剂量 6mg，每日 3～4 次口服。

2）多巴胺受体激动药：如溴隐亭、甲麦角林（兼血清素拮抗药和多巴胺受体激动药）。

溴隐亭：可使下丘脑分泌促肾上腺皮质激素释放激素减少，从而减少 ACTH 的分泌，剂量每天 7.5～10mg，分次口服。常用于库欣病的治疗。

3）生长抑素类似物，奥曲肽等：奥曲肽主要作用于腺垂体，其他药物主要作用于中枢。

4）去甲肾上腺素再摄取的阻滞药，如利舍平（利血平），也具有中枢神经递质的调节作用而影响皮质醇的产生。

（2）皮质醇合成的抑制剂：主要作用于肾上腺皮质，抑制皮质醇的合成。

1）11β－羟化酶的阻滞药，如氨鲁米特、甲吡酮、酮康唑、依托咪酯，后二者为细胞色素 P450 依赖性酶。

甲吡酮（SU4885）：此药主要作用是通过对 11β－羟化物的抑制而减少皮质醇的合成。每日 1~2g，分 4 次口服，可增加到 4~6g。本品对肾上腺癌肿组织无破坏作用。

酮康唑为广谱抗真菌药，其作用抑制线粒体细胞色素 P450 依赖酶，包括 11β－羟化酶和胆固醇碳链酶，从而阻断皮质醇和胆固醇的合成。应用时从小剂量开始，分次口服。剂量 0.2~1.8g/d，维持量 0.6~0.8g/d。长期使用应注意监测肝功能。

2）3β－脱氢酶阻滞药，如氨基导眠能、米托坦。

氨基导眠能的作用是抑制胆固醇向孕烯醇酮转换，减少皮质醇的合成。兼有 3β－脱氢酶阻滞剂和 11β－羟化酶的阻滞剂的作用，剂量 0.5~1.0g/d，分次口服。由于氨基导眠能具有阻断碘代谢的作用，故不可长期服用。

米托坦（密妥坦，OP－DDD）系毒性较小的 DDD 异构体，活性约为 DDD 的 20 倍，其作用除抑制皮质醇合成的多种酶之外，还可以引起肾上腺的出血、坏死，导致肾上腺皮质功能低下。用于不能切除的肾上腺皮质癌，已有转移，切除后复发，肾上腺癌切除后的辅助治疗。开始用量每天 3~6g，以后可增到 8~12g，分次口服，根据 24h 尿 17－羟皮质类固醇和 17－生酮高低判断效果，增或减药量。同时可配用少量糖皮质激素和盐皮质激素。

（3）糖皮质激素受体拮抗药：米非司酮（RU486）：抑制 21－羟化酶活性，拮抗糖皮质激素。此药还有拮抗雄激素的作用，可引起男性勃起功能障碍和乳腺发育。主要用于不能手术的库欣综合征或库欣病患者，剂量 0.3~1.2g/d，分次服用。

3. 放射治疗　本病由于下丘脑－垂体功能紊乱，分泌 ACTH 过多导致，所以对有些患者可首先选择垂体放射治疗。

（1）深度 X 线外照射垂体：总剂量 45~50Gy，分布于 35d 内连续或每周 6 日间歇照射。

（2）重粒子照射垂体：对 80%~95% 患者有控制作用，但可能 1/3 患者发生垂体功能减退。

（3）放射性核素内照射垂体：放射性核素 ^{198}Au、^{90}Yb 埋入垂体做内照射，因操作困难，剂量难以控制，已较少应用。

六、其他少见类型的皮质醇增多症

（一）类库欣综合征

1. 医源性皮质醇增多症　这类患者均有长期大量使用类固醇激素类药物的历史，一旦停药反而会导致肾上腺皮质功能减退，发生肾上腺危象，这是由于长期使用皮质激素后使患者垂体－肾上腺轴受抑制所致。

2. 酒精性类库欣综合征　这类患者均有长期大量饮酒史，由于酒精性肝硬化，肝功能损害，肝脏对皮质醇的灭活能力减退，体内皮质醇蓄积所致。戒酒 1 周后，患者血生化异常即可恢复，患者的皮质醇增多症症状也可逐渐消失。

（二）亚临床皮质醇增多症

定义：由 Charbonnel 等首先描述。仅通过超声波和 CT 查出有肾上腺瘤的患者，而这些肾上腺瘤中约 20% 具有分泌糖皮质激素的能力。通常这些自主分泌糖皮质激素而没有典型库欣综合征临床表现的称为亚临床库欣综合征。这些患者体内的糖皮质激素分泌量较典型的库欣综合征少。仅表现体重增加、皮肤萎缩、脸部不断增大、高血压、肥胖等。

流行病学：亚临床库欣综合征要比典型库欣综合征发病率高。在偶然发现有肾上腺肿块的患者中，5%~20% 可诊断为亚临床库欣综合征。

亚临床库欣综合征：①并不局限于被查出有肾上腺瘤的患者。②发现具有食物依赖性的亚临床库欣综合征患者，可能的发病机制是由肾上腺组织中有异位抑胃肽（GIP）所造成。被发现者双侧肾上腺均有巨大的结节状肿块，不依赖 ACTH，血浆中皮质醇浓度显著增加。③有报道在 1 型糖尿病患者 90 例血糖控制较差，HbAlc >9% 的患者中，用地塞米松抑制试验来筛选，共有 3 例（3.3%）患有亚临床库欣综合征，其中 2 例为垂体分泌 ACTH 的腺瘤引起的，另 1 例为单侧肾上腺瘤，这 3 例患者的皮质醇增多症均通过手术得以治愈。④在对 78 名患有原发椎骨骨质疏松症的女性和 149 名健康的绝经后女性筛查亚临床皮质醇增多症。患者中有 12 名（15.4%）皮质醇水平增加，其中 3 名通过肾上腺造影查出有单侧的 ACTH 非依赖性腺瘤。⑤亚临床库欣综合征也存在于诸如高血压和患功能性雄激素过多症的女性等。

诊断：地塞米松抑制试验是发现亚临床库欣综合征患者的最好方法。而且更倾向于大剂量地塞米松试验，以减少假阳性结果。同时行促肾上腺皮质激素释放激素（CRH）试验和对昼夜皮质醇节律的分析。①普查试验：午夜 3mg 地塞米松试验；②确认试验：通过大剂量（8mg）地塞米松抑制作用进行确认；③皮质醇增多症程度的评价：CRH 试验过程及皮质醇分泌的昼夜节律。

口服葡萄糖试验对诊断食物依赖性皮质醇增多症有意义，一些有肾上腺肿块的患者在口服葡萄糖后有异常的皮质醇反应，约占 30%。

治疗：对于有亚临床皮质醇增多症的患者进行手术存在争议，实施手术须谨慎。但对于血浆 ACTH 水平较低和尿中游离皮质醇水平升高的患者应考虑手术，这些患者发展成为典型皮质醇增多症的危险较大。具有正常血浆 ACTH 水平，并且尿游离皮质醇正常的患者若符合下列条件之一者，也应考虑实行肾上腺切除术：①年龄在 50 岁以下；②同时患有高血压、肥胖、糖尿病等代谢性疾病者；③有骨质疏松的表现。对于血浆 ACTH 浓度正常且无症状的患者和年龄 >75 岁者，不建议手术治疗。

（三）周期性皮质醇增多症

这一类型的皮质醇增多症较少见。临床特征是皮质醇增多症症状反复、周期性地出现。在发作一时后能自行缓解，以后再出现。周期长短不一。发作时除临床上出现皮质醇增多症的各种症状外，血、尿皮质醇水平增高，同时不受大剂量地塞米松抑制。

多数患者为垂体肿瘤，也可以是非内分泌腺部位的肿瘤或肾上腺具有分泌功能的肿瘤，具有周期性分泌的规律。一般要明确这种分泌规律，至少要有 2 次以上的间歇性周期性发作才能肯定。

每次发作时会出现向心性肥胖、多血质、高血压、水肿、痤疮、夜尿增多、失眠等症状。发作间歇期各种症状可逐渐消失。间歇期激素水平可恢复正常。多次发作后，患者腹部可出现紫纹，糖耐量减低。

（饶小娟）

第四节　原发性醛固酮增多症

原发性醛固酮增多症（简称原醛症）是由肾上腺皮质分泌过多醛固酮所引起的综合征，1955 年由 Jerome W. Conn 首先定义并报道了该病（primary aldosteronism，PA），故又称 Conn 综合征。临床上主要表现为高血压，是继发性高血压的常见病因之一，占所有高血压人群的 0.5%～2%。但近年来其发病率显著升高，有国外学者提出已达 10%～15%。

一、病因及分类

1. 特发性醛固酮增多症［特醛症（idiopathic hyperaldosteronism，IHA）］　其肾上腺病变为双侧性球状带细胞增生，可伴小或大结节，结节和增生组织分泌过量的醛固酮。患者对肾素—血管紧张素的反应增强，醛固酮分泌不呈自主性。取站立位时，血肾素的轻微升高即可使血醛固酮增多。静脉滴注血管紧张素Ⅱ后，患者醛固酮分泌增多的反应较正常人和醛固酮瘤患者为强。既往认为 IHA 的患者只占原醛症的 20%～30%，近 10 年来有明显的增加。1999 年 Mayo 医院在 120 例被诊断为原醛症的患者中，IHA 占 72%，而醛固酮瘤只占 28%。Stowasser 也报道 IHA 患者约占原醛患者的 2/3。

2. 肾上腺皮质醇瘤（醛固酮瘤、APA）　原认为该病因是原醛症最常见的一种，占原醛症的 70%～90%，目前这种比例有所改变。瘤体包膜完整，富含脂质，切面呈金黄色，多为一侧单个腺瘤，双侧腺瘤者少见，直径通常＜2cm。多为促肾上腺皮质激素（ACTH）反应型，少数为肾素反应型腺瘤（APRA）。APRA 患者取站立位后可引起血浆肾素变化，从而导致血醛固酮升高。

3. 肾上腺醛固酮癌　占原醛症的 1%，这一类型的肿瘤往往体积大，直径一般在 6cm 以上，切面可见出血、坏死。瘤体分泌大量的醛固酮，还同时分泌糖皮质激素和雄激素。在细胞学上常难以确定肿瘤的恶性性质，如出现转移病灶则可确诊。

4. 原发性肾上腺增生　病理变化为双侧肾上腺结节性增生，并常有一侧较大的结节。与 IHA 不同的是，患者取站立位后血醛固酮下降或不变，尿 18 - 羟皮质醇及 18 - 氧皮质醇升高。一侧肾上腺全部或部分切除可使患者的高血压、低血钾症状得以有效控制。

5. 异位醛固酮分泌肿瘤　极少见，发生于肾内的肾上腺残余肿瘤或卵巢肿瘤，也有发生于睾丸肿瘤的报道。瘤体除分泌大量的醛固酮外，还可分泌皮质醇等其他激素。

6. 家族性醛固酮增多症

（1）家族性醛固酮增多症Ⅰ型：1966 年由 Sutherland 首先报道，患者多为青年起病，肾上腺呈结节性增生，增生部位在球状带或束状带。又称为糖皮质激素可抑制性醛固酮增多症（GRA），既往还称为 ACTH 依赖性醛固酮增多症、地塞米松可抑制性醛固酮增多症。该症多为常染色体显性遗传疾病。发病机制为同源染色体间遗传物质发生不等交换，在第 8 号染色体上 11 - β 羟化酶基因和醛固酮合成酶基因形成一融合基因。融合基因的形成导致醛固酮合成酶在束状带异位表达，并受 ACTH 的调控，所以患者醛固酮分泌可被糖皮质激素抑制。

（2）家族性醛固酮增多症Ⅱ型：该型在 1992 年由 Stowasser 首先报道，病情程度不一。病理类型可为肾上腺腺瘤或增生，抑或同时存在。因此当一个家系中出现两个以上的确诊的原醛症患者，醛固酮不能被地塞米松抑制试验所抑制，且基因学检查无融合基因的存在，即可诊断为家族性醛固酮增多症Ⅱ型。

二、临床表现

1. 高血压 是本病的主要症状，也是最常最早出现的临床表现。血压一般波动在收缩压 150~240mmHg（20.0~32.0kPa），舒张压 90~130mmHg（12.0~17.3kPa）。高血压的原因主要是由于过量的醛固酮引起潴钠失钾。钠潴留导致血容量增多，血管壁内的钠离子增加，血管对去甲肾上腺素的反应性增强。患者可出现头痛、头晕、耳鸣、弱视等症状。少数表现为恶性高血压，也有极少数患者血压可完全正常。在原发性高血压患者中，原醛症的发生率为 5%~13%，也有文献报道在难治性高血压患者中的发生率高达 20%~40%。常规降压药物治疗降压效果不好，而用排钾利尿药又容易出现低血钾。患者很少出现水肿，这可能与钠离子的"脱逸"现象有关。病程长者可出现脏器的损害，如心、脑、肾等。

2. 低血钾 为本症的另一个特征。患者常常在起床时或久坐后忽感下肢不能自主移动，严重时四肢麻痹和呼吸肌麻痹，吞咽困难等。诱发因素有劳累、服失钾性利尿药［如氢氯噻嗪（双氢克尿塞）、呋塞米等］、受冷、紧张、腹泻、大汗等多种应激。当心肌受累时，常有期前收缩、心动过速等心律失常等症状，有时病情严重血压下降、心室颤动。低血钾往往出现在高血压发生几年后。在很长时间内，低钾血症曾经被认为是原醛症的一个诊断标准，只有当患者有高血压合并低钾时才会疑及原醛症。但实际上原醛症 20% 的患者血钾始终正常。一般认为出现低钾血症是原醛症后期的临床表现，因此，用血钾来判断原醛症的可能性，会出现漏诊。

基于上述的原因，有学者提示有下列情况者要进行原醛症方面的检查：①高血压伴低血钾；②顽固性高血压及高血压用一般降压药疗效不显著者；③儿童、青少年高血压患者；④高血压伴肾上腺偶发瘤；⑤左心室肥大的高血压患者。

3. 其他 多尿烦渴：尤以夜间多尿。由于长期大量失钾，肾小管上皮细胞空泡样变，影响肾小管功能，水重吸收能力降低。患者常诉说多尿、夜尿、烦渴、多饮，尿量可达 3000ml/d 以上。

阵发性手足搐搦和肌肉痉挛：主要表现为手足搐搦发作与四肢麻痹交替出现，或上肢、下肢麻痹。表现特点是助产士样手、喉鸣、面部肌肉痉挛，严重时全身惊厥，意识丧失。可能的原因为血浆醛固酮升高时，血钾降低，在氢离子和钾离子竞争下钾离子分泌减少，氢离子分泌增多，导致氢离子过多丧失，引起代谢性碱中毒。

三、诊断步骤

目前，对于原发性醛固酮增多症的诊断分为三个步骤，一为筛查诊断；二为确诊诊断；三为分型诊断。

1. 筛查诊断

（1）尿钾测定：原醛症患者尿钾的排出量较大，24h 尿钾如果超过 25~30mmol/L 有临床意义。

（2）血钠、血钾测定：血钠在正常值范围内或略高于正常。多数患者血钾呈持续低血钾状态，测定值在低限或低于低限值，少数患者血钾可在正常范围内。

（3）血醛固酮和尿醛固酮测定：血醛固酮的分泌呈间歇性节律，故应多次测定。一般常测定 8：00、16：00 血中浓度。24h 尿醛固酮测定应在低血钾纠正后进行。

（4）肾素活性测定：应注意的是约有 30% 的原发性高血压的患者肾素活性低于正常。因此，低肾素活性并非是原醛症所独有。

（5）血浆醛固酮与肾素活性比值：这一方法筛查原醛症被临床普遍接受，比较简单，无须事先给钠负荷。直立位时，该比值 >30 须考虑原醛症。该检查结合血浆醛固酮浓度 >554pmol/L，对诊断原醛症的敏感性和特异性分别为 90% 及 91%。

约 20% 的原发性高血压患者血浆肾素水平会降低，可导致假阳性结果。而低血钾会降低血浆醛固酮水平，因此需在实验前摄取足够的钾以避免假阴性。另外，试验还受 β 受体阻断药、噻嗪类利尿药、ACEI 以及患者的体位、不同的抽血时间、食盐的摄入量等因素的影响，因此为保证实验室测定结果的可靠性，应矫正低钾，检查前在保证患者安全的前提下，停用上述药物 2～4 周。另外，此方法个体内、个体间差异性较大，仅 37% 的患者结果保持恒定，因此，应当多次反复检查。

2. 确诊试验

（1）钠负荷试验：试验前留取 24h 尿测定醛固酮、钾、钠、肌酐、皮质醇，同时抽血查血钾、血醛固酮、皮质醇、肾素活性。每日进餐高钠饮食，钠负荷 >200mg/d，钾的摄入量在 60mmol/d，连续 3d，后测定 24h 尿醛固酮量，同时测定 24h 尿钠和尿肌酐以确认摄入高钠和充足的尿样采集。高钠饮食后不能将尿醛固酮抑制到 14μg/24h 以下者可确诊原醛症。该实验对确诊原醛症的敏感性和特异性分别为 96% 及 93%。

（2）静脉高钠试验：测基础醛固酮，然后静脉滴注 0.9% 氯化钠溶液 500ml/h，4h 后再测量血醛固酮。静滴氯化钠后不能将血醛固酮水平抑制到 166.2pmol/L 以下者，可确诊为原醛症。

（3）氟氢可的松抑制实验：每 6h 口服氟氢可的松 0.1mg 或每 12h 口服 0.2mg，同时予高钠饮食，>200mg/d，连续 4d，试验前后测血醛固酮。服药后血醛固酮未被抑制到 138.5pmol/L 以下者，可确诊为原醛症。

3. 分型试验　原醛症诊断确立后，应进一步区分原醛症的亚型，尤其是醛固酮瘤和特发性醛固酮增多症的鉴别十分重要。

（1）影像学检查：目前 CT 扫描和磁共振显像仍是原醛症患者术前鉴别诊断的主要手段，但对直径 <0.5cm 的肿瘤敏感性很低。特发性肾上腺皮质增生可显示双侧肾上腺增大或呈结节样改变。如发现直径 >3cm 的肾上腺肿块，边缘不光滑，形态呈浸润状，结合病史要考虑肾上腺癌的可能。一般认为，直径在 1cm 以上的醛固酮瘤，CT 的检出率在 90% 以上。MRI 对肾上腺瘤的检出率低于 CT，但因 MRI 无放射性危害，故可用于孕妇的可疑病变诊断。

（2）肾上腺 B 超检查：简便易行，常用于定位诊断。但一般认为 B 超可以发现直径 >1cm 瘤体，对于 <1cm 者显示正确率不足 50%。难以区别小结节与特发性增生之大结节。

（3）直、卧位血浆醛固酮浓度变化：该试验可以有效地区别醛固酮瘤和特发性醛固酮增多症。首先测量卧位血醛固酮水平，后取直立位 4h 后再测定。70% 的特发性原醛症患者直立位后醛固酮浓度较基础值升高 33% 以上。而 50% 的醛固酮瘤患者直立位后血醛固酮水平无明显变化或较卧位值下降。

（4）肾上腺静脉导管术：1967 年肾上腺静脉抽血检查（AVS）首次被用于醛固酮瘤与特发性醛固酮增多症的鉴别诊断，目前认为 AVS 是原醛定位诊断的金标准。在两侧肾上腺静脉直接取血能较精确地反映患者两侧肾上腺分泌醛固酮的量，但由于穿刺技术难度高，有创伤性，故一直不被用作常规检查，今后其诊断价值会随着穿刺技术水平的改善而增高。有学者提出，对于体位试验与 CT 结果不符，或 CT 阴性、可疑患者，都应进一步行 AVS，甚至有条件可扩大至所有原醛症患者。

（5）地塞米松抑制试验：主要用来鉴别糖皮质激素可抑制性醛固酮增多症，受试者每 6h 口服地塞米松 0.5mg，连续 2~4d，如服药后血醛固酮水平被抑制，则可确诊为糖皮质激素可抑制性醛固酮增多症。

四、治疗

原醛症的治疗目标是使患者血压、血钾水平恢复正常，降低高血压、低血钾引起的并发症发生率和病死率；使循环中的醛固酮水平正常化，或者阻断醛固酮受体，抑制过量的醛固酮造成对心血管系统的负面效应。

1. 手术治疗

（1）腺瘤及原发性肾上腺增生患者应首选手术治疗；特醛症患者手术疗效欠佳，目前多用药物治疗；GRA 患者可用糖皮质激素治疗。

术前予螺内酯 100~500mg/d，以纠正低血钾，并减轻高血压，必要时可适当补钾。待血钾正常，血压下降，药物减至维持量时，即行手术。腺瘤患者行腺瘤摘除术，原发性肾上腺增生患者行肾上腺大部切除或单侧肾上腺切除术。术后电解质紊乱迅速得以纠正，多饮、多尿现象逐渐消失，血压呈不同程度下降。

目前，保留肾上腺组织的手术（ASS）得到许多学者的认同。推荐 ASS 的适应症是：①平扫 CT 值≤11HU，延迟增强 CT 值≤37HU；②肿瘤≤3cm；③位置不在肾上腺中央。ASS 的优点是可以保留足够多的正常组织及其血供，有研究证实，ASS 组和患侧肾上腺全切组总有效率差异无显著性意义，而保留较多肾上腺组织，对血管紧张素及儿茶酚胺反应与正常人相同。

1992 年加拿大的 Gagner 首次采用腹腔镜行肾上腺切除术，目前世界上很多临床中心腹腔镜手术已经成为手术治疗醛固酮瘤的金标准。与开放性手术相比，腹腔镜肾上腺切除术的优点是需要输血和术后止痛的患者少，术后患者能够早期活动和进食，但对增生者手术效果较差。1998 年又有创伤更小的针式腹腔镜运用于肾上腺切除术。

（2）围手术期处理：限钠补钾，每日给氯化钾 3~4g，钠 5g 以下；螺内酯每日 120~140mg，分次口服，以纠正电解质紊乱，使血压尽量降到正常或基本正常水平。

术后大多数患者血、尿醛固酮浓度迅速下降，电解质紊乱可在数日或数周之内得以恢复，由于患者肾脏潴钠功能较差，血压下降至正常，可能有的患者血压仍高，可用螺内酯治疗。

2. 药物治疗 药物治疗的适应症：①特发性醛固酮增多症；②糖皮质激素可治性的醛固酮增多症患者；③醛固酮腺瘤手术后患者，不能耐受手术或不愿接受手术治疗的患者。常用的药物分述如下：

（1）螺内酯：与醛固酮竞争性地结合盐皮质激素受体（MR），从而抑制醛固酮的作用，使过量醛固酮无法发挥作用，起到缓解病情的作用。原醛症患者接受螺内酯治疗，收缩压和舒张压可分别下降 40~60mmHg 和 10~20mmHg（1mmHg=0.133kPa）。一般剂量为 180~240mg/d，分次口服，待症状好转后减为 40~80mg/d。螺内酯除与 MR 结合外，还与雄激素受体、黄体酮受体结合，引起男性乳房女性化、男性勃起功能障碍及女性月经紊乱。螺内酯引起的男性乳房女性化的发生率与剂量相关，当剂量低于 50mg/d 时，发生率为 6.9%；剂量 >150mg/d 时，发生率为 52%。10% 男性患者服用螺内酯后，可出现乳房女性化伴或伴有乳房疼痛。

（2）氨苯蝶啶：具有保钾利尿作用但并不竞争性拮抗醛固酮。与噻嗪类药物联合治疗，可以使血压从 168/101mmHg 降至 130/84mmHg。该联用方案有可能为无法耐受螺内酯的患者提供一种有效的治疗选择。

（3）阿米洛利：对于不能耐受醛固酮受体拮抗药的患者，可以考虑采用阿米洛利治疗。该药阻滞远曲小管和集合管的钠通道，从而促进钠的排出，并抑制钾的分泌，起到排钠、排尿、保钾的作用。但是，阿米洛利不能拮抗醛固酮对器官的损害效应，而且与螺内酯相比较，其针对原醛症的降压效果也显得逊色。如果高血压持续存在，则应增加噻嗪类利尿药。

（4）钙拮抗药：多种调节因素可以刺激醛固酮产生，钙离子是各条通路的最终交汇点，因而钙拮抗药治疗原醛症是合理可行的途径。它们不仅抑制醛固酮分泌，而且抑制血管平滑肌收缩，减小血管阻力，从而降低血压。

（5）ACEI 和血管紧张素受体阻断药：通过对血管紧张素转化酶的抑制，可以减少特醛症中醛固酮的产生。

（6）醛固酮增多症的手术治疗效果不佳，肾上腺次全切除并不能缓解症状，因此药物治疗成为该症的首选治疗。一般选用地塞米松 1~2mg/d 或泼尼松 7.5~12.5mg/d，儿童量减半。服药 2 周内即可完全缓解症状，然后根据个体差异选用最适的维持量，保证即可改善症状，又不出现医源性皮质醇增多症。

（饶小娟）

第五节　继发性醛固酮增多症

继发性醛固酮增多症（继醛症）是由于肾上腺外的原因引起肾素—血管紧张素系统兴奋，肾素分泌增加，导致醛固酮继发性的分泌增多，并引起相应的临床症状，如高血压、低血钾和水肿等。

一、病因

1. 有效循环血量下降所致肾素活性增多的继醛症

（1）各种失盐性肾病：如多种肾小球肾炎、肾小管性酸中毒等。

（2）肾病综合征。

（3）肾动脉狭窄性高血压和恶性高血压。

（4）肝硬化合并腹水以及其他肝脏疾病。

（5）充血性心力衰竭。

（6）特发性水肿。

2. 肾素原发性分泌增多所致继醛症

（1）肾小球旁细胞增生（Bartter 综合征）Gitelman 综合征。

（2）肾素瘤（球旁细胞瘤）。

（3）血管周围细胞瘤。

（4）肾母细胞瘤。

二、病理生理特点

1. 肾病综合征、失盐性肾脏疾病，由于缺钠和低蛋白血症，有效循环血量减少，球旁细胞压力下降，使肾素—血管紧张素系统激活，导致肾上腺皮质球状带分泌醛固酮增加。

2. 肾动脉狭窄时，入球小动脉压力下降，刺激球旁细胞分泌肾素。

3. 醛固酮85%在肝脏代谢分解，当患有肝硬化时，对醛固酮的清除能力下降，血浆醛固酮半衰期延长，有30min 延长至60～90min。同时由于腹水的存在，刺激球旁细胞肾素分泌增多，两者均可导致患者醛固酮水平明显增高。

4. 特发性水肿是由于不明原因的水盐代谢紊乱所致，水肿所产生的有效循环血量下降刺激肾素分泌增多，导致醛固酮水平增高。

5. 心衰可以使醛固酮的清除能力下降，且有效循环血量不足，均可兴奋肾素—血管紧张素系统，使醛固酮的分泌增加。

6. Batter 综合征（BS）　系常染色体显性遗传疾病，是 Batter 于 1969 年首次报道的一组综合征，主要表现为高血浆肾素活性，高血浆醛固酮水平，低血钾，低血压或正常血压，水肿，碱中毒等。病理显示患者的肾小球旁细胞明显增多，主要是肾近曲小管或髓襻升支对氯离子的吸收发生障碍，并伴有镁、钙的吸收障碍，使钠、钾离子重吸收被抑制，引起体液和钾离子丢失，导致肾素分泌增加和继发性醛固酮增多；前列腺素产生过盛；血管壁对血管紧张素Ⅱ反应缺陷；肾源性失钠、失钾；血管活性激素失调。

目前临床上将 BS 分为 3 型。①经典型：幼年或儿童期发病，有多尿、烦渴、乏力、遗尿（夜尿增多），有呕吐、脱水，肌无力，肌肉痉挛，手足搐搦，生长发育障碍。不治疗者可出现身材矮小。尿钙正常或增高，肾脏无钙质沉着。②新生儿型：多发病于新生儿，也可在出生前被诊断。胎儿羊水过多，胎儿生长受限，大多婴儿为早产。出生后几周可有发热、脱水，严重时可危及生命。部分患儿伴有面部畸形，生长发育障碍，肌无力，癫痫，低血压、多饮、多尿。儿童早期被诊断前通常有严重的电解质紊乱和相应的症状。常因高尿钙，早期即有肾脏钙质沉着。③变异型：即 Gitelman 综合征（GS）。发病年龄较晚，多在青春期后或成年起病，症状轻。有肌无力，肌肉麻木，心悸，手足搐搦。生长发育不受影响。部分患者无症状，可有多饮、多尿症状，但不明显。部分患者有软骨钙质沉积，表现为受累关节肿胀疼痛。是 BS 的一个亚型，但目前也有人认为 GS 是一个独立的疾病。

7. Gitelman 综合征（GS）　1966 年 Gitelman 等报道了 3 例不同于 BS 的生化特点的一种疾病，除了有低血钾性代谢性碱中毒等外，还伴有低血镁、低尿钙、高尿镁。血总钙和游离钙正常。尿钙肌酐比（尿钙/尿肌酐）≤0.12，而 BS 患者尿钙肌酐比 >0.12。GS 患

100%有低血镁，尿镁增多，绝大多数 PGE_2GE_2 为正常。

8. 肾素瘤　肿瘤起源于肾小球旁细胞，也称血管周细胞瘤。肿瘤分泌大量肾素，可引起高血压和低血钾。本病的特点：①患者年龄轻，但高血压严重；②有醛固酮增多症的表现，有低血钾；③肾素活性明显增加，尤其是肿瘤一侧肾静脉血中；④血管造影可显示肿瘤。

9. 药源性醛固酮增多症　甘草内含有甘草次酸，具有潴钠排钾作用。服用大量甘草者，可并发高血压，低血钾，血浆肾素低，醛固酮的分泌受抑制。

三、临床表现

继发性醛固酮症由多种疾病引起，各有其本身疾病的临床表现，下述为本症相关的表现：

1. 水肿　原有疾病无水肿，出现继醛症时一般不引起水肿，因为有钠代谢"脱逸"现象。原有疾病有水肿（如肝硬化），发生继醛症可使浮肿和钠潴留加重，因为这些患者钠代谢不出现"脱逸"现象。

2. 高血压　因各种原因引起肾缺血，导致肾素—血管紧张素—醛固酮增加，高血压发生。分泌肾素的肿瘤患者，血压高为主要的临床表现。而肾小球旁细胞增生的患者，血压不高为其特征。其他继醛症患者血压变化不恒定。

3. 低血钾继醛症的患者往往都有低血钾。

四、实验室检查与特殊检查

1. 血清钾为 $1.0 \sim 3.0mmol/L$，血浆肾素活性多数明显增高，在 $27.4 \sim 45.0ng/$（$dl \cdot h$）［正常值 $1.02 \sim 1.75ng/$（$dl \cdot h$）］；血浆醛固酮明显增高。

2. 24h 尿醛固酮增高。

3. 肾上腺动脉造影，目的是了解有否肿瘤压迫情况。

4. B 型超声波探查对肾上腺增生或肿瘤有价值。

5. 肾上腺 CT 扫描，磁共振检查是目前较先进的方法，以了解肿瘤的部位及大小。

6. 肾穿刺，了解细胞形态，能确定诊断。

五、治疗

1. 手术治疗　手术切除肾素分泌瘤后，可使血浆高肾素活性、高醛固酮症、高血压和低血钾性碱中毒所致的临床症状恢复正常。

2. 药物治疗

（1）维持电解质的稳定：低钾的患者补充钾盐是简单易行的方法，口服或静脉输注或肛内注入。手足搐搦或肌肉痉挛者可给予补钙、补镁。

（2）抗醛固酮药物：螺内酯剂量根据病情调整，一般每天用量 $60 \sim 200mg$。螺内酯可以拮抗醛固酮作用，在远曲小管和集合管竞争抑制醛固酮受体，增加水和 Na^+、Cl^- 的排泌，从而减少 K^+、H^+ 的排出。

（3）血管紧张素转换酶抑制药：ACEI 应用较广，它可有效抑制肾素—血管紧张素—醛固酮系统，阻断 AT Ⅰ 向 AT Ⅱ 转化，有效抑制血管收缩，减少醛固酮分泌，帮助预防 K^+ 丢失。同时还可降低蛋白尿，降高血压等作用。

（4）非甾体类抗炎药：吲哚美辛应用较广，它可抑制 PG 的排泌，并有效抑制 PG 刺激的肾素增高，保持血压对血管紧张素的反应性。另外，还有改善患儿生长发育的作用。GS 患者因 PGE_2GE_2 为正常，故吲哚美辛 GS 无效。

六、预后

BS 和 GS 两者均不可治愈，多数患者预后较好，可正常生活，但需长期服药。

（饶小娟）

第六节　原发性肾上腺皮质功能减退症

肾上腺皮质功能减退是由于双侧肾上腺破坏引起的肾上腺皮质功能减退。按病因可分为原发性与继发性两类，原发性者又称艾迪生病（Addison disease）。该病于 1856 年被命名，可以由于自身免疫、结核、真菌、艾滋病等感染或肿瘤转移、淋巴瘤/白血病浸润、淀粉样变、双侧肾上腺切除、长期应用肾上腺酶系抑制药或细胞毒药、血管栓塞等原因破坏双侧肾上腺的绝大部分（90% 以上），引起肾上腺皮质激素分泌不足所致。Addison 病多见于成年人，老年人和幼年者较少见，患病率为每百万人口 40 110 人，在结核病发病率高的国家和地区，肾上腺结核仍是本病的首要原因，结核性者男多于女，而另一常见病因自身免疫所致"特发性"者，则女多于男。

一、病因

1. 特发性功能减退　是最常见的引起肾上腺皮质功能减退的原因，发生与自身免疫有关，自身免疫过程使两侧肾上腺皮质被毁，特点为肾上腺萎缩，皮质的三带结构消失，伴淋巴细胞浸润。患者血中可检出针对肾上腺的抗体，以及其他自身抗体，如胃壁细胞抗体、胰岛素自身抗体等。常伴有其他器官自身免疫性疾病，如特发性甲状腺功能减退等。

2. 肾上腺结核　占 80% 左右，随着结核病的控制其发病率也减少。结核侵犯到肾上腺组织，当皮质破坏达 50% 时才出现临床症状。一般来说，肾上腺结核病变发生在结核病感染的较后期，大多在初次感染 5 年以后，半数在初次感染 10 年以后。

3. 其他少见原因　恶性肿瘤、全身性真菌感染、全身淀粉样变性、先天性肾上腺发育不全等。

二、临床表现

Addison 病典型者诊断并不困难，临床上有乏力、食欲减退、体重减轻、血压降低、皮肤黏膜色素增加、低血钠、高血钾、血糖偏低、血与尿皮质醇降低、血浆 ACTH 明显增高。主要表现有以下几个方面：

1. 皮肤、黏膜色素沉着　为本病特征。发生在面部、四肢等暴露处，关节屈面，皱纹多受摩擦之处；牙龈、舌、口腔黏膜处；指（趾）甲根部、瘢痕、乳晕、外生殖器、肛门处。其产生原因为血皮质激素水平下降，对垂体释放的 ACTH 负反馈抑制减弱，使 ACTH 分泌增多，而 ACTH 前，13 个氨基酸与黑色素细胞刺激素（MSH）结构完全相同，故导致皮肤、黏膜黑色素沉着。

色素沉着是鉴别原发性和继发性肾上腺皮质功能减退症的主要依据之一。继发性者由于ACTH分泌减少，皮肤非但不会色素沉着，反而颜色会变淡。

2. 乏力　为本病早期出现的症状，虚弱无力，精力不充沛，思想不集中等。其发生原因是糖激素、盐激素等缺乏所致的蛋白质、糖代谢紊乱，电解质失调、脱水而引起。

3. 心血管症状　低血压和心脏缩小，经常头晕眼花，血压有时低于80/50mmHg（10.7/6.7kPa）。心脏浊音界缩小，X线显示心影缩小。

4. 消化道紊乱　消化道症状的出现表示病情比较严重，有食欲缺乏、恶心、呕吐、腹胀、腹泻、腹痛等胃肠功能紊乱症状。患者喜食咸食，有的患者因得不到钠的补充而出现肾上腺皮质功能危象。

5. 低血糖症状　在剧烈活动后易出现饥饿、心慌、软弱、出虚汗等，严重时视物模糊、复视、精神失常，甚至昏迷。

6. 体重进行性下降　体重的降低与病程和轻重程度有关。一般是由于消化道症状引起。

7. 神经系统症状　精神萎靡、淡漠、记忆力减退、失眠等。

8. 性功能紊乱　女性腋毛、阴毛稀少，月经失调、闭经；男性阳痿，毛发减少。

9. 长期激素分泌不足，抵抗力低下　表现在对各种刺激抵抗力减弱，特别在应激时，如感染、创伤等可诱发急性肾上腺皮质功能危象。

三、实验室检查

1. 血浆皮质醇测定　于晨8：00，16：00及24：00 3次抽血检测皮质醇水平，呈低平曲线，血浆水平应低于正常或昼夜节律性消失。

2. 24h尿游离皮质醇　大多数患者常低于正常或正常低限，但也有部分患者可以为正常，但是对激发试验无反应。

3. 血浆ACTH测定　原发性者ACTH明显升高，继发于垂体功能低下者则低于正常。

4. 水负荷试验　正常人在20min内饮水1000ml，在3h内几乎全部排出，每分钟最高排尿量>10ml；而本病患者<4ml。而给予泼尼松10mg后，尿量大增或接近正常水平。在试验中或后应密切观察，如出现水中毒的表现，立即给予糖皮质激素。在试验结束时如尿量很少，应给予泼尼松10mg。血钠过低者不宜行水负荷试验。

5. ACTH刺激试验　ACTH刺激肾上腺皮质激素分泌激素，是反映肾上腺皮质储备功能的方法，在原发性者连续刺激2~5d，无反应，轻者早期可有低反应。

6. 血象　血红细胞、血红蛋白、中性粒细胞、血小板轻度降低，是由于刺激骨髓造血作用减弱所致。

7. 电解质　血清钠、氯低于正常，血清钾增高。

8. 空腹血糖　低于正常，行75g葡萄糖耐量试验呈低平曲线。

四、治疗

1. 一般治疗　宜进富于营养易消化的饮食，特别是增加食盐的进量，每日10~15g。补充多种维生素，并维持水、电解质平衡，纠正脱水，必要时补充氯化钾溶液对恢复血容量和改善血循环功能有重要意义。

2. 基础激素替代治疗

（1）糖皮质激素替代治疗

1）氢化可的松（皮质醇）为首选药物，对保持糖代谢和防止危象有重要作用。剂量每日 20～60mg，分别于早餐后给 2/3 量，午餐或晚餐后给 1/3 量。

2）可的松需经肝脏转化为氢化可的松，才能发挥生理作用。剂量：每日 20～37.5mg，服用方法同上。

口服皮质醇或可的松的不足之处：一是血药浓度波动过大，口服 30min 后血药浓度很快达到高峰，随即下降，半衰期约为 80min，导致夜间及次晨服药前血药浓度过低，不能真正模拟激素的生理作用模式；二是易出现乏力、恶心，对 ACTH 的负反馈抑制也不够充分，色素沉着消退不够满意，极少数患者尚可出现垂体 ACTH 细胞增生，甚至形成 ACTH 瘤。人工合成的中长效制剂血药浓度稳定，生理作用更平稳，近年有主张用中长效制剂，如泼尼松，取代短效的皮质醇或可的松，但缺点是潴钠作用较弱。如果采用，则必须补充足够食盐及加用盐皮质激素。此外，泼尼松在人体内必须经 C1～2 位加氢还原为皮质醇后才有活性，故在有肝病情况下使用时必须注意。

3）泼尼松龙（去氢氢化可的松）为皮质醇的衍化物，经肝脏转化为去氢氢化可的松，才能充分发挥生理效应，剂量：5～15mg/d。

糖皮质激素的给药方式一般模仿激素分泌周期，在 8：00 服皮质醇 20mg（或可的松 25mg），16：00 服皮质醇 10mg（或可的松 12.5mg）。若采用泼尼松、泼尼松龙或地塞米松替代，则宜在睡前给药，用量为泼尼松或泼尼松龙 5～7.5mg 或地塞米松 0.25～0.75mg。

（2）盐皮质激素替代治疗：盐皮质激素为生理性储钠激素。经糖皮质激素合并高盐饮食治疗不够满意时，可同时应用储钠激素。①9α-氟氢可的松：每天上午 8：00 1 次口服 0.05～0.15mg，为首选药，也许是许多国家唯一使用的盐皮质激素；②醋酸去氧皮质酮（DOCA）油剂：每天 1～2mg 或隔天 2.5～5.0mg 肌内注射，可用于不能口服的患者；③三甲基醋酸去氧皮质酮：每次 25～50mg 肌内注射，潴钠作用可持续 3～4 周；④甘草流浸膏：每次 3～5ml，每天 2～3 次，稀释后口服，有类似去氧皮质酮的作用，但作用较弱。

在盐皮质激素服用的过程中：①为避免盐皮质的副作用，开始宜用较小剂量，如每日口服 9α-氟氢可的松 0.05mg 或肌注醋酸去氧皮质酮 1mg，然后根据疗效调整。剂量不足时仍感乏力、低血压、高血钾和低血钠；剂量过大会出现水肿、高血压、低血钾，甚至发生心力衰竭。②有肾炎、高血压、肝硬化和心功能不全者用药须格外小心。如出现过量的表现，即应停药数天，限盐、补钾，必要时用利尿药，等体内水钠过多现象消失后，再用较小剂量的储钠激素。

3. 应激时的激素治疗　在应激时，需增加激素的补充量，否则易发生肾上腺皮质危象。

（1）轻度应激：如感冒、拔牙等。在基础皮质醇剂量上，每日增加 50mg 左右，应激过后，渐减至原来基础用量。发生胃肠道紊乱，伴有呕吐或腹泻时，应将口服制剂改为静脉滴注，剂量较基础增加 50mg 左右（可用皮质醇 100mg）或地塞米松 5mg，并静脉补充适量水及电解质。

（2）重度应激：如手术或严重感染，每日皮质醇总量不得少于 300mg。①大手术前应使体内有皮质激素储备可在术前 12h 及 2h 时各肌注醋酸可的松 100mg，或在手术前 1h 每 8h 肌注琥珀酸氢化可的松 75mg。②手术时在静脉补液中加皮质醇 100mg，如血压下降，应加快皮质醇滴速，并在100mg滴完后继续应用直到病情好转。③手术后第1日每6h肌注醋酸可的松50mg，第2、3日可每8h肌注1次，第4、5日每12h肌注1次，第6、7日如病情稳定，可改为口服，每8h服皮质醇20mg或可的松25mg，以后可递减至基础维持量。如发生手术并发症，激素剂量应在并发症好转后再逐步减少。

4. 其他情况发生时的激素替代治疗

（1）妊娠或分娩：在妊娠前3个月，如有呕吐等反应，不能口服激素时，可改用肌内注射，并注意维持水、电解质代谢的正常和补充葡萄糖。自妊娠2~3个月起直到分娩前，激素的需要量与妊娠前基本相同或略有增减。分娩开始后应给予氢化可的松200mg肌注。如为剖宫产就应该在术前8h起，每8h肌注氢化可的松100mg，术前再肌注100mg。

（2）伴发糖尿病：在糖尿病患者合并有肾上腺皮质功能减退后，对胰岛素的需要量减少，易出现低血糖，应减少胰岛素的用量，少食多餐。

（3）合并甲状腺功能减退：应首先使皮质激素替代完成，后再进行甲状腺功能的替代，避免诱发肾上腺皮质危象。同时采用甲状腺片或甲状腺素时，应从小剂量开始，逐渐地增加剂量。

（4）合并甲状腺功能亢进：甲亢时体内各种物质代谢加速，氢化可的松的分解也加速，会促使肾上腺皮质功能减退的症状恶化。在甲亢未控制时，患者对皮质激素的需求量增加2倍。随着甲亢的控制，皮质激素的需求量也会逐渐减少。如甲亢需手术治疗，则应按甲亢的术前处理原则进行，同时也要对肾上腺皮质功能减退症进行术前处理。

（5）合并结核：有结核活动时，皮质激素有可能促进结核的播散。但患者依然需要类固醇双倍的基础维持量。临床必须小心监护。待结核稳定后逐渐减量。同时进行积极的抗结核治疗。

（6）其他：溃疡病、精神病：应用糖皮质激素量应减少1/4~1/3。黑色素沉着可给予大量维生素C长期治疗，黑色素沉着有望减退。用葡萄糖液加入维生素C 1g，静滴每日1次，数周后也可渐见效。

五、部分艾迪生病

本病又称隐匿性艾迪生病，为相对性肾上腺功能不全。本病临床症状不明显，特征及实验室检查可正常或低下。

1. 临床特点 ①皮肤和黏膜可有类似艾迪生病的色素沉着；②平时无任何症状，偶有疲乏；③有感染、手术、创伤、过劳时，出现肾上腺皮质功能不足的表现；④血浆皮质醇、尿17-羟、17-酮类固醇可正常或减少。ACTH兴奋试验，尿17-羟、17-酮排泄和血浆皮质醇浓度均不增加。

2. 治疗 平时不需要激素治疗，在感染、创伤、手术等应激情况时，须适当使用糖皮质激素，并补充食盐等。

（饶小娟）

第七节 肾上腺危象

肾上腺危象是指由各种原因导致急性肾上腺皮质激素分泌不足或缺如而引起的一系列临床症状，病情凶险，进展急剧，如不及时救治可致休克、昏迷、死亡。

一、病因

1. 原有慢性肾上腺皮质功能减退症加重 因感染、创伤、手术、胃肠紊乱、妊娠、分娩或停用激素等诱发原有的慢性肾上腺皮质功能减退症加重，诱发肾上腺危象。

2. 药物 长期（2 周以上）使用大剂量皮质激素治疗的患者，如泼尼松 20mg/d 或相当剂量的其他剂型。垂体－肾上腺皮质功能受到反馈抑制，导致继发性肾上腺皮质萎缩，ACTH 分泌减少。在突然中断用药、撤药过快或遇到严重应激情况而未及时增加皮质激素时，可使处于抑制状态的肾上腺皮质不能分泌足够的肾上腺可的松而诱发危象。此外，腺垂体功能减退患者在肾上腺皮质未替代完全时，使用甲状腺制剂，亦可诱发危象。

3. 急性肾上腺出血 ①新生儿难产、窒息、剧烈复苏过程中，成人腹部手术致肾上腺创伤，肾上腺内充满大量血液。②严重败血症：主要为脑膜炎双球菌性败血症，致弥散性血管内凝血（DIC），多见于儿童。肾上腺内有大片出血或有许多小出血区。出血部位主要在髓质及皮质的网状带，同时有散在的多发性血栓形成。③双侧肾上腺静脉血栓形成：多见于成人，髓质部位的出血重于皮质，有时在皮质外周还有一圈正常组织。④肾上腺出血是全身出血性疾病如白血病、血小板减少性紫癜的表现之一。⑤心血管手术及器官移植手术中抗凝药物使用过多均可导致肾上腺出血而诱发危象。

4. 肾上腺切除术后 双侧切除或一侧因肾上腺肿瘤切除，而对侧肾上腺已萎缩，对ACTH 的刺激不起反应，术后未及时进行激素的替代，均可引起急性肾上腺皮质功能衰竭。

5. 先天性肾上腺羟化酶缺陷 致皮质激素合成受阻。

二、临床表现

肾上腺危象的临床表现因病因不同而有各自的临床特点，也有共同的临床表现。一般分为两个方面，一为急性肾上腺皮质功能减退的临床表现。二为促发或导致急性肾上腺皮质功能减退的疾病的症状。全身症状表现为精神萎靡、乏力；出现中、重度脱水，口唇及皮肤干燥、弹性差；大多有高热，有时体温也可以正常或低于正常；原有肾上腺皮质功能减退的患者发生危象时皮肤黏膜色素沉着加深；症状大多为非特异性，起病数小时或 1~3d 后病情急剧恶化。各系统主要表现如下。

1. 循环系统 由于水、钠大量丢失，血容量减少，表现为脉搏细弱、皮肤湿冷，四肢末梢冷而发绀，心率增快、心律失常，血压下降、直立性低血压，虚脱，严重时出现休克。

2. 消化系统 糖皮质激素缺乏致胃液分泌减少，胃酸和胃蛋白酶含量降低，肠吸收不良以及水、电解质失衡，表现为厌食、腹胀、恶心、呕吐、腹泻、腹痛等。肾上腺动、静脉血栓引起者，脐旁肋下 2 指处可突然出现绞痛，迅速加重，出现呕吐。白细胞多增高。

3. 神经系统 精神萎靡、烦躁不安或嗜睡、谵妄或神志模糊，重症者可昏迷。低血糖者表现为无力、出汗，视物不清、复视或出现低血糖昏迷。

4. 泌尿系统 由于血压下降，肾血流量减少，肾功能减退可出现尿少、氮质血症，严重者可表现为肾功能衰竭。

5. 其他 原发性疾病的表现。

三、实验室检查

可出现下列的改变：①低血糖；②血中尿素氮增高；③低血钠；④可有高血钾，也可以为正常或降低；⑤血浆氢可的松降低；⑥血常规及白细胞总数和中性粒细胞明显升高；⑦血小板计数减低，部分患者可出现凝血时间延长，凝血酶原时间延长。

临床上怀疑有急性肾上腺皮质功能减退时，应立即抢救，不要等实验室检查结果。

四、诊断及鉴别诊断

在原有慢性肾上腺皮质功能减退症基础上发生的危象诊断较容易。若既往无慢性肾上腺皮质功能减退症病史，诊断比较困难。临床上对于有下列表现的急症患者应考虑肾上腺危象的可能：①所患疾病并不严重而出现明显的循环衰竭以及不明原因的低血糖；②难以解释的恶心、呕吐；③体检发现皮肤、黏膜有色素沉着、体毛稀少、生殖器官发育差；④既往体质较差以及休克者经补充血容量和纠正酸碱平衡等常规抗休克治疗无效者。

本症应与感染性休克等内科急症进行鉴别。感染性休克常以严重感染为诱因，在毒血症或败血症的基础上伴有 DIC。有时二者在临床上难以区分，但治疗原则相似，鉴别困难时可不予严格区分，诊断和治疗同时进行，以期稳定病情，挽救生命。

五、临床治疗

治疗原则是补充肾上腺皮质激素，纠正水、电解质紊乱和维持酸碱平衡，并给予抗休克、抗感染等对症支持治疗。同时应积极地处理诱发疾病。

1. 积极补充肾上腺皮质激素

（1）糖皮质激素的补充

1）氢化可的松（皮质醇）：为治疗时的首选药物，对保持糖代谢和防止危象有重要作用。立即静注氢化可的松或琥珀酰氢化可的松 100mg，以后每 6h 静滴 100mg。第 1 天氢化可的松总量约 400mg，第 2、3 天可减至 300mg，分次静滴。如病情好转，继续减至每日 200mg，继而每日 100mg。待患者呕吐症状消失，全身状况好转可改为口服。当口服剂量减至每日 50～60mg 时可加用盐皮质激素。

2）可的松（可的松）需经肝脏转化为氢化可的松，才能发挥生理作用。每日维持补充剂量为 20～37.5mg。

3）泼尼松龙（去氢氢化可的松）：为皮质醇的衍化物，经肝脏转化为去氢氢化可的松，才能充分发挥生理效应，剂量：5～15mg/d。

（2）盐皮质激素的补充：为生理性储钠激素，经糖皮质激素合并高盐饮食治疗不够满意时，可同时应用储钠激素。

1）9α-氟氢可的松：每日 0.05～0.2mg，早晨 1 次口服，潴钠作用比氢化可的松强 100 倍。

2）醋酸去氧皮质酮油剂（DOCA 油剂），适用于低血压、低血钾和血容量减少的患者。每日或隔日肌注 2.5～5mg。

3）三甲基醋酸去氧皮质酮，每日肌注 25～50mg。

4）甘草流浸膏：有类似去氧皮质酮的作用，每日 10～15mg，分次口服，其作用较小，最好与 DOCA 合用。

2. 纠正水、电解质紊乱　补液量及性质视患者脱水、缺钠程度而定，如有恶心、呕吐、腹泻、大汗而脱水、缺钠较明显者，补液量及补钠量宜充分；相反，由于感染、外伤等原因，且急骤发病者，缺钠、脱水不至过多，宜少补盐水为妥。一般采用 5% 葡萄糖生理盐水，可同时纠正低血糖并补充水和钠。应视血压、尿量、心率等调整用量。还须注意钾和酸碱平衡。血钾在治疗后会出现急骤下降。

3. 对症治疗　降温、给氧，有低血糖时可静注高渗葡萄糖。补充皮质激素、补液后仍休克者应予以血管活性药物。有血容量不足者，可酌情输全血、血浆或人血白蛋白。因患者常合并感染，须用有效抗生素控制。

4. 治疗原发病　在救治肾上腺危象的同时要及时治疗原发疾病。对长期应用皮质激素的患者须考虑原发疾病的治疗，如有肾功能不全者应选用适当的抗生素并调整剂量。因脑膜炎双球菌败血症引起者，除抗感染外，还应针对 DIC 给予相应治疗。

（饶小娟）

第八节　库欣综合征

库欣综合征（Cushing syndrome）又称皮质醇增多症，是一组因下丘脑 - 垂体 - 肾上腺（HPA）轴调控失常，肾上腺皮质分泌过多糖皮质激素而导致的以向心性肥胖、满月脸、多血质外貌、紫纹、高血压、继发性糖尿病和骨质疏松等症状为表现的临床综合征，包括垂体或者垂体外分泌 ACTH 的肿瘤，肾上腺皮质肿瘤或者结节以及外源性糖皮质激素过多。1912年，由 Harvey Cushing 提出此病系垂体嗜碱性微小腺瘤所引起，并经尸解证实。后为缅怀其卓越贡献，遂命名为库欣综合征。库欣综合征可在任何年龄发病，但多发于 20 ~ 45 岁，成人多于儿童，女性多于男性，男女比例为 1 : 3 ~ 1 : 8。

一、分类与病因

库欣综合征按其病因可分为促肾上腺皮质激素（ACTH）依赖性和非依赖性两大类。

（一）ACTH 依赖性库欣综合征

指下丘脑 - 垂体或垂体以外的某些肿瘤组织分泌过量 ACTH 和（或）促肾上腺皮质激素释放激素（CRH），引起双侧肾上腺皮质增生并分泌过量的皮质醇，包括垂体性库欣综合征即库欣病（Cushing's disease）、异位 ACTH 综合征和异位 CRH 综合征。

最常见的为库欣病，由垂体分泌过量 ACTH 引起，占库欣综合征的 65% ~ 75%。经蝶垂体手术探查和病理组织证实垂体腺瘤在库欣病患者中占 90% 以上。摘除腺瘤后，80% 以上的患者可获得缓解，而且其中多数患者还会出现暂时性的垂体 - 肾上腺皮质功能减退。个别垂体 ACTH 瘤可向颅内其他部位及远处转移。外科手术发现垂体来源的 ACTH 肿瘤可为微腺瘤（直径 < 10mm；50% 直径 ≤ 5mm）或垂体巨腺瘤（直径 > 10mm）或促肾上腺皮质激素细胞弥漫性增生。

异位 ACTH 综合征指垂体以外的肿瘤组织分泌过量的有生物活性的 ACTH 或 ACTH 类似物，刺激肾上腺皮质增生，使之分泌过量皮质醇、盐皮质激素及性激素所引起的一系列症状，约占库欣综合征的 15%。国外文献报道最多见的病因为肺部或支气管肿瘤，约占 50%，其次分别为胸腺及胰腺肿瘤，各约占10%，还可有甲状腺髓样癌、嗜铬细胞瘤、胃肠道及生殖系统、前列腺等部位的肿瘤。

异位 CRH 综合征是由于肿瘤异位分泌 CRH 刺激垂体 ACTH 细胞增生，ACTH 分泌增加。

ACTH 依赖性库欣综合征由于过量 ACTH 的长期刺激，双侧肾上腺皮质多呈弥漫性增生，主要引起肾上腺束状带细胞增生肥大。

（二）ACTH 非依赖性库欣综合征

指肾上腺皮质肿瘤或增生导致自主分泌过量皮质醇，主要为肾上腺皮质腺瘤和腺癌，分别占库欣综合征的10%和6%，且多为单侧。双侧肾上腺皮质腺瘤罕见，可为一侧优势一侧为无功能腺瘤，也可为两侧皆为功能性腺瘤。肾上腺皮质腺瘤或癌自主分泌过量的皮质醇引起血皮质醇升高，使下丘脑 CRH 和垂体 ACTH 细胞处于抑制状态，血中 ACTH 水平通常较正常减低，腺瘤以外同侧肾上腺及对侧肾上腺皮质萎缩。肾上腺皮质结节样增生少见，仅占1%以下，包括原发性色素沉着结节性肾上腺皮质病（primary pigmented nodular adrenocorti-caldisease，PPNAD），促肾上腺皮质激素非依赖性大结节样肾上腺增生（AIMAH）和抑胃肽依赖性库欣综合征。

PPNAD 是一种罕见的库欣综合征类型。此病以双侧肾上腺皮质多发性自主分泌的色素沉着结节伴结间皮质组织萎缩为特征。发病年龄早，临床症状轻，通常与 Carney 综合征（Carney complex，CNC）相关联。1980 年至 2002 年上海交通大学医学院附属瑞金医院共诊断 7 例 PPNAD 患者，占该院肾上腺肿瘤及瘤样病变总数的 0.18%。Carney 综合征为一复杂的临床症候群。1985 年 Carney 第一次发现包括黏液瘤、点状色素沉着、内分泌腺功能亢进等在内的一系列症状和体征，并可在家系中呈显性遗传；后人将之命名为 Carney 综合征。从该病发现至今，在超过 400 例 CNC 患者中约有一半为家族性聚集。分子遗传学研究发现该综合征在家族中呈显性遗传，并与 17q22-24 区域相连锁，区域内 cAMP 依赖性蛋白激酶 Aa 调节亚基（PRKARIA）基因突变，已经在 45% 的家系及散发患者中证实是导致 CNC 的原因。在 CNC 各种症状中 PPNAD 发病占所有 CNC 的 25%，其作为惟一可以遗传的库欣综合征，是 CNC 最常累及的内分泌腺瘤病变。PPNAD 双侧肾上腺的病理改变以大体表现正常或稍大为主，重量0.9~13.4g，平均9.6g。切面显示肾上腺皮质散在的色素性小结节，大小1~3mm 不等，颜色从棕黄色到黑褐色，也可深入皮髓质交界处甚至肾上腺周围脂肪组织。镜下：结节内细胞呈圆形或多角形，排列致密，胞质丰富，呈嗜酸性，内含嗜碱性色素颗粒-脂褐素，免疫组化显示富含各种产生激素的细胞内酶，结节间的皮质细胞可有明显萎缩。

AIMAH 发病率低，为 ACTH 非依赖性，双侧肾上腺呈皮质结节样增生。目前病因虽未完全明确，但已发现抑胃肽（GIP）、黄体生成激素/人绒毛膜促性腺激素（LH/HCG）、精氨酸加压素（AVP）、β2 肾上腺素能受体在肾上腺异常表达可引起 AIMAH。有库欣综合征的典型临床表现，大剂量地塞米松抑制试验（HDDST）不能被抑制，血浆 ACTH 水平低，大多数检测不到。CT 或 MRI 提示双侧肾上腺显著增大，可见单一或多个大结节。碘化胆固醇同位素扫描证实双侧肾上腺皮质功能亢进。

（三）其他特殊类型的库欣综合征

医源性库欣综合征是由于长期服用较大剂量外源性糖皮质激素所致，停药后症状可缓解。其他还有周期性库欣综合征、异位肾上腺组织肿瘤、儿童库欣综合征、应激性库欣综合征和糖皮质激素受体病、糖皮质激素过度敏感综合征等。

周期性库欣综合征较少见，皮质醇分泌过多呈周期性，周期长短不一，能自行缓解，但症状可反复发作。疾病发作期血尿皮质醇可很高，且不受地塞米松抑制，大剂量地塞米松抑制试验甚至可呈反常性升高；间歇期血、尿皮质醇多在正常范围内。约半数患者的病因为垂体依赖性库欣病，其次多见者为异位 ACTH 综合征（约 40%），报道的病例主要为位于胸腺、肺、胃、肾的类癌。约 10% 为肾上腺病因所致，包括 ACTH 非依赖性肾上腺增生，如小结节增生症。少数患者病因诊断不明。库欣综合征呈周期性发作的机制尚不明，依赖垂体 ACTH 的患者中、部分用多巴胺促效剂溴隐亭或血清素拮抗剂赛庚啶有一些效果。少数患者同时有下丘脑病变。有垂体微腺瘤者，切除后可治愈。

儿童库欣综合征较少见，男女儿童发病率相等，10 岁以上患儿多为增生，小于 10 岁者多为肿瘤，异位 ACTH 综合征罕见。除库欣综合征临床症状外，常可见生长发育受到抑制，生长缓慢，骨骼发育延迟。腺瘤和癌肿患者尚可有糖皮质激素过多伴雄激素过多体征，生长过速，且可出现男性化征象，如面部痤疮、多毛、性早熟等。

二、临床表现

库欣综合征主要是由于皮质醇长期分泌过多引起的蛋白质、脂肪、糖、电解质代谢紊乱，并可干扰多种其他激素的分泌。库欣综合征的临床表现有多种类型。①典型病例：表现为向心性肥胖、满月脸、多血质、痤疮、紫纹、血压增高、月经失调、性功能障碍等。多为垂体性库欣病、肾上腺腺瘤、异位 ACTH 综合征中的缓进型。②重型：主要特征为体重减轻、摄食减少、高血压、重度低血钾性碱中毒、浮肿、肌无力，多为迅速进展的异位 ACTH 综合征、肾上腺癌肿。③早期病例：以肥胖为主，向心性不够显著，血压稍高，一般情况较好，尿游离皮质醇稍增高，小剂量地塞米松试验可有一定程度的抑制。④年龄较大以并发症为主就诊者，如心衰、脑卒中、病理性骨折、精神症状或肺部感染，库欣综合征易被忽略。⑤成年男性出现女性化，或女性明显男性化应怀疑肾上腺癌。

1. **脂代谢紊乱**　多数患者为轻到中度肥胖，主要由于血皮质醇水平升高引起脂肪代谢紊乱、体内胰岛素抵抗引起能量代谢异常所致。初发患者可表现为均匀肥胖，但随着病程进展，由于糖皮质激素引起血糖升高继发高胰岛素血症，使胰岛素敏感区脂肪堆积，肥胖多呈向心性分布。典型的向心性肥胖是指头面部、颈后部、锁骨上窝及腹部脂肪沉积增多，但四肢（包括臀部）正常或消瘦，呈现特征性的满月脸、鲤鱼嘴、水牛背、锁骨上窝脂肪垫和悬垂腹，而四肢相对瘦小。

2. **蛋白质代谢障碍**　皮质醇促进蛋白质分解加速，合成减少，因此机体长期处于负氮平衡状态。表现为面部红润，皮肤菲薄，皮下毛细血管清晰可见，呈多血质面容。皮肤弹力纤维断裂，形成宽大、梭形的紫色裂纹。紫纹多见于腹部、大腿内外侧、臀部等处，与皮肤张力增加、蛋白质过度分解有关。典型的紫纹对库欣综合征的诊断有一定的价值。

3. **糖代谢异常**　糖尿病的发病率较正常人群高，多为隐性糖尿病。高皮质醇血症使糖异生作用增强，并可对抗胰岛素降血糖的作用，引起糖耐量异常，胰岛素相对不足。部分患者可出现多饮、多尿、多食。

4. **高血压**　糖皮质激素有潴钠排钾作用，使机体总钠量明显增加，血容量扩张，通过

激活肾素 – 血管紧张素系统，增强心血管系统对血管活性物质包括儿茶酚胺、血管加压素和血管紧张素Ⅱ的正性肌力和加压反应，抑制血管舒张系统，使得血压上升并有轻度水肿。约80%库欣综合征患者有高血压症状。高血压通常为持续性，收缩压和舒张压均有中度升高。

5. 性功能改变　库欣综合征患者性腺功能均明显减退。因其不仅直接影响性腺，还对下丘脑 – 垂体的促性腺激素分泌有抑制作用。在女性可引起痤疮、多毛、月经稀少、不规则甚至闭经、不育；男性可有阳痿、性欲减退、睾丸缩小变软等。

6. 肌肉骨骼　四肢肌肉可有萎缩。晚期多见骨质疏松，患者可有明显的骨痛，X 线平片可见脊椎压缩性骨折，多发性肋骨骨折等。与糖皮质激素抑制骨基质蛋白质形成，增加胶原蛋白分解，抑制维生素 D 的作用，减少肠道钙吸收，增加尿钙排泄等有关。

7. 造血系统改变　皮质醇刺激骨髓造血，红细胞计数和血红蛋白含量升高，加之患者皮肤菲薄，故呈多血质外貌。糖皮质激素可破坏淋巴细胞和嗜酸粒细胞，并使中性粒细胞释放增多，故血中中性粒细胞增多而淋巴细胞和嗜酸性粒细胞减少。

8. 电解质及酸碱平衡紊乱　明显的低血钾性碱中毒，主要见于异位 ACTH 综合征、重型库欣病、肾上腺皮质癌，有关机制为具盐皮质激素活性的去氧皮质酮、皮质酮产生过多，以及皮质醇分泌量过高，超过了肾远曲小管上皮细胞中 2 型 11β – 羟类固醇脱氢酶（11β – OH HSD$_2$）将皮质醇转变为无活性皮质素的能力，于是皮质醇作用于盐皮质激素受体（MR）使其激活，发挥潴钠、排钾、泌氢效应。也有认为异位 ACTH 综合征中高 ACTH 可抑制 11β – OH HSD$_2$ 的活性。患者尿皮质醇/皮质素代谢物比值升高可作为佐证。

9. 其他　可有神经精神障碍、皮肤色素沉着、感染易感性增加等。约半数库欣综合征患者可有精神状态的改变，轻者表现为失眠，注意力不集中，情绪不稳定，少数表现为抑郁与狂躁交替发生。异位 ACTH 综合征，由于肿瘤大量分泌 ACTH、β – LPH 和 N – POMC 等，多有明显的皮肤色素沉着，具有一定的临床提示意义。大量的皮质醇分泌可抑制机体的免疫功能，中性粒细胞向血管外炎症区域移行能力减弱，自然杀伤细胞数目减少，功能受抑制，患者多易合并各种感染。

三、库欣综合征的诊断

库欣综合征的临床表现多样，有些患者仅表现为不典型和孤立的症状，诊断较难。美国内分泌协会推荐，对于出现与年龄不相符的症状（如高血压、骨质疏松）的患者，出现多种和进行性发展的症状提示库欣综合征可能的患者，身高百分位数减低而体重增加的儿童，合并肾上腺意外瘤的患者应筛查是否存在库欣综合征。对怀疑库欣综合征的患者做出临床决策涉及两个阶段。第一阶段是明确患者是否存在库欣综合征。如果答案为"是"，第二阶段是明确库欣综合征的病因。值得注意的是，在评估前首先应询问详细的病史和进行全身体检，了解有无酒精和外源性糖皮质激素药物应用史（口服、肠外、吸入或表面）。

药物可引起高皮质醇血症，如引起皮质激素结合球蛋白（CBG）升高的药物、合成糖皮质类固醇、ACTH 类似物、甘草甜素等。在妊娠期间，血皮质醇浓度会逐渐升高，甚至可有轻度皮质醇增多症的表现，这时需和妊娠合并库欣综合征相鉴别，因为后者引起血皮质醇增高的程度和前者相比无显著差异，两者可通过腹部 MRI 加以鉴别。

假性库欣综合征，此种状态指临床上有或多或少库欣综合征的表现，同时可有皮质醇分泌异常，但并非持久自主性皮质醇增多症，一旦有关致病因素解除，即可缓解，包括酗酒、抑郁症、某些肥胖患者，以及严重应激状态所致者。应激可提升 ACTH 释放素神经元活性，导致 ACTH 分泌增多，刺激皮质醇的分泌，不过高皮质醇对 ACTH 的反馈抑制仍然存在。①酗酒：患者尿及血浆皮质醇可升高，且不被小剂量地塞米松抑制剂，血浆 ACTH 可为正常或受抑制。对有酗酒史、慢性肝病的临床表现及生化异常者要考虑酗酒所致假性库欣综合征的可能性。发生机制尚未阐明，有"双重打击"假设：慢性肝病可伴皮质醇代谢障碍，加上酗酒患者皮质醇分泌率不但不减，反而增加。此外，有研究显示乙醇可直接刺激皮质醇分泌，失代偿的肝病患者血管加压素上升，可刺激下丘脑—垂体肾上腺轴。在戒酒后，生化异常可迅速恢复正常。②抑郁症：此症患者可出现库欣综合征的激素异常，尿游离皮质醇可升高，原因尚不明，在抑郁症得到缓解后，生化异常可消失。另一方面，库欣综合征患者也常出现抑郁症，需经细微检查以明确诊断。③肥胖症：患者皮质醇分泌率可轻度升高，可能与下丘脑－垂体－肾上腺轴被兴奋有关。血浆皮质醇浓度正常，尿游离皮质醇可为正常或轻度升高。兴奋下丘脑－垂体－肾上腺轴的因素与外周皮质醇代谢增强致皮质醇清除率增高有关，主要是肝中皮质醇素经 1 型 11β － 羟类固醇脱氢酶（$11\beta - OH\ HSD_1$）向皮质醇的转化率降低，以及皮质醇向 5α － 还原型衍生物的转化增强。

此外，在强制运动练习等应激状态也可出现下丘脑－垂体－肾上腺轴被兴奋。

（一）库欣综合征的定性诊断

美国内分泌协会指南推荐进行以下试验中的一种作为初步实验室检查：24h 尿游离皮质醇测定（至少两次）、午夜唾液皮质醇（两次）、1mg 过夜地塞米松抑制试验（DST）和低剂量地塞米松抑制试验（2mg/d，48h）。目前尚没有高度特异性的检查方法，初期检查结果正常可基本排除库欣综合征，无需进一步检查。对高度怀疑库欣综合征的患者，应同时进行两项试验。

1. 24h 尿游离皮质醇（urinary free cortisol，UFC）测定　1970 年开始应用 UFC 来诊断库欣综合征，它能反映 24h 内皮质醇的整体分泌水平。UFC 检测的是不与皮质醇结合球蛋白（CBG）结合的游离皮质醇，而血清皮质醇检测的是总皮质醇（CBG 结合的皮质醇和游离皮质醇），故 UFC 不受引起 CBG 波动的状态或药物（口服雌激素）的影响。推荐至少 2 次尿液检测以提高测定结果的可信度。UFC 的敏感性和特异性取决于切点的选择，为了获得较高的敏感性常推荐 UFC 的正常上限作为阳性标准（正常值 20～100μg/24h）。过量的液体摄入（≥5L/d）会明显增加 UFC 水平。中、重度肾功能不全的患者在肌酐清除率低于 60ml/min 时，UFC 水平往往呈假阴性，并随着肾功能的下降呈线性关系。周期性库欣综合征患者在病情静止期 UFC 往往正常。轻度库欣综合征患者的 UFC 水平可正常，而唾液皮质醇此时更有诊断价值。

2. 唾液和血清皮质醇　正常人皮质醇的分泌具有明显的昼夜节律波动，血皮质醇于晨 6：00～8：00 最高，午夜 24：00 最低。库欣综合征时皮质醇昼夜节律消失，午夜皮质醇低谷消失。由于唾液中不含有 CBG，唾液皮质醇能反映血液中具有生物活性的游离皮质醇水平，不受唾液分泌速率的影响，不失为一种不需住院进行的敏感的无创性检查手段。多项研究确立了单一午夜唾液皮质醇诊断库欣综合征的准确性，大于 2ng/ml 时敏感性可达 100%，特异性可达 96%。唾液在室温下能稳定保存数周，采集方便，重复性高。在收集唾液前应避免食用甘草和吸烟，避免刷牙或使用牙线以免引起牙龈出血影响测定结果。如尚未建立唾液皮质醇的测定，可检测血清皮质醇替代。睡眠状态下的午夜血清皮质醇 >1.8μg/dl 时诊断库欣综合征的敏感性为 100%，特异性为 20.2%，切点提高到 7.5μg/dl，特异性可增至 87%。清醒状态下的午夜血清皮质醇 >7.5μg/dl 时，其诊断库欣综合征的敏感性与特异性 >96%，而在肥胖患者特异性仅为 83%。

3. 地塞米松抑制试验　于正常人应用超生理剂量的糖皮质激素即可抑制 ACTH 和皮质醇的分泌，库欣综合征患者由于其皮质醇分泌呈自主性，往往不能被低剂量的地塞米松所抑制。

（1）1mg 过夜地塞米松抑制试验（DST）：1mg 地塞米松抑制试验可作为门诊患者的有效筛查试验。午夜给予 1mg 地塞米松，正常反应是次日晨 8：00 ~ 9：00 血浆皮质醇水平被抑制到小于 5μg/dl。切点为 5μg/dl 时试验的特异性为 95%，切点降至 1.8μg/dl 可使试验的诊断敏感性提高到 95% 以上，特异性为 80%。为了增加诊断试验的敏感性，推荐将 1.8μg/dl 作为切点。

（2）小剂量地塞米松抑制试验（LDDST，2mg/d，48h）：1960 年 Liddle 首先报道了低剂量地塞米松抑制试验，将尿 17 - 羟类固醇或尿游离皮质醇改用血浆皮质醇作为指标后更为简便，准确性也提高。

多种药物都能影响地塞米松的吸收和代谢率，如苯妥英钠、苯巴比妥、卡马西平、利福平和乙醇通过 CYP3A4 诱导肝酶清除地塞米松，降低其血浓度。肝肾功能衰竭时，地塞米松清除率降低。有学者建议在进行 DST 的同时进行血皮质醇和地塞米松浓度的检测，以保证血地塞米松浓度 >5.6nmol/L，但受限于成本和条件而缺乏可行性。

4. 特殊人群库欣综合征的筛查　妊娠时地塞米松对血清和尿皮质醇的抑制作用减弱，早期 UFC 排泄可正常，至足月可升高达 3 倍。推荐怀孕妇女进行 UFC 而非 DST 检查，妊娠中晚期 UFC 高于正常上限的 3 倍提示库欣综合征；抗癫痫药物如苯妥英钠、苯巴比妥和卡马西平能通过 CYP3A4 诱导肝酶对地塞米松的清除率增加，DST 的假阳性率增高，故对癫痫患者宜进行血、唾液或尿皮质醇测定，而不推荐 DST；肾功能衰竭患者当肌酐清除率低于 60ml/min 时 UFC 排泄减少，低于 20ml/min 时更低，故推荐进行 1mg 过夜 DST 而非 UFC 检查。1mg 过夜 DST 反应正常可排除库欣综合征。怀疑周期性库欣综合征的患者建议行 UFC 或午夜唾液皮质醇检测而不采用 DST，如有可能最好在出现临床症状时进行；肾上腺意外瘤患者如怀疑轻度库欣综合征建议行 1mg 过夜 DST 或午夜皮质醇而不用 UFC。

（二）库欣综合征的病因诊断

1. 血浆促肾上腺皮质激素（ACTH）　　正常情况下垂体 ACTH 的分泌昼夜变化很大，晨 6：00 最高，午夜 24：00 最低。ACTH 水平对库欣综合征的病因诊断有价值，可用于区分 ACTH 依赖和非 ACTH 依赖性库欣综合征。50% 的库欣病患者 9：00 ACTH 水平位于正常范围（9 ~ 52pg/ml）或升高。ACTH 水平在异位 ACTH 综合征中明显升高，通常 >90pg/ml，有时可 >500pg/ml，与 30% 的库欣病患者有重叠。故 ACTH 水平无法用于区分库欣病和异位 ACTH 综合征。垂体肿瘤分泌 ACTH 时垂体不受下丘脑调控而呈自律性，昼夜节律消失。一日中最具鉴别意义的时间点在 23：00 ~ 1：00，此时 ACTH 和皮质醇均达到低谷。库欣综合征患者午夜 ACTH >22pg/ml 时考虑 ACTH 依赖性。已知多种癌肿的癌细胞如类癌等能分泌大量 ACTH，其产生的是 ACTH 的前体物质（pro - ACTH，POMC）。虽然目前无法对这些前体物质进行常规检测，但这些物质的升高有助于诊断异位癌肿。此外，POMC 具有免疫活性而生物活性差，引起的临床症状往往不明显。故当血 ACTH 值 >200pg/ml 而临床库欣症状不显著时，也应考虑为异位性癌肿，宜作进一步检测以明确诊断。ACTH 非依赖性 Cushing 综合征中，肾上腺肿瘤患者的血浆 ACTH 常偏低或很难检出。由于 ACTH 容易降解而造成水平低下，因此血样留取应置于冰浴中和尽早离心。

2. 大剂量地塞米松抑制试验（HDDST，8 mg/d，48h）　库欣病患者不能被低剂量地塞米松抑制试验抑制，却能被大剂量地塞米松抑制试验抑制，这是基于库欣病患者糖皮质激素对 ACTH 的负反馈作用仍然存在，但重新设定于一个较高的水平。与基础皮质醇比较，服用地塞米松后 48h 的血、尿皮质醇抑制率大于 50% 为阳性反应，提示库欣病。而肾上腺肿瘤、皮质癌或异位 ACTH 综合征多不能达到满意的抑制。大约 90% 的库欣病患者和 10% 的异位 ACTH 患者大剂量地塞米松抑制试验为阳性，而侵袭性的垂体 ACTH 大腺瘤可不被抑制。大剂量地塞米松抑制试验的抑制程度与患者基础皮质醇的分泌量有关，高抑制率往往见于基础皮质醇水平较低的患者。

3. CRH 兴奋试验　在 CRH 刺激下，正常人 ACTH 和皮质醇可升高 15% ~ 20%，库欣病患者升高幅度更明显，ACTH 大于 50%，皮质醇大于 20%。异位 ACTH 综合征患者大多对 CRH 无反应，也有少数假阳性的报道。ACTH 和皮质醇对 CRH 的反应在鉴别库欣病和异位 ACTH 综合征上的特异性和敏感性可达 90%。ACTH 较基础升高 100% 以上或皮质醇升高 50%，可排除异位 ACTH 综合征。有超过 10% 的库欣病患者可对 CRH 无反应。

4. 甲吡酮刺激试验　甲吡酮可以阻断 11 - 脱氧皮质醇转化为皮质醇，而使血浆皮质醇下降，血浆 ACTH 水平增加，尿中 17 - 羟皮质类固醇浓度升高。大多数的异位 ACTH 综合征患者反应很小或无反应。甲吡酮试验最先用于鉴别垂体性库欣病和肾上腺来源库欣综合征，但往往通过 ACTH 水平和肾上腺 CT 扫描可以明显鉴别。此试验不适用于鉴别库欣病和异位 ACTH 综合征，甲吡酮试验目前在内分泌诊断的意义存在着争议，当其他试验结果存在不一致性时可进行。

5. 岩下静脉窦采血（inferior petrosal sinus sampling，IPSS）　岩下静脉窦导管采血测定中心（近垂体处）及外周血 ACTH 浓度可用来鉴别库欣病和异位 ACTH 综合征。库欣病患者垂体附近的 ACTH 浓度较周围静脉高，岩下窦与外周静脉 ACTH 的比值有明显的浓度梯度。库欣病患者中心与外周静脉 ACTH 比值常大于 2.0，异位 ACTH 综合征患者比值小于 1.4 : 1。鉴于 ACTH 分泌呈间歇性的特点，测完基础值后常用 CRH 兴奋促使 ACTH 分泌。岩下窦与外周血 ACTH 比值 ≥2 可以确认为库欣病，若以两者比值 ≥2 或 CRH 兴奋后比值 ≥3 作为确认库欣病的标准，则敏感性为 96%，特异性为 100%。而异位 ACTH 分泌肿瘤则没有这种表现。当影像学检查无法明确垂体微腺瘤，而临床和实验室检查高度提示时，IPSS 对于垂体肿瘤的定位有一定意义。值得注意的是所有的垂体肿瘤都是中心性的，均可进入双侧岩下窦，单凭 IPSS 结果进行手术治疗并不是很明智的决策。当大剂量地塞米松抑制试验不能被抑制、CRH 试验无反应或垂体 MRI 扫描无法定位肿瘤时建议进行 IPSS。垂体发育不良或岩下窦血管丛异常分布有时会导致试验结果假阴性，而异位 ACTH 综合征的患者有时会出现假阳性。有研究发现以双侧岩下静脉窦的 ACTH 差值（IPSG）大于 1.4 为标准时则认为腺瘤偏侧生长，可正确定位 83% 的垂体微腺瘤，而 MRI 的效果为 72%。手术证明，当两者结果矛盾时，IPSG 可靠性更大。但亦有研究表明两者至少具有相同的敏感性，同时认为 IPSG 定位错误是因岩下静脉窦间血液分流所致。IPSS 是一种创伤性的检测方法，其准确性与操作者的经验技术有关。

6. 肿瘤指标　异位 ACTH 综合征除了分泌 ACTH 和其前体外还产生其他肿瘤指标，如降钙素、CEA、gastrin、β-HCG、α-fetoprotein、5-HIAA。血清硫酸脱氢表雄酮（DHEA-S）可用于鉴别良恶性肾上腺肿瘤。DHEA-S 水平明显升高，特别是在儿童中，提示肾上腺皮质癌。无论在男性还是女性，肾上腺皮质癌往往伴有雄烯二酮和睾酮水平的升高。儿童库欣综合征伴肾上腺皮质癌往往出现男性化表现，睾酮、雄烯二酮和 DHEA-S 水平常常可达很高的水平。皮质醇的两个前体，17-羟孕酮和 11-脱氧皮质醇，在分泌皮质醇的良性肾上腺肿瘤是正常的，而在恶性肾上腺皮质肿瘤中是升高的。然而正常的血浆激素水平并不能排除肾上腺皮质癌。

7. 影像学检查

（1）垂体和肾上腺 CT 或磁共振成像检查：高分辨力薄层 CT 或 MRI 增强扫描可用于发现库欣综合征的病变，为了避免误诊的发生应结合影像学检查和生化检测来做判断。不均匀的结节样增生可能导致肾上腺腺瘤的误诊。由于存在垂体意外腺瘤，垂体 CT/MRI 扫描可能导致假阳性结果，特别是病灶直径小于 5mm 者。生化提示库欣病时行垂体 MRI 检查的敏感性达 70%，特异性 87%。大约 90% 的垂体 ACTH 分泌肿瘤为微腺瘤（直径小于 10mm）。典型的垂体微腺瘤在增强后呈低密度，伴随垂体柄的偏移。对于这类小肿瘤 CT 扫描的敏感性和特异性相当低，仅为 20%~60%。对于肾上腺扫描，CT 比 MRI 有着更好的空间分辨力，而 MRI 扫描能为怀疑肾上腺癌的患者提供诊断信息。超过 5% 的正常人存在肾上腺意外瘤，除非生化检测提示原发性病变在肾上腺（ACTH 测值甚低或无法检测出），不推荐进行肾上腺影像学检查。肾上腺癌往往增大而且发现时已经转移播散。隐匿性异位 ACTH 综合征患者需要行胸腹部和盆腔的 CT/MRI 扫描（层厚 0.5cm）以发现分泌 ACTH 的小癌肿。

（2）闪烁法扫描：放射性核素碘化胆固醇肾上腺扫描：诊断准确率可达 80% 以上，胆固醇呈两侧浓集者提示肾上腺皮质增生，浓集仅局限于一侧提示肾上腺腺瘤，腺癌患者两侧均不显影或病变侧不显影而正常侧显影。

^{131}16-碘乙基-19-去甲胆固醇是最常用的肾上腺显影剂，是肾上腺皮质胆固醇摄取的标记物。肾上腺腺瘤能够摄取同位素而对侧肾上腺的摄取受抑制。在怀疑肾上腺大结节增生的患者中进行肾上腺闪烁扫描是一项有用的检查，CT 有可能只发现单侧病变。

引起异位 ACTH 综合征的多种神经内分泌肿瘤均表达生长抑素受体，通过和同位素标记的生长抑素类似物结合而显像，可以用于检测直径仅几毫米的肿瘤，在 ACTH 依赖性库欣综合征排除了垂体疾病后考虑进行生长抑素类似物（奥曲肽）扫描。

8. 其他　超过 95% 的异位 ACTH 综合征患者存在低血钾性碱中毒，而仅有约 10% 的库欣病患者会存在。特别高的皮质醇分泌率，多见于异位 ACTH 综合征和肾上腺腺癌患者。

四、治疗

库欣综合征的治疗策略取决于其病因，ACTH 依赖的皮质醇增多症（库欣病）首选经蝶垂体腺瘤切除术，不能手术或手术失败者行垂体放疗、双侧肾上腺切除术或药物治疗。原发性肾上腺增生、腺瘤或癌肿则首选肾上腺病变切除，无法切除者予以药物治疗。

（一）库欣病的治疗

本病治疗的目标包括：临床症状的改善，生化指标恢复正常，病情长期控制无复发。

1. 经蝶垂体手术　包括垂体腺瘤切除术或部分垂体切除术。大多数库欣病为单一分泌

ACTH 的腺瘤引起, 极少数为垂体弥漫性增生。

(1) 手术治疗的效果及预后: 经蝶垂体手术的效果及预后与医疗单位的经验和手术团队的水平密切相关。由有经验的神经外科医生进行的选择性垂体微腺瘤切除术的缓解率在 65% ~90% 之间, 5 年的复发率约 5% ~10%, 10 年的复发率达 10% ~20%。患者低龄 (≤25 岁) 是复发的重要危险因素。垂体大腺瘤和侵袭性肿瘤患者的手术成功率较低, 缓解率多低于 65%, 易复发 (12% ~45%), 且复发时间短于微腺瘤患者 (分别为 49 个月和 16 个月)。与手术预后良好相关的因素有: MRI 明确定位的垂体微腺瘤, 未侵袭基底硬脑膜或海绵窦的肿瘤, 免疫组化证实 ACTH 阳性的肿瘤, 术后血清皮质醇水平及尿游离皮质醇甚低, 提示肿瘤已完全切除。

垂体手术效果的评估多建议及早在 7 ~10d 内进行, 主要指标为血清皮质醇下降程度, 在 138nmol/L 以下 (<5μg/dl), 提示疾病缓解, 复发率低, 10 年复发率约 10%; 如持续高于 5ug/dl 超过 6 周, 提示复发率高, 如仍在正常高值或超过正常则手术失败, 多见于大腺瘤。如血清皮质醇测定结果存疑时可测 UFC 值作参考, 低于 20μg/24h 提示疾病缓解, 处于正常范围 (20 ~100μg/24h) 不能确定, 高于正常表示有残余肿瘤存在。

(2) 经蝶手术的并发症: 经蝶手术的并发症主要为尿崩症和垂体功能减退, 其发生率与垂体切除的多寡密切有关, 尿崩症可为暂时性或持久性的。密切观察尿量、血钠、血渗透压变化等情况, 如证实有持久性尿崩症存在即开始治疗。垂体功能减退中, 生长激素缺乏的发生率最高, 此对库欣病患儿尤为重要, 要密切随访, 在发生后及时用生长激素治疗。垂体 - 甲状腺轴及垂体 - 性腺轴应定期随访, 按需要作相应治疗。

(3) 手术前评估及处理: 库欣综合征中有多种心血管危险因素, 如高血压、糖尿病、血脂异常, 为一易并发心脑血管事件的疾病, 应作相应的处理, 以减少心血管事件。此外, 库欣综合征患者易并发感染, 可为隐匿性, 也需作必要的检查, 如存在感染应积极治疗。对于病情严重, 代谢障碍明显者, 可用类固醇合成抑制剂治疗, 4 ~6 周使高皮质醇状态得到控制, 代谢异常被纠正, 再行手术治疗, 如此可降低围手术期的风险。对于一般可以经蝶手术治疗的 ACTH 微腺瘤以及稍大一些的瘤不必常规用类固醇合成抑制剂作术前准备。

(4) 手术中、手术后处理及疗效的评估: 经蝶切除垂体瘤或垂体部分、全部切除术治疗库欣病围手术期的目标为顺利度过手术应激期并取得早期皮质醇测值以判断手术的即期疗效和远期效果。有两类处理方案。①给予应激期所需糖皮质激素: 在手术时静脉输注氢化可的松 100mg, 继而每 6h 输注 50mg 氢化可的松, 历时 48h。术后第 1 日起每晨口服泼尼松 5mg, 连续 5 ~6d, 以后改为每晨口服地塞米松 0.5mg。连续 3 ~4d, 至第 10 ~12 日晨, 即距末次服地塞米松后 48h, 采血测皮质醇。如血皮质醇低于 138nmol/L (5μg/dl), 即可视为手术成功, 病情缓解, 预后较好, 复发机会较少。以上介绍的为一在手术期给予糖皮质激素并在术后 2 周内测血清皮质醇评估手术效果的方案。可视患者实际情况作相应调整。②手术时及术后不常规给予糖皮质激素, 在密切观察下, 于手术后第 1 日及第 2 日晨测血清皮质醇以达到最早期评估手术效果。

此种处理方案系 Simmons NE 等 2001 年的报道。该研究探讨了 27 例库欣病微腺瘤患者由经蝶手术前一日午夜开始至手术后 60h 血清皮质醇的动态变化, 每 6h 测定 1 次。在周密的监护下当患者血清皮质醇已明显下降并出现类固醇撤除现象 (乏力、不适、头痛、恶心、关节痛) 即中止试验, 判定为病情缓解, 并及时给予糖皮质类固醇。4 例于术后第 1 日上午

6：00 中止，6 例于中午 12：00 中止。在观察期判断为手术成功的 21 例中，在术后随访期间皆未复发，判断为手术失败的 6 例中有 1 例在随访期病情缓解。此研究初步说明库欣病微腺瘤患者在经蝶手术时不常规给予外源性糖皮质激素是可行的，患者未发生急性肾上腺功能减退危象。此种方案可在手术后 2 日内作出手术是否成功的判断，并与初步随访期的结果相符。Rollin 等于 2004 年报道 26 例库欣病患者在经蝶手术前及术后 6、12、24h 测血清皮质醇，以后每日清晨测定，术中未常规用糖皮质激素治疗，只在血清皮质醇降至 5.0μg/dl（138nmol/L）以下或出现肾上腺皮质功能减退症时开始给予糖皮质激素替代治疗，此类患者被判断为手术成功。此研究还观察了术后 10～12d 的血皮质醇测定，认为有一部分患者术后第一个 24h 血皮质醇未下降至最低点，在以后数日可继续下降。Esposito 等（2006 年）于 40 例库欣病患者将术后皮质醇测定简化为术后第 1 日及第 2 日晨采样，根据术后随访结果，分析证明术后第 1、第 2 日晨皮质醇能否降至 ≤138nmol/L（≤5ug/dl），可作为早期预测手术效果的指标。40 例中 1 例晚期患者术后 3 个月因多器官功能衰竭死亡，39 例随访至少 14 个月以上（平均 33 个月），术后 1～2d 血清皮质醇低于 5μg/dl 的 31 例中 30 例（97%）处于持久缓解，而术后即期未达标的 8 例中，仅 1 例呈缓解状态。

术后血皮质醇降至 5μg/dl 以下的患者中，于第 1 日晨或第 2 日晨达标者近于各占半数，与手术的时间有关，上午手术者 65% 于第 1 日晨达标，而下午手术者 73% 于第 2 日晨达标。

以上报道说明经蝶手术治疗库欣病过程中，不按传统给予外源性糖皮质激素，根据术后第 1 日及第 2 日晨血清皮质醇降低程度作出对手术效果及持久缓解的早期预测为一快速、有效而简便的方法。但必须要求在手术时及术后 48 h 内作严密的连续观察。及时对患者的状况作出迅速有效反应，患者一旦出现类固醇撤除现象，亦即肾上腺皮质醇功能减退的早期表现即刻补充糖皮质激素以避免危象的发生。

上海交通大学医学院附属瑞金医院 2001—2009 年经蝶手术治疗库欣病 125 例，其中微腺瘤 100 例，大腺瘤 3 例，MRI 未见肿瘤征象 22 例［经地塞米松抑制试验和（或）岩下窦采血测 ACTH 证实为库欣病］。术后缓解标准为术后第 1 日或第 2 日血皮质醇 ≤5μg/dl。全组缓解率 85.6%，术前 MRI 显示肿瘤组缓解率为 89.30/（92/103），未见肿瘤组缓解率 68.2%（15/22），2 组之间的差异有统计学意义（P ＜ 0.05）。无手术死亡。

（5）垂体瘤切除后继发性肾上腺皮质功能症的处理：垂体瘤成功切除后，即出现继发性肾上腺皮质功能减退症，此因垂体 ACTH 细胞长期受抑制之故。需给予生理性剂量的氢皮质素或相应量的其他糖皮质激素替代治疗。氢化可的松 15～30mg/d ［12～15mg/（$m^2 \cdot d$）］于早晨 1 次服或早晨服大部分，下午服余量。如此可避免因剂量过大而继续抑制下丘脑 - 垂体 - 肾上腺轴并使库欣综合征临床表现延展不退。部分患者因机体长期暴露于大量皮质醇，一旦垂体瘤切除后，皮质醇分泌中断，可出现明显的肾上腺皮质功能减退症状、乏力、抑郁、关节痛、恶心、厌食。对这种患者，应给足量氢化可的松 ［15mg/（$m^2 \cdot d$）］，并分次服用，如患者仍不适，可略加量，同时告知患者这些症状可在术后 1 个月逐渐改善，应及早将超生理替代量递减至生理性剂量。告知患者需每日规律服药，不可自行停药，否则有严重后果。如发生恶心、腹泻、发热等情况需将口服药量加倍，如夹杂病况严重需急诊就医，告知医护人员自己所患疾病。此时需注射给药，按需加量。大多数患者在术后第 1 年下丘脑 - 垂体 - 肾上腺轴功能可恢复，将氢化可的松量递减而停药。患者自我感觉良好、早晨血清皮质醇浓度恢复正常为停药的重要依据。

对于首次垂体手术失败或复发的患者，进一步可进行再次垂体手术、放射治疗或双侧肾上腺切除。再次垂体手术的成功率较初次手术为低，有中心报道再次垂体手术的缓解率为50%～70%。再次手术出现垂体功能不全的概率升高，选择性腺瘤切除术为5%，垂体切除术高达50%。一旦明确存在残余肿瘤应尽早进行再次手术。鉴于首次术后皮质醇水平仍能进一步下降，在再次术前应观察4～6周再做评估。

2. 放射治疗 传统的分次照射疗法（总照射量45～50Gy）作为主要治疗，成年患者缓解率介于40%～60%，18岁以下儿童患者的效果较佳，奏效也较快，往往在12个月内缓解率达80%。放疗作为经蝶手术未获预期效果的补充治疗，成人缓解率可达80%以上，儿童可全部缓解。垂体功能减退为放疗的主要不良后果，生长激素缺乏尤为多见，儿童患者需密切观察，一旦出现及时用生长激素治疗。

立体定向放疗中应用较多的为伽玛刀疗法，自从高分辨力的磁共振显像问世后，定位更为精确，一般只需给予一次照射，既可作为垂体ACTH瘤的主要治疗，也可作手术后的辅助治疗。

几项报道的缓解率达80%，包括上海华山医院及伽玛刀医院报道的223例高分泌功能的垂体瘤，其中ACTH瘤随访中位数32.1个月，6～12个月内缓解率83%。另一报道43例经蝶手术未达预期效果的患者经伽玛刀治疗，平均随访39.1个月，其中27例（63%）于平均12.1个月（范围3～48个月）病情缓解，24h尿游离皮质醇恢复正常。但以后有3例分别于19、37、38个月时复发，并有7例（16%）出现新的内分泌功能减退。传统放疗与伽玛刀治疗相比较垂体功能减退的发生率相仿，两类疗法都有可能在控制后复发，皆需要长期随访观察。

3. 双侧肾上腺切除术 双侧肾上腺切除术为迅速控制高皮质醇血症的有效方法，采用微创肾上腺切除术可减少手术本身给患者带来的损伤。术后因永久性肾上腺皮质功能减退需终身进行糖皮质激素和盐皮质激素替代治疗。由于术后存在发生Nelson综合征的危险，仅推荐垂体手术失败或垂体手术复发的库欣病患者才考虑行双侧肾上腺切除术。

4. 药物治疗 库欣综合征的药物治疗可通过控制下丘脑-垂体的ACTH合成和分泌、阻断在肾上腺异常表达的受体、抑制肾上腺糖皮质激素的合成，以及阻断外周糖皮质激素的效应等来发挥作用，作为控制高皮质醇血症的有效选择。

（1）类固醇合成抑制剂：此类药物可有效抑制类固醇合成、降低皮质醇分泌率，改善库欣综合征患者的临床症状及代谢异常。不过不能使致病的肿瘤消退，也不能恢复下丘脑-垂体-肾上腺轴的正常功能。此类药物应用指征主要为重型患者的术前准备，放疗患者在奏效前控制病情，一般不作为库欣综合征患者的决定性治疗。

类固醇合成抑制剂包括酮康唑、甲吡酮、氨鲁米特。后两种药已不能正常供应，此外有仅静脉给药的依托咪酯。米托坦亦为类固醇合成抑制剂，但同时能毁坏肾上腺皮质细胞，故又称为抗肾上腺药（adrenolytic）。

类固醇合成抑制剂对不同类型的库欣综合征皆可降低皮质醇分泌率，于依赖垂体的库欣病在治疗过程中可引起ACTH代偿性分泌增加（酮康唑为例外）而致效果减弱。在由肾上腺病因所致库欣综合征则不出现此种现象。当此类药物奏效时，常出现肾上腺皮质功能低下，故需密切观察并监测皮质醇分泌状况，测血清皮质醇、尿游离皮质醇、尿17-羟皮质类固醇。一旦出现肾上腺功能低下应及时予以生理性的激素替代治疗。

1）酮康唑：此药为咪唑（imidazole）衍生物，主要用作抗真菌感染药，具有抑制P450

酶类的作用。酮康唑能抑制类固醇激素生物合成过程中的多个步骤，按作用强度依次为：侧链裂解酶系，17，20－裂合酶，17α－羟化酶，11β羟化酶；此外还可干预 ACTH 诱导的 cAMP 的生成，并且与糖皮质激素受体有弱竞争作用。除抑制皮质醇合成外，此药通过阻碍17，20－裂合酶抑制孕激素转化为雄激素，使去氢表雄酮（DHEA）和雄烯二酮的分泌减少。①临床应用：酮康唑开始用量一般为每日 200mg，或 400mg，分 2 次服，可按需根据皮质类固醇分泌量逐渐增加至每日 600~800mg，分 3~4 次服，甚少需进一步增至每日1200mg。对垂体 ACTH 依赖性库欣病侵袭性垂体 ACTH 癌、肾上腺腺瘤患者，此药可使尿游离皮质醇显著降低，对异位 ACTH 综合征也有效，对肾上腺癌的效果则较差，但对肾上腺皮质癌具功能的转移病灶有一些效果。对于不依赖 ACTH 的大结节性肾上腺增生（AIMAH），即使其体积较大，酮康唑常可使皮质醇分泌量降为正常。酮康唑可用于儿童患者及妊娠期患者。西咪替丁及其他抗胃酸药不可与酮康唑合用，因其可干扰酮康唑在胃部的吸收。在酮康唑治疗过程中，不出现 ACTH 因反馈抑制减弱而升高，其机制尚未阐明。②不良反应：酮康唑通常可为患者良好耐受，出现不良反应者较少。多为胃肠道反应（恶心，呕吐）、皮疹、瘙痒，可随停药而消退。偶见男子乳房发育及勃起功能障碍，与雄激素合成减少有关。5%~10% 用酮康唑治疗的患者可出现无症状的转氨酶轻度上升，停药可恢复正常。对转氨酶中度升高，不超过正常值高限的 2~3 倍，可适当减量密切监测肝功能变化及临床症状，如有加重状况即停药。在酮康唑治程中，如出现肝损害的临床症状（如黄疸、食欲减退、恶心、呕吐等）及肝功能异常，应及时停药，密切观察并妥善治疗，以免发生严重肝损害。应用酮康唑发生严重肝坏死的概率甚低，据估计约为 15 000 例中 1 例。对于肾上腺癌伴肝转移病灶者，不排斥应用酮康唑。采用适量酮康唑时，并不一定需要作糖皮质激素替补治疗，当然仍需观察临床症状及血皮质醇浓度及尿游离皮质醇排量。一旦出现肾上腺皮质功能减退即作相应处理。

2）甲吡酮（Metyrapone）：为吡啶衍生物，此药抑制 11β－羟化酶，后者为皮质醇生物合成最后一个步骤所需的酶，并兼有轻度抑制 18－、19－、17α－羟化酶的作用，此外还能抑制 ACTH 受体 MCR－2 在肾上腺的表达。

开始剂量每日 750~1000μg，分 3~4 次服用。可按需逐步增加，一般每日约 2g，少数病例，如异位 ACTH 综合征，最多可增至 6g。此药降皮质醇的效果甚为迅速，在服后 2h 即可奏效，肾上腺病变所致库欣综合征的临床表现及高皮质醇分泌皆可好转，且不出现明显的 ACTH 因反馈抑制减弱而升高，于依赖垂体库欣病患者则可出现此种现象。

治疗过程中可出现肾上腺皮质功能减退症，需应用糖皮质激素补充治疗。

不良反应有皮疹、恶心、眩晕等。由于 11β－羟化酶受抑制，雄激素的合成增多，可引起多毛、痤疮加重。对盐皮质激素的影响，则包括醛固酮合成减少及前体物去氧皮质酮增多，如后一作用占优势，则可出现浮肿、高血压、低血钾，但并不多见。

3）氨鲁米特（Amino-glutethimide）：为一抗惊厥药，并有镇静作用，对 P450 侧链裂解酶有强抑制作用，对其他 P450 类固醇合成酶、芳香酶也有轻度抑制作用。对各种类型的库欣综合征皆有明显的降皮质醇分泌效果。对 60% 以上肾上腺癌患者有效。开始剂量每日250mg，可逐渐加量，分次服用，一般每日 1g 即可，最多可用至 1.5g/d。治疗过程中可出现肾上腺皮质功能减退，需加以注意，并补充氢化可的松，不宜用地塞米松，因其肝清除率加速。此外，还可出现甲状腺肿、甲状腺功能减退，由于甲状腺激素合成也可受抑制。其他不良反应有轻度镇静作用、痒疹、发热、上消化道不适等，不良反应多见于用量超过每日1g时。

4）曲洛司坦（Trilostane）：为雄烷 – 碳腈（Androstane – carbonitrile）衍生物，选择性抑制 3β – 羟类固醇脱氢酶，并加强 2 型 11β – 羟类固醇脱氢酶（11β – HSD$_2$）活性，故可使皮质素：皮质醇比值升高。曲洛司坦对遏制皮质醇增多症的效果不强，需用到大剂量，每日 980mg，也难使病情完全缓解。此药亦可引起肾上腺皮质功能减退。不良反应为腹部不适、腹泻、感觉异常。

5）依托咪酯（Etomidate）：为咪唑衍生物，短效催眠药，仅静脉给药有效，抑制 11β – 羟化酶的作用显著，也有较轻的抑制 17α – 羟化酶、17，20 – 裂合酶及侧链裂解酶的效果。此外，此药还能显著抑制肾上腺皮质细胞的增殖和 ACTH 受体的表达。在体外研究中，与同类药物比较，此药阻滞肾上腺皮质激素合成的作用最强。临床上适用于口服药物难以快速奏效的重症库欣综合征患者，包括儿童患者，以及并发感染，需作外科手术治疗的并发症等情况。采用静脉用药以控制病情。首剂可缓慢推注 0.03mg/kg，继之以静脉输注每小时 0.1mg/kg。按病情需要，疗程可数日或数周，在治疗过程中需监测血皮质醇水平，以了解在治疗奏效时其下降状况，并以肌注地塞米松予以保护，以后改用外源氢化可的松静脉滴注，以维持机体在应激时所需要的皮质醇浓度。不良反应为具镇静、催眠作用。

（2）针对肿瘤的药物治疗：赛庚啶是 5 – 羟色胺拮抗剂，能抑制下丘脑释放 CRH，降低血浆 ACTH 和皮质醇的水平。对轻症库欣综合征效果尚可，但对重症患者效果欠佳。

溴隐亭是多巴胺受体激动剂，能减少腺垂体合成 ACTH。超过 75% 的垂体 ACTH 腺瘤中都有多巴胺 D$_2$ 受体表达，但临床试验证实溴隐亭只对少数库欣病综合征患者有效。

PPAR – γ 激动剂因后期研究结果不支持，不适用于临床常规使用。尽管维甲酸在动物模型中能降低 ACTH，但因其有效剂量过大，尚无临床试验证实。

生长抑素受体类似物对多种神经内分泌肿瘤均有效。研究发现 ACTH 瘤能表达生长抑素受体的 sst1、sst2 和 sst5 亚型，应用其配体可进行针对性治疗。生长抑素类似物 Octreotide 和 Lanreotide 为选择性 sst2 配体，对库欣病无效。Pasireotide（SOM230）对 sst1 – sst3 特别是 sst5 有高度亲和性，尚在对其有效性和安全性进行长期试验评估。

5 – 羟色胺拮抗剂和 γ – 氨基丁酸激动剂通常无效。

（二）肾上腺腺瘤的治疗

引起库欣综合征的肾上腺腺瘤需行患侧腺瘤手术摘除。腺瘤及下节肾上腺癌手术前对患者的评估参阅垂体手术前有关事项。手术中及手术日需常规静脉输注氢化可的松，共约 400mg，术后继续输注氢化可的松 3~5d，逐渐减量，以后改为口服糖皮质激素替代治疗。无需停药测血皮质醇作早期疗效评估。术后肾上腺皮质功能减退的处理参阅垂体手术后激素替代治疗。随着腹腔镜手术的广泛开展，已成为单侧肿瘤的手术选择，较传统的开腹手术可以减少术后的住院时间。在切除高功能分泌的肾上腺组织后，由于垂体受到长期抑制，往往出现 1~2 年的肾上腺皮质功能不全期。下丘脑 – 垂体 – 肾上腺轴功能的恢复是个连续动态的过程，肾上腺肿瘤切除后 ACTH 水平最先逐渐上升，皮质醇水平在相当长一段时间内处于较低的水平；之后，ACTH 水平逐步升高至超过正常，同时不断刺激萎缩的肾上腺皮质；经数月后萎缩的肾上腺皮质功能得到恢复，皮质醇分泌升高至正常，继而 ACTH 也降至正常范围。肾上腺手术后应进行适量的激素替代（氢化可的松，每日 15~30mg，分 2~3 次口服）

并根据 HPA 轴的恢复程度进行调整。术后对激素量进行调整依赖于临床症状和生化指标的恢复，当晨血清皮质醇浓度 >10μg/dl 或外源 ACTH 兴奋后皮质醇水平峰值 >20μg/dl，即可停药。肾上腺腺瘤术后预后较好。

随着影像学技术的提高，意外发现的肾上腺部位的肿瘤越来越多，通常对于意外瘤的处理原则是首先判定其有无分泌功能，若有分泌功能，应行手术切除，以避免今后可能引起的内分泌紊乱。其次，可根据肿瘤体积的大小来决定是否进行手术。通常体积较大（直径 >3cm）的肿瘤恶性可能性较大，应行手术切除，而体积较小又无分泌功能的肿瘤可随访观察，但上述两点均非绝对。

（三）肾上腺腺癌的治疗

有分泌激素功能及无功能肾上腺癌的发展迅速，转移较早，应尽早切除原发肿瘤，术后加用药物治疗。肾上腺腺癌预后很差，大多数患者在诊断 2 年内死亡。即便可能存在转移仍应尽可能切除原发肿瘤，术后加用抗肾上腺作用的药物 o，p′- DDD（米托坦）。放疗对于手术后残余肿瘤、术后复发和一些转移灶如脊柱的治疗价值有限。

1. 外科治疗　外科手术将肿瘤完全切除是唯一可治愈肾上腺癌的方法。对于已明确或高度怀疑为肾上腺癌的患者，应作经腹手术而不作腹腔镜手术，因后者有使肿瘤破碎之虞，难以将癌瘤完全切除。直径 6cm 以上的肾上腺瘤应作前开腹手术。对直径介于 4~6cm 的肿瘤，如在形态学上无癌症可疑，功能上又无肾上腺皮质激素、雄激素或前体物分泌过多，男性患者无雌激素分泌过多的任何证据，有把握者可作经腹镜手术，否则也应作开腹手术。

2. 米托坦（Mitotane）　化学名双氯苯二氯乙烷（o，p′-DDD），为杀虫药 DDT 的衍生物。米托坦为一亲脂性化合物，需要转变为活性代谢物：o，p′-二氯乙烯及 o，p′-二氯乙酸后发挥效应。

1949 年发现米托坦可引起肾上腺皮质萎缩，1960 年开始用于治疗肾上腺癌。此化合物是唯一既能抑制肾上腺皮质类固醇合成，又能毁坏肾上腺皮质细胞的药物。由于其亲脂性，可在脂肪组织内积蓄，在停药后继续由脂肪组织释放，可长达 2 年之久。

米托坦主要抑制类固醇激素生物合成的第一个步骤，即胆固醇转变为孕烯醇酮，同时也有抑制 11β - 羟化酶、18 - 羟化酶和 3β - 羟类固醇脱氢酶的效果。

米托坦还影响皮质醇的代谢，促进其 6β - 羟化作用胜于 5β - 还原作用，从而加速类固醇在肝中的代谢。此外，米托坦增强一些激素结合蛋白的合成，主要是皮质醇结合球蛋白（CBG）、性激素结合球蛋白（SHBG），对甲状腺素结合球蛋白（TBG）、维生素 D 结合球蛋白（VDBG）的合成也有一些作用。

米托坦的抗肾上腺作用主要是通过使细胞内脂质积聚，线粒体肿胀、受损，干扰 ATP 酶的活性及线粒体电子传递，过氧化物生成及与蛋白质共价结合，从而使肾上腺皮质束状带、网状带和转移病灶的细胞死亡，对球状带的破坏作用较轻。

（1）临床应用

1）米托坦早期用于治疗已不能手术的肾上腺癌，采用大剂量，达 5~20g/d，于大多数患者，激素过度分泌的状态可被控制，部分患者肿瘤有所缩小，寿命是否能延长结果还不一致。

有研究认为如米托坦血清浓度达到 14μg/ml 以上，则可使肿瘤缩小，并延长寿命。一般在用药 3~4 个月并逐步加量，可达此浓度。以后可逐渐减量。疗程至少 2 年，能较好耐受者可延长。

2）米托坦用作外科手术后辅助治疗：为了加强手术治疗的效果，减轻米托坦的不良反应，改善耐受性，采用小剂量米托坦作为手术的辅助治疗，每日用量4g以下，有只用1~2.5g/d，也获得了效果。大多数患者激素过度分泌得到控制，部分患者的肿瘤也有所缩小。有报道在手术切除肿瘤后，立即用米托坦，每日1.5~2g，以预防局部、区域性及远处转移病灶，取得了一些效果。

3）米托坦与化疗联用治疗肾上腺癌：一项报道应用依托泊苷、阿霉素、顺铂（Etoposide, Doxorubicin, Cisplatinum, EDP）三联疗法与米托坦合用治疗已不能手术的晚期肾上腺癌28例，其中临床及（或）生化检查证实有类固醇激素分泌过多者18例，8例为库欣综合征，伴有雄激素过多或多毛症3例，单纯雄激素过多5例，其余伴激素前体分泌增多，部分患者以前作过手术治疗或用过米托坦。这一试验的动机缘于米托坦在体外试验中可逆转多种化疗药物的抗药性。EDP方案每周期9d，每4周作1次，能耐受者最多治疗6个周期，米托坦每日用药不间断。据世界卫生组织（WHO）按肿瘤状况、临床症状、生化指标改变所订的疗效标准，2例完全有效，13例部分有效，总有效率53.5%（95% CI 35%~72%）。总的说来，EDP方案的耐受性较好，仅4例因不良反应减量，能耐受米托坦设定剂量（4g/d）者9例，其余每日用3g、2g、1g者分别为11例、6例及1例。在化疗基础上加用米托坦使神经系及胃肠道不良反应增加。有功能及无功能肾上腺癌皆可奏效，有功能并能评价的16例中，9例生化指标恢复正常。

4）米托坦用于治疗依赖垂体ACTH的库欣病：采用小剂量（0.5~4g/d），单独应用或联合放射治疗，缓解率可达近80%。治疗中需6~8周开始出现病情好转，在开始阶段，需要时可合用其他类固醇激素合成抑制药。对于异位ACTH综合征，米托坦单独应用，或联合应用甲吡酮或安鲁米特，也有助于改善病情。

（2）不良反应：米托坦可引起多种不良反应，需加注意，并尽量设法减轻。①胃肠道症状，腹泻，恶心，厌食，呕吐；②神经系统毒性作用，包括头晕、眩晕、嗜睡、语言障碍、共济失调，可在服用大剂量时出现。③视神经毒性，严重者可致盲。④其他不良反应有乏力、皮疹。⑤临床生化检测可显示肝转氨酶、碱性磷酸酶、γ-谷氨酰转移酶增高，少数患者上述酶升高特别严重，需停药观察。其他还可出现高血脂、低尿酸血症、血细胞计数降低。

（3）内分泌功能障碍：①肾上腺皮质功能减退。激素替代治疗以氢化可的松为首选，或用强的松，不宜用地塞米松，因米托坦可使后者在肝微粒体中降解代谢率加速。充分的激素补给可减轻不良反应并改善患者的耐受性。如同时使用利福平、华法林、苯妥英钠，这些药可诱导肝酶活性而加强类固醇的降解代谢，故临床上合用时需适当增加皮质激素用量。②盐皮质激素分泌过低在长程米托坦治疗时可出现，必要时用适量氟氢可的松。③血游离及总甲状腺激素可降低，但促甲状腺激素（TSH）多在正常范围。

（4）注意事项：①为判断米托坦的疗效及了解是否出现肾上腺皮质功能减退，应测定尿游离皮质醇或尿17-羟皮质类固醇排量。血清皮质醇所测包括游离的及与CBG结合的皮质醇，米托坦使CBG升高，而致血清总皮质醇测值升高，不能反映皮质醇分泌的真实状况。②特殊人群用药：妊娠期不可用米托坦，因其有致畸胎和早产作用，对于以后希望怀孕的患者也不用此药，因其半减期长，停药后可由脂肪组织释放达数年之久。米托坦可用于儿童肾上腺癌患者而获效。③为避免米托坦的不良反应，开始治疗期，每日用 0.5 ~ 1.0g，按病情需要缓慢递增，每 1 ~ 4 周增加 0.5 ~ 1.0g/d，最多不宜超过 4g/d。

（四）异位 ACTH 综合征的治疗

1. 手术治疗　切除原发肿瘤，必要时双侧肾上腺切除以缓解症状。主要依赖于明确异位 ACTH 综合征的病因，明确肿瘤定位，无播散者切除原发肿瘤（如支气管类癌或胸腺瘤）能达到治愈。小细胞肺癌合并异位 ACTH 综合征的患者预后很差。针对小细胞肺癌本身进行治疗在最初也能获益。对无法定位原发肿瘤时有必要行双侧肾上腺切除，继续密切随访直到明确原发肿瘤。

2. 药物治疗

（1）类固醇合成抑制剂。

（2）米非司酮（RU486）：为第一个临床使用的糖皮质激素受体拮抗剂，对糖皮质激素受体有高度亲和力，可在受体水平拮抗糖皮质激素的作用，阻断皮质醇的外周效应和缓解库欣综合征的一些症状，对急性精神症状效果尤佳。常用剂量是 5 ~ 25mg/kg 或者每日 400 ~ 800mg。其副作用包括肾上腺功能低下和由于阻断皮质醇的中枢抑制产生的 ACTH 和皮质醇升高，因为目前缺少测定外周皮质醇反应的生化指标，很难监测疗效，防止副作用。长期使用米非司酮还有神经性厌食和子宫内膜增厚的危险。目前应用 RU486 治疗异位 ACTH 综合征的研究尚在进行中。

（王苑铭）

第十一章
甲状腺疾病

第一节　单纯性甲状腺肿

一、概述

由多种原因引起的不伴有临床甲状腺功能异常的非炎症、非肿瘤性甲状腺肿称为单纯性甲状腺肿。散发病例约占人群的 5%，当患病率超过 10% 时，称为地方性甲状腺肿。单纯性甲状腺肿的常见病因包括碘缺乏、致甲状腺肿物质、碘过量及激素合成障碍等。

二、诊断步骤

（一）病史采集要点

（1）患者甲状腺轻、中度肿大时无明显症状，重度肿大者可引起压迫症状，出现咳嗽、气促、吞咽困难或声音嘶哑等不适，若甲状腺肿大位于胸骨后或胸腔内，可压迫上腔静脉，引起上肢、颈和颜面部瘀血水肿及浅表静脉曲张。若发生甲状腺囊肿出血，可有突然疼痛及腺体急骤增大。

（2）散发病例通常在青春期、妊娠期、哺乳期发生，甲状腺多呈弥漫性轻度肿大，部分患者或疾病晚期时可出现结节性甲状腺肿。

（3）部分患者在结节性甲状腺肿基础上可出现甲状腺功能亢进症，在严重缺碘地区，结节性甲状腺肿患者可出现程度不等的甲状腺功能减退，小儿可出现呆小病。

（二）体格检查要点

（1）甲状腺肿大可分为三度，视诊不能见到，触诊可以扪及者为 Ⅰ 度；视诊可见，触诊可扪及，但肿大腺体没有超过胸锁乳突肌者为 Ⅱ 度；肿大腺体超过胸锁乳突肌外缘者为 Ⅲ 度。

（2）多数患者甲状腺呈弥漫性肿大，质地较软，部分患者可呈结节性甲状腺肿。甲状腺区域多数无压痛，合并囊肿出血时可有压痛。

（3）甲状腺显著肿大压迫上腔静脉后可引起上肢、颈和颜面部瘀血水肿及浅表静脉曲张等，临床较少见。

（三）门诊资料分析

1. 甲状腺功能检查　血清 T_3、T_4 正常，T_3/T_4 比值常增高，血清 TSH 水平正常。

2. 甲状腺超声检查　可明确甲状腺大小、有无结节、血供及颈部淋巴结情况，亦有助于鉴别病灶的良恶性。

3. 甲状腺自身抗体　基本正常。

（四）进一步检查项目

1. 甲状腺扫描　甲状腺结节一般呈"温结节"。

2. 甲状腺摄 ^{131}I 率　常高于正常，但高峰很少提前出现。

3. 细针穿刺活检　有助于结节性甲状腺肿与甲状腺肿瘤或甲状腺炎鉴别。

4. 尿碘测定　一般来说，尿碘 <100μg/L 提示缺碘，有助于缺碘性甲状腺肿大的诊断。但是由于收集随意一次尿样测定尿碘含量常因被检者饮水、出汗等因素造成尿样稀释或浓缩而使尿碘浓度减低或增高，不能反应真实尿碘水平，为克服这一弊端，在判断个体碘营养水平时，建议必须考虑尿样筛选问题，可采用收集晨尿的办法，一般会避免尿稀释或尿浓缩；如果收集随意一次尿样则要事先测量尿比重进行尿样筛选，以保证检测结果的可靠性，标准方法要求事先采用尿比重计测量尿样比重，筛选比重在生理范围（即 1.010～1.030）的尿样作为尿碘测定用，对比重 <1.010，或 >1.030 的尿样应弃去不用，重新采尿。另外，用于判断个体碘营养水平，采集一次尿样很难作出正确判断，因为一次尿碘测定结果只能反应前一天的碘摄入水平，建议在采尿的前几天内避免食用含碘高的特殊饮食，要在通常饮食情况下收集尿样；有条件者最好间隔一定天数连续收集 2～3 次尿样进行测定，参考连续几次尿碘测定结果的波动范围进行综合判断，根据动态观察结果才能有把握做出正确判断。

当进行人群碘营养监测与评价时，在保证足够样本量的前提条件下，可不考虑尿样筛选问题，这要由防治监测人员根据工作目的和精度要求做出决定。目前全国统一病情监测采用 PPS 抽样法评价全省水平，推荐尿碘样本量为 360 份，可达到满意的可信区间及相对精度等。如果在较小范围内或对某一特定人群做点状抽查时，建议样本量至少 50 份以上（50～100）为宜。如果一个人群的尿碘中位数 ≥100 μg/L（孕妇及哺乳妇女应 ≥150μg/L），其中尿碘 <100μg/L 的比率小于 50%，而 <50μg/L 的比率小于 20%，则可判断该人群不存在碘缺乏。此时没有必要过份担心那些少数的低碘尿样，因为它们对整体评价没有实际意义，正因为尿碘水平受前一天碘摄入量的影响很大，在群体采样时必然存在一定数量的低碘尿样，但只要没有超出正常的分布频率就可以了，这当然要在足够的样本数量前提下。

5. 过氯酸排泄试验　过氯酸盐能阻滞甲状腺从血浆中摄取碘离子或促使碘离子从甲状腺内释出的作用。甲状腺内碘有机化缺陷患者，如作过氢酸盐试验，则进入甲状腺细胞内的高氯酸离子将置换细胞内未被有机化的碘离子，并促使后者排出。疑有甲状腺激素合成酶缺陷者可作该实验。甲状腺内碘有机化缺陷病的患者，口服过氯酸钾或静脉注射过氯酸钠后， ^{131}I 摄取率较服药或注射前明显下降，为阳性反应。碘化物致甲状腺肿患者为阳性反应。慢性淋巴性甲状腺炎，阳性率仅为 50%～60%。甲状腺功能正常者，口服或静脉法所测第二次摄 ^{131}I 率与第一次比较均无明显下降。现在已无此项检测。

三、诊断对策

（一）诊断要点

（1）甲状腺弥漫性或结节性肿大。

（2）甲状腺功能检查及自身抗体检查基本正常。

（3）排除甲状腺肿瘤及甲状腺炎症等。

（二）鉴别诊断要点

1. 桥本甲状腺炎　该病甲状腺质地坚硬，边界不规则，甲状腺功能正常时，血清存在高滴度甲状腺自身抗体。50% 患者出现甲状腺功能减退，部分病例出现亚临床甲减。疾病晚期甲状腺摄^{131}I 率减低。甲状腺扫描分布不均，可见冷结节。甲状腺细针穿刺活检有助于确诊。

2. Grave's 病　若单纯性甲状腺肿患者伴有神经症，有心悸、多汗等症状时，需与 Graves 病鉴别。后者甲状腺功能检查示 T_3、T_4 升高，TSH 降低；甲状腺自身抗体滴度升高；甲状腺扫描呈热结节；甲状腺摄^{131}I 率明显增高，高峰前移；T_3 抑制试验呈不可抑制反应，TRH 兴奋试验呈不可兴奋反应。若 Grave's 病未处于活动的甲状腺毒症阶段和缺乏眼征、特征性胫前黏液性水肿表现时，需要借助甲状腺杂音、甲状腺影像学火海征、TRAb 检测，以及甲状腺激素水平定期追踪复查等与单纯性甲状腺肿鉴别。

3. 甲状腺肿瘤　结节性甲状腺肿需与甲状腺肿瘤鉴别，主要依靠组织病理学检查，可行甲状腺细针穿刺活检明确。

（三）临床类型

根据甲状腺肿大特征可分为弥漫型、结节型及混合型。

四、治疗对策

（一）治疗原则

去除病因，维持甲状腺正常功能，缩小肿大腺体，出现压迫症状或怀疑恶变时手术治疗。

（二）治疗策略

1. 对有明确病因者，应首先针对病因治疗　如缺碘引起者可补充碘，致甲状腺肿物质引起者则需停用相关物质。

2. 弥漫性甲状腺肿　青春期患者甲状腺肿大多可自行消退，一般不需要治疗。若患者出现 TSH 水平增高，可使用甲状腺激素替代治疗，以补充内源性甲状腺激素不足，并使肿大甲状腺缩小。干甲状腺片常用量为 $40 \sim 160mg/d$，$L - T_4$ 常用量为 $50 \sim 200\mu g/d$，疗程 3 ~ 6 个月，孕妇患本病时可同样采用该方法，老年患者用量应减少。甲状腺肿大明显伴有压迫症状时应积极采取手术治疗。

3. 结节性甲状腺肿　多见于老年患者，首先需行血清 TSH 测定、TRH 兴奋试验或甲状腺核素扫描等，以明确结节是否存在功能自主性。若排除功能自主性，可予甲状腺激素治疗，起始剂量应偏小，如 $L - T_4$ 不宜超过 $50\mu g/d$，逐渐增加剂量，以不出现甲状腺毒症而结节减小为宜。治疗过程中需监测血清 TSH 水平，血清 TSH 减低或处于正常下限时停用。对存在功能自主性者，不应予甲状腺激素治疗，可结合甲状腺细针穿刺活检及甲状腺摄^{131}I 率结果，选择^{131}I 治疗或手术治疗。无明确碘缺乏证据者，不宜补碘。

4. 地方性甲状腺肿的预防　在碘缺乏地区推行食盐加碘可有效防治碘缺乏病，预防地方性甲状腺肿发生。食盐加碘应根据地区自然碘环境有区别地推行，并定期监测居民的尿碘水平。理想的碘摄入量应当使尿碘中位数在 $100 \sim 200 \mu g/L$，甲状腺肿患病率控制在 5% 以下。

五、病程观察与处理

病程中应观察患者甲状腺大小或结节的变化情况，定期监测甲状腺功能。若患者甲状腺功能正常，肿大的甲状腺逐渐缩小，视为治疗有效；若患者甲状腺肿大无改善甚至恶化，且出现甲状腺功能异常，需结合患者病情调整治疗方案。

六、出院后随访

多数患者不需住院治疗，门诊定时复诊，必要时复查甲状腺功能及超声等检查。

（王苑铭）

第二节 毒性弥漫性甲状腺肿

甲状腺毒症（thyrotoxicosis）是指循环血中甲状腺激素过多，引起以神经、循环、消化等系统兴奋性增高和代谢亢进为主要表现的一组临床综合征。由于甲状腺被炎症（例如亚急性甲状腺炎、产后甲状腺炎等）破坏，滤泡内储存的甲状腺激素过量进入循环引起的甲状腺毒症称为破坏性甲状腺毒症（destructive thyrotoxicosis），该症的甲状腺本身的功能并不亢进。而由于甲状腺本身功能亢进，合成和分泌甲状腺激素增加所导致的甲状腺毒症称为甲状腺功能亢进症（hyperthyroidism，简称甲亢）。引起甲状腺功能亢进症的病因包括：毒性弥漫性甲状腺肿（Grave's 病）、多结节性甲状腺肿伴甲亢（毒性多结节性甲状腺肿）、甲状腺自主性高功能腺瘤、桥本甲状腺毒症、碘甲亢、垂体性甲亢、绒毛膜促性腺激素（HCG）相关性甲亢、滤泡状甲状腺癌。其中以 Grave's 病最为常见。

一、概述

Grave's 病，也称 Basedow 病、Parry 病，是引起甲状腺功能亢进的最常见病因，约占全部甲亢的 80% ~ 85%。本病有性别和年龄的差异，女性比男性多 4 ~ 6 倍，半数以上患者年龄在 20 ~ 40 岁之间，但儿童和老年人均可能发病。本病有显著的遗传倾向，遗传方式尚不清楚，可能为多基因遗传。目前发现本病的发生与自身免疫有关，为自身免疫性甲状腺病（AITD），可以与其他自身免疫病伴发。环境因素可能也参与了 Grave's 病的发生，如细菌感染、性激素、应激和锂剂等对本病的发生发展有重要影响。

二、诊断步骤

（一）病史采集要点

1. 主要临床表现　多数起病缓慢，少数患者可在精神创伤、感染等应激后急性起病。主要由循环中甲状腺激素过多引起，其主要症状和体征的严重程度与病史长短、激素升高的程度和患者的年龄有关。主要症状有：怕热多汗，多食易饥，体重显著下降，紧张焦躁，失眠不安，手和眼睑震颤，自觉心悸，气促，食欲亢进，多食易饥，大便次数增多或者腹泻，大便多含未消化食物。女性月经稀少，男性可阳痿或乳房发育。

2. 部分患者的症状比较轻微，仅有单个或极少系统受累的表现　在任何年龄的患者中出现了以下症状，均应考虑是否存在甲亢，包括：骨质疏松、高钙血症、心衰、心律不齐、气促，在已诊断的糖尿病患者突然出现血糖控制不佳等。

3. 特殊的临床表现

（1）甲状腺危象。

（2）甲状腺功能亢进性心脏病：约占甲亢的 10% ~20%。甲状腺功能亢进对心脏有三个作用：增强心脏 β 受体对儿茶酚胺的敏感性；直接作用于心肌收缩蛋白，增强心肌的正性肌力作用；继发于甲状腺激素的外周血管扩张，阻力下降，心脏输出量代偿性增加。主要表现为心动过速、心房纤颤和心力衰竭。甲状腺毒症 10% ~15% 可发生心房纤颤，部分老年性甲亢患者可以心房颤动为首发临床表现。心力衰竭分为两种类型。一类是心动过速和心脏排出量增加导致的心力衰竭，主要发生在年轻甲亢患者，称为"高心脏排出量型心力衰竭"，随甲亢控制，心力衰竭恢复。另一类是诱发和加重已有的或潜在的缺血性心脏病发生的心力衰竭，多发生在老年患者，此类心力衰竭是心脏泵衰竭。

除了甲亢一般常见的典型的临床表现外，明显心悸、憋气、气促，这些是甲亢心脏病常见主诉，因为早搏，阵发性或持续性房颤而就诊也不少见。很多年龄较大患者，常常以心律失常为主诉就诊。早期心功能正常，严重者可发生心力衰竭，以右心衰多见，表现为浮肿、肝颈征阳性。少数患者可发生心绞痛、心肌梗塞。

（3）淡漠型甲状腺功能亢进症：多见于老年患者。起病隐袭，高代谢症状、眼征和甲状腺肿均不明显，相反表现为神情淡漠、精神抑郁，乏力少动，厌食，甚至呕吐、腹泻，体重明显减少，心率不快或稍快，可伴有心房颤动、震颤和肌病，称之为"淡漠型甲亢"。所以老年人原因不明的突然消瘦、新发生的心房颤动应考虑本病，易与冠心病及抑郁症相混淆。

（4）甲亢性周期性瘫痪：伴发于 Grave's 病和多结节性毒性甲状腺肿等，20 ~40 岁亚洲男性多发，诱因包括剧烈运动、高碳水化合物饮食、大汗、注射胰岛素等。常在夜间发作，主要为双上、下肢及躯体发作性软瘫，以下肢瘫痪更为常见，严重者可发生呼吸肌麻痹，发作可持续十几分钟、数小时至数日，发作时有低钾血症，但尿钾不多。

（5）甲亢性肌病：少数患者以肢体的肌力减退为首发症状。大多数肌无力出现在上肢和/或下肢的近段，少数患者则表现为肢体的远段无力，仅个别患者表现有吞咽困难。肌电图异常，均有运动电位时限缩短，少数有电压降低。肌无力与血中 FT_4 浓度高低有关，而与血清肌酸激酶无关。在甲亢控制后，肌病逐渐治愈，在甲亢治疗后 3 ~5 个月，肌病可全部恢复正常。

（6）甲亢伴重症肌无力：Grave's 病有 1% 伴发重症肌无力。两者同属自身免疫病。表现为骨骼肌受累，活动后加重，晨轻暮重，还有面部表情肌、舌肌受累，表现为眼睑下垂、眼肌活动障碍，面肌无力，咀嚼、吞咽、说话等功能障碍。部分人采用抗甲亢药物治疗已足够，有的患者随甲亢病情好转，可减轻重症肌无力症状，有的还需用治疗重症肌无力的药物，如新斯的明及免疫抑制剂。

（7）胫前黏液性水肿：也称局限性黏液性水肿，约 5% 的 Grave's 病患者伴发本症，白种人多见。常见于甲亢经手术或^{131}I 治疗后 5 年左右患者。局部可用糖皮质类固醇激素软膏封包，口服治疗多无效；对于药物无效、皮损局限并很严重的患者，可考虑手术切除。

（8）Grave's 眼病。

（二）体格检查要点

1. 一般情况　消瘦，可有低热，皮肤温暖、湿润。

2. 甲状腺检查　Grave's 病大多数患者有不同程度的甲状腺肿大，为弥漫性、对称性，质地中等（病史较长可坚韧），无压痛，甲状腺上下极可触及震颤，可闻及血管杂音，也有少数病例甲状腺不肿大。甲状腺肿大的程度与甲亢病情轻重无明显平行关系。

3. 心血管系统表现　可有心率增快、心脏扩大、心律失常、心房纤颤、收缩压升高、舒张压降低、脉压差增大等。可出现周围血管征。甲亢心伴有右心衰时还有体循环淤血表现。

4. 眼部表现　甲亢的眼部表现分为两类，一类为单纯性突眼，病因与甲状腺毒症所导致的交感神经兴奋性增高有关，另一类为浸润性突眼，也称为 Grave's 眼病（Graves ophthalmopathy，GO）。近年来称为 Grave's 眶病（Graves orbitopathy，GO）。病因与眶周组织的自身免疫炎症反应有关。单纯性突眼包括下述表现：①轻度突眼：突眼度不超过 18 mm；②Stellwag 征：瞬目减少，炯炯发亮；③上睑挛缩，睑裂增宽；④Von Graefe 征：双眼向下看时，由于上眼睑不能随眼球下落，出现白色巩膜；⑤Joffroy 征：眼球向上看时，前额皮肤不能皱起；⑥Mobius 征：双眼看近物时，眼球辐辏不良。

5. 其他　少数患者下肢胫前皮肤可见黏液性水肿，表现为胫前局部皮肤增厚、变硬、早期发红，以后呈皮革或橘皮样，有褐色色素沉着，此病变也可见于踝关节、足背、手背等处。不少患者有手足甚至全身颤抖，肌腱反射亢进。可有皮肤紫癜。

（三）门诊资料分析

1. 血常规　因甲亢本身可导致白细胞减少，抗甲状腺药物也有导致白细胞减少的副作用，故甲亢治疗前必须检查血常规，以鉴别白细胞减少的原因是由于甲亢本身，还是抗甲状腺药物治疗引起的。有的 Graves 病者除白细胞总数减低，还可有周围血淋巴细胞比例增加，单核细胞增加，可伴发血小板减少性紫癜。服用抗甲亢药物可引起粒细胞减少，甚至粒细胞缺乏。

2. 甲状腺功能检查

（1）TSH：血清 TSH 测定方法已经历 4 个阶段改进，第一代以放射免疫分析法（RIA）为代表，灵敏度 1～2mU/L，TSH 正常范围为 0～10 mU/L，故不能单凭 TSH 测定鉴别甲亢和正常人，需要进行 TRH 兴奋试验和 T_3 抑制试验进行鉴别。第二代以免疫放射分析和 ELISA 法为代表，灵敏度 0.1～0.2mU/L，但仍不能诊断部分亚临床甲亢。第三代以免疫化学发光法（ICMA）和时间分辨荧光为代表，灵敏度 0.01～0.02mU/L，测定的是敏感 TSH，这种测定已基本可以取代 TRH 兴奋试验和 T_3 抑制试验。在甲亢诊断中，第三代成人正常值 0.3～4.8mIU/L，一般甲亢患者 TSH＜0.1mIU/L。第四代为改进的免疫化学发光法，如化学发光与酶免疫分析联合，灵敏度超过 0.004，又称超敏 TSH。目前我国大多数实验室使用的是第二代和第三代测定方法，建议选择第三代及以上的测定方法。超敏和敏感 TSH 检测已是评价甲状腺功能的最佳单个检查指标。

（2）血清 TT_4、TT_3、FT_3、FT_4：总 T_4（TT_4）、总 T_3（TT_3）是反映甲状腺功能状态最

佳的指标，在甲亢时，TT_3 的升高较 TT_4 的升高出现更早，对轻型甲亢、早期甲亢及甲亢治疗后复发更敏感。凡是能影响甲状腺结合球蛋白（TBG）的因素均可影响测定结果，如妊娠、肝炎、雌激素、口服避孕药等均可使 TBG 升高导致 TT_3 和 TT_4 假性升高，而低蛋白血症、雄激素、糖皮质激素等可引起 TBG 下降而使 TT_3、TT_4 假性降低。血清游离 T_4（FT_4）和游离 T_3（FT_3）水平不受甲状腺激素结合蛋白的影响，较总 T_4、总 T_3 测定能更准确的反映甲状腺的功能状态，但现在临床上实验室常用的 RIA、ICMA 等方法，测定 FT_3 和 FT_4 均不是直接测定游离激素水平，故其稳定性不如 TT_4 及 TT_3。在甲亢患者中，血清 TT_4、FT_4、TT_3、FT_3 增高，TSH 下降。

3. 甲状腺自身抗体　有两种主要的自身免疫性甲状腺病（AITD）- Graves 病（GD）和自身免疫甲状腺炎（AIT）。甲状腺过氧化物酶抗体（TPOAb）和甲状腺球蛋白抗体（TgAb）是 AIT 的标志性抗体和重要诊断指标。GD 患者的血清中存在 TSH 受体的特异性自身抗体，即 TSH 受体抗体（TRAb）。TRAb 分为三种类型，即 TSH 受体刺激性抗体（TSAb）、TSH 刺激阻断性抗体（TSBAb）和甲状腺生长免疫球蛋白（TGI）。

TSAb 具有刺激 TSH 受体、引起甲亢的功能，是 Grave's 病的直接致病原因，该抗体阳性说明甲亢病因是 Grave's 病。但是因为 TSAb 和 TSBAb 的测定是生物分析法，条件复杂，未能广泛应用。TRAb 测定的商业试剂盒可以在临床应用，但是不能反映 TRAb 的功能。85%～100% Grave's 病新诊断患者 TSAb 阳性，75%～96% TRAb 阳性。由于检测方法的灵敏性限制，TRAb 和 TSAb 不能作为 GD 诊断的必须指标。TSAb 是判断 Grave's 病预后和 ATD 停药的指标。TRAb 阳性对预测复发的特异性和敏感性在 50% 以上。

4. 甲状腺超声检查　彩色多普勒可以测量甲状腺的体积及组织的回声。特别对于发现结节和结节的性质有很大帮助。可见 Grave's 病的甲状腺腺体呈弥漫性或局灶性回声低减，在回声减低处，血流信号明显增加，甲状腺上动脉和腺体内动脉流速明显加快，阻力低减。对于回声弥漫性减低者，表现为整个腺体内布满搏动性彩色血流信号，呈五彩缤纷状，即"火海征"，火海征具有特征性；对于回声局灶性减低者，其减低区的血流丰富，即"火岛征"。

（四）进一步检查项目

1. 甲状腺摄^{131}I 功能试验　由于甲状腺激素测定的普遍开展及 TSH 检测敏感度的提高，甲状腺碘摄取率已不作为甲亢诊断的常规指标。正常值（盖革技术管测定）为 3 小时 5%～25%，24 小时 20%～45%，高峰于 24 小时出现。该检查可用于鉴别甲状腺毒症的原因，Grave's 病时，碘摄取率增高，摄取高峰前移；而非毒性甲状腺肿患者甲状腺摄碘率因缺碘也可升高，但高峰不前移；破坏性甲状腺毒症患者甲状腺摄碘能力明显降低。患者检查前需停食含碘丰富的食物，如海带、紫菜等 2～4 周，停用含碘药物 2～8 周，停用影响甲状腺功能的药物（如抗甲亢药物、左甲状腺素、甲状腺片等）2～4 周。妊娠及哺乳期妇女禁忌本项检查。

2. 眼眶计算机 X 线断层摄影（CT）和磁共振显象（MRI）　可清晰显示 Grave's 眼病患者球后组织，尤其是眼外肌肿胀情况，对于非对称性突眼（单侧突眼）的患者，本项检查有助于排除眶后肿瘤。

3. 促甲状腺激素释放激素（TRH）兴奋试验　TRH 400～600μg 静脉注射，分别于注射前、注射后 15、30、60、90、120 分钟采血测 TSH，正常人 TSH 水平较注射前升高 3~5 倍，高峰出现在 30 分钟，并且持续 2~3 小时；甲亢时，在注射后 TSH 无反应或者反应降低。

4. T_3 抑制试验　主要用于单纯性甲状腺肿与甲亢的鉴别诊断。试验前和用药后（用甲状腺片 60mg tid×7 日或 L-T_3 20μg tid 6 日）分别测甲状腺摄碘率，Grave's 病患者用药后不被抑制，或抑制率小于 50%。在老年患者最好不作甲状腺抑制试验。

5. 甲状腺核素扫描　以了解甲状腺形态、大小，有无结节及结节性质。Graves 病的放射性核素扫描可见核素均质的分布增强。

6. 心电图　可显示窦性心动过速，阵发性室上性心动过速，传导阻滞，早搏，阵发性或持续性心房纤颤等。

7. 辅助检查　如胸部 X 光片、肝肾功能生化检查，心脏彩超，糖耐量，必要时头颅垂体 MRI，以利于了解是否存在相关并发症，并为下一步治疗作准备。

三、诊断对策

（一）诊断要点

（1）凡临床上有高代谢及循环、神经、消化等系统功能亢进的表现，尤其有甲状腺肿大或突眼者，要考虑本病存在。

（2）诊断时，要警惕症状轻，甲状腺肿大不明显或无肿大、无突眼，仅以个别系统或症状表现的不典型的甲亢。

（3）除了有完整详细的病史采集外，需要辅助相应的实验室检查。对少数轻型或临床表现不典型的病例，应尽早查甲状腺功能检查。必要时做 TRH 兴奋试验和甲状腺抑制试验；对于已经有明显甲亢表现患者，还应测定血中抗甲状腺抗体，肝功能及血常规；甲状腺有结节者，可做甲状腺 B 超和/或核素显像；有气管受压表现者，应作颈部正侧位 X 线，怀疑有胸骨后甲状腺肿者，可作食管吞钡检查，必要时行 CT 检查；怀疑有亚急性甲状腺炎引起的甲亢者，应及早做血沉测定，并需作甲状腺摄碘率。

（4）甲状腺功能亢进的诊断：

1）临床高代谢的症状及体征。

2）甲状腺体征：甲状腺肿和/或甲状腺结节。少数病例无甲状腺体征。

3）血清激素：TT_4、FT_4、TT_3、FT_3 增高，TSH 下降，一般<0.1mIU/L，垂体性甲亢者，TSH 不降低或升高。

（5）Grave's 病诊断标准：

1）甲亢诊断成立。

2）甲状腺弥漫性肿大（触诊和 B 超证实），少数病例可无甲状腺肿大。

3）伴其他浸润性眼征。

4）胫前黏液性水肿。

5）甲状腺 TSH 受体抗体（TRAb 或 TSAb）阳性。

6）其他甲状腺自身抗体阳性。

以上标准中，具备（1）、（2）项者诊断即可成立，其他四项进一步支持诊断。

（6）甲亢性心脏病诊断要点：

1）甲亢明确诊断。

2）心脏增大（全心，左心或右心增大），心律失常（心房纤颤多见），充血性心力衰竭（全心衰或右心衰）。心绞痛或心肌梗死少见。

3）必须排除同时存在有其他原因引起的心脏改变。对于原来有心脏病而在对心脏病治疗效果不明显时，应当想到甲亢心脏病的可能。

4）甲亢病情好转以后，心脏的异常改变随之好转，或消失。

（二）鉴别诊断要点

1. 单纯性甲状腺肿　无甲亢症状，甲状腺摄碘率升高，但无高峰前移。T_3 抑制试验抑制率大于50％，血清 T_3、T_4 正常，TSH 正常或偏高，TRH 兴奋试验呈正常反应。

2. 神经官能症　常表现为心悸、脉速、失眠焦虑，但甲状腺功能正常。

3. 其他　有消瘦、低热、腹泻、心律失常者，应与结核、风湿热、癌肿、慢性肠炎、心肌炎、冠心病鉴别。

4. 老年甲亢患者　容易患甲亢心脏病，而老年患其他原因心脏病的机会也会比年轻人要多，所以，对年龄大的甲亢患者有心脏病征象时，必须明确是由甲亢引起的心脏改变，还是其他原因，或者是两者同时存在。

5. 甲状腺功能亢进所致的甲状腺毒症与多种原因甲状腺炎导致甲状腺激素漏出所致的甲状腺毒症的鉴别　两者均有临床甲状腺毒症表现、甲状腺肿和血清甲状腺激素水平升高。前者摄碘率升高，摄碘高峰前移，后者摄碘率降低，并呈动态变化。

6. 甲亢所致的甲状腺毒症的原因鉴别　Graves 病、结节性毒性甲状腺肿和甲状腺自主高功能腺瘤分别占病因的80％、10％和5％左右。鉴别手段主要甲状腺放射性核素扫描和甲状腺 B 超。

7. 单纯血清 TT_3、TT_4 升高或血清 TSH 降低的鉴别诊断　使用雌激素或妊娠可使血中甲状腺激素结合球蛋白升高从而使 TT_3、TT_4 水平升高，但其 FT_3、FT_4 及 TSH 水平不受影响；甲状腺激素抵抗综合征患者 TT_3、TT_4 水平升高，但 TSH 水平不降低；使用糖皮质激素、严重全身性疾病及垂体病变可引起 TSH 降低。

（三）临床类型

1. 亚临床甲状腺功能亢进　简称亚甲亢，是指血清中 TSH 水平低于正常值下限，而血清 T_3、T_4 正常，不伴或伴有轻微的甲亢症状。诊断时首先必须排除其他引起 TSH 降低的因素，例如糖皮质激素、严重全身性疾病，并且应在2~4个月内再次复查，以确定 TSH 降低为持续性而非一过性。

根据 TSH 减低的程度，分为 TSH 部分抑制（血清 TSH0.1~0.4mIU/L）。TSH 完全抑制（血清 TSH<0.1mIU/L），病因包括 Grave's 病、外源性甲状腺激素替代、甲状腺自主高功能腺瘤、结节性甲状腺肿，也可能是许多引起甲亢疾病在早期或恢复期的表现。我国报告的患病率3.2％。本病未接受治疗可发展临床甲亢，可维持亚临床甲亢，也可甲状腺功能转为正常。本症可导致心率加快、心输出量增加、心房纤颤等，加重骨质疏松和促进骨折发生，此外，亚临床甲亢患老年痴呆的危险性增加。

2. T_3 型甲状腺毒症　仅有血清中 T_3 增高的甲状腺毒症称为 T_3 型，发生机制尚不清楚。病因包括 GD、毒性结节性甲状腺肿和自主性高功能性腺瘤。碘缺乏地区甲亢的12％为 T_3 型甲亢。老年人多见。实验室检查 TT_4、FT_4 正常，TT_3、FT_3 升高，TSH 减低，^{131}I 摄取率增加。文献报告，T_3 型甲亢停用抗甲状腺药物后，缓解率高于典型甲亢患者。

3. T_4 型甲状腺毒症 仅有血清 T_4 升高的甲状腺毒症称为 T_4 型甲状腺毒症，主要发生在碘甲亢，在甲亢患者伴有严重全身性疾病时，由于外周组织，脱碘酶活性减低或者缺乏，T_4 转化为 T_3 减少，故 T_3 没有升高。本类型需与甲状腺功能正常的病态综合征引起的 T_4 升高和 T_3 降低相鉴别，T_4 型甲亢患者的血中 TSH 减低，而甲状腺功能正常的病态综合征者 TSH 正常。

4. 妊娠期甲亢 一般认为甲亢合并妊娠的发生率为 0.2%，其中 95% 由 Grave's 病引起。原有甲亢的妇女在妊娠早期症状常加重恶化，至中、晚期常自行缓解，而产后又易复发或加重。妊娠甲亢时，血 TSH < 0.3mIU/L，同时 FT_3 及 FT_4 升高。妊娠期妇女有高代谢症候群和生理性甲状腺肿，这些均与 Graves 病相似，由于孕妇 TBG 升高，血 TT_3、TT_4 均升高，所以妊娠期甲亢诊断应依赖血清 FT_3 及 FT_4 和 TSH。

如果体重不随妊娠月数相应增加、四肢近端肌肉消瘦、休息时心率在 100 次/分以上应考虑甲亢，血清 FT_3 及 FT_4 升高和 TSH 降低可诊断甲亢，如果同时伴有浸润性突眼、弥漫性甲状腺肿、甲状腺区震颤或血管杂音、血清 TRAb 或 TSAb 阳性，可诊断为 Grave's 病。产后由于免疫抑制的解除，Grave's 病易于复发。

妊娠 - 过性甲状腺毒症：亦称妊娠剧吐 - 过性甲状腺功能亢进症，本病发生与人绒毛膜促性腺激素（HCG）的浓度增高有关。本症血清 TSH 水平减低，FT_4 及 FT_3 增高，临床表现为甲亢症状，病情的程度与血清 HCG 水平增高程度有关，但是无突眼，甲状腺自身抗体阴性，严重病例出现剧烈恶心、呕吐，甚至出现脱水及酮症。多数病例仅需对症治疗，严重病例需短时抗甲状腺药物治疗。

四、治疗对策

（一）治疗原则

目前不能对 Grave's 病进行病因治疗。3 种被普遍采用的疗法：①抗甲亢药物；②^{131}I 治疗；③甲状腺次全切除手术。3 种疗法各有利弊，应根据患者年龄、甲状腺情况、病情、经济、当地医疗水平选择最适合的方法。

（二）治疗计划

1. 一般治疗 注意休息，补充足够营养和热量，包括糖、蛋白质和 B 族维生素。可适当应用镇静剂和交感神经阻断药，减轻患者紧张、烦躁和失眠症状。

2. 戒碘饮食 应当食用无碘盐，忌用含碘药物。含碘高的食物包括：海带、紫菜、贻贝（淡菜）、虾皮、海藻等。

3. 抗甲状腺药物（ATD） 硫脲类：包括甲基硫氧嘧啶（MTU）和丙基硫氧嘧啶（PTU）；咪唑类：包括甲巯基咪唑（MMI，他巴唑），和卡比马唑（CM，甲亢平）。ATD 的主要作用是抑制甲状腺合成甲状腺激素，也有免疫抑制作用，使血循环中的 TRAb 或 TSI 下降。ATD 治疗 Graves 病缓解率 30% ~ 70% 不等，平均 50%。适用于甲状腺轻、中度肿大患者、妊娠甲亢、年老体弱或合并严重心、肝、肾疾病不能耐受手术者，甲状腺手术前或放射碘治疗前的准备，手术后复发且不适宜放射碘治疗者。PTU 和 MTU 的药效较 MM 及 CM 约小 10 倍，使用时剂量应大 10 倍。此外，PTU 影响脱碘酶，还减弱周围组织中 T_4 转变为 T_3，故可使严重的甲状腺毒症较快的减轻并可用于甲状腺危象。一般情况下治疗方法分为控制症状、减量调节及巩固维持三阶段：MMI 30～45mg/d 或 PTU 300～450mg/d，分 3 次口服，MMI 半衰期长，可以每天单次服用，患者依从性好。ATD 开始发挥作用多在 4 周以后，此时神经症状、心悸、乏力减轻和体重增加。每 4 周复查血清甲状腺素水平一次。当症状消失，血中甲状腺激素接近正常后逐渐减量。减量时大约每 2～4 周减量一次，每次 MMI 约 5～10mg/d（PTU 50～100mg/d），减至最低有效剂量时维持治疗，MMI 约 5～10mg/d，PTU 约 50～100mg/d，总疗程一般为 1～1.5 年。治疗时不能用 TSH 作为治疗目标，因为 TSH 变化滞后于甲状腺素水平 4～6 周。治疗期间，甲状腺的大小有 30%～50% 的患者是缩小的，其余的可以保持不变或者增大。如果大剂量长时间用 ATD，可引起甲减，发生这种情况时，患者常述体重增加、迟钝、怕冷，女性患者可能出现月经频繁，有轻度甲减的体征，甲状腺腺体增大和血管杂音加重，此时可减少 ATD 剂量或酌情加用左甲状腺素。起始剂量、减量速度、维持剂量和总疗程有个体差异，需根据临床实际掌握。

近年来提倡 MMI 小量服法，即 MMI 15～30mg/天，PTU 150mg/d，认为增加剂量不一定能增加疗效，但对严重的甲亢患者，小剂量药物治疗效果不理想，仍以传统剂量为好。阻断—替代服药法是指启动治疗时即采用足量 ATD 和左甲状腺素并用，其优点是左甲状腺素维持循环中甲状腺素足够浓度，同时使足量 ATD 发挥其免疫抑制作用。该疗法是否可以提高 ATD 治疗的缓解率还有争议，故该服药法未被推荐使用。

停药主要依据临床症状和体征，目前认为 ATD 维持治疗 18 个月可以考虑停药。停药时甲状腺明显缩小及 TSAb 阴性者，停药后复发率低，甚至可预示甲亢治愈；停药时甲状腺仍肿大或 TSAb 阳性者停药后复发率高。复发多发生在停药后 3～6 个月内，疗程越短，复发越早，复发一般指的是停药 1 年内。

抗甲状腺药物的主要不良发应：MMI 的副作用是剂量依赖性的，PTU 的副作用是非剂量依赖性的。粒细胞减少：ATD 可引起白细胞减少，发生率为 10% 左右，严重者可发生粒细胞缺乏症，老年患者粒细胞减少发生率增加。若发生轻度白细胞减少时，通常不需要停药，可减少抗甲亢药物剂量，并加用生白药物，如鲨肝醇、维生素 B4、生血宁等。粒细胞缺乏多发生在 ATD 最初治疗的 2～3 个月内，或再次用药的 1～2 个月内，但也可以发生在服药的任何时间，通常发病较突然，经常检测白细胞及粒细胞计数也不能预测某些粒细胞缺乏症的发生，并且费用增高。患者主要表现为发热、咽痛等，严重者出现败血症。此时应立即停用 ATD，选用适当的抗生素，并用粒细胞集落刺激因子（G－CSF）。在一些情况下，糖皮质激素也可以使用。碳酸锂也有升高白细胞的作用。服用 MMI 和 PTU 发生粒细胞缺乏的发生率相等，约 0.3%，两药有交叉反应，故一种药物引起本症，一般不换用另外一种药物治疗，如果换用另外一种药物治疗时，要密切监测血象。由于出现粒细胞缺乏之前，常先伴有发热和咽痛，在治疗开始时即应当告诉患者，如遇到上诉情况，应立即就诊，要立即检查白细胞，及时发现粒细胞缺乏，并及时停药。甲亢在病情未控制时也可引起白细胞减少，所以在 ATD 治疗前应常规检查血常规，以治疗前白细胞数目作为对照。如果在 ATD 治疗前白细胞已减少，应用 ATD 后，应当连续监测白细胞计数，如果显示减少，甚至是进行性减少及中性粒细胞比例下降，应停用 ATD。如在连续检测中白细胞计数保持恒定或回到正常，治疗不需中断。

ATD 致中毒性肝炎的发生率为 0.1%～0.2%。多发生在用药后 3 周，可表现为变态反应性肝炎，转氨酶显著上升。另外甲亢本身也可导致转氨酶升高，故在用 ATD 前应检查基础肝功能。

ATD 致血管炎的副作用罕见。由 PTU 引起的多于 MMI。血清学检查符合药物性狼疮。抗中性粒细胞胞浆抗体（ANCA）阳性的血管炎主要发生在亚洲患者，多见于中年女性，临床表现为急性肾功能异常、关节炎、皮肤溃疡、血管炎性皮疹等，停药后多数病例可以恢复。少数严重病例需要大剂量糖皮质激素、环磷酰胺或血液透析治疗。故有条件者在使用 PTU 治疗前应检查 ANCA，对长期使用 PTU 治疗者定期检测尿常规（尿红细胞）和 ANCA。

ATD 致皮疹和皮肤瘙痒的发生率为 10%，用抗组胺药物多可纠正。如果皮疹严重应停药，以免发生剥脱性皮炎。

ATD 致关节疼痛者应当停药，否则会发展为"ATD 关节综合征"，即严重的一过性游走性多关节炎。

还有一些少见的副反应，如毛发色素脱失、淋巴结增大、结膜炎、水肿、腹泻等，有些反应在继续用药过程中可能消失。

4. 放射碘治疗　其机制是^{131}I 被甲状腺摄取后释放 β 射线，破坏甲状腺组织细胞，射线在组织内射程只有 2mm，不会累及毗邻组织。

^{131}I 治疗甲亢已有 60 多年历史，现已是美国及北美其他国家治疗成人甲亢的首选疗法。我国使用的频率明显低于欧美国家。我国对年龄的适应证比较慎重，在美国等北美国家对 20 岁以下的甲亢患者用^{131}I 治疗已屡有报告。英国对 10 岁以上甲亢儿童，特别是具有甲状腺肿大及对 ATD 治疗依从性差者，也用^{131}I 治疗。

中国甲状腺疾病诊治指南的适应证：成人 Grave's 病甲亢伴甲状腺肿大Ⅱ度以上；ATD 治疗失败或过敏；甲亢手术后复发；甲亢性心脏病或甲亢伴其他病因的心脏病；甲亢合并白细胞和/或血小板减少或全血细胞减少；老年甲亢；甲亢伴糖尿病；毒性多结节性甲状腺肿；自主功能性甲状腺结节合并甲亢。相对适应证：青少年甲亢和儿童甲亢，用 ATD 治疗失败、拒绝手术或有手术禁忌证；甲亢合并肝肾等脏器功能损害；对良性和稳定期的中、重度突眼可单用^{131}I 治疗，对进展期浸润性突眼患者，可在^{131}I 治疗前后加用泼尼松。禁忌证：妊娠和哺乳期妇女。

并发症^{131}I 治疗后的主要并发症为甲减。^{131}I 治疗后发生永久性甲状腺功能减退症的概率较高（10 年后高达 70%），一般在治疗后第一年的发生率为 4% ~5%，以后每年增加 1% ~2%。而国内的报告第一年的发生率为 4.58% ~5.4%，以后每年递增 1% ~2%，10 年约为 50% ~80%，甚至 90%。对接受放射碘治疗患者，应定期检测甲状腺功能。甲减是^{131}I 治疗甲亢难以避免的结果，选择放射碘治疗应权衡甲亢与甲减后果利弊。发生甲减后可用 L-T$_4$ 替代治疗。研究已明确，放射碘治疗甲亢简便价廉，总有效率达 95%，临床治愈率达 85% 以上，复发率小于 1%。第一次治疗后 3~6 个月，部分患者如病情需要可做第二次放射碘治疗。目前无确切证据显示^{131}I 治疗可增加甲状腺癌、白血病的危险及对生育和遗传产生不良影响。甲亢伴浸润性突眼过去是^{131}I 治疗的禁忌证之一，现在的观点有所改变，多数学者认为^{131}I 治疗 Grave's 眼病（GO）有较好的效果，戒烟和合理使用肾上腺糖皮质激素可防止突眼加重，对良性和稳定期的突眼患者可单用^{131}I 治疗；对于进展期的突眼患者，在^{131}I 治疗时加用肾上腺糖皮质激素可取得一定的效果。

5. 手术治疗　手术治疗的治愈率 95% 左右，复发率 0.6% ~9.8%。

手术治疗适应证：中、重度甲亢长期服药无效或停药后复发或不能坚持服药者；甲状腺肿大显著，有压迫症状者或胸骨后甲状腺肿；结节性甲状腺肿伴甲亢；疑似与甲状腺癌并存者；妊娠期甲亢药物控制不佳者，可以在妊娠中期（第 13～24 周）进行手术治疗。手术禁忌证：严重心、肝、肾、肺等并发症，或者全身情况不能耐受手术者；妊娠早期及晚期。

手术准备：用 ATD 药治疗，待临床症状消失，脉率下降至 90 次／分以下，体重增加后，术前准备用复方碘制剂，可以减少甲状腺的过度充血状态，抑制滤泡细胞膨胀，减少术中和术后的出血。复方碘溶液必须在应用抗甲状腺药物、甲状腺功能正常的基础上使用，否则可能加重病情。复方碘溶液，每天 3 次，每次 3～5 滴，4～5 天增至每次 10 滴，每天 3 次，连续用 2～3 周，可使甲状腺质地变硬、血管杂音减轻或者消失，即可进行手术。应注意，凡不准备施行手术者，不要服用碘剂，口服碘剂最长不超过 4 周。对于术前应用碘剂或合并应用 ATD 药物不能耐受或者无效者，可单用普萘洛尔或与碘剂合用。

手术可行一侧甲状腺全切，另一侧次全切，保留 4～6g 甲状腺组织，也可行双侧甲状腺次全切除，每侧保留 2～3g 甲状腺组织。近年来随着 131I 应用的增多，手术治疗较以前减少。

并发症：永久性甲减、甲亢复发、喉返神经损伤、甲状旁腺功能减退症等。

6. 甲状腺介入栓塞治疗　是 20 世纪 90 年代以来治疗 Graves 病的一种新方法。方法是在数字减影血管造影技术的透视监视下，经股动脉将导管送入甲状腺上动脉，缓慢注入与造影剂相混合的栓塞剂，栓塞的目的是造成靶血管供血范围内甲状腺组织的细胞坏死及功能缺失。根据甲状腺动脉增粗的程度、血流量和腺体肿大情况栓塞 2～3 支动脉。一般同时栓塞双侧的甲状腺上动脉，如果造影发现一侧的甲状腺上动脉供血不足该侧甲状腺体积的 50%，需加栓同侧甲状腺下动脉。栓塞术后给予抗生素及泼尼松（15mg/d）3～7 天，停用或减少 ATD 剂量。观察心率，颈围和颈部血管杂音的变化，定期复查甲状腺功能，必要时行甲状腺彩色多普勒复查。侧支循环可以使仍开放的细小动脉重新恢复对甲状腺的供血，从而导致治疗后病情复发。

甲状腺动脉栓塞治疗难治性 Grave's 病仍处于初步研究阶段，尚无明确的适应证。一般认为：经正规服用 ATD 疗效不佳或者过敏需立即停药者；甲状腺巨大者需手术才能达到长久的临床治愈，但药物难以使甲亢症状控制至应有水平，使手术难以进行者；治疗甲亢性心脏病不能进行手术及 131I 治疗者；年轻未育或吸 131I 率低，不易用放射碘治疗者。除了动脉造影的一般禁忌证外，甲状腺动脉栓塞无绝对的禁忌证。

并发症及处理　栓塞后出现轻、中度颈前区疼痛，可忍受或服用止痛药缓解。多数有体温升高或轻度声嘶，均在 2～5 天内恢复。未见有报告栓塞后发生甲状腺危象者。

疗效评价　文献报道，甲亢患者一经甲状腺动脉栓塞，临床症状均可消失或缓解，停用或减少服用抗甲亢药物而维持正常甲状腺功能。目前国内外报道的初步临床经验表明，介入性甲状腺动脉栓塞的体积可达 70%～80%，达到手术次全切除甲状腺的量，并使甲亢得到临床治愈。有助于解决传统疗法难以解决的临床实际问题，近期和中期疗效肯定，同时又有安全、简便、创伤小、疗效好的优点。可以作为甲亢独立的治疗方法，尤其是对内外科治疗均有困难的病例。对甲亢的复发率，甲低和甲旁低下的发生率及远期疗效等，仍有待临床做进一步大样本的长期深入研究。

7. 碳酸锂　碳酸锂可以抑制甲状腺激素的分泌，还有升高白细胞的作用。主要用于对 ATD 及碘剂过敏患者，临时控制他们的甲状腺毒症，碳酸锂的这种抑制作用随时间延长而逐渐消失。常用剂量为 250～500mg，每 8 小时一次，因为碳酸锂的毒副作用较大，不能作为甲亢治疗的常规药物，适用于 ATD 导致粒细胞缺乏时，而又需迅速控制甲亢时，短时间使用（一般不超过 3 个月）。

8. β 受体阻断剂　作用机制　甲状腺素可以增加肾上腺能受体的敏感性，β 受体阻断剂阻断儿茶酚胺的作用，减轻甲状腺毒症的症状，具有阻断外周组织 T_4 向 T_3 转化的作用，主要在 ATD 初治期使用，可较快控制甲亢的临床症状，也可用于甲亢危象甲亢手术前准备，甲亢性房颤，心动过速及放射碘治疗甲亢起效前的辅助治疗。常用普萘洛尔（心得安），20~80mg/天（6~8 小时一次）。注意哮喘和慢性阻塞性肺病禁用；甲亢妊娠女性慎用；心脏传导阻滞和充血性心力衰竭慎用。

9. 碘剂　碘剂的主要作用是抑制甲状腺素从甲状腺释放，但作用不持久，长期使用（>3 周）使人产生"逸脱"现象，此时甲亢症状加剧。适应证：甲状腺次全切除的准备；甲状腺危象；严重的甲状腺毒症心脏病；甲亢患者接受急诊外科手术。哺乳期妇女禁用，妊娠期间应避免长期使用。不能在放射性碘治疗前使用。

碘剂通常与 ATD 同时给予。控制甲状腺毒症的碘剂量大约为 6mg/d，6mg 相当于饱和碘化钾溶液（SSKI）1/8 滴或复方碘溶液（Lugol，s 液）0.8 滴。有人使用上述一种碘溶液的量为 5~10 滴 tid。尽管使用的剂量可以大于最低有效剂量，但是由于很大剂量易出现副作用，故建议最大量为 SSKI 3 滴 tid。

10. 甲状腺制剂　在用 ATD 时，同时或先后加用甲状腺制剂（甲状腺片或左甲状腺素）的问题，仍有争议。有学者认为在给足量的 ATD 的同时，可加用甲状腺素来预防病情变为甲减。各项研究对 ATD 并用甲状腺制剂后的复发率报道不一。

11. 肾上腺糖皮质激素　自从认识到 Graves 病为自身免疫性疾病后就有人试用肾上腺糖皮质激素治疗甲亢。肾上腺糖皮质激素对 Graves 病有多方面的治疗作用，它可以迅速降低循环血中甲状腺激素水平，地塞米松 2mg，每 6 小时一次，可以抑制甲状腺激素分泌和外周组织 T_4 转换为 T_3，本药主要用于甲状腺危象的抢救。半个多世纪以来肾上腺糖皮质激素口服或静脉注射一直是治疗中、重度浸润性突眼的主要方法，还可以有效预防放射性碘治疗甲亢引起眼病加重的副作用。尽管近年来一些新的生物制剂如 Rituximab（美罗华）试用于 Graves 眼病的治疗取得了较好的效果，但还需要更多的临床验证。糖皮质激素将仍然是 Graves 眼病的主要治疗手段。目前尚无证据表明糖皮质激素对 Graves 甲亢的长期预后有影响，它并不增加抗甲状腺药物的治愈率，由于它的副作用远远大于目前使用的抗甲状腺药物，所以不推荐用于甲亢的长程治疗。

12. 甲亢合并周期性麻痹的治疗　对于发作严重者，应静脉滴注氯化钾 3~5g/d，在病情稳定以后，改用钾盐口服。最根本的是对甲亢本身的治疗，甲亢控制后可以自愈。避免过饱、高糖膳食、情绪激动、大汗、剧烈活动等诱因，对经常发作低血钾的患者，适量短时期补充钾盐是必要的。

13. 亚临床甲亢的治疗　对本病的治疗意见尚不一致。原则上是对完全 TSH 抑制者给予 ATD 或者病因治疗；对部分抑制者不予处理，观察 TSH 变化。绝经后妇女已有骨质疏松者应给予 ATD 治疗。有甲亢症状者，如心房纤颤或体重减轻也应考虑 ATD 治疗。甲状腺有单个或多结节者也需要治疗，因其转化为临床甲亢的危险较高。

14. 妊娠期甲亢的治疗

（1）孕前与孕期：目前是否适合妊娠主要取决于甲亢病情，若甲亢治疗不充分，病情仍未控制，即使妊娠也容易发生流产、早产、胎儿生长迟缓、足月小样儿、胎儿或新生儿甲亢等。建议已确诊甲亢的妇女，先进行甲亢治疗，甲亢未控制暂不怀孕。待血清 FT_3 及 FT_4 达到正常范围，停 ATD 或者 ATD 最小剂量时，可以怀孕。如果为妊娠期间发现甲亢，在告知妊娠及胎儿可能存在的风险后，如患者选择继续妊娠，则首选 ATD 治疗，或者在妊娠 4～6 个月期间行手术治疗。

（2）药物治疗：ATD 首选 PTU，因该药不易通过胎盘，且 MMI 治疗有致胎儿头皮缺损的报道。ATD 治疗的原则是使用最小有效剂量，尽快的使 FT_4 维持在正常范围的上 1/3。PTU 起始剂量 50～100mg q8 h（MMI 20mg/d），治疗初期每 2～4 周检查甲状腺功能，以后延长至 4～6 周，血清 FT_4 下降至正常应及时减少药物剂量。当患者依赖最小剂量的 ATD（PTU 50mg/d 或 MMI 5mg/d）维持甲功正常持续数周后，可以停药，尤其是在妊娠后期时，应注意及时停药。ATD 过量会造成胎儿甲减和甲状腺肿大等。哺乳期母亲应该在哺乳完毕后服用 ATD，之后间隔 3～4 小时再进行下一次哺乳。甲状腺素不通过胎盘，不能防止胎儿甲减，反而增加母亲 PTU 用量，故妊娠期不主张合用 L-T₄。β 受体阻滞剂，如普萘洛尔，与自发性流产有关，还可能引起胎儿宫内生长迟缓、产程延长、新生儿心动过缓等并发症，故慎重使用。孕妇长期服用含碘药物，可能导致胎儿甲状腺肿大、气管阻塞、先天性甲减等，因此，在非缺碘地区禁用碘剂，除非在甲状腺手术及甲亢危象时。

（3）手术治疗：如果 ATD 治疗效果不佳，对 ATD 过敏，或者甲状腺肿大明显，需要大剂量药物才能控制甲亢时可考虑手术治疗。手术时机一般选在妊娠 4～6 月，一般采取次全甲状腺切除术。

（4）¹³¹I 治疗：妊娠期及哺乳期妇女禁用 ¹³¹I 治疗，育龄妇女行 ¹³¹I 治疗前需确定未孕。如果选择 ¹³¹I 治疗，治疗后的 6 个月应当避免怀孕。

15. 甲亢心的治疗　在治疗甲亢的同时，应根据心律紊乱、心力衰竭的性质采取针对性措施。

（1）处理甲亢本身：ATD 给药方法与无心脏病的甲亢患者无明显不同。应立即给予足量药物，控制甲状腺功能至正常。对于心力衰竭已被控制的患者，放射 ¹³¹I 治疗是一种很好的选择。常先选用 ATD 治疗，待病情稳定后再选用放射碘治疗，以免放射碘治疗过程中大量甲状腺素释放而加重心脏负担引起心衰。经 ATD 控制甲状腺毒症症状后，尽早给予大剂量的 ¹³¹I，破坏甲状腺组织。放射碘治疗后两周恢复 ATD 治疗，等待 ¹³¹I 发挥其完全破坏作用；¹³¹I 治疗后 12 个月内，调整 ATD 的剂量，严格控制甲状腺功能在正常范围；如果发生 ¹³¹I 治疗后甲减，应用尽量小剂量的左甲状腺素控制血清 TSH 在正常范围。避免过量左甲状腺素对心脏的副作用。甲亢有心脏病时是否能行甲状腺手术治疗，需视心脏病程度决定，ATD 控制甲亢，在心脏的异常稳定以后，如果选用手术，不是绝对不可以。

（2）对心脏方面做相应处理：对于心律失常的治疗，甲亢心脏病心律失常治疗基本同无甲亢心律失常患者。心房纤颤可以被普萘洛尔或/和洋地黄控制。控制甲亢后心房纤颤仍持续存在，可以施行电转率。对于心力衰竭治疗，与未合并甲亢者相同，但是纠正难度加大。一般治疗原则为减轻心脏负荷，增强心肌收缩力，减少水钠潴留，营养心肌。关于 β 受体阻断剂，根据病情，可选用普萘洛尔 40～60mg/d，每 6～8 小时分次使用，有时需要同时使用洋地黄制剂。

一般来说，多数甲亢心脏病患者，随着甲亢病情的被控制，心脏病本身会逐渐减轻或者消失，但也有少数患者在甲亢消失后相当长一段时间心脏情况才恢复，这与甲状腺激素对心脏的滞后影响可能有关。对于心房纤颤，60%可自发的转为窦性心律，若房颤持续存在半年以上，虽然甲亢被控制，其自然恢复的可能性不大，必要时应行转复治疗。个别患者，随甲亢病情的再次复发，心脏病可能再现，此时仍要排除原来同时患有或者新近患心脏病可能。

（三）治疗方案的选择

治疗方案的选择取决于多方面的因素，包括疾病的性质及严重程度、医生的治疗习惯及水平、患者的意愿、当地的医疗条件、治疗费用等，治疗得当，三种方案均可获得满意的临床疗效。

因 GD 甲亢的确切发病机制不清，目前治疗仅能控制高代谢症候群，调节免疫监护功能，而不能针对病因，故而复发率高。抗甲亢药治疗无创伤性，费用少，对甲状腺不会造成永久性破坏，因而永久性甲状腺功能减退的危险性极少，对甲状腺较小（40g 以下）、年龄40 岁以上、TSAb 水平较低的患者，可获较高的缓解率。但总体而言，抗甲亢药物的临床治愈率仍较低（平均40%~50%），且疗程长（至少1~2 年），须定期复查，复发率高（可达到60%~80%），患者依从性较差，且偶可出现严重药物不良反应（白细胞减少或粒细胞缺乏，血管炎，肝功能损害等）。放射性^{131}I 治疗简单、方便、安全、经济，治愈率高达90%以上，甲状腺癌、白血病的危险及对生育和遗传无不良影响，但^{131}I 治疗后发生永久性甲状腺功能减退症的概率较高（10 年后高达70%）。选择手术治疗，可快速、有效地控制甲亢，但创伤性最大。甲状腺次全切除术长期缓解率高，复发率低，但有一定的危险性，手术并发症，如损伤喉返神经致声嘶或失声，损伤或误切甲状旁腺可致永久性甲状旁腺功能减退，手术后永久性甲状腺功能减退的发生率也较高。甲亢的动脉栓塞疗法与手术及放射性碘治疗的原理相同，栓塞后使甲状腺约70%~80%坏死，以减少功能异常旺盛的甲状腺滤泡细胞的数目而实现治疗目的。尽管栓塞疗效很好，由于是一种新的方法，尚缺乏大宗病例的长期随访统计资料研究，还无法确定其确切的远期疗效及复发率。在我国最常选用的治疗方法是 ATD，在美国，放射性碘是较常采用的治疗方法。

五、病程观察及处理

（一）病情观察要点

1. 临床症状及体格检查 包括各项症状有无改善，是否出现显著体重增加、反应迟钝、怕冷等甲减表现，服药过程中有无发热、咽痛等感染表现。体格检查包括心率、血压，甲状腺检查及相关眼征等。

2. 实验室检查 在 ATD 治疗开始或者更换剂量时，约每4 周复查血清甲状腺素水平一次。达到维持剂量后，可间隔2~4 个月定期检测，定期检测血象及肝功能。

（二）疗效判断及处理

评估疗效的检测指标包括患者主诉神经症状、心悸、乏力减轻，体重增加；查体甲状腺肿大缩小、血管杂音减轻；血中 FT_3 及 FT_4 应达到正常范围内，TSH 水平常在甲状腺功能恢复正常后数月方正常。

六、出院随访

（一）检查项目与间隔

（1）在 ATD 治疗开始或者更换剂量时，每 4 周复查血清甲状腺素水平一次。达到维持剂量后，可间隔 2~4 个月定期检测，定期检测血象及肝功能。

（2）手术及放射性碘治疗后，亦应定期检测甲状腺功能。

（3）少数甲亢心患者，心房纤颤很难消失，房颤可持续多年，这种患者需定期做心脏彩色多普勒和心功能测定，特别注意心脏有无附壁血栓，及早采取抗栓、溶栓治疗，以免发生心脑血管栓塞。

（二）定期门诊随访应当注意的问题

（1）在 ATD 治疗时，即应当告诉患者，当出现发热和咽痛等感染表现时，应停药并立即就诊。

（2）ATD 治疗甲亢疗程长，复发率高，应向患者解释病情，缓解其焦虑情绪，树立治疗的信心，并嘱患者坚持规则服药，戒含碘高的食物和药物，定期门诊复查。

（王苑铭）

第三节　多结节性甲状腺肿伴甲亢

一、概述

本病又称毒性多结节性甲状腺肿（toxic multinodular goiter），为单纯性甲状腺肿患者久病后出现甲亢症状，是否有一种特异致病因素使某些非毒性结节性甲状腺肿发展为甲亢尚不清楚。在病理上常不易区别毒性或非毒性多结节性甲状腺肿。许多结节功能自主的原因尚不明，在 60% 的毒性多结节性甲状腺肿的患者中有腺细胞 TSH 受体基因突变。不包括长期 Grave's 病后甲状腺多结节增生。

二、诊断步骤

（一）病史采集要点

1. 多发生于老年人或年龄较大者，常有多年的非毒性多结节甲状腺肿病史。

2. 症状一般较 Graves 病为轻，但常突出某一器官或系统，尤其是心血管系统，如心律失常、充血性心力衰竭。消耗和乏力较为明显，伴有厌食。

3. 神经系统的表现在年龄较轻的患者中不明显，但是情绪的不稳定较显著。

4. 严重的甲状腺肿可导致压迫症状，出现咳嗽、气促、吞咽困难及声音嘶哑。胸骨后甲状腺肿可压迫头颈部及上肢静脉导致回流受阻。

5. 突眼罕见，但可见眼睑挛缩。

（二）体格检查要点

甲状腺呈结节性肿大，质硬，可单发或多发有多个结节，血管杂音少见。

（三）门诊资料分析

甲状腺功能检查：一般甲状腺功能试验常在边缘范围，T_3、T_4 常轻微升高，血清 TSH 水平被抑制有时是唯一的异常。

（四）进一步检查项目

1. 甲状腺核素显像　有助于诊断，浓聚征象较明显；如果血清 TSH 低于正常且核素显像提示高功能结节时，该结节几乎都是良性。

2. T_3 抑制试验　T_3 抑制试验不被抑制，该试验受限制，因老年人常有心脏疾患或隐性疾患。

3. TRH 兴奋试验　在老年患者中较 T_3 抑制试验更为安全。TRH 兴奋试验反应降低，反映甲状腺至少有部分自主功能。如血清 TSH 值（超敏法）低下或测不出及对 TRH 兴奋试验无反应提示为甲状腺毒症。

三、诊断对策

（一）诊断要点

1. 既往存在结节性甲状腺肿病史。

2. 临床甲亢症状。

3. 甲状腺检查常可触及多个结节，质硬，血管杂音少见。

4. 甲状腺功能　T_3、T_4 常轻微升高，血清 TSH 水平被抑制有时是唯一的异常。

（二）鉴别诊断要点

Grave's 病　由于少数 Grave's 病患者的甲状腺可呈单结节或多结节性肿大，且不对称，有时甚至难以区分多结节性甲状腺肿和典型的 Grave's 病甲状腺肿，Grave's 病还伴有一些特异的与之密切相关的体征和自身免疫指标异常，如 Grave's 病多数甲状腺弥漫性肿大，伴眼征或胫前黏液性水肿，TSH 受体抗体（TRAb 或 TSAb）阳性。

四、治疗对策

（一）治疗计划

1. 本病首选疗法为放射性碘治疗　特别适用于有手术禁忌证、甲亢合并心脏病及结节小于 100g，显像"热结节"，周围甲状腺组织抑制的患者。因部分患者摄碘率较低，应用剂量较大，约为 20~30mCi。因为许多患者有心血管系统潜在的疾病，故放射性碘治疗前应先用抗甲状腺药物准备至甲状腺功能正常状态，同时也可以防止发生放射性甲状腺炎使甲状腺毒症加重。放射碘治疗前 3 天停用 ATD，治疗后的 7 天再次使用 ATD，这样在放射碘治疗产生效果之前甲亢的症状仍能受到控制，6~8 周后逐渐撤药。心得安常用于放射性碘治疗前后。放疗可致甲减，须予警惕。如果患者使用了 ATD 做准备，放射碘治疗的时机应在 TSH 即将达到正常时，在 TSH 正常偏低的情况下，减少周围正常组织对碘的吸收，减少治疗后甲减的机会。

2. 手术治疗　手术治疗首选于甲状腺肿大明显伴有阻塞症状或胸骨后甲状腺肿的患者。应行 MRI 检查以确定甲状腺肿的程度及气管有无受压或移位。呼吸功能方面的检查评价是否需要手术。

3. 药物治疗　MMI 及 PTU 适用于中重度甲亢症状患者、高龄、有潜在心血管病患者。MMI 除了在妊娠的情况以外为首选。与 Grave's 病不同，多结节性甲状腺肿伴甲亢和自主性功能亢进性甲状腺腺瘤在 ATD 长期治疗过程中不会自发的消退。自主性功能亢进性甲状腺腺瘤可能发生腺瘤出血或梗死使患者甲状腺功能恢复正常，但这种情况非常少见。所以，在这两种疾病中，ATD 治疗的目的是使甲亢得到基本控制，为手术或放射碘的治疗做好准备。

（二）治疗方案选择

1. 首选放射性碘治疗，妊娠期间禁止甲状腺核素显像检查和放射性^{131}I 治疗。

2. 甲状腺肿大明显及胸骨后甲状腺肿、怀疑恶变者应手术治疗。

3. 选择放射碘或手术治疗需要医生和患者之间相互协商讨论。在进一步的治疗还没有确定的时候，有症状的患者通常使用 ATD 控制病情。当存在手术禁忌证时，应选择放射碘治疗。部分患者对手术麻醉、手术并发症或暴露于放射性物质存在恐惧，对于他们来说，只要他们能耐受并且甲亢能被控制，那么对他们来说，ATD 的治疗也是可选的。

五、病程观察及处理

（一）病情观察要点

观察症状体征的变化，如出汗、胃纳、睡眠、心率、血压、体重、甲状腺的大小、甲状腺结节的大小，复查甲状腺功能，注意 ATD 药物可能出现的副反应。

（二）疗效判断与处理

甲状腺毒症症状是否消失，定期复查甲状腺影像学变化。治疗后可能引起甲减，应定期复查甲状腺功能，使 TSH、T_3、T_4 保持正常范围。

（王苑铭）

第四节　自主性功能亢进性甲状腺腺瘤病

一、概述

又称 Plummer 病或毒性甲状腺腺瘤，是甲状腺功能亢进一个比较少见的病因。多为甲状腺中可触及单个结节，自主分泌甲状腺素；偶尔可见两个或三个腺瘤。发病机制主要是腺瘤细胞 TSH 受体基因不同位点发生点突变，导致在没有 TSH 作用的情况下，受体持续性激活，产生过量的甲状腺激素，临床上出现甲亢症状。

二、诊断步骤

（一）病史采集要点

1. 多见于 30 岁左右患者，发病过程中，腺瘤表现为小结节，不能扪及，随病情发展，出现腺瘤进行性生长和功能增加，一般当腺瘤直径约 2.5～3cm 时，患者方才出现甲亢症状。腺瘤中心可能会出血、坏死，此时甲亢症状可能缓解，正常的甲状腺组织可能恢复功能。

2. 临床上常有颈部结节，结节逐渐增大，数年后出现甲亢症状，甲亢的程度一般较Graves 病轻，浸润性突眼及肌病少见。心血管系统的表现较突出，患者可以心悸、心房纤颤、心力衰竭而就诊，还可以有腹泻、消瘦、乏力等表现。

（二）体格检查要点

体检发现颈部圆形或卵圆形结节，边界清楚，质地较硬，随吞咽活动，无血管杂音。

（三）门诊资料分析

甲状腺功能检查：血清 T_3、T_4 水平升高，尤以 T_3 明显，TSH 下降。

（四）进一步检查项目

1. 甲状腺彩色多普勒 甲状腺内可见圆形或椭圆形肿物，多为单发，有包膜，边界清楚、光滑。肿物内部回声均匀，一般为低回声。可合并囊性变、出血及坏死，从而表现为腺瘤内部无回声、钙化，此钙化常常是粗大的、不规则的，与甲状腺乳头状癌的斑点状的钙化有所不同。

2. 甲状腺核素显像 对本病的诊断和治疗有重要意义。部分患者在病程早期，腺瘤表现为放射性密集区，腺瘤以外的甲状腺组织正常。随病情发展，腺瘤区表现为摄 ^{131}I 浓度高于周围组织，形成"热结节"，也可为多个聚集成热结节团分布于单叶或双叶上，而周围萎缩组织不显影或仅部分显影，此时需与先天性单叶甲状腺鉴别。临床上需要 T_3、T_4 抑制试验或 TSH 兴奋试验后重复显像，如是高功能腺瘤，二次显像后，正常甲状腺组织显影，如为先天性甲状腺缺如，则前后无变化。

3. T_3 抑制试验 不被抑制。

4. TRH 兴奋试验 呈无反应。

三、诊断对策

（一）诊断要点

1. 临床甲亢症状。

2. 体检发现颈部圆形或卵圆形结节，边界清楚，质地较硬。

3. 血清 T_3、T_4 水平升高，尤以 T_3 明显，TSH 下降。

4. 甲状腺彩色多普勒：甲状腺内可见圆形或椭圆形肿物，多为单发，有包膜，边界清楚、光滑。

5. 甲状腺核素显像示"热结节"，而周围萎缩组织不显影或仅部分显影。

（二）鉴别诊断要点

1. Grave's 病 Grave's 病甲状腺弥漫性肿大，伴眼征或胫前黏液性水肿甲状腺，TSH 受体抗体（TRAb 或 TSAb）阳性。

2. 甲状腺恶性肿瘤 对于多数甲状腺癌患者，甲状腺功能正常，但滤泡癌时，部分患者可伴有甲亢。小孩或老人有结节时，恶性可能性增加，头部放射史、家族史以及有无癌肿转移表现有助于诊断。孤立、质硬、固定结节恶性可能性比较大，另外甲状腺影像学检查及甲状腺细针穿吸细胞学检查有助于鉴别诊断。

四、治疗对策

(一) 治疗原则

尽管许多自主性功能亢进性甲状腺腺瘤最终引起临床甲亢表现，但有一部分发展的很慢。病程中亦偶有自发性退行性改变而缩小或消失。若患者无甲亢症状，则可根据患者意愿选择，可继续观察，随诊期间注意肿瘤大小的变化及临床表现。若患者有甲亢，T_3 和 T_4 升高，TSH 下降或腺瘤较大产生压迫症状，则需治疗。治疗方法主要包括 ^{131}I 治疗及手术治疗。

(二) 治疗计划

1. ^{131}I 治疗 理论上，患者甲状腺中只有该腺瘤摄碘，因为 TSH 水平受抑制导致腺瘤周围正常组织不摄碘，但实际上这种抑制是不完全的，正常甲状腺组织摄碘导致治疗后若干年后出现甲状腺功低下。通常，^{131}I 治疗剂量较 Grave's 病剂量大，一般在 25~50mCi。因为发生甲减几率高，故长久的随访甲状腺功能是必要的。可在治疗期间，口服外源性 $T_3 25\mu g/d$，连续 7 天，可抑制 TSH 水平从而减少正常甲状腺组织摄碘。^{131}I 治疗适用于年龄较大、腺瘤直径 3cm 或更小的患者。部分患者在初次治疗后甲状腺功能仍未正常，需要第 2 次治疗。

2. 手术治疗 甲状腺腺瘤较大伴有临床表现及体征适合和年轻的患者适合手术治疗。毒性甲状腺腺瘤并非广泛的血管丰富，故不需要使用碘剂作术前准备，手术中应注意避免过多挤压腺瘤而导致血循环中甲状腺素过高引起甲亢危象。如果患者有明显的甲状腺毒症表现，则需使用 ATD 或 β 受体阻滞剂使甲状腺功能基本正常。

3. 超声引导下经皮乙醇注射治疗 对体积小于 15ml 的结节，酒精硬化剂治疗的有效率为 90%，治疗后甲状腺功能保持正常，硬化剂注射必须在超声引导下进行。这是一项很有前途的良性甲状腺肿块的治疗方法，但更大量的病例及长期的副作用观察仍需大量的实验和临床研究。

4. ATD 治疗 MMI 及 PTU 适用于中重度甲亢症状患者、高龄、有潜在心血管病患者。MMI 除了在妊娠的情况以外为首选。与 Graves 病不同，自主性功能亢进性甲状腺腺瘤在 ATD 长期治疗过程中不会自发的消退。腺瘤可能发生腺瘤出血或梗死使患者甲状腺功能恢复正常，但这种情况非常少见。不是所有的患者需要在放射碘治疗前使用 ATD 的治疗，例如年龄较轻或者除甲亢外其他方面比较健康的患者就不需要事先使用 ATD。在年龄大的患者，伴发有心脏方面疾病、糖尿病或者其他伴随疾病时，可使用 MMI 10mg/d，若甲状腺肿大明显或甲亢症状非常严重的患者，可以从 20~30mg/天开始服用。如果患者不愿行放射碘或手术治疗，则 ATD 的治疗需要长期进行。每 4~6 周复查甲状腺功能，调整 MMI 剂量，直到甲状腺功能恢复并维持正常。

5. 激光治疗 超声引导下的激光光凝术也用于破坏自主性结节，在一个对比激光术及放射碘治疗的随机对照研究中发现，两种方法均能使腺瘤体积减小，但接收激光治疗的患者只有 47% 在 6 个月后甲状腺功能恢复正常，而放射碘治疗组有 87% 的患者甲状腺功能在 6 个月内恢复正常。

(三) 治疗方案选择

放射碘及手术治疗均效果确切，经治疗后，周围萎缩的甲状腺组织逐渐重新恢复功能，这是因为腺瘤切除后，甲状腺素分泌正常，对 TSH 抑制作用解除。选择何种方法主要根据患者年龄及毒性甲状腺腺瘤大小，两种方法均可能引起甲状腺功能低下。ATD 药物治疗主要用于手术及放射碘治疗前的准备及不愿手术或放射治疗的患者。

五、病程观察及处理

病情观察要点：观察症状体征的变化，如出汗、胃纳、睡眠、心率、血压、体重、甲状腺瘤的影像学变化。在 ATD 使用期间，注意 ATD 药物可能出现的副反应。放射碘及手术治疗后可能引起甲减，注意定期复查甲状腺功能。

（王苑铭）

第五节　甲状腺功能正常性病变综合征

一、概述

甲状腺功能正常性病变综合征指机体在严重疾病、创伤或应激等情况下，由于下丘脑 - 垂体 - 甲状腺轴功能紊乱、甲状腺激素结合转运、组织摄取或代谢利用等障碍，导致甲状腺激素血浓度异常，但甲状腺本身无器质性病变。

二、临床类型

（一）低 T_3 综合征（正常 T_4、低 T_3）

由于机体组织的 5' - 单脱碘酶（5 - MDI）作用受抑制，可导致 T_4 向 T_3 转化下降，T_3 水平降低。rT_3 的生成率正常，但清除延迟，血 rT_3 升高。在中等严重病情患者中，血 TT_4 在正常水平，TT_3 降低。对某一疾病而言，TT_3 血浓度的下降程度与疾病的严重程度相关。由于蛋白与激素的结合减弱对 T_4 的影响甚于 T_3，FT_4 的比例及血浓度常增加。TSH 血浓度及其对 TRH 反应性一般正常。由于 T_4 及 TSH 血浓度正常，T_3 的降低对诊断甲状腺功能减退并无价值。T_3 血浓度降低可能是机体的一种保护性反应，有利于减少重症患者能量代谢，减少能量消耗。

（二）低 T_4 综合征（低 T_4、低 T_3）

病情更为严重的患者可出现血清 T_3、T_4 均降低，可能同患者蛋白与激素的结合降低及病情严重时患者 TSH 分泌减少等有关，患者血 T_4 降低程度与患者的预后有相关性。患者 TT_4、FT_4 降低，血 TSH 血浓度降低及对 TRH 反应迟钝，提示垂体性甲状腺功能减退。虽然 T_4 减少，rT_3 产率降低，但由于病情严重时其降解减弱，rT_3 血浓度仍然升高，这有助于与垂体性甲状腺功能减退症鉴别。基础疾病好转后，TSH 水平可升高，直至 T_4、T_3 血浓度恢复正常。

（三）高 T_4 综合征

少数患者在疾病的急性期时，TT_3、FT_4 血浓度升高，TT_3、FT_3 水平正常或降低，rT_3 血浓度仍然升高，患者多有服用含碘药物如胺碘酮或含碘胆囊造影剂。

三、诊断对策

（一）诊断要点

主要依据原发疾病的临床表现、病情严重程度及甲状腺激素水平变化作出诊断。

1. 若存在较严重的基础疾病，实验室检查示 TT_3 水平降低，FT_3 水平正常或降低，rT_3 升高。TSH 及 TT_4 血浓度正常，FT_4 增高或正常，可考虑诊断低 T_3 综合征。

2. 若患者存在严重的消耗性疾病，实验室检查示 TT_3、FT_3、TT_4、水平均降低，FT_4 及 TSH 水平正常或降低，rT_3 水平正常或升高，可诊断为低 T_4 综合征。

3. 若患者有服用含碘药物病史，在疾病急性期出现血清 TT_4 升高，FT_4 升高或正常，TT_3 正常，FT_3 正常或偏低，rT_3 升高可考虑诊断高 T_4 综合征。

（二）鉴别诊断要点

1. 甲状腺功能减退症 患者出现甲状腺功能减退时，血清 T_3、T_4 及 rT_3 水平降低，原发性甲减时血 TSH 明显增高，继发性甲减时血 TSH 水平降低，继发性甲减时可能还伴有垂体前叶其他激素水平低下的临床表现和实验室检测异常。

2. T_4 型甲亢 多见于过多碘摄入的老年患者。患者血清 T_4 明显升高，血清 T_3 水平大致正常，TSH 水平降低。

四、治疗对策

由于甲状腺功能正常性病变综合征多继发于其他基础疾病，因而治疗主要针对那些基础疾病。目前认为甲状腺激素水平的改变是机体的保护性反应，因而不建议甲状腺激素替代治疗。原发病恢复后，甲状腺激素水平一般可恢复正常，除非患者存在原发性甲状腺疾病。

（王苑铭）

第六节　甲状腺功能减退症

一、概述

甲状腺功能减退症（简称甲减）是由于甲状腺激素合成和分泌减少或组织利用不足，而表现的一组临床综合病征，包括机体代谢、各个系统的功能减低和水盐代谢等障碍。临床甲减患病率为 15% 左右，可以发生在各个年龄，以老年人多见，女性多见。

二、诊断步骤

（一）病史采集要点

1. 病史 如甲状腺手术、甲亢放射碘治疗、Graves 病、桥本甲状腺炎病史和家族史等。

2. 临床表现 本病发病隐匿，病程较长，不少患者缺乏特异症状及体征。主要表现以代谢减低和交感兴奋减低为突出，病情轻的早期患者可以没有症状。

（二）体格检查要点

1. 体温常偏低，肢体冷。

2. 皮肤干燥粗厚、脱屑、毛发干、稀、缺乏光泽，手掌足底常呈姜黄色。

3. 面部姜黄或苍白，肿胀但压之无凹陷，鼻宽、唇厚，舌肥大，言语不清，声调低沉。

4. 幼年发病者呈发育不良，矮小侏儒体型，上半身长度超过下半身，身高超过指距，智力低下或呈痴呆状。青春期发病者，生长缓慢，青春期延迟。呆小病除上述表现外，头颅较大，额宽而发际低，鼻塌，舌大常突出口外，出牙、换牙迟，颈短，腹部松弛膨出。

5. 长期甲减患者甲状腺可肿大，质地韧，亚临床甲减时甲状腺常肿大。

6. 脉搏常缓慢，血压偏低，心界可以全面扩大，心音低钝，偶有心律不齐，重症者有心包积液。

7. 腹部膨隆胀气，严重者可出现麻痹性肠梗阻或黏液性水肿巨结肠，也可有少量至大量腹水。

8. 四肢可有非凹陷性水肿，当有严重贫血、心衰、肾功能不全时也可以出现凹陷性水肿。

9. 肌力正常或减退，少数可有肌僵硬，也可有关节腔积液。

10. 严重甲减可出现昏迷，反射消失，体温可降至35℃以下，呼吸浅慢，脉弱无力，血压明显降低。

（三）门诊资料分析

血清 TSH 和 TT_4 和 FT_4 是甲减的第一线指标。①原发性甲减者血清 TSH 增高，TT_4 和 FT_4 降低。TSH 升高 TT_4 和 FT_4 降低的水平与病情程度有关。血清 TT_3、FT_3 早期正常，晚期降低，所以不作为诊断原发性甲减的必备指标。亚临床甲减仅有 TSH 增高，TT_4 和 FT_4、TT_3、FT_3 均正常。②继发性甲减者 TSH 降低或不升高，TT_4 和 FT_4 及 TT_3、FT_3 降低。③周围抵抗性甲减者 TT_4 和 FT_4 及 TT_3、FT_3 均升高，TSH 正常或者轻度升高。

（四）进一步检查项目

1. 血常规　轻、中度贫血。

2. 生化　血清总胆固醇、低密度脂蛋白可升高。

3. 甲状腺过氧化物酶抗体（TPOAb）、甲状腺球蛋白（TgAb）是确定原发性甲减病因的重要指标和诊断自身免疫甲状腺炎（包括桥本甲状腺炎、萎缩性甲状腺炎）的主要指标。

4. X 线检查　胸片可有心脏扩大、心包积液或胸腔积液。呆小病及未成年患者应摄骨片，了解骨龄。

5. 部分患者血清泌乳素升高，蝶鞍增大。

6. 心电图常见的改变为低电压、T 波低平或倒置。超声心动图可显示心肌肥厚或心包积液。

7. TRH 兴奋试验　典型的下丘脑性甲减，TRH 刺激后的 TSH 分泌曲线呈高峰延缓出现（注射后60～90分钟），并持续高分泌状态 120 分钟；垂体性甲减者，TSH 反应是迟钝的，呈现低平曲线。目前由于高敏感 TSH 测定药盒的出现，现已很少进行 TRH 试验。

8. 甲状腺摄 ^{131}I 率　由于甲减患者病情严重程度不同，发病早期和晚期不同，甲状腺摄 ^{131}I 率的表现是不同的，多数表现为低下，也可为正常或升高，所以该检测在甲减诊断中特殊意义不大。

三、诊断对策

（一）诊断要点

1. 病史和体征　甲减起病隐匿，详细的询问病史和体征检查有助于本病的诊断。

2. 血清 TSH 增高，FT_4 减低，原发性甲减即可成立。如血清 TSH 正常，FT_4 减低，考虑为垂体性甲减或下丘脑性甲减，需做 TRH 试验区分。周围抵抗性甲减 TT_4 和 FT_4 及 TT_3、FT_3 均升高，TSH 正常或者轻度升高。

（二）鉴别诊断要点

1. 呆小病　应与其他原因引起的侏儒症与发育不良鉴别。

2. 黏液性水肿　常与肾病综合征、肾炎、特发性水肿、贫血及垂体前叶功能减退鉴别。

3. 伴蝶鞍增大，高泌乳素血症的甲减，应排除垂体肿瘤。

4. 心包积液　应与结核、恶性肿瘤、尿毒症、心包炎等鉴别。凡遇有不明原因的浆膜腔积液的患者，均应测定甲状腺激素水平。

5. 贫血　应与其他原因的贫血鉴别。

（三）临床类型

1. 根据病变部位分为原发性、继发性和甲状腺激素抵抗综合征

（1）原发性甲减：甲状腺本身发生病变，导致甲状腺激素合成、储存和分泌障碍，占甲减 90%。包括自身免疫损伤，如桥本甲状腺炎、萎缩性甲状腺炎、亚急性淋巴细胞性甲状腺炎和产后甲状腺炎等；甲状腺破坏，如手术和放射性碘或放疗治疗后、晚期甲状腺癌和转移性肿瘤、淋巴癌、淀粉样变性等浸润性损害；碘过量；药物抑制，如锂盐、ATD、摄入碘化物（有机碘或无机碘）过多，使用阻碍碘化物进入甲状腺的药物（过氯酸钾、硫氰酸盐、对氨基水杨酸钠、保泰松、碘胺类药物、硝酸钴、碳酸锂等）；甲状腺激素合成障碍，如先天性酶缺乏，碘缺乏等；还有一些病因不明，又称特发性，可能与甲状腺自身免疫损伤有关。

（2）中枢性甲减：垂体或/和下丘脑的病变，包括肿瘤、出血、卒中、自身免疫、手术、外伤、放射治疗等原因，导致 TSH 及 TRH 减少。分为垂体性甲减（继发性甲减）及下丘脑性甲减（三发性甲减）。

（3）甲状腺激素抵抗综合征（RTH）：由于甲状腺激素在外周组织实现生物效应障碍引起的综合征。

2. 根据甲状腺功能减低的程度分型　即临床甲减和亚临床甲减。

3. 按发病年龄分型

（1）呆小病：发生在胎儿期或新生儿期内的甲减。

（2）幼年甲减：发育期或儿童期发生的甲减。

（3）成年甲减：发生于成人期。

四、治疗对策

（一）治疗原则

1. 明确病因，根据不同的病因选择不同的治疗方案，如药源性应及时停药。

2. 替代治疗的原则是从小剂量开始，逐渐增加剂量，直到最佳疗效，即临床甲减症状及体征消失，TSH、TT_4 和 FT_4 维持在正常范围内。治疗中敏感 TSH 测定是保证甲状腺激素替代治疗剂量合适的最佳指标，近年来一些学者提出应当将血清 TSH 的上限控制在 < 3.0mIU/L。继发于下丘脑和垂体的甲减，不能把 TSH 作为治疗目标，而是把血清 TT_4 和 FT_4 达到正常范围作为目标。

（二）治疗计划

1. 替代治疗　剂量取决于患者病情、年龄、体重和个体差异。

（1）左甲状腺素：成年患者 $L-T_4$ 替代剂量 25～200μg/d，平均 125μg/d。按照体重计算剂量是 1.6～1.8μg/（kg·d）；儿童需要较高剂量，大约 2.0μg/（kg·d）；老年患者则需要较低剂量，大约 1.0μg/（kg·d）；妊娠时的剂量需增加 30%～50%；甲状腺癌术后患者需要剂量约 2.2μg/（kg·d），以抑制 TSH 在防止肿瘤复发需要的水平。$L-T_4$ 的半衰期为 7 天，所以可以每天早晨服药一次。起始的剂量和达到完全替代剂量的需要时间要根据年龄、体重和心脏状态确定。小于 50 岁，既往无心脏病史患者可以尽快达到完全替代剂量。大于 50 岁患者，服用 $L-T_4$ 前要常规检查心脏状态。患缺血性心脏病者起始剂量宜更小，调整剂量宜慢，防止诱发和加重心脏病。一般从 25μg/d 开始，每 1～2 周增加 25μg，直到达到治疗目标。甲减病情越重，发病病程越长，开始剂量需越小（12.5μg/d）。理想的 $L-T_4$ 的服药方法是在饭前服用，与一些药物服用有一定间隔时间。

（2）干甲状腺片：是用动物的甲状腺制成。替代剂量 60～180 mg/d。

（3）三碘甲腺原氨酸（T_3）：人工合成的甲状腺激素制剂，吸收迅速（2～6 小时），作用强，一般不常规单独应用，偶尔用于甲减危象治疗。起始量 20～25μg/d，每日维持量 60～100μg。

2. 黏液性水肿昏迷的治疗

（1）去除或治疗诱因，如感染。

（2）补充甲状腺素：开始阶段，最好用 $L-T_3$ 静脉注射，首次 40～120μg 以后每 4 小时静注 5～15μg，直至清醒后改口服。也可用 $L-T_4$，首次 200～500μg 静脉注射，以后静脉注射 25μg，每 6 小时一次，直到患者能口服后换用片剂。如果没有注射液，可将 $L-T_4$ 片剂磨碎后由胃管鼻饲，首次 100～200μg，或干甲状腺片 40～60mg/次，每 4～6 小时一次。有心脏病者，起始量宜小（1/5～1/4）。

（3）保温：避免使用电热毯，可导致血管扩张，血容量不足。

（4）静脉滴注氢化可的松 200～400mg/d，患者清醒后逐渐减量、停药。

（5）伴发呼吸衰竭、低血压和贫血采取相应的抢救治疗措施。

（三）治疗方案选择

1. 替代治疗　主要选择 $L-T_4$。干甲状腺片只能经肠道吸收，效价不稳定，但制作方便，价格便宜。三碘甲腺原氨酸起效快，但持续时间短，一般不用于替代治疗。

2. 亚临床甲减治疗的问题一直存在争议，亚临床甲减的主要危害是①血脂代谢异常及其导致的动脉粥样硬化；②发展为临床甲减。故 TSH >10mIU/L、高胆固醇血症、甲状腺自身抗体强阳性时主张给予 $L-T_4$ 替代治疗。血清 TSH 5～10mIU/L 的患者若无甲减症状、甲状腺肿大、甲状腺抗体阳性、血脂升高等，则不主张对其进行积极的替代治疗，而应随访观察。积极行 L-T₄ 替代治疗可阻止轻微甲减进展为临床甲减，尤其对那些有甲状腺肿大和甲状腺抗体阳性、轻微甲减症状及血低密度脂蛋白胆固醇及总胆固醇升高的患者应早期治疗。需要注意的是，轻微亚临床甲减的替代治疗如果过量时，则有潜在副作用，可导致甲亢、骨质疏松、房颤等，因此合理的 L-T₄ 替代治疗亚临床甲减是非常重要的。

五、病程观察及处理

（一）病情观察要点

1. 补充甲状腺素，重新建立下丘脑－垂体－甲状腺轴的平衡一般需要 4~6 周时间，所以治疗初期，每间隔 4~6 周测定激素指标。然后根据检查结果调整剂量，直到达到治疗的目标。治疗达标后，每 6-12 个月复查一次激素指标。

2. 长期大剂量服用 L-T₄ 引起心律失常、失眠或怕热等症状，老年人出现心绞痛或有心脏病史时需要适当减少剂量，患者治疗中出现心动过速、心律不齐、多汗、兴奋不眠时需要减少剂量。

（二）疗效判断与处理

临床甲减症状及体征消失，TSH、TT; 和 FT 维持在正常范围内。

六、预后评估

本病多数需终身服药治疗。

七、出院随访

（一）出院时带药

嘱患者规律服药。

（二）定期检查项目与检查周期

更换剂量后 6 周 TSH 水平达到新的平衡，对长期服用合适剂量甲状腺激素的患者不需经常检查甲状腺激素，每半年至一年测定一次甲状腺功能。

（王苑铭）

第七节　亚急性甲状腺炎

一、概述

亚急性甲状腺炎又称为肉芽肿性甲状腺炎、巨细胞性甲状腺炎，是一种甲状腺炎性病变，一般认为与病毒感染产生变态反应有关，常见病毒包括腮腺炎病毒、柯萨奇病毒、腺病毒及流感病毒等。该病主要见于 30~50 岁的女性，通常于流感或感冒后 1~2 周发病，起病较急，临床主要表现为发热、甲状腺肿痛及甲状腺功能异常。本病为自限性疾病，病程长短不一，一般可持续 2~3 个月，少数患者可迁延至半年以上，患者甲状腺功能一般均能恢复正常，极少数发生永久性甲状腺功能减退。

二、诊断步骤

（一）病史采集要点

1. 发病前 1~2 周常有上呼吸道感染症状。

2. 起病多急骤，可出现发热、乏力、食欲减退、全身肌肉酸痛等不适。特征性表现为颈部甲状腺区疼痛或压痛，疼痛可向颈部、耳后、颌下放射，咀嚼和吞咽时疼痛加剧。

3. 急性期由于甲状腺滤泡破坏，甲状腺激素释放入血，多数患者有心悸、怕热、多汗等甲状腺功能亢进症状。随着甲状腺激素耗竭，临床上可出现甲状腺功能减退。待甲状腺滤泡逐渐修复后，甲状腺功能逐渐恢复正常，临床症状及体征逐渐消失。

（二）体格检查要点

1. 患者可有中低热，窦性心动过速，少数患者可有伸手震颤。

2. 颈部可扪及甲状腺肿大或结节，质地较硬，触痛明显。少数患者可有颈部淋巴结肿大。

（三）门诊资料分析

1. 甲状腺激素检查可因疾病不同阶段而呈现甲状腺功能亢进、减退或正常。少于 5% 的患者持续存在甲状腺功能减退。

2. 血常规　白细胞计数正常或稍高。血沉可明显加快，部分患者可达 100mm/h 以上。

（四）进一步检查项目

1. 甲状腺摄^{131}I 率　早期甲状腺摄^{131}I 率可降至 5%~10% 以下，这与血清 T_3、T_4 升高呈现分离，该分离现象是亚急性甲状腺炎的重要特征之一。由于目前食盐常规加碘，可影响甲状腺摄^{131}I 率的测定，故目前临床上有时较少应用该分离的检测。

2. 影像学检查　B 超检查可发现甲状腺肿大或结节。CT 与 MRI 可发现甲状腺肿大，增强后组织呈不均匀改变。

3. 细针穿刺细胞学检查　可见巨核细胞或其他炎症细胞。

三、诊断对策

（一）诊断要点

1. 有上呼吸道感染史。

2. 有发热、颈部疼痛，可扪及甲状腺肿大或结节。

3. 血 T_3、T_4 升高，TSH 降低，甲状腺摄^{131}I 率降低。

（二）鉴别诊断要点

1. 急性化脓性甲状腺炎　可出现发热及甲状腺肿胀、疼痛，血白细胞及中性粒细胞增多，甲状腺激素测定正常，穿刺可抽得脓液，抗生素治疗或手术切开引流效果明显。

2. 亚急性淋巴细胞性甲状腺炎　发病与自身免疫功能异常有关，多发生在产后妇女，疾病早期表现为甲亢，甲状腺不痛，大多数患者甲状腺自身抗体血清 TPO 抗体、TG 抗体升高。

3. 结节性甲状腺肿伴结节内出血　临床无甲亢等表现，结节内出血前无颈部疼痛及压痛，甲状腺功能、血沉等实验室检查正常，甲状腺超声波检查也有助于鉴别诊断。

4. 桥本甲状腺炎　血清甲状腺自身抗体明显增加，血沉正常。一般没有发热，血清 TPO 抗体、TG 抗体明显升高，细针穿刺可见大量淋巴细胞。

5. Grave's 病　甲状腺呈弥漫性肿大，无压痛。甲状腺摄碘率增高及高峰前移，血沉正常，Grave's 病还有其他特点，见相关章节。

四、治疗对策

1. 本病为自限性病程，治疗以缓解症状为主，预后良好。

2. 轻症患者可给予非甾体类抗炎药如阿司匹林、吲哚美辛等对症治疗。

3. 较重患者可应用糖皮质激素，强的松 20～40mg/d，症状改善后减量至 10～20mg/d 维持 4～6 周，甲状腺摄 I 率正常后，血沉正常后可停药。过早停药后少数患者症状可以复发，复发后应用糖皮质激素仍然有效。

4. 其他对症治疗　包括 β 受体阻滞剂可改善甲亢症状，若出现甲状腺功能减退，可行甲状腺激素替代治疗，根据血清 T_3、T_4 及 TSH 水平调整剂量，永久性甲状腺功能减退者少见。

五、病程观察与处理

多数患者用药后 1～2 周内症状逐渐缓解，复查血沉逐渐恢复正常。注意观察病程中有无出现甲状腺功能减退，必要时给予甲状腺激素替代。

六、出院后随访

本病多数在门诊治疗即可，病情严重者可住院治疗。注意预防上呼吸道感染，坚持用药，每周或每两周复诊，据病情需要复查血沉，甲状腺功能等。

（于红俊）

第八节　慢性自身免疫性甲状腺炎

一、概述

慢性自身免疫性甲状腺病（autoimmune thyroid disease，AITD）是器官特异性的自身免疫病，具有一定的遗传倾向，而碘摄入量是发病的重要环境因素。包括产后甲状腺炎和慢性淋巴细胞性甲状腺炎等。由于自身抗体的类型不同而产生不同的临床表现。慢性淋巴细胞性甲状腺炎分为两种：甲状腺肿型（Hashimoto 病，HT）和甲状腺萎缩型（萎缩性甲状腺炎，AT），其病理为淋巴细胞、浆细胞浸润和纤维化，伴有明显的淋巴滤泡增生。国外报道的发病率 3%～4%，女性的发病率是男性的 3 倍。本病是最常见的 AITD 之一。

二、诊断步骤

（一）病史采集要点

1. 起病情况　高发年龄 30～50 岁，90% 发生于女性，病程较长。

2. 主要临床表现 甲状腺呈弥漫性、质地韧硬的、无痛性甲状腺中度肿大。甲状腺的功能可以是正常、减退或亢进，多为这些"不典型"类型。

3. 既往病史 可伴有其他自身免疫性疾病：如 Grave's 病、Ⅰ型糖尿病、系统性红斑狼疮、恶性贫血、Addison 病等。

（二）体格检查要点

1. 一般情况 可表现为甲状腺功能正常、甲状腺功能减退、甲状腺功能亢进等，多数为"不典型"表现。

2. 甲状腺 多呈双侧对称性、无痛性中度肿大；触诊甲状腺其质地坚韧，表面光滑或细沙粒状，也可呈大小不等的结节状；一般与周围组织无粘连，可随吞咽上下移动；有时只能触及一个硬实的腺叶，或一个质地硬实的结节，为仅存的腺体残余。

（三）门诊资料分析

1. 甲状腺功能 甲状腺功能一般正常。约 20% 的患者表现为甲状腺功能降低，血清 FT_3、FT_4 减低，TSH 增高；部分仅发生亚临床甲减，即血清 FT_3、FT_4 正常，TSH 轻度增高；少部分患者出现轻度甲状腺功能亢进，血清 FT_3、FT_4 升高，TSH 低下。另一些患者早期往往有轻度甲亢的表现，一段时间后则表现为亚临床甲减，逐渐再发展出现明显的甲状腺功能减退。以上说明了本病的临床多样性。

2. 自身免疫性抗体

（1）甲状腺过氧化物酶抗体（TPOAb）：90% 的患者血中此抗体的滴度显著增高。

（2）甲状腺球蛋白抗体（TgAb）：50% 的患者血中的抗体明显升高。

（3）TSH 刺激阻断性抗体（TSBAb）：在 TSH 受体抗体（TRAb）中占优势。

3. B 超 甲状腺弥漫性肿或结节性肿，回声不均匀，常见低回声。

4. 甲状腺核素扫描 常显示甲状腺增大、摄碘减少，分布不均；较大结节可呈"冷结节"。

（四）进一步检查项目

1. 甲状腺细针穿刺组织活检（FNAB） 诊断准确率可达 90%，但不是一般的常规检查。多在桥本病出现以硬结的甲状腺与其他的甲状腺良性肿瘤或甲状腺癌的鉴别时进行。

2. ^{131}I 摄取率 一般晚期 ^{131}I 摄取率减低。

三、诊断对策

（一）诊断要点

中年女性，病程较长，甲状腺呈弥漫性、质地硬韧的、无痛的轻度或中度肿大，特别是伴峡部锥体叶肿大，不论甲状腺功能是否有改变，血清 TPOAb 和 TgAb 显著升高者，诊断即可成立。临床不典型者容易漏诊或误诊。

（二）鉴别诊断要点

1. Riedel 中状腺炎（慢性侵袭性甲状腺炎） 亦多发生于中年女性，有部分病例可能是 HT 发展的晚期阶段。起病隐袭，以甲状腺压迫症状为主诉，如吞咽不适（食管）、呼吸困难（气管）、声嘶、喉鸣（喉返神经）等。甲状腺常不对称肿大，质地坚硬。甲状腺自身抗体的滴度低于 HT，确诊需要病理诊断。

2. 弥漫性毒性甲状腺肿（Grave's 病）　　AT 与 Grave's 病的关系密切，有观点认为两者是 AITD 的不同阶段。两者均有自身免疫性抗体，但 Grave's 病的 TRAb 中 TSH 受体刺激性抗体（TSAb）占优势。

3. 甲状腺癌　多个报道 HT 合并甲状腺癌的发生率为 11.5% ~ 17.7%。若甲状腺肿大伴结节或肿块，质硬、增长快、颈淋巴结肿大，扫描呈冷结节，应警惕甲状腺癌。如 HT 出现明显的甲状腺疼痛，甲状腺素治疗无效时，应进行病理学检查。由于 HT 的癌发生率较高，对 HT 患者需要长期随访，谨防癌变的发生。

（三）临床类型

1. 根据病因分型

（1）甲状腺肿型，即桥本甲状腺炎（Hashimoto thyroiditis，HT）：质地硬韧的甲状腺肿大，特别是伴峡部锥体叶肿大者，TPOAb、TgAb 显著增高。

（2）甲状腺萎缩型，即萎缩型甲状腺炎（atrophic thyroiditis，AT）：病程较长，甲状腺广泛的纤维化，表现为甲状腺萎缩、质地坚硬；TPOAb、TgAb 可增高或正常，伴甲状腺功能减退。

2. 特殊类型　有观点认为 Grave's 病、HT 和 AT 是 AITD 的不同阶段，因此，临床上可见有 Grave's 病患者未经破坏性治疗而自发发展为甲减的，也有甲状腺炎甲减的患者自发缓解，甲状腺功能恢复正常的，这几种不同的阶段之间是可以相互转化的。

（1）桥本甲亢：即 Grave's 病和 HT 合并存在，或相互转化，病理学同时有 GD 和 HT 特征性改变。

（2）浸润性突眼：以突眼为主，可伴有甲状腺肿。甲状腺功能正常，TPOAb 和 TgAb 增高，部分患者可检测到 TSAb 及致突眼免疫球蛋白。

（3）儿童桥本病：甲状腺肿大往往甲状腺功能正常 TPOAb 和 TgAb 滴度较低，甲状腺组织内缺乏嗜酸细胞。

四、治疗对策

（一）治疗原则

本病属自身免疫性疾病，目前尚无针对病因的治疗方法。甲状腺激素治疗尽量使甲状腺功能达到正常的状态，并以不出现药源性甲亢为准。

（二）治疗计划

1. 早期无症状者可临床随访观察，不急于治疗。

2. 早期有过性甲亢者仅给普萘洛尔对症处理，不宜用抗甲状腺药物。

3. 发生临床甲减或亚临床甲减时，可给予甲状腺素替代治疗。

4. 压迫症状明显、药物治疗后不缓解者，可考虑手术治疗。

（三）治疗方案的选择

1. 左旋甲状腺素（L - T$_4$）首选药物　甲状腺肿大明显伴有压迫症状者，用甲状腺素治疗可减轻甲状腺肿，尤其是近期内发生的甲肿者效果较好。但对于病程较长的患者可能由于纤维化的产生，甲状腺难以缩小。

发生临床甲减者，以保证人体所需的甲状腺激素治疗，开始给 L – T$_4$ 25 ~ 50μg/d，当 1 ~ 2 周递增 25 ~ 50μg/d，因人而异逐渐调整到维持量，一般为每日 100 ~ 200μg；对老年人、冠心病、心衰、快速型心律失常、肾上腺皮质功能不全的患者，从更小剂量开始，L – T$_4$ 12.5 ~ 25μg/d，增量的速度应放慢；多数患者需长期用药，部分需要终身治疗。

亚临床甲减：当 TSH > 10mIU/L 时，应予以甲状腺激素治疗，TSH 在 4.0 ~ 10mIU/L 之间者，则定期监测 TSH 的变化，酌情处理。如果是 TPOAb 阳性者容易发展成为临床甲减。

2. 糖皮质激素　对甲状腺迅速增大、伴明显疼痛、压迫症状者，可用泼尼松 20 ~ 30mg/d，症状缓解后逐渐递减，疗程 1 ~ 2 个月。

3. 手术　甲状腺肿大，有明显的压迫症状，使用甲状腺素治疗后无效者。手术后发生甲减者需要甲状腺激素替代治疗。

4. 注意事项　对桥本甲亢者一般不用放射性[131]I 和手术治疗。确要用抗甲状腺药物者，使用药物的剂量不要大，用药的时间也应酌情缩短。

伴有肾上腺皮质功能减退的甲减者，甲状腺素的治疗应在皮质激素补充后开始，以免诱发肾上腺危象。

五、病程观察及处理

（一）病情观察要点

1. 甲状腺激素替代治疗的个体差异较大，单一个体也会因年龄、环境、疾病的变化而使治疗剂量的改变，故治疗期间定期检测甲状腺功能。对于甲状腺功能减退治疗初期，每间隔1 ~ 2 个月检测血清 FT$_3$、FT$_4$ 和 TSH 水平。治疗达标后，每年至少需要监测 2 次甲状腺功能。

2. 甲状腺功能减退的发展与以下因素有关①女性比男性进展快；②45 岁以后进展快；③甲状腺抗体滴度高的预示着进展较快；④TSH 明显升高者的进展快。

3. 过量替代容易诱发和加重冠心病、引起骨质疏松症，故替代治疗应从小剂量开始。

（二）疗效判断与处理

1. 甲状腺激素替代治疗的目标是将血清 TSH 和甲状腺激素水平维持在正常范围内，以血清 TSH 水平最为重要。尽量用能维持个体甲状腺功能正常的药量即可，以不出现药源性甲亢为准。

2. 有心血管疾病及老年人用甲状腺素替代治疗时应特别慎重，可能加重原有疾病的症状，急性心肌梗死患者禁用。一般初始剂量 12.5 ~ 25μg/d，每 2 ~ 4 周递增 12.5 ~ 25μg/d，直至适当的维持量。

3. L – T$_4$ 通过胎盘的剂量极小，妊娠期患者应增加 L – T$_4$ 剂量的 25% ~ 50%，使血清 TSH 维持在正常范围的上限。

4. 虽然目前尚无针对病因的治疗，国内上海瑞金医院的临床研究表明：用百令胶囊（发酵虫草菌）对 AITD 患者进行辅助治疗，无论甲状腺功能状态如何，均可有效地降低 TPOAb 的滴度，可能与其调节患者的免疫功能有关系。

六、预后评估

本病发展为甲状腺功能减退的过程较缓慢，发生率在70%以上。应用甲状腺激素替代治疗使甲状腺功能恢复正常后，甲状腺的体积逐渐变小，这一变化与TPOAb的改变不相关。

（于红俊）

第九节　甲状腺肿瘤

一、概述

甲状腺肿瘤是内分泌系统常见的肿瘤，狭义的甲状腺肿瘤指原发于甲状腺上皮细胞的肿瘤，广义的甲状腺肿瘤还包括甲状腺非甲状腺组织肿瘤（如甲状腺恶性淋巴瘤、血管内皮瘤等）、异位甲状腺组织肿瘤及甲状腺转移癌。临床上，根据其组织学发生、细胞分化程度和生物学特性等分为良性及恶性两大类。甲状腺肿瘤的发生与头颈部放射线照射、促甲状腺激素（TSH）水平、遗传和环境等因素有关。

二、诊断步骤

（一）病史采集要点

1. 一般资料　甲状腺肿瘤好发于20～40岁，青少年患者恶性比例高于成年人。甲状腺肿瘤女性患者常见，男女比例1：1.2～4.3。

2. 临床表现　多数患者偶然发现颈部肿块，初期无临床症状，少部分患者可出现心悸多汗、易饥消瘦及焦躁易怒等毒性甲状腺肿的症状。肿块生长缓慢，绝大多数无压迫症状，无疼痛。少数较大肿块或肿瘤囊内出血突然增大时可出现疼痛及压迫症状如呼吸困难、吞咽障碍者、声音嘶哑等，压迫上腔静脉时可引起上肢、颈和颜面部瘀血水肿及浅表静脉曲张。甲状腺髓样癌患者可出现腹泻、心悸、面部潮红、血钙降低等表现。

3. 其他　了解患者有无头颈部放射线照射史，有无甲状腺疾病及多发性内分泌腺瘤病2型病史及家族史等。

（二）体格检查要点

重点是甲状腺肿块的数目、大小、质地、活动度、边界、压痛、血管杂音及颈部淋巴结有无肿大等。还需注意有无突眼、手颤等甲亢体征。甲状腺肿块显著肿大压迫上腔静脉后可引起上肢、颈和颜面部瘀血水肿及浅表静脉曲张等，临床较少见。

（三）门诊资料分析

1. 甲状腺激素及TSH检查　绝大多数甲状腺肿瘤患者甲状腺功能正常，血清甲状腺激素及TSH水平正常。如果血清T_3、T_4增高，TSH降低，提示存在甲状腺自主功能。

2. 甲状腺超声检查　可明确肿物的位置大小、形态、数目、边界情况、内部结构、是否钙化、回声、血供及颈部淋巴结情况，有助于鉴别病灶的良恶性，也可用于超声引导下甲状腺细针穿刺和细胞学检查。

（四）进一步检查项目

1. 甲状腺球蛋白（Tg）水平测定　这是反应甲状腺滤泡是否破坏的指标，不能用于甲状腺肿瘤良、恶性的鉴别诊断，但可根据 Tg 水平的动态变化，监测分化型甲状腺癌手术治疗是否彻底或者术后肿瘤是否复发，如甲状腺癌手术彻底，术后 Tg 较术前降低；在追踪过程中 Tg 进行性升高，意味着肿瘤复发。

2. 降钙素测定　主要用作甲状腺髓样癌的肿瘤标志物，对甲状腺髓样癌进行诊断和术后随访监测。

3. 甲状腺核素显像　热结节提示良性病变伴功能亢进，温结节多见于良性肿瘤，也可见于分化好的甲状腺癌，凉结节和冷结节多提示为甲状腺癌、甲状腺囊肿或甲状腺腺瘤伴囊性变、出血等。

4. 甲状腺摄^{131}I 率　有助于判断甲状腺及肿块的功能。

5. 甲状腺 CT 和 MRI 检查　能清楚显示甲状腺大小、位置、肿块与腺体及周围组织的关系、颈部淋巴结肿大等，有助于甲状腺良、恶性肿瘤的鉴别及甲状腺癌 TNM 分期。

6. 甲状腺细针穿刺细胞学检查（FNAC）　可以明确甲状腺肿瘤的病变性质，B 超引导下的细针穿刺活检可提高诊断敏感性及诊断效率。

三、诊断对策

（一）诊断

任何年龄出现甲状腺肿块均应提高警惕，体格检查发现甲状腺肿块后需行影像学检查证实其客观存在，同时行 TSH 及甲状腺激素水平检测明确其是否存在自主功能，然后根据影像学特点及细针穿刺细胞学检查等结果明确病变性质和分类。

（二）分类

根据其组织学发生、细胞分化程度和生物学特性等主要分为：

1. 甲状腺腺瘤　可发生于任何年龄，女性多见，一般有完整包膜。根据组织形态学特点可分三种主要类型：乳头状腺瘤、滤泡性腺瘤、Hurthle 细胞腺瘤。乳头状腺瘤较少见，多呈囊性，又称乳头状囊腺瘤。滤泡性腺瘤最常见，组织高度分化接近正常组织，临床上除触及颈部肿块外多无特殊表现，少数患者可伴有甲亢表现，称高功能腺瘤或毒性腺瘤。极少数较大腺瘤可压迫气管，喉返神经受累罕见。Hurthle 细胞腺瘤又称嗜酸粒细胞腺瘤，较少见。

2. 甲状腺癌　根据组织来源及形态学特点可分为：乳头状癌、滤泡性癌、未分化癌及髓样癌等。乳头状癌最常见，约占甲状腺癌 50%～70%，肿瘤生长缓慢，可出现颈部淋巴结转移及血行转移，但恶性度轻，预后较好。滤泡性癌约占甲状腺癌 10%～20%，多见于40 岁以上患者，女性多见，肿瘤生长较快，有侵犯血管倾向。未分化癌约占甲状腺癌10%～15%，多见于老年人，生长快，早期发生淋巴结转移及血行转移，恶性程度高。髓样癌约占甲状腺癌 5%～10%，任何年龄均可发病，一般可分为散发型和家族型两类，患者常有顽固性腹泻、头痛、心悸及面部潮红等症状，血清降钙素水平升高，可出现颈部淋巴结侵犯和血行转移，预后不如乳头状癌，但较未分化癌好。

四、治疗对策

（一）治疗原则

及时手术，防止肿瘤复发，维持甲状腺正常生理功能。

（二）治疗策略

1. 手术治疗　甲状腺腺瘤有引起甲亢及发生恶变的可能。一般早期行患侧甲状腺大部分或部分切除，术中切除标本立即行冰冻切片检查明确恶变。高度怀疑恶性或确诊的甲状腺癌患者，均应尽早手术治疗。手术治疗包括甲状腺切除及颈部淋巴结清扫。甲状腺的切除范围存在分歧，有学者认为年龄是划分高危、低危的重要因素，对高危患者选择患侧甲状腺全切及对侧次全切除术，对低危患者采用患侧甲状腺及峡部切除术。也可根据肿瘤临床特点选择手术切除范围，患侧甲状腺切除术适用于孤立性乳头状微小癌，甲状腺次全切除术适用于肿瘤较大、较广泛的一侧乳头状癌伴颈部淋巴结转移者，甲状腺全切术适用于高度恶性甲状腺癌、双侧淋巴结肿大、肿瘤侵犯周围组织或有远处转移者。对低危组患者，若术中未触及肿大淋巴结，可不做颈部淋巴结清扫，如发现肿大淋巴结并证实为转移者，可行中央区颈淋巴结清扫或改良颈淋巴结清扫。对高危组患者应作改良或传统颈淋巴结清扫。

2. 内分泌治疗　甲状腺癌患者行甲状腺次全或全切除术后应长期服用甲状腺激素以抑制 TSH 分泌，防治肿瘤复发，目前常用左旋甲状腺素片（$L-T_4$），平均用量约为 $2.2\mu g/(kg \cdot d)$。低危患者（肿瘤切除完全，无局部浸润，手术及 ^{131}I 清除治疗后无局部或远处肿瘤转移）血清 TSH 目标值为 $0.1 \sim 0.5 mIU/L$，高危患者（肿瘤切除不完全，肉眼可见肿瘤浸润，有远处转移，手术及 ^{131}I 清除治疗后 ^{131}I 全身扫描时可见甲状腺外 ^{131}I 摄取）血清 TSH 目标值为 $<0.1 mIU/L$。甲状腺腺瘤患者不接受手术治疗，可试行 $L-T_4$ 治疗，对血清 TSH < $1.0 mIU/L$、年龄 >60 岁的男性患者、绝经妇女及合并心血管疾病者应慎用。$L-T_4$ 治疗 $3 \sim 6$ 个月后肿瘤不缩小或反而增大者，需重新考虑 FNAC 检查及手术治疗。

3. 放射性 ^{131}I 治疗　主要用于术后残余癌灶或存在远处转移者。

4. 放射外照射治疗　主要用于未分化癌的治疗。

5. 化疗　用于晚期甲状腺癌或未分化癌的姑息性治疗。

五、病程观察与处理

病程中密切随访，定期行 B 超或 CT/MRI 检查明确有无肿瘤复发。对于复发病例应根据患者的病情选择合适的治疗方案。

六、出院后随访

门诊定时复诊，定期监测甲状腺功能及 Tg 水平，定期行 B 超或 CT/MRI 检查，若有肿瘤复发征象，可再行 FNAC 检查。

（于红俊）

第十节 甲状腺结节

一、概述

甲状腺结节是指多种原因导致的甲状腺内出现的组织结构异常团块，常见病因包括单纯性甲状腺肿、甲状腺炎及甲状腺肿瘤。甲状腺结节十分常见，触诊发现一般人群甲状腺结节的患病率约为4%，高分辨率超声检查中其患病率达20%～70%，甲状腺结节多数为良性病变，恶性结节仅占5%左右。临床上关键是区分甲状腺结节的性质。

二、诊断步骤

（一）病史采集要点

1. 起病情况　大多数患者早期无任何临床症状，往往通过体检或自身触摸无意中发现，部分患者可有颈部疼痛或出现心悸、多汗、手抖等甲亢症状。

2. 临床表现　多数患者偶然发现颈部肿块，无临床症状，少部分患者可出现心悸多汗、易饥消瘦及焦躁易怒等甲状腺功能亢进症状。亚急性甲状腺炎致甲状腺结节患者可出现发热、咽痛，甲状腺区域疼痛等。慢性淋巴细胞性甲状腺炎患者可出现甲状腺功能减退症状。甲状腺肿瘤患者多数肿块生长缓慢，无压迫症状，无疼痛。少数较大肿块或肿瘤内出血突然增大时可出现疼痛及压迫症状如呼吸困难、吞咽障碍者、声音嘶哑等，压迫上腔静脉时可引起上肢、颈和颜面部瘀血水肿及浅表静脉曲张。

3. 其他　了解患者饮食中碘摄入情况。有无甲状腺疾病史及家族史，有无头颈部放射线照射史等。

（二）体格检查要点

重点是甲状腺肿块的数目、大小、质地、活动度、边界、压痛、血管杂音及颈部淋巴结有无肿大等。还需注意有无甲状腺结节引起的压迫、甲状腺功能亢进或减低而出现的体征。

（三）门诊资料分析

1. 红细胞沉降率检查和血细胞分类检查　用于辅助亚急性和急性甲状腺炎诊断，该两项检查的敏感性高、特异性低，要结合亚急性和急性甲状腺炎的症状、影像学特点、治疗反应、动态变化等特征作综合判断。

2. 甲状腺激素及TSH检查　绝大多数甲状腺肿瘤患者甲状腺功能正常，血清甲状腺激素及TSH水平正常。如果血清T_3、T_4增高，TSH降低，提示存在甲状腺自主功能。

3. 甲状腺自身抗体　临床常用的甲状腺自身抗体包括甲状腺过氧化物酶抗体（TPO-Ab）、TSH受体抗体（TRAb）和甲状腺球蛋白抗体（TgAb）。自身抗体阳性提示自身免疫性甲状腺疾病，在分化型甲状腺癌中，血清TgAb测定主要作为血清Tg测定的辅助检查。

4. 甲状腺球蛋白（Tg）水平测定　不能用于甲状腺肿瘤良、恶性的鉴别诊断，但可用于监测分化型甲状腺癌手术治疗是否彻底或者术后肿瘤是否复发。

5. 降钙素测定　主要用作甲状腺髓样癌的肿瘤标志物，对甲状腺髓样癌进行诊断和术后随访监测。

6. 甲状腺超声检查　可明确肿物的位置大小、形态、数目、边界情况、内部结构、是否钙化、回声、血供及颈部淋巴结情况，对鉴别结节的良恶性有一定的帮助。

（四）进一步检查项目

1. 甲状腺核素显像　热结节提示良性病变伴功能亢进，温结节多见于良性肿瘤，也可见于分化好的甲状腺癌，凉结节和冷结节多提示为甲状腺癌、甲状腺囊肿或甲状腺腺瘤伴囊性变、出血等。

2. 甲状腺摄^{131}I 率　有助于判断甲状腺及肿块的功能。

3. CT 和 MRI 检查　能清楚显示甲状腺及结节的大小、位置、结节与腺体及周围组织的关系、颈部淋巴结肿大等，有助于甲状腺结节性质的鉴别及甲状腺癌 TNM 分期。

4. 甲状腺细针穿刺细胞学检查（FNAC）　可以明确甲状腺结节的病变性质，B 超引导下的细针穿刺活检可提高诊断敏感性及诊断效率。通常 FNAC 结果有四种情况：良性病变约占 70%，恶性病变约占 5%，介于良、恶性之间病变约占 10%，不能诊断约占 15%。造成 FNAC 不能诊断的原因通常是操作者经验不足、抽吸物太少、结节太小或存在囊性病变，需重复检查或超声引导下进行。

三、诊断对策

（一）诊断

体格检查发现甲状腺结节后需行影像学检查证实其客观存在，然后结合患者的症状、体征、实验室检查、影像学特点及细胞学检查等结果明确甲状腺结节性质。甲状腺结节良、恶性的鉴别是诊断的关键，对指导治疗具有非常重要的意义。

（二）分类

按引起甲状腺结节的病因分类，常见有以下几种：

1. 单纯性甲状腺肿　为甲状腺结节的常见病因，病史一般较长，多无症状而偶然发现，结节是在腺体增生和代偿过程中发生，大多数呈多结节性，少数为单个结节。TSH 及甲状腺激素水平无异常，甲状腺核素扫描为温结节。

2. 甲状腺炎　亚急性甲状腺炎、慢性淋巴细胞性甲状腺炎均可出现甲状腺结节。前者多有发热、咽痛等上呼吸道感染病史及甲状腺区疼痛及压痛，急性期可出现血清甲状腺激素水平升高，甲状腺摄^{131}I 率降低，呈"分离现象"。后者起病缓慢，甲状腺及结节质地硬，多数患者出现甲状腺功能减低，TPOAb 和 TRAb 阳性，甲状腺细针穿刺细胞学检查有助于诊断。急性化脓性甲状腺炎也可出现结节。

3. 甲状腺囊肿　囊肿内含血液或清澈液体，可为结节性甲状腺肿、肿瘤退行性变和陈旧性出血伴囊性变、甲状腺癌囊性变或先天性甲状舌骨囊肿等。临床上除甲状腺肿大和结节外。大多无功能方面改变，B 超有助于诊断。

4. 甲状腺肿瘤　常见有甲状腺腺瘤和甲状腺癌两类。

四、治疗对策

（一）治疗原则

根据结节性质的不同选择不同的治疗手段。

（二）治疗策略

1. 甲状腺恶性结节的处理 绝大多数甲状腺恶性肿瘤首选手术治疗，甲状腺未分化癌恶性程度极高，容易早期出现远处转移，应选用综合治疗。

2. 甲状腺良性结节的处理 绝大多数甲状腺良性结节不需要处理，只需针对病因进行治疗，每 6~12 个月随诊一次，必要时复查甲状腺 B 超和 FNAC 检查。少数患者需要治疗。

（1）手术治疗：甲状腺结节伴有甲状腺功能亢进，结节进行性增大，结节巨大出现压迫症状或 FNAC 检查提示可疑癌变是需考虑外科手术治疗。

（2）左旋甲状腺素（L-T₄）抑制治疗治疗：目的是抑制 TSH 分泌，使结节缩小，研究发现仅 20% 患者有效，且停药后结节会增大，同时长期服用 L-T₄ 存在增加房颤发生率、绝经后妇女骨密度降低等副作用，故仅用于少数甲状腺良性结节患者，不适用于血清 TSH < 1.0mIU/L、年龄 >60 岁的男性患者、绝经妇女及合并心血管疾病者。L-T₄ 治疗 3~6 个月后肿瘤不缩小或反而增大者，需重新考虑 FNAC 检查及手术治疗。

（3）放射性¹³¹I 治疗：目的是去除功能自主性结节，放射性¹³¹I 治疗适用于自主性高功能腺瘤、毒性结节性甲状腺肿且体积小于 100cm³ 或者不适于手术治疗或手术治疗后复发者。放射性¹³¹I 治疗不适于巨大甲状腺结节者，妊娠和哺乳期妇女禁用。少数患者治疗后发生甲状腺功能减退。

（4）超声引导下经皮酒精注射治疗：主要用于治疗甲状腺囊肿或结节合并囊性变，对单发的实性结节不推荐使用该治疗。本治疗前需行 FNAC 检查，除外恶性变可能。

五、随访

门诊定时复诊，监测甲状腺功能及 Tg、降钙素水平等，发现结节复发或快速增大时行 B 超等影像学检查及 FNAC 检查等。

（于红俊）

内分泌疾病
临床诊断与治疗精要

（下）

欧阳嵘等◎主编

吉林科学技术出版社

第十二章 甲状旁腺功能亢进

第十二章

甲状旁腺功能亢进

第一节 病因

根据病因的不同，甲状旁腺功能亢进可以分为原发性、继发性、三发性和假性（也称异位性）。

一、原发性甲状旁腺功能亢进

原发性甲状旁腺功能亢进（primary hyperparathyroidism, PHPT）是由于甲状旁腺本身的病变导致甲状旁腺激素分泌过多而引起严重的代谢紊乱，其病因尚不明确，最可能的是与基因突变有关，部分可表现为常染色体显性遗传倾向，此外，颈部放射线治疗也可能致病。PHPT的发病率存在明显的性别差异，女性发病率显著高于男性，为（2∶1）～（4∶1），最常见于成年女性，发病高峰在妇女绝经后，60岁以上女性明显高于其他年龄组。按病理表现的不同可将PHPT分为如下几类：①腺瘤，80%～90%的原发性甲旁亢是由腺瘤所致，且绝大多数为单发性腺瘤，多发性腺瘤极少见，腺瘤多有完整包膜，大小从数毫米至几厘米，并可发生出血、囊性变、坏死和钙化，无论是增生或腺瘤都是细胞成堆排列紧密，病理切片检查有时很难区别，但腺体大小超过2cm者腺瘤可能较大。②增生肥大，约占10%，常同时累及4个腺体，但各个腺体增生的程度不一定相同，可仅有个别腺体增生明显，故术中应仔细探查，以免遗漏病变腺体，增生肥大的腺体外形多不规则，无包膜，但由于局部增生可对周围组织压迫形成假包膜，故应与腺瘤鉴别。③腺癌，我国仅有不到3%的原发性甲旁亢是由甲状旁腺癌所致，肉眼见肿瘤组织色泽发白、质地偏硬、组织脆弱，并侵犯周围组织形成粘连，并有明显的恶性表现，出现淋巴结或远处转移，体检约有30%的患者可触及颈部肿块，实验室检测的典型表现为血钙异常增高，可达3.75mmol/L（15mg/dL）。

特殊类型的原发性甲旁亢：①遗传性甲旁亢，此型约占所有PHPT的10%，但其病因、临床表现等均与一般的PHPT不同，主要包括：多发性内分泌腺瘤综合征（MEN1及MEN2）、甲旁亢-颌骨肿瘤（HPT-JT）综合征、家族性甲旁亢。②甲状旁腺外组织分泌PTH类似物所致的甲旁亢或假性甲旁亢。

二、继发性甲状旁腺功能亢进

继发性甲状旁腺功能亢进（secondary hyperparathyroidism, SHPT）是由于各种继发性因素导致低血钙、低血镁或高血磷等刺激甲状旁腺增生、肥大，并分泌过多的甲状旁腺激素，代偿性维持血清钙、磷代谢平衡。常见的继发性因素有慢性肾功能衰竭、维生素 D 缺乏症、小肠吸收不良、骨软化症等。

1. 慢性肾功能衰竭　肾脏是维持机体钙、磷代谢的重要器官之一，慢性肾病的患者，肾脏重吸收钙、排泄磷的功能发生障碍，同时肾功能不全时可致维生素 D 活化障碍，使功能性的 1, 25 – $(OH)_2$ 维生素 D_3 严重缺乏，促使胃肠道吸收钙的能力下降，以上原因共同导致血钙降低，血磷升高，刺激甲状旁腺激素过度分泌，促使甲状旁腺增生。

2. 消化系统疾病　胃肠道功能障碍（如胃切除术后、脂肪泻、肠吸收不良综合征）及肝、胆、胰慢性疾病时，可导致维生素 D 吸收及代谢过程发生障碍，引起血钙过低，刺激甲状旁腺增生。

3. 营养性维生素 D 缺乏症　当机体维生素 D 摄入不足或妊娠、哺乳期钙需要量增多时，肠道吸收钙的功能受到限制，可使血钙下降，从而导致 PTH 过度分泌。

4. 假性甲状旁腺功能低下　属遗传缺陷性疾病，是由于外周靶器官（肾和骨）组织细胞对 PTH 的刺激部分或完全失去反应，使血钙过低，血磷过高，进而刺激甲状旁腺增生。

5. 长期磷酸盐缺乏和低磷血症　如遗传性低磷血症、肾小管性酸中毒、长期服用氢氧化铝等均可刺激甲状旁腺分泌 PTH。

6. 药物因素　长期服用抗癫痫药物可导致肝内 25 – 羟化酶活性下降，导致体内维生素 D 活化障碍，肠钙吸收减少；长期服用缓泻剂或消胆胺可造成肠钙丢失；苯巴比妥可阻碍维生素 D 的活化。以上因素最终均可诱发甲状旁腺分泌过多的 PTH 而发生甲旁亢。

7. 其他　甲状腺髓样癌时体内降钙素过多，糖尿病、原发性皮质醇增多症，以及妊娠及哺乳期等均可刺激甲状旁腺增生。

三、三发性甲状旁腺功能亢进

三发性甲状旁腺功能亢进（tertiary hyperparathyroidism，THPT）是在继发性甲旁亢的基础上，甲状旁腺长期受到刺激并过度活跃，腺体不断肥大增生，导致部分腺体增生转变成为自主功能性腺瘤，即使在继发性因素去除后，甲状旁腺仍可不断分泌过多的 PTH，导致一系列的临床症状，常见于肾移植后的患者。

（刘　祥）

第二节　代谢变化

由甲状旁腺分泌的甲状旁腺激素是维持人体钙、磷和维生素 D 代谢平衡的关键物质，对维护骨骼健康起着重要的作用。PTH 最初是在甲状旁腺的主细胞（chief cells）以前甲状腺激素原（pre – pro – PTH，115 个氨基酸）的形式产生，随后又在酶的作用下转变成甲状腺激素原（pro – PTH，90 个氨基酸），并最终形成由 84 个氨基酸构成的多肽类激素 PTH（分子量为 9500），储存在细胞内，在适宜的刺激下，PTH 即可释放入血发挥作用，其作用的靶器官为骨、肾脏和小肠。

机体 PTH 的正常分泌主要受到血清钙离子浓度的调节，通常情况下两者呈负相关，并通过以下几个途径实现其生物效应：①抑制肾近曲小管对磷的再吸收，并通过调节 Na^+ – Ca^{2+} 交换的活性而减少尿钙的排泄，促进肾小管对钙的重吸收。②根据机体的需要，通过负反馈调节机制，即可促进破骨细胞的活动，使钙和磷酸盐从旧骨中释放出来，同时又可促进成骨细胞的活性增加新骨的形成，并实现两者的动态平衡。③PTH 作用于肾近曲小管细胞，促进羟化酶的活性，从而使低活性的 25 - （OH）维生素 D 转化为高活性的 1，25 - （OH）$_2$ 维生素 D，后者可促进肠道钙的吸收，维持血钙的稳定。

甲旁亢时，过多的甲状旁腺激素被释放到血液循环中，作用于骨骼使溶骨活性增强，骨中钙被大量动员到血液循环中，同时，肾小管和肠道吸收钙的能力均增强，引起高钙血症。开始时可仅有血钙的轻度升高（2.7~2.8mmol/L），随着病情的进展，甲状旁腺激素长期持续增多，可出现持续性高钙血症，尿磷排出增多和血磷降低，出现高尿磷、低血磷、血浆钙磷比值明显增大，使骨骼广泛脱钙，当血钙浓度超过肾阈值时，钙滤过负荷增高，由肾小球滤过的钙增多，尿钙排出增加，并远远大于远端肾小管对钙的重吸收能力，导致高尿钙。

甲旁亢患者产生过多的甲状旁腺激素可刺激破骨细胞和成骨细胞的活性，加快骨的吸收和破坏，血清碱性磷酸酶（ALP）可明显升高，并最终导致甲旁亢相关性代谢性骨病。当 PTH 轻度升高时，仅引起骨转换增加和皮质骨骨密度降低而不影响松质骨，当 PTH 严重升高时，则引起骨膜下骨吸收甚至髓质的纤维化和囊性变，临床上表现为"棕色瘤"和"纤维囊性骨病"。如果在饮食中补充足够的钙和磷，则可在一定时间内维持骨质吸收和形成，延缓明显骨改变的发生，而我国的甲旁亢患者由于多属晚期，病情多较重，且可能饮食中摄入钙含量较低，故骨骼病变普遍较为广泛而严重。甲旁亢的骨骼病变一般以骨吸收增加为主，也可呈现为骨质疏松或同时伴有骨质软化。

（刘　祥）

第三节　临床表现

本病起病缓慢，早期常缺乏特异性症状，我国患者以中晚期居多，较多患者以尿路结石或关节疼痛、骨痛为首发症状，并收入泌尿外科、骨科等相关科室治疗，但由于根本病因并未去除，治疗效果常不理想，因此，临床医生只有对甲旁亢的临床表现有充分的认识，树立全局观念和增强思维能力，方能察觉该病的蛛丝马迹，及早诊治患者，减少漏诊和误诊。

一、隐匿性甲状旁腺功能亢进

亦称为无症状性甲状旁腺功能亢进（asymptomatic hyperparathyroidism，AHPT），早期甲旁亢的患者或轻度的甲旁亢可无明显症状及体征，而仅有高血钙和 PTH 升高，故命名之。然而，通过仔细询问病史，此类患者还是有疲乏、情绪易波动、性欲低下等表现，随着近年来诊断水平的提高，甲旁亢的检出率不断提高，此类患者的比例呈现逐年升高的趋势，在临床工作中应引起重视。

二、高血钙低磷血症

高血钙低磷血症可导致全身多系统的病变，并出现相应的临床表现，这也是导致甲旁亢易被误诊为其他疾病的主要原因。

1. 泌尿系统症状　由于高钙血症时大量的钙自尿液排出，尿钙明显升高，同时骨基质分解所致黏蛋白、羟脯氨酸等代谢产物随尿排出增多，上述物质可与草酸根、磷酸根等结合形成结石，沉积于肾盂或输尿管中，故甲旁亢患者尿路结石的发生率明显增高，可达60%～90%，而在所有患尿路结石的患者中，2%～5%是由甲旁亢所致，此类患者常以肾绞痛、血尿等主诉求治，其结石常具有双侧、多发、反复发作等特点，并有逐渐增多、变大等活动性表现，常可继发尿路感染，随着病情的发展，可出现慢性肾盂肾炎、肾积水，并逐渐加重对肾功能的损害，同时，由于钙盐在肾实质内沉积，最终将造成肾功能衰竭。

2. 肌肉系统症状　由于血钙升高，患者可出现四肢肌肉松弛、张力下降，并以近端肌肉为主，下肢先于并重于上肢，患者常诉疲乏、无力，严重者甚至出现肌痛、肌萎缩，活动受限，查体可有腱反射迟钝或消失。肌电图显示短时限、低振幅的去神经样多相电位图像，肌肉活检常提示第Ⅱ类肌纤维萎缩，均呈现肌源性损害，有助于诊断，本症状并不常见，且具有明显的可逆性，常在有效的手术治疗后即可消失，可与其他肌肉病变相鉴别。

3. 消化系统症状　可有纳差、恶心、呕吐、腹胀、便秘和胃肠蠕动减慢等症状，另外，据文献报道，甲旁亢的患者溃疡病的发病率高，可能与高血钙刺激胃泌素分泌增多，以及PTH直接刺激胃酸分泌增多有关，少数患者可同时伴有胰岛胃泌素瘤，分泌大量胃泌素引起消化道顽固性溃疡或胃十二指肠多发溃疡，称为 Zollinger-Ellison 综合征，是多发性内分泌腺瘤综合征的一种。偶有极少数患者以急性胰腺炎为首发症状起病，其原因可能与长期高钙血症所致胰管及胰腺内钙质沉积，并最终阻塞胰管而激活胰酶。在临床上，难治性溃疡和（或）慢性胰腺炎伴血钙增高是拟诊甲旁亢的重要线索。

4. 循环系统症状　可出现心动过缓、心律不齐等症状，心电图提示 Q-T 间期缩短，T波增宽，P-R 时间延长，伴房室传导阻滞或室性心律失常，易发生洋地黄中毒。患者还可有顽固性血压升高，其原因主要与甲旁亢所致的肾功能损害有关，并可能与甲状旁腺分泌的异常升压物质有关。

5. 关节和软组织　钙盐沉积于关节软骨、肌腱等处，可发生软骨钙化症、钙化性肌腱炎，出现关节疼痛，常累及手指关节，也可出现心、肺、肾、胸膜等脏器的异位钙化，导致上述器官的功能障碍。钙盐沉积在眼角膜时，可出现带状角膜炎，在裂隙灯下看见典型的角膜带状条纹即可诊断。此外，皮肤钙质沉积的患者可表现为皮肤瘙痒，亦有报道称血中PTH升高可促使皮肤中肥大细胞释放组胺而引起瘙痒。在极少数的甲旁亢患者可出现全身血管的广泛钙化即钙过敏综合征（calciphylaxis syndrome），表现为皮肤网状青斑、紫红色痛结或痂皮，与皮肤血管炎相似。

6. 其他　长期透析的继发性甲旁亢的患者可出现严重的血管病变，出现肢体的进行性缺血性坏疽；另外，继发性甲旁亢患者还可表现出与肾功能衰竭相关的症状，如皮肤黏膜苍白（肾性贫血）、颜面及下肢浮肿（低蛋白血症所致）等。

三、神经精神系统症状

甲旁亢的患者可出现记忆力下降、反应迟钝、失眠或嗜睡、嗅觉丧失等神经系统症状。部分患者早期可有性格改变、抑郁或焦虑等精神异常，严重者可出现幻觉、精神失常等，症状的程度常与血钙水平呈正相关。

四、甲状旁腺危象

甲状旁腺危象（parathyroid crisis）亦称为高血钙危象，见于严重高钙血症的患者，此类患者多因诊治延迟，在长期严重的甲旁亢和高钙血症的基础上，受到应激刺激后诱发症状加重所致，常见的诱因有感染、服用过量钙剂或维生素 D、外伤及手术应激等，此时患者血钙水平多在 3.8mmol/L（15.2mg/L）以上，临床常表现为乏力、纳差、恶心、呕吐、多尿等症状，进而出现脱水及神志改变，严重者甚至出现休克和昏迷，若救治不及时可导致死亡，需马上处理高钙血症并行手术治疗。实验室检查除血钙明显升高外，血清 PTH 常在正常上限值的 5～10 倍及 10 倍以上，尿素氮升高，并出现低钾低氯性碱中毒，心电图可见 T 波增宽，Q－T 间期缩短，P－R 时间延长，并可有室性心律失常。由于甲旁亢在我国的发病率较低，加上过去诊断手段缺乏，各级医务人员对本病缺乏了解，故确诊病例以晚期为主，导致甲状旁腺危象时有发生，但随着诊疗水平的提高和技术手段的更新，近年来，我国甲旁亢的患者在较早期即可获得明确的诊断和合理的治疗，甲状旁腺危象的发生率已大大降低。

五、代谢性骨病

由于 PTH 所致的破骨活动的增强，钙质逐渐由骨中释放出来，引起广泛的骨矿质吸收及纤维囊性骨炎，在早期即可出现骨骼疼痛，可伴有压痛，骨痛常起于腰背部，并逐渐累及髋部、肋骨及四肢，尤其以承重的下肢、腰椎及足底最为常见，活动时可加剧，以至于肢体负重不能，行走困难，此后将出现骨质疏松，病变部位易发生自发性病理性骨折，此种病理性骨折患者往往无明显的外伤史，仅轻微动作如穿衣、弯腰、下蹲、咳嗽等即可是骨折的原因，严重者可因多发性骨折而致残或导致畸形，如长骨或肋骨膨出、椎体变形引起驼背、胸廓塌陷导致鸡胸、局部骨质隆起、骨盆畸形等，以下肢、脊柱等负重骨骼明显，晚期患者常有身长缩短（严重者可缩短达数十厘米），下颌骨因骨吸收出现牙槽骨疏松及下颌骨痛，也是本病常见的早期病象之一，易误诊为牙科疾病。重症或久病患者常出现纤维性囊性骨炎，是骨受累较特异的表现，其病理特点为骨小梁数目减少，骨表面扇形区中出现较多的多核破骨细胞，正常的细胞核骨髓成分被纤维组织所取代；颌骨出现由破骨细胞、成骨细胞及纤维组织形成"棕色瘤"，因其常伴有陈旧性出血而呈棕黄色而得名；软骨下发生骨折导致侵蚀性损伤而引起关节痛，以及指关节广泛性疼痛，故易被误诊为类风湿性关节炎；软骨钙质沉着可引起假性痛风发作。若同时伴有钙及维生素 D 摄入不足者，则除出现骨质疏松外，常同时并发骨软化。典型的 X 线表现：全身骨骼弥散性脱钙，颅骨内外板影消失，颅骨斑点状脱钙呈毛玻璃样，指骨骨膜下皮质吸收和骨纤维囊性变等。

（刘 祥）

第四节　实验室检查

一、血钙浓度

血钙的正常值为 2.25～2.75mmol/L（9～11mg/dL），检测血钙水平是反映甲状旁腺功能的最基本方法，在甲旁亢的早期即可出现血钙升高，对诊断的价值极大。测定时，患者应空腹（禁食 8～12h），采集外周静脉血予以检测，由于血清钙浓度波动性较大，极少数"血钙正常性甲旁亢"实际上是血钙呈间歇性增高，故需反复多次测定（一般至少测 3 次）血钙浓度异常方可确定诊断，此外，由于 PTH 仅影响游离钙而对与血浆白蛋白结合的钙无影响，而一般生化法测得的血钙为离子钙与蛋白结合钙的总和，故只有在血浆蛋白正常的情况下测得血钙升高时方可诊断为甲旁亢，否则应对测得值进行相应的校正，一般以 40g/L 白蛋白为基准，每变化（升高或降低）10g/L，血中总钙值就相应调整（减少或增加）0.2mmol/L。此外，当甲旁亢伴有肾功能不全、软骨病、维生素 D 缺乏、胰腺炎以及甲状旁腺腺瘤坏死出血时可无血钙升高。

二、血清甲状旁腺激素

采取外周静脉血测定血清 PTH 水平是诊断甲旁亢的敏感指标和最可靠的直接证据，其与血钙浓度测定结合即可达到很好的诊断目的，若能结合定位诊断手段，其诊断的准确性将更加可靠。目前常用放射免疫法测定甲状旁腺激素，具有很高的灵敏度和特异性，通常可测定 PTH 的羧基端、中间段、氨基端和完整的 PTH，这些均与临床有良好的相关性。其中，PTH 的羧基端和中间段属非活性片段，经由肾脏代谢，故肾功能不全时，上述片段可在体内累积而使测定值升高，出现假阳性；而 PTH 全分子及氨基端片段则经由肝脏及外周组织代谢，受肾功能的影响较小，故目前在临床上应用较多。原发性甲旁亢时，PTH 升高的程度与病情轻重及血钙浓度相平行，但也应注意到某些药物及生理因素对 PTH 测定的影响（表 12-1），高钙血症伴 PTH 增高是诊断 PHPI 的最重要的直接依据，而继发性甲旁亢时，血清 PTH 与血钙浓度呈负相关。另外，PTH 全分子具有非常短的半衰期（2.5~4.5min），基于此生理学特性发展起来的术中 PTH 检测（intraoperative PTH monitoring）技术近年来已成为甲状旁腺外科重要的辅助检查，尤其是对微创外科的发展具有强大的推动作用。

表 12-1　影响血 PTH 水平的因素

增加 PTH 分泌的因素	维生素 A、前列腺素 E、肾上腺素、乙醇等
降低 PTH 分泌的因素	1, 25-(OH)$_2$ 维生素 D$_3$、低镁血症、心得安等

三、血磷浓度

对甲旁亢的诊断价值不如血钙浓度，常须与血钙结果结合来评价甲状旁腺功能，血磷正常值为 0.97~1.45mmol/L，甲旁亢患者其值多低于 1.0mmol/L。由于高碳水化合物饮食会使血磷降低，而高蛋白饮食则升高血磷水平，故测定血磷浓度需在空腹状态下进行。由于磷主要通过肾脏排泄，故晚期甲旁亢患者出现肾功能不全时，血磷浓度将升高，但血磷 > 1.83mmol/L 则不支持甲旁亢的诊断。高血钙伴低血磷更支持甲旁亢的诊断，并可据此与恶性肿瘤骨转移引起的高血钙伴血磷正常或增高相鉴别。

四、血清碱性磷酸酶（ALP）

是反映骨骼有无病变的常用指标，其与骨转换的活跃程度有关，在甲旁亢的早期多无异常，当后期出现骨骼破坏时，患者血清 AIP 升高，可以间接反映甲状旁腺的功能，其水平的高低与疾病的严重程度无明显相关，但往往与甲旁亢的骨质破坏程度相平行。

五、血浆 1, 25-(OH)$_2$ 维生素 D 测定

由于 PTH 可刺激肾脏 1α-羟化酶的活性，促进 25-(OH) 维生素 D 转化成 1, 25-

（OH）$_2$ 维生素 D，甲旁亢时，过多的 PTH 可导致 1，25 － （OH）$_2$ 维生素 D 的合成明显增加，故测定血浆 1，25 － （OH）$_2$ 维生素 D 的浓度可以间接反映甲状旁腺的功能。但应注意，其结果同样会受到饮食及光照的影响。

六、尿钙浓度

原发性、三发性和假性甲旁亢的患者尿钙浓度升高，继发性甲旁亢的患者则尿钙浓度正常或偏低。尿钙浓度测定应于低钙饮食 3 天后（每天摄钙量 < 150mg）进行，正常人 24h 尿钙排泄量应 ≤ 37mmol/L（150mg），而甲旁亢的患者则通常 > 50mmol/L（200mg）。值得注意的是，尿钙排泄量受到尿路结石、糖皮质激素、日光照射及维生素 D 摄入等因素的影响，此外，由于钙盐沉淀会影响结果准确性，故标本收集后应予以酸化处理。

七、尿中环磷酸腺苷（cAMP）测定

正常尿中总 cAMP 为 18.3 ~ 45.5nmol/L，而 PTH 可与肾小管上皮细胞内的特异性受体结合，使 cAMP 的生成增多，故尿中 cAMP 升高可作为甲旁亢的间接诊断依据，与血钙及血 PTH 浓度相互印证，可为甲旁亢的诊断和鉴别诊断提供重要的参考价值。

八、肾上腺皮质激素抑制试验

大剂量的糖皮质激素可抑制活性维生素 D 的合成及其作用，同时还能抑制肠道钙的吸收及骨质形成，并加快尿钙排泄，故可抑制由维生素 D 中毒、甲状腺功能亢进症、多发性骨髓瘤及骨转移癌等引起的高钙血症，但对由 PHPT 及 THPT 引起的高钙血症无影响。方法为先测 2 次血钙作为对照，然后口服泼尼松 12.5mg（或氢化可的松 50mg），每天 3 次，连服 10 天，同时隔天测血钙 1 次，甲旁亢患者的血钙水平在服用糖皮质激素后无明显降低，而非甲旁亢所致的高钙血症在服用糖皮质激素后显著降低。

九、钙耐量试验及钙抑制试验

方法是经静脉快速滴注钙 180mg，即相当于 10% 葡萄糖酸钙溶液 20mL，随后测定血清 PTH 水平，正常人在输注钙剂后，PTH 受到明显抑制，甚至测不出，尿中排磷减少，而甲旁亢患者由于其 PTH 多呈自主性分泌，故输注钙液后对 PTH 浓度影响较小，表现为 PTH 不下降或轻度下降，但其值始终在正常低限以上，且尿磷无明显下降（< 20%）甚至仍继续上升。此项试验有助于发现轻型早期的 PHPT。

十、低钙试验

甲旁亢患者在低钙饮食后，24h 尿钙排泄量仍 > 50 mmol（200mg）。

十一、限磷试验（磷剥夺试验）

正常人在行低磷饮食并同时服用氢氧化铝后，由于血磷降低而肠道钙吸收增多，故可抑制 PTH 的分泌，导致尿磷排泄减少，Up/Ucr 显著降低。而甲旁亢患者则表现为血钙明显增高而尿磷不降低，Up/Ucr 无明显变化，24h 尿钙排泄 > 62.5mmol（250mg）。

十二、其他

血氯/血磷值、尿磷及尿羟脯氨酸排泄量和血抗酒石酸酸性磷酸酶等均有助于甲状旁腺功能的判断，在此不予赘述。

（刘 祥）

第五节 非手术治疗

一、原发性甲状旁腺功能亢进的药物治疗

目前认为，并非所有的原发性甲旁亢都需要行手术治疗，对部分无症状的患者，如年龄 > 50 岁，肾功能正常，血钙 < 3mmol/L，可考虑予以内科保守治疗，除嘱患者多饮水，适当运动，保持饮食中摄入适度的钙（1000 ~ 1200mg/d）和维生素 D（400 ~ 800IU/d），避免使用碱性药物和噻嗪类利尿剂外，还可使用以下药物治疗。

1. 磷酸盐制剂　磷酸盐可提高原发性甲旁亢患者的血磷水平，促进骨钙沉积，降低血钙，减少尿钙排泄，阻抑肾结石的发展，防止高钙血症对肾脏及其他器官的损害，最初 2 ~ 3 天宜给相当于 2g 元素磷的磷酸盐，分次口服，并逐渐减量至 1.0 ~ 1.5g/d，维持 1 年以上。常用的有 Na_2HPO_4/NaH_2PO_4（3.66∶1）混合溶液（10mL，3 次 1d）或帕米膦酸等新型二磷酸盐制剂，用药期间应密切监测血钙磷浓度，防止血钙过低，以免引起骨脱钙及并发转移性钙化，有肾功能损害者尤需防范，必要时可暂时加用普卡霉素 25 ~ 50μg/kg 静脉滴注，以阻抑骨吸收，但不宜反复多次使用，防止发生骨髓的毒副反应。

2. 雌激素替代疗法　适用于绝经后的妇女患者，可降低血钙，防止骨质丢失，但对 PTH 分泌物作用，远期疗效尚不明确。

3. 西咪替丁　可能具有抑制 PTH 合成和（或）分泌的作用，停药后可出现反跳，可用于慢性甲旁亢高钙血症的治疗，亦可作为甲旁亢患者术前准备药物，或不宜手术治疗的甲状旁腺增生的患者，或甲状旁腺癌已转移或复发的患者。常用西咪替丁 0.6 ~ 0.8g/d，分次口服。服用西咪替丁后可导致血浆肌酐上升，故肾功能不全或继发性甲旁亢的患者应慎用。

4. 普萘洛尔（心得安）　为 β - 受体阻滞剂，与甲状旁腺细胞肾上腺素能 β - 受体结合，可能有抑制 PTH 分泌的作用，由于不同个体的甲状旁腺细胞肾上腺素能 β - 受体对其反应性的差异，仅对部分患者有效。

5. 降钙素　可用于甲旁亢患者高钙血症的治疗及术前准备。如鲑鱼降钙素每千克体重 4 ~ 8U，肌内注射，每 6 ~ 12h 1 次，可酌情增减剂量；另有人工合成的鲑鱼降钙素（商品名为密钙息），50 ~ 100U/次，肌内注射，每天或隔天 1 次；人工合成的鳗鱼降钙素（商品名为益盖宁），每周肌内注射 1 次即可有效抑制骨吸收，与二磷酸盐共用时还可快速降低血清钙。

目前，原发性甲旁亢的内科治疗效果尚不满意，对于行保守治疗的患者，需定期进行随访，内容主要为详细询问甲旁亢相关的症状和查体，一般每隔 3 ~ 6 个月复查各项实验室指标，若随访过程中病情持续进展或出现以下情况，则应考虑改行手术治疗：出现高钙血症的临床症状；血钙 > 3mmol/L；尿钙 > 6mg/（kg·d）；肌酐清除率降低（小于正常的 70%）；

骨密度降低。

二、继发性甲状旁腺功能亢进的药物治疗

主要是针对不同的病因采用相应的药物治疗，以维持血钙磷的正常水平，消除各种继发性因素对甲状旁腺的刺激，达到阻止甲状旁腺增生，防止血管钙化和维持正常骨代谢的目的。目前用于治疗继发性甲旁亢的药物主要有以下几类：

1. 钙制剂　对于血钙降低伴有低血钙症状的甲旁亢患者，应适量补充钙剂，以碳酸钙、醋酸钙较为常用，一般每天钙摄入量 $1.0 \sim 1.5g$ 较为适宜，同时辅以维生素 D 治疗，可纠正机体缺钙状况并抑制甲状旁腺分泌 PTH，服用钙剂治疗过程中应注意监测血钙浓度（通常 $2 \sim 4$ 周即测血钙 1 次），适时调整药物剂量，尽量维持血钙在正常值低限。

2. 维生素 D　尤其是活性维生素 D（即骨化三醇）是目前治疗继发性甲旁亢的一线药物，对于单纯由维生素 D 缺乏导致的 SHPT 或假性甲状旁腺功能低下，一般只需补充适量的维生素 D 即可维持血钙磷正常，抑制 PTH 的过度分泌，阻止甲旁亢的进展，而对于慢性肾功能不全的甲旁亢患者，由于维生素 D 不能在肾脏转化成活性形式，故只有使用骨化三醇才有效。开始时，可每天口服维生素 D 5 万 ~6 万 U，或骨化三醇 $0.25 \sim 1.0\mu g$，并逐渐增加剂量至维生素 D 40 万 U，使用过程中同样应注意监测血钙和血钙水平，对于血钙明显增高者应予停用。此外，由于甲状旁腺细胞对维生素 D 的抵抗作用，对甲状旁腺增生明显的患者，维生素 D 治疗往往是无效的。

3. 磷结合剂　继发于慢性肾功能衰竭的甲旁亢患者，其血磷常升高且较难控制，如果单纯通过限制饮食中磷的摄入往往难以达到理想的血磷水平，而且，过分限制饮食通常是以营养不良作为代价的，因此，在避免含磷食物摄入的同时，使用磷结合剂是目前较为理想的控制血磷的途径。常用的磷结合剂有氢氧化铝和碳酸铝，其主要作用在于能有效抑制胃肠道磷的吸收，由于食物中约 70% 的磷可经胃肠道被吸收，故磷结合剂的使用可以大大减少磷吸收，达到降低血磷水平的目的。由于上述磷结合剂均为含铝制剂，使用过程中应注意避免铝吸收过多而导致中毒，可致抗维生素 D 的骨软化，并加重骨对 PTH 的抵抗，故血铝浓度通常不应超过 $100mg/L$。此外，前面所提到的钙制剂也具有一定的降磷作用，但钙与磷的结合会受到 pH 的影响，其降磷效果常不如铝制剂。

4. 普卡霉素（光辉霉素）　为抗肿瘤药物，可通过减缓肠道钙吸收、抑制 PTH 对骨骼的溶解作用以及可能的抗肿瘤作用使血钙降低，常用量每千克体重 $10 \sim 25\mu g$ 用适量生理盐水稀释后静脉滴注，若血钙在 36h 后无明显下降，可再次应用，每周 $1 \sim 2$ 次，用药 $2 \sim 5$ 天后血钙通常可降至正常水平。长期使用时，每周不应超过 2 次，必要时可与其他降钙药物同时使用。具有较大肝、肾及骨髓毒性，故需严格把握指征，谨慎使用，用药期间应严密检查血钙磷水平及肝肾功能。

5. 新型药物

（1）新型磷结合剂：为非磷非钙的磷结合剂，其疗效与含钙制剂相当，个别甚至可达到与含铝磷结合剂相近的水平，但可避免发生高钙血症及肾性骨病的风险，也不存在含铝磷结合剂导致中毒的危险，具有较高的实用价值，目前进入临床使用的主要有盐酸司维拉姆和镧制剂（碳酸镧）2 种。

（2）维生素 D 类似物：科学家们通过对骨化三醇侧链的各种不同的改造，开发出了一

系列具有全新生物学效应的维生素 D 类似物制剂，如 paracalcitol ［19 – nor – 1，25 – (OH)$_2$ 维生素 D$_2$］、alfacalcidol ［1α – (OH) 维生素 D$_2$］、doxercalciferol ［1α – (OH) 维生素 D$_2$］等，这些制剂对甲状旁腺具有更强的组织选择性及亲和力，在能够更好地控制甲旁亢症状的同时，可尽量减少对肠道钙磷吸收和骨代谢的影响。有研究表明，接受 paracalcitol 和 doxercal – ciferol 治疗的患者其病死率及住院率要比接受骨化三醇治疗者低。

（3）钙离子受体（CaR）激动剂：是甲状旁腺细胞上 CaR 的变构激动剂，可提高 CaR 对钙离子的敏感性，从而降低甲状旁腺细胞内的钙浓度，达到抑制 PTH 分泌的目的，同时还能降低血钙磷水平和钙磷乘积，有效改善矿物质代谢紊乱，其不仅可以在继发性甲旁亢的患者中使用，对于原发性甲旁亢的患者也同样有效。有研究表明，CaR 激动剂与维生素 D 制剂联用时可增强维生素 D 的作用，减少其使用剂量，此外，CaR 激动剂还能抑制甲状旁腺细胞的异常增殖，并降低甲旁亢患者的骨折风险和心血管病住院率。cinacalcet 是目前唯一被 FDA 批准用于临床的该类药物，相信随着研究的不断进展，必将有更多的 CaR 激动剂类药物出现，为甲旁亢的患者带来福音。

三、甲状旁腺功能危象的非手术治疗

甲状旁腺危象是危及患者生命的严重临床综合征，需要紧急抢救及手术治疗，其主要的处理原则是：纠正脱水状态；加速肾脏钙的排泄；抑制骨吸收；治疗原发病变。主要措施包括大量补液、利尿剂、降钙素（calci – tonin）、破骨细胞抑制剂的使用等，以对抗高血钙对机体造成的严重伤害，为手术治疗争取宝贵时间，待术前准备完善后应急诊行手术治疗。

1. 大量补液　根据脱水情况经静脉大量补充生理盐水，纠正脱水，恢复循环血容量，同时可增加尿量，促进钙的排泄，这是首要的治疗。第 1h 补液量可达 1000mL，此后每 2～4h 补充 2000～4000mL，12h 的总补液量为 4000～6000mL，并随时监测心肾功能，避免过度扩容和发生心力衰竭。

2. 利尿剂　在充分扩容的基础上，可静脉或口服利尿剂呋塞米（速尿），其主要作用于肾小管髓祥的升支，抑制钠及钙的重吸收，可促进尿钙排出而降低血钙，而噻嗪类利尿剂如氢氯噻嗪有减少尿钙排出的作用，故不宜使用。每次用量为 40～100mg，每隔 2～6h 使用 1 次（每天累积剂量不超过 1000mg），治疗过程中注意维持电解质平衡，尤其是防止低钾和低镁，应根据生化结果适时予以补充，一般情况下，每排出尿量 1000mL 须补充 20mmol 氯化钾和 500mmol 氯化钠。利尿仅能暂时性降低血钙，故应与其他治疗措施结合使用。

3. 降钙素　作用于破骨细胞受体以降低骨钙和羟磷灰石的释放，经皮下或肌内注射 4～8U/（kg·d），每 6～12h 1 次，连用 2～3 天，其作用迅速，通常在数分钟内起效，但持续时间较短，部分患者可有恶心、面部潮红等不良反应。

4. 帕米膦酸　为二磷酸盐制剂，可抑制破骨细胞介导的骨质吸收，促进钙质沉着，常以 30～90mg 静脉滴注，使用后血钙多于 3～7 天后降至正常，并可持续数周，肾功能衰竭和高血磷时禁用。

5. 乙二胺四乙酸二钠（EDTA – Na$_2$）　为钙离子螯合剂，可与离子钙结合成可溶性络合物而降低血钙浓度，常以 1～3g 加入 5% 葡萄糖液 500mL 中静脉滴注，紧急情况下可直接以 5% 的浓度静脉注射，因具有一定的肾毒性，应谨慎使用。

6. 透析疗法　血液透析或腹膜透析可迅速降低血钙浓度。

四、酒精注射坏死疗法

本法主要用于治疗甲状旁腺腺瘤，将酒精局部注射到甲状旁腺腺瘤处，使其凝固坏死而达到治疗甲旁亢的目的。具有操作简单，对机体影响较小等优点，其主要适用于：年龄较大，有严重的心、肝、肾等基础病变而不能耐受手术治疗的甲旁亢患者；甲旁亢术后复发，再次手术在技术上难度较大，或双侧腺瘤的患者，由于行单侧探查术导致遗留病变者；腺瘤可以在 B 超下准确定位；患者同意施行此法。主要过程如下：在 B 超下定位后，用 2% 利多卡因行局部浸润麻醉至瘤体，使用 2mL 注射器抽取 95% 无水乙醇约 1mL，使用 25 号细针，在 B 超引导下穿刺进入瘤体，并将乙醇缓慢注入其内，在 B 超下可见乙醇在腺瘤内的分布情况，若使用多普勒超声进行定位，则可清楚显示腺瘤的血运情况，使定位更准确，注射完后即可见其血运消失，应尽量行多方位腺瘤内注射，以争取一次性使腺瘤全部坏死，无水乙醇的用量一般为 0.6mL，通常不应超过 1mL，以免对周围正常组织造成不必要的损伤。注射后腺瘤可能有坏死不完全的情况，边缘可能残留有腺瘤组织，可在几个月后再次注射。该法的主要缺陷是可导致喉返神经损伤，同时无水乙醇可引起炎症反应而导致局部组织粘连，严重影响日后手术的实施。

（刘　祥）

第六节　外科治疗

一、手术适应证

1. 有症状的原发性甲旁亢，如出现反复发作的肾或输尿管结石、神经肌肉症状、精神异常、骨骼病变、胰腺炎、顽固性消化道溃疡等。

2. 无症状的原发性甲旁亢，如患者强烈要求行手术治疗，或符合以下各项之一也需行手术治疗。

（1）血清钙浓度大于正常值上限 0.25mmol/L。

（2）肌酐清除率降低到 60mL/min 以下。

（3）任一部位骨密度下降幅度超过 2.5 个标准差和（或）既往病理性骨折史。

（4）年龄 <50 岁。

（5）长期随访有困难的患者。

3. 已明确诊断为多发性内分泌腺瘤综合征（MEN）者。

4. 继发性甲旁亢符合下列要求者，应考虑行甲状旁腺次全切除或全切除加前臂肌内自体移植。

（1）出现肌肉骨骼系统并发症：如骨和关节疼痛，全身肌肉无力，连续监测发现骨密度进行性降低，或出现病理性骨折者。

（2）出现广泛的软组织钙化和严重皮肤瘙痒者。

（3）在内科治疗过程中特别是在停止使用钙剂和活性维生素 D 后仍出现血钙持续增高，提示疾病已向三发性甲旁亢转化者。

（4）慢性肾功能不全或肾功能衰竭继发甲旁亢，拟施行肾移植术者，应在行肾移植的同时做甲状旁腺次全切除术。

5. 三发性甲旁亢者若有症状性高钙血症，或血钙 > 3.0mmol/L 持续 1 年以上，或肾移植后即出现血钙 > 3.13mmol/L 者，应行甲状旁腺探查和次全切除术。

6. 出现甲状旁腺危象者，应急诊行手术治疗。

7. 甲状旁腺癌有颈部淋巴结转移但尚未有远处转移者。

二、手术方式选择

（一）颈部探查术

双侧颈部探查术和单侧颈部探查术。

1. 双侧颈部探查术（bilateral neck exploration）　是甲状旁腺的传统术式，术中按照右下、左下、左上、右上的顺序在甲状腺深面依次探查 4 个甲状旁腺，并切除病变腺体，该方法具手术成功率高（通常在 95% 以上）、对术前定位要求低的优点，但手术创伤较大、耗时长、术后并发症多，故随着近年来术前定位诊断技术的发展，尤其是高频率超声和 ^{99m}Tc - MIBI 显像的应用，该术式已逐渐被其他创伤较小的术式取代，然而，该术式作为其他甲状旁腺手术方式的基础，对于多腺体病变，尤其在技术手段相对薄弱的基础医院或某些术前无法明确定位的病例，仍然具有重要的应用价值。

2. 单侧颈部探查术（unilateral neck exploration）　即术中只显露病变侧的甲状腺腺叶，探查确认病变属实并行病灶切除，该术式是在精确的术前定位手段支持下对传统双侧探查术的简化，如结合术中快速冰冻病理或术中 PTH 检测技术，可达到较为满意的手术成功率（达 90% 以上），同时其手术时间短、创伤小、术后并发症等优势较为明显，必要时还可随时转为双侧探查术，故具有较高的临床应用价值。

（二）微创甲状旁腺手术（minimally invasive parathyroidectomy）

随着科学技术的进步，甲状旁腺疾病的外科治疗也朝着微创时代发展，目前主要包括微创小切口甲状旁腺切除术和腔镜辅助下甲状旁腺切除术。

1. 微创小切口甲状旁腺切除术　指在局麻下取病灶表面小切口（2~4cm），逐层切开，直达病变腺体并予切除，并在 5~10min 后监测 PTH 值，若 PTH 较术前下降达 50% 或以上，则表明手术成功。该方法具有切口小、手术时间短、出血少、术后康复快等优点，对于以单发病变为主的甲状旁腺腺瘤具有较高的实用价值，并可以满足部分有特殊美容要求的女性患者。其主要适用于经明确定位的单发性甲状旁腺腺瘤及位于颈动脉鞘或上纵隔内的异位甲状旁腺腺瘤。但下列情况除外：①甲状旁腺癌。②伴有Ⅲ度以上结节性甲状旁腺的甲状旁腺腺瘤。③未能明确定位的甲状旁腺腺瘤。④多发性内分泌腺瘤或有类似家族史的患者。

2. 腔镜辅助下甲状旁腺切除术　是近年来新开展的一项术式，在术前准确定位的情况下，在腔镜下行甲状旁腺探查和切除术，结合术中 PTH 快速检测技术，可以达到很好的治疗效果，其具有小切口甲状旁腺切除术微创、术后康复快、美容效果明显等优点，在特定情况下还可行双侧甲状旁腺探查，以及切除位于前上纵隔的异位甲状旁腺病灶而无需劈开胸骨，但其对设备要求高、治疗费用高昂，故目前尚未能广泛开展，但不可否认，该方法必定是未来甲状旁腺外科发展的方向。该术式应用的指征：①术前明确定性定位的单发甲状旁腺病变，肿物直径在 1~4cm。②无伴发结节性甲状腺肿或甲状腺炎。③除外多发性内分泌腺瘤。④除外甲状旁腺癌者。⑤既往无颈部手术、外伤或放射治疗史。⑥无颈部骨骼或软组织严重畸形及病态肥胖。⑦除外其他不能耐受腔镜手术的严重全身性疾病。但随着目前腔镜技术的不断进步以及医师手术技巧的提高，腔镜在甲状旁腺手术当中的适用范围也在不断扩大，术者应根据实际情况加以权衡。

三、术前准备

1. 明确定位　由于术前定位准确与手术成功与否有很大的关系，并可直接影响术式的选择，故术前应充分利用各种定位诊断手段，尤其是影像学检查，如超声、放射性核素显像、CT 等，尽量明确是单发病灶还是多发病灶、病灶的具体位置及其与周围结构的关系，以求在手术时可以做到有的放矢，保证手术的顺利进行。

2. 术前常规行生化检查，并针对异常结果做出相应的处理，包括控制高血钾、低血镁，处理高钙血症，改善低蛋白和贫血，同时评估心、肾、肺功能情况，出现心律失常者应在术前行相应的内科治疗，肾功能衰竭的继发性甲旁亢患者应常规透析至手术前 1 天、术后 2 天继续透析。

3. 应行喉镜检查以了解双侧声带情况，以及颈部 X 线摄片了解气管位置是否正常。

四、麻醉与体位

1. 麻醉方式　颈部探查术目前常用的麻醉方式主要有颈丛阻滞麻醉和气管内插管全身麻醉，可根据手术方式和患者的具体情况加以选择，颈丛阻滞麻醉时，采取用利多卡因阻滞一侧，而对侧用利多卡因行局部浸润的方式，可避免双侧喉返神经麻痹、声门关闭而导致气道阻塞。如需行全面的探查手术，则应考虑选择气管内插管全身麻醉。若行微创小切口甲状旁腺切除术，一般可采用局部麻醉或颈丛神经阻滞麻醉，儿童、不能配合者以及对局麻药物过敏者则应选用全麻。腔镜辅助下甲状旁腺切除术的麻醉方式可根据手术径路及手术空间的维持方式加以选择，对采用非颈部切口及气体灌注法进行手术时，应行气管内插管全身麻醉，如用颈部切口及颈阔肌悬吊法时可采用颈丛神经阻滞麻醉，但为确保手术的顺利进行，亦建议在全麻下进行手术。

2. 体位　取仰卧位，床头抬高 15°，肩胛部以软枕垫高，使头部自然后仰，充分显露颈前区，同时应注意保护颈椎，防止损伤颈部脊髓（尤其是对少数出现严重骨质疏松或多发病理性骨折者）。若行腔镜下甲状旁腺手术，则还应将患者双腿分开，手术时术者立于患者右侧，操镜助手立于患者两腿之间。

五、手术步骤

（一）颈部探查术

1. 在胸骨切迹上两横指，顺皮纹方向做与甲状腺手术相似的低领弧形切口，两端达胸锁乳突肌外侧线，长度为 5~8cm，以能够暴露双侧颈动脉鞘为佳。

2. 分别切开皮肤及皮下组织，离断颈阔肌，提起切口上下缘，在颈阔肌深面与颈深筋膜的疏松结构之间分离皮瓣，范围上至甲状软骨上缘，下至胸骨切迹。

3. 沿颈白线纵行切开颈深筋膜，并向两侧牵开舌骨下肌群，显露甲状腺侧叶。

4. 游离甲状腺侧叶，结扎并切断甲状腺中静脉和甲状腺下静脉。

5. 在甲状腺叶外侧上、中、下部分别缝粗线作为牵引，将腺体牵向内侧，暴露甲状腺侧叶背面并开始探查甲状旁腺。由于甲状旁腺腺瘤一般仅累及单个腺体，加上术前超声、^{99m}Tc – MIBI 显像等辅助检查可提供较为明确的定位诊断，故目前主张可以仅行肿瘤侧探查，若同侧另一腺体已废用萎缩，则证实病变性质属腺瘤，行单纯腺瘤切除即可，如同侧另一腺体亦有肿大，则说明病变可能为增生，应加做对侧探查。甲状旁腺增生多同时累及 4 个腺体，故对甲状旁腺增生或术前定位困难的病例，应常规行双侧颈部探查（图 12 – 1）。

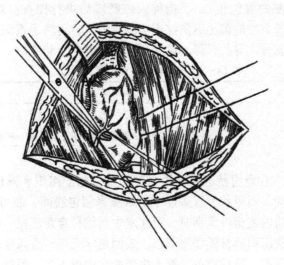

图 12 – 1　牵引甲状腺

6. 探查一般先由右侧开始，在甲状腺叶侧后方行钝性分离，通常需分离至食管和颈后肌群显露为止，由于多数腺瘤好发于右下甲状旁腺，故可由右甲状腺下动脉分支处（即甲状旁腺热区处）开始探查，但应注意，下甲状旁腺通常位于甲状腺侧叶下极后方、贴近甲状腺下动脉及喉返神经的前面，故需小心避免损伤喉返神经，如能将喉返神经事先分离并加以保护，则可最大限度地保证手术的安全进行。另外，在探查过程中应仔细解剖分离，动作轻柔，止血彻底，尽量保持术野无血染，以便结构可以清晰显露（图 12 – 2、图 12 – 3）。

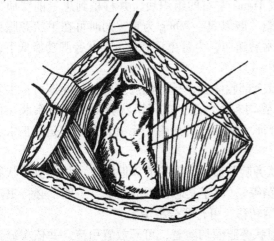

图 12 – 2　探查甲状旁腺

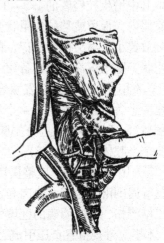

图 12 – 3　喉返神经易损伤区

7. 随后再探查甲状腺背面上极和上极上方甲状腺上动脉周围，上甲状旁腺位置较为恒定，多位于环状软骨下缘平面、甲状腺腺体与其包膜之间，与食管的后外侧缘相近，探寻较为容易。

8. 当常规探查未能发现病变的甲状旁腺时，应扩大手术范围行系统性的探查，这就要求术者对甲状旁腺常见的位置异常（表12-2）有较深入的了解，探查异位的上甲状旁腺时，应仔细检查甲状腺腺体及其假包膜，并可在距甲状腺下动脉上方约1cm处切开颈深筋膜的气管前层（即甲状腺的假包膜），手指伸入该筋膜后进行探查；对于异位的下甲状旁腺，通常可由甲状腺下极下方的前上纵隔探查至胸骨处，也可将手指深入后纵隔气管旁进行探查，必要时还可劈开胸骨，寻找纵隔胸腺内是否存在异位甲状旁腺。

表 12-2 异位甲状旁腺的常见部位

腺体名称	异常部位
上甲状旁腺	食管后方或侧壁、甲状腺实质内、颈动脉血管鞘内、后纵隔
下甲状旁腺	气管前或气管旁、胸骨甲状肌内、前纵隔、胸腺内

9. 在探查过程中，应注意甲状旁腺与甲状腺结节、脂肪组织和淋巴结的区别：甲状腺结节不能在甲状腺内移动，而甲状旁腺多位于甲状腺真假包膜间，故可在甲状腺表面移动，异位腺体位于甲状腺实质内或难以鉴别时，可在术中行细针穿刺活检，并将所得组织送冰冻病理检查即可明确；脂肪组织通常无固定形态，表面色泽光亮，置入生理盐水中可上浮，而甲状旁腺则具有一定的形态，呈棕黄色，置入生理盐水中可下沉，另外，由于甲状旁腺有较丰富的血供，故其断面可见渗血；淋巴结质地较硬而不易变形，甲状旁腺质软而易变形。同时，也应能准确判断病变的甲状旁腺：典型的甲状旁腺腺瘤多呈红褐色样肿大，形状较圆，质地偏硬，比较容易辨认，必要时可行冰冻切片病理以明确；若腺体颜色正常，但较正常腺体增大且4个腺体大小不一者，则考虑为甲状旁腺增生；甲状旁腺癌则被膜多增厚呈灰白色，形状欠规则，切面呈分叶状，且与周围组织发生粘连。

10. 对于甲状旁腺增生者，应切除增生较明显的3个腺体以及1个最接近正常大小腺体的1/2~3/4，或行全甲状旁腺切除加部分甲状旁腺组织自体移植术，即切除全部4个甲状旁腺，取其中增生较轻者的1/2~1/4切成1mm³左右的组织块，并移植到患者前臂肌肉或胸锁乳突肌内，保留或移植的甲状旁腺组织一般以50~70mg为宜，同时可在甲状旁腺残端或移植处放置小金属夹作为标记，以方便术后随访，为避免日后发生甲状旁腺功能低下，可将其余甲状旁腺组织冷冻保存备用（图12-4）。

11. 单发甲状旁腺瘤或多发腺瘤未累及全部腺体者，单纯性病变腺体切除即可；多发甲状旁腺瘤的患者且经探查发现4个甲状旁腺均有肿大者，应行甲状旁腺次全切除术（仅保留半个腺体）。Ⅰ型多发性内分泌腺瘤综合征（MEN）的患者，无论其余腺体是否正常，均应切除3个半腺体（图12-5）。

12. 若为甲状旁腺癌，应整块切除甲状旁腺肿瘤及其侵犯的邻近组织（如同侧甲状腺及峡部、气管周围淋巴组织、肌肉和颈动脉鞘等），由于其恶性程度较低，一般不必行根治性颈部淋巴结清扫，若有明确的区域颈淋巴结转移，可行联合根治术。

13. 术毕应常规留置负压引流，单纯甲状旁腺瘤切除者，可不放置引流，并依次缝合颈白线，间断缝合颈阔肌瓣和皮肤。

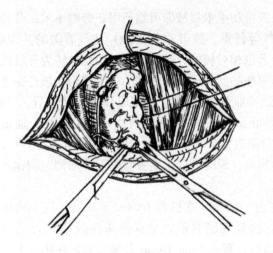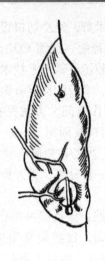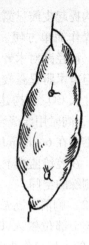

图 12 - 4　切除甲状旁腺　　　　　图 12 - 5　甲状旁腺次全切除

（二）微创小切口甲状旁腺切除术

1. 根据术前定位，若为下甲状旁腺病变，可在肿物上方切 3~4cm 的小型颈部切口；若为上甲状旁腺或以为病变者，则可在患侧颈前（沿胸锁乳突肌前缘）切横向或斜形小切口，具体长度可根据肿物大小加以选择，但应尽量保证微创及美观。

2. 依次切开皮肤，离断颈阔肌，向上下适当分离皮瓣，纵行切开颈前筋膜，牵开颈前肌，暴露颈中线 4~5cm，直至看见气管及甲状腺包膜。

3. 将带状肌向外侧牵拉，使甲状腺外缘显露，必要时可结扎并离断甲状腺中静脉。

4. 用甲状腺拉钩或组织钳将甲状腺拉向内侧，游离甲状腺下极后在甲状腺背面寻找甲状旁腺病灶，适当拉开并分离周围组织，显露病变部位。

5. 直视下由外向内、由上向下在甲状旁腺肿物包膜外行钝性分离，注意保护周围重要血管和神经，如可将喉返神经找出并加以保护，同时避免出血，必要时可将甲状腺下动、静脉分支予以结扎离断。

6. 将甲状旁腺肿物四周分离清楚后可予摘除，标本送冰冻病理切片检查以进一步明确病变性质，有条件者，建议行术中 PTH 检测，若术后 10min 内患者血清 PTH 水平角术前下降 50% 以上，说明手术成功。

7. 确认病变已完全切除后，可对创口进行彻底止血，同时放置引流条，如肿瘤体积较小，放置小胶片引流条即可，若肿物体积较大，术后残留较大死腔者，应予放置橡皮管引流，逐层缝合皮下各层及皮肤，无菌敷料覆盖伤口并加压包扎。

（三）腔镜辅助下甲状旁腺切除术

1. 手术径路选择　目前，根据术后颈部有无瘢痕可将腔镜辅助下甲状旁腺手术分为颈部小瘢痕径路和颈部无瘢痕径路，前者主要是指经胸骨切迹上径路，后者主要有胸前 - 乳晕径路、腋窝径路及锁骨下径路，选择何种径路进行手术，均应根据手术的实际情况及患者的要求来决定，并以保证手术的顺利完成和患者的安全为前提。

（1）胸骨切迹上径路：于胸骨切迹上方 1.5~2cm 处切一长 1.5~3.0cm 的切口，钝性分离至颈阔肌深面，用血管钳、刀柄等手术器械钝性分离颈阔肌下间隙到达甲状腺层面，用小拉钩提起皮瓣显露手术野，经小切口置入腔镜和手术器械即可施行甲状旁腺手术，此径路具有操作简单方便、路径短、无需 CO_2 注气等优点，故可避免与 CO_2 注气有关的并发症，此外，该径路对术者的腔镜外科手术技术要求也相对较低，必要时可延长切口转为开放式手术，但有术野显露较差、术后颈部留有瘢痕等缺陷。为了获得更好的手术视野，该径路也可采用注入 CO_2 来构建操作空间，方法是在颈阔肌深面潜行分离完成后，经切口置入 5mm Trocar，同时用线缝合切口并固定 Trocar（防止漏气），并向间隙内注入 CO_2 气体，通常使压力维持在 6~8mmHg，另外在患侧胸锁关节附近做 2 个小切口，用于置入腔镜及超声刀等器械，在腔镜监视下进一步分离，扩大操作间隙，最终形成上至舌骨附近，外侧至胸锁乳突肌内侧缘的空间。

（2）胸前-乳晕径路：该径路可根据患者的要求，在锁骨下 3cm 至双乳头连线的区域选择 3 个部位置入 Trocar，目前最常用的方法是在胸骨前、平双乳头连线中点处切一约 10mm 的小切口作为观察孔，经皮下潜行分离后，置入 5mm Trocar 并缝合固定在切口上，注入 CO_2 气体并维持压力在 6~8mmHg，同时在双侧乳晕内上缘分别做 0.5cm 和 1cm 的弧形切口作为操作孔，主操作口在右侧，分别置入 Trocar 后即可沿胸大肌筋膜浅层钝性分离至颈部，构成手术操作空间。该径路由于其切口远离颈部，颈部无瘢痕遗留，故美容效果较佳，且在必要情况下可同时处理双侧甲状旁腺病变，但其出现 CO_2 注入相关并发症的发生率相对较高，此外，由于该径路皮下分离范围较大，故有人对其是否符合微创原则尚存在异议，事实上，只要保证分离是在胸、颈部筋膜浅层之间潜行进行，由于此两层之间为疏松结缔组织，易于分离和推进，故对组织的创伤并不会太大，其他径路亦是如此，但如果分离操作在皮下而非在上述疏松间隙内进行，则有可能产生"巨创效应"，尤其值得注意的是，在胸骨上凹区域的深浅筋膜之间的组织较为致密，经由此区域进入颈部腔隙的过程中易发生"错层"，从而导致皮肤缺血坏死、皮肤穿孔、误伤颈前肌群和器官等严重并发症。

（3）腋窝径路：悬吊患侧上肢，充分显露腋窝，于腋窝前缘做一 15mm 切口，钝性分离胸大肌筋膜表面至颈阔肌下间隙，置入直径 10mm Trocar 并缝合固定，注入 CO_2 气体建立手术操作空间，在腔镜引导下，在第 1 个 Trocar 下方进行穿刺（也可将其中 1 个穿刺点置于其旁），分别置入 2 个直径 5mm 的 Trocar，用以置入抓钳、超声刀等腔镜器械，用超声刀锐性分离显露颈阔肌下间隙，建立皮下隧道至颈部。该方法将手术瘢痕置于更加隐蔽的部位，具有更加理想的美容效果，还可以充分游离出甲状腺上下极，清晰显露甲状腺上下极血管及喉返神经，距离病灶较乳晕径路短，游离皮瓣范围相对较小，创伤相对较轻。其主要缺点是处理对侧病灶（尤其是对侧甲状腺上极）较困难，故仅适用于单侧病变，其操作复杂且难度较大，相关并发症发生率也较高。

（4）锁骨下径路：于患侧锁骨下近胸锁关节处切一长 10~15mm 的小切口，沿胸大肌筋膜浅层分离至颈阔肌下，该处主要用于放置超声刀，插入 5mm Trocar 固定后注入 CO_2 气体，也可采用悬吊法构建人工空间，具体方法是于颈阔肌下穿过 2 根直径 1.2mm 的 Kirschner 钢丝，将钢丝悬吊固定于支架上，在颈阔肌下建立手术操作空间，另外分别在对侧锁骨下的相对应处及患侧的颈部分别切一约 0.5cm 切口，供抓钳和腔镜通过。

（5）其他径路：包括颏下径路、下颌下径路、腋窝乳晕径路、耳后径路等，临床上应用较少，方法与上述径路大致相同，但同样都具有切口瘢痕隐蔽、术后美容效果较好等优点。

2. 手术空间的构建和维持 颈部缺乏自然的腔隙，而腔镜手术通常需要在一定的操作空间内方可完成，以避免对周围组织的损伤和保证器械具有充足的活动度，故需构建和维持有效的操作空间才能使手术顺利进行。

（1）手术空间构建：目前常用的方法主要有2种，一种就是直接使用器械在皮下行钝性分离；另一种是用肾上腺素加生理盐水配置成"膨胀液"，在拟分离的皮下进行注射，随后行皮肤穿刺并注入 CO_2 气体，最后在腔镜直视下使用超声刀分离皮下间隙。

（2）手术空间的维持：常用的有气体灌注法和悬吊法2种。气体灌注法最常用的是向术腔内注入 CO_2 气体，并使压力维持在 $6\sim8mmHg$，此法的优点是手术空间开阔，便于腔镜下操作，主要缺点是 CO_2 气体易被组织吸收，可能导致高碳酸血症、室上性心动过速，故临床也有用 N_2、He 等气体代替 CO_2 者，此外，当注气压力过高时，还可导致脑血流及脑脊液回流障碍而发生脑水肿；悬吊法是在分离形成颈部人工空间后，在颈前皮下置入2根 $1.2mm$ 的 Kirschner 钢丝，并固定在 L 形支架上，由此构建形成一蓬式操作空间，该法既可维持一定的手术操作空间，同时又避免了注入 CO_2 气体所导致的并发症，不足在于其所构建的操作空间相对较小，术野暴露较差。

3. 解剖分离 在置入 Trocar 后，在内镜监视下进一步扩大操作空间，腔镜下用超声刀或电钩锐性分离颈阔肌下疏松组织，上达甲状软骨上缘，两侧达胸锁乳突肌内侧缘，切开颈白线，牵开带状肌，显露甲状腺腺体后，在术前定位的病变部位游离甲状腺上极或下极，用超声刀处理相关血管及止血，防止术野血染，将甲状腺外缘近上极或下极处提起牵向内侧，充分显露其背面，内镜寻找甲状旁腺肿物位置。

4. 肿物摘除 确定肿物位置后，用超声刀分离其周围疏松组织，应注意防止损失喉返神经，可将其分离后予以保护，然后再分离甲状旁腺肿物背面及内侧，直至将肿物完全游离，经切口放入小标本袋，将游离出来的肿物装入袋中，收紧袋口后将标本取出，送冰冻病理检查，同时行术中检测血清 PTH 浓度并与术前对照，进一步确认手术是否成功。

5. 处理创口 在镜下仔细检查手术野是否有出血，并用超声刀凝固止血，吸尽间隙内残留的 CO_2 气体，如为悬吊法则拔出钢丝，撤出内镜及相关器械，一般可不放置引流，若肿物较大或采用创面较大的径路，考虑术后渗出较多时，可放置橡皮引流管，缝合皮肤切口，局部加压包扎。

六、术中意外的应急处理

1. 颈部皮肤损伤及皮下出血淤斑 常发生在腔镜手术建立操作空间时，如前所述，由于胸骨上凹区域的深浅筋膜间的组织较为致密，经胸前皮下间隙分离进入颈部颈阔肌下间隙时容易发生错层，分离过浅时可导致皮肤灼伤坏死，分离过深则导致颈浅静脉出血，皮下出现血肿或淤斑而影响皮瓣分离。避免此种情况发生的关键在于术中应仔细辨认各层结构，小心向前推进。

2. 术中意外出血 其发生主要与术中误伤重要血管或组织有关，如甲状腺上、下动脉的误断及损伤甲状腺等，在开放手术中，可迅速予以压迫出血部位，同时仔细寻找出血点后，予以上钳结扎，由于颈部操作空间狭小，可用于显露术野的器械少等缺陷，腔镜下甲状旁腺切除术中意外出血的发生率较高，多于分离皮下隧道及建立两侧乳晕通道时出血或甲状腺血管处理不当造成出血，一旦出血量较大时可使术野模糊而影响操作，故术中应注意操作细致，离断甲状腺周围血管时超声刀钳夹力量不宜太大，血管张力也应适度，以免止血效果不好，如发生出血，可在吸引器吸引下用超声刀止血，如未能止血，可用纱布压迫 5～10min 后再次止血，出血量大而难以控制时应果断中止开放手术。

3. 高血钙危象　对于部分年龄大、病程长、病情严重的患者，手术应激有可能诱发病情加重而出现高血钙危象，术中可表现为严重的心律失常，故此类患者在术前应积极行内科相关治疗，将血钙控制在相对安全的范围内，同时也要做好高血钙危象的抢救工作，术中进行血钙和心电监测，一旦发生高血钙危象，应给予充足的补液并使用各种降血钙药物（具体见前文）。

七、术后处理

1. 术后患者取半卧位，并适当应用镇静剂、止痛剂，但应避免使用吗啡类药物，因其可引起 Oddi 括约肌痉挛而易诱发急性胰腺炎。

2. 由于全麻气管插管损伤及手术刺激，术后前几天患者咽喉部常可出现不同程度水肿，患者诉咽痛、咳嗽等不适，给予雾化吸入、吸氧等对症处理后多可缓解，严重时，可引起气道梗阻，出现吸气性呼吸困难、发绀、三凹征阳性等表现，故床边应常规配备气管切开包，出现上述情况应紧急行气管切开术。

3. 术后应常规监测血钙磷和尿钙磷情况，手术成功后，患者甲旁亢的相关症状迅速好转并可在术后 48h 内出现暂时性的甲状旁腺功能低下，通常在术后 6～12h 即可出现血钙下降，1～3 天内血钙可下降至正常水平以下，并在 1～2 周内恢复至正常水平。导致这种情况的原因有：骨饥饿综合征和骨修复；甲状旁腺异常组织长期处于高分泌状态，抑制其他正常的甲状旁腺功能；长期大量甲状旁腺激素的作用导致骨、肾等靶器官对甲状旁腺激素产生抵抗作用，一般术前 ALP 很高，且伴有纤维囊性骨炎的患者术后易出现严重的低钙血症，此时患者可出现口唇麻木和四肢抽搐等临床症状，重者有肌强直、癫痫样发作及精神障碍，查体主要表现为面神经征（Chvostek sign）及陶瑟征（Trousseau sign）阳性。由于术后低血钙可刺激甲状旁腺的分泌，促进正常甲状旁腺功能的恢复，故一般不主张长期补钙，补钙量以保持血钙水平达 2.12mmol/L（8.5mg/dL）即可，轻者可予口服相当于 1～3g 元素钙的乳酸钙 12～36 片 1d 或葡萄糖酸钙 10～30 片 1d，如血钙降低严重，出现抽搐时，可用 10% 葡萄糖酸钙 10mL 静脉推注以纠正低钙血症，同时应注意补充维生素 D，以促进钙剂的吸收和利用，也有人主张不宜过早使用维生素 D，因其作用可达数月至 1 年，可干扰血钙浓度而影响永久性甲旁低的诊断。如补钙后血钙正常但仍有抽搐，应考虑血镁下降所致，可用 10% 硫酸镁 10mL 肌内注射，每天 2～4 次，一般连用 3～4 天后即可纠正，治疗期间应注意监测血镁情况，防止出现镁中毒。若血钙长期持续降低，尤其是行甲状旁腺次全切除术者，考虑并发永久性甲状旁腺功能低下。

4. 术后住院时间应根据手术方式及患者病情程度决定，病情较重或行颈部探查术者，一般住院 5～7 天方可出院：如症状较轻、行微创小切口甲状旁腺切除术或腔镜辅助下甲状旁腺切除术且手术顺利者，住院时间可适当缩短，若术后血钙正常或无低血钙症状，一般观察 24～48h 后即可出院。

八、术后并发症防治

1. 术后出血　甲状旁腺位于甲状腺后方，其位置较深，术中暴露较为困难，故术中及术后均可发生出血，术后出血有 2 种情况：一是由于手术部位广泛渗血所致，这种出血进行较为缓慢，颈部逐渐肿胀伴皮肤淤血，可能出现轻度的呼吸困难，在术中有放置引流管的患者此种情况较少出现，一旦发生，应部分拆除伤口缝线减压，并加强引流。二是由于甲状腺上动脉或甲状腺静脉结扎线脱落所致，在甲状腺背面探查前，应处理好甲状腺血管，如甲状腺中静脉较短且容易撕裂，故术中应在静脉充盈时分离，切实结扎后方予切断，必要时也可结扎切断甲状腺上下极血管，以充分显露甲状腺背侧面。

2. 神经损伤　甲状旁腺解剖复杂，位置多变，喉返神经在迷走神经发出后，交错于甲状腺下动脉的分支之间，上行于甲状腺背面气管食管沟内，到环状软骨下缘进入喉内，走行与甲状旁腺较近，故喉返神经损伤是甲状旁腺手术的常见并发症，多为手术中切断、结扎、牵拉等原因所致，可表现为声音嘶哑和饮水呛咳，纤维喉镜可见一侧声带运动障碍，一般无需特殊治疗，大部分患者可在 1 ~ 3 个月内恢复正常，若同时损伤双侧喉返神经，则可出现严重呼吸困难，需紧急行气管切开术。避免损伤的关键不仅要熟悉甲状旁腺的正常解剖位置，同时也应具备较好的病理解剖知识，以正确处理甲状旁腺异位的情况。手术中的过多解剖、分离也是造成神经损伤的重要原因，故手术操作应轻柔、细致，要保持手术野清晰无血染，不能盲目扪摸和钝性分离，尽量避免不必要的解剖。此外，在微创手术尤其是腔镜下甲状旁腺切除术中喉返神经损伤的发生率较高，可达 2.0% ~ 3.5%，其发生除前述解剖学上的因素外，还与腔镜手术的特殊性有关，一方面，腔镜下术野显露是通过器械牵拉组织来实现，易将附着在甲状腺背侧包膜上的疏松组织和喉返神经同时牵拉而引起误伤；另一方面，腔镜下进行组织分离、切割和止血均依赖于超声刀或电钩等，该类器械的热传导效应可能会对神经造成损伤，故术中应避免暴力牵拉组织和保证超声刀相对于喉返神经保持 1mm 以上的安全操作距离，以避免喉返神经损伤的发生。

3. 气管损伤　在解剖结构辨认不清的情况下盲目切割可伤及邻近器官，如因炎症或肿瘤浸润，甲状旁腺可与气管等粘连固定，强行分离可能损伤气管，另外，在行腔镜手术构建操作空间时，由于暴力分离或分离层次有误，容易导致气管损伤，有气管损伤时可酌情修复，必要时行气管切开术，如为腔镜手术，应考虑中转行开放手术。

4. 食管损伤　食管位于气管后方，通常不易损伤，但异位的甲状旁腺也可出现在食管附近，或沿食管向下至纵隔，在此区域寻找和切除甲状旁腺时有可能导致食管损伤，一般情况下．术中发现食管损伤只需行修补缝合即可，若能预先在食管内置入胃管供术中触摸判断，可帮助减少食管损伤的概率。

5. 永久性甲状旁腺功能低下　术后出现暂时性的甲状旁腺功能低下是手术成功的标志，此时低钙血症是暂时性的，一般术后 4 ~ 5 天即达到最低点，随后逐渐回升，但如果经 2 ~ 3 个月后血钙仍未升至正常，并出现皮肤干燥、色素沉着，毛发稀疏、脱落，反复肢体麻木，手足抽搐，以及陶瑟征和面神经征持续阳性等表现，则应考虑为永久性甲状旁腺功能低下，处理方法有：将术后冷冻保存的腺体行前臂肌肉内的自体移植术，可以较好恢复甲状旁腺功能，且不良反应小，否则将需要长期补充钙剂和维生素 D。

6. 术后感染　一般情况下，甲状旁腺手术后发生伤口感染的概率较低，但对部分年老、合并糖尿病以及有慢性肾功能不全的继发性甲旁亢患者，其免疫功能较低，故感染的发生率明显增高，预防措施主要是术后加强对颈部切开的观察，并可预防性应用抗生素以避免感染的发生。

7. 术后皮肤感觉异常 见于腔镜下甲状旁腺切除术后，部分患者可出现颈胸部皮肤发紧不适等感觉异常，多由于术中皮下游离范围较大及分离层次不正确所致，故术中建立皮下操作空间时应掌握正确的解剖层面，分离应在浅、深筋膜之间进行，同时充分利用 Trocar 的长度及器械远端的活动范围，缩小皮下游离面积。一般无需特殊处理，3 个月后可逐渐消失。

8. 持续充气相关并发症 仅见于使用 CO_2 气体维持操作空间的腔镜甲状旁腺手术，由于粗糙的组织创面可大量吸收 CO_2 气体，当 CO_2 压力 $> 15mmHg$ 时，易造成严重的颅内压升高、皮下气肿，甚至纵隔气肿，进而影响呼吸、循环功能，导致酸中毒及高碳酸血症，如有大的血管损伤，还可引起气体栓塞。控制适当的 CO_2 灌装压是减少相关并发症的关键环节，其中高碳酸血症的发生取决于 CO_2 的压力和手术空间的大小，故术中 CO_2 的压力应控制在 $5 \sim 8mmHg$，同时尽量减小皮下游离范围，术后应将皮下残留的气体排尽，并常规拍片排出皮下及纵隔气肿，较少的积气可自行慢慢吸收，如出现影响呼吸和循环的情况，可予坐位吸氧，必要时行胸骨上窝穿刺排气等处理。

9. 皮瓣游离相关并发症 腔镜下甲状旁腺手术需游离皮瓣以建立手术操作空间，分离不当时可误入皮下脂肪层，损伤皮下血管甚至真皮层，导致术后发生皮肤淤斑、红肿，脂肪液化，甚至皮瓣感染、坏死等，预防的关键在于游离皮瓣时在正确的层面进行，术中先使用分离棒行钝性分离，尽量少用超声刀直接分离，以减少脂肪液化的可能，如发生脂肪液化，可拆除胸骨前切口的缝线，使其自然引流，并应用抗生素预防感染，严重者可放置引流管引流；皮肤瘀斑多可自行消失，无需特殊处理，严重者可予冷（早期）、热敷（晚期）及活血化淤等对症处理。

10. 术后复发 多见于非双侧探查的甲状旁腺腺瘤术后，一般术后 1 个月复查血钙及血 PTH 再次升高，行常规影像学检查可无阳性发现，如行放射性核素扫描有可能在原病灶外的区域发现异常浓聚灶，提示原病灶为高功能结节，其他较小的高功能甲状旁腺组织（多为腺瘤）可被暂时性抑制，当大的高功能结节被切除后，其他被抑制的高功能甲状旁腺组织可恢复 PTH 的合成及分泌功能，从而导致复发。视具体情况予以药物治疗或二次手术切除。

（刘　祥）

第七节　甲状腺功能亢进与心血管疾病

甲状腺功能亢进（hyperthyroidism，简称甲亢）是由于甲状腺激素分泌过多或各种原因引起体内甲状腺激素含量增多所致的一组疾病症候群。大多数甲状腺功能亢进症患者伴有明显的心脏症状，包括心悸、心动过速、运动耐力差、劳力性呼吸困难、脉压增大、心房颤动，这在老年患者中尤其明显。甲状腺激素对心血管系统的作用已日益明确，甲状腺疾病可引起多种心血管疾病或使原有的疾病进一步恶化，多种甲状腺疾病的临床表现都是甲状腺激素影响心血管系统的结果。

一、甲亢患者发生心血管疾病的流行病学

2011 年版美国甲状腺协会发布的《甲状腺功能亢进治疗指南》显示美国甲状腺功能亢

进症发病率约为1.2%，其中临床甲亢0.5%，亚临床甲亢0.7%。根据中国医科大学滕卫平教授2010年全国10个城市的流行病学调查显示，各种甲状腺疾病发病率中临床甲亢达1.1%，亚临床甲亢达2.6%。10%～25%的甲亢患者有房颤，发病率随年龄递增（OR，1.7/10年增量；95% CI，1.7～1.8）。Cappla等在心血管健康研究数据中表明，剔除游离甲状腺素升高的患者，亚临床甲亢患者房颤的发生率明显升高（HR1.98），促甲状腺素（TSH）在0.1～0.44 mU/L范围的亚组患者（HR1.85）患房颤的风险有所增加。另有Sawin等早在1994年研究中提到，TSH≤0.1 mU/L的患者发展为房颤的RR为3.8，而TSH在0.1～0.4 mU/L之间者RR仅仅1.6。多项研究显示，不同年龄的甲亢患者发生房颤的风险相似。另有研究显示，在调整TSH在正常范围内、单纯的游离T_4水平升高也与房颤的发生独立相关，并呈现剂量依赖性反应。近年来，亚临床甲状腺功能异常与心血管疾病相关性也成为研究热点。针对甲亢、亚临床甲亢与冠心病心血管死亡及心血管事件相关性的研究结果不一致，1项meta分析显示亚临床甲亢患者总死亡率风险增高（HR1.24），心血管病死亡率升高（HR 1.29），心血管事件发生率升高（HR 1.21）。总之，目前缺乏大规模前瞻性随机研究来观察甲亢、亚临床甲亢与心血管单一终点事件及死亡率的关系。

二、甲亢患者发生心血管疾病的病理生理机制

1. 甲亢时血流动力学变化　甲状腺功能亢进患者的静息心率明显增加，这与甲状腺激素的正性心率作用有关，也与甲状腺激素刺激肾上腺素受体有关。甲亢特征是静息状态下的心率、血容量、每搏量、心肌收缩力、射血分数增加，心肌舒张功能改善及脉压增大。外周阻力下降导致了脉压的增大，原因可能是由于甲状腺激素使机体耗氧量增加及细胞代谢终产物增加使得动脉平滑肌松弛。外周血管舒张、肾血流减少导致肾素－血管紧张素系统激活，促进了钠水潴留增加。前负荷增加是心排血量增加的关键。

2. 甲亢对心脏功能的影响　甲状腺功能亢进时通常会出现可逆性的左心室功能异常，这通常与β肾上腺素活性无关，而是由于过量的循环血液中的T_3对心肌的直接作用所致。甲状腺功能亢进时呼吸困难和运动能力降低最可能是由于心脏储备功能降低。甲状腺功能亢进患者心排血量不能随着体力活动而相应增加，因为患者在静息时所有参与运动的血流动力学反应的代偿机制已最大程度被激活（比如心率增快，心肌收缩力增强，前负荷增加，后负荷降低）。此外，长期甲状腺功能亢进可导致心肌肥厚，原因是甲状腺激素对心肌蛋白质合成的直接作用和增加心脏负担的间接作用。长期甲状腺功能亢进时左心室重量增加，使舒张期心室充盈和收缩期射血功能受损。

3. 甲亢时诱发心律失常　甲状腺激素可直接兴奋腺苷酸环化酶，造成环磷酸腺苷（cAMP）增多，损害心肌细胞膜，使其通透性增大，细胞内钾丢失。甲状腺激素使细胞内线粒体释放钙离子并激活慢钙通道，造成细胞内钙增多，进而使得心肌细胞不应期缩短，兴奋性及自律性提高。甲状腺激素可作用于交感神经系统，通过儿茶酚胺间接作用于心脏，增加心脏对儿茶酚胺的敏感性，使心肌的自律性增强。而心房肌较心室肌的肾上腺素能受体密度更高，因此心房对甲状腺激素的作用较心室敏感。因甲亢患者易出现房颤，目前认为其主要的分子机制是电重塑导致心房不应期的缩短，而且甲状腺激素能激活异位的致心律失常灶，例如肺静脉心肌细胞异常的室上性去极化可作为异位起搏点（electrical triggers）。与甲亢房性心律失常的高发生率相比，室性心律失常很少见，且与普通人群中的发病率一致。甲

亢引起缓慢性心律失常者少见，合并一度房室传导阻滞（AVB）占2%～30%，而发生二、三度房室传导阻滞者相对更少见，但文献报道甲亢伴严重传导阻滞者可发生阿－斯综合征，因此也需引起临床医生的警惕。

三、甲状腺功能亢进患者发生心血管疾病的危险因素

甲亢患者合并心血管病的危险因素包括传统的心血管疾病危险因素，如年龄、性别、高血压、高血脂（LDL升高、HDL下降）、糖尿病、吸烟、肥胖、绝经、体力活动减少、精神压力及心血管疾病（CVD）家族史等。男性、缺血性或瓣膜性心脏病者和充血性心力衰竭患者是心房颤动的高危人群，亚临床甲亢和临床甲亢都是房颤的危险因素。甲亢患者中房颤导致栓塞的危险性不是很确定，比起房颤，高龄显得更为重要，华法林抗凝导致出血的风险更高，对于甲亢房颤患者是否抗凝还有争议。

四、甲亢患者发生心血管疾病的诊断

临床甲亢的诊断：①临床高代谢的症状和体征；②甲状腺体征：甲状腺肿和（或）甲状腺结节，少数病例无甲状腺体征；③血清激素：总四碘甲状腺原氨酸（TT4）、游离四碘甲状腺原氨酸（FT4）、总三碘甲状腺原氨酸（TT3）、游离三碘甲状腺原氨酸（FT3）增高，TSH降低（一般 <0.1mU/L）。T_3 型甲亢时仅有 TT3、FT3 升高。

亚临床甲亢的诊断：如果检测 TSH 低于正常范围下限，TT3、TT4 正常者，首先要排除引起 TSH 降低的因素。并在 2～4 个月内再次复查，以确定 TSH 降低为持续性而非一过性。

甲亢性心脏病的诊断：

（1）确诊为甲亢者。

（2）心脏有以下1项或1项以上异常：①心律失常：阵发性或持续性房颤，阵发性室上性心动过速，频发室性期前收缩，房室或束支传导阻滞，窦房阻滞；②心脏扩大（一侧或双侧）；③心力衰竭（右心或全心）；④心绞痛或心肌梗死；⑤二尖瓣脱垂伴心脏病理性杂音。

（3）甲亢控制后上述心脏异常消失或明显好转。

（4）除外其他器质性心脏病。

不典型甲亢患者，可能仅有心血管疾病方面的表现，尤其是老年患者。因此，凡遇到以下情况应考虑甲亢性心脏病的可能，并进行相关检查，以减少漏诊、误诊：①原因不明的阵发性或持续性房颤，心室率快而不易被洋地黄药物控制；②原因不明的右心衰竭，或有循环时间不延长的心力衰竭，不伴有贫血、发热等，洋地黄疗效不佳；③无法解释的心动过速；④血压波动而脉压增大者；⑤患有器质性心脏病患者发生心力衰竭，常规治疗疗效欠佳者。

五、甲亢患者发生心血管疾病的治疗

1. 控制甲亢 ^{131}I 治疗，抗甲状腺药物（ATD）治疗，手术治疗。

2. 抗心律失常

（1）快速性心律失常的治疗：甲亢房颤的患者需应用药物控制房颤的心室率，并且尽早开始抗甲亢治疗。甲亢房颤常为快速性房颤，洋地黄制剂治疗效果差，盲目增大剂量易出

现洋地黄中毒。个别房颤者予β受体阻滞药可发生传导阻滞，因此应注意监测患者的心率。有关房颤复律的问题，研究表明在甲状腺功能恢复正常后，房颤常常转复为窦性心律。是否抗凝治疗需评估出血的风险与系统栓塞的风险，因人而异。推荐在合并高血压、充血性心力衰竭、左房扩大或左室功能障碍或其他增加系统性栓塞危险的情况下，或长期房颤的患者中予以抗凝治疗。而对于年龄轻、无合并症或房颤持续时间短的患者可能不需要抗凝治疗。抗凝治疗时，需依国际标准化比值（INR）调整华法林的用量，使 INR 维持在 2.0～3.0 之间，直到甲状腺功能维持正常并恢复正常的窦性心律。甲亢患者凝血因子的清除率增加，药物与血浆蛋白的结合率下降 50%，因此华法林抗凝作用的敏感性增加，而这些患者对应用维生素 K 纠正华法林导致的低凝血酶原血症并不敏感，需减少甲亢患者应用华法林的剂量，且随着甲状腺功能的变化，华法林的剂量可能也需要调整。同时应用抗心律失常药物时，需考虑到胺碘酮对甲状腺功能的影响。

（2）缓慢性心律失常的治疗：甲亢所致缓慢性心律失常，以治疗甲亢为主，随甲亢好转，绝大多数均可自愈。甲亢导致的传导阻滞，即便传导阻滞程度轻，也应慎用或不用心脏抑制药。病理性窦性心律基础上发生房颤者不宜用洋地黄、普萘洛尔（心得安）等药物。心动过缓或者血流动力学障碍者应给予阿托品、山莨菪碱（654-2）、异丙肾上腺素等药物提高心率，改善传导。如发生晕厥，出现阿-斯综合征且药物治疗无效者，可考虑安装临时起搏器治疗。

3. 纠正心力衰竭 包括强心、利尿、改善心肌重构等治疗。甲亢心力衰竭时伴有心肌肥大、左室重塑，故应联合应用β受体阻滞剂、血管紧张素转化酶抑制药。

4. 心绞痛及心肌梗死治疗 原则同普通心绞痛、心肌梗死。在治疗甲亢的同时可给予扩张冠状动脉的药物，如硝酸酯类药物、钙通道阻滞等。

（刘 祥）

第十三章

糖尿病

第一节 临床表现

一、早期可疑表现

糖尿病不一定都有"三多一少"的典型症状，特别是 2 型糖尿病，其起病隐袭，通常无显著症状，仅在查体或其他疾病检查时才被发现。善于识别"糖尿病的早期非典型表现"，尽早确诊糖尿病，对于糖尿病科医师而言是必修课。

以下为糖尿病不典型症状或可疑表现，如果发现有这些表现，就应建议患者毫不犹豫地做进一步检查，尽早确定是否为糖尿病。

（1）有反应性低血糖表现：在午饭前或晚饭前感觉饥饿难忍、心悸、出汗、手颤、疲乏无力，进食后症状缓解。

（2）皮肤瘙痒，尤其是妇女外阴瘙痒。

（3）反复尿路、胆管、肺部、皮肤等感染者。

（4）四肢末梢疼痛及麻木或皮肤灼热不适者。

（5）结核病患者，对抗结核治疗药效不佳者。

（6）体重减轻而找不到其他原因者。

（7）年轻患者有动脉硬化、冠心病和眼底病变。

（8）口腔症状：如口干口渴、口腔黏膜瘀点、红肿、口内烧灼感、牙龈肿痛和牙齿松动。

（9）40 岁以上有糖尿病家族史者。

（10）明显肥胖者。

（11）有分娩巨大胎儿（胎儿体重 >4kg）史者。

（12）有多次流产、死胎、羊水过多和早产者。

（13）儿童夜间遗尿者。

（14）四肢溃疡或坏疽经久不愈者。

二、典型临床表现

1. 多食　多食是糖尿病患者的典型临床表现之一。糖尿病患者的葡萄糖利用率降低是主要原因。由于患者体内的降血糖激素 - 胰岛素绝对或相对不足引起一系列糖代谢紊乱，导致肝脏、肌肉及脂肪等组织内葡萄糖利用减少，虽然血糖处于高水平状态，但动静脉血中葡萄糖的浓度差很小，从而刺激摄食中枢兴奋，引起饥饿多食。另外，患者糖的利用率较差，大量从尿中排出，导致全身营养需求相对增加，通过反馈机制使信息传到下丘脑，也是食欲亢进的一个因素。还有部分糖尿病患者同时伴有胰升糖素、儿茶酚胺、糖皮质激素分泌增高，同样造成食欲亢进。

多食是 1 型糖尿病患者常见的症状，部分患者食量每餐可高达 500～1000g，且善饥，每天进食可达 5 餐以上。此时的患者查空腹血糖可以获得确诊。值得重视的是，随着病情的进展，多食表现会越来越明显，一旦转为少食，常是病情严重及出现并发症或伴随症的标志。

2. 多饮　多饮是糖尿病患者的典型临床表现之二。因胰岛素绝对或相对不足，血糖不能有效地被利用，从而形成高血糖、高尿糖和渗透压升高，使肾小管回吸收水分减少，尿量增多，同时发生细胞内缺水而引起患者烦渴、多饮。

3. 多尿　多尿是糖尿病患者的典型临床表现之三。高血糖状态使肾脏肾曲小管葡萄糖溶质浓度增高，形成高渗性利尿，造成尿量增多。重症患者 24 小时总尿量可达 4～6L。但多尿未必都是真性糖尿病，还有许多疾病出现多尿症状，如尿崩症等。通过血糖的测定完全可以鉴别。

4. 消瘦　消瘦也是糖尿病患者的典型临床表现。糖尿病患者由于胰岛素相对或绝对不足而不能充分利用葡萄糖，导致体内动用脂肪和蛋白质，通过糖异生来补充能量及热量。另外，严重的糖尿病患者最终出现食欲及食量下降，摄取的营养物质减少，从而加重消瘦症状，尤其在 1 型糖尿病患者中消瘦症状会更加明显。

三、并发症的典型特征

因糖尿病早期或轻症糖尿病特别是 2 型糖尿病往往临床症状少，甚至无任何临床症状，也无任何体征，不少患者因为出现各种并发症和相关体征就诊时才确诊为糖尿病，因此认识常见糖尿病并发症和相关体征对糖尿病的诊断同样有临床意义。

糖尿病并发症有急性和慢性之分。特别值得临床医师重视的是有少数重度 1 型。

糖尿病患者，因出现昏迷或其他中枢神经系统的功能障碍等糖尿病急性并发症才确诊。对临床上常见的顽固性皮肤感染，如各型真菌感染，难愈的皮肤疖痈，反复发作的泌尿生殖系统感染、胆囊炎、牙周炎、牙龈溢脓及鼻窦炎等，均应警惕与糖尿病并存的可能性，应及时检查血糖，争取早日确诊。

四、家族史

糖尿病病因中遗传因素已经被肯定。据国外报道，25%～50% 的糖尿病患者有阳性家族史，而夫妻双方同时患有糖尿病其子代的糖尿病患病率为 5%～22%。最近的研究证实，患糖尿病的母亲比患糖尿病的父亲对后代的影响更明显，尤其在 2 型糖尿病患者遗传方面，母亲的影响更具有十分重要的作用。

（于红俊）

第二节　实验室检查

糖尿病的实验室检查是确定糖尿病诊断是否成立、进行分型、判断病情、预测预后的重要保障，也是进行糖尿病监测、为治疗提供依据的必不可少的手段。

一、血糖

(一) 血糖

1. 血糖测定的方法　测定方法有葡萄糖氧化酶法、邻甲苯胺法、铜还原法、铁氰化钾还原法、己糖激酶法及干片化学法等。目前国内采用最多的是葡萄糖氧化酶法，部分单位用邻甲苯胺法。

(1) 葡萄糖氧化酶法：血液中的葡萄糖经葡萄糖氧化物酶（GOD），生成葡萄糖酸和过氧化氢。过氧化氢经过氧化物酶（POD）作用，分解氧将无色的还原型 4 – 氨基安替比林与酚偶联氧化，并缩合成红色醌类化合物。其颜色深浅与血糖浓度呈正比。

(2) 邻甲苯胺法：葡萄糖的醛基与邻甲苯胺的氨基在热乙酸溶液中，缩合成蓝色的西夫碱，其颜色深浅在一定范围内与血糖浓度呈正比。

2. 血糖浓度测定　是诊断糖尿病最主要的依据。存在于血液中的糖主要是葡萄糖，通过静脉取血，分离血浆或血清，而血细胞占相当部分，故血浆和血清中葡萄糖浓度较全血中葡萄糖浓度高约 15%。为了防止葡萄糖为红细胞所消耗，全血应在 1 小时内将红细胞分离，并将血浆或血清存放在 4℃ 冰箱，以防止细胞消耗葡萄糖，也可抑制葡萄糖酵解酶的活性，防止葡萄糖丢失。

3. 测定时间和频率　临床上根据患者的实际情况、医生判断的需要以及经济承受能力的可能性，对血糖可采取不同时间和不等频率的测定。对一般门诊患者可测早晨空腹和早餐后 2 小时血糖（时间从早餐进食第一口开始计时），服药或应用胰岛素照常，不必停用。对 2 型糖尿病稳定期患者，3 ~ 7 日重复检查，血糖控制正常者可半个月 ~ 1 个月重复检查。对于住院调控血糖的患者，可进行空腹、中餐前、晚餐前、临睡前血糖测定，也可在早餐后 2 小时、中餐后 2 小时，晚餐后 2 小时，甚至次晨 2 点加查血糖，以期发现夜间低血糖或黎明现象，掌握血糖控制情况，调整口服降糖药及胰岛素制剂和剂量的应用。对于急性并发症如酮症酸中毒、非酮症高渗性昏迷、急症抢救患者，可酌情增加血糖检查次数，如每 1 ~ 2 小时测定 1 次，及时调整治疗方案。

4. 正常范围　葡萄糖氧化酶法　正常空腹血糖 3.6 ~ 5.3mmol/L，血浆 3.9 ~ 6.1mmol/L（70 ~ 110mg/dl）。

(1) 增高：一般见于 1 型和 2 型糖尿病，其他可见于垂体功能亢进、甲状腺功能亢进、肾上腺皮质功能亢进、嗜铬细胞瘤、颅内出血、颅脑外伤、脱水、脑膜炎、麻醉、窒息等。此外，饭后、情绪紧张、运用激素治疗都可以引起血糖生理性升高。

(2) 降低：可见于胰岛素分泌过多、垂体功能减退、甲状腺功能减退、肾上腺皮质功能减退、长期营养不良、肝炎、肝坏死、肝癌、肾小管中毒性糖尿、糖原累积病、磷和砷中毒、胰岛素治疗和甲状腺切除术后等。此外，运动后、饥饿、妊娠期等可引起血糖生理性减低。

（二）口服葡萄糖耐量试验（oral glucose tolerance test，OGTT）

为筛查糖尿病、糖耐量减低，对妊娠糖尿病、可疑糖尿病或有并发症的糖尿病患者、继发性糖尿病患者以及为明确肾性糖尿，应进行 OGTT，尤其空腹血糖在 6.1～6.9mmol/L 者。

1. 方法　试验前应嘱受试者每日至少食碳水化合物 300g，持续 3 日，避免因碳水化合物进入过少而使胰岛 B 细胞分泌胰岛素过低，出现糖负荷后假性糖曲线抬高，误诊为糖尿病或糖耐量减低。葡萄糖负荷（75g）前晚餐后不再进食，患者将无水葡萄糖 75g 溶解于 300ml 水中 5 分钟内喝完，儿童以 175g/kg 葡萄糖计算（最大不超过 75g），溶于水中顿服。服糖前空腹取静脉血，服糖开始计算时间，于半小时、1 小时、2 小时、3 小时分别取静脉血，用同样方法测定血糖浓度，从而得出一条曲线和曲线下面积（AUC），每次取血前留尿查尿糖。

2. 正常值　空腹血糖为 4.4～6.7mmol/L（80～120mg/dl），服糖后 1/2～1 小时血糖低于 8.3～10mmol/L（150～180mg/dl）。2 小时后恢复至空腹水平，3 小时后可低于空腹血糖。若空腹血糖低于 7.0mmol/L，2 小时血糖介于 7.8～11.0mmol/L，应属糖耐量减低（IGT）。

3. 适应证

1）临床疑有糖尿病，单凭血糖化验结果不能确定者。

2）已确认糖尿病，需对患者血糖波动等做全面了解。

3）其他原因引起的糖尿鉴别，如肾性糖尿、滋养性糖尿等。

4. OGTT 减低临床意义　OGTT 减低是反映人体内碳水化合物的某一种或数个环节有障碍，多数提示糖尿病的诊断或糖尿病的前期，但也可见于其他疾病引起的糖耐量异常，如发热、肝病、恶病质、急性应激、肾功能衰竭、情绪冲动者；一些药物如口服避孕药、噻嗪类利尿剂、糖皮质类固醇、过多甲状腺素、烟酸、苯妥英钠等均可降低糖耐量，造成假阳性反应。

二、糖化血红蛋白

（一）测定糖化血红蛋白的意义

糖化血红蛋白（glycosylated hemoglobin，GHb）是葡萄糖或其他糖与血红蛋白的氨基发生反应的产物，是一种不需要酶参与的直接反应，也是糖与氨基酸直接起反应的一种重要化学反应，称为非酶性蛋白糖化，简称蛋白糖化。这种反应符合质量作用定律，即反应产物与参加反应物的浓度成正比关系。以糖化血红蛋白举例，血糖浓度愈高，则糖化血红蛋白含量也愈高，在总的血红蛋白（Hb）中糖化血红蛋白所占的比例也愈多。糖尿病患者测定糖化血红蛋白含量很重要，它可以很好地反映测定前 8～12 周期间患者血糖浓度的总体情况，反映前一段时间血糖的平均浓度。血中葡萄糖可通过红细胞膜上葡萄糖转运蛋白而进入细胞内，一个红细胞平均寿命为 120 天，血红蛋白 A 与血糖接触可达 120 天，但总有一部分红细胞新生，另一部分红细胞衰老，故总的红细胞中大约半数真正接触所处的血糖平均浓度之中，所以糖化血红蛋白 HbA1 和 HbA1c 水平只能反映取血标本之前 2～3 个月的血糖水平。然而糖化血红蛋白可以较好地反映糖尿病血糖控制的情况以及与血糖控制有关的各种糖尿病并发症的发生情况，在某种程度上可反映医疗水平是否得到提高和改进。

（二）糖化血红蛋白的合成

葡萄糖与血红蛋白的结合有两个步骤：第一步为缩合反应，即在红细胞中葡萄糖的醛基与血红蛋白 B 链中 N 端缬氨酸的氨基缩合而形成醛亚胺或 Schiff 碱基，其产物为 HbA1c 前体或易变成分，这一过程为可逆的反应；第二步为醛亚胺化合物经分子重排反应，通过氨基和葡萄糖连接成为酮胺化合物，即 HbA1c，由于该反应速度较慢且呈不可逆性，故称为稳定性 HbA1c。HbA1 代表 HbA1a、HbA1b、和 HbA1c。

（三）糖化血红蛋白的测定方法

测定糖化血红蛋白的方法有多种，如电泳法、柱层析法、比色法、免疫显色法等。

1. 电泳法　目前有两种方法，即聚丙烯酰胺薄板电聚焦和琼脂电泳。聚焦电泳可清晰分离 HbA1c 和其他成分，但需较复杂的技术和设备。近年来提出的 pH6.3 琼脂电泳具有分离清楚和方法简便的优点，是有希望的常规临床测定方法。

2. 柱层析法　原理：阳离子交换树脂柱层析法测定 HbA1 为目前国外最常用的方法，且作为其他方法比较的标准。该法又分为大柱法和微柱法。大柱法可测 HbA1 在内的各个小成分的百分比，受 HbA1 干扰小，但方法较为复杂，测定时间较长，现仅用于研究性测定。新近国外采用 HPLC 法，即阳离子交换树脂、高压液相恒温装置、去不安定物质装置和计算机联合组成的全自动仪测定法。该法具有自动、快速、重复性好等优点，但设备价格昂贵。微柱法应用广泛，方法简便快速，约数 10 分钟到 1 小时即可得结果。但只能测得总 HbA1、HbA1c。近年国内推出的亲合性微柱法，既比较廉价又具备以上优点，为糖尿病早期诊断的理想方法之一。影响柱层析法结果的重要因素为温度，故要严格温度的控制，异常蛋白也可干扰该法的结果。

3. 比色法　原理血红蛋白中具有铜氨键的糖化血红蛋白在酸性环境下加热，使己糖部分脱水，生成 5 - 羟甲基苯醛（5 - HMF）化合物，后者可与一硫代巴比妥酸反应呈黄色，然后进行比色定量。

（1）试剂：生理盐水；甲苯；40% 三氯乙酸；0.5% NaCl 16ml，摇动溶解，加水至 100ml 冰箱保存备用；氯化高铁血红蛋白试剂。

（2）操作：经溶血液制备、水解、显色等程序。该法不受前 HbA1c 和其他异常血红蛋白的影响，操作简便。但标准化比较困难，重复性较差，加热时间较长，仅能用光密度表示结果。

（四）糖化血红蛋白测定的临床意义

1. 糖尿病筛选　HbA1c 作为筛选糖尿病是较为理想的指标，证实大多数有空腹血糖升高的糖尿病患者 HbA1c 值升高；对空腹血糖正常的糖耐量低减的患者 HbA1c 值升高，因此认为 HbA1c 和空腹血糖可作为大批人口普查糖尿病筛选试验的方法。餐后 2 小时血糖 > 12.67mmol/L（228mg/dl）时，HbA1c 才升高，所以 HbA1c 被认为是一个诊断糖尿病不敏感的指标，不能取代现行的糖耐量试验和血糖的测定。

2. 糖尿病控制监测　糖尿病患者 HbA1 或 HbA1c 值升高为正常的 2~3 倍，并且和过去的 2~3 个月间的平均空腹血糖值有明显密切关系。HbA1 与病程、年龄、体重无相关性。高值患者的视网膜病、神经损害及妊娠畸形胎儿分娩率均较高。糖尿病得到控制后，HbA1 的下降、恢复要比血糖和尿糖晚 3~4 周。对 1 型糖尿病患者，可避免血糖波动对病情控制观察的影响，测 HbA1c 是有价值的指标。大多数 2 型糖尿病患者病情较稳定，检测血糖、尿糖较为经济，则 HbA1c 只有辅助价值。

3. 糖尿病并发症早期的监测 目前已发现血清蛋白、红细胞膜和胶原蛋白、细胞内的蛋白、眼晶状体等均有不同程度的糖化，提示糖尿病患者非酶蛋白糖化并非限于血红蛋白，而有全身倾向。Cohen 等证实在糖尿病病动物肾小球及底膜的胶原蛋白上有增加的铜胺连接的葡萄糖。有关研究证实 HbA1c 升高的患者周围神经传导速度减慢。Mcdnald 发现 HbA1c 可造成对氧的亲和力增加，2，3－DP－G 敏感性下降。Steven 等体外试验证实晶状体糖化可造成基质浊化、凝固性和聚合性质增加，对糖尿病白内障形成提供了依据。因此，糖化血红蛋白可用于糖尿病并发症的早期发现和防治。

4. 糖尿病妊娠监测 HbA1 测定对监测妊娠的代谢具有重要的意义。HbA1 在妊娠之前或妊娠开始升高，提示胎儿有畸形的可能，妊娠后期 HbA1 水平升高与胎儿体重增加有关。

总之，HbA1 是一个较客观的、总体的、稳定的指标，能反映患者 2~3 个月以内的糖代谢情况，同时与糖尿病并发症尤其是微血管病变关系密切。糖耐量试验是诊断糖尿病的重要检验方法，但其结果受检查前糖类摄取量、激素、药物等因素的影响，并需多次抽血检查，不易被患者所接受。而 HbA1 的测定，方法简便，快速，较少受其他因素的干扰，因此用此法对糖尿病进行筛选，对于辅助诊断、病情监测、并发症尤其是微血管病变的早期防治、糖尿病妊娠代谢的监测均具有重要的临床价值。

三、糖化血清蛋白（果糖胺）

非酶糖基化不但可以发生在血红蛋白，也可发生在血清蛋白，如白蛋白及其他肽链 N 端为缬氨酸的蛋白质，形成高分子酮胺化合物，其结构类似果糖胺。测定血清果糖胺可以反映一定时间内经过整合的血糖均值。因为血清中蛋白质的半衰期较短，因此果糖胺测定只能反映采血标本前 2~3 周患者的血糖平均水平。血清果糖胺测定从技术上来看，不像 GHb 所需层析和电泳那么高的要求，因此可采用自动化测定。血清果糖胺的正常值为 1.28~1.76mmol/L，平均为 1.52mmol/L，批内误差为 2%。糖尿病患者的血清果糖胺值为 1.62~2.79mmol/L，平均为 2.28mmol/L。果糖胺与 HbA1c 之间有高度相关性。果糖胺水平与空腹血浆葡萄糖浓度之间的相关性，$r = -0.73$；与糖化血红蛋白间的相关性，$r = 0.76$；与糖化白蛋白间的相关性，$r = 0.8$。它不受高脂血症、血红蛋白病和年龄的影响。由于它能反映最近 1~3 周血糖控制的情况，对于急性代谢失常的糖尿病患者如酮症酸中毒、非酮症高渗综合征，以及糖尿病合并妊娠、胰岛素强化治疗等尤为适用。果糖胺测定也适用于镰状细胞性贫血、血红蛋白病、尿毒症患者，但若患者的血清白蛋白浓度低于 30g/L，检测血清果糖胺结果偏低，不能很好反映血糖实际浓度。果糖胺不能作为筛查糖尿病患者的依据，但是它对于追踪病情、观察疗效有一定的参考价值。

四、尿液分析

（一）尿糖

1. 测定方法 正常人每天可以排出少量的葡萄糖，为 32~93mg，一般常规定性实验不能测出。糖尿通常指每天尿中排出糖超过 150mg。

尿糖的测定方法有葡萄糖氧化酶法、班氏法、氰化高铁法。尿糖测定通常可作为判断血糖水平的一个指标，即血糖增高时出现尿糖阳性，血糖愈高，尿糖愈多，阳性程度愈强；但尿糖来自膀胱容纳的尿量，若膀胱容量大，它可收集一段时间的来自肾脏的尿液，故不能反映即刻的尿糖情况，也不能反映即刻的血糖水平。为了更好地反映血糖水平，建议早晨先将尿液排空，然后再在半小时后留取尿液，测定空腹状态下的血糖和尿糖，以便两者比较，这对患者掌握自己的糖尿病血糖控制情况有一定好处。目前所用的尿糖试剂条含有葡萄糖氧化酶和过氧化氢酶，产生的过氧化氢作用于成色试剂而显色，从而通过肉眼比色可测出尿中葡萄糖含量。为了保护试剂条，应尽量不暴露在潮湿空气中，密闭保存，防晒防热，并按照所附的说明书进行操作。所有检查结果都应记录备查。

2. 尿糖原因

（1）妊娠期糖尿：妊娠期肾血流量增加，肾糖滤过超过肾小管再吸收，因而几乎半数孕妇呈现尿糖阳性。

（2）肾性糖尿：PPG、FPG 及 OGTT 均正常而出现糖尿。各种先天或获得性原因（良性家族性肾性糖尿、各种肾小管性酸中毒、慢性肾功能衰竭）引起肾糖阈值降低，肾小管葡萄糖再吸收减少而出现尿糖。

（3）滋养性糖尿：少数正常人在摄食大量碳水化合物后由于小肠吸收糖过快而负荷过重，可出现暂时性糖尿。

（4）其他糖尿：非糖尿病患者还可出现其他糖尿，例如一些先天性代谢缺陷病可表现为半乳糖尿、果糖尿、戊糖尿等。

（二）尿蛋白测定

正常肾小球可滤出一些低分子量蛋白质，经近端肾小管重吸收，24 小时尿白蛋白排出量低于 30mg，尿蛋白定性试验呈阴性反应。当尿白蛋白量超过 300mg/24h，尿蛋白定性阳性。剧烈发热、运动、体位改变、寒冷等因素可引起一过性蛋白尿，属生理性蛋白尿。由于肾小球器质性病变引起的蛋白尿为持续性，故蛋白尿程度与病变部位和性质有关。糖尿病肾病主要以蛋白尿为临床医师所识别。1 型糖尿病患者中 35% ~45% 有糖尿病肾病，而 2 型糖尿病患者中 15% ~25% 有肾病。肾病患者最早表现为肾功能增强、肾血流量增加，肾小球滤过率增加 >150ml/min，临床不易发现，待到发现微量白蛋白时，才被认为是糖尿病肾病早期，24 小时尿白蛋白定量在 30 ~300mg 时，肾活检已见肾小球器质性病变。糖尿病患者出现微量白蛋白尿时，若不予积极治疗，任其发展，即可逐渐发展为显性蛋白尿，由间歇出现发展到持续性蛋白尿。肾功能会逐步减退，表现为肾小球滤过率降低，内生肌酐清除率下降，最终演变为氮质血症和尿毒症，即终末期肾功能衰竭。微量白蛋白是最早预示糖尿病肾病及发展的重要指标，同时也是血管内皮损伤的标志，意味着有大血管病变的存在。尿白蛋白排出呈昼夜变动，失水、运动、直立位、高血糖、食物蛋白过量均可增加其排泄量。如有尿路感染及月经期均不宜收集尿标本，以免影响其测定结果。

微量白蛋白尿测定方法有多种，如放射免疫测定法、比浊法、散射测浊法、辐射状免疫弥散法、酶联免疫吸附测定法等。这些方法具有较高的特异性、灵敏度和精确性，应防止尿白蛋白吸附到容器上。关于尿液收集方法尚未统一，有采用清晨第一次尿检测白蛋白量、规定时间收集过夜尿液、随意晨尿一次送检、24 小时尿液送检白蛋白排量 4 种。但，一次检查尿白蛋白量有时难以确定糖尿病肾病诊断，需要在 3 ~6 个月内重复检 3 次，更能反映尿白蛋白的实际排出量，从而判断其性质。

尿白蛋白（μg）/肌酐（mg）比值（A/Gr）增高见于糖尿病肾病。正常值：男性≤17，女性≤25，相当于微量白蛋白排出率≤17 ~300mg；凡是尿白蛋白排出量超过 300mg/24h，称为白蛋白尿。所谓显性蛋白尿指 24 小时尿蛋白排量 >500mg，相当于白蛋白 >300mg。微量白蛋白尿多见于糖尿病诊断 5 ~ 10 年后，之后再经过 5 ~ 10 年可发生肾病综合征，肾小球滤过率明显降低，进而可演变为终末期肾衰。导致糖尿病肾病的危险因素除了微量白蛋白尿外，还与糖化血红蛋白增高有关，在 1 型糖尿病患者中 HbA1c≥8.1%，血压 >140/85mmHg（18.7/11.3kPa）及具有糖尿病肾病家族史等。微量白蛋白尿也是血管内皮细胞损伤的指标，它可见于胰岛素抵抗综合征，即高胰岛素血症、糖和脂肪代谢异常、肥胖、高血压、动脉粥样硬化等，故微量白蛋白尿是心血管疾病的独立危险因素。

（三）酮尿

胰岛素严重缺乏，尤其伴有对抗胰岛素的激素如肾上腺素、胰升糖素、糖皮质类固醇、甲状腺激素、生长激素等分泌增多时，可有靶细胞对葡萄糖摄取和利用减低，脂肪分解亢进，游离脂肪酸释放增加，经氧化代谢而产生 β－羟丁酸、乙酰乙酸、丙酮，统称为酮体，β－羟丁酸、乙酰乙酸为酸类物质，可消耗体内碱基贮备，而乙酰乙酸、丙酮可为硝普钠试验所检出，若乙酰乙酸和丙酮量增加时，呈紫色反应，所谓硝普盐反应阳性。β－羟丁酸则不显示阳性反应。尿酮体阳性见于 1 型糖尿病、糖尿病酮症酸中毒、2 型糖尿病处于应激、感染、创伤、手术等情况。酮体阳性也见于长期妊娠哺乳、饥饿、高脂肪饮食、乙醇中毒、发热等。目前测定尿酮体不能测出 β－羟丁酸，故尿酮体阴性不能除外体内仍有过多 β－羟丁酸存在，尤其糖尿病患者有明显酸中毒，故尿酮试验阴性或弱阳性，仍不能忽视酮症酸中毒状态。测定尿酮体有助于早期修正治疗方法，及时进行积极治疗，降低酮症酸中毒的病残和死亡率。现市场供应的尿酮体试剂条已广泛使用，应按其操作程序进行。像血糖测试条一样，尿酮体测试条应妥善保管，避免日晒、受潮。

五、血脂质分析

脂质代谢紊乱在糖尿病及糖尿病并发症的病理过程中有着非常重要的作用，因此测定血脂含量对了解病情、分析和判断药物的治疗作用有很重要的意义。一般测定指标为血清胆固醇、血清甘油三酯、高密度脂蛋白和低密度脂蛋白，若需进一步探讨脂质代谢异常还可加查脂蛋白（a），载脂蛋白 A、B 等。

血清脂类包括胆固醇（TC）、三酰甘油（TG）、游离脂肪酸（FFA）、磷脂（PL）等。血脂除 FFA 不与白蛋白结合外，余均与蛋白结合，以脂蛋白（LP）形式存在。脂蛋白的核心为胆固醇酯（CE）和三酰甘油（TG）。脂蛋白（LP）根据密度的不同分为高密度脂蛋白（HDL）、低密度脂蛋白（LDL）、极低密度脂蛋白（VLDL）和乳糜微粒（CM）。

低密度脂蛋白（LDL）是致动脉粥样硬化的主要成分，根据其颗粒大小和所含成分不同而有各种亚组。低密度脂蛋白大小与血清三酰甘油浓度呈反比关系；小而密的低密度脂蛋白增多可伴有较高的冠心病风险，与动脉粥样硬化的发生有关。高密度脂蛋白（HDL）能够将周围组织包括动脉壁的胆固醇带回肝脏进行降解以胆酸由胆道排出处理，高密度脂蛋白具有防止动脉粥样硬化的作用，担负着将胆固醇逆向转运的功能。脂蛋白（a）类似低密度脂蛋白颗粒，其中载脂蛋白 B100 通过二硫键与脂蛋白（a）连接；脂蛋白（a）具有抑制纤维蛋白溶解作用，是导致动脉粥样硬化（冠心病、心肌梗死、脑血管病）的独立危险因子。极低密度脂蛋白（VLDL）是由肝脏合成的内源性脂蛋白，主要载脂蛋白为 B100、CⅠ、CⅡ、CⅢ和 E，所含三酰甘油量较乳糜微粒（CM）少，但所含胆固醇量则较乳糜微粒为多；极低密度脂蛋白残骸内含有更多胆固醇，与中间密度脂蛋白（IDL）所含较多胆固醇，均可促进动脉粥样硬化的发生。极低密度脂蛋白胆固醇又称 β – VLDL，如同低密度脂蛋白胆固醇一样，均可促进动脉粥样硬化的发生。

1 型糖尿病血糖控制差者血中三酰甘油、胆固醇、VLDL 均可增高，而 HDL – C 可降低；有酮症者可暂时出现高乳糜血症；经胰岛素治疗后，血糖转为正常，这些血脂异常可恢复到类似非糖尿病患者。2 型糖尿病患者常有血脂异常，包括甘油三酯升高，高密度脂蛋白胆固醇降低，总胆固醇和低密度脂蛋白胆固醇可正常，但小而密的低密度脂蛋白颗粒常增加，且伴有心血管疾病的危险性增加。血脂异常与胰岛素抵抗、高胰岛素血症有密切关联。血脂异常为胰岛素抵抗综合征的一个重要组成部分。糖尿病患者尤其 2 型糖尿病患者血清胆固醇、低密度脂蛋白胆固醇增高，而高密度脂蛋白胆固醇降低，与大血管病变的发生一致，血甘油三酯水平升高也是糖尿病大血管病变的致病危险因子，与其潜伏的小而密的 LDL 颗粒有关。低密度脂蛋白的化学修饰，包括乙酰化、糖基化和氧化，使细胞膜表面的清道夫受体活跃，从而使单核 – 巨噬细胞、平滑肌细胞吞噬大量胆固醇，形成泡沫细胞和动脉壁脂条纹，继而使纤维蛋白沉积、血小板黏附聚集、平滑肌细胞向内膜移行和增生，细胞外基质增加，进而产生动脉粥样斑块，斑块的破裂可导致心脑血管事件。

糖尿病患者不仅有血脂、脂蛋白和载脂蛋白异常，而且脂蛋白成分也可发生改变，例如 VLDL 中游离胆固醇、胆固醇酯、载脂蛋白 B 成分增加，而甘油三酯含量则降低；高密度脂蛋白有游离胆固醇增多，而胆固醇酯减少。糖耐量减低者和 2 型糖尿病患者还可有餐后血脂代谢异常，乳糜微粒和乳糜微粒残骸增加，游离脂肪酸进入肝脏增加，可提高肝细胞对胰岛素的抵抗，肝脏摄取葡萄糖减少，而富有三酰甘油的脂蛋白增多，大而漂浮的低密度脂蛋白颗粒经肝三酰甘油酯酶处理而转变为小而致密的低密度脂蛋白，促进动脉粥样硬化的发生和发展。

六、胰岛 B 细胞功能测定

胰岛由 B 细胞（分泌胰岛素）、A 细胞（分泌胰升糖素）、D 细胞（分泌生长抑素）和 PP 细胞（分泌胰多肽）所组成，它们有内分泌、自分泌和旁分泌作用，参与糖、脂和蛋白质代谢，尤其胰岛素和胰升糖素在精细地维持血糖动态平衡中相互促进又相互制约。1959 年 Yalow 和 Berson 首先创立应用放射免疫法测定胰岛素，该法特异性高、灵敏度强，为在体内探测胰岛 B 细胞功能创立条件，推动了内分泌学乃至整个生物医学的发展。

（一）胰岛素释放试验

1. 原理　应用以猪胰岛素为抗原取得特异抗血清组成放射免疫试剂，可以有效地测定人血清中胰岛素的含量。根据胰岛素释放的曲线，对糖尿病的分型、鉴别诊断、判断胰岛 B 细胞的功能、药物对糖代谢的影响等均具有非常重要的意义。

2. 方法　实验前受试者禁食 8 ~ 12 小时，糖尿病患者停用口服降糖药 1 周。取 75g 葡萄糖粉溶于 200 ~ 300ml，温开水中，要求在 5 分钟内饮完。分别取空腹，饮葡萄糖后 30、60、120、180 分钟的静脉血测定血糖和血清胰岛素，画出曲线。

3. 临床意义

（1）胰岛素释放高峰：正常人多数在饮葡萄糖后 30 ~ 60 分钟出现。以后逐渐下降，至 3 小时血糖恢复到空腹时基础值，而胰岛素的恢复需要 4 小时左右。血中胰岛素和血糖的浓度呈平行关系。50g 葡萄糖负荷时，胰岛素的高峰值较 75g 低，3 小时降到基础值。

（2）糖尿病患者胰岛素释放有以下三型

1）胰岛素分泌不足型：空腹胰岛素水平较低，口服葡萄糖刺激后，仍未得到明显反应，曲线呈低平状态，表明胰岛素分泌绝对不足，称为胰岛素分泌不足型或低胰岛素分泌型；部分患者其高峰出现在 60～120 分钟后，表明胰岛素分泌迟缓，则称为低胰岛素分泌迟缓型，见于 1 型糖尿病患者。

2）胰岛素分泌增多型：空腹胰岛素水平正常或高于正常，口服葡萄糖刺激后，多数于 2 小时后达到高峰，胰岛素值明显高于正常。表明胰岛素分泌功能正常或偏高，其反应迟缓；提示胰岛素相对不足，称为胰岛素高迟缓分泌型。多见于 2 型糖尿病患者，尤其是肥胖者。肥胖者血中胰岛素反应性升高与肥胖程度呈正相关，表明存在有胰岛素抵抗。

3）胰岛素释放障碍型：空腹胰岛素水平略低于正常，而口服葡萄糖刺激后各时相胰岛素分泌值呈低水平状态，峰值低于正常值，且于第 2 小时出现。表明胰岛素分泌障碍致迟缓反应。多见于 2 型糖尿病、营养不良体形消瘦之糖尿病患者。

（二）血清 C 肽释放测定

1. 原理　胰岛素和 C 肽是以等分子量分泌。在到达体循环前要经过肝脏，由于肝对 C 肽的摄取量少，而对胰岛素的摄取量比 C 肽多 20%～40%，同时在外周对 C 肽降解速度比胰岛素慢，因此外周 C 肽比胰岛素浓度高 5%～10%。各种对胰岛素的刺激分泌，使两者在血中的浓度均有不同程度的升高，但 C 肽的种属特异性很强，用放射免疫测定法（RIA），不受动物的 C 肽、胰岛素及胰岛素抗体的影响，在有胰岛素抗体产生时和接受外源性胰岛素治疗等情况下，C 肽更能反映胰岛 B 细胞的分泌功能。同时测定 C 肽和胰岛素可精确地了解内源性胰岛素的分泌动态，以及肝脏对两者的代谢情况，较单独测定胰岛素更有意义。

2. 方法　应用放射免疫法，分别测定空腹及葡萄糖负荷后 1、2、3 小时血清 C 肽的含量。C 肽清除率为（5.1±0.6）ml/min，较胰岛素（1.1±0.2）ml/min 为高，C 肽每日含量相当于胰岛素的 5%，占胰岛素分泌总量的 0.1%。

3. 临床意义

（1）确定糖尿病类型及治疗方案：因糖尿病患者 C 肽水平与临床分型及病情的严重程度是一致的，所以通过测定 C 肽能反映机体胰岛 B 细胞的分泌功能。1 型糖尿病患者基础 C 肽水平及葡萄糖刺激后均呈低平反应或无反应。表明胰岛 B 细胞分泌功能较差，必须用胰岛素治疗。2 型糖尿病患者 C 肽水平较高，葡萄糖负荷后均呈高水平反应，多数于第 2 小时达到高峰，明显高于正常值。表现为高胰岛素血症，患者多为肥胖型，由于胰岛素受体数目减少，对胰岛素不敏感，一般不需要胰岛素治疗。

（2）反映胰岛 B 细胞分泌功能：对应用外源性胰岛素治疗的患者，尤其对 1 型糖尿病患者测定胰岛素难以辨别其胰岛素为内源性或外源性。外源性胰岛素中无 C 肽存在，所以只有通过测定 C 肽才能更精确地反映胰岛 B 细胞的分泌功能。

（3）协助诊断与鉴别诊断

1）胰岛素细胞瘤的辅助诊断　由于胰岛素细胞瘤能够自主分泌胰岛素，引起"内源性高胰岛素血症"，故血循环中常伴有胰岛素抗体，对测定胰岛素有干扰，通过测定 C 肽及其基础值和葡萄糖负荷后的反应升高，可有助于胰岛素细胞瘤的诊断。

2）判断胰腺术后残留组织及其功能　胰腺切除后，血液中仍能测出 C 肽，表明胰腺仍有分泌功能，C 肽水平与残留组织及其功能呈正比。

七、血清胰岛细胞抗体及胰岛素抗体测定

(一) 胰岛素抗体

1. 原理　1 型糖尿病或部分 2 型糖尿病患者在胰岛素治疗的过程中，随着治疗时间的延长、剂量的增加，加之外源性胰岛素不纯，部分患者可能会产生胰岛素抗体。

2. 方法　放射免疫法、免疫沉淀法、补体结合法、凝结试验法、凝胶过滤法和免疫电泳法。因灵敏度高、方法简便而以放射免疫法最为常用。结合容量单位通常以 U/L 或 mol/L 表示。

3. 临床意义　凡接受过动物胰岛素治疗的患者，易产生胰岛素抗体。胰岛素抗体与胰岛素相结合，形成抗原－抗体复合物，从而使胰岛素失去生物活性，结果胰岛素用量不断增加而病情反而难以得到满意控制。所以凡胰岛素用量大而病情控制不满意的患者测定胰岛素抗体出现阳性者，表明产生胰岛素抗体。

(二) 血清胰岛素受体的测定

1. 原理　胰岛素是蛋白激素，与细胞膜上的胰岛素受体结合，通过第二信使引起细胞内的变化。胰岛素受体具有高度特异性，它能识别胰岛素并与其结合，还能与含有胰岛素分子的胰岛素原结合，但不能与分解的 A 链或 B 链以及 C 肽结合。受体的亲和力与胰岛素的生物活性呈平行关系。

2. 方法　采用受体放射分析法。

3. 临床意义　胰岛素受体是一种糖蛋白，经胰蛋白酶作用后，其结合力下降或消失。在不同生理和病理情况下，胰岛素发挥作用的大小，取决于靶细胞中胰岛素受体的数目及对胰岛素的亲和力。受体数目与胰岛素浓度呈负相关。胰岛素浓度高时单核细胞受体数目减少，而控制热量摄入可使胰岛素降低和受体增多；肥胖者血中胰岛素浓度较高，而降糖效果较差，主要由于肥胖者体内肥大的脂肪细胞膜上的受体数目减少和亲和力降低。当肥胖者饥饿 48～72 小时，靶细胞膜上受体密度增高，胰岛素与其结合的亲和力得到恢复。长期进食量少、消瘦者受体数目可增高。胰岛素受体是一种蛋白质，故有抗原性，可产生胰岛素受体抗体。由于胰岛素受体的抗体存在，可导致严重的抗药性，往往血中胰岛素水平会很高，但胰岛素结合量很低；或对外源性胰岛素有很大抗药性，每日胰岛素用量很大，而血糖控制达不到满意。

(三) 谷氨酸脱羧酶抗体 (GAD－Ab) 测定

1. 原理　1 型糖尿病为一种自身免疫性疾病，在体液中有相应的抗体存在。谷氨酸脱羧酶 (GAD) 是抑制性神经递质－γ 氨基酸 (GABA) 的合成酶，在人脑和胰岛中均有表达，在胰岛内具有抑制生长抑素和高血糖素分泌的作用，并可调节胰岛素的分泌及胰岛素原的合成。GAD－Ab 为胰岛 B 细胞上的一种抗体，为胰岛 B 细胞受到某种病毒刺激后释放变性蛋白 (GAD) 而产生，产生后反作用于胰岛 B 细胞的 GAD，通过抗原－抗体反应，对胰岛 B 细胞产生细胞毒作用，造成 B 细胞破坏。

2. 方法　利用大鼠胰岛组织制备 GAD 抗原，有放免法、酶免法、荧光免疫法等。

3. 临床意义

(1) 1 型糖尿病的重要免疫标志：预测 1 型糖尿病的发生，及时干预免疫反应。GAD－

Ab 的出现早于 ICA，阳性率高，且不像 ICA 那样在发病后短时间即消失，在病程较长的 1 型糖尿病患者中，虽然血清中测不出 C 肽，此时 ICA 阳性率下降至 10% ~20%，但 GAD - Ab 阳性率仍高达 70%，说明 GAD - Ab 持续时间较长，消失较晚；敏感度可达 60% ~80%，特异度几乎为 100%，特异度与敏感度均大于 ICA。并出现于高危人群 1 型糖尿病临床起病前期。

（2）1 型糖尿病的正确分型：GAD - Ab 在初诊的 1 型糖尿病儿童及其一级亲属中阳性率高，而在 2 型糖尿病阳性率较低，胰岛素缺乏严重的患者阳性率明显高于非缺乏者，提示 GAD - Ab 可以作为 1 型糖尿病的分型诊断依据。在 2 型糖尿病患者中，每年有 1% ~2% 可转变为胰岛素缺乏型，称为 LADA，在早期胰岛素释放没有明显的变化，GAD - Ab 可预示其发展。

（3）作为 1 型糖尿病患者接受免疫治疗时疗效监测的指标。

（四）胰岛细胞抗体（ICA）测定

1. 原理　1 型糖尿病患者在发病过程中与免疫关系密切，在血清中可测得胰岛素细胞抗体（ICA）。胰岛细胞抗体是针对胰岛细胞内多种抗原的一组抗体，按其结合部位可分为胰岛素细胞胞浆抗体（ICA）和胰岛素细胞表面抗体（ICSA），现已证实 ICA 为免疫球蛋白 IgG。ICA 与 ICSA 阳性率无明显差异，随着病情的延续，ICA 阳性率逐渐下降，ICA 下降更为迅速。在 2 型糖尿病患者群中 ICA 阳性率为 1.5% ~8.3%，并非胰岛 B 细胞所特异，只可作为胰岛细胞的胞质抗原。

2. 方法　应用完整的胰腺组织或分离的胰岛细胞作为抗原，有免疫组化法、荧光免疫法、酶免法三种。

3. 临床意义

（1）糖尿病的分型：ICA 在 1 型糖尿病中阳性率高达 65% ~85%，随病情延长而降低。在 1 型糖尿病直系亲属中阳性率为 3%，而正常人仅 0.5%，表明 1 型糖尿病患者中阳性明显。临床新诊断的 2 型糖尿病中 ICA 阳性率为 10%，但长期随访这些患者均发展成 1 型糖尿病。ICA 阳性患者实际属于缓慢进展的 1 型糖尿病。ICA 阳性的非糖尿病患者 60% ~70% 发展成 1 型糖尿病，而非糖尿病 ICA 阳性的孪生子 5 年内 100% 发生 1 型糖尿病。

（2）ICA 与 l 型糖尿病：ICA 在 1 型糖尿病患者群中的阳性率为 30% ~50%，新发病者可高达 70% ~90%。随着病情的延长，阳性率逐渐降低。ICA 在非糖尿病患者群中阳性率为 0.7% ~1.7%。1 型糖尿病患者的一级亲属 ICA 阳性率可高达 6.1%；ICA 强阳性的 2 型糖尿病经数月或数年可转为 1 型糖尿病。

（3）ICA 与 2 型糖尿病：在 2 型糖尿病中 ICA 阳性率为 1.5% ~8.3%。ICA 阳性的患者，有下列临床特点：①应用口服降糖药发生继发性失效 ICA 阳性者高；②糖尿病病程 3 ~5 年，50% ~60% 的患者需要胰岛素治疗或有酮症倾向；而 ICA 阴性者极少需要胰岛素治疗；③其他器官特异性自身抗体可阳性；④体形多消瘦，女性多于男性，在家族中可有 1 型糖尿病。故 ICA 阳性者为成人晚发的胰岛素依赖型糖尿病（LADA）的重要标志，早期阶段类似 2 型糖尿病，最终需要胰岛素治疗。

（4）ICA 与妊娠正常妇女：在妊娠期间常出现尿糖阳性，同时伴有 ICA 阳性，则易发生 1 型糖尿病。

（于红俊）

第三节 分型及诊断标准

一、分型

随着基础医学的不断发展，对糖尿病的认识日益深入，分型不断得到修正与完善。

（一）1型糖尿病

1型糖尿病为胰岛B细胞破坏导致胰岛素绝对缺乏。按病因不同又分1A型（免疫介导1型糖尿病）和1B型（特发性1型糖尿病）两个亚型：

1. 免疫介导1型糖尿病（1A型DM）　临床特点：起病急（幼年多见）或缓（成人多见）；易发生酮症酸中毒，需应用胰岛素以达充分代谢控制或维持生命；针对胰岛B细胞的抗体如胰岛细胞抗体（ICA抗体）、IAA、谷氨酸脱羧酶抗体（GAD）、1A-2常阳性；可伴其他自身免疫病如Graves病、桥本氏甲状腺炎等。

2. 特发性或非典型性1型糖尿病（1B型DM）　临床特点：酮症起病，控制后可不需胰岛素数月至数年；起病时HbA1c水平无明显增高；针对胰岛B细胞抗体阴性；控制后胰岛B细胞功能不一定明显减退。

（二）2型糖尿病

2型糖尿病主要表现以胰岛素抵抗为主伴胰岛素相对不足，临床最为多见，占糖尿病者中的90%左右。

临床特点：中、老年起病，近来青年人亦开始多见；肥胖者多见；常伴血脂紊乱及高血压；多数起病缓慢，半数无任何症状，在筛查中发现；发病初大多数不需用胰岛素治疗。

（三）其他特殊类型糖尿病

1. 胰岛B细胞功能遗传缺陷的糖尿病　胰岛B细胞功能遗传缺陷是一种单基因遗传性疾病；基因突变引起B细胞功能缺陷，胰岛素分泌减少而导致的成年发病的2型糖尿病（MODY）和线粒体遗传性糖尿病。MODY是青年时发病的2型糖尿病。特点为：单基因突变致胰岛B细胞功能缺陷；常染色体显性遗传；有阳性家族史；25~30岁前发病；发病后5年内不需要胰岛素治疗；随着年龄增长而胰岛B细胞功能进行性减退；微血管病变发病率较高，尤其糖尿病视网膜病变；MODY约占糖尿病2%~5%；MODY病因具有遗传异质性。

2. 胰岛素作用的遗传缺陷（胰岛素受体基因异常）　由于遗传因素使胰岛素受体突变引起胰岛素作用异常，产生胰岛素抵抗，导致糖尿病。可分为以下几型：①A型胰岛素抵抗：由于胰岛素受体基因突变，产生的胰岛素受体数目和功能存在原发性缺陷引起胰岛素抵抗，导致糖尿病伴黑棘皮病、多囊卵巢综合征；②妖精样综合征：仅见于儿童。患儿发育迟缓，瘦小，前额多毛，四肢长，皮下脂肪少，皮肤松弛。具有特征性面部表现，畸形面容，鼻梁塌陷，下置耳，女婴中有卵巢性高雄性激素性血症、黑棘皮病，以及严重胰岛素抵抗等对婴儿致命性影响，最终夭折而亡；③脂肪萎缩型糖尿病：分全身性和局部性脂肪萎缩，遗传性和获得性脂肪萎缩。可能病变发生于受体后的信号传递障碍，目前不能证明该型糖尿病有胰岛素受体结构和功能异常。

3. 线粒体糖尿病　含线粒体DNA上常见tRNAleu（UUR）基因nt3243 A-G等基因突

变，与糖尿病、耳聋发生关联。以常染色体显性遗传的方式发生基因突变，影响胰岛素原转化为胰岛素，或胰岛素与胰岛素受体结合障碍而导致葡萄糖耐量减低。一般 45 岁前发病，不肥胖，常伴有轻度或中度耳聋，多数无酮体倾向，但需要胰岛素治疗。

4. 胰腺外分泌病所致糖尿病　为胰腺外分泌引起的糖尿病。凡能引起胰腺弥漫性损伤，或局部损伤胰腺破坏胰岛 B 细胞分泌胰岛素的功能而导致糖尿病。主要见于胰腺炎、创伤/胰腺切除术后、胰腺肿瘤、纤维钙化性胰腺病及其他。

5. 感染诱发糖尿病　某些病毒感染引起胰小岛炎，破坏 B 细胞发生 1 型糖尿病。这些患者血清中可有 1 型糖尿病的特征 HLA 和免疫标志物。常见的病毒有先天性风疹巨细胞病毒感染、柯萨奇病毒 B、腺病毒、流行性腮腺炎病毒等。

6. 药物或化学物诱发的糖尿病　长期服用下列药物，如糖皮质激素、甲状腺素、β 肾上腺素能激动剂、α 肾上腺受体抑制剂、噻嗪类利尿剂、苯妥英钠、α 干扰素、烟酸等均可致糖尿病。

7. 内分泌腺病引起的糖尿病　内分泌病继发糖尿病的主要疾病有垂体瘤（肢端肥大症、巨人症）、库兴氏综合征、胰高糖素瘤、嗜铬细胞瘤、生长抑素瘤、甲状腺功能亢进、醛固酮瘤等。

8. 免疫介导罕见型糖尿病　患者发生两种以上的内分泌腺体自身免疫疾病称为多发性内分泌自身免疫综合征，发病机制与 1 型糖尿病不同。多发性内分泌自身免疫综合征分 1 型和 2 型，两者共同点均有肾上腺功能不全；甲状腺、甲状旁腺、性功能低下和 1 型糖尿病；1 型多发性内分泌自身免疫综合征 4% 发生 1 型糖尿病；2 型多发性内分泌自身免疫综合征 50% 发生 1 型糖尿病；呈多代遗传特征，与 HLA – DQ、DR 有关；进行性腺体损伤；主要表现胰岛素自身免疫综合征（抗胰岛素抗体），抗胰岛素受体抗体等与胰岛素受体结合而阻断周围靶组织中胰岛素与其受体结合而导致糖尿病。

（四）妊娠期糖尿病（GDM）

1. 妊娠期糖尿病　指正常妇女在妊娠期间，出现糖耐量减低，或糖尿病者，不包含糖尿病妊娠。妊娠期糖尿病患者中可存在其他类型糖尿病，只是在妊娠中显现而已，所以要求分娩后 6 周以上，按糖尿病常规诊断标准确认。

美国妊娠妇女有 1% ~4% 并发 GDM。通常在妊娠期间，尤其妊娠第 24 周以后易发生葡萄糖耐量减低。对 GDM 患者分娩后 6 周或 6 周以上进行 OGTT 试验，结果这些患者大部分血糖可以恢复正常，小部分表现为 IFG 或 IGT，极少数仍是 1 型糖尿病或 2 型糖尿病。

加强对 GDM 的检测，加强管理，合理治疗，必要时胰岛素治疗，分娩前监护等措施，可降低 GDM 分娩时的致病率和死亡率。

2. 妊娠期糖尿病的诊断　妊娠 24 ~ 28 周需进行 50g 葡萄糖筛查试验：1 小时 > 7.8mmol/L 者应进行 100g 葡萄糖诊断试验；在 100g 葡萄糖诊断试验中，4 次血糖测定值中任意有 2 个或 2 个以上达到糖尿病诊断标准者即可诊断。对于年龄 ≤25 岁，体重正常，无糖尿病家族史或糖尿病高危群体中的孕妇，无须常规筛查。≥25 岁或 ≤25 岁但有肥胖，一级亲属中有糖尿病或高危群体的孕妇，必须在怀孕 24 ~28 周进行筛查。

二、诊断标准

糖尿病典型症状为多尿、多饮、多食"三多"，同时伴有消瘦乏力"一少"，统称为

"三多一少"症。糖尿病临床表现不一，差异较大，初诊时相当一部分 2 型糖尿病患者缺乏典型糖尿病症状，或体检中发现血糖尤其餐后 2 小时血糖升高；或因出现糖尿病急性酮症酸中毒，或高渗昏迷在急诊时发现糖尿病；或因出现糖尿病慢性并发症就医时，而发现糖尿病。关于糖尿病的诊断标准，几经修改，不断得到补充和完善（表 13 – 1）。

表 13 – 1　糖尿病、IGT、IFG 诊断标准

	血糖 mmol/L（mg/dl）		
	静脉全血	毛细血管	静脉血浆
糖尿病（DM）			
空腹血糖（FBG）或	≥7.0（≥126）	≥7.0（≥126）	≥11.0（≥198）
餐后 2h/随机（PBG）	≥6.10（≥110）	≥10.0（≥180）	≥11.1（≥200）
糖耐量减低（IGT）			
FBG	<6.1（<110）	<6.1（<110）	<7.0（<126）
PBG	6.7~9.9（120.6~178.2）	7.8~11.0（140~198）	7.8~11.0（140~198）
空腹血糖受损（IFG）			
FBG	5.6~6.0（100.8~108）	5.6~6.0（100.8~108）	6.1~6.9（110~124.2）
PBG	<6.7（<120）	<7.8（<140）	<7.8（<140）

注：（1）该标准指出凡空腹血糖或餐后 2h 血糖之一达到标准者即可确诊为糖尿病；并确定糖耐量减低和空腹血糖受损的标准。

（2）血糖测定用葡萄糖氧化酶法；推荐以静脉血浆葡萄糖值为主。

（3）糖尿病前期 – 调节受损：指血糖水平高于正常而未达到糖尿病诊断标准，即空腹静脉血糖≥6.10mmol/L（110mg/dl）且 <7.0mmol/L（126mg/dl）称为空腹血糖受损（IFG）；葡萄糖负荷后 2h 血糖≥7.8mmol/L（140mg/dl）且 <11.1mmol/L（200mg/dl）称为糖耐量受损（IGT，以往称为糖耐量减低或减退）；IFG 和 IGT 均可发展为糖尿病，因此将两者称为糖尿病前期。

（4）空腹静脉血糖 <6.1mmol/L（110mg/dl）伴葡萄糖负荷后血糖值 <7.8mmol/L（140mg/dl）者可视为正常。

（5）mmol/L 转换 mg/dl 为乘以换算系数 18。

（6）2003 年 11 月国际糖尿病专家委员会建议将 IFG 的界限值修订为 5.6~6.9mmol/L。

2005 年 ADA 修正 DM 诊断标准：2 型糖尿病由于缺乏临床症状，约有 1/3 的患者被漏诊。2005 年 ADA 将评估糖尿病高危人群标准由 FBG≥6.10mmol/L（110mg/dl）修正为 FBG≥5.6mmol/L（100mg/dl）；餐后 2 小时血糖仍然为≥7.8mmol/L（140mg/dl）。按新标准对高危人群评估其发展糖尿病危险性，确诊为糖尿病人数是 1999 年标准的 2 倍。

（于红俊）

第四节　鉴别诊断

一、内分泌疾病

1. 尿崩症　由于脑垂体后叶病变，使抗利尿激素分泌和释放减少，引起中枢性尿崩症和肾小管对抗利尿激素反应降低而引起。肾性尿崩症。临床表现为多饮、多尿、消瘦、烦

渴、失水等症状，与糖尿病相似，但尿崩症血糖、尿糖正常，尿比重＜0.004，尿渗透压＜280mOsm/kg，可与糖尿病相鉴别。

2. 甲状腺功能亢进症（简称"甲亢"）　为垂体分泌促甲状腺激素（TSH）过多，引起甲状腺合成和分泌甲状腺素增高，促进机体新陈代谢增强。临床表现多食、多饮、消瘦等症状；甲状腺素促进肝糖原的分解；提高儿茶酚胺的敏感性，抑制胰岛素的分泌而使血糖升高，与糖尿病相似。但甲亢主要为甲状腺功能各项指标如 T_3、T_4 等高于正常，并表现甲亢特有的症状和体征，可与糖尿病相鉴别。

3. 垂体瘤　由于垂体分泌和释放生长激素过多，拮抗胰岛素，促进糖异生，继发垂体性糖尿病或葡萄糖耐量异常。而垂体瘤具有典型的肢端肥大症和巨人症，血浆中生长激素水平高于正常，以及垂体瘤特有的症状等，可与糖尿病相鉴别。

4. 库欣综合征　由于肾上腺皮质分泌肾上腺皮质激素过多，抑制胰岛素的分泌，与胰岛素相拮抗，促进糖异生，抑制己糖磷酸激酶，导致葡萄糖耐量降低，诱发糖尿病，引起血糖中等度升高，糖尿病症状较轻。库欣综合征具有向心性肥胖，毳毛增多，出现脂肪垫、紫纹等特有的体征与症状，可与糖尿病相鉴别。

5. 胰岛 A 细胞瘤　由于胰岛 A 细胞分泌胰升糖素过多，拮抗胰岛素，促进糖异生和肝糖原分解，抑制胰岛 B 细胞分泌胰岛素，降低组织对葡萄糖的利用等，而引起血糖升高。而血浆中胰升糖素水平异常升高，结合 X 线透视、B 超、CT 等检查结果可与糖尿病相鉴别。

6. 胰岛 D 细胞瘤　由于生长激素抑制激素分泌过高，抑制胰岛素的分泌；与胰岛素相拮抗；促进糖异生而引起血糖升高，出现继发性糖尿病。在血液中，生长抑制激素水平显著高于正常标准，血糖呈中等度升高。同时通过 X 线、B 超、CT 等检测结果可与糖尿病相鉴别。

二、肝脏病变

因肝脏病变使肝糖原贮备减少，糖原异生降低，胰岛素在肝内灭活能力减弱，肝炎病毒可累及胰岛 B 细胞而引起继发性糖尿病；但大多数是可逆的，随着肝功能的恢复，糖尿病综合征的症状也得到缓解以至消失；同时有肝炎病史和肝病的特有体征，均可与糖尿病相鉴别。

三、胰腺疾病

因急、慢性胰腺炎，胰腺肿瘤，胰切除术后等胰腺病变，损伤胰岛 B 细胞分泌胰岛素，而出现继发性糖尿病。本病有其特殊的胰腺病变史，同时通过 X 线、CT 以及 B 超等检测结果可与糖尿病相鉴别。

四、肾性糖尿

慢性肾功能不全或尿毒症时，肾小管浓缩功能失常，可出现多饮、多尿，肾功能不全引起电解质紊乱，细胞内缺钾影响胰岛素释放，而致血糖升高或葡萄糖耐量异常。多因肾小管重吸收功能障碍，肾糖阈降低所致。本病有肾病史及肾功能不全的各项指标，且血糖及糖耐量正常，可与糖尿病相鉴别。

五、肥胖症

体重超过标准体重的10%～20%为肥胖症。肥胖者基础胰岛素水平高，胰岛素对碳水化合物或含氨基酸食品需求增加，表现以餐后胰岛素浓度增高为特征。肥胖可引起胰岛素受体数目减少，对胰岛素敏感度降低，产生胰岛素抵抗，从而增加胰岛的负担，胰岛长期超负荷，可引起胰岛功能减弱，导致糖尿病。经过严格控制饮食，加强运动，减轻体重，纠正高胰岛素血症，提高胰岛素敏感性可得到恢复，以此与糖尿病相鉴别。

六、应激性糖尿

当颅脑外伤、脑血管意外、急性心肌梗死、感染、中毒、发烧、外伤、手术、剧烈运动、剧烈疼痛、失水、失血、缺氧等应激情况下，体内大量肾上腺素释放，肾上腺皮质激素和生长激素等激素参与，而引起一时性血糖升高或葡萄糖耐量异常。但这种应激状态下出现的高血糖或糖耐量异常可在1周或10天恢复正常，如高血糖持续时间较久者，应考虑有无糖尿病。

七、药物性糖尿

长期大剂量服用肾上腺皮质激素、促肾上腺皮质激素、水杨酸类药、噻嗪类利尿剂、生长激素、女性口服避孕药、三环类抗抑郁剂等药物可引起血糖升高或葡萄糖耐量降低，停药后血糖可逐渐下降并恢复正常，因而可与糖尿病相鉴别。

八、其他

饥饿及营养不良者，体内组织利用葡萄糖的能力减弱，胰岛素分泌减少而致糖耐量减低或糖尿病。细胞内外低钾或低钙可影响胰岛素的分泌，末梢组织对葡萄糖的利用能力减弱，而致糖耐量减低。慢性病及长期体力活动减少或卧床休息者会使糖耐量减低，但空腹血糖一般正常。

（于红俊）

第五节　饮食疗法

防治糖尿病是人类当前面临的一个重大健康课题，糖尿病综合防治主要包括五方面：即糖尿病教育，饮食治疗，体育锻炼，药物治疗（降糖药、胰岛素等）和血糖监测。如果把糖尿病的治疗比做五匹马拉一套车的话，那患者就是驾车的主人，糖尿病教育、饮食治疗、体育锻炼、药物治疗和血糖监测就是那五匹马，而饮食治疗就应该是驾辕之马。无论哪种糖尿病患者，在任何时候都要进行糖尿病饮食治疗。可以说没有饮食的控制就没有糖尿病的理想控制。唐·孙思邈《备急千金要方》明确地指出：消渴病患者，"所慎者三：一饮酒，二房事，三咸食及面"。同时代的王焘《外台秘要》更指出："此病特忌房事、热面并干脯、一切热肉、粳米饭、李子等。"孙思邈和王焘均强调，不节饮食，"纵有金丹亦不可救！"足见古代医家已充分认识到饮食治疗糖尿病的重要性。

一、饮食治疗的基本原则

糖尿病饮食治疗原则是：①合理控制总热量，热量摄入量以达到或维持理想体重为宜。②平衡膳食，选择多样化、营养合理的食物，合理安排各种营养物质在膳食中所占的比例。放宽对主食类食物的限制，减少单糖及双糖食物；限制脂肪摄入量；适量选择优质蛋白质。③增加膳食纤维摄入，多选择粗粮、蔬菜等；增加维生素、矿物质摄入。④提倡少食多餐，定时定量进餐。

（一）饮食量

指的是饮食摄入总热量的安排。量的原则是既要充分考虑减轻胰岛 B 细胞负担，又要保证机体正常生长发育的需要，以使体重保持在标准体重范围内。

（二）饮食结构

选择多样化、营养合理的食物，合理安排各种营养物质在膳食中所占的比例。大致概括为：较多的碳水化合物，占总热量的 60%，较低的脂肪，少于总热量的 30%，中等量的蛋白质，约占总热量的 10%~20%，以及丰富的膳食纤维。

（三）进食方法

每天至少进食 3 餐，且定时定量。用胰岛素治疗的患者和易发生低血糖的患者，应在正餐之间加餐，加餐量应从原 3 餐定量中分出，不可另外加量。3 餐饮食均匀搭配。早、中、晚餐膳食可以按 1/5、2/5、2/5 分配或 1/3、1/3、1/3 分配。

（四）总热量计算

摄入食物量总热量的计算，应依据标准体重和机体状态（休息或活动）两个因素决定。40 岁以下者标准体重（kg）= 身高（cm）- 105；40 岁以上者标准体重（kg）为身高（cm）- 100，实际体重超过标准体重的 10% 为超重，超过 20% 为肥胖，实际体重低于标准体重的 10% 为体重不足，低于 20% 为消瘦。

提倡的科学饮食构成是，糖类占总热量的 50%~60%，蛋白质为 15%~20%，脂肪为 20%~25%。脂肪应以含多不饱和脂肪酸高的花生油、豆油为主，少食含饱和脂肪酸高的易致低密度脂蛋白、胆固醇升高的动物油，并将其热量控制为占总热量的 20%~25%。蛋白质的摄入，一般成人以每天每千克体重 0.8~1.2g 计算。

二、各种营养素与糖尿病的关系

（一）碳水化合物

碳水化合物是糖尿病患者能量供给的主要营养素。合理摄入碳水化合物是糖尿病营养治疗的关键。碳水化合物所供给的能量应占总能量的 50%~65%，它可以提高患者对葡萄糖的耐受性和对胰岛素的敏感性。全日碳水化合物供给量应保持基本恒定，患者一日三餐的碳水化合物及加餐量分配，应结合血糖、血脂、血压、工作量、生活规律及个人嗜好等全面考虑。

每日碳水化合物进量控制在 250~350g，约折合主食 300~400g。肥胖者酌情可控制在 150~200g，约折合主食 150~250g。蜂蜜、白糖和红糖等精制糖，因易吸收、升血糖作用快，故糖尿病患者应忌食。在患者发生低血糖时例外。另外，土豆、山药等块根类食物，因所含淀粉为多糖类，其含量在 2% 左右，可代替部分主食。水果类含糖量不同，含糖量在 10% ~ 20% 的水果，因其吸收较快，对空腹血糖控制不理想者应忌食，对空腹血糖控制较好者应限制食用。对米、面等谷类，其含糖量约 80%，糖尿病患者按规定量食用。蔬菜类含少量碳水化合物，含纤维素较多，吸收缓慢，可适量多用。另外，对于部分患者如喜欢食甜者可选用甜叶菊、木糖醇、糖蛋白等。

（二）蛋白质

蛋白质是非常重要的营养素，是维持生命的物质基础，没有蛋白质就没有生命，但并不是说越多越好。过多会增加肾脏负担。有资料提示，糖尿病患者的蛋白质摄入过多可能是引发糖尿病肾病的一个原因。故主张对糖尿病患者的蛋白质供给量以每千克体重 0.8 ~ 1.2g 为宜，日总量为 50 ~ 70g。病情控制不好出现负氮平衡的可适当增加。每日所供能量应占总能量的 10% ~ 20%，儿童、孕妇、乳母、营养不良及消耗性疾病患者，可酌情增加 20%。糖尿病肾病时，其蛋白质摄入量需明显减少，且需选用含必需氨基酸丰富的优质动物蛋白，如鱼类、蛋类，植物蛋白要限制摄入，以免导致或加重氮质血症。每日摄入蛋白质尽可能保证有 1/3 来自动物食物，因其含有丰富的必需氨基酸，可保证人体营养中蛋白质代谢的需要。虽然乳、蛋、瘦肉、干豆及其制品含蛋白质较丰富，谷类含蛋白质 7% ~ 10%，但因每天用量较多，故也是提供蛋白质不可忽视的来源，如每天食谷类 300g，相当于摄入蛋白质 21 ~ 30g，占全日供量的 1/3 ~ 1/2。

（三）脂肪

脂肪是人体不可缺少的能量来源，食物中脂肪一般可分为动物性脂肪，如牛油、羊油、猪油及乳、蛋、肉，其中所含胆固醇有升高血脂的作用。二是植物性脂肪，如花生、核桃、榛子等硬果中所含油脂也不少，植物脂肪中含不饱和脂肪酸较多，且不含胆固醇，有降低血胆固醇的作用。

全日供能以占总能量的 20% ~ 30% 为宜。饱和脂肪酸所供能量应低于总能量的 10%，多不饱和脂肪酸也不应超过 10%，其余由单不饱和脂肪酸补足。且多数主张饱和脂肪酸、不饱和脂肪酸和单不饱和脂肪酸比值为 1 ：1 ：1。为防止或延缓糖尿病的心脑血管并发症，必须限制脂肪摄入。如肥胖患者伴血脂蛋白增高者，或者有冠心病等动脉粥样硬化者，脂肪摄入量宜控制在总热量的 30% 以下。血胆固醇与心血管疾病有密切关系，每日摄入量应低于 300mg。

（四）膳食纤维

膳食纤维是一种不产生热量的多糖。高纤维饮食可延缓胃排空，改变肠转运时间。可溶性纤维在肠内形成凝胶时，可减慢糖的吸收，从而降低空腹血糖和餐后血糖，改善葡萄糖耐量，还可通过减少肠激素，如胰高血糖素或抑胃肽的分泌，减少对 B 细胞的刺激，减少胰岛素释放与增高周围胰岛素受体的敏感性，加速葡萄糖代谢。膳食纤维的供给方式以进食天然食物为佳，纤维在蔬菜中的含量为 20% ~ 60%，在水果和谷类中含量为 10% 左右。可在正常膳食基础上选用富含食物纤维的食品，如燕麦、玉米皮、南瓜等，以利延缓肠道葡萄糖吸收及减少血糖上升的幅度。须注意在补充不溶性纤维时，用量不宜过多，否则会影响无机盐和维生素的吸收。最好食物纤维与碳水化合物混在一起食用以发挥作用。

（五）维生素

维生素是调节生理功能不可缺少的营养素，是糖尿病患者需重视补充的重要营养素，特别是存在急慢性并发症时，更应重视对维生素的合理补充。胡萝卜素有较强的抗氧化及调节免疫的作用。研究发现血浆类胡萝卜素低水平的人发生白内障的危险度是血浆类胡萝卜素中等水平人的4倍。维生素B族对糖代谢有重要作用，维生素B_6在代谢中起辅酶作用，是丙酮酸氧化脱羧必需的物质。维生素B_6不足可伴发葡萄糖耐量下降。动物、人胰岛素和胰高血糖素分泌受损，与色氨酸代谢作用有关。维生素B_{12}缺乏可导致神经细胞机能障碍，与多腺体自身免疫病和糖尿病神经病变有关。维生素C是人血浆中最有效的抗氧化剂，大剂量维生素C有降血糖作用。缺乏可引起微血管病变，与糖尿病发生中风有相关关系。在胰腺中发现维生素D受体和维生素D依赖性钙结合蛋白，并发现维生素D缺乏可引起胰岛素分泌减少。维生素D缺乏动物给予维生素D后可改善营养，增加血清钙水平，从而增加胰岛素分泌。维生素E是强抗氧化剂，长期补充能抑制氧化应激，有助于糖尿病控制，并能预防和延缓糖尿病并发症的发生；通过改善细胞膜对胰岛素的反应而明显增加胰岛素介导的葡萄糖非氧化消耗，使血糖下降；可抑制免疫反应对胰岛B细胞的损害，通过抑制脂质过氧化，促进前列环素（prostacyclin，PGI）合成而改善糖尿病患者的血液黏稠性，直接抑制胆固醇的生物合成。

（六）微量元素

微量元素对人体很重要，与胰岛功能有相关关系。锂能促进胰岛素的合成和分泌，能使B细胞有丝分裂过程中的DNA系列和细胞数目增多，能改善外周组织胰岛素敏感性。糖尿病及其并发症与锂缺乏有关。微量元素锌参与构成人体的新生细胞和蛋白质合成，能协助葡萄糖在细胞膜上转运，并与胰岛素活性有关。锌是体内多种酶的成分，帮助人体利用维生素A，维持正常免疫功能。糖尿病患者血锌低是因糖尿病高锌尿症所致。血锌低使淋巴细胞、粒细胞、血小板的锌含量也较低。锌缺乏常伴胰岛素分泌减少，组织对胰岛素作用的抗拒性增强。锌对胰岛素分泌影响是双向性的，血浆浓度极高或极低均损害胰岛素分泌，可导致葡萄糖耐量降低。临床实践表明补锌能加速愈合老年糖尿病患者的下肢溃疡。糖尿病患者出现尿糖或酮症酸中毒可使过量的镁从尿中丢失，导致低镁血症，引起胰岛素抵抗。镁缺乏导致2型糖尿病对胰岛素不敏感，在补充镁后胰岛素分泌能力得到改善。缺镁与部分糖尿病视网膜病和缺血性心脏病有关。锰代谢障碍可引起葡萄糖不耐受。缺锰的实验动物可致葡萄糖耐受性损害。糖尿病患者62%血清锰水平增高，7%血清锰水平下降。糖尿病患者头发铬和血铬均较低，及时纠正铬的不足，有利于糖尿病的防治。

此外，长期饮酒对肝脏有损害，而且容易引起高甘油三酯血症，对应用胰岛素治疗的患者易发生低血糖。糖尿病患者多数伴有高血压或肥胖症，应低钠饮食，每天钠摄入量以5～6g为宜。

三、饮食治疗的方法

饮食治疗是各型糖尿病的基本治疗方法，不论病情轻重或有无并发症，也不论是否应用药物治疗，均应长期坚持和严格执行。认真坚持饮食治疗可以"扶正祛邪"、"保其正气"，提高人体自身免疫功能，增强抗病能力及预防并发症的发生。

（一）合理安排餐次，灵活加餐

合理安排餐次是糖尿病营养治疗中不可忽视的问题，是控制好血糖的必要措施。对不应用胰岛素治疗的 2 型糖尿病患者，每天供给 3 餐，定时定量。三餐的主食量可按如下分配：早餐 1/5，午餐 2/5，晚餐 2/5；或者各按 1/3 等量分配。对于使用胰岛素或口服降糖药物易出现低血糖患者，可适当加餐，除 3 次正餐外，应 2 或 3 次加餐。一般可在上午 9：00～10：00 时，下午 3：00～4：00 时，及晚上睡前加 1 次餐，可减少低血糖现象。加餐饮食的摄入量一定要算在全日总量之内。有的专家认为，即使对不应用胰岛素治疗的患者，如果每天主食超过 300g，采用少食多餐的方法，使每正餐主食量不超过 100g，多余部分作为加餐，对控制血糖也有好处。有些患者生活不规律，吃饭不定时（如出差、外出开会），易引起血糖变化，因此要随身携带一些方便食品，如方便面、咸饼干等，以便随时灵活加餐。

（二）科学制订食谱和使用食品交换份

1. 制订食谱 一个人每天吃多少食物才能保证身体健康并满足一天的工作学习的需要呢？营养学上是以一个人每天消耗多少热量（用千卡表示）来推算食物需要量的。如果每天吃的食物所提供的热量＞消耗量，久之就会变胖，反之变瘦，甚至营养不良。估计一个人每天所需的热量要根据年龄、性别、现实体重、劳动强度、季节等因素来计算，其中以体重和劳动强度为主。热量的供给以达到或维持理想体重为宜。糖尿病患者要控制饮食，先计算出每天所需的总热量，即可以按平衡合理的膳食原则将热量分配到各种食物中去。

肥胖者按总热量减少 15%，偏瘦者、体重未达标准的营养不良者总热量应增加 15%，正在发育期的儿童，妊娠期的妇女、哺乳期的妇女可按 20%～30% 提高总的热量。

2. 食品交换份 只要掌握好热量，糖尿病患者也可以吃和健康人相同的食品，为了使所选食物丰富多样而操作又不复杂，使用食品交换份是一个简单、准确方便的办法。

食品交换份是将食物按照来源、性质分成几大类，同类食物在一定重量内所含的蛋白质、脂肪、糖类和热量相似及不同类食物间所提供的热量也是相等的。糖尿病患者可以根据自己的饮食习惯、经济条件、季节、市场供应情况等选择食物，调剂一日三餐。在不超出或保证控制全天总热量，保证充足营养的前提下，糖尿病患者可以和正常人一样吃饭，使膳食丰富多彩。食品交换份将食物分成四大类（级分可分成八小类），每份食物所含热量大致相仿，约 90kcal，同类食物可以任意互换。食物交换份的好处：易于达到膳食平衡；便于了解和控制总热量；做到食品多样化；利于灵活掌握。

（于红俊）

第六节 运动疗法

运动治疗是指除了围绕生存、生活、工作的基本活动之外而特意设计的运动而言，是指在医师指导下长期坚持的体育锻炼。运动治疗是糖尿病的基本治疗方法之一，无论糖尿病病情轻重或是否接受药物治疗，均应坚持运动治疗。我国是世界上最早提出运动疗法治疗糖尿病（消渴病）的国家，早在 1300 多年前我国隋朝医学家巢元方就提出糖尿病患者应进行适当的运动锻炼。随后唐朝医学家王焘进一步提出散步和体力活动对治疗的重要性。1995 年世界糖尿病日把饮食治疗、运动治疗、药物治疗、血糖监测及糖尿病教育作为现代糖尿病治疗的五个方面，现称为糖尿病治疗的 5 驾马车，每一个方面都很重要，缺一不可，不能相互取代，但相互之间可能有协同作用，达到更好的疗效。美国糖尿病协会（ADA）指出"运动对于 2 型糖尿病的益处十分明显"。运动作为糖尿病的治疗方法确实是便利而且有效的。

一、运动疗法的作用

（一）有利于控制血糖

运动的即时（急性运动）常能降低运动时和运动后的血糖水平，运动 2h 后可见 2 型糖尿病非胰岛素依赖组织的葡萄糖摄取增加，这一作用可持续数小时或数天，长期规律运动可使单次运动的效果累加，葡萄糖利用的改善可维持数月，糖化血红蛋白可下降 1.0% ~ 1.5%，从而使血糖长期得到控制。运动时肌肉的收缩需要能量，耗能增加 7 ~ 40 倍，最初运动所消耗的能量物质主要是血糖和内源性糖原，血糖随运动的持续而下降，要经过一定的运动时间后肝糖异生和脂肪分解才成为主要能量物质。运动时胰岛素分泌虽减少，但由于肌肉收缩其血流供应增加，血流增快及毛细血管普遍扩张，因此，到达肌肉组织的胰岛素并未减少。运动还可使胰岛素与肌细胞膜上的受体相结合，增加外周组织对胰岛素的敏感性。新近的研究还发现运动可促进肌肉的活动因子（一种类胰岛素结构的肽类，具有类胰岛素样作用）的释放，增强胰岛素的作用。

长期慢运动可使血浆去甲肾上腺素反应减弱，同时，增加对糖的利用和分解能力，有利控制血糖和改善代谢。长期运动锻炼可增加代谢中各种酶的活性，改善肌细胞对糖的氧代谢能力。研究表明，经 6 个月运动可使己糖激酶活性增加 35%，琥珀酸脱氢酶活性增加 75%。经长期运动，机体糖原合成酶活性提高，肌糖原的贮存能力增强，血糖波动减少。另一方面，维持血糖稳定的激素如儿茶酚胺变动较小，在运动时增加的幅度也较少，这样有利于维持糖代谢稳定。长期运动对糖耐量低减和具有一定胰岛功能的 2 型糖尿病（空腹血糖 ≤ 11.1mmol/L）以及伴有高胰岛素血症的 2 型糖尿病患者尤为有效，有改善其糖耐量的作用。运动不仅可降当时的血糖，而且运动结束后血糖还会持续下降，中等量运动的降糖作用可持续 12 ~ 17h。

（二）运动改善脂代谢

有氧运动可提高卵磷脂－胆固醇转酰基酶的活性，促进胆固醇转变成胆固醇酯，加速胆固醇的清除和排泄；运动还可提高肌肉脂蛋白酯酶的活性，加速极低密度脂蛋白（VLDL）的降解，使部分 VLDL 的密度达到高密度脂蛋白（HDL）水平，增加 HDL 含量，使低密度脂蛋白胆固醇和三酰甘油水平下降。因此长期有规律的运动可使血 HDL 含量明显增加，而 LDL 和 VLDL 含量下降，减少动脉粥样硬化、冠心病和周围血管病变的发生。

（三）运动增强胰岛素敏感性

胰岛素抵抗是 2 型糖尿病的主要特点之一，它贯穿于疾病的整个发生发展过程中。运动能增加胰岛素敏感性，特别是对参加运动的肌肉而言，运动使胰岛素与受体结合率增加，且使受体以后的代谢反应增快，从而降低血糖起到治疗作用。

有报道，6 周的有氧运动能显著增加肥胖妇女 INS 敏感性；运动后，空腹胰岛素水平下降 26%，利用葡萄糖钳夹技术发现葡萄糖利用率增加，胰岛素抵抗改善。临床随机试验发现，2 型糖尿病进行高强度的有氧运动每周 3 次，持续 2 个月，其胰岛素敏感性提高 46%。

利用葡萄糖钳夹技术发现即使不伴体重下降，葡萄糖利用率、胰岛素与其受体结合率也会增加，胰岛素抵抗改善。耐力运动员与一般人群相比，其葡萄糖代谢清除率及 INS 与红细脑膜 INS 受体结合率明显增高。动物实验发现：糖尿病大鼠血糖浓度明显升高，血 INS 浓度显著下降，肝细胞膜胰岛素受体浓度显著增加；而糖尿病大鼠经过 6~7 周的运动训练后，血糖下降，肝细胞膜胰岛素受体亲和力和受体浓度降低，并趋向于正常。提示运动训练能恢复糖尿病时的肝细胞膜胰岛素受体的异常，降低周围组织 INS 抵抗，改善糖代谢紊乱。

就运动强度而言，即使是对最大摄氧量（VO_2max）不产生影响的轻度的身体锻炼，如果长期坚持，也能够改善个体的胰岛素感受性。有研究表明，葡萄糖代谢率的改善度（AM-CR）与步数计所示的每日步数呈正相关。在以改善胰岛素感受性为中心的锻炼效果中，肌肉重量增大、糖酵解及三羧酸循环通路的酶活性的改变、葡萄糖转运蛋白-4（GLUT4）等受体后阶段的肌性因素起到很重要的作用。如果不实施运动疗法，即使体重减少也不能改善肥胖 2 型糖尿病的胰岛素敏感性低下。锻炼能减少体内脂肪量，使脂肪细胞体积缩小。随着脂肪组织量的减少，由脂肪组织分泌的肿瘤坏死因子（TNF-α）在血中的浓度也降低，也有可能帮助改善个体的胰岛素敏感性。

运动增加胰岛素敏感性的机制，目前主要认为是通过改善胰岛素受体功能和受体后缺陷，从而增加外周组织细胞对胰岛素的敏感性，减轻胰岛素抵抗。因为葡萄糖跨膜转运进入肌肉细胞是依赖于细胞膜上的 GLUT4 转运完成的，而这个步骤又是肌细胞摄取和利用葡萄糖的主要限速步骤，因此骨骼肌细胞膜上的 GLUT4 以及决定其转运率的转运蛋白信息核糖核酸（GLUT4mRNA）的减少，是 2 型糖尿病胰岛素抵抗中的重要环节之一。运动能使糖尿病大鼠骨骼肌细胞内 GLUT4mRNA 增多，从而 GLUT4 蛋白含量增加，运载葡萄糖的能力增强，肌肉摄取葡萄糖增加。对 2 型糖尿病患者的肌活检也发现，有氧运动可提高肌肉细胞内 GLUT4mRNA 的含量，以及细胞内 GLUT4 蛋白的含量。2 型糖尿病患者进行 45~60 分钟 60%~70% VO_2max 的运动后，骨骼肌肌膜上 GLUT4 增加 74%，糖运载能力增加，血糖下降。由此可见，运动锻炼加速肌细胞内 GLUT4 基因转录，增加细胞内 GLUT4 蛋白含量，加强了肌细胞对葡萄糖的摄取和利用。也有人认为，细胞内 GLUT4 含量糖尿病患者和非糖尿病患者无显著性差异，只是 2 型糖尿病患者肌膜上的 GLUT4 较少，即 2 型糖尿病患者 GLUT4 存在转运障碍，影响糖的运载，但运动能改变细胞内机制，增加 GLUT4 向肌膜的转运。

值得注意的是，运动锻炼增加外周组织细胞对胰岛素的敏感性，减轻胰岛素抵抗，这种作用不但对糖尿病有治疗意义，而且对其他胰岛素抵抗综合征同样有防治意义。

（四）控制肥胖

肥胖是 2 型糖尿病发病的重要因素之一。40 岁以上的患者中有 2/3 的患者在病前体重超过 10%。据调查，超重 10% 者，糖尿病的发病率是正常体重人的 1.5 倍；超重 20% 者为 3.2 倍；超重 25% 者为 8.3 倍。肥胖症发病前多食欲亢进，血糖升高，致使胰岛素分泌增加；或由于肥胖者周围组织的胰岛素受体减少，同时对胰岛素的敏感性减弱，机体必须分泌更多胰岛素才能满足需要，久而久之胰岛细胞功能损伤，分泌相对减少，从而导致糖尿病。

大部分 2 型糖尿病患者肥胖，与正常对照组相比，肥胖者有更明显的 INS 抵抗，中心型肥胖的危害更大。非裔美国女性的腰围显著增加，和非肥胖人相比，其 2 型糖尿病发病的危险性增加 23 倍。运动能使糖尿病患者腰臀比下降体重减轻，从而使 2 型糖尿病的发病率显著下降。肥胖者、肥胖型 2 型糖尿病患者，实施饮食限制和身体锻炼还可选择性地减少脂肪，从而减轻体重，改善其代谢控制情况，减少心血管疾病的危险因素，但在无脂肪体重（lean bodymass，LBM）时则变化不大。低热饮食加运动训练能使 2 型糖尿病患者体重下降，糖代谢改善。

（五）运动改善心、肺、肾等器官功能

微血管和大血管并发症是 2 型糖尿病患者致残和死亡的主要原因，空腹或餐后血糖轻度升高是发生大血管并发症的驱动力，高血糖能加速动脉粥样硬化的形成。心血管功能与 2 型糖尿病的发病显著相关，与非糖尿病女性相比，糖尿病女性最大摄氧量降低。单纯控制血糖并不足以阻止 2 型糖尿病患者心血管疾病的发生，但运动却可直接改善心肺功能。老年 2 型糖尿病患者常伴有全身小动脉硬化，血管舒缩能力降低，运动疗法有明显的改善糖尿病患者血液流变学的作用，减少患者血管并发症的发生。

肺部微血管病变是影响弥散功能的因素之一，高血糖水平位肺组织胶原蛋白发生反应造成肺组织弹性减弱，可能与限制性肺通气功能障碍有关。国外有学者认为心肺功能与空腹葡萄糖低减（IFG）和 2 型糖尿病显著相关。

长期而有规律的运动可改善心、脑、肺功能，促进血液循环，增加冠脉供血量及血管弹性；运动还可通过上述降血压、降体重，增加胰岛素敏感性，防治"代谢综合征"，有利于防治糖尿病大血管及微血管病变的发生。

（六）运动影响新陈代谢

内环境的重要特征之一是它们的理化性质能保持相对恒定，以保证细胞的各种酶促反应和生理功能得以正常进行，这是维持整个机体生存的基本条件。细胞的正常代谢活动需要内环境理化因素的相对恒定，而代谢活动本身又经常造成内环境理化性质在一定的允许范围内波动。运动系统的活动必将影响人体的新陈代谢活动，从而影响机体内环境的稳态。

运动使代谢活动加强亦使波动范围增大，并可经过机体的各种调节机制进行不断的调整，如此反复进行，始终维持着相对恒定的动态平衡，在此过程中机体各系统各器官的调节能力不断得到协调和加强。然而，整个机体的生命活动正是在稳态不断受到破坏而又得到恢复的过程中进行，因此运动对整体功能的调整有着十分重要的意义。

（七）运动提高机体适应性

英国糖尿病前瞻性研究资料显示，运动能使毛细血管与肌纤维比值增加从而改善体力。从运动中获得的心理功能的改善可增加对日常活动的信心，消除紧张应激状态，积极改变不良的生活方式，增强社会适应能力。运动还可以陶冶情操，培养生活情趣，放松紧张情绪，提高生活质量。

（八）运动可以改善和预防骨质疏松症

老年人和更年期均易发生骨质疏松症，而糖尿病加重骨质疏松。适量的运动可以提高骨密度，促进钙质的吸收，改善骨的生物力学，从而起到防治骨质疏松症的作用。

二、运动的方法

运动治疗的疗效与运动方法的合理性和可行性有关，应因人而异，根据每个糖尿病患者具体情况设计具体方案，最好是根据患者的年龄、性别、体型、饮食习惯、从事的工作性质及劳动强度、病情、所用药物治疗方案、是否有并发症等方面制定具体运动项目、运动频率、运动强度和运动量。

（一）运动强度

运动疗法中运动强度决定运动的效果，运动强度太低只能起到安慰作用，但如果运动强度过大，无氧代谢增加，则易引起心血管负荷过度或运动器官损伤不利于治疗。

适当的强度为最大运动强度的 60% ~ 70%。

运动时脉率加快，根据脉率的快慢来判定运动强度的大小。

男子最大运动强度时的脉率 = 220 - 年龄（次/分钟），女子为男子的 90%。如一个 50 岁的男性，达到最大运动强度时，脉率为 220 - 50 = 170 次/分钟，他运动强度适当时的心率 = 170 × 60% ~ 70% = 102 ~ 119 次/分钟。

对于没有运动习惯、全身状况较差的患者，开始时运动强度再小些，以后渐加大。最重要的问题就是必须坚持。

（二）运动持续时间

运动时间长短是保证运动疗效和安全的关键，运动时间太短达不到体内代谢效应，运动时间过长，如再加上运动强度过大，易产生疲劳，诱发酮症，加重病情。一般主张每次 10 ~ 20 分钟，体力较好的可持续 0.5 ~ 1 小时，每日 1 ~ 2 次，或每周 3 ~ 6 次，每次训练达到适宜心率的时间须在 5 分钟以上。尚要做好运动前准备工作。

（三）运动频率

如果病情允许，糖尿病患者主张每天锻炼，每天运动的量可分 2 次或 3 次完成。一般安排在早、中、晚餐后一两小时进行。这样既有利于更好更平稳地控制血糖，又有利于预防低血糖的发生。

（四）运动方案

包括三部分：热身运动、锻炼部分和最后放松活动。准备活动是指每次运动开始时 5 ~ 10min 的四肢和全身活动，如步行、太极拳和各种保健操等，其作用在于逐步增加运动强度，以使心血管适应，并可提高和改善关节肌肉的活动效应。中断一段时间后运动或在寒冷天气下进行运动，准备活动的时间相应延长。

每次运动结束后应有放松活动 5 ~ 10min，可以慢走、自我按摩或其他低强度运动。主要通过放松活动促进血液回流，防止突然停止运动造成的肢体淤血，回心血量下降引起昏厥或心律失常。放松运动最好是将脉率控制在安静脉率 ± 10 ~ 15/分钟，并维持 5 ~ 10min。对老年患者每次活动结束的放松运动更显得重要，应给予重视，在长期的运动治疗中坚持执行。

运动锻炼是治疗糖尿病的重要组成部分。一般主张用于治疗糖尿病的运动最好是有氧运动（即耐力运动），此时机体大肌群参加持续的运动，能量代谢以有氧运动为主，无氧酵解提供能量所占比重很小。一般所采用的运动强度以最大耗氧量 40% ~ 60%，或达到靶心率为宜；运动持续时间可渐长至 20 ~ 30min 为合适。这样的运动对增加心血管功能和呼吸功能，改善血糖、血脂代谢都有明显作用。常用的有氧运动有：步行、慢跑、游泳、划船、骑自行车、做广播体操及各类健身操、球类、跳舞、上下楼梯、太极拳、跳绳、滑雪等，都是有氧运动锻炼方法，可根据个人的爱好和环境条件加以选择。一项好的运动方式应该是：强度易制订，有利于全身肌肉运动，不受时间、地点、设备等条件限制，符合自己的兴趣爱好，便于长期坚持。以下简单介绍各种运动治疗的具体方法。

1. 步行 步行是一种简便易行、经济、有效的运动疗法，它不受时间、地点、条件限制，可因地制宜，结合平时生活、工作习惯随时进行。同时步行运动强度较小，老少皆宜，比较安全，特别适合年龄较大、体弱的糖尿病患者。步行可结合工作和生活的具体情况灵活实施，可选择上下班路上，也可选择在公园、花园、林荫道等环境幽雅处进行，当然也可以选择住家附近、逛街途中，把运动治疗融入平时工作、娱乐中，使之在不知不觉的平时生活中获得有益的治疗效果。

步行的缺点是运动强度较小，要想取得运动治疗的效果，步行的运动量要达到一定的强度。步行的运动量由步行速度与步行时间决定。步行速度分快速步行、中速步行和慢速步行，每分钟 90~100m 步行速度为快速步行，每分钟 70~90m 为中速步行，每分钟 40~70m 为慢速步行。刚开始步行锻炼宜以慢速步行开始，适应后逐渐增加步行速度。步行的时间也可以从开始的 10min，渐延长至 30~60min，中间可以穿插一些爬坡或登台阶等，可根据个人实际运动能力，调整运动量。可根据步行或慢跑等的速度和时间推测其消耗能量，即可推算出其运动量。步行 30min 约耗能 418.4kJ（100kcal），快速步行 1h 可耗能 1255.2kJ（300kcal），骑自行车与快速步行耗能相当，跳舞 1h 耗能 1387.2kJ（330kcal），球类运动每 1h 耗能 1673.6~209 210（400~500kcal），快速划船每 1h 耗能 4184kJ（1000kcal）。

2. 慢跑 慢跑是一种简单易行、较为轻松、不会出现明显气喘的锻炼方法。它也不受时间地点及条件限制，不需任何器械。其运动强度大于步行，属中等强度，运动效果较为明显，适合较年轻、身体条件较好、有一定锻炼基础的糖尿病患者。缺点是下肢关节受力较大，易引起膝关节或踝关节疼痛。对于缺乏锻炼基础的糖尿病患者，宜先步行，再过渡到走跑交替，使机体慢慢适应，最后进行慢跑锻炼。进行测算外，还可根据运动中脉搏数计算：能耗（kJ/min）=（0.2×脉搏-11.3）×4.184/2。

（1）间歇跑：是慢跑和步行相交替的一种过渡性练习。跑 30s，步行 30~60s，渐渐延长跑步时间，重复进行 10 次左右，总时间 10~30min，并根据体力情况逐步增加运动量。

（2）常规慢跑：从 50m 开始，渐渐增至 100m，200m，400m，速度一般为 100m/30s，每 5~7d 增加 1 次，距离达 1000m 时不再增加，而以加快跑速来增加运动强度。上述慢跑宜每天或隔日进行 1 次，若间歇 4d 以上应从低一级重新开始。

3. 登楼梯 登楼梯也是一种有氧运动，在任何住处和工作场所均可进行。登楼梯运动可锻炼心肺功能，提高机体耐力，减少心血管疾病的发生。有人做过一项研究，发现每天登 5 层楼梯，坚持不懈，持之以恒，可使心脏病发生率比乘电梯的人减少 25%；每天登 6 层楼梯 3 次，其病死率比不运动者减少 1/3~1/4。

登楼梯的方法有走楼梯、跑楼梯和跳台阶三种形式，可根据患者体力选用。开始时先选走楼梯，当能在 1min 内走完 5~6 层楼梯时或能连续进行 6~7min 时，即可进行跑楼梯锻炼，但每次以不感明显劳累为度。登楼梯的能量消耗比静坐多 10 倍，比步行多 1.7 倍，下楼的能量消耗为上楼的 1/3。

运动治疗时其运动类型应选择有节奏的有氧运动，如上述慢跑、登楼梯等，抗力运动如举重等虽也能改善葡萄糖的利用和血浆脂蛋白质，但因其可能引起髋关节和肌肉损害，以及潜在的对血管的不良反应而不被推荐。同时进行运动治疗时应选择合适的锻炼时间，通常以餐后 30min 至 1 ~ 1.5h 为宜。正在应用胰岛素或口服降糖药治疗的患者应避开药物作用的高峰时间进行运动。当然更重要的是要想取得运动治疗成效，必须是长期的、有规律的进行，三天打鱼两天晒网是很难取得效果的。因此依从性是个重要问题，在制定运动方案前应考虑患者的依从性，应选择患者感兴趣的运动类型，并选择出几项运动类型可供更换调整。当然也应选择便利的场地进行运动，如尽量选择住所或工作地附近，更易于长期坚持；同时患者的行动应得到家庭及相关医务人员支持，一个人参加运动易感孤单，易中断，如组织数人一组的运动小组则更有利患者长期坚持运动。为鼓励患者并使患者得到运动带来的好处，可选用一些能反映运动带给机体好处的定量指标，如测心率、体重等，尽量不要制定难以达到的目标值。

三、运动注意事项

（一）适应证与禁忌证

1. 适应证　①肥胖型 NIDDM 患者；②稳定期的 NIDDM 患者；③血糖在 16 ~ 17mmol/L 以下的 NIDDM 患者；④无严重并发症的患者。

2. 禁忌证　血糖控制尚不稳定；有视网膜病变；糖尿病性肾病变；心肺功能不全，血压升高未控制；急性并发症期间或严重并发症者以及糖尿病妊娠期间。

糖尿病与运动量不足、能量蓄积密切相关。运动疗法作为糖尿病治疗基本疗法，更应引起专业工作者与患者的重视，制订糖尿病运动方案和方法，并切实落实到糖尿病的治疗实践中。

同时把运动疗法作为预防糖尿病的早期干预手段，推向易患人群及健康人群，减少糖尿病的患病率。

（二）运动前注意事项

运动疗法对 1 型和 2 型糖尿病患者都有治疗作用，但为了安全起见，运动前最好对将实施运动治疗的糖尿病患者进行全面体格检查，查清是否有各种并发症，根据检查结果选择适宜的运动项目。病情较重者应停止运动治疗。最好进行 1 次心电图运动负荷试验，以发现潜在的心血管疾病，判断患者心血管系统对运动的反应能力，以此作为判定运动方案的依据。运动量的判定应考虑运动的有效性和安全性。选择下肢运动应指导他们保护足部，选择合适的鞋，鞋底要厚些，要有较好的弹性，以减少下肢关节的撞击应力，避免在过热或过冷的气候或代谢控制较差时运动；对使用胰岛素或口服降糖药患者应注意监测血糖，并根据运动量适当减少或调整药物；如有较剧烈或较长时间的运动，可根据运动强度和时间以及运动前血糖水平等因素临时加餐，以防低血糖发生，如运动前血糖在 6mmol/L 以下，可适当进食 15 ~ 20g 糖类或半斤苹果；如运动前血糖在 6 ~ 8mmol/L，则应根据运动后血糖情况决定是否加餐。在运动前应适当喝些水，以防脱水。为防止低血糖应注意以下几点：运动宜在餐后 1h 左右进行，尽量不要空腹进行；长时间、中等强度以上运动，在运动前可适当进食，或减少药物剂量；随身携带含糖食品以备急用；运动时应随身携带糖尿病卡，卡上应有患者姓名、疾病名称、家庭电话及目前使用治疗药物名称和剂量，如出现意外，其他人发现后可帮助处理。

（三）运动中注意事项

运动量应循序渐进，由小到大，运动时间亦由短到长，逐步适应，逐渐提高运动能力。

要坚持长期锻炼，持之以恒，不要随意中断，要经长期锻炼才会显效，运动锻炼越久，疗效越明显。运动必须持续长久，还要做到有规律和适度。同时要根据天气和自身情况灵活掌握运动时间，刚开始运动时，要注意自我感觉，以不疲劳、能适应为原则，尽量不要勉强。

（四）运动后注意事项

运动后应做放松运动，以加速代谢产物的清除，促进体力恢复。放松运动最好是将脉搏控制在平静心率 ±10~15 次/min，并维持 5~10min，运动后如出汗较多，不宜马上洗冷水澡或热水澡，应在运动后心率恢复正常后，擦干汗，再洗温水浴。每次运动后可根据自我感觉对运动方案进行调整。运动后心率在休息后 5~10min 内恢复，并自我感觉轻松愉快，虽有些疲乏，肌肉酸痛，但短时休息即可消失，次日体力充沛为运动量适宜。如运动后 10~20min 心率仍未恢复，且出现心慌、胸闷、气短，食欲睡眠不佳等状况，次日周身乏力，说明运动量过大，应减少运动量或暂停运动。如运动后周身无发热感，无汗，脉搏无明显变化或在 2min 内恢复，表明运动量过小。

运动疗法有可能使有糖尿病并发症病情加重。合并糖尿病肾病者，由于运动时肌肉血流量增加，肾血流量减少，毛细血管对蛋白通透性增加，可造成尿蛋白增加。合并增殖性视网膜病变的糖尿病患者，运动时血压可能升高，某些运动增加头部血管压力或头低位可引起眼底出血。下肢感觉减退的糖尿病患者，运动可能造成外伤。有合并冠心病者，运动过度可引起心绞痛或心肌梗死。因此对有严重高血糖及有严重急慢性并发症的糖尿病患者禁忌运动治疗。

在糖尿病的治疗中，运动疗法的必要性也已被大多数研究证实。运动疗法能够增加胰岛素敏感性，改善 2 型糖尿病患者糖脂代谢，减少降糖药物的用量，使血糖得到较好控制。对降低医疗费用开支，减少个人与社会的经济负担，起到积极的作用。运动疗法还能减少心血管系统的损害，增加心血管功能，在延缓或预防糖尿病并发症方面有重要意义。

（张　睿）

第七节　糖尿病口服降糖药物治疗

一、磺脲类降糖药

磺脲类降糖药可以刺激胰岛 B 细胞产生胰岛素，使得胰岛素分泌水平升高，因而使血糖水平降低。同时研究还表明：磺脲类降糖药物还可以减缓肝脏葡萄糖向血液中的释放速率，并可增加细胞膜上胰岛素受体的数量，所以增加胰岛素作用强度，提高胰岛素敏感性。磺脲类药物的降糖特点是适合于较消瘦的 2 型糖尿病患者，降糖作用相对较强，容易发生低血糖，并可以发生继发性失效，即开始治疗 1 个月或更长时间有效，之后治疗效果减弱，最后失效。有时还可以出现过敏现象。

磺脲类（sulfonylureas，SUs）降糖药在结构上都有磺基、脲酰基及两个辅基。其中磺基和脲酰基为基本结构。由于两个辅基不同，而形成不同的磺脲类药物，也是决定药物作用强度、作用时间、代谢特点的基本结构。SUs 包括第 1 代的甲苯磺丁脲（tolbutamide）、氯磺丙脲（chlorpropamide）、妥拉磺脲（tolazamide）、醋磺己脲（acetohexamide），及第 2 代的格列本脲（glibenclamide）、格列齐特（gliclazide）、格列吡嗪（glipizide）、格列波脲（glibonuride)、格列喹酮（gliquidone）等。另有格列美脲（glimepiride），有人称之为第3代磺脲类降糖药。

（一）适应证

（1）2型非肥胖型糖尿病，单纯非药物治疗病情控制不好者。

（2）用胰岛素治疗每天用量少于20～30U者。

（3）2型肥胖型糖尿病在严格控制饮食的情况下也可选用，但一般应结合双胍类药物。

（4）用胰岛素治疗但对胰岛素不敏感的糖尿病患者可适当联合磺脲类药。

（二）不良反应

其中以低血糖和消化系统反应最常见，还可见皮肤、血液系统反应，神经症状及肝功能损害等。

1. 低血糖

（1）饮食不合理、运动过量、药物用量偏大又没能及时调整是老年人发生低血糖反应的常见诱因，有的可能在停药后仍反复发作，持续2～3d。其中以格列本脲所致的低血糖反应最为常见，其他如格列齐特、格列吡嗪、甲苯磺丁脲也不少见。

（2）药物作用越强、半衰期越长，代谢产物有活性及排泄慢的药物引起的低血糖反应必然重。因此在药物性低血糖发生后应立即纠正，并宜连续观察2～3d以上，以确保安全。

（3）肾功能不全者慎用该类降糖药，因肾脏排泄障碍，药物易在体内蓄积，所诱发的低血糖反应也更严重，且不易纠正。

2. 胃肠道反应　主要是恶心、食欲减退、腹胀、腹泻，还可见腹痛，一般减量后症状可减轻或消失。服药时吃少量无糖食物或蔬菜可减轻胃肠道反应，但有少数患者必须停药。

3. 皮肤反应　包括瘙痒、红斑、荨麻疹样皮疹及斑丘疹等，减少用药量多可明显减轻并逐渐消退。但如持续不退，应停用该类药物。偶见发生严重的剥脱性皮炎，必须立即停药。极少数可引起光敏反应。

4. 血液系统改变　以白细胞减少较多见，尚有粒细胞缺乏、血小板减少、溶血性贫血、再生障碍性贫血等。

5. 肝功能损害　表现为谷丙转氨酶、碱性磷酸酶升高、胆汁淤积性黄疸等。

6. 神经症状　有嗜睡、眩晕、视力模糊、四肢震颤等。临床一旦发生应小心观察，必要时及时处理或停药。酸中毒、高渗性昏迷及乳酸性酸中毒。

（三）禁忌证

（1）所有1型糖尿病。

（2）低血糖。

（3）仅通过单纯饮食、运动和身心治疗血糖可以得到满意控制者。

（4）体形肥胖，空腹血糖＜11.1mmol/L（200mg/dl）者，一般宜首先选用双胍类药。

（5）严重肝、肾功能不全（如内生肌酐清除率＞60ml/min，使用胰岛素困难者可小心小剂量用格列本脲。内生肌酐清除率＜60ml/min但＞30ml/min者，可用格列喹酮）。

（6）糖尿病者在严重应激情况下如感染严重、大手术及大面积的烧烫伤等，宜用胰岛素治疗。

（7）糖尿病患者妊娠或妊娠糖尿病。

（8）处于哺乳期的糖尿病患者。

（9）出现急性并发症如糖尿病酮症。

（四）注意事项

1. 增加降糖效应的因素　某些药物因减弱糖异生，或降低磺脲类药物与血浆蛋白结合和改变其在肝、肾中的代谢，因而可增加磺脲类的降糖效应，如大量饮酒、水杨酸制剂、磺胺药、氨基比林、保泰松、氯贝丁酯、利血平、β 受体阻滞药、吗啡、异烟肼等，须小心低血糖。

2. 降低降糖效应的因素　部分药物因抑制胰岛素释放或拮抗胰岛素，可降低磺脲类的降糖效应，如利尿药、氯丙嗪、糖皮质激素、较大剂量的甲状腺素等，应及时调整磺脲类药物的用量。

3. 降糖药效果不理想　对应用磺脲类降糖药效果不理想者，首先应询问饮食是否合理控制，如是则考虑用量是否足够。在确保用法正确的情况下，该类药物的有效率约为 75%。

（1）部分无效者，即使严格控制饮食，药量用足，疗程超过 1 个月，仍不能显示出治疗效果，称为磺脲类药的原发失效，其机制尚不清楚，胰岛功能下降可能是其重要因素。

（2）另有部分患者，在开始治疗的 1 个月时间之内有效，之后疗效逐渐减弱，最后疗效丧失，称为继发失效，其原因一般有病例选择不当、饮食控制不力、肥胖体型没有得到控制、药量不足、暂时性应激等。一旦这些原因得到纠正，还会显示出治疗效果。

（3）原发失效者宜更换其他类药物或胰岛素治疗，继发失效者可继续予磺脲类药或合并其他类药治疗。

（五）常用磺脲类降糖药

1. 甲苯磺丁脲（tolbutamide，D_{860}）

作用特点：在磺脲类降糖药中，作用强度最弱，作用时间短，可用于有适应证禁忌证的老年患者。

用法用量：口服初始剂量从小剂量开始，血糖 < 11.1mmol/L 及老年患者初始剂用 0.125g，2 次/d；血糖高者，可用 0.25g，2 次/d 或 3 次/d。半个月后调整。最大剂量每天 3g。维持剂量一般每天 0.5～1g，但可因人而异。服药次数每天用量 < 0.5g 者可早餐前 1 次服用；≥0.5g 者宜分 2 或 3 次服用。

不良反应：①少数患者有低血糖反应；②少数患者发生胃肠道反应，如厌食、上腹部不适；③个别患者出现药疹，如红斑、荨麻疹等；④长期使用，个别患者可能导致肝、肾功能异常。

注意事项：①肾小球滤过率 < 60ml/min 时，慎用此药；②注意避免低血糖反应。

2. 氯磺丙脲（chlorpropamide，P_{607}）

作用特点：半衰期长，作用时间持久，停药后仍有持续的降糖作用。每天只需服 1 次。

用法用量：宜小剂量开始，每天 25mg，半个月调整 1 次用量。增加剂量宜缓慢，一般 1 次 25～50mg。血糖升高显著者，也可从每天 50～1mg 开始。最大剂量因半衰期长，持续用药剂量不宜过大，以免蓄积发生低血糖。维持剂量每天 0.1～0.5g，最多不超过 0.5g。服药次数每天 1 次给药。

不良反应：①部分患者可发生低血糖反应，且低血糖持续的时间长，不易纠正，有一定的危险性；②部分患者可出现粒细胞减少；③少数患者可引发对酒精的过敏，个别可出现胆汁淤积性黄疸。

注意事项：①用药剂量不宜过大，预防因药物蓄积而引发的低血糖；②一旦发生低血糖，应积极抢救，连续观察 5~7d；③慢性肾功能不全及老年糖尿病患者，应慎用此药。

3. 格列本脲（glibenclamide，优降糖）

作用特点：降糖作用强，约为甲苯磺丁脲的 250~500 倍，有效作用时间也较长，没有明显蓄积作用。

用法用量：开始剂量一般每天 1.25~2.5mg，和早餐或第 1 次主餐一起服用，也可分别于早晚餐前服用。维持剂量以控制血糖为标准，1.25~20mg 均可。如日用量≤2.5mg 宜早餐前 1 次性服用，2.5~10mg 宜分早、晚两次服用，10mg 以上则宜分早、午、晚 3 次服用。增加剂量通常每周不超过 1 片，老年人则宜半片。但口服降糖药尤其磺脲类治疗较久者，往往对磺脲类药较不敏感。如果已经充分了解患者病情的个性特征，为了迅速控制血糖，也可以根据患者的具体情况，1 次性增加 2.5~5mg。最大剂量每天≤20mg。服药次数据量而定，宜同时吃少量无糖饮食或蔬菜，以减少对胃的刺激。

不良反应：①少数患者可发生低血糖，尤其夜间低血糖；②过敏反应，有发热、皮疹等；③胃肠道反应有恶心、呕吐等。

注意事项：①降糖作用强，半衰期长，宜用小剂量，早晨 1 次服用；②老年患者慎用；③因其代谢产物从肝、肾各排出 50%，故肝、肾功能不全，内生肌酐清除率<60ml/min 时，应慎用；④近来研究发现，由于本药对磺脲类受体（SUR）的非选择性阻断，可能增加糖尿病患者心血管事件的危险性。

4. 格列喹酮（gliquidone，糖适平）

作用特点：①主要在肝中代谢，代谢产物从胆汁排泄，对。肾脏的损害小；②口服吸收快，代谢迅速，不易蓄积；③改善胰岛功能效果较好，不良反应较少。

用法用量：①开始剂量：一般 15~30mg。②维持剂量：不固定，常 30~60mg 足以控制病情。③最大剂量：一般每天 120mg，但临床有用到 180mg/d 者。④服药次数：每天 15~30mg 者，于早餐前 1 次服下，>30mg 则分早、晚两次服为宜。

不良反应：①个别患者可发生低血糖，但较轻；②少数患者可有皮疹；③少数患者有胃肠道反应。

注意事项：①严重的肝、肾功能不全，尤其肾小球滤过率<30ml/min 者，仍应慎用；②肝功能不全者应慎用。

5. 格列齐特（gliclazideor Diamicron，达美康）

作用特点：有抗血小板聚集功能，可降低血小板内物质释放速度，并可促进纤维蛋白溶解，改善微循环。本药对 SUR1 可能具有一定的选择性，因而可能对心血管系统的不良反应较小。

用法用量：①初始剂量：多用 40~80mg。②最大剂量：每天 400mg，但一般不超过240mg。③维持剂量：因人而异，一般 80~160mg。④服药次数：每天可 1 次（≤80mg/d）。如每天超过 80mg，宜分 2 次服用。

不良反应：①偶有皮肤过敏、皮疹；②胃肠道反应，有恶心、呕吐、胃痛、腹泻、便秘；③少数患者可有血小板减少、粒细胞减少、贫血等血液系统反应；④部分患者也可出现低血糖反应。

注意事项：①有磺胺过敏者，应慎用此药；②如有胃肠道反应，可餐后服药；③有肝、肾功能不全者慎用，肾小球滤过率＜60ml/min 者禁用。

6. 格列吡嗪（glipizide，美吡达、灭糖尿、瑞易宁、唐贝克）

作用特点：①能抑制血小板聚集，提高纤维蛋白溶酶活性；②可能有降低血胆固醇及三酰甘油作用，提高高密度脂蛋白水平；③半衰期短，反复服用可能不易引起蓄积；④吸收和代谢不受食物的影响；⑤对 SUR1 可能具有一定的选择性，因而对心血管系统的不良反应可能较小。

用法用量：①初始剂量：一般 5mg，老年患者或有肝脏病者用 2.5mg，早餐前半小时服药。需增加药量时，通常每次增加 2.5～5mg。②每天最大剂量 30mg。③维持剂量：不固定，以最低有效剂量维持，一般 5mg 即可。④服药次数：可根据血糖高峰出现的时间安排，小剂量（每天≤10mg）可安排一日服 1 次；如剂量较大（每天≥15mg），最好分为 2 或 3 次服用。⑤常用于控制餐后高血糖，服药时间根据具体情况安排在出现餐后高血糖的当餐之前。

不良反应：①低血糖反应：少数患者可出现低血糖，主要见于肝、肾功能差及老年糖尿病患者。通常肾小球滤过率＜60ml/min，禁用本品；②有一定的胃肠道反应，表现为恶心、呕吐、腹泻、腹痛等；③可见皮肤过敏反应，出现皮疹、皮肤瘙痒等；④罕见血液系统改变。

注意事项：①凡服用格列吡嗪者均不宜饮酒，应嘱患者戒酒，以免产生戒酒硫样（antabuse - like）反应；②应严密观察，尤其是早晨服药而又没有早餐习惯或早餐进食过少者，小心发生低血糖；③有胃肠反应及皮肤过敏反应者，经对症处理可继续服用本品，有的可自行消失；严重者停药可消失。

7. 格列波脲（glibornuide，克糖利、糖克利）

作用特点：降糖作用较强、多数认为没有明显不良反应、口服吸收迅速、完全。

用法用量：①初始剂量：一般 12.5mg（半片），早餐前 1 次服。如效果不好，3～7d 后可增加 12.5～25mg。②最大剂量：每天 75mg，如每天用量超过 75mg，其疗效不再增加。③维持剂量：25mg，但可因人而异，以控制血糖为准。④服药次数每天用量少于 50mg 者，可于早餐前 1 次服用；每天用量＞50mg 者，宜早餐前服 50mg，晚餐前服用剩下部分。

不良反应：①个别人可发生低血糖；②少数患者可发生胃肠道反应，如恶心、呕吐；③偶有皮肤过敏反应。

注意事项：①虽不良反应较少，但亦应注意低血糖的发生；②轻微的胃肠道反应或皮肤过敏反应可自行消失，重者必须停药。

8. 格列美脲（glimepiride，万苏平、亚莫利）

作用特点：①其结构虽与格列本脲相似，但二者的作用位点不同，前者作用于 65Kda 亚单位磺脲类受体，而后者作用于 140Kda 亚单位磺脲类受体；②与 SUR 结合快，是格列本脲的 2.5～3 倍，解离也快，较格列本脲快 8～9 倍；③具有一定的胰外作用并强于格列本脲；④对 SUR1 具有一定的选择性，不增加心血管事件的危险性；⑤为目前最强大的磺脲类降糖药；⑥有人将其视为第 3 代磺脲类降糖药。

用法用量：①初始剂量：根据空腹血糖而定，一般每天 1～2mg。②最大剂量：一般

6mg，极量不得超过 8mg。③维持剂量：因人因血糖而定，一般不宜超过 2～4mg，否则加用其他口服降糖药或改用胰岛素。④服用次数：每天 4mg 以下宜每天 1 次；如 >4mg 可分早晚两次服用，但没有必要每天 3 次服药。

不良反应：低血糖，偶见头痛、头晕、恶心、呕吐、腹胀及过敏反应。

注意事项：①初用本品者，降血糖效应似有逐步增加的趋势，因此加量时要稍慢一些；②所引发的低血糖与格列本脲相似，难以自行缓解，纠正较缓慢，应延长观察时间；③服药后出现头昏但血糖并不低者时而可遇到，但停药则恢复。

（六）临床应用

1. 基本结构特征　磺脲类降糖药（SUS）由于在结构上的共同性，决定了其药理作用和代谢具有一些共同特征。磺基及脲酰基的基本结构是该类药促进胰岛素释放的基础，也决定了其降血糖的基本特性必须是胰岛功能尚存。因此 1 型糖尿病是不适合磺脲类降糖药的。一般 2 型糖尿病患者在被诊断时胰岛功能丧失大约 50% 左右，这时应用磺脲类效果最好。随着病情的进一步发展，当残存的胰岛功能下降至 30% 以下时，往往就会发生磺脲类药失效，进而需要胰岛素治疗。由于两个 R 基的不同，又使得这些共性产生一定的差异。如在作用强度上，格列美脲（2mg）最强，其他依次为格列本脲（2.5mg）、格列吡嗪（5mg）、格列波脲（25mg）、格列喹酮（30mg）、格列齐特（80mg）、甲苯磺丁脲（500mg）。可以看出这一排列顺序与规格剂量相关，每片药剂量较小者作用较强，剂量较大者作用较弱。根据笔者长期临床用药经验来看，格列齐特的片含量定得太大，宜以 60～75mg 为好。按此来看，以上药物每片的药效基本相同，临床在更替用药时可大致按 1 片对 1 片来进行。每种药最大用量为每天 6 片。但目前不主张用到最大剂量。因药物结构的共同性，在患者饮酒时该类药均可引起戒酒硫样反应，尤其是氯磺丙脲发生的机会高，格列吡嗪发生的机会也较其他药稍多一些。

2. 代谢及排泄特征　磺脲类降糖药血浆蛋白结合率高，可以和其他高结合率的药物发生竞争性拮抗；也有的药物可减弱糖异生，或降低药物在肝脏的代谢及从肾脏的排泄，从而促进血糖降低，在与磺脲类降糖药同用时有可能诱发低血糖。如水杨酸（包括阿司匹林等）及盐类、磺胺药、氨基比林、保泰松、双香豆素抗凝药、单胺氧化酶抑制药、胍乙啶、利血平、可乐定、氯贝丁酯、氯霉素。也有些药物可能因抑制胰岛素释放，或拮抗胰岛素的作用，或加速该类降糖药的降解等，可能使该类药的降糖作用减弱。如维拉帕米、硝苯地平等钙拮抗药、噻嗪类利尿药、呋塞米、利福平、糖皮质激素、苯巴比妥、苯妥英钠、口服避孕药、雌激素、降钙素、部分三环类抗抑郁药等。临床在使用时应加以考虑。

3. 作用时间与临床应用的关系　不同的磺脲类药的作用起效时间、高峰作用时间、半衰期及作用持续时间都不尽相同。临床通常要根据患者的血糖谱特点进行合理选择，发挥各药的自身优势，才能取得相对更好的血糖控制效果。第 1 代磺脲类降糖药除甲苯磺丁脲临床还有应用外，其余基本不用了，本处不作过多讨论。甲苯磺丁脲的作用时间与第 2 代磺脲类降糖药相似，起效时间都较快，一般口服后半小时起效。大多服药后 2h 达到药物作用高峰。但格列吡嗪达高峰作用时间快 1 倍，餐后血糖升高快者宜用本品；甲苯磺丁脲、格列本脲达高峰作用时间慢 1 倍，血糖高峰明显后延者用之最宜。半衰期格列喹酮、格列吡嗪最短；甲苯磺丁脲、格列美脲居中；格列本脲、格列齐特、格列波脲则较长。作用时间以格列美脲、格列本脲、格列齐特最长，达 24h 左右；甲苯磺丁脲、格列吡嗪、格列波脲、格列喹酮则较短。因此，一般格列喹酮、格列吡嗪、甲苯磺丁脲可三餐前服用，血糖轻度升高者也可每天服2次，甚或1次，宜用于餐后血糖升高更显著者；格列美脲、格列本脲、格列齐特、格列波脲则可每天服1次，较大剂量可每天服2次，足量也可分3次服用，宜用于基础血糖升高显著者。格列本脲引起延迟的单相胰岛素释放，使胰岛素峰值出现较晚并维持较长时间高水平，因而特别适合于近餐点血糖升高不突出，而远餐点尤其空腹血糖升高相对显著者。例如，某患者早晨空腹血糖为6.2mmol/L，早餐后2h血糖为16.2mmol/L，午餐前血糖为11.3mmol/L，午餐后2h为14.9mmol/L，晚餐前为13.5mmol/L，晚餐后2h13.2mmol/L，22点血糖为10.7mmol/L。若单用磺脲类药，则宜选用格列吡嗪或格列喹酮，没有明显症状者残存的胰岛功能稍好一些，可三餐前各半片开始并逐步调整；症状显著者残存的胰岛功能更差一些，三餐前各1片开始以尽快控制症状。但如果患者空腹血糖为9.5mmol/L，则宜选用格列齐特或格列本脲等，每天服2次，可早餐前1片半、晚餐前半片或1片开始。

4. 代谢产物排泄与临床应用的关系 药物的代谢及排泄主要涉及肝肾损害。凡使用磺脲类降糖药，都应当对患者当前的肝、肾功能有较好的了解。常用的几种磺脲类降糖药，格列齐特代谢产物肾排率最大，而且排出缓慢（24h<5%），尤其应注意其肾损害，在肾小球滤过率<60ml/min时应视为禁用。如果根据下列简易公式计算：

男性内生肌酐清除率 =（140 - 年龄）×标准体重（kg）/［72×血肌酐（μmol/l）］×100%

女性内生肌酐清除率 = 男性内生肌酐清除率×0.85

年龄60岁、标准体重55kg（身高160cm）的患者，当血肌酐超过101.85μmol/L（男）或86.57μmol/L（女）时，就应当停止使用格列齐特。这一点非糖尿病专科医师往往忽视，以为格列齐特改善微循环，反而在肾损害时用之。

格列吡嗪代谢物肾排率也达90%，排泄也缓慢，肾小球滤过率<60ml/min时也当禁用。格列本脲代谢物50%从肾排，50%从肝排，肾小球滤过率<60ml/min时，在没有更好条件的地方可考虑慎重小剂量使用。该药已有做成透皮贴剂的报道，其药效及药代动力学尚需进一步证实。格列美脲、甲苯磺丁脲与格列本脲排泄情况相似。甲苯磺丁脲排泄更快，在肾小球滤过率<60ml/min时可能比格列本脲稍安全一些，但仍应小心从小剂量开始。格列喹酮代谢产物肾排率低，并且排泄快，肾小球滤过率<60ml/min时可用之，但如肾小球滤过率<30ml/min也当慎用。

由于该类药都在肝脏代谢，肝功能受损者都当慎用，严重受损者禁用。代谢产物由肾排少者一般经肝由胆道排泄就较多，因此在肝功能受损时应更为谨慎或不用，如格列喹酮。

5. 特殊作用的临床选择 磺脲类降糖药除具有共同的降糖作用外，由于两个R基的不同，又各具有其特殊的作用即降糖之外的有益作用，这往往也是临床用药的考虑因素。例如，格列齐特具有一定抗血小板作用，可降低血小板内物质的释放，促进纤维蛋白的溶解，这一活性主要来源其 R_2 位上的双环氮杂环结构。对合并早期糖尿病性微血管病变者，如不能接受胰岛素治疗，内生肌酐清除率在60%以上者，可优先考虑使用格列齐特，如糖尿病背景性视网膜病变。格列齐特减轻氧化应激，促进自由基清除，并减少肾NAD（P）H氧化酶的表达，并增加MnSOD和eNOS表达，对肾小球巨噬细胞的滤过和系膜的扩张有利。体外研究格列齐特还可直接作用于内皮细胞，阻止由高胰岛素血症导致中性粒细胞~内皮细胞黏附和细胞间黏附分子 - 1（ICAM - 1）的表达，格列本脲、格列美脲、那格列奈等K（ATP）阻滞药没有此作用。氯磺丙脲具有直接抗利尿作用，而其他磺脲类降糖药主要通过影响血管升压素或血管升压素受体而发挥抗利尿作用。

近来研究发现格列本脲也有抗血小板黏附、聚集作用，并且可能减少慢性心力衰竭者室性心律失常。因为心肌细胞 ATP 敏感的钾通道［K（ATP）］开放诱导心律失常，而格列本脲阻断该通道。有人对 207 例失代偿慢性心衰（CHF）患者用 24hHolter 监测研究，证实磺脲类（如格列本脲）治疗对严重的 CHF 患者可减少复合性室性异位心率。但在动物实验中此作用有完全相反结论的报道。此外格列本脲可能直接增加肝脏抗氧化物酶（奥古蛋白 SOD 和过氧化氢酶 CAT）的活性，对肝脏抗氧化损伤有利。

磺脲类降糖药有导致高胰岛素血症的趋势，并可能增加体重和胰岛素抵抗，但格列美脲可能例外。有人对 66 例服用格列本脲的 2 型糖尿病患者改服格列美脲。治疗 6 个月后观察到相对高胰岛素血症患者的空腹血浆 IRI 显著降低，伴随胰岛素抵抗者体重也减轻。提示格列美脲能改善格列本脲治疗的高胰岛素血症患者的胰岛素抵抗。因此格列美脲特别适合于格列本脲不能充分控制、超重又同时具有胰岛素抵抗的患者。

磺脲类降糖药对缺血预适应的损伤作用是近年来研究的热点，而这些结论主要是从动物实验中得到的，且并非所有的磺脲类降糖药都具有显著的缺血预适应损伤。如有人在试管及动物实验研究中发现，在急性缺血中格列本脲对缺血心肌的预适应（IPC）及心律失常的保护有损害作用；但格列美脲及格列齐特则似乎对缺血预适应没有影响。缺血预适应或预先用尼可地尔能明显缩小再发心肌梗死面积。在本动物实验中发现格列本脲可阻断缺血预适应或尼可地尔所带来的这种保护作用，格列齐特则无不良影响。尼可地尔引起线粒体膜电势部分去极化，格列本脲可阻断之，格列齐特则无阻断作用。然而临床研究结论并不支持上述观点。英国前瞻性糖尿病研究所（UKPDS）研究提示格列本脲与氯磺丙脲及胰岛素比较没有心血管损害，且有临床研究证实格列本脲可能降低失代偿性慢性心力衰竭患者的室性心律失常。通过对 562 例急性心肌梗死患者的研究，证实所有合并糖尿病的急性心肌梗死患者长期生存率都较非糖尿病者下降，用磺脲类（格列本脲）抗糖尿病治疗者、急性心肌梗死前有糖尿病但未用磺脲类药者、心肌梗死时新诊糖尿病者三组之间的长期生存率没有差异。提示关键在于发生急性心肌梗死时或后不宜用磺脲类药。

6. 妊娠糖尿病用药　妊娠糖尿病用胰岛素治疗在国内已是共识。但有部分患者坚持拒绝胰岛素治疗，如单纯饮食治疗不能有效控制血糖，不予药物治疗可能危害性更大。因此，国外研究了磺脲类降糖药治疗妊娠糖尿病的可行性。对于妊娠 3 个月以后的妊娠糖尿病患者，在单独饮食治疗失败后给予格列本脲。开始每天 2.5mg，以后根据具体情况可逐渐增加剂量直至每天 20mg。治疗目标是平均空腹血浆葡萄糖（FPG）≤5mmol/L，平均餐后 2h 血糖≤7.5mmol/L。不能达到上述目标者，改为每天 2 次胰岛素治疗。结果 197 例妊娠糖尿病患者中，124 例单独饮食控制达到了治疗目标，73 例用格列本脲治疗。73 例中的 59 例（81%）达到了治疗目标，59 例中的 44 例格列本脲用量不超过每天 7.5mg，11/59 生产了巨体婴儿；8/59 发生了与格列本脲有关的明显不良反应；仅 1 例中断妊娠。妊娠糖尿病药物治疗中最常见的危险是低血糖。临床研究发现妊娠糖尿病用胰岛素治疗者低血糖发生率为 63%，且其中 84% 发生在夜间；格列本脲治疗者低血糖发生率为 28%，白天与夜间发生率相似；饮食治疗者无低血糖发生。提示妊娠糖尿病尽可能选用饮食控制以达标；如不能达标而又无更好的可行办法，适当使用格列本脲也可考虑。

7. 不良反应　格列本脲由于其在全球应用最为广泛，对其不良反应关注也较多，其中低血糖是较为突出的问题，尤其是自购药治疗或非糖尿病专科医师经治的糖尿病患者。有人经过 2 年观察了 124 例 80 岁或以上发生低血糖的糖尿病患者，74% 是服用格列本脲，不少是非专科医师治疗并没有得到有效血糖监测。用格列本脲者，使用氟喹诺酮类如环丙沙星可导致严重低血糖（持续 24h 以上），原因不明。有人通过对初诊 2 型糖尿病患者进行疗程为 2 年的临床观察，证实与胰岛素治疗相比，格列本脲确实促进了胰岛功能的减退。部分原因可能与磺脲类药物促进胰岛淀粉样蛋白沉积有关。几项动物实验研究证实磺脲类治疗增加 β 细胞自身抗体表达。对于缓慢进展的 1 型糖尿病或成人迟发自身免疫性糖尿病（LADA），这种情况对保护残存的 B 细胞功能不利。研究发现，对胰岛细胞抗体（ICA）及抗谷氨酸脱羧酶抗体（抗 - GAD 抗体）阳性的糖尿病患者，单独的胰岛素治疗可促使 ICA 的转阴，胰岛素加格列本脲治疗则无此作用。无论单独胰岛素治疗还是联用格列本脲，对抗 - GAD 抗体均无影响。另外有人证明格列本脲和格列美脲都有促进脂肪组织细胞肥大的效果，但格列本脲更为明显，从而促进 TNF - α 的表达，可能加重胰岛素抵抗。格列本脲可能恶化血压控制，可能与其增加胰岛素抵抗有关。给做冠脉搭桥术的糖尿病患者用挥发性麻醉剂异氟烷能获得明显的心脏保护作用，但这种保护作用可被口服降糖药格列本脲消除。如术前将格列本脲更换为胰岛素治疗则又可恢复使用异氟烷的获益。格列本脲的这些不良反应实际上多为磺脲类药所共有，但可能存在轻重程度的不同，临床使用时都应适当考虑。格列吡嗪与格列齐特由于代谢较慢，低血糖的危险性并不比格列本脲少见，老年人、合并显著自主神经病变者、使用 β 受体阻断剂者都当慎用；而格列喹酮、甲苯磺丁脲作用时间短、排泄快，发生低血糖的危险性相对小一些。此外，该类药都具有一定的消化道不良反应，但对临床应用的影响较小。

二、双胍类降糖药

双胍类降糖药包括二甲双胍、苯乙双胍等。苯乙双胍由于可能引发乳酸中毒等较严重不良反应，发达国家已经停止使用。但由于其价格低廉，国内一些偏远的地方仍应用于临床。而目前临床广泛使用的是二甲双胍。二甲双胍是含两个胍基的基本结构加上一个含两个甲基的侧链，其血浆半衰期约 1.5h，大部分以原形由尿排出。继 20 世纪 70 年代进入使用低潮后，1992 年以后认识到其在糖尿病防治中无可替代的作用而使用成倍增加。

（一）适应证

（1）因不增加甚至降低血清胰岛素浓度，故不刺激食欲，用于体形偏胖或肥胖的 2 型糖尿病患者较好。

（2）单用磺脲类药血糖控制不理想的病例，联用双胍类常可提高治疗效果。

（3）用胰岛素治疗的 2 型糖尿病患者，如无禁忌证，也可联合用双胍类药，尤其胰岛素用量较大、有胰岛素抵抗者。

（二）禁忌证

（1）对于有肾功能不全、严重肝功能损害及重度动脉硬化，或伴心、脑、眼底并发症者不宜用本类药。

（2）处于较强的应激状态或伴缺氧性疾病者，有诱发乳酸性酸中毒的危险，宜慎用或减量，重者不宜用。

（3）中重度贫血慎用或不用。

（4）伴充血性心力衰竭的患者、1型糖尿病有酮症者。

（5）严重的呼吸系统疾病，尤甚严重缺氧者，不宜用本类药。

（三）不良反应

常见胃肠道不良反应，如恶心或呕吐、腹痛、腹胀、腹泻等，少数不得不减量或暂停使用。

（四）常用双胍类降糖药

1. 苯乙双胍（phenformin，降糖灵、苯乙福明）

作用特点：①降血糖作用强；②对于肥胖的糖尿病患者，有一定的协助降低体重的作用；③有一定的抗胰岛素抵抗作用，能提高胰岛素与受体结合的敏感性。

用法用量：①初始剂量：一般用25mg，1次/d，血糖较高的肥胖糖尿病患者可用25mg，2次/d。②最大剂量：一般每天用50～75mg已足，最大剂量每天150mg。③维持剂量：每天多用25～50mg，但可因人而异。④服药次数：多数认为与降糖效果没有明显关系，每天1次服用或分2或3次服用均可，但分次服用有可能减轻胃肠道不良反应。⑤服药时间：一般主张在餐后即服。

不良反应：①肝、肾功能不全者，易诱发乳酸中毒；②心肺功能不全者，加重细胞内缺氧，亦易诱发乳酸中毒；③治疗剂量与中毒剂量较接近，宜严格控制最大剂量；④美国、德国医师认为本品对心血管有不良反应，使心血管疾病的病死率升高；⑤有外伤、感染、痈疮、溃疡等患者，应慎用，重者不宜用。

2. 二甲双胍（metformin，美迪康、格华止）

作用特点：①有一定的降低体重的作用，可协助减肥；②有明显降低三酰甘油作用；③能改善胰岛素抵抗；④对预防血管并发症有一定的作用；⑤由于抑制肝糖的输出，对控制空腹血糖有较好效果；⑥可以人为分为快作用、慢作用、长期作用三个层面来理解，有利于指导临床用药。快作用即发生在服用后4h（或6h）以内所发生的降糖作用，效果主要来源于胃肠道作用；慢作用主要指发生在服药后6～8h或10h内发生的降糖作用，可能主要与抑制糖异生及肝糖的输出有关；长期作用主要指长时间持续服用本品所发挥的胰岛素增敏作用及由于减轻体重对糖尿病患者带来的益处。

用法用量：①初始剂量：一般每天0.5g，1次或分2次服。②最大剂量：一般控制在每天1.5g，特殊情况也不能超过每天3.0g。③维持剂量：因人而异，通常0.5～1.0。④服药次数：一般2或3次分服，可减少胃肠道不良反应。⑤服药时间：普通片餐后即服可减少胃肠道副反应。

不良反应：①肝、肾、心、肺功能不全者，可引发乳酸中毒，但较苯乙双胍轻；②胃肠道反应重于苯乙双胍，尤其恶心常见，腹胀也不少见；③可能抑制维生素B_{12}的吸收，导致维生素B_{12}缺乏症，应予注意，尤其长期服用本品的患者。可加服维生素B_{12}制剂或钙剂来防治。

注意事项：①有缺氧性疾病的患者，服用本品要监测乳酸；②有维生素B_{12}缺乏者，注意补充维生素B_{12}，重者宜停药；③对于每天2次预混胰岛素30R能良好控制三餐后及午、晚餐前血糖，但早晨空腹血糖难控制者，可于睡前加服适量二甲双胍，常能取得理想效果。

（五）临床应用

双胍类降糖药中主要以二甲双胍广泛应用于临床。二甲双胍不但能降低血糖，还能控制糖尿病的危险因素及因糖尿病而引发的临床不良事件。

1. 控制血糖

（1）作用机制：二甲双胍控制血糖的内在机制还不十分清楚，一般认为：①可延缓葡萄糖在消化道吸收；②促进肌肉等外周组织摄取葡萄糖；抑制糖异生和肝糖输出；③长期应用单向改善不良体质，增加胰岛素作用的敏感性。

（2）临床应用：临床可有条件地应用于糖尿病的二级预防和三级预防，尤其代谢综合征向糖尿病衍化及肥胖的 IGF 向糖尿病衍化。以二甲双胍降血糖可以从三个方面来考虑其使用：①控制餐后血糖：应选用速溶的普通二甲双胍片剂，餐前服用嚼咬更好。其缺点是易于产生消化道不良反应，尤其是有消化道出血史者应谨慎。②控制清晨空腹高血糖：如果用其他药物已经将午餐及晚餐前后、早餐后血糖控制理想，但清晨空腹血糖仍较高，在排除夜间低血糖的情况下，可于晚间 22：00 服用 0.25~0.5g 二甲双胍以使清晨空腹血糖得到良好控制。要注意是否合并胃轻瘫。③改善胰岛素抵抗和控制体重，有益于维持长期血糖控制，在无禁忌证的情况下长期服用二甲双胍。

其实，上述三种作用往往是同时发生的，只是因使用目的不同而临床应用指征的重点有细微差异。

另有部分患者血糖波动较大，血糖高峰值出现的时间摇摆不定，如能排除不定时进食原因，可能与肝糖输出异常有关，可试予缓释或控释二甲双胍制剂，常有助于稳定血糖。

2. 控制糖尿病危险因素

（1）阻断葡萄糖耐量受损（IGT）或空腹葡萄糖受损（IFG）：IFG、IGT 是糖尿病的早期征兆。研究已经证实，生活干预（包括改变不良饮食习惯和增加运动）、二甲双胍干预均能有效减少糖尿病发病率（分别减少 20% 和 8%）。单纯生活模式改变不能很好控制糖尿病发病者，可及时加用二甲双胍。

（2）调整糖尿病患者体质：二甲双胍不但能减轻体重，更重要的是能降低体脂重量，增加非脂体重；增加基础代谢率，减少热量的贮存。

（3）改善胰岛素抵抗（IR）：二甲双胍除通过降低体重以间接改善 IR 外，本身也有直接的胰岛素增敏作用。如研究表明二甲双胍直接逆转 2 型糖尿病高危个体的胰岛素抵抗可能与调节 TNF-α 系统活性有关；并且能显著对抗急性脂质负荷所导致的胰岛素抵抗。对极端的 IR 如黑棘皮病亦有良效。

（4）治疗代谢综合征（MS）：二甲双胍治疗 MS 具有治本和治标双重作用。治本即改善胰岛素抵抗，治标即减轻体重，升高有益因素如脂联素，并降低有害因子如同型半胱氨酸等，有利于血糖、血脂（包括餐后三酰甘油）、饮食的控制。这是目前其他药物无可比拟的。

（5）对多囊卵巢综合征（PCOS）：IR 可能诱发糖尿病，同时也可导致高胰岛素血症。在高胰岛素环境中卵巢产生雄激素增加，为形成 PCOS 创造了条件。二甲双胍改善 IR、降低血浆胰岛素水平，对 PCOS 也有确切疗效。

3. 防治糖尿病并发症

（1）作用机制：二甲双胍防治糖尿病并发症的机制是多途径的：①除降低血糖及 HbA1c 外，已经证实二甲双胍具有不依赖于降血糖作用的抗糖化效应，并抗血小板聚集。

②可改善内皮功能，降低可溶性血管细胞黏附因子 - 1、可溶性 E - 选择素、组织型纤溶酶原激活剂、纤溶酶原激活剂的阻滞药、血浆游走抑制因子（MIF）等血管炎性因子。③降低炎性标志物 C - 反应蛋白浓度。④具有确切的抗氧化作用：体外研究证实二甲双胍可剂量依赖性与羟自由基（OH - ）发生反应。

通过上述作用，以达到抗动脉粥样硬化、降低冠心病发生率，减少心血管事件的效果。二甲双胍能降低 2 型糖尿病心血管病死率，可能与其阻止内皮细胞中高血糖诱导的 PKc - B2 易位（结构染色体畸变）有关。

4. 不良反应

（1）消化道反应：凡服用二甲双胍后出现消化道症状，都要考虑可能与二甲双胍有关。如症状并不突出，继续服用或改为餐后即服，症状可逐渐自行缓解乃至消失。

（2）维生素 B_{12} 及钙缺乏：长期服用二甲双胍可能因其抑制钙的吸收，因维生素 B_{12} 的吸收依赖于钙吸收，故可能导致维生素 B_{12} 及钙的缺乏，但对叶酸没有影响。因此，长期服用二甲双胍者可适当补充钙与维生素 B_{12}。

（3）乳酸性酸中毒：一般认为，这是二甲双胍较为严重的不良反应，它可影响二甲双胍的用量。但有随机平行对照研究显示，大剂量二甲双胍组（7227 例）的严重不良事件与常规量治疗组（1505 例）相似（10.3%，11.0%，$P = 0.43$），所有原因致死率为 1.1%：1.3%，住院率为 9.4%：10.4%，均无统计学差异，两组均没有乳酸中毒发生。提示临床使用二甲双胍是安全的。

三、α - 葡萄糖苷酶抑制药

最早的一种糖苷酶抑制药是由游动放线菌属菌株所产生的麦芽四糖类似物，称作阿卡波糖（acarbose）。另两种用于临床降血糖的是米格列醇（miglitol）和伏格列波糖（voglibose）。发现具有糖苷酶抑制作用的其他药物：①枯茗醛是 Cuminumcyminuml 种子中的成分，具有醛糖还原酶和 α - 葡萄糖苷酶双重抑制作用；②Konno 等通过对血、尿中淀粉酶活性测定，发现阿卡波糖代谢产物对淀粉酶的抑制作用较阿卡波糖更为显著；③鸭跖草煎剂或水提物在活体内或试管内都具有葡萄糖苷酶抑制活性，作用强度呈剂量依赖性，甚至较阿卡波糖作用更为显著。

（一）适应证

由以上分析可以看出，α - 葡萄糖苷酶抑制药的作用特点是抑制餐后血糖升高，并可能因此而间接降低胰岛素水平。

（1）主要适用于餐后高血糖及血糖轻度升高的糖尿病。

（2）单纯控制饮食，或单用磺脲类或双胍类或胰岛素血糖控制不理想者，可加用本类制剂。

（3）与磺脲类联用可减少磺脲类药的用量，因其不增加血中胰岛素的量，单用不会引起低血糖。

（二）禁忌证

（1）严重酮症、多种原因引起的昏迷或昏迷前患者，以及严重感染、创伤和对本类药过敏者。

（2）对手术前后、有腹部手术史或肠梗阻史、伴有消化或吸收障碍的慢性肠道疾病、Roemheld 综合征、重度疝、大肠狭窄、溃疡及肝、肾功能不全者，不宜用本类制剂。

（3）慎用于高龄及正在服用其他降糖药的患者。

（4）与双胍类药同用可显著增加胃肠道不良反应，对老年人二者不提倡联用。

（三）常用 α - 葡萄糖苷酶抑制药

1. 阿卡波糖（glucobay、acarbose，拜唐苹、阿卡波糖、卡博平）

作用特点：①抑制食物多糖分解为单糖，使糖的吸收减慢；②控制餐后高血糖；③可使 1d 内血糖浓度趋于平稳，减少波动幅度。

用法用量：①初始剂量：每次服 50mg 阿卡波糖，每天服 3 次。老年患者或已用其他降糖药者，宜从每次 25mg，每天服 3 次开始。服药 1 周后血糖控制不理想者可增加剂量，一般每次增加 25mg。也可根据三餐后血糖的具体情况，灵活调整当餐前的用量。②最大剂量：通常不宜超过每次服 200mg，每天服 3 次。③维持剂量：一般每天 150～300mg。④服药时间：宜在餐前，直接用液体吞服；也可与头几口饭一起嚼服。

不良反应：①时常出现胀气、肠鸣，偶有腹泻和腹痛；②长期较大剂量服用，可使肠道内细菌大量繁殖，并随之产生其他不良反应，因此应随时注意；③部分患者有过敏反应；④极少为发生肝损害甚至肝坏死。

注意事项：①如果不按糖尿病饮食进餐，肠道不良反应可能加重；如严格服用糖尿病饮食仍有严重不适，则应减少剂量；②因为本品对儿童和青少年的疗效及耐药性方面的有关资料还不全，所以不适用于 18 岁以下的患者；③患有 Roem - held 综合征、严重的疝气、肠梗阻和肠溃疡等的患者，因服本品引起肠胀气有可能恶化病情；④妇女怀孕期间应禁服本品；⑤建议妇女在哺乳期间不要服用本品；⑥本品虽不会引起低血糖，但如和其他降糖药联合使用，尤其是磺脲类，仍有发生低血糖的可能。这时服用普通食品不利于迅速缓解低血糖，而应用葡萄糖；⑦应避免与抗酸药、考来烯胺、肠道吸附剂和消化酶制品同时服用，因为这些药有可能降低阿卡波糖的作用。

2. 伏格列波糖（voglibose，倍欣）

作用特点：①对 α - 葡萄糖苷酶的抑制作用较阿卡波糖强，对胰腺的 α - 淀粉酶的抑制作用弱；②由于服用本品后胰岛素的升高受到抑制，有利于控制高胰岛素血症；③由于持续抑制餐后高血糖而减少了胰岛素的需要量，因此减轻了胰岛 B 细胞的负荷，从而抑制了胰岛病变（纤维化）的发生。

用法用量：①初始剂量：每天服 3 次，每次服 0.2mg；老年人应用 0.1mg，每天服 3 次开始。②最大剂量：未确立，但有每天用 0.9mg 的报道，有人提出可以用到 0.6mg，3 次/d，但剂量越大，消化道不良反应也越突出。③维持剂量：多每次服 0.2mg，每天服 3 次，但应因人而异，以患者能耐受的最小有效剂量维持。④服用方法：临餐以液体送服，也可饭中服用。

不良反应：①与其他降糖药并用时，有时会出现低血糖；②有时出现腹部胀满、肠道排气增加等，由于肠内气体等的增加，偶尔出现肠梗阻症状；③偶尔出现伴随黄疸、GOT、GPT 上升等的严重肝功能障碍；④消化系统偶见腹胀、软便、肠鸣、腹痛、便秘、食欲缺乏、恶心、呕吐等；⑤偶见麻痹、颜面等处水肿、朦胧眼、出汗等。

注意事项：①禁用于严重酮症、糖尿病昏迷或昏迷前的患者；②禁用于严重感染、手术前后或严重创伤的患者，以及对本品过敏者；③慎用于严重肝、肾功能障碍。有腹部手术史或肠梗阻史者，以及伴有消化和吸收障碍的慢性肠道疾病、Roem – held 综合征、重度疝、大肠狭窄、溃疡等患者；④只用于已明确诊断的糖尿病患者，对只能进行饮食与运动治疗的患者，只限于用在餐后 2h 血糖 >11.1mmol/L（200mg/dl）以上者；⑤对同时用口服降糖药或胰岛素制剂的患者，服用本品者血糖值须在 7.8mmol/L（140mg/dl）以上；⑥服用本品期间须定期监测血糖值。假如用药 2～3 个月后，控制餐后血糖的效果不满意，餐后 2h 静脉血浆血糖在 11.1mmol/L 以上，必须考虑换用其他更合适的治疗方法。如果餐后血糖得到充分控制，餐后 2h 静脉血浆血糖 <8.9mmol/L，饮食、运动疗法或并用口服降糖药或胰岛素制剂就能充分控制血糖时，应停止服用；⑦必须向患者说明，出现低血糖时首先考虑服用葡萄糖，而不是其他食品。

（四）临床应用

α – 糖苷酶抑制药（AGIs）临床主要用于控制餐后血糖及糖尿病的二级预防，尚兼有降低三酰甘油、抗动脉硬化及降低心梗病死率、防治肝性脑病、治疗餐后低血压、潜在抗肿瘤作用、治疗代谢综合征与克罗米酚抗的 PCOS 及获得性免疫缺陷综合征（AIDS），有的可能有抗血小板活性等。

1. 控制血糖　本类药的作用特点是抑制餐后血葡萄糖的迅速升高，使餐后血糖峰值降低，吸收时间延长。在糖类控制较严格的情况下（糖尿病患者往往属于这种情况），其作用效果是餐后近餐点血糖降低，而远餐点血糖变化不大。对空腹血糖的影响则因人而不同。胃肠排泄较快者，因未来得及分解吸收就被送入大肠的糖类增多，效果类似于进食减少，空腹血糖降低。胃肠排泄较慢或同时进食糖类量又较多者，如果糖类食物在胃及小肠滞留的时间超过药物有效作用时间（如糖尿病胃肠功能紊乱），则空腹血糖可能升高。这些情况在临床都可见到。由于本类药影响的是碳水化合物分解，其对以糖类为主食者方有效；对以蛋白质或脂肪食物为主食者不具有降血糖作用。

2. 糖尿病的二级预防　本类药可在高危人群尤其是 IGT、IFG 及肥胖者中应用以预防 2 型糖尿病。药物经济学也是 DM 预防领域研究的重要内容。据 DPP 资料，用米福明在 3 年内每预防 1 例新发糖尿病总花费为 69 122.95 元（皆为人民币），但用普通二甲双胍则需 21 666.63 元；在中止 2 型糖尿病（STOP – NIDDM）中用阿卡波糖在 3.3 年时间内每预防 1 例新发糖尿病所花费用为 154 116.05 元。而在上海平均治疗每例糖尿病患者的年花费为 9143.70 元。加拿大生活干预花费更高，药物干预更经济。

有人对随机对照研究资料进行了文献荟萃分析，发现在为期 2.5～4 年的研究期中，预防或延缓糖尿病发生的药物，奥利司他相关系数（RR）为 0.63，95% CI 为 0.46～0.84，二甲双胍 0.6g，0.57～0.83，阿卡波糖 0.75，0.63～0.90，曲格列酮 0.45，0.25～0.83。但实验结束后进行进一步跟踪随访发现其变化率为 43%～96%。这些药是阻止或是延缓糖尿病的发生尚不清楚。故提出目前没有一种药物可以肯定地推荐用来预防糖尿病。

3. 降低三酰甘油（TG）　血浆葡萄糖与三酰甘油之间关系密切，二者不但存在热量供给竞争，也存在相互间转化。在"糖脂病"概念提出后，二者之间的关系更受关注。阿卡波糖降低餐后血糖，是否也能影响 TG？Ogawa 将正常 TG（≤1.7mmol/L）的 2 型糖尿病者 60 例分为 A、B、C 三组，高 TG（>1.7mmol/L）的 2 型糖尿病作为 D 组。A 组为对照，B 组在 1673.6kJ 平衡热量的膳食耐受试验（MTT）中观察每天 1 次阿卡波糖 100mg 对血脂水平的影响。C 组与 D 组分别给予每天 300mg 的阿卡波糖共 8 周，并作 1 次剂量的阿卡波糖

MTT 试验。结果阿卡波糖治疗降低血浆葡萄糖的水平和 INS 的分泌。在 A、B、C 三组之间比较，阿卡波糖显著降低了餐后血浆 TG 水平。D 组阿卡波糖治疗 8 周后，无论空腹还是餐后：FFA、TG、VLDL 水平都降低。同时餐后升高的乳糜微粒（CM）在 B、C、D 组均被阿卡波糖降低。说明 2 型糖尿病血 TG 和 CM 基础水平无论正常或升高，阿卡波糖均可使之降低。Mori 等观察到在蔗糖负荷实验中，伏格列波糖在降低餐后血糖的同时也能降低餐后门脉三酰甘油水平。Goke 的随机平行研究发现，吡格列酮（129 例）能降低 TG 2.1 ± 0.8mmol/L，伴 HDL 升高；阿卡波糖（136 例）能降低 TG 1.9 ± 0.4mmol/L，但伴 HDL 轻度降低。但 Mine 研究发现，伏格列波糖和格列本脲一样对降低餐后 TG 无效。另一项大型荟萃分析结果提示所有的 AGIs 对血脂都没有效果。

（五）不良反应

1. 肝损害　Kawakami 等报道 1 例 76 岁 DM 妇女接受 INS 治疗 9 年，加用伏格列波糖 39 个月。升高的血浆胆红素和转氨酶浓度在停伏格列波糖并加用氢化可的松治疗 1 周后恢复正常。体外周围血测试发现伏格列波糖激活淋巴细胞；肝活检提示为亚团块和带状坏死。1 年后样本提示恢复正常。delaVega 等报道 1 例 57 岁 2 型糖尿病妇女服用阿卡波糖 100mg，3 次/d，2 个月后患上急性肝炎（ALT 2300U/L），可排除其他肝损伤。停用阿卡波糖后 3 个月，所有实验室检查均恢复正常。3 年后该妇女再次服用阿卡波糖 100mg，3 次/d，同时还服用格列本脲每天 15mg。服用 2 周后又出现了急性肝炎（ALT 2778U/L）。再次停用阿卡波糖 2 个月后肝功能恢复正常。

2. 胃肠道反应　胃肠胀气发生率伏格列波糖为 56.7%，阿卡波糖为 90%；腹胀伏格列波糖发生率为 10%，阿卡波糖为 16.7%。腹泻、肠鸣也常见。

3. 消化性溃疡、梗阻、Roemheld 综合征、吸收障碍的肠道疾病等，本类药可能使病情加重。

4. 低血糖　本类药单用不发生低血糖，但和其他降糖药联用可能发生低血糖。如服较大剂量本类药而发生较重的低血糖，进行口服食物纠正时，应用单糖食物如葡萄糖。

5. 过敏反应　少数患者可发生。

四、噻唑烷二酮类

核激素受体超家族配基依赖的转录因子，包括过氧化物酶增殖体活化受体 γ（PPARγ）、PPARα、PPARδ 等，对人体代谢具有重要调节作用。其中 PPARγ 激动增加胰岛素（INS）敏感性，决定对生长因子释放、细胞因子的产生、细胞增殖和迁移、细胞外基质的重塑和对细胞循环节数和分化的控制等的调节；PPARγ 与 PPARδ 作用几乎相反；PPARα 激动药主要用于降低血脂。噻唑烷二酮类（thiazolidinediones，TZDs）是 PPARγ 激动药，包括曲格列酮（troglitazone，TRO）、罗格列酮（rosiglitazone，ROS）、比格列酮（pioglitazone，PIO）、环格列酮（ciglitazone，CI）、达格列酮（darglitazone，DAR）。另有 PPARγ 与 PPARα 双激动药如 ragaglitazar。

（一）适应证

（1）因仅改善胰岛素抵抗而并不提供或增加血中胰岛素，故重点适用于胰岛素相对不足的 2 型糖尿病患者。

（2）胰岛素绝对不足的 2 型糖尿病患者，联合使用其他降糖药尤其磺脲类与胰岛素，可提高治疗的效果。

（二）禁忌证

（1）不宜用于 1 型糖尿病或糖尿病酮症酸中毒的患者。

（2）持续使用，可能使患有多囊卵巢综合征的妇女或伴有胰岛素抵抗的绝经前和无排卵型妇女恢复排卵，应注意避孕。

（3）不宜用于有严重心功能不全的患者。

（4）原有肝功能异常者，可能加重肝损伤，但一般对肾脏是安全的。

（三）常用噻唑烷二酮类降糖药

1. 罗格列酮（avandia，rosiglitazone，马来酸罗格列酮、文迪雅）

作用特点：①直接改善胰岛素抵抗；②可能有延缓糖尿病进程的潜在作用；③对老年或肾损害的糖尿病患者无须特别调整剂量；④不伴有任何意义上的药物相互作用；⑤本身不会引起低血糖。

用法用量：①初始剂量：单用本药或与磺脲类或二甲双胍联用时，每天服 1 次量 4mg。②最大剂量：未明确，一般 8mg，分 2 次或 1 次服用均可。③维持剂量：以理想控制血糖为标准，每天 4～8mg 均可。④服用方法：空腹或进餐时服用均可。

不良反应：①可引起液体潴留，使血容量增加，产生轻、中度水肿，可能加重或引发充血性心衰或肺水肿；②轻度至中度贫血；③与二甲双胍合用，贫血的发生率高于单用本品或磺酰脲类药物合用；④有肾损害者禁忌与二甲双胍合用；⑤罕见的肝功能异常，主要为肝酶升高。如患者有活动性肝脏疾患的临床表现或血清转氨酶升高（ALT 超过正常上限 2.5 倍），不应服用本品；⑥可能发生过敏反应。

注意事项：①使用本品应确定胰岛素抵抗的存在。不宜用于 1 型糖尿病或酮症酸中毒患者；②无排卵妇女应注意避孕；③与其他降糖药合用可能发生低血糖；④妊娠和哺乳期妇女应避免服药；⑤不推荐用于 18 岁以下的患者。

2. 吡格列酮（pioglitazone HCL，卡司平、艾汀、艾可拓）

作用特点：同"罗格列酮"。

用法用量：①初始剂量：一般为每天 1 次 15mg 或 30mg。②最大剂量：未明确，一般 45mg。③维持剂量：以患者能耐受的最小有效剂量维持，一般 15～30mg。④服用方法：服药与进食无关，每天服 1 次即可。

不良反应：①少数患者可能出现过敏反应，应停止应用；②有活动性肝病的临床表现或血清转氨酶升高者，可能加重肝损害；③可能导致水钠潴留而不利于心衰及水肿患者；④和其他降糖药联用时，有发生低血糖的风险；⑤轻度贫血。

注意事项：①不应用于 1 型糖尿病或糖尿病酮症酸中毒治疗；②有活动性肝病的临床表现或血清 ALT 超过正常上限 2.5 倍者，不应开始本品治疗。治疗中如患者 ALT 水平持续超过 3 倍正常上限或出现黄疸，应停药；③可能导致患多囊卵巢综合征的胰岛素抵抗患者重新排卵，应采取避孕措施；④按照纽约心脏病学协会（NYHA）标准评定心功能为Ⅲ级和Ⅳ级的患者，不宜使用。

（四）临床应用

TZDs 主要用于防治糖尿病，近来发现具有其他直接或间接作用，如心血管保护、治疗 PCOS、预防 2 型糖尿病、治疗非酒精性脂肪肝炎、增加骨密度、调整夜间血压、抗炎等。

1. INS 增敏　增敏作用是这类药基本的作用，通过激动 PPARγ 来实现。但对其实现增敏的方式又有不同的认识：

（1）大量增加 HMW 脂联素多聚体，导致肝 INS 增敏。

（2）影响脂肪的分布，如降低肌肉脂肪，促进肌肉、内脏脂肪转移到皮下；缩小脂肪细胞容积，增加皮下小脂肪细胞的数量。

（3）降低高雄激素血症。

（4）改善：INS 和磷脂酰肌醇 - 3，4，5 - （PO_4）激活蛋白激酶 C - zeta 的缺陷，从而改善 INS 对葡萄糖的转运等。不少研究证实了 TZDs 的增敏效果。

如对于具有显著的胰岛素抵抗（IR）而更易发生 2 型糖尿病的非洲美国人（AA），TRO 治疗 24 个月后增加了 AA 的 INS 敏感性；PIO 每天 45mg 治疗 10 周，可使 INS 敏感性增加 65%。DAR 治疗 14d，在降低 24h 血浆葡萄糖曲线下面积的同时，也使 24h 血浆。INS 曲线下面积降低。如果在格列本脲 10mg，2 次/d，治疗的 2 型糖尿病加用 TRO，并与加入二甲双胍对照，以高 INS 正葡萄糖钳夹试验测定胰岛素抵抗指数（II），则 TRO 组下降的幅度是二甲双胍组的 2 倍。ROS 每天 4mg 或 8mg 治疗 26 周，可分别降低 16.0% 或 24.6%。联用 ROS 和二甲双胍治疗 2 型糖尿病 550 例，以稳态模型（HOMA model）评估 IR 和 B 细胞功能，则 ROS4mg，4 次/d，能降低 IR16%，增加 B 细胞功能 19%；8mg，4 次/d，能降低 IR37%，增加 B 细胞功能 33%。但对 2 型糖尿病高危的西班牙青年妇女，TRO 没能显示出增敏效果。

2. 降低血糖　主要通过增加 INS 敏感性来实现，可使 INS 刺激的葡萄糖摄取增加和糖原合成增加。适量的 INS 和肯定的 IR 是 TZDs 发挥降糖作用的必备条件。当对胰岛功能和 IR 作适当评估，以利更好应用 TZDs。大庆研究提示，我国 1/3IGT 没有明显 IR；日本研究发现 BMI≥27 的 2 型糖尿病 88% 有 IR，21.5～27 者 50% 有 IR，≤21.5 者仅 8% 有 IR。

3. 对心血管的影响　心血管事件对糖尿病患者具有重要意义。一宗研究涉及 137 例 2 型糖尿病的后代，伴随 IR 但糖耐量正常，随机分为 TRO 组（40 例，200mg/d）和安慰剂（PLA）组（97 例），疗程 24 个月。结果与基础比较，TRO 组脉搏波速率（PWV）明显增加（$P < 0.001$），而 PLA 组没有变化。Satoh 等将 136 例 2 型糖尿病随机分为 PIO 组（30mg/d，70 例）和对照组（66 例），疗程 3 个月。结果与对照组比较，PIO 降低高血糖、高胰岛素和 HbA1c 水平，增加血浆脂联素浓度（$P < 0.001$），同时显著增加 PWV。进一步分析显示，HbA1c 下降 <1% 组（30 例）和 HbA1c 下降 >1% 组（40 例），都具有明显的抗动脉粥样硬化效果，提示 TZDs 抗动脉硬化作用可能独立于降血糖。

4. 对多囊卵巢综合征（PCOS）的影响　血浆高 INS 浓度有利于类固醇向雄激素转化。TZDs 增加 INS 的敏感性可降低血浆 INS 水平，从而有利于 PCOS 的治疗。

5. 调脂作用　TZDs 大多对血脂有一定的影响，但各药的影响特点有一些区别。此外 TZD 由于增加脂肪酸流量，可对抗 INS 对脂肪酸流量的抑制。

6. 其他作用　预防 2 型糖尿病；治疗非酒精性脂肪肝病（NASH）；但有动物实验提示本类药可能增加骨质疏松的危险；抗炎症反应 ROS 可增加内皮依赖性血管扩张，快速降低

C 反应蛋白（CRP）、血浆淀粉状蛋白 A（SAA）、SE - 选择素。ROS、CI 都可对抗角叉胶诱导的鼠爪炎症水肿，并可被糖皮质激素受体拮抗药 RU486 逆转。常见的不良事件为水肿、体重增加、白细胞减少、贫血。

五、格列奈类

格列奈类口服降糖药包括瑞格列奈、那格列奈、米格列奈（KAD - 1229）、BTS67582，均为氯茴苯酸衍生物。

（一）适应证

适用于尚具有适当 B 细胞功能的 2 型糖尿病。

（二）禁忌证

严重的肾功能损害者应当慎用。虽然其发生低血糖的情况较磺脲类低，但仍具有导致低血糖危险性，尤其是餐前低血糖。

（三）常用的格列奈类降糖药

1. 瑞格列奈（novoNorm，repaglinide，诺和龙）

作用特点：①为新型的短效口服促胰岛素分泌降糖药，有别于一般的磺脲类降糖药。②刺激胰腺释放胰岛素，使血糖水平快速地降低。此作用依赖于胰岛中有功能的 B 细胞。③诺和龙与其他促胰岛素分泌的口服降糖药的不同之处在于，其通过与不同的受体结合以关闭 B 细胞膜中 ATP - 依赖性钾通道。它使 B 细胞去极化，打开钙通道，使钙的流入增加。此过程诱导 B 细胞分泌胰岛素。④吸收快、排泄也快，模拟生理性胰岛素分泌，长于降低餐后高血糖。

用法用量：①初始剂量：如尚未服其他降糖药，每次服 0.5mg，每天 3 次；如已用 α - 糖苷酶抑制药，停用后加诺和龙 0.5mg，每天 3 次；如已服磺脲类降糖药，停用后加诺和龙 0.5 ~ 1mg，每天 3 次。②最大剂量：一般每天 3g，如血糖控制不理想，加用其他降糖药尤其二甲双胍。如仍不理想，更换其他类型降糖药。③维持剂量：不定，以最小有效剂量维持。④服药方法：餐前进餐服药，不进餐不服药。

不良反应：①一般认为无肾脏毒性作用或肾毒性很小，不损伤肾脏；②无明显肝脏毒性作用；③胃肠道反应罕见；④低血糖危险性低，不会引起严重低血糖；⑤可能不加速 B 细胞功能衰竭，但还需要更多证据；⑥有过敏可能。

注意事项：①适用于饮食控制、降低体重及运动锻炼不能有效控制高血糖的 2 型糖尿病；②1 型糖尿病及 C - 肽水平低下的 2 型糖尿病患者，酮症酸中毒者禁用；③妊娠或哺乳期妇女、12 岁以下儿童禁用；④严重肝、肾功能不全者禁用；⑤不宜与 CYP_3A_4 抑制药或诱导剂合并应用。

2. 那格列奈（nateglinide，唐瑞、唐力）

作用特点：①为餐时血糖调节药，起效快，可模拟初相胰岛素分泌；②作用时间短，清除快，对胰岛细胞影响小；③安全性和耐受性较好，引起低血糖少；④有组织选择性，与心肌、骨骼肌亲和力低；⑤可单独使用或与二甲双胍联用。

用法用量：①初始剂量：小剂量开始，一般可每次 15 ~ 30mg。②最大剂量：通常成人每次服 60 ~ 120mg，每天服 3 次。如不能很好控制血糖则加二甲双胍，仍不行更换药物。

③维持剂量：因人而异，宜小剂量。④服药方法：餐前 1 ~ 15min 内服用。

不良反应：①可有过敏反应，皮疹、瘙痒和荨麻疹；②仍有导致低血糖的危险性；③极少出现一过性肝功能受损。

注意事项：①过敏者忌用；②不用于妊娠及哺乳期妇女、12 岁以下儿童；③忌用于 1 型糖尿病或酮症酸中毒者；④对肝、肾功能影响小，轻中度肝、肾功能受损可正常使用，但严重肝、肾功能不全者不建议用；⑤不与磺酰脲类并用。降糖作用可被非甾体类抗炎药、水杨酸盐、单胺氧化酶抑制药和非选择性 β – 肾上腺素能阻滞剂加强；被噻嗪类、泼尼松、甲状腺制剂和类交感神经药削弱。

（四）临床应用

格列奈类口服降糖药控制餐后高血糖较好，并可能良性影响三酰甘油（TG）和具有抗氧化效果。

1. 控制餐后血糖　本类药被称为"餐时血糖调节药"，口服后胰岛素早相释放在 25min 之内显著增加，有人认为这是作为生理的方法恢复早相 INS 分泌，从而有效抑制肝糖输出和糖异生，降低餐后血糖升高的幅度。如那格列奈口服后在 0 ~ 30min 内快速吸收，与进餐同时服用其吸收快于食物的吸收。既然是以控制餐后血糖为其要点，因此主要适合于突出表现为餐后血糖升高的患者；如患者突出表现为空腹高血糖，则不是本类药的适应证。如空腹血糖与餐后血糖均高，本类药也不宜作首选，如选用也必须联合其他口服降糖药。瑞格列奈和那格列奈对餐后血糖控制效果相似；但对 HbA1c 及 FBG 的控制，瑞格列奈显著优于于那格列奈。

2. 服药期间的监测　本类药物以增加早相胰岛素释放，更有利于控制餐后血糖为特点，相对于磺脲类降糖药来讲，餐前较不易发生低血糖。因选用本类药患者，都突出表现为餐后高血糖。因此，用本类药应以监测餐后血糖为主，有助于迅速将显著增高的餐后血糖降下来。当餐后血糖控制到 7 ~ 9mmol/L 时，宜监测餐前及空腹血糖。其意义有两点：一是发现餐前高血糖。因本类药半衰期较长的瑞格列奈也仅为 1.3h（此为文献报道数据。生产商资料为 1h），对餐前血糖的作用较小。二是有利于预防餐前低血糖。虽本类药半衰期短，但仍为双相胰岛素促泌剂，即使餐后 2h 以后血浆胰岛素水平仍然是升高的，甚至对空腹血糖产生影响。

由于本类药促进胰岛素分泌的作用只与服药有关，而与是否进食无关。因此无论何时只要服药，在胰岛功能尚存的情况下就有相应强度的胰岛素分泌。如进餐时忘记服药，餐后是否补服则要根据具体情况来评估。如刚进完餐或不超过半小时，患者本身血糖也较高，作用更快更短的格列奈类，如那格列奈可以减量补服，减多少则必须根据具体血糖值来确定，并且及时监测餐前血糖。但如餐后时间已经较长，例如超过 3h，则即使是那格列奈类更短效格列奈类也不宜补服。

3. 对心血管的影响　对心血管的影响是糖尿病治疗实践中选药的重要依据。接受胰岛素促分泌药作用的磺脲类受体（SURs）属于 ATP 结合超家族成员，可感受细胞内 ATP/ADP 浓度的变化，细胞内 ATP 浓度升高时 KATP 关闭，ATP 浓度降低时 KATP 开放。胰岛素促泌剂通过作用于 SUR 以关闭 KATP 而发挥生物学作用。SUR 亚型不同决定 KATP 对 SU、ATP 的敏感性不同。SUR 有 SUR1 和 SUR2 两个亚型。其中 SUR1 位于胰岛 B 细胞，可调节胰岛素的分泌。胰岛素促泌剂通过关闭胰腺 B 细胞膜上 ATP 敏感的 K 通道（KATP）以增加 INS

的分泌。心血管细胞膜上是 SUR2，包括 SUR2A 和 SUR2B。SUR2A 位于心脏。心脏 KATP 通道有重要功能。首先，冠状肌细胞 KATP 通道控制休息和低氧状态下的冠状血流；其次，心肌细胞内膜的 KATP 通道（sarcKATP 通道）是心脏适应应激所必需的，并且 sarcKATP 通道和线粒体内膜 KATP 通道（mitoKATP 通道）开放在缺血预适应中起着中心作用。sarcK-ATP 通道的开放也是心电图 ST 段抬高的基础，后者是急性心肌梗死溶栓治疗开始的主要依据。因此 INS 促泌剂阻断心血管 KATP 通道被认为增加心血管危险。SUR2B 位于血管平滑肌，可调节血管的紧张度。不同的胰岛素促分泌药对不同亚型的 SUR 作用的敏感性不同，决定了其对心血管系统的影响不同。为了避免胰岛素促泌剂对心血管的负面影响，对于特定的病例如心血管事件高危者、高血压难以控制的患者，宜选用对 SUR2 影响较小甚至不发生作用的促泌剂（高选择性）。根据电生理实验显示，促泌剂对胰腺和心血管 KATP 通道的选择性不同，可分为高选择性（大约 1000x，包括那格列奈、米格列奈等短效磺脲类），中选择性（10~20x，包括格列本脲等长效磺脲类），非选择性（<2x，如瑞格列奈）。

4. 餐后血糖调节药的选择　实际上，各种降糖药都可降低餐后血糖，空腹血糖的控制也有利于餐后血糖的调节。但由于各类药的侧重点不同，这里讨论主要用于控制餐后血糖的糖苷酶抑制药和格列奈类。已经知道，格列奈类主要通过刺激早相 INS 释放以降低餐后血糖，服用后血浆 INS 的浓度是增加，血糖的降低与 INS 的分泌量相关，进食的食物种类对其降糖效应影响不大。虽然半衰期一般在 1h 左右，但降糖效应一般可持续 3~4h。糖苷酶抑制药通过抑制糖类在肠道的分解从而阻碍糖类的吸收，适用于以糖类为主食的糖尿病患者。如患者主要吃动物性食物，则服用糖苷酶抑制药无效。糖苷酶抑制药作用特点是小剂量延缓糖类吸收而吸收的总量不减少，其效果是餐后血糖降低而餐前影响不大或可略有升高；大剂量减少吸收、增加糖类从消化道的排除，其效果相当于减少了进食量。可见其降糖效应与血浆 INS 浓度没有直接关系。

根据以上认识，可以看出这两类药虽均主要降低餐后血糖，但适应对象略有不同：格列奈类的适用对象必须要有残存的胰岛功能，患者在突出表现为餐后血糖升高的情况下，餐前血糖也稍有升高，这样既可使餐后血糖得到控制，又不至于餐前低血糖。就国内常用的那格列奈与瑞格列奈比较而言，后者较前者对餐前血糖的影响更大。米格列奈与那格列奈相似，BTS67582 与瑞格列奈相似。显著胰岛素抵抗者应同时注意改善胰岛素的敏感性。而对于餐后血糖轻度升高如 7.8~10mmol/L，餐前血糖正常者，小剂量的糖苷酶抑制如阿卡波糖当餐中服 25mg 就更为适合；如餐后血糖升高显著如 10~14mmol/L 或以上，而餐前血糖正常或接近正常低限，则可用较大剂量的糖苷酶抑制药如阿卡波糖 50~100mg。

5. 其他作用　可能有降低餐后 TG 的作用，其机制可能与促进早相 INS 分泌有关；对氧化应激与炎症有保护作用。

六、其他口服药物

现正在研发或初上市的口服抗糖尿病药物尚有以下几类。

1. 基于肠促胰素的降糖药物

（1）胰高血糖素样肽-1（glucagons-like peptide-1，GLP-1）受体激动剂和类似物：GLP-1 是一种强降血糖肽，是前胰高血糖素原的片段，由小肠上皮 L 细胞分泌。GLP-1 可刺激胰岛 B 细胞分泌胰岛素和抑制餐后胰高糖素过度分泌，减少肝糖生成，刺激胰岛 B 细胞增殖和分化，抑制食欲及摄食，增加饱食感，延缓胃内容物排空等。研究发现，2 型糖尿病患者持续皮下注射 6 周 GLP - 1 能明显增加胰岛素的分泌。这种促胰岛素分泌作用是血糖依赖性的，即血糖浓度愈高作用愈强，低血糖发生少。短时间内使用 GLP - 1 治疗 2 型糖尿病的价值和安全性已经得到证实，但是内源性 GLP - 1 的血浆半衰期仅 1 分钟。Exendin - 4，是一种源自毒蜥蜴唾液的类 GLP - 1 物质，和人 GLP - 1 有 53% 的同源性，具有极强的 GLP - 1 受体激动作用。由于其缺乏 DPP - 4 酶解的位点，不是 DPP - 4 的底物，能够对抗 DPP - 4 的降解，因而半衰期较长。Exenatide 是美国 Amylin 和礼来制药公司共同开发人工合成的 Exendin - 4，商品名 Byetta，主要适用于 2 型糖尿病的治疗，其在体内的半衰期达到 4h 左右，目前批准的制剂为皮下注射，每天两次。2 型糖尿病患者治疗后，能降低餐前、餐后血糖水平和 HbA1c 水平，对 B 细胞具有明显的保护作用。Exenatide 还能降低 B 细胞的凋亡率、增加胰岛素敏感性，并能延迟胃排空和抑制食欲，表明其治疗作用的多重性。目前研发并在临床使用的 GLP - 1 类似物较多，诺和诺德公司研制的 Liraglutide，是一种酰胺化修饰的 GLP - 1 类似物。Liraglutide 经皮下注射后逐渐被机体吸收，在 9 ~ 12h 后达到峰值，其半衰期为 12h。LEAD 研究结果显示，每天一次注射，Liraglutide 具有优异的降糖效果，无论单独应用还是与其他口服降糖药联用，均能迅速、高效和持久地降低血糖及 HbA1c 水平。有研究表明在二甲双胍控制不佳的 2 型糖尿病患者，加用 Liraglutide 较加用西格列汀能更好地降低 HbA1c。此类药物目前临床已有长效剂型，如瑞士罗氏公司研制的长效 GLP - 1 类似物 Taspoglutide，每周使用一次，现已在国内进入Ⅲ期临床试验。加拿大 Coniuchem 公司研发的 CJC - 1131 也是 GLP - 1 化学修饰后的物质，其与白蛋白共价结合的共价复合物，既有与白蛋白同样的半衰期，也具有 GLP - 1 生理活性。GLP - 1 受体激动剂和 GLP - 1 类似物不良反应包括：注射部位反应、味觉改变、失眠、与华法令合用时国际正常化比值（INR）延长、过敏反应和胃肠道反应。

（2）二肽基肽酶 - Ⅳ抑制剂（DPP - 4）：GLP - 1 皮下注射后很快被 DPP - 4 降解，半衰期极短。DPP - 4 抑制剂则能抑制 GLP - 1 和 GLP 的降解，保护内源性 GLP - 1 免受 DPP - 4 的迅速破坏，从而使血清 GLP - 1 水平升高，致使葡萄糖刺激的胰岛素分泌增加。而且此类药物不增加糖尿病患者体重，刺激胰岛素的作用与血糖相关，致低血糖风险小，又能保护胰岛，促进胰岛再生。此类药物有 Sitagliptin（Januvia，西格列汀），Vildagliptin（维格列汀）和 Saxagliptin（沙格列汀）等。西格列汀为默克公司产品，于 2006 年 10 月和 2007 年 3 月相继获得美国食品与药品监督管理局（FDA）及欧洲药品管理局（EMEA）批准上市，2009 年 9 月，西格列汀单药治疗 2 型糖尿病获得中国国家食品药品监督管理局（SFDA）批准，成为首个登陆中国的口服 DPP - 4 抑制剂。西格列汀能够有效地降低血糖，没有水肿和体重增加的副作用。P. Aschner 等比较了西格列汀单药与二甲双胍单药治疗初治 2 型糖尿病患者的疗效和安全性，研究共纳入 1050 例初治的 2 型糖尿病患者，发现西格列汀组 HbA1c 的改善水平同二甲双胍组相当，耐受良好，西格列汀组胃肠道相关不良反应发生率低。T. Seck 等对二甲双胍单药无效（≥1500mg/d 持续 8 周以上）的 172 例 2 型糖尿病患者，随机双盲的接受西格列汀或格列吡嗪的 2 年研究观察，显示两组降糖效果相当，西格列汀组低血糖的发生更低，不增加体重，更好地保护 B 细胞功能。另有研究用于考察西格列汀和其他降血糖药（二甲双胍）联合用药，结果表明作为糖尿病的初始治疗二甲双胍和西格列汀联合同样有效。2007 年 3 月 30 日，西格列汀与二甲双胍复方制剂 - Janumet 也通过了 FDA

的审批，成为第一个由 DPP - 4 抑制剂和其他降血糖药组成的复方制剂。诺华公司生产的维格列汀也在欧洲于 2007 年批准上市，临床研究表明其不仅可以有效降低空腹和餐后血糖、HbA1c，还可以显著下调空腹和餐后胰高血糖素的水平。该药耐受性良好，最常见不良反应是轻度头痛和鼻咽炎，无明显的低血糖产生，但在动物实验中出现皮肤坏死和肾损伤的副作用，而临床试验未观察到。百时美施贵宝与阿斯利康公司联合开发的 DPP - 4 抑制剂沙格列汀在美国已经批准上市，在亚洲（包括中国）已完成Ⅲ期临床研究。武田公司生产的 Alogliptin 和勃林格殷格翰开发的 Linagliptin（Ondero），临床试验进展顺利，已经向 FDA 提出审批申请。DPP - 4 除了降解 GLP - 1、GIP 和 PACAP 外，还可能降解其他肽类，如神经肽 Y、P 物质和趋化因子等。DPP - 4 抑制剂不良反应包括鼻塞、流涕、咽喉痛等上呼吸道感染样症状，腹泻、头晕、皮疹、血管性水肿、荨麻疹等，低血糖反应少见。1 型糖尿病患者和糖尿病酮症酸中毒时禁用此类药物。

2. 第二代胰岛素增敏剂　metaglidasen（Met - adolex 公司）与第一代噻唑烷二酮类（TZDs）不同，它是 PPAR 受体的选择性调节剂，而不像 TZDs 是 PPAR 全面的激动剂，metaglidasen 和它的类似物能够直接调节与胰岛素敏感性相关的基因表达，因而不会出现增加体重和体液潴留。一般用量是 200～400mg/d。metaglidasen 的类似物有 MBX - 044。

PPARa/γ 联合激动剂 - tesaglitazar（Gali - da）：是一种全新的 PPAR 联合激动剂 glitazars 家族中的一员，其激活 PPAR - γ 降低血糖，同时激活 PPAR1 的作用降低甘油三酯，升高 HDL - C。

PPARa 激动剂会使体重增加，体液潴留。PPARa 激动剂的耐受性普遍较好，可致肝损害。

3. 高选择性二肽基肽酶Ⅳ（DPP - 4）抑制剂 - alogliptin　它是通过抑制 DPP - 4 活性而升高血糖素样肽 - 1（GLP - 1）的浓度及其活性，从而刺激胰岛素分泌。

神经肽 - Y（NPY）是 DPP - 4 最好的底物之一，可促进食欲的激素。NPY 不仅存在于脑脊液作为中枢传导的神经递质，血浆中也有低浓度的 NPY 存在。已经证实，人类脂肪细胞可分泌 NPY，并有其受体存在。NPY（1 - 36）可被 DPP - 4 降解为 NPY（3 - 36），使之与受体的亲和力发生改变，与 NPY 受体 YI（介导 NPY 发挥抗亲脂作用）亲和力减弱，与受体 Y4 和 Y5 亲和力增加。因此，2 型糖尿病患者应用 DPP - 4 抑制剂（被用于降糖治疗），能影响 NPY 对脂代谢的调节作用。NPY 在腹部皮下组织的旁分泌研究显示：NPY 被脂肪组织衍生的。DPP - 4 所调节，而之前一直认为 DPP - 4 来源于血管内皮细胞。内源性腹部皮下组织衍生的 DPP - 4 在肥胖受试者体内减少，提示 DPP - 4 抑制剂可能会轻微减少腹部皮下组织的体积，这也解释了为什么 2 型糖尿病患者使用 DPP - 4 抑制剂可以减轻体重。相反，体瘦受试者的脂肪蓄积通过 NPY 的抗亲脂作用有所增加，正如我们以前观察到 NPY 会在体内胰岛素治疗中增加，这对高胰岛素血症有实际的临床意义。

4. 阿那白滞素　该药是用于治疗风湿性关节炎的药物。白细胞介素 - 1B 可导致 2 型糖尿病。瑞士科学家研究发现，阿那白滞素属于白细胞介素 - 1 受体抑制剂，能阻止白细胞介素 - 1B 发挥作用。科学家发现服用阿那白滞素的患者血糖水平降低，胰岛素分泌增多，同时机体系统性炎症反应减少，而这正是糖尿病并发症的致病因子。瑞士科学家认为，该药是一种很有前景的新型糖尿病治疗药物，该药物有望在 3～5 年内投放市场用于治疗 2 型糖尿病。该药的不良反应很少。

5. 选择性大麻碱受体 CBI 阻滞剂　rimonabant（acomplia），作用于内大麻素系统，能降低 HbA1c，调节异常血脂，控制高血压，减轻体重和腰围等。

6. 磷酸烯丙酮酸羧基酶　科学家发现该酶能抑制体内生成葡萄糖代谢通路的一个关键酶，避免葡萄糖生成过多，为治疗糖尿病另辟了一条途径。如果能研制一种改变这种关键酶活性的化合物，防止 2 型糖尿病患者肝脏中生成葡萄糖过多，从而达到治疗和控制 2 型糖尿病的目的。

7. 淀粉不溶素（amylin）类似物　人淀粉不溶素为人 37 个氨基酸组成的神经内分泌激素，与胰岛素一起由胰岛 B 细胞分泌，通过延缓胃排空、减少血浆胰高血糖素和增加饱食感影响糖代谢，降低餐后血糖。已上市的药物为普兰林肽（pramlintide），普兰林肽是 B 细胞激素胰淀素的合成类似物，目前，普兰林肽获得作为胰岛素的辅助治疗在美国使用。普兰林肽在餐前皮下给药，可延缓胃排空，抑制血糖依赖型胰高血糖素的产生，且主要是降低餐后血糖。临床研究中发现普兰林肽可降低 HbA1c 约 0.5% ~ 0.7%。由于是在餐前注射，其主要的临床副作用为胃肠道反应，试验中近 30% 的治疗者出现恶心，治疗 6 个月后伴体重下降 1 ~ 1.5kg，体重下降的部分原因可能是胃肠道副作用。

8. PKCe　最近澳大利亚 Garvan 糖尿病联络部的 Trevor Biden 副教授和 Carsten Schmitz - Peiffer 博士发现了一种称为"PKCepsilon"（PKCe）的酶，该酶在有糖尿病和缺乏胰岛素时具有活性。缺乏 PKCe 可恢复胰腺生成胰岛素的能力，阻断 PKCe 虽不能阻止胰岛素抵抗的发生，但可通过恢复胰腺功能而加以弥补。通过这种方式调控胰岛素的生成是目前靶向胰腺的治疗药物的一大进展。在糖尿病研究领域，这是一项突破性的发现。

（张　睿）

第八节　糖尿病的胰岛素治疗

补充胰岛素是治疗糖尿病的重要手段。近年来随着糖尿病及其并发症防治研究工作的不断深入，医学界对胰岛素的认识也在不断深化，强化胰岛素降糖疗法在糖尿病及其并发症防治中的作用，正日益受到重视。

一、胰岛素的生理作用

胰岛素是体内调节糖代谢的重要激素，对脂肪和蛋白质代谢也有调节作用，胰岛素对这些物质代谢的总和作用是促进这些代谢性营养物质以不同形式保存起来。胰岛素作用的主要靶器官是肝脏、脂肪组织和骨骼肌，促进每天摄入的三大营养物质储存在这三种组织中。

（一）对糖代谢的作用

1. 促进葡萄糖进入细胞内　血中葡萄糖只有进入细胞内才能被利用，机体不同组织的细胞膜对葡萄糖的通透性不同。肝细胞膜允许葡萄糖自由通过，但葡萄糖要通过肌细胞、脂肪细胞膜时则需要通过细胞膜上的运糖载体，胰岛素能增加葡萄糖载体的转运速度，促进葡萄糖进入这些组织，这一作用在注入胰岛素后 2 ~ 3min 即出现。葡萄糖转运至细胞内的速度是这些组织利用糖的限速步骤，影响膜糖载体转运，就可影响糖代谢速度。胰岛素能促进葡萄糖转运至细胞内，这主要是由于胰岛素能促进葡萄糖转运体 mRNA 表达，使膜上运糖载体增多，胰岛素也能改变这些组织膜上的磷脂 - 蛋白质结构，使之活化，促进葡萄糖进入细胞内；同时进入细胞内的葡萄糖很快被磷酸化形成 6-磷酸葡萄糖，后者不能出细胞，而易于被代谢消耗，所以使细胞外的葡萄糖迅速进入细胞内。绝大多数细胞从血中吸收糖的能力，在胰岛素作用下可显著增强，其骨骼肌和脂肪组织效应最强，而这两种组织占人体65%，故胰岛素能强有力地使血中葡萄糖转移到细胞内。生长激素、肾上腺皮质激素和脂肪酸均能降低这些细胞对胰岛素的敏感性，因此有升高血糖的作用。有人认为糖载体常处在不活化状态，这可能是受某些物质以特殊方式加以抑制；胰岛素可使这些抑制物暂时除去，从而使糖载体活化，加速葡萄糖进入细胞内速率。

2. 促进葡萄糖氧化供能　葡萄糖进入细胞后，在肝细胞内由葡萄糖激酶催化，而在肌肉和脂肪组织则由己糖激酶催化，产生 6-磷酸葡萄糖。葡萄糖合成糖原或在细胞内氧化、酵解，都必须首先变成 6-磷酸葡萄糖，这是一个限速步骤，然后才进行下一步反应。胰岛素能诱导葡萄糖激酶或己糖激酶的合成，并使其活性增高。在葡萄糖酵解或氧化途径中磷酸果糖激酶、丙酮酸激酶为限速酶，胰岛素能诱导这两种酶的合成。此外催化丙酮酸转化为乙酰辅酶 A 的丙酮酸脱氢酶，有脱磷酸活化与磷酸化的非活化型两种形式，磷酸酶起催化脱磷酸反应，而该酶的活化又取决于线粒体内游离钙离子的升高，胰岛素能增加线粒体内钙离子浓度，使该酶活化；胰岛素还能激活枸橼酸合成酶，促进乙酰辅酶 A 和草酰乙酸结合形成枸橼酸，从而推动了三羧酸循环。胰岛素不仅使细胞吸收葡萄糖的速率增加，而且使进入细胞内的葡萄糖氧化和利用也加快，促进葡萄糖进入细胞，并加速葡萄糖在细胞内的氧化，这是胰岛素降血糖的一个机制。

3. 促进糖原合成，抑制糖原分解　糖原合成酶有非活化型和活化型两种，在蛋白激酶催化下，活化型糖原合成酶磷酸化后而成非活化型。胰岛素可直接抑制蛋白激酶，促进活化型糖原合成酶的生成，增加糖原合成。分解糖原的酶是磷酸化酶，胰岛素使其活性降低，抑制糖原的分解。

4. 抑制糖异生作用　糖异生就是非糖物质（蛋白质、脂肪）在肝脏转变为糖的过程，是补充血糖的另一条途径，这一过程需要有磷酸烯醇式丙酮酸羧激酶的催化，胰岛素能使此酶活性降低，故减少糖异生作用。

总之胰岛素通过上述作用促进葡萄糖进入细胞内并促进它的氧化，促进糖原合成、抑制糖原分解，抑制糖异生等，起到降低血糖的作用。

（二）对脂肪代谢的作用

1. 促进脂肪合成　胰岛素能加速葡萄糖合成为脂肪酸，通过这个途径，把葡萄糖的能量以脂肪的形式贮存起来，这一过程是机体贮存糖的一个重要功能。胰岛素这一作用主要通过三条途径起作用：胰岛素可促进脂肪细胞中 6-磷酸葡萄糖的合成，经过氧化和磷酸戊糖途径生成乙酰辅酶 A 和还原型辅酶 II，提供更多合成脂肪酸的原料；胰岛素可增加脂肪酸合成酶系的活性，使脂肪酸合成增多；胰岛素能促进糖的氧化，增加 2-磷酸甘油的合成，抑制脂酰辅酶 A 进入线粒体氧化；故有利于 2-磷酸甘油和脂酰辅酶 A 合成脂肪。

2. 抑制脂肪分解

（1）抑制脂肪酶活性：脂肪逐级水解所需要的酶总称为脂肪酶，脂肪酶有活化型和非活化型两种，cAMP 增加可激活使其变成活化型，促进脂肪分解。在脂肪酶中，三酰甘油脂肪酶是脂肪水解的限速酶。由于多种激素能影响其活性，故也称它是激素敏感性脂肪酶，胰岛素能抑制其活性，所以胰岛素能抑制脂肪的分解。胰岛素也可使脂肪细胞内 cAMP 浓度降低，从而抑制脂肪酶活性，使脂肪分解速度减慢。

（2）促进脂肪酸再酯化：脂肪酸可与 2 - 磷酸甘油合成为脂肪，而 2 - 磷酸甘油主要来自糖酵解。胰岛素能促进脂肪组织利用葡萄糖，供给 2 - 磷酸甘油，使脂肪酸再酯化的速度增加。

（3）促进脂肪组织从血中摄取脂肪酸：胰岛素能增加脂蛋白酯酶活性，使脂蛋白中的脂肪水解为脂肪酸，而脂肪酸被酯化为脂肪而贮存，因此胰岛素有降低血中脂肪酸作用。

（4）减少酮体生成肝脏在分解利用脂肪酸时产生酮体即乙酰乙酸、β - 羟丁酸和丙酮。胰岛素可抑制脂肪分解，抑制酮体的产生。

（三）对蛋白质代谢的作用

1. 促进蛋白质合成　胰岛素促进各种氨基酸通过细胞膜进入细胞内，为合成蛋白质提供原料；又可促进糖的氧化，使 ATP 生成增加，为合成蛋白质提供能量，也可促进各种 RNA 的合成，特别是促进 mRNA 的合成，可为合成蛋白质提供更多的模板，胰岛素对蛋白质的转录和翻译过程均有促进作用。

2. 抑制蛋白质分解　糖异生时转氨酶活性也增强，转氨酶使氨基酸脱氨基变为酮酸，再变为酮体，这时蛋白质分解增强，胰岛素能抑制糖异生，抑制蛋白质分解。胰岛素还能稳定溶酶体中组织蛋白酶，从而减少组织蛋白的分解。生长激素、性激素促进蛋白质合成作用，只有在胰岛素存在的情况下才能表现出来。

二、胰岛素治疗的适应证

（1）1 型糖尿病：患者多见于儿童、青少年及部分成年糖尿病患者。由于胰岛 B 细胞分泌胰岛素的功能减弱以致丧失，使体内胰岛素绝对不足，必须依赖外源性胰岛素。部分患者经治疗后，使残存的胰岛素分泌功能恢复，则进入蜜月期，可在 3~6 个月内，暂时不用胰岛素，改用口服降糖药。蜜月期过后仍然需要胰岛素治疗。

（2）糖尿病酮症酸中毒、高渗性昏迷及乳酸性酸中毒等急性并发症。

（3）2 型糖尿病：患者在重症感染、大型手术、严重外伤、强烈精神刺激以及急性心肌梗死等应激情况下，应用胰岛素治疗，应激因素消除后，病情稳定则可改用口服降糖药。

（4）2 型糖尿病患者经饮食控制，运动疗法和多种大剂量口服降糖药治疗后，病情未能得到满意控制，血糖持续在高水平，表明口服降糖药已发生继发性失效，则宜短期内应用胰岛素治疗。视病情好转，产生蜜月期时，可改用口服降糖药，此时降糖药剂量较用胰岛素前明显减少。应用胰岛素时，其剂量不宜过大，否则易发生肥胖，产生胰岛素抵抗。

（5）糖尿病并发血管、神经病变冠心病、心肌梗死、脑血管病、脑梗死、视网膜病变、眼底出血、糖尿病肾病、肾功能不全、肢体血管病变、下肢坏疽、糖尿病性神经病变以及肝脏病变等严重并发症者，宜用胰岛素治疗。

（6）糖尿病妇女妊娠，尤其已进入分娩期者希望生育，而多次流产或死胎的糖尿病妇女，可应用胰岛素治疗，以利于胎儿正常发育和正常受孕。

（7）2 型糖尿病中营养不良，显著消瘦者；幼年型糖尿病生长发育迟缓者。

（8）糖尿病并发结核病患者，宜胰岛素与抗结核药联合应用，以利于结核、糖尿病病情得到控制。

（9）女性糖尿病有严重外阴瘙痒症，用其他方法治疗，症状未能得到缓解者。

（10）继发性糖尿病综合征、胰源性糖尿病、垂体瘤性糖尿病等需胰岛素治疗者。

三、胰岛素的分类

（一）按来源分类

胰岛素按其生产来源分为：动物胰岛素，部分合成人胰岛素、DNA 重组生物合成人胰岛素三大类。

1. 动物胰岛素　从猪或牛胰腺浸出物提取，早先将这种浸出物加氯化锌形成结晶沉淀物，经多次重结晶得到纯度较高的胰岛素制剂，起初为酸性（pH2.5~3.5）溶液，以后改进为稳定的中性（pH7.0~7.8）溶液，这就是所谓"传统胰岛素"。这种胰岛素含杂质较高，胰岛素原含量 >1 万 ppm，易引起过敏反应，90% 用药者可产生抗胰岛素抗体。用色谱法可纯化这种结晶胰岛素，得到高纯度胰岛素，其中单峰胰岛素纯度达 98%，胰岛素原 <50ppm，单组分胰岛素纯度达 99%，胰岛素原 <1ppm，使其免疫原性大为降低。

2. 部分合成人胰岛素　猪胰岛素与人胰岛素相差一个氨基酸，将猪胰岛素 β 链 30 位丙氨酸切去换上苏氨酸，即得到与人胰岛素氨基酸一致的部分合成人胰岛素。

3. DNA 重组生物合成人胰岛素（简称：人胰岛素）　利用 DNA 重组技术将人胰岛素基因片段插入大肠杆菌或酵母菌的细胞核或质粒中，在特定催化剂或操纵子的控制下表达出重组后的基因产物。人工生物合成人胰岛素目前有三种途径：一是先分别合成胰岛素 A 链和 B 链，然后加二硫键连接成胰岛素分子。二是先合成胰岛素原，然后再采用酶切技术分解为胰岛素分子，经纯化得到人胰岛素，合成的人胰岛素其氨基酸构成、理化性质与生理作用均与天然人胰岛素相同。目前有此特性生物合成的人胰岛素为美国 Lilly 公司生产的优泌林（Humalin）系列和丹麦 Novonordisk 公司生产的诺和灵（Novolin）系列。国内一些公司现也可生产人胰岛素。这些产品的纯度高，没有细菌蛋白，也没有胰腺其他的多肽或蛋白及胰岛素分解产物，应用人胰岛素后其用量可能减少，与免疫有关的不良反应大大减少，其在皮下的吸收可能比动物胰岛素快，持续时间较短。但有个缺点，有的患者应用胰岛素后，发生低血糖反应常无感觉，这易致延误治疗时机。

4. 胰岛素类似物　通过改变胰岛素肽链上氨基酸序列而得到胰岛素类似物系列，有优泌乐（lyspro）、诺和锐（aspart）、甘精胰岛素（glargine）和 detemir 等。

胰岛素中可含有许多杂质，如去胺胰岛素、胰岛素原、胰岛素与胰岛素原间的中间产物及两者的聚合物。因胰岛素原较易测定且含量相对较多，能反映杂质的量，故胰岛素溶液的杂质含量是以胰岛素原来表示的。

（二）按作用时间分类

加入碱性蛋白（如鱼精蛋白）或重金属（如锌）后，胰岛素在皮下组织的吸收明显减慢。据此可将胰岛素制成具有不同作用时间的制剂。根据各种胰岛素作用时间不同，将品种繁多的胰岛素制剂分为超短效、短效、中效和长效四大类。

1. 超短效胰岛素　主要是人胰岛素肽链结构氨基酸改造后形成人胰岛素类似物，如优泌乐、诺和锐。氨基酸序列改变后，结果胰岛素以单体形式存在，吸收快，作用时间更短。解决了目前短效胰岛素存在的问题，如皮下注射起效时间慢、作用时间长、需餐前 30~45min 注射，患者依从性差、早餐后高血糖和下一餐前的低血糖危险升高等。

2. 短效胰岛素　早先的短效胰岛素为锌结晶胰岛素的酸性溶液，目前临床上应用的短效胰岛素制剂多为中性（pH7.2～7.4）透明溶液，性质稳定，无色无味，内含1.4%～1.8%甘油和0.1%～0.25%的酚及少量的锌。普通（正规）胰岛素每100U内含锌离子10～40μg，可作皮下、肌肉或静脉注射，起效快，作用时间短。皮下注射一般在餐前30min注射，约0.5h起效，作用高峰时间2～4h，持续6～8h。短效胰岛素是唯一能静脉应用的胰岛素制剂，但血中半衰期仅5～6min，静脉注射胰岛素能使血糖迅速下降，20～30min降至最低点。半慢胰岛素（semilente insulin）吸收和代谢与胰岛素相似，但作用时间长，属短中效，现已少用。短效胰岛素国际通用的标志颜色为黄色。国内常用的短效胰岛素制剂有：

（1）普通（正规）胰岛素（regular insulin）：中国徐州、上海、武汉生产，来源为猪。

（2）单峰纯中性胰岛素（sing-peak neutral insulin）：为高纯度牛或猪胰岛素的中性溶液，具有局部组织反应及其他不良反应少的优点，中国徐州万邦生产。

（3）甘舒霖R（gansulin R）：为人胰岛素，通化东宝生产。

（4）actrapid：丹麦Novonordisk公司生产，来源为牛、猪，有40U/ml和100U/ml两种规格。

（5）诺和灵R（novofin R，actrapid HM）：生物合成人胰岛素，有40U/ml和100U/ml两种，100U/ml为诺和灵R笔芯，供诺和笔使用。国内现应用较多。

（6）velosulin human R：Novonordisk公司生产，来源为猪或高纯化人胰岛素，国内少用。

（7）因苏林（iletin）：美国Lilly公司生产，为生物合成人胰岛素，现国内应用较多。

（8）优泌林R（humulin R）：美国Lilly公司生产，为生物合成人胰岛素，现国内应用较多。

3. 低精蛋白胰岛素　为锌结晶胰岛素与鱼精蛋白中性无菌混悬液，含有等分子量的鱼精蛋白，呈絮状或牛奶样，每100U内含锌离子10～40μg和0.15%～0.25%的磷酸二羧钠，1.4%～1.8%的甘油，0.15%～0.17%的亚甲酚和0.2%～0.25%的酚。低精蛋白胰岛素只能皮下注射，不能静脉注射或滴注，皮下注射吸收缓慢，1h开始起作用，高峰时间6～12h，持续18～24h。生物合成的人中效胰岛素与猪低精蛋白胰岛素的药代动力学有所不同，前者比后者起效快，作用时间短，这可能是因人胰岛素具有亲水性，或两者与锌鱼精蛋白相互作用不同。低精蛋白胰岛素国际通用的颜色标志为绿色。临床上常用的低精蛋白胰岛素制剂有：

（1）中性鱼精蛋白胰岛素（neutral protamine hagedorn，NPH）：为2份胰岛素与1份鱼精蛋白锌胰岛素混合剂。

（2）诺和灵N（novolin N）：丹麦Novonordisk公司产品，生物合成人胰岛素，有瓶装40U/ml和笔芯100U/ml两种规格。

（3）诺和灵L（novofin L）：为丹麦Novonordisk公司产品，单组分人胰岛素锌悬液，内含30%无定形胰岛素和70%结晶胰岛素。

（4）iletin INPH：美国Lilly公司产品，牛或猪单峰胰岛素，规格有40U/ml和100U/ml两种。

（5）iletin IINPH：美国Lilly公司产品，生物合成人胰岛素，也有40U/ml和100U/ml两种规格。

(6) 优泌林 N（humulin N）：美国 Lilly 公司产品，生物合成人胰岛素，有 40U/ml 和 100U/ml 两种规格。

(7) 低精蛋白胰岛素（isophone insulin）：也称中性鱼精蛋白胰岛素，系胰岛素与适量的鱼精蛋白、氯化锌相结合而制成的中性灭菌混悬液，pH7.1～7.4，每 100U 胰岛素中含鱼精蛋白 0.5～0.6mg，氯化锌不超过 0.04mg，规格有 40U/ml 和 80U/ml 两种。

(8) 球蛋白锌胰岛素（globinzinc insulin）：系胰岛素与适量牛血红蛋白中的球蛋白和氯化锌结合而制成的灭菌溶液。用法同低精蛋白胰岛素。

(9) 甘舒霖 N：通化东宝产品，人胰岛素。

(10) 万苏林：徐州万邦产品，来源为猪。

4. 精蛋白锌胰岛素　与低精蛋白胰岛素不同的是内含有过量的鱼精蛋白。生物合成人精蛋白锌胰岛素为絮状和牛奶样混悬液，加氯化锌呈直径 10～40μm 的菱形结晶，另加氯化锌使锌浓度达每 100U 150～250μg，还含有 0.16% 醋酸钠、0.7% 氧化钠和 0.19% 甲基对汞，pH7.2～7.5。精蛋白锌胰岛素由于其起作用时间减慢，持续时间长而难确定其满意剂量，动物精蛋白锌胰岛素比生物合成人精蛋白锌胰岛素作用时间更长。精蛋白锌胰岛素通用的标志颜色为蓝色。国内常用制剂有：

(1) 鱼精蛋白锌胰岛素（protamine zinc msufin，PZI）：系含有鱼精蛋白和氯化锌的牛或猪胰岛素混悬液，上海生化制药厂产品，瓶装有 40U/ml 和 80U/ml。

(2) 特慢胰岛素锌悬液（ultralante insulin zmc suspension）：主要是丹麦、美国生产，来源有牛、猪或生物合成，瓶装有 40U/ml、80U/ml 和 100U/ml。

(3) 精蛋白锌胰岛素类似物：甘精胰岛素（Glargine）和 Detemir 为慢作用精蛋白锌胰岛素类似物，临床用于提供基础胰岛素分泌，控制空腹血糖，多睡前注射，不易引起低血糖。

(4) 其他：诺和灵 UL 和优泌林 UL。

5. 预混胰岛素　为临床患者联合使用中短效胰岛素方便，将胰岛素与 NPH 预先混合好的混合胰岛素制剂，预混胰岛素通用的标志颜色为棕色。常用制剂有：

(1) 诺和灵 30R（novolin 30R）：丹麦 Novonordisk 公司产品，为 30% 可溶性人胰岛素（actrapid HM）与 70% 低精蛋白人胰岛素（novolin N – NPH）混合剂，有瓶装 40U/ml 和笔芯 100U/ml 两种规格。混合胰岛素只能皮下或肌注。

(2) 诺和灵 50R：由 50% Actrapid HM 与 50% 低精蛋白人胰岛素混合而成。

(3) 优泌林 70/30（Humulin 70/30）：为美国 Lilly 公司产品，由 30% 优泌林 R 和 70% 优泌林 N 混合，有瓶装 40U/ml 和 100U/ml 两种规格。

(4) 优泌林 50/50：由 50% 优泌林 R 和 50% 优泌林 N 混合而成。

(5) 万苏林 30R：将中性胰岛素与低精蛋白锌胰岛素按 3∶7 比例混合，有 40U/ml 和 100U/ml 两种规格。

四、胰岛素治疗的目的

(1) 1 型糖尿病患者使用胰岛素治疗，可补充其分泌不足，以对抗体内拮抗胰岛素的激素，从而调整其代谢紊乱以及对多脏器和生长发育的影响。

(2) 2 型糖尿病的基本发病机制是 B 细胞胰岛素分泌减少和细胞水平上胰岛素作用降

低，而持续高血糖毒性作用将损害 B 细胞功能，因而用胰岛素治疗可消除葡萄糖毒性作用，保护剩余的 B 细胞功能。

（3）对妊娠期糖尿病及糖尿病妊娠患者应用胰岛素治疗，可较好地纠正代谢紊乱，有利于胎儿正常生长发育和分娩过程，减少或防止多种产妇及胎儿并发症。

（4）防治糖尿病慢性并发症，美国糖尿病学会糖尿病控制与并发症的临床试验（DC-CT），通过美国和加拿大 29 个医学中心对 1441 例 1 型糖尿病患者的前瞻性研究，结果表明，强化胰岛素治疗，严格控制血糖接近正常水平，对 1 型糖尿病患者能有效地延缓糖尿病视网膜病变、肾病和神经病变的发生与发展。英国前瞻性糖尿病研究（UKPDS）通过 23 个糖尿病中心 5102 例 2 型糖尿病患者前瞻性研究，结果表明，严格控制血糖可使 2 型糖尿病微血管并发症危险性明显降低。

（5）胰岛素治疗糖尿病的目的，不仅仅是在急性代谢紊乱时短期有效地控制代谢紊乱，降低病死率，更重要的目的在于长期较好地控制血糖，阻止或延缓糖尿病慢性并发症的发生和发展，降低并发症的致死、致残率。

五、胰岛素制剂选择及使用原则和治疗方案

选择合适的胰岛素制剂时必须密切结合病情，使之能迅速而持久地消除过高血糖、酮尿等代谢紊乱，避免低血糖反应，促进机体利用糖类，保证营养；使血糖、血浆胰岛素浓度波动接近生理范围，即除维持血糖与胰岛素于基础水平外，尚有餐后的高峰值，也不宜有高血糖而过度刺激 B 细胞而造成高胰岛素血症。一般原则如下：①急需胰岛素治疗者用短效类，如糖尿病中酮症等各种急性并发症、急性感染、大手术前后、分娩前期及分娩期等。1 型或 2 型重症糖尿病患者初治阶段剂量未明时，为了摸索剂量和治疗方案，应采用短效类于餐前半小时注射，每日 3 ~ 4 次，剂量视病情轻重、尿糖血糖情况而定，一般采用皮下或肌肉注射法，以模仿餐后胰岛素释放所致的血浆峰值。②可采用长效制剂于早餐前注射或中效制剂于晚 10 时睡前注射（同时进宵夜）以维持血浆胰岛素基础水平并使次晨血糖（黎明现象）较好控制。③为了减少注射次数可改用 PZI 及 RI 或 NPH 与锌结晶胰岛素（CZI）混合剂，每日早晚餐前两次，此种混合剂中短效与中效者的比值可灵活掌握，视血糖、尿糖控制情况而定。在制备混合剂时为了避免重精蛋白锌进入对瓶内，应先抽取 RI，然后抽取 PZI。④如病情严重伴循环衰竭、皮下吸收不良者或有抗药性需极大剂量时，常使用正规胰岛素或 CZI 静脉滴注。⑤采用高纯度新制剂时剂量应稍减少 20% ~ 30%。⑥1 型糖尿病患者中血糖波动大、不易控制者或 1 型糖尿病患者中伴胰岛素抵抗性者有时可试用与口服药联合治疗。

（一）胰岛素初始剂量的确定

1. 1 型糖尿病

（1）10 岁以下糖尿病儿童，每 kg 体重每日 0.5 ~ 1.0U，全日剂量一般不超过 20U。

（2）11 ~ 18 岁新诊断的糖尿病患者，初始剂量每千克体重每日 1.0 ~ 1.5U，全日剂量一般不超过 40U。

胰岛素的分配比例如下：

1）每日注射量的 40% ~ 50% 作为基础胰岛素。

2）15% ~ 25% 在早餐前，15% 在午餐前，15% ~ 20% 在晚餐前注射。

3）若患者有睡前加餐的必要或习惯，也需 10% 左右的胰岛素，于餐前 20 ~ 30 分钟皮

下注射。

2.2 型糖尿病　2 型糖尿病患者大多肥胖，对胰岛素的敏感性差，甚至存在胰岛素抵抗，因此在需用胰岛素治疗时，应在严格控制饮食、体重的基础上根据血糖水平确定胰岛素的初始剂量。

（1）若空腹血糖 < 11.1mmol/L（200mg/dl），餐后血糖 < 13.9mmol/L（250mg/dl），全日胰岛素剂量可给 20～30U。

（2）若空腹血糖 11.1～16.7mmol/L（300mg/dl），餐后血糖 > 16.7mmol/L（300mg/dl），全日胰岛素剂量 30～40U。

（3）对于 60 岁以上及有明显心脏病及肾病的糖尿病者，如没有酮症酸中毒，胰岛素初始剂量以偏小为好，以免发生低血糖。

（4）口服降糖药联合睡前 NPH 的方案中，NPH 的起始剂量为 6～8U。

（二）胰岛素注射剂量的调整

（1）上午或上午及下午血糖皆高，应首先增加早餐前普通胰岛素量；单纯下午血糖高，应增加午餐前短效胰岛素量；晚餐后及夜间血糖高，应增加晚餐前胰岛素量，一般每次增加 2～4U。

（2）夜间血糖高，白天血糖控制良好，应首先除外晚餐后有低血糖发作，因低血糖后由于进食及体内抗胰岛素物质增加可引起高血糖和高尿糖。如晚餐后确无低血糖反应，则可睡前加 4U 短效胰岛素并睡前少许加餐，或加大晚餐前短效胰岛素的量并于晚 8～9 时加餐，或晚餐前加长效胰岛素 4～6U 与短效胰岛素混合使用。

（3）早餐后血糖高，上午 9～10 时后血糖下降，则将普通胰岛素于早餐前 45～60min 皮下注射。

（三）胰岛素注射次数的调整

（1）早餐前的剂量：把原来每日早餐前、午餐前 RI 的总量分为 4 等份，3 份为 RI 的量，1 份为 PZI 的量，如原来早、午餐前总量为 36U，转换后为 RI27U 加 PZI 9U，混合于早餐前一次注射。早餐前 PZI 量一般为 8～12U。

（2）晚餐前的剂量：原来每日 3 次注射 RI 者，可保持原来晚餐前 RI 的量不变，也可减去 4～8U，加 PZI 4～8U，两者混合，于晚餐前一次注射。原来每日 4 次注射 RI 者，把晚餐前、晚间睡前的 RI 总量减去 4～8U，再加 PZI 4～8U 于晚餐前混合一次注射。

以上调整的剂量未必十分合适，以后可根据血糖进行调整，直至满意控制病情为止。

（四）胰岛素的注射工具及注射部位

1. 注射工具的选择

（1）普通注射器：价格便宜，但剂量换算比较复杂，目前较少使用，一般不推荐患者自行注射使用。

（2）胰岛素专用注射器：剂量标注比较清楚，但操作仍比较复杂，是目前医院中普遍采用的胰岛素注射工具。

（3）笔式胰岛素专用注射器：操作简便，剂量标注清楚，但价格比较昂贵，只能用于相配套的人胰岛素注射使用。

（4）无针胰岛素注射仪：优点同笔式胰岛素专用注射器，且没有针头，可以消除患者的恐惧感，但价格昂贵，目前国内临床使用较少。

（5）胰岛素泵（持续皮下胰岛素输注法，Continuous Subcutaneous Insulin Infusion，CSII）：是目前最理想的胰岛素注射工具，但价格昂贵，操作相对复杂。

2. 注射部位　除糖尿病急性并发症静脉给药外，一般采用皮下注射。注射部位一般选择在腹部、臀部、两上臂外侧、两大腿外侧。为防止出现局部反应，应轮流在上述部位进行注射，最好将身体上可注射的部位划为许多条线，每条线上可注射4~7次，两次注射点的距离最好是2cm，沿注射线上顺序作皮下注射，这样每一点可以在相当长的时间以后才接受第二次注射，有利于胰岛素的吸收。

（五）胰岛素临床应用方案

1. 胰岛素补充治疗

（1）本方案适用于2型糖尿病患者服用口服降糖药血糖控制不满意者，在继续使用口服降糖药物的基础上在晚10点后使用中效或长效胰岛素。在2型糖尿病治疗中，睡前注射中效胰岛素能减少夜间肝糖异生，降低空腹血糖，且能避免出现夜间低血糖发生。FPG控制满意后，白天餐后血糖可以明显改善。为改善晚餐后血糖，考虑早餐前NPH联合口服降糖药。中效胰岛素的最大活性是在睡前（10PM）用药后的8小时，正好抵消在6：00~9：00之间逐渐增加的胰岛素抵抗（黎明现象）。这一方案的优点是依从性好，操作简单、快捷。

（2）初始剂量为0.1~0.2U/kg，监测血糖，3日后调整剂量，每次调整量在2~4IU，空腹血糖控制在4~6mmol/L，但要注意个体化。

（3）每日大于2次胰岛素注射，可考虑停用胰岛素促分泌剂。

2. 胰岛素替代治疗　外源胰岛素用量接近生理剂量时改成替代治疗，停用口服降糖药。胰岛素替代后，如日剂量需求大（胰岛素抵抗状态）再联合口服药治疗：如增敏剂。

（1）每日2次注射：早晚餐前注射两次预混胰岛素或自己混合短效+中长效胰岛素。剂量分配为早餐前占2/3，晚餐前占1/3。本方案操作比较简便，但需注意以下几点：①早餐后2小时血糖满意时，11时左右可能发生低血糖，而午饭后血糖控制可能不理想，可以考虑加用口服药，如α-葡萄糖苷酶抑制剂或二甲双胍；②晚餐前NPH用量过大，可能导致前半夜低血糖；③晚餐前NPH用量不足，可导致FPG控制不满意。

（2）每日3次注射：

早餐前　午餐前　晚餐前

RI　　　　RI　RI+NPH

本方案接近胰岛素生理分泌状态，但要注意晚餐前注射NPH量大时在0~3时易出现低血糖，NPH量小时，血糖控制往往不理想。

（3）每日4次注射：本方案是目前临床上常使用的方案，胰岛素调整比较灵活，能符合大部分替代治疗。

（4）每日5次注射

早餐前　8时左右　午餐前　晚餐前　睡前

RI　　　NPH　　　RI　　　RI　NPH

本方案是皮下注射给药方式中最符合生理分泌模式的给药方式。其中两次NPH30%~50%日剂量，三次短效胰岛素占其余部分。

（5）胰岛素泵治疗。

3. 胰岛素强化治疗

（1）适应证：①1 型糖尿病；②妊娠糖尿病；③在理解力和自觉性高的 2 型糖尿病患者（当用相对简单的胰岛素治疗方案不能达到目的时，可考虑强化治疗）；④妊娠合并糖尿病。

（2）禁忌证：①有严重低血糖危险增加的患者，例如：最近有严重低血糖史者、对低血糖缺乏感知者、艾迪生病、β 受体阻滞剂治疗者、垂体功能低下者；②幼年和高年龄患者；③有糖尿病晚期并发症者（已行肾移植除外）；④有其他缩短预期寿命的疾病或医疗情况；⑤乙醇中毒和有药物成瘾者；⑥精神病或精神迟缓者。

（3）胰岛素强化治疗初始剂量的确定：全胰切除患者日需要 40～50U。1 型患者按 0.5～0.8U/kg 体重，不超过 1.0U/kg 体重，2 型初始剂量控 0.3～0.8U/kg 体重计算，大多数患者可以从每日 18～24U 开始。胰岛素一日量的分配原则为早餐前多，中餐前少，晚餐前适中，睡前的量要小，具体如下：早餐前 RI 25%～30%，午餐前 RI 15%～20%，晚餐前 RI 20%～25%，睡前 NPH 20%。

（4）2 型糖尿病患者在短期胰岛素强化治疗后，可以考虑重新恢复口服药治疗。

换药的指征如下：全日胰岛素总量已减少到 30U 以下；空腹及餐后血糖达满意控制水平；空腹血浆 C 肽 >0.4nmol/L；餐后 C 肽 >0.8～1.0nmol/L；因感染、手术、外伤、妊娠等原因用胰岛素治疗，应激已消除。

4. 持续皮下胰岛素输注法（Continuous subcutaneous Insulin Infusion，CSII）　又称为胰岛素注射泵。CSII 的概念最早是在 1960 年提出的，70 年代后期进入临床，CSII 与血糖监测的结合体现了真正意义上的"胰岛素强化治疗"。从严格意义上说 CSII 是目前最符合生理状态的胰岛素输注方式，它可以使血糖控制到正常并保持稳定，减少严重低血糖的危险，对延迟和减少并发症的发生非常有效。

（1）CSII 的应用方法：胰岛素泵如 BP 机大小，重量约 100g，通过特定的微型管和软头与皮下连接，在必要时可以快速分离，具有防水、防跌功能。用可调程序的微型电子计算机控制胰岛素输注，模拟胰岛素的持续基础分泌（通常为 0.5～2U/h）和进餐时的脉冲式释放，胰岛素剂量和脉冲式注射时间均可通过计算机程序的调整来控制。严格的无菌技术，密切的自我监测血糖和正确与及时的程序调整是保持良好血糖控制的必备条件。

（2）CSII 的适应证：①1 型糖尿病患者；②严重胰岛素抵抗伴口服降糖药失效的 2 型糖尿病患者；③伴有严重并发症的 2 型糖尿病患者；④糖尿病急性并发症患者；⑤妊娠糖尿病患者。

（3）CSII 的胰岛素治疗剂量选择：可以从口服降糖药和皮下注射胰岛素直接向胰岛素泵转换。口服降糖药患者可根据每片降糖药对 4U 胰岛素计算胰岛素总量或根据体重计算。1 型糖尿病患者 0.3～0.5U/kg，2 型糖尿病患者 0.2～0.3U/kg，起始剂量为总剂量的 2/3，平分为基础量和餐前量，餐前量一般为三餐前平均分配剂量，也可以早餐前稍多一点，基础量分 3 个时间段分配：①日间量：8：00～24：00 通常按每小时 0.01U/kg 或基础量的 1/2 平均分配。②24：00～4：00，为防止夜间低血糖，适当减少剂量，通常比日间量稍小。③4：00～8：00，控制黎明现象。

在上述剂量的基础上，严格监测血糖，每日测 7 次血糖，根据血糖情况调整各时间所用药量。提倡患者尤其是孕妇睡前少量进餐，防止低血糖的发生。

（六）胰岛素调整的注意事项

（1）偶然出现血尿糖的增高应首先查找胰岛素以外的原因，是否有感染、进食及情绪变化等，在消除这些原因后，再调整胰岛素的用量和时间。

（2）RI 加 NPH（短效加中效）混合使用：这是目前比较通用的治疗方法，一般控制血糖较好。最常出现的问题是早晨空腹高血糖，它可能是夜间低血糖的反应（Somogyi 现象），应于凌晨 2~3 点测血糖，低血糖时应减少晚上的 NPH。但晚上 NPH 量不足又可于晨 5~9 点发生高血糖，即黎明现象，因晨间皮质醇等反向调节激素增高，产生胰岛素抵抗，解决方法是将患者晚餐时间后移，晚餐前胰岛素注射也后移，或将晚餐前 NPH 的半量移至睡前注射，后者效果更好。

（3）初治的 1 型糖尿病患儿：在治疗 2~4 周后，多数患者能出现缓解期（蜜月期），此时胰岛素每日需要量低于 0.2U/kg，可使用 NPH 于早餐前 1 次注射，若用量超过 0.3U/kg 时，则需分为早餐前及晚餐前 2 次注射，并改用 RI 加 NPH，缓解期间更应加强血糖尿糖的监测，以便在病情逐渐恶化时及时发现并调整治疗。

（4）合并有肾衰竭患者，胰岛素用量要适当减少。

（5）一般情况下儿童胰岛素选择同成人一样，但有时在婴儿睡眠时间较长，限制了其胰岛素的应用。中效胰岛素在儿童吸收较成人要快。

（6）伴有部分胰腺疾病的患者可采用每日 2 次注射胰岛素以控制血糖。疾病严重者可能要加用短效胰岛素，对于饮酒患者需注意鉴别低血糖与醉酒的症状。

（7）使用皮质激素或内源性皮质激素、生长激素、甲状腺激素水平过高的患者，对胰岛素不敏感，但内源性胰岛素分泌旺盛，需要大量的胰岛素，但停止应用激素或相关内分泌疾病治疗后，胰岛素敏感性和胰岛功能就会恢复正常，要注意防止出现低血糖。

（8）与应用激素的患者类似，中年肥胖糖尿病患者存在严重的胰岛素抵抗，这些患者需要大剂量的外源性胰岛素来控制血糖，并且会出现明显的体重增加。应告诉这些患者不要在餐间进食，以保持血糖的稳定和防止体重增加。

（9）每日 2 次胰岛素注射对于妊娠前的糖尿病患者血糖控制良好，而在妊娠期间胰岛素剂量需要增加，日间需要量增加更为明显。2 型糖尿病患者妊娠后可按 1 型糖尿病进行胰岛素治疗。如果妊娠时方诊断为糖尿病，可能不需要胰岛素治疗，但如果是糖尿病合并妊娠，则需要采取每日 2 次胰岛素注射的正规治疗，消瘦的女性应考虑是否为 1 型糖尿病。

（10）合并肝硬化的糖尿病患者白天胰岛素抵抗明显，而夜间却会发生低血糖。由于糖原的合成和储存障碍，患者进食后需要胰岛素，而在夜间却不需要，因此，餐前给予短效胰岛素即可。

（张　睿）

第九节　胰腺和胰岛移植

糖尿病可导致肾脏、心脏、血管、眼、肢体、神经系统及免疫系统等多脏器和多系统功能损害，是糖尿病患者主要致死、致残的因素。虽然胰岛素及各种口服降血糖药物能有效地控制血糖，但超过半数以上的患者药物治疗并不能延缓或阻止糖尿病所致的上述系统并发症的发生，而对于胰岛素或降血糖药不能控制的患者，并发症的发生率则更高，这严重降低了患者的生存和生活质量。实验研究证明，胰腺或胰岛移植能恢复糖尿病的胰岛功能，有效纠正代谢异常，防止糖尿病慢性并发症的发生和发展，提高患者的生存质量，是一种理想的治疗方法。

一、胰腺移植

胰腺移植是指带血管的整块胰腺组织移植，从而获得胰腺的内分泌功能，包括自体移植和同种异体移植，目前临床上多采用同种异体移植。自 1966 年 Kelly 和 Lillehei 首次成功实施临床胰腺移植以来，胰腺移植在全球范围内得到了广泛的开展，尤其是 20 世纪 70 年代末以来，随着各种新型免疫制剂的开发和应用，胰腺移植的疗效不断提高。进入 80 年代中以后的发展，使得胰腺移植成为继肾、心、肝移植之后的第 4 个超过 1000 例的大脏器移植。

（一）胰腺移植的适应证

1. 1 型糖尿病　1 型糖尿病是胰腺移植的最佳适应证，约占移植总数的 94%。从理论上讲，所有 1 型糖尿病患者均适宜于胰腺移植。但是，对于大多数 1 型糖尿病患者来说，胰岛素的疗效是确切的，患者在相当长的时间内可通过应用胰岛素来控制症状与疾病的发展。相比之下，接受胰腺移植的患者需要承担手术风险、巨额的手术费用和终身服用免疫抑制剂可能带来的毒副作用等。另外，胰腺移植与其他的大器官移植有别（前者着重改善患者的生活质量，后者则以挽救患者生命为目的）。因此，胰腺移植的指征一直控制较为严格，许多患者直到疾病的终末期或已出现多种并发症时，才考虑胰腺移植，但此时进行胰腺移植较难逆转糖尿病的并发症。随着胰腺移植技术的不断成熟和疗效的显著改善，多数学者认为，糖尿病患者胰腺移植实施得越早，移植术后并发症的发生率越低，生活质量越佳。因此，近年来愈来愈多的 1 型糖尿病患者接受了胰腺移植治疗。目前认为，当患者具有以下情况时即可考虑胰腺移植：①存在明确而严重的糖尿病并发症（如肾功能不全或衰竭、外周血管病变、视网膜病变、神经系统病变等）；②脆性糖尿病，血糖难以控制或反复出现低血糖伴意识障碍、严重酮症酸中毒等；③耐胰岛素治疗的患者。

2. 2 型糖尿病　既往对 2 型糖尿病患者多不考虑胰腺移植。但是，随着疾病的发展，2 型糖尿病晚期的药物疗效欠佳，而且又往往伴有一些严重的并发症，故近年来 2 型糖尿病接受胰腺移植的患者呈增多趋势。据美国 1996—2000 年统计，约 4% 的胰肾联合移植受体为 2 型糖尿病患者，移植后患者和移植物的存活率在 1 型和 2 型糖尿病受体间无明显差异。2 型糖尿病接受移植的指征与 1 型类似，一般选择有严重并发症或血糖难以控制的患者。

3. 其他　除糖尿病以外，因各种原因（如慢性胰腺炎、胰腺肿瘤、胰腺损伤等）行全胰切除术后的患者亦可考虑行胰腺移植，这种情况约占受体人群的 2%。

4. 是否联合肾脏移植　在糖尿病的主要并发症中，糖尿病肾病最为常见和严重。在胰腺移植中，大多数患者伴有肾功能不全或尿毒症。临床上胰腺移植按是否合并肾移植，可分为 3 种类型：①胰肾联合移植，包括分期胰肾移植和同期胰肾联合移植（SPK）；②肾移植后胰腺移植（PAK）；③单纯胰腺移植（PTA）。迄今为止，全世界已实施的胰腺移植中 90% 以上属于同期胰肾联合移植（SPK），但近年来单纯胰腺移植的数量呈逐年增加的趋势。临床上针对不同情况的患者究竟采用何种胰腺移植类型，一般参考下列指征选择：①SPK，当糖尿病患者出现肾功能衰竭（尿毒症）时是 SPK 的标准适应证。②PAK，已施行了单独肾移植的 1 型糖尿病患者，肾功能已恢复，需要加做胰腺移植来根治糖尿病，防止糖尿病并发症的发生或对移植肾的进一步损害。③PTA，糖尿病患者肾功能正常或肾功能损害尚未到尿毒症期，出现明确的糖尿病并发症（如肾功能损害至尿毒症前期、视网膜病变有失明的危险、严重神经性疼痛等）或糖尿病治疗上出现难以控制的状态（如高度不稳定性糖尿病、胰岛素不敏感等）。另外，全胰切除后也适宜单纯胰腺移植。

（二）移植方式

（1）成人胰腺移植的方式有胰尾节段移植、胰管阻塞式、胰液空肠或膀胱引流式全胰腺移植。部位多选择腹腔内右或左髂窝部，经右或左侧下腹部。L形切口进入腹腔，游离髂总及髂外动静脉，以供血管吻合，供胰脾静脉或门静脉与髂静脉作端侧吻合，脾动脉或腹主动脉袖片与髂动脉作端侧吻合。如施行胰液膀胱内引流式和供胰相连的十二指肠节段与膀胱作侧端吻合。

（2）胰脾移植：在靠近胃窦部分离出胃网膜右血管约3厘米，切断，远端结扎，将胃网膜右静脉与供体脾静脉作端端间断吻合，然后将胃网膜右动脉和供体腹腔动脉作端端吻合，将胰腺用大网膜包裹，并将胰腺固定在胃下方。

（三）移植效果评定标准

（1）胰脾移植，有效指平均FPG低于11.2mmol/L，每日胰岛素用量减少25%以上，低于此标准者为无效。

（2）成人胰腺移植：有效指术后移植胰立即发挥功能，主要表现为停用胰岛素FPG及2HPG恢复到正常，尿糖转阴，术后OGTT及胰岛素释放试验基本恢复正常；反之则为无效。

（四）免疫排斥的治疗与监测

免疫抑制剂的应用对防止胰腺移植后急性排斥反应具有重要意义。接受胰腺移植者术前应接受免疫抑制剂治疗1~2天，术后继续应用1年以上。常用免疫抑制剂有环孢霉素A、硫唑嘌呤、类固醇激素等，可单独或联合应用，目前多主张环孢霉素A与其他免疫抑制剂联合使用。

早期发现移植排斥，及时采取抗排斥治疗，是器官移植的一个重要问题。提示排异的早期标志有：低尿淀粉酶，高血淀粉酶，高酯酶血症，难以解释的高血糖、发热或移植区压痛。在1992年以前证实排异主要靠移植区穿刺，以后随着超声技术的发展，在超声引导下经皮穿刺（PPB）逐渐成为常规。由于PPB仍存在出血、胰腺炎和肠梗阻等并发症，故近年来有人提出通过尿或血浆的无创指标来确定排异，如检测血/尿胰腺特异蛋白（P-PASU，U-PASP）、血尿neoptein（S-NEOP，U-NEOP）、尿淀粉酶（U-AM-LY）和淀粉样酶A（SAA）等。其中SAA的准确率为94%，P-PASP和U-PASP的准确率分别为81%和79%。胰腺移植外分泌引流入泌尿道，测定尿淀粉酶浓度可作为胰腺排斥的早期指标。血糖升高是排斥的晚期指标，表示不可逆的移植失败。单纯胰腺移植和胰肾二期移植，缺乏早期排斥的观察指标，是其成功率较低的一个重要原因。

（五）胰腺移植的效果及毒副作用

近年来由于手术方式的改进和免疫抑制剂的应用，胰腺移植的成功率有了明显的提高，有报道显示1年存活率达91%，3年存活率高达85%，因此，胰腺移植的有效性得到充分肯定。一般单纯胰腺移植和肾移植后胰腺移植，移植物功能丧失大多发生在术后1年内，而胰肾一期移植则多发生在6个月内，渡过这一时期，移植物常可稳定存活3年以上。移植物功能丧失的主要原因是移植技术问题和急性排斥反应，其他原因还有慢性排斥反应、胰腺纤维化、环孢霉素毒性及类固醇激素引起的胰岛素抵抗等。

成功的胰腺移植患者，不使用外源性胰岛素，不限制饮食，血糖和 HbA1c 稳定在正常范围，糖耐量与胰岛素释放试验正常。患者某些慢性并发症停止发展，甚至逆转，但结论有争议。患者可恢复普通饮食，生活方式限制减少，因此，胰腺移植是很有发展前景的糖尿病治疗方法之一。胰腺移植术后常见并发症有：吻合口血栓形成、胰腺炎、胰瘘、腹膜炎和脓肿等，胰腺泌尿道引流者可出现膀胱糜烂、出血以及吻合口瘘等。其中血栓形成的发生率为 10% ~15%，是胰腺移植手术早期失败的原因之一，因此术后需常规使用肝素。

二、胰岛移植

近年来胰岛移植的实验研究取得较大的进展，但临床胰岛移植发展缓慢，效果不理想，多数患者移植仅可减少胰岛素用量，且维持时间较短，极少数病例移植后变成非胰岛素依赖型糖尿病。胰岛移植根据细胞来源分为自体胰岛移植、同种异体胰岛移植、异种胰岛移植和胚胎干细胞移植。胰岛移植过程安全、简便，无严重不良反应，如能克服移植中某些障碍，可提高疗效，使糖尿病有希望得到治愈。

（一）胰岛的来源

从成年大鼠胰腺中分离胰岛，常采用胶原酶消化方法。胰岛的获得率较低，为 5% ~ 10%，从单供者收获的胰岛量不足于逆转四氧嘧啶所致的糖尿病鼠模型。大动物和人胰腺含纤维组织丰富，采用胶原酶消化与密度梯度分离胰岛，其获得率更低。用已分离的成年胰岛进行移植，因其植入胰岛数量过少，且易发生排斥，效果较差。成年动物和人的胰岛来源困难，胰岛组织短期培养后存活率低。以上情况均影响临床胰岛移植。目前普遍采用胚胎胰腺作为胰岛的供体，其主要原因是：①胚胎胰腺内胰岛组织含量丰富，外分泌组织含量少，分化差，不进行胰岛分离纯化也可移植；②胚胎胰岛细胞发育不成熟，分化程度低，易耐受低温，可长期贮存，以保证一次植入足量的胰岛；③胚胎胰岛可在体外培养及移植宿主体内继续生长、增殖、分化，以及合成和分泌胰岛素；④胚胎胰岛发育不成熟，免疫原性低，移植后排斥反应弱，存活时间长；⑤胚胎胰较成年胰更易获得。

进行一次胰岛移植，至少需要 5 ~6 个供体胰才能获得足够的胰岛，因此，供体来源相当困难，特别是人胎胰。目前国内外热衷于异种胰岛移植的研究，一般认为供者和受者之间种属差异越大，则延长异种移植物的存活越困难。也有人认为由于人体免疫系统不适合于识别完全不同种属的抗原，移植物遭排斥的可能性更小，如皮肤异种移植缺少急性排斥，胰岛异种移植也有类似现象。目前认为猪胚胎胰岛最适合于作为糖尿病患者的供体，因为猪胰岛能在含新鲜人血清组织培养中存活、增生，猪胰岛素与人胰岛素的氨基酸排列最接近，且猪胚胎来源极丰富。异种移植中排斥问题的解决，也将解决供者来源不足的困难。胚胎干细胞有多向分化并不断增殖的能力，有人在小鼠胚胎干细胞中诱导分化出对糖刺激有胰岛素分泌的 B 样细胞，移植后可逆转鼠的糖尿病状态。但人类胚胎干细胞的临床应用还有待于进一步研究。

（二）胰岛的分离与纯化

1. 胰岛的分离　从胚胎中取出胰腺，去除胰腺包膜、脂肪、血管和周围组织，然后采用机械分离法和胶原酶消化法分离制备胰岛。

（1）机械分离法：即用锋利的剪刀将胰腺剪成约 1mm^3 大小碎块，置 RPMI－1640 培养液中培养。此方法简单、方便，但机械性剪切可损伤胰岛结构，且未能将内、外分泌腺分离和进一步纯化胰岛。

（2）胶原酶消化法：胰管内注入胶原酶后，或直接将胰腺剪碎成 <1mm 的碎块，漂洗后，加入一定浓度的胶原酶 Hanks 液，置于 38℃ 水浴中振荡，然后用含 1% 白蛋白的 Hanks 液终止消化并清洗消化物，再用 Ficoll 密度梯度液离心，从而获得游离胰岛。此方法可比较彻底分离内外分泌腺，并可经纯化而获得纯度较高、质量较好的游离胰岛，但胰岛获得率较低，且消化酶可使胰岛活性下降。当前国际上多数胰岛移植中心采用 Ricordi 胰岛自动分离法进行胰岛分离，再进一步采用不连续密度梯度法进行纯化，其分离后胰岛的产量是手工分离法的 3 倍。

2. 胰岛纯化　经胶原酶消化分离制备的胰岛，可根据内外分泌腺密度不同，在不同密度的基质中分布。采用不连续密度梯度离心法，纯化胰岛，纯度可达 30% ~ 90%。也可在立体显微镜下用特制吸管手工挑选出胰岛，但产量很低。因植物血凝素能与外分泌组织结合，因此，可用结合植物血凝素的磁化小球结合外分泌组织，从而纯化胰岛。当前胰岛纯化过程可造成部分胰岛细胞的损失，使胰岛获得率下降，影响移植效果。有证据表明，胚胎胰外分泌部分经培养和植入宿主体内后可发生萎缩而达到自我纯化的作用。因此，有人认为无需进行纯化，但有人认为未纯化的胰岛免疫原性较强，加重排斥反应，而且如植入血运丰富部位有引起休克甚至死亡的危险。

（三）胰岛培养

将机械分离的胰岛小碎片，置于 PRMI－1640 培养液中，培养液内加有 10mmol/L 的 Hepes、20% 小牛血清与庆大霉素 50mg/L，pH 约 7.2，在含 95% 氧气和 5% 二氧化碳的培养器内，37℃ 恒温孵育。隔日更换培养液，培养过程中定期测定培养液中胰岛素和淀粉酶含量，进行胰岛素释放试验，倒置显微镜观测胰岛生长情况。实验研究发现，经上述方法培养，1 ~ 2 天后腺泡细胞变性坏死，第 3 天几乎完全消失，第 5 天淀粉酶测不出。而胰管上皮增生发芽产生胰岛，胰岛细胞增殖，胰岛细胞团增大，胰岛细胞亦有散在或呈条索状排列，4 ~ 10 天培养液中胰岛素含量逐渐减少，并保持一定的水平。由于人胚胎胰岛 B 细胞发育不成熟，早期对葡萄糖刺激的胰岛素释放反应不明显，第 10 天胰岛素释放试验显示胰岛细胞功能良好。表明胰岛细胞的培养能促进胰岛内分泌细胞的增殖和分化，促使外分泌细胞的退化、消失，达到胰岛纯化分离与分化增殖的目的。胰岛机械分离和培养是国内广泛应用于临床胰岛移植的移植物制备的方法。由于目前的培养基尚不能完全模拟活体胰岛生存条件，培养过程中，特别是较长时间的培养易造成胰岛细胞衰老死亡。胰岛细胞存活率在培养第 20 天减至 70%，第 40 天减至 45%，第 100 天几乎无存活的胰岛细胞。因此，胰岛细胞经 10 ~ 24 天培养，是进行胰岛移植的最佳时间。另外，胰岛细胞培养可明显减低胰岛的抗原性，延长移植后存活时间。

（四）移植部位及方法

移植部位的选择，最好是操作简单、安全可靠、便于接受、移植物易成活、能充分发挥胰岛功能、且易长期存活的免疫豁免部位。目前常用的移植部位是：①腹腔内移植，临床上多采用大网膜夹层或小网膜腔内胰岛植入，尤以小网膜移植较理想。②肌内移植，包括经切口移植、经注射移植、经皮肝内注射移植。③脑内移植法，耳前发际内颧弓上直切口扩长6cm，吹出直径5.5cm骨窗，瓣状切除基底向中线的硬脑膜，于颞中回前、中1/3交界处避开血管，切开皮质，钝性分离深达脑室颞角壁呈窦腔状，植入7～10个胎儿的胰腺组织。

（五）胰岛组织的保存及组织计量

完成一次移植需收集几个甚至十几个供者胚胎胰，极为困难，因而提出胰岛组织的保存问题。由于采用 RPMI－1640 培养基进行胰岛细胞培养，80%以上的胰岛细胞胰岛素分泌功能至少可维持 10 天，因此，短期内细胞培养是目前最常用的胰岛组织保存方法，但培养保存技术比较高，不易掌握。实验研究发现，应用含 1% PNS 的 RPMI－1640 培养基，2℃～4℃保存整体胚胎胰腺可达 144 小时，胰岛细胞低温（4℃）培养可延长培养保存时间。目前正在研究－196℃冷冻长期保存胰岛，建立胰岛库的方法，发现冷冻复温后再培养，有80%的胰岛细胞恢复活性，但对葡萄糖刺激反应明显下降。

供体胰岛的数量和质量与胰岛移植临床效果密切相关。正常人胰腺内约有 200 万个胰岛，一般损伤90%后方可发生糖尿病，故纠正糖尿病至少需要 5 万～10 万个功能良好的胰岛。胰岛定量方法较多，表面活性染色排除试验是最常用的方法，用含 0.04% 曲利本蓝的等渗缓冲液，在室温下浸染胰岛细胞 15 分钟，再用克－林二氏碳酸氢盐缓冲液（KRB 液）清洗数次，显微镜下观察计数未着色的细胞，即为活性细胞。通过计算可得知胰岛总量，另外可用卡巴棕胰岛染色法，也可通过测定锌含量或胰岛蛋白作为反映胰岛总量的指标。

（六）胰岛移植的免疫排斥

胰岛细胞对免疫排斥非常敏感，免疫排斥是导致临床胰岛移植失败的重要因素之一。为减少免疫排斥反应，人们研究了可能克服胰岛移植排斥的方法，如减少组织不相容性，减少供体组织的致免疫性，采用免疫豁免部位及免疫抑制剂等。目前广泛采用移植前处理胰岛组织，以降低其免疫原性。胰岛细胞培养，使胰岛外分泌部分萎缩，可减少移植物的免疫原性。另外，胰岛组织在高浓度氧、低温环境中培养，紫外线照射，加入特异性抗树突细胞抗体等，可减少胰岛组织中的过路血细胞，改变胰岛组织的免疫原性，对减轻免疫排斥反应、延长供体组织存活期均有一定效果。

免疫隔离技术是预防排斥反应的另一种方法，将胰岛细胞包裹在生物相容性半透膜容器内，允许胰岛素和营养物质自由通过，而阻止受者淋巴细胞及抗体对胰岛细胞的攻击，从而使供体胰岛长期存活。目前免疫隔离技术主要有弥散腔室、动静脉分流装置和微囊球。免疫隔离技术可能是防止移植被排斥的最佳方法，这种方法使异种移植成为可能，而无需使用免疫隔离抑制剂。但前者存在着管膜破裂和血管吻合口感染的问题，最近研究的热点是将微囊技术应用于胰岛移植。其原理是把有生物活性的组织或细胞包埋在一个与受体相容的微囊内，囊膜的孔径大小能阻止抗体、淋巴细胞等大分子免疫抗体进入囊内攻击植入的细胞，而营养物质及细胞分泌的活性物质如激素等则可自由透过。有人用海藻酸钠－聚赖氨酸－海藻酸钠作隔离膜制成微囊治疗糖尿病模型，结果延长了移植物的存活时间，但移植后囊周纤维化导致胰岛功能丧失，甚至导致胰岛细胞死亡。随后，许多学者对微囊材料进行改进，如琼脂糖胶等的应用，移植后效果不断提高，但此技术的临床应用仍有待于进一步深入研究解决。另外有人采用免疫抑制剂，如环孢霉素 A、类固醇激素、单克隆抗体等单独或联合治疗，取得一定的效果，但不够理想，且有较大的毒副作用。目前研制的多种新型免疫移植剂如脱氧精胍菌素（15 - deoxyspergualin，15 - DSG）、来氟米特（Lefhmomide，FM）、雷帕霉素（Rapamycin）等具有安全、有效、不影响移植胰岛细胞的优点，因此，新型免疫移植剂的出现将有助于提高移植的成功率。

（张　睿）

第十节　糖尿病的基因治疗

糖尿病（DM）有着明显而复杂的遗传基础，多个基因参与其中，破译致病基因及相关基因的遗传密码并针对性予以治疗可能成为该疾病的最终治疗措施。近年随着转基因技术的迅速发展和众多易感基因的逐步明确，DM 基因治疗领域的研究工作已进入一个新阶段。

一、肝脏代胰岛合成胰岛素

人体是否可在胰岛失去正常分泌功能的基础上，重新修复胰岛细胞，在其他脏器重新建立代偿性胰岛素分泌场地呢？有人发现是可行的。

1. 修复　失活的胰岛细胞可在某种药物刺激下，重新修复并恢复其分泌胰岛素的功能。其分泌量足以达到降低高血糖治疗糖尿病的实际应用价值。此项研究包括了观察小白鼠 STZ 的残留胰岛细胞恢复过程。

2. 分泌　对胰腺失去分泌功能达 85% 的患者，在克糖药物诱导下，可产生出 9.51U 的胰岛素（用药 20 天后）。

（1）胰岛素是由 84 个氨基酸组成的多肽，在蛋白激酶 C 的作用脱下的 33 个氨基 C 肽与其成正比。在停止注射胰岛素的情况下，有些药物能使糖尿病患者胰岛素水平迅速上升，而与其成正比的 C 肽应该也上升，但反而迅速下降到 0.02 以下（并且血糖水平迅速恢复正常）。胰岛素的来源问题成了一个很好的说明问题的证据（因为只有外源的胰岛素才可与 C 肽不成比例）。

（2）摘除了胰腺的家犬用药诱导 4 天后，在其全血中仍查到胰岛素。

（3）根据 Scott 及 Fisber（P28）的胰腺摘除后糖尿病患者的胰岛需要反而减少的生物现象，机体内也一定存在着潜伏的分泌胰岛素的代偿系统。

（4）根据胰腺与肝脏的生化特点，共同存在着唯一的同工酶，又因为此酶主导着氧化与酵解途径，因而研究该酶将可能最终解开胰岛素代偿之谜。

总结以上 4 点的实际情况，并根据 STZ 后的小白鼠肝脏损害情况及降糖药物对 STZ 后的小白鼠肝脏酶系统的修复效果已超过或等于胰岛素对肝脏的作用，可以认识代偿场地应在肝脏，肝脏很可能是通过葡萄糖激酶的链式反应修复了一般认为的葡萄糖利用渠道，达到修复机体、降低血糖、治疗高血糖的目的。

二、1 型糖尿病的基因治疗

糖尿病的共同特点是维持正常血糖所需的精确的时限性的胰岛素释放缺陷。1、2 型胰岛素释放缺陷的发病基础完全不同，1 型涉及自身免疫介导的 B 细胞破坏；2 型表现为胰岛素抵抗和 B 细胞功能障碍的多基因疾病。糖尿病基因治疗包括 3 个主要方面：目的（外源）

基因的获得，靶细胞的选择及有效目的基因转移手段。依靶细胞的不同可分为生殖细胞基因治疗和体细胞基因治疗。生殖细胞基因治疗目前主要治疗用于转基因动物模型的研究，迄今多数采用的属体细胞基因治疗。随着基因治疗在各个领域的应用，糖尿病的基因治疗研究也已兴起，并已取得了一些可喜的成就。

（一）基因工程细胞与 1 型糖尿病治疗

目前 1 型糖尿病的基因治疗领域取得众多进展，如转入凋亡基因异种胰岛细胞以阻断免疫反应，通过各种策略将内分泌细胞系、肝细胞及成纤维细胞等经基因工程构建成能分泌成熟胰岛素的细胞，其分泌作用需受正常调控。

（1）目前试图替代人 B 细胞，首先利用异种胰岛或 B 细胞系；其次是对非胰岛素的细胞必须具有下列特性：①表达 GK 和 Glut2。②低表达高亲和力的已糖激酶（HK）。③表达激素原转换酶 PC_2、PC_3，能有效加工胰岛素原成胰岛素。④将胰岛素释放到细胞外的分泌系统。然而仅 B 细胞具有所有这些特性，因而已探索对某些细胞进行改造。B 细胞一般不适合作为 1 型 DM 基因治疗的靶细胞，因为 B 细胞为自身免疫攻击的对象，1 型体内细胞数已明显减少。目前一般选用成纤维细胞、肝细胞、肌原细胞、皮肤角质细胞、内皮细胞和造血干细胞等作为靶细胞，因为这些细胞易于取出培养、转染和移植。此外，选择有利于胰岛素基因表达和具有加工胰岛素原为成熟胰岛素能力的组织特异性表达细胞。

（2）细胞的基因工程构建

1）异种胰岛细胞：胎猪胰岛移植用于 1 型糖尿病具有较好的疗效且取材便利，然而因排斥显著疗效难以持久。Fas-L 受体表达在免疫细胞表面，Fas-L 与 Fas 受体相互作用可诱导免疫细胞凋亡，故该作用在维持免疫系统稳态及免疫耐受中发挥重要作用。Lau 研究显示，同时移植经基因工程处理能表达 Fas 配体（Fas-L）的肌纤维细胞，可明显延长移植胰岛细胞存活期。但半数以上的小鼠仍在 80 天内移植物失效，部分由于肌纤维细胞停止表达 Fas-L，如何使 Fas-L 长期表达尚需进一步研究。

2）细胞株构建：B 细胞类细胞系显然是一类较符合生理的胰岛替代物，经构建的细胞株可大量获得。在转基因小鼠胰岛细胞中定向表达 SV410 大 T（SV40 largeT）抗原可导致胰岛素瘤，已作为细胞株的来源。这引起细胞对葡萄糖刺激的胰岛素反应存在缺陷，表现为反应减弱或过强，可能与葡萄糖感应器、葡萄糖磷酸化酶（GK）和葡萄糖转运体（Glut2）的表达异常有关。同时，未免疫隔离的细胞将被免疫系统杀灭，因此这种永生型细胞移植于人体需要微包囊化。

3）神经内分泌细胞：早在 1983 年有人曾对神经内分泌细胞株（一种分泌 ACTH 的细胞株，AtT20）做生物改造，用病毒启动子调控人胰岛素 cDNA 转录获得初步结果。在胰腺特异性启动子调控下 GK 基因可在 AtT20 表达，用表达载体转染后则表现出葡萄糖刺激的胰岛素释放。正常的葡萄糖感应不仅需要表达 Glut2，而且需要类似于正常 B 细胞的 GK/HK 活性比值。最近有学者将胰岛素原表达载体直接导入 NOD 小鼠的垂体间叶 POMC 分泌细胞，能大量分泌成熟胰岛素，而这些细胞不受针对胰岛细胞的自身免疫破坏。将一定量的构建细胞移植于 NOD 糖尿病小鼠，高血糖及糖尿病症状完全恢复，与胰岛细胞自体移植相比，显示分泌活性更高，再血管化更明显。

4）肝细胞：经基因工程构建的外源型细胞株用于 1 型糖尿病存在各种障碍，已促使许多研究着眼于内源性细胞。除胰岛细胞外肝细胞是含有葡萄糖感应器（Glut2 及 GK）唯一的体细胞，许多肝脏特异性基因受生理性葡萄糖调控，故作为 1 型糖尿病基因治疗的靶细胞尤为引人关注。然而，肝细胞不具备有葡萄糖控制胞吐作用的分泌颗粒，也无贮存分泌性蛋白的隔离区。当血糖升高时，不会出现早期胰岛素分泌。肝细胞也不具有切除 C 肽所需的激素原转化酶（PC_2 和 PC_3），故不能加工胰岛素原分子。因而，针对肝细胞作为分泌胰岛素细胞存在上述缺陷，有关研究不断深入。Valera 在磷酸烯醇式丙酮酸羧基酶（PEPCK）基因调控区控制下，得到表达人胰岛素原基因的转基因小鼠，从肝细胞分泌的胰岛素原具有生物活性，该动物呈现血糖正常且健康良好，经链脲佐菌素（STZ）处理转基因小鼠后，胰岛素 mRNA 水平较 STZ 处理的非转基因的对照鼠增加，且血中 C 肽增加，血糖水平下降达 40%。

此外，肝肿瘤细胞亦可作为胰岛素表达载体转染的候选细胞。Gros 等将融合胰岛素基因构建于哺乳细胞的表达载体，其中含有人胰岛素原基因（含有费林蛋白内切酶切点）及 PEPCK 基因的启动子片段，再转染到大鼠肝肿瘤细胞，后经 Northern 印迹、免疫组化及 HPLC 分析显示 90% 胰岛素原被加工成胰岛素。胰岛素分泌反应快速，经二丙基 cAMP + 地塞米松诱导 15 分钟，胰岛素分泌量明显增加，1 小时内增加 10 倍，表现为内源性 PEPCK 基因表达受抑及葡萄糖摄取增加。若同时将人 Glut2 基因转染肝肿瘤细胞，胰岛素分泌可受葡萄糖浓度调控。

将人胰岛素 cDNA 和葡萄糖转运子插入人肝细胞 HEPG2 后，此细胞能合成、贮存、分泌胰岛素，调节血糖。其他肝细胞瘤细胞组 huhT 也有类似作用。

5）成纤维细胞及其他细胞：Taniguchi 用人胰岛素原 cDNA 转染成纤维细胞（LtK 细胞），人胰岛素原分泌量达 91ng/（24 小时·10^6 细胞）。这些细胞经半透膜（5% 琼脂糖胶）微囊化，体外研究显示 2×10^6 微囊化的转染细胞能稳定产生胰岛素原 80 余天（204.4 ± 5.2ng/ml·d），若种植于 STZ 糖尿病小鼠腹腔内，血糖恢复正常达 30 天。另外，将表达胰岛素原的质粒转染成肌细胞，约 50% 胰岛素原转化为胰岛素，其分泌功能持续达 1 个月。Kuzume 用胰岛素原基因构建的腺病毒载体转染到 293 细胞，再植入胰腺全切的狗体内，与定期注射胰岛素组相比，血糖维持正常且生存期明显延长，即使口服 15g 葡萄糖后血糖仍维持正常。王执礼将修饰好的胰岛素基因直接注入实验鼠肌肉细胞内，并初步克服了稳定性差、效率低的缺陷。这一研究使糖尿病的基因治疗更简便、有效、易行。

6）K 细胞：一个由美国和加拿大科学家组成的研究小组在实验鼠体内，利用基因工程原理使被称作 K 细胞的内脏细胞产生了人体胰岛素。这一成功意味着从理论上讲，将能够利用基因疗法来解决存在于人类糖尿病背后的根本性的治疗。缺陷 K 细胞位于胃部和小肠，研究人员尝试了是否能够利用基因来赋予 K 细胞以生成胰岛素的功能。加拿大人阿伯塔大学的蒂莫斯 J·基弗尔博士主持了这一实验，研究人员从老鼠体内取出 K 细胞，并注入到人类胰岛素基因中，然后再将此基因注入老鼠的胚胎中，结果发现，培育成功的转基因鼠的胃细胞和小肠细胞都会产生胰岛素。此外，甚至在其能够产生胰岛素的 B 细胞被破坏之后，新的 K 细胞仍然能够防止实验鼠患上糖尿病。基弗尔博士说，K 细胞是替代糖尿病患者 B 细胞的极佳选择。因为 K 细胞早已具有存储和释放胰岛素的所需的机制，在进餐后，K 细胞能够立即自然地分泌一种称为 GIP 的激素，因此，如果能够通过基因工程，使这些 K 细胞产生胰岛素，它们就能事先制造并存放在细胞内，以备作为进食后的反应迅速地释放出来。对于实验鼠的这一研究结果只是说明，用基因疗法来治疗糖尿病是可行的，还有一系列问题仍未解决，包括如何使胰岛素基因进入人类 K 细胞等。新的基因疗法能治疗或治愈糖尿病，研究人员称这种 K 细胞基因疗法有望能制成基因治疗口服药来改变胆囊中的 K 细胞产生胰岛素，这种新的基因疗法将能治疗甚至治愈糖尿病。

7）细胞因子：TGF1 能降调许多免疫反应，故有学者将表达 TGF1 载体转染 NOD 小鼠，TGF1 水平较对照组增加，迟发型超敏反应受抑制能保护具有自身免疫反应倾向的 NOD 小鼠免于发生胰岛炎或糖尿病，相反转入干扰素的 NOD 小鼠早发糖尿病。此外，血管内皮细胞生长因子（VEGF）与新生血管形成有关，观察显示在糖尿病 NOD 小鼠的缺血部位 VEGF 水平下降，以致干扰侧支循环形成，肌肉注射编码 VEGF 的腺病毒载体，可使 NOD 糖尿病小鼠的 VEGF 水平及新生血管形成作用恢复正常。

8）表达载体：腺病毒载体较适合体内基因转导，其特点是产生的梯度高，能有效地把基因转导入静止期细胞，遗传信息保持其独立可避免因插入性突变改变细胞基因型的危险。但可激发细胞免疫，甚至可针对导入基因，同时转入基因表达时间有限，故不适宜 1 型糖尿病治疗。缺陷型重组逆转录病毒载体导入细胞后具有自我更新的特性，可长期表达，但产生滴度较低，且细胞需处在增殖期，否则前病毒 DNA 不易整合到染色体 DNA。目前正研制新一代组合载体，可克服上述不足，该载体是来自不同病毒成分及特性组合体。Woo 用逆转录病毒将胰岛素原基因导入大鼠肝脏，在病毒末端长重复序列的调控下，至少 5% ~ 15% 肝细胞被转染，持续达 6 个月。若用 STZ 处理大鼠，6 天后均死于酸中毒，而在转导 2 周后再用 STZ 处理转基因大鼠，部分大鼠存活长达 3 周，但血糖水平类似于对照鼠。提示来自于肝细胞表达的胰岛素原的活性可以防止肝糖原大量减少、脂肪蓄积及酮体产生，但其转染效率尚不能使血糖正常。

9）胰岛素原加工的改进：正常时胰岛素在 B 细胞分泌颗粒内加工为成熟胰岛素需要激素原转换酶 PC_2、PC_3，但肝细胞不能有效地加工胰岛素原，故产生的胰岛素原的生物活性较胰岛素低。另有一种富含于肝细胞的成对碱性氨基酸蛋白酶（亦称泛转换酶或费林蛋白酶，furin），仅能识别鼠类胰岛素原的 Argx - Lys - Arg 序列，不能有效加工导入的人胰岛素原。为此，将 furin 序列引入人胰岛素原 cDNA 的 G - C、C - A 结合点，再导入肝细胞即可分泌成熟胰岛素。因而，有学者将含有 furin 识别序列的人胰岛素原载体转基因到小鼠肝脏，经高效液相色谱（HPLC）分析显示胰岛素原能有效地加工成胰岛素分子。

10）转化效率：首先，Page 通过改进培养条件或加入肝细胞生长因子（HGF）能使 80% 小鼠肝细胞及 40% 人肝细胞被转导。其次，亦可改进载体本身，一种组合病毒颗粒含有慢病毒（lentivims，HIV_1）可将前病毒基因组整合到非分裂期细胞内，高滴度制备逆转录病毒载体，利用 VSV 包被蛋白作为病毒壳蛋白替代 Env 基因产物，可转导静止期肝细胞，极有可能成为 1 型糖尿病基因治疗的载体。

（二）动物实验方面基因治疗

据 Nature 杂志报道，对两种 1 型糖尿病啮齿类动物模型用单链胰岛素类似物进行基因治疗可控制高血糖。韩国汉城 Yonsei 大学医学院 Hyun Chul Lee 博士及其同事利用基因工程的方法培育出一种特别的重组腺相关病毒，并用这种病毒作为运载工具，在肝细胞特异性 L - 丙酮酸激酶（LPK）这种葡萄糖调节促进因子的控制下转运单链胰岛素类似物（SIA）的基因转移至患有糖尿病的老鼠肝脏中。其受体是链佐星诱导的糖尿病大鼠（SD 大鼠）或自身免疫性糖尿病小鼠（NOD 小鼠）。在这种基因疗法中，一种基因被送到肝细胞监测葡萄糖水平，另一种基因引起肝细胞生成这种类似胰岛素的物质。该基因能够监测葡萄糖水平，并介入、刺激形成修改过的胰岛素，后者在执行分解葡萄糖的作用。静脉注入基因载体（rAAV－LPK－SIA）后的 SD 大鼠血糖水平逐渐降低，1 周后血糖水平恢复正常并持续 8 个月以上。其糖尿病症状得到缓解，而且注射后没有明显的毒副作用。同样，注入 rAAV－LPK－SIA 的 NOD 小鼠 7 天后血糖水平恢复正常并持续 5 个月以上。研究者在两组动物体内均未检测到 SIA 抗体，并且 SIADNA 均整合入受体染色体 DNA 内。结果显示，尽管用载体治疗后的小鼠比野生型小鼠的胰岛素水平达到高峰的时间延迟，但是 SD 鼠 SIA 表达水平与血糖浓度密切相关。用 rAAV 表达的胰岛素类似物治疗化学物诱导的糖尿病大鼠及自身免疫性糖尿病 NOD 小鼠可永久治愈 1 型糖尿病，并且未发现对肝细胞有毒副作用。胰岛素抗体与单链胰岛素类似物有交叉反应，但亲和力很低。因此，用 SIA 进行基因治疗可用于有胰岛素抗体的糖尿病。这种新疗法看来克服了以往在尝试引入合成胰岛素基因时遇到的一些关键难题：引入的基因不能长期行使其正常功能；该基因不能调节血糖水平；该基因的合成产物不能有效地转化成胰岛素。该研究的创新之处就在于并非合成出胰岛素，而是合成了某种单链结构的胰岛素类似物（即该激素的替代物），而且这种类似物可能还具有其他一些好处，例如不需要使用免疫抑制药物来避免机体的排斥反应。这种新疗法也将不再需要等待能够合成胰岛素的胰腺细胞的捐献。另外，有关专家也指出，通过形成某种对葡萄糖敏感的机制，该疗法还可以尽量减小患低血糖症血液中葡萄糖含量过低的危险。将其应用于人体的临床治疗还需要进行某些改进。在人体临床治疗中将会涉及到安全问题，因为这是通过一种病毒而把 DNA 引入到这类患者的体内，如果它停留在肝脏内那就必须特别小心。

（三）胰岛素基因表达调控

目前，将胰岛素基因导入体内，获得成熟胰岛素的表达与分泌已不困难，而如何实现胰岛素基因的表达调控成为亟待解决的关键难题。从早先的利用金属硫蛋白启动子、磷酸烯醇式丙酮酸羧激酶启动子以及糖皮质激素启动子对胰岛素基因表达进行调控，到后来利用葡萄糖－6－磷酸酶启动子或胰岛素样生长因子结合蛋白－1 启动子实现葡萄糖刺激与自限性的胰岛素分泌，研究者在该方面已进行了诸多尝试。但随着研究的逐步深入，人们发现通过启动子嵌合，机械地对胰岛素基因表达进行调控，很难使胰岛素分泌呈生理模式，故目前更倾向于对自身具有葡萄糖反应元件（GIREs）或具备葡萄糖反应性分泌特性的细胞进行改造。就此而言，有学者认为肝细胞是最理想的靶细胞，因其直接参与糖、脂代谢，拥有众多代谢相关蛋白及其基因中的 GIREs。也有学者以胰岛素瘤细胞为靶细胞，导入胰升糖素样肽－1 等调节基因，以增强其葡萄糖反应性。利用肠道 K 细胞自身所具备的葡萄糖反应性分泌特性，导入葡萄糖依赖性胰岛素释放多肽启动子嵌合的胰岛素基因，可获得近似生理条件的胰岛素分泌。此外，另有研究者通过药物摄入或原核调控元件对胰岛素分泌进行调控。Auricchio 等将胰岛素基因置于二聚物可诱导转录系统控 N－V，以二聚物药物诱导胰岛素分泌呈剂量依赖性；而 Wilson 等则应用四环素抗性系统（Tet 系统），在骨骼肌内成功获得了条件可控的异位胰岛素分泌。最近，还有研究者尝试对胰岛素分泌进行配体调节、温度调节等，均取得了不错的效果。然而，上述各系统在调节精确度、灵敏度等方面仍与正常的胰岛 B 细胞相差甚远，要获得完全符合生理条件的胰岛素替代，有待于对 B 细胞 GSIS 机制的进一步阐明。

（四）1型糖尿病基因免疫治疗

1型DM首先表现的是自身免疫性疾病，因此，除从代谢或激素调节水平干预外，另一个可能的方法就是免疫介导的基因预防和基因治疗。如将激活特异性破坏T细胞的自身抗原基因导入并表达，从而引导和封闭这些T细胞形成免疫耐受，进而阻止疾病的发展。French等发现主要组织相容性H类抗原（MHCⅡ）为启动子的鼠2型胰岛素原在非肥胖糖尿病（NOD）小鼠中表达，胰腺中无多核细胞浸润，无胰腺炎发生，从而预防了这些转基因鼠的糖尿病发生。并且这种特异基因的保护作用是特异性针对胰岛病理，而不是通过系统免疫抑制。免疫抑制性神经肽、降钙素基因相关肽（CGRP）可抑制CD4$^+$T细胞产生细胞因子，细胞因子已被证实参与1型DM的发生，有人利用基因工程技术获得了B细胞中能产生CGRP的NOD鼠。在雄性CGRPNOD鼠可防止1型DM发生，同时可减少雌性CGRFNOD鼠63%的死亡率。该结果是由于CGRP局部免疫抑制的作用而产生。

另外，有一些免疫抑制效应的细胞因子，如IL-10，通过对MHCⅡ的下调作用而抑制单核细胞的抗原递呈能力和减少抗原特异性T细胞增殖；而TGF-β对T细胞生长有直接抑制作用，尤其对活化的T细胞。胰岛细胞移植中，胰岛细胞往往受宿主的免疫抑制排斥反应。为克服排斥反应，有学者将具有免疫抑制作用的细胞因子IL-10、TGF-β、IL-Ira（受体拮抗蛋白，竞争抑制IL-1作用）基因进行基因重组，分别导入待移植的胰岛细胞，从而减少或预防宿主对外源植入的胰岛细胞的排斥反应。实验显示，这仅仅引起局部免疫抑制效应，可减少全身抑制剂的应用。该策略可能成为移植免疫抑制治疗的新的基因治疗途径。

综上所述，要取代1型糖尿病的注射胰岛素治疗，移植能分泌具有生物活性胰岛素的细胞将是未来的主要方向。然而，对细胞作基因工程以建立一种新型"B细胞"较为复杂，要作为临床治疗手段，尚需进行许多改进、得到更多的临床验证，此外，用细胞因子预防1型糖尿病或血管并发症的临床价值尚待探索。在此崭新领域内治疗糖尿病可靠方法能否脱颖而出，取决其疗效、安全、方便及费用。

（五）基因改造细胞

以色列Shimon Efrat教授的研究小组将细胞胶囊和细胞工程方法结合起来，对装入"胶囊"的胰岛素制造细胞进行基因改造，能使它抵抗免疫系统蛋白质的损伤，这使得研究者对1型糖尿病的治疗又前进了一步。

糖尿病患者移植B细胞的一个问题是免疫系统的排斥反应，但是研究者利用细胞胶囊技术，即在细胞群外面覆盖一层多孔聚合体，把细胞对免疫系统隐蔽起来。细胞胶囊的小孔不允许细胞或抗体之类的大分子通过，但是允许营养物质和胰岛素之类的小分子通过。可是研究又发现细胞因子，这种免疫细胞分泌的蛋白质体积很小，足以穿过保护性的胶囊，杀死其中的细胞。现在，Efrat等通过在细胞中插入一组基因，能防止细胞因子损伤导致的最终结局：程序性细胞死亡（细胞凋亡）。他们已经应用腺病毒的一组基因制造出多种蛋白质对抗细胞凋亡，从病毒的基因组中取出基因，插入哺乳类动物的细胞中来保护这些细胞。Efrat称他的实验是在小鼠身上做的，但他相信最终能在人类胰腺细胞上获得成功。

（六）口服基因药丸

美国一家私营生物技术公司-Genteric公司的科研人员及科学家在研究的过程中，曾将人胰岛素编码基因直接导入小鼠的胰腺内，结果发现，在富含各种消化酶的胰腺里，该基因无法正常表达。于是，科学家们便开始着手研究通过消化道来直接进行转基因治疗。他们发明的口服基因药丸的显著优点在于，能够通过患者的消化道将人胰岛素基因直接导入体内，而无需使用病毒载体。患者吞服该药丸后，药丸中的纠正基因会被人体肠道的黏膜上皮细胞吸收，然后在其中合成胰岛素，并分泌入血，发挥治疗作用。由于人体肠道上皮细胞的新陈代谢十分频繁，所以其中的纠正基因便会随着衰老细胞的脱落而不断被排出体外，从而为给药者对该药丸进行剂量控制带来了极大的方便，提高了治疗的安全性和有效性。在先前进行的动物试验中，患有糖尿病的小鼠吞食了该药丸后，其血糖水平很快恢复了正常。

传统的转基因治疗一般是通过对患者进行静脉或肌肉注射来导入纠正基因。这些方法普遍存在着纠正基因定位困难、无法控制有效治疗剂量以及患者毒副反应较多等缺点。而通过患者消化道直接给药的基因药丸则很好地解决了这些问题。

三、2 型及其他型糖尿病的基因治疗

前已述及，1 型 DM 基因治疗的最大问题是建立和鉴定足量忠实模拟正常 B 细胞功能的胰岛素分泌细胞系。2 型 DM 的问题就复杂得多，它是涉及不同程度胰岛素抵抗和 B 细胞功能障碍的多基因疾病，而且胰岛素抵抗及 B 细胞功能障碍的病因不清。近年来，许多学者对 2 型 DM 的基因诊断做了大量工作，已发现 2 型 DM 患者有许多基因的突变或多态性变化，并且在深入探讨这些基因突变与 2 型 DM 病变的异常复杂的相互关系。要确立某一基因变异与 2 型 DM 的关系，必须：①再将这种变异基因利用分子生物学工程技术导入生殖细胞，建立基因缺陷的 2 型 DM 实验动物模型；②通过基因校正方法使正常基因替代变异基因，恢复细胞正常功能而达到基因治疗的目的。

胰岛素抵抗的基因治疗：2 型 DM 的血糖升高主要由于肝脏和外周组织利用葡萄糖减少，而肝细胞合成葡萄糖增加，因此，与糖代谢有关酶的基因均被考虑为胰岛素抵抗之列。肝脏葡萄糖激酶（GCK）使葡萄糖磷酸化是葡萄糖代谢中的起始步骤。然而，在糖尿病动物中，GCK 表达非常低，可能与 GCK 基因某一位点多态性有关。有人获得了表达磷酸烯醇式丙酮酸羧激酶（PEPCK）/葡萄糖激酶（GCK）融合基因的转基因小鼠，以研究 2 型 DM 鼠肝中葡萄糖激酶的表达是否可防止糖尿病的代谢改变。结果正如预计的一样，转基因鼠用 streptozotocin 处理后，肝中 GCK mRNA 表达和 GCK 酶活性两者均呈高水平状态，这与肝细胞内葡萄糖 – 6 – 磷酸和糖原增加有关。此外，转基因肝中丙酮酸激酶（PK）活性和乳酸产生也明显增加。进一步观察到转基因鼠肝中涉及糖原合成和生酮作用的基因表达正常化，而原代培养的肝细胞中葡萄糖和酮体的产生亦正常化。因此，当阻断表达 GCK 的糖尿病鼠肝中的糖原合成和生酮作用时，可诱导糖酵解，即使缺乏胰岛素，这些转基因鼠的血糖、酮体、甘油三酯及游离脂肪酸也可达正常，而非转基因鼠（对照组鼠）用 Strepozotocin 处理时，则无上述改变。此外，共同表达 PEPCK 和人的胰岛素基因融合基因的转基因鼠也可使 2 型 DM 鼠血糖恢复正常，血清胰岛素水平受生理调控，而胰岛素主要在肝细胞表达。结果提示，糖尿病时，使肝细胞和外周组织细胞中与糖原合成有关基因的表达是恢复正常血糖的有效新途径，胰腺外组织胰岛素的表达治疗 1 型 DM 也是可行的。TGF – β 在糖尿病肾病中发挥重要作用，用 HVJ 脂质体为载体，将 TGF – αⅡ/Fc 嵌合体转染入 STZ 诱导的糖尿病鼠骨骼肌，转染 14 天后，肾小球 TGF – βRNA 表达及肾小球肥大均明显下降。

　　Leptin 蛋白在 ob/ob 纯合子中呈遗传性缺陷，这种鼠表现出肥胖和轻度 2 型 DM 表型，因此，通过 Leptin 基因治疗纠正肥胖表型，将可能导致糖尿病表型自发性纠正。因此，Muzzin 等将 ob/ob 纯合子鼠用重组鼠 Leptin cDNA 腺病毒处理后，发现鼠的食物摄取和体重呈戏剧性减少，血清中胰岛素水平及糖耐量恢复正常。当血清中 Leptin 水平逐步下降时，鼠的食物摄取及体重又逐渐增加。提示肥胖与高胰岛素血症和胰岛素抵抗的逐渐恢复共同相关。这些结果不仅显示成年 ob/ob 鼠肥胖和 2 型 DM 表型可被 Leptin 基因治疗同时纠正，而且还提示对肥胖患者 2 型 DM 的长期防治过程中，控制体重是非常重要的。

　　比利时科学家新发现一种与 2 型糖尿病有关的基因，科学家在试验后认为，这一名叫 SHIP2 的基因在胰岛素调节血糖水平的过程中可能抑制胰岛素分泌，降低机体对胰岛素的易患性。该基因不起作用时，胰岛素分泌就会失控，导致血糖水平急剧降低。研究人员指出，适当控制 SHIP2 基因的作用，有可能成为治疗 2 型糖尿病的新方法，并帮助医生在患者出现失明、肾功能衰竭等严重症状之前诊断出 2 型糖尿病。它可能提供了及早诊断 2 型糖尿病的新方法。

（单留峰）

第十四章

糖尿病足

第一节　糖尿病足病流行病学与经济负担

　　糖尿病足定义是与局部神经异常和下肢远端外周血管病变相关的足部感染、溃疡和（或）深层组织破坏。糖尿病是许多国家截肢首位原因，美国每年实施6万多例非创伤性手术中50%为糖尿病患者。最近的调查显示，我国三甲医院非创伤性截肢患者中约有1/3为糖尿病所致。在发展中国家，足溃疡和截肢很常见，发现比较晚，常合并广泛的感染。我国糖尿病足病患者中合并感染率高达70%。

　　糖尿病足溃疡造成的经济负担严重。据估计，2001年在美国，足溃疡和截肢花费了109亿美元。采用相类似的方法，英国估计糖尿病足病并发症的年花费是2亿5200万英镑。需要注意的是，流行病学比较费用数据，不仅要注意方法学的问题，还需要了解这种费用是否包括直接费用还是间接费用。然而，很少有人估算糖尿病足病和（或）截肢患者长期随访的费用。

　　来自美国最新的数据说明，2007年，美国花费在足溃疡的费用是189亿美元，花在下肢截肢上是117亿美元，估计2007年糖尿病足病的总的医疗费用是306亿美元。我国糖尿病患者的平均住院费用为2.4万元，平均截肢费用为3.4万元。造成糖尿病截肢的最主要原因是足溃疡，75%~80%的足溃疡是可以预防的，降低糖尿病截肢率的最关键一环是预防和及早科学治疗糖尿病足溃疡。预防糖尿病足溃疡和预防截肢有很高的费-效比。

　　国际糖尿病联盟高度关注糖尿病足病，2005年在全球范围内提出"Put Feet First"的口号，强调在全球范围内，截肢是一个常见的问题。该年的国际著名杂志Lancet杂志出了糖尿病足的专刊，指出在世界范围内，每30秒钟就有1例因为糖尿病而失去肢体的患者。在糖尿病足病和截肢方面，以下的信息十分重要。①糖尿病患者发生足溃疡很常见。约有25%的糖尿病患者会在其一生的某个时候发生足溃疡。②超过85%的下肢截肢是由足溃疡引发的，糖尿病是西方国家内非创伤性截肢的最重要的原因。③预防是防止糖尿病足病变和降低截肢率最重要的一步。高达85%的糖尿病截肢是可以预防的。④只有当包括患者及其家属在内的所有的有关方面人员都认识到这点，截肢率方可下降。糖尿病神经病变患者失去痛觉就容易发生足溃疡，这些患者常常在足溃疡合并严重的感染时仍在继续行走。⑤预防足溃疡的战略是具有很好的疗效花费比值，可以节省医疗费用，重点是针对那些已经合并有危险因素将要发生足病的患者实施教育与管理。⑥糖尿病是西方国家夏科神经关节病最常见的原因，在我国糖尿病合并夏科关节病也并非十分罕见。

（何柏林）

第二节 糖尿病足病病因学

了解足溃疡发生发展的危险因素，非常重要。足溃疡的发生是许多导致损伤因素共同作用的结果。其发生前存在许多预示溃疡发生的征兆或危险因素。糖尿病合并足溃疡并不是必然的结果，足溃疡无例外地发生于下肢特殊病因与环境危险因素作用情况下。糖尿病足的破坏传统地被认为是周围血管病变、周围神经病变和一些创伤共同作用的结果。在此基础上，还有一些其他的因素。

一、周围血管病变

周围血管病变主要指下肢动脉闭塞性病变（PAD）。糖尿病合并的 PAD 最常累及的是远端血管，患者的年龄相对要年轻一些。PAD 是糖尿病足溃疡形成的主要因素，是截肢的主要原因。在足溃疡形成过程中，PAD 很少是独立地引起溃疡，常常是联合轻度的创伤，最终导致溃疡。轻度的创伤和随之而来的感染更增加了超出了周围循环能力的血供需要，缺血性溃疡和截肢风险随之而至。近些年，神经缺血性溃疡和 PAD 存在于同一患者，联合着创伤因素，这些已经越来越常见于足病临床。

二、糖尿病神经病

糖尿病神经病是最为常见的糖尿病慢性并发症，影响着神经系统的各个部分，具有广泛的不同的临床表现。最常见的神经病变是慢性感觉运动性远端对称性多支神经病和自主神经病。感觉运动神经病和周围自主神经病联合，成为足溃疡发生的重要病因。

1. 感觉运动神经病 这种神经病变非常常见，大约有高达 50% 的老年 2 型糖尿病患者合并此症，临床检查中有感觉缺失或明显减退的证据，这些患者处于无感觉的足损伤的高度危险之中，患者常常有袜套样的感觉缺失和小肌肉的萎缩。一些患者可有典型的神经病症状例如烧灼感、针刺感、麻木和夜间加重。另一些患者有感觉缺失，无任何症状。还有一些患者可以有"疼痛－无痛的"的足、一种自然的继发于神经病症状的不舒适，但是，在检查时，这些患者同时有小、大神经纤维的感觉缺失，这些患者更容易发生无痛的糖尿病足病。

神经病变的患者临床表现各异，一部分患者表现为剧痛，另外一些患者则表现为无痛。两种患者都有明显的感觉缺失。最具有临床挑战性的是那些感觉缺失且无症状的患者，因为无不适而不意识到他们处于发生足病的高度危险之中，这些患者很难做到定期的足病筛查。重要的信息是，神经病变的症状与感觉缺失相关很差，症状的缺乏绝不意味着不发生足病。因此，评估足病风险应该总是包括让患者脱鞋脱袜进行仔细的检查，而与有否神经病变病史无关。

对于感觉缺失的患者，医患双方都应该认识到，双足失去感觉就意味着丧失了警报信号－痛觉，失去痛觉就是失去了足保护的功能。对于那些没有得到过专业培训的人而言，关注失去感觉的足是个挑战。有时很难理解，一位患者会购买过小的鞋子，以至于穿鞋后出现由于鞋子不适当引起的足溃疡。实际上，解释很简单，这就是感觉减退，非常紧的鞋子压迫神经末端。英国的前辈教授 Brand 曾经作为外科医生和传教士在南印度工作，他将疼痛描述为是上帝赐予人类的礼物。他给他的学生强调，任何有足底溃疡走进诊所时没有跛行的患者肯定合并有神经病变。

2. 周围交感自主神经病 下肢交感自主神经病导致出汗减少、引起皮肤干燥以致更容易开裂；动静脉短路以致局部血流增加引起局部皮温升高（如果没有大血管堵塞的话）。

三、其他危险因素

其他危险因素中，足溃疡既往史很重要。许多研究发现，足溃疡患者中约50%以上为复发的足溃疡。足病危险因素有：周围神经病包括感觉和自主神经病、周围血管病、既往足溃疡病史、慢性并发症（如终末期肾衰、视力缺失等）、足底胼胝、足畸形、水肿、体力劳动者、经济条件差和文化水平低等。

有其他糖尿病晚期并发症的患者，特别是肾病，足溃疡的危险性明显增加。最大风险性的患者是那些因为终末期肾病开始做透析的患者。必须牢记，那些接受肾脏移植或近期内肾脏－胰腺联合移植的患者通常处于发生足溃疡的高度危险中，即使胰腺移植后血糖已经处于正常，他们发生足病危险性并不下降。

1. 足底胼胝 胼胝的形成是由于干燥的、不敏感和反复地在局部皮肤承受压力的结果。其作用如同异体压力作用于局部，容易引起溃疡。没有感觉或感觉减退的足底有胼胝，这就提醒医生该患者有发生足溃疡的风险，应该有足医或者受过专业训练的人员除去胼胝。

2. 增高的足压 许多研究已经证实，异常的压力在足溃疡形成过程中起着病因学的作用。

3. 足畸形 运动神经病、手关节病变和步态异常被认为是神经病足高危因素，患者往往合并有鹰爪样足趾、跖骨头突起、高足弓和小肌肉萎缩。

4. 社会因素和性别 男性较女性发生足溃疡的风险性增加1.6倍。来自欧洲的数据说明，足溃疡更好发于欧洲人，例如美国西北糖尿病足研究显示，年龄调整的糖尿病足溃疡患病率在欧洲人、南亚人和非洲人群中分别为5.5%、1.8%和2.7%。有关这些种族差别的理由还需要进一步研究。相比较而言，南部美国的足溃疡更多见于拉丁裔和土著美国人（相比较于祖先来自欧洲的美国人）。然而，最近的数据证实，拉丁裔的这种风险性增加，但他们的足底压力实际是下降的。总体上，糖尿病足溃疡好发于社会地位低、文化程度差、经济条件差和医疗卫生保健能力差的患者，尤其是老年患者。

（何柏林）

第三节 足溃疡形成的过程

通常是两个以上的危险因素组合最终引起糖尿病足溃疡。Pecoraro等和以后的Reiber等已经采用Rothman模式应用于糖尿病的截肢和溃疡形成。这种模式是来自于一种概念，单一的因素（如神经病）不足以导致足溃疡。但是，当这种因素联合其他因素时就容易引起溃疡。应用这种模式，许多病因学的因素被识别。最常见的是病因学上的三联症，这见于约2/3的病例，即神经病、畸形和创伤。水肿和缺血也是常见的病因。其他的简单的两种因素的组合是失去感觉和机械创伤如钉子刺伤、鞋子太小不合适或神经病和烫伤。神经病和化学伤也可以引起溃疡，临床上可以见到有的糖尿病患者因为足部有水疱，处理不当而使溃疡发生发展，乃至最后截肢。这种模式可应用于神经缺血性溃疡，这种溃疡发病过程中往往三种因素即缺血、创伤和神经病。

（何柏林）

第四节　足溃疡的诊断和治疗

一、足溃疡的分类

对于尽早识别和预防足溃疡高危患者的教育已经日益受到重视，但足溃疡仍然是糖尿病处治中的重要问题，可以是 2 型糖尿病的表现特点之一。处理的原则取决于仔细评估危险因素、是否存在感染、神经病变和（或）缺血的程度。在讨论特殊类型足溃疡处理之前，重要的是认识如何进行足溃疡分类。已经提出多种足溃疡分类系统，但这里仅仅介绍几种。

最广泛使用的足溃疡分类系统是 Meggitt—Wagner 分级。尽管该系统被广泛使用，但该系统缺乏特异性，没有涉及神经病变、血管病变或溃疡的感染状态。

UT 系统要比 Meggitt－Wagner 系统在判断预后方面更为准确，该分类系统既包括了反映足溃疡深度的解剖学变化，也反映了足溃疡的致病因素即神经病、血管病和感染的严重程度，因此更科学。两个更新的分类系统 S（AD）SAD（size，（area，depth），sepsis，arteriopathy and denervation）和 PEDIS（perfusion，extent，depth，infection，sensation）系统似乎要较早些的分类系统更有好处，但尚没得到广泛应用。

二、糖尿病足创面愈合

创面愈合是组织对于创伤的反应，通过炎症、趋化、细胞增殖、细胞外基质沉积，最后使创面重塑和瘢痕形成。糖尿病可以从许多方面影响足创面愈合，包括周围血供受损、白细胞功能改变、细胞因子和肽酶类以及慢性高血糖本身。因此，糖尿病患者的足溃疡由于细胞和分子学的异常，愈合很困难。与正常的急性创伤比较，慢性足溃疡常常停顿在慢性炎症期，肉芽组织生成困难。关键问题是糖尿病引起创面的基础损害。那么什么是分子/细胞损伤和这些是否在糖尿病足慢性创面有特异。许多研究已经报告在糖尿病足溃疡中细胞因子和组织生长因子的异常。最近，已经提出蛋白激酶是重要的预测创面愈合可能的指标，高水平的 MMP－1 似乎是为创面愈合所必需。

另外一个引起糖尿病创面的因素是创面的反复受压。减压对于创面的愈合至关重要。只要用全接触石膏支具（TCC）减压，神经性足底溃疡能够愈合很好。TCC 处理的原则是将足压减轻，但这种支具难以脱下，强迫患者坚持治疗。许多随机对照试验已经比较了 TCC 与其他可移动的足底减压装置，愈合最为迅速的还是 TCC 治疗。可移动的支具步行器可以使足底压力重新分布，其作用类似于 TCC，然而，问题依然是 TCC 总是被证明是最好的促进创面愈合的方法。最可能的解释还是 TCC 增加了患者对治疗的坚持。后来的随机对照试验证明，修改后的不可移动的 RCW 可以得到 TCC 一样的治疗效果。

Piaggesi 等报告了适当减压对神经病足溃疡组织学的影响。这些作者证实，适当减压可以使得创面更像急性创面，具有修剪过的样式，有血管生成和成纤维细胞增殖和有肉芽组织。比较而言，来自以往没有减压过的创面的活检标本证实有高度角化的组织、纤维化和慢性炎症。这些观察无疑提示适当减压伴有神经性足溃疡的组织学改变，包括炎症及其反应成分减轻，促使创面愈合。

情感痛苦（如忧郁和焦虑）对于创面愈合有直接的和间接的影响。直接的作用包括改变儿茶酚胺和皮质醇分泌，加之细胞因子类失衡，这些直接影响创面愈合。间接的是，有忧郁的患者更不容易坚持治疗，例如在行走的任何时候都穿 RCW。临床医生以往忽略了这些，如果任何一个足底溃疡的患者接受穿 RCW 治疗但没有愈合的征象，这时要考虑穿不可移动的 RCW 的顺从性问题。

从上述讨论中，可以得出结论，减压是处治神经性足溃疡的必需的一环。这将包括 UT1A 和 2A 溃疡。石膏支具可用于神经性足溃疡合并足部感染者。有证据支持，使用减压器具处理神经缺血性溃疡，但是，这仅仅用于没有临床感染的情况下。

对于那些接受不可移动的支具助行器的患者，每周 1 次除去支具助行器以评估创面、清创和清洁。通常在穿支具 6~12 周后，创面可以愈合。强烈建议，在足底溃疡愈合后，支具再继续穿 4 周并逐渐过渡到适当的鞋袜，这种鞋袜需要额外的深度或在严重畸形的患者，需要定制。

包扎：包扎和绑带有时会给医务人员一种错觉，相信这些措施能够治愈溃疡。影响足溃疡愈合的三个最重要的因素是免除受压、免除感染和良好的血液循环。包扎的目的是防止创面进一步受伤、降低感染的风险性和准备良好的创面愈合环境，在多数情况下这是一种湿性的环境。支持选择任何敷料有特效的依据都非常不够，很少有这方面的试验，即使有，也都是小样本的、不适当的比较和很差的实验设计。几乎没有什么证据能够说明任何特别的敷料明显地影响着创面的愈合。这点已经在国际糖尿病足工作组有关创面愈合的指南中被强调。

三、感染的处理

处理感染的第一步是了解是否确实存在感染。必须记住，所有的足溃疡都应该被取样做细菌培养。这点已经被国际糖尿病足工作组接受，但是，感染的诊断和处理仍然是依靠临床。因此，有临床感染征象如脓性渗出、红肿、局部温度升高和水肿，则说明需要适当的治疗。

1. 临床上非感染的溃疡 溃疡没有合并感染，如神经性溃疡（UT 分级 1A、2A），不需要用抗生素。Chantelaud 等已经指出，随机临床试验说明，只要处理创面得当，全身用不用抗生素没有差别。在处理神经性溃疡方面，清创、去除胼胝和减压是必需的。如果有感染的征象，就需要用抗生素。对于缺血性溃疡，患者往往没有明显的感染征象，这部分患者中大多数需要抗生素治疗，因为糖尿病足患者的缺血与感染并存很常见，最终可以导致截肢。

2. 临床感染的溃疡 在国外，非威胁肢体的足溃疡感染一般在门诊治疗、根据药敏结果口服广谱抗生素。但在国内大多数医院，足溃疡合并感染往往住院治疗，这一方面是为了更好地控制好糖尿病及纠正其他因素如低蛋白血症、贫血、血脂异常等，另一方面是为了方便清创和减压处理。继 2011 年国际糖尿病足工作组发表有关创面愈合、周围血管病等指南后，Lipsky 等起草的有关糖尿病足溃疡感染的国际指南已经发表并翻译成中文和得到解读。

这些新近指南的一个重要内容是定义糖尿病足感染的分类和严重程度。一般而言，轻度的感染是表浅和局限的；中度的感染是累及较深部组织；严重感染往往伴有全身感染征象和代谢紊乱。任何有临床感染证据的溃疡都应该被取样送做细菌培养和药敏。虽然常用表面拭纸取样的方法，但深部组织取样做细菌培养为首选以明确诊断。大多数足溃疡感染是多种细菌，常常混合有厌氧菌和需氧菌。遗憾的是，有关糖尿病足溃疡感染的文献复习说明，只有很少的合适的经过设计的随机对照研究。因此，很难说明哪种抗生素更适合哪个感染。然而，只要怀疑有骨髓炎（足趾有香肠样的特征或者探针能探及骨组织），都应该接受 X 线检查，甚至进一步的检查。临床上有感染的但不威胁肢体的没有骨髓炎的感染应该根据组织培养的药敏选抗生素。如果已经知道药敏结果，那就可以选用窄谱的抗生素。一旦确诊临床有感染时，在等待细菌培养时应该尽快开始适当的广谱抗生素治疗，包括克林霉素或阿莫西林—克拉维酸联合治疗。

3. 威胁肢体的感染　威胁肢体的感染通常有全身症状和体征，需要住院治疗和静脉用抗生素。应该做深部组织取样和血液培养，采用非创伤性方法评估周围血供，常需要静脉胰岛素滴注控制高血糖。部分病例需要尽早外科清创，最初用的抗生素应该是广谱的直到获得细菌培养结果。最早的抗生素应用包括：克林霉素、环丙沙星或氟氯西林、氨苄西林和甲硝唑。一个重要的问题是分离出的细菌是否是真正的感染细菌。PCR 方法在识别致病菌方面更有效。法国的研究说明，使用这种新技术能够迅速区分定居菌还是致感染的细菌。

抗生素抵抗的细菌例如耐甲氧西林青霉素的金黄色葡萄球菌是糖尿病足临床的一个问题。在多数病例，MRSA 是伴随长时期广谱抗生素治疗而来的定居菌。如果 MRSA 成为致病菌，一些新的药物是有效的，如利奈唑胺是有效抗这类细菌的药物，可以口服也可以静脉用。在清除糖尿病足创面合并感染的 MRSA 方面，蛆治疗也是有效的。

4. 骨髓炎　骨髓炎的诊断是有争议的话题。一些诊断试验已经被推荐。在这些试验之中，"探针探及骨组织"有相对高的预测价值，而 X 线片在骨髓炎的早期诊断中是不敏感的。然而，在大多数病例，最终的诊断还是由足的 X 线片决定。溃疡面积超过 $2cm \times 2cm$、探针能探及骨组织、血沉快和 X 线检查异常在诊断糖尿病足合并骨髓炎方面是最有帮助的，而 MR 阴性则有可能排除骨髓炎。有关这方面的最近的文献复习说明，临床和实验室结合能明显地改善糖尿病足骨髓炎诊断的正确性。溃疡深并有血清炎性标志似乎是特别敏感的。与传统的教科书不一样，一些局部的骨髓炎可能需要长时间（10～12 周）抗生素治疗，然而，在适当抗生素治疗后去除局部的骨组织仍然是最常用的方法。那些骨髓炎局限在一根骨且没有关节累及和没有周围血管病变的骨髓炎对于抗生素治疗反应良好。必须强调指出的是，有关骨髓炎治疗选择的随机有对照的试验非常有限，急需进一步研究。

四、辅助治疗

近 20 年来，一些新的方法可以促使糖尿病足溃疡的愈合。以下仅讨论一部分，更多的已经由国际糖尿病足工作组的有关糖尿病足的文献复习所讨论。

1. 生长因子　许多生长因子和其他类似物质被用于修复创面床或其周围组织的生物化学异常。但这些并没有被普遍接受用于日程医疗工作中，正如在共识中的地位一样。另外一个例子是血小板衍生生长因子，该因子已经在一些国家应用于临床，我国华西医院糖尿病足病中心在这方面已经取得很好的经验。有一些随机的临床研究支持该因子的使用，但由于其价格昂贵和大多数神经性溃疡在减压后即可愈合，因此 PDGF 使用范围很局限。PDGF 和其他一些局部用的因子如表皮生长因子等都缺乏随机对照的较大样本的研究来支持其常规用于日常的医疗工作中。

2. 高压氧 高压氧（HBO）应用于难愈性足溃疡的愈合已经多年，尤其是在美国。但许多这方面的研究设计很差或无对照，影响到这种治疗的推广应用。但有一些小样本的设计很好的随机对照研究评估了 HBO 在缺血性糖尿病足溃疡的疗效。国际糖尿病足工作组的文献系统复习认为，HBO 是可以接受的，因为有一些支持该疗法的证据。显然，仍然需要大样本对照的研究，不仅仅证实其疗效，而且还需要明了什么创面能从这类昂贵的治疗中获得最大效益。

3. 创面负压治疗 近年来，利用辅助的真空闭合负压的创面负压治疗已经较为普遍地应用于治疗复杂的糖尿病足溃疡。以往的研究已经发现，该疗法能改善创面的血供，减轻局部水肿，除去过多的液体和炎症前的渗出液。已经有对照的临床研究支持糖尿病足术后局部用该疗法。这种治疗能够促进肉芽组织生长，但其花费限定其应用与复杂的糖尿病足创面和对常规治疗无效的创面。

4. 生物工程皮肤替代品 有一些证据支持在非感染的神经性足溃疡使用生物工程皮肤替代品，但价格问题限定了其使用。但系统文献复习认为仍需要更多的文献来进一步评估其使用，在现阶段临床上并不推荐。

（何柏林）

第五节 糖尿病足神经病变

一、临床表现和诊断

（一）临床表现

糖尿病足部病变主要表现为足部溃疡和坏疽，前者多见于较年轻的患者，周围神经病变为其主要发病基础，后者主要见于老年患者，周围血管病变为其重要病因。然而 Lawrence 认为，由于动脉粥样硬化病变而发生的足部坏疽也可见于同年龄组非糖尿病的老年人，因此他主张将那些主要由于糖尿病周围神经病变而致的足部神经性溃疡（neuropathic ulcers）称为糖尿病足（diabetic food. DF）可能更为合适。

神经病变是糖尿病慢性并发症中发病率最高的。临床上最常见的糖尿病神经病变，按其受损部位，可分为周围神经病变、自主神经病变、中枢神经病变。约 2/3 的糖尿病病人有周围神经和自主神经受累。周围神经病变主要表现为末梢神经炎，患者感到肢体麻木、疼痛或感觉异常。随着病情的发展，其触觉、痛觉、温度觉逐渐消失，常累及肢体的远端呈"手套、袜子型"，夜间症状严重。运动神经受累使局部肌肉的屈伸失去平衡，出现"爪状趾"或"高弓足"。畸形足使凸出的跖骨头在走路时承受巨大的压力，由于痛觉消失及过重负荷和摩擦，在凸出的跖骨掌侧皮肤过度角化增厚形成大的胼胝，很容易发生皮下出血和水泡，继而形成溃疡。神经病变在糖尿病足部病变的早期起着主要作用，也是糖尿病足部溃疡形成最重要的危险因素。据报道，在美国约 60% 的糖尿病足部溃疡为神经性溃疡。

（二）诊断研究

糖尿病神经病变足突出表现为无知觉足、畸形足和高足压。评价足部感觉最简便的方法是用针刺法，但不能进行定量分析。目前普遍采用一种 10g 压力的尼龙单丝探针（monofila-ment）检查足部压力感觉阈值（pressure perception threshold，PPT），通常检测：趾（跖面和背面）、趾骨头和足跟部，这种方法已应用 30 余年。有神经病变但无足溃疡者，PPT 为 5.07，有神经病变并有足部溃疡者为 6.1，这一水平已接近无知觉足。一般认为 PPT 等于 5.07 时为感觉保护阈值，不能感觉到这一水平者有发生足部溃疡的危险。振动觉一般用 128Hz 振动音叉检测：趾和踝部，其缺点也是不能定量。采用生物振动阈检测仪（biothesi-ometer）可以定量检测足部振动感觉阈值（vibration perceptionthreshold，VPT），VPT≥25V 提示有振动觉受损，患者有发生足部溃疡的危险。采用光学足压测量仪可对足底压力进行定量分析，一般认为峰值压力≥6kg/cm^2 即有发生溃疡的危险。PPT、VPT 和足压分析是目前预测足部溃疡危险性最常用、最有意义的方法。PPT 检查有较高的敏感性（90% 以上），但特异性较低（小于 40%）。VPT 的敏感性约为 85%，特异性约为 55%。足压分析敏感性较低（不足 60%），但特异性较高，可达 70%。对 5.07/10g PPT 无知觉、VPT≥25V 和高足压均为发生足部溃疡的独立危险因素。自主神经病变使足温升高，足底高压力区温度特别升高，并与发生溃疡的危险性显著相关。采用液晶接触温度记录仪（liquid-crystal contact thermography）检测足底温度也可以预测神经病变足发生溃疡的危险性。一般检测足底多个不同的部位，计算平均足底温度（mean plantar foot temperature，MFT）。Benbow 等报道，20～22℃室温下，正常 MFT 为 25.7℃±2.1℃，神经病变但无糖尿病足溃疡者为 28.2℃±2.9℃，发生足溃疡者为 30.5℃±2.6℃，伴糖尿病足溃疡者为 25.6℃±1.9℃。因此，神经病变足 MFT 正常或降低也提示伴有糖尿病足溃疡。评估足部发生溃疡的危险性并找出危险人群、加强足部护理是预防发生足部溃疡的关键。

美国足踝矫形外科学会将糖尿病足溃疡的危险人群分为低危、中危和高危三组：低危人群有保护性感觉，无足部畸形和糖尿病足溃疡；中危人群保护性感觉丧失，但尚无足部畸形或糖尿病足溃疡；保护性感觉丧失并有足部畸形和（或）糖尿病足溃疡则为高危人群。国际糖尿病足工作组将糖尿病足溃疡的危险性分为 4 级：0 级：无神经病变；1 级：有神经病变，但无足部畸形或糖尿病足溃疡；2 级：有神经病变，并有足部畸形或糖尿病足溃疡；3 级：既往有足部溃疡或下肢截肢史。根据这一分级系统对 213 例糖尿病患者随访 3 年后发现，发生足部溃疡者 0 级为 5.1%，1 级为 14.3%，2 级为 18.8%，3 级为 55.8%，所有的下肢截肢者均发生于 2 级和 3 级，分别为 3.1% 和 20.9%。因此，这分级系统对预测发生足部溃疡和下肢截肢的危险性具有重要意义。

二、治疗及多学科处理

（一）治疗原则

糖尿病足神经病变治疗的关键是通过特殊的能够动态调整和改变压力的矫形鞋子或足的矫形器来改变患者足的局部压力。

根据糖尿病足神经病变溃疡的深度、面积大小、渗出多少以及是否合并感染来决定糖尿病足神经病变溃疡的换药次数和局部用药。采用一些生物制剂或生长因子类药物治疗难以治愈的足溃疡，适当的治疗可以使90%的糖尿病足神经病变溃疡愈合。

糖尿病足神经病变溃疡愈合后，患者仍处于再发生溃疡的危险中，应加强教育，教会患者如何保护足，学会选择适合自己的鞋袜，定期看足医等。

（二）治疗与护理

1. 腓肠神经皮瓣移植修复糖尿病足神经病变溃疡

病例

某男，50岁。患糖尿病3年，因锈钉扎伤感染导致左跟部有4cm×5cm大的皮肤溃疡，跟骨外露半年。

WBC 12×10^9/L，中性90%。X线检查示左跟骨并皮质破坏。用胰岛素结合口服降糖药控制血糖，根据创面分泌物细菌培养选用有效抗生素。应用肤疾骨宁2号（片剂）及肤疾骨宁膏（散剂），药物组成：党参20g，黄芪30g，白术15g，皂角刺9g，当归15g，赤芍15g，穿山甲6g，桃仁15g，红花15g，川芎15g，蒲公英20g，金银花15g，连翘15g，白花蛇舌草15g，牡丹皮15g等。给予肤疾骨宁片口服，3~4g/次，2次/天。使用改善微循环及扩血管药物，合理饮食，适当运动。创面常规清创，用肤疾骨宁膏均匀涂敷于创面，无菌纱布覆盖。半月后，创面分泌物减少。手术采用硬膜外麻醉，大腿中上段扎止血带。切除溃疡、周围不良组织及过度角化皮缘至相对正常处，将溃疡底部溃烂足筋膜及坏死区域骨膜清除。以腘窝中点至外踝的连线作为皮瓣的中轴线，血管蒂的旋转轴心不低于外踝上5cm处，形成远位带蒂皮瓣。切开皮瓣远端及两侧皮肤，至深筋膜层，切断腓肠神经及营养血管近端，分离显露腓肠神经及小隐静脉将其包含在皮瓣内，蒂部保留2~3cm宽深筋膜组织分离至外踝上5cm。切取腓肠神经逆行岛状皮瓣，皮瓣较溃疡面大约2cm。松止血带，确认皮瓣血运良好，切开皮肤，将皮瓣转移到受区，与溃疡周缘间断缝合，皮瓣下置引流条。供区中厚皮片植皮打包，踝部石膏托固定。术后1个月创面愈合。李炳辉等认为，大多病例糖尿病足神经病变患者经内服外敷中药治疗后，条件好者可行腓肠神经逆行岛状皮瓣修复，对高位截肢应持慎重态度。

2. 参附注射液治疗糖尿病足前期疗效观察 李朝敏等观察参附注射液对糖尿病足前期的临床疗效。方法：将患者60例随机分为两组，治疗组给予参附注射液40ml静滴，配合中药汤剂（血府逐瘀汤加减：桃仁、红花、熟地黄、当归、川芎、赤芍、枳壳、柴胡、川牛膝），每日1剂，水煎取汁，每次服150ml，每日3次；对照组仅给予中药汤剂。结果：治疗组在改善患者临床症状以及升高踝肱指数（≥6）、趾肱指数（>6）等方面均有显著疗效。结论：参附注射液联合中药汤剂治疗糖尿病足前期疗效满意。

按语：方中当归、川芎、赤芍、桃仁、红花活血化瘀为主；辅以柴胡、枳壳、桔梗行气，使气行则血行，加速瘀血之消散；配以熟地黄滋阴补肾，可使瘀去而不伤正，理气而不耗阴，寓有祛瘀不忘扶正之意；川牛膝通利血脉、引血下行。同时配合具有益气温阳、化瘀通络之功效的参附注射液，诸药合用，共奏益气温阳、活血化瘀之效，用于糖尿病足前期治疗而收效良好。

3. 丹红注射液联合中药熏洗治疗早期糖尿病足 胡钢等观察丹红注射液联合中药（黄芪桂枝五物汤加减：黄芪30g，桂枝15g，白芍15g，当归15g，透骨草15g，独活15g，稀莶草15g，路路通15g。将上述药物加水3000ml，水煎取汁2000ml，熏洗患足，水温控制在40~45℃左右，每次熏洗30分钟，每日1次。14天为1个疗程。）熏洗治疗早期糖尿病足的疗效。方法：对 38 例早期糖尿病足患者常规治疗基础上予丹红注射液静滴联合益气活血温通中药熏洗治疗，观察 14 天。结果：显效 21 例，有效 15 例，无效 2 例，总有效率94.8%。结论：丹红注射液静滴联合中药熏洗治疗早期糖尿病足有较好疗效。

按语：丹红注射液的应用，改善了机体的缺血缺氧状态及代谢障碍，促进了神经血管的营养血供。中药熏洗方以黄芪桂枝五物汤加减为主。黄芪桂枝五物汤功用为益气温经，和经通痹，主治血痹证，胡钢等将原方去生姜、大枣，加当归、透骨草、独活、稀莶草、路路通。重用黄芪补气，使气旺以促血行，祛瘀而不伤正，且黄芪生用，更具托毒生肌之效。

4. 糖尿病足神经性溃疡的护理

（1）控制血糖：饮食治疗是糖尿病的基础治疗，根据患者体重、年龄及活动量计算每日饮食量，以达到热量摄入与能量消耗间的平衡，糖尿病足部坏死的患者因感染消耗大，应适当增加热量 10%~20%。及时监测血糖，根据血糖变化调整胰岛素的剂量，将血糖控制在接近正常水平，有利于局部病变的恢复。

（2）缓解足底压力：传统方法有卧床休息，使用轮椅、拐杖等。现代积极的措施更注重患者的生活质量，可通过各种减压器具减轻溃疡处的压力。已证实全面接触石膏鞋及可拆卸行走器具（行走器）效果较佳。另外还有半鞋、康复鞋或鞋垫及黏性泡垫等。

（3）用药护理：营养神经在神经性溃疡的治疗中有十分重要的地位，常用的药物有弥可保、奥力宝及腺苷钴胺等。这些药物可营养神经，促进神经功能恢复。用药过程中要注意观察患者的反应及用药效果。

（4）溃疡护理：溃疡需要广泛清创，在治疗过程中，应注意感染的程度，进行细菌培养时，不可只取表面涂片，应清创后行钳刮术取溃疡底部组织，根据细菌培养结果选用抗生素。清创后应注意渗液是否严重，及时更换敷料。除了传统敷料纱布、油纱条外，目前许多新型敷料也在临床开始应用，包括透明薄膜、水胶体敷料、水凝胶敷料、藻酸盐敷料、泡沫类敷料、银离子敷料和含药敷料等。因为糖尿病并发的外周神经病变难以治愈，且在矫正足部畸形前，任何急性感染都可能转变成慢性感染或扩散到足的其他部位，形成新的创面，故预防与护理极为重要。总之，如果预防得当，治疗及时，挽救糖尿病足肢端坏疽，避免或减少截肢是可能的。

（何柏林）

第六节　糖尿病足血管病变

一、临床表现和诊断

大血管病变是指对大、中动脉病变而言，主要发生于腹主动脉、心、脑和肢体主干动脉。心、脑血管病是糖尿病患者的主要死亡原因之一。肢体血管疾病则主要是糖尿病性动脉硬化闭塞症，其后期由于缺血和感染因素，常导致肢体严重的坏疽而使许多患者丧失肢体。对由于血管病变所引起的糖尿病性肢体缺血症，临床上多称为糖尿病动脉闭塞症。其原因是与体内内分泌异常、微量元素平衡失调、代谢紊乱所致血管内皮损伤、血液流变学异常、凝血功能亢进和抗凝血功能低下及血小板黏附、聚集、释放反应和促凝活性增强以及前列环素

(PGI) 合成减少和血栓素（TXA）生成增多等因素有关。大量资料证明，在糖尿病患者中，由于糖、脂肪、蛋白质代谢紊乱，其动脉血管壁发生粥样硬化要比正常人提前 10~15 年。据统计，有 10 年糖尿病史患者，约有 50% 发生血管病变。糖尿病患者因长期高血糖，致使中血管和微血管病变，特别是使下肢小血管平滑肌增生，同时引起血管内皮细胞功能不良，毛细血管基底膜增生，导致糖尿病性动脉硬化，从而使血管管腔变窄，肢体供血障碍。糖尿病伴神经病变患者存在外周交感缩血管张力障碍及区域性血流增加，这些增加的血流经动静脉断路而无营养作用。胰岛素缺乏和高血糖可导致皮肤营养性毛细血管血流减少，使下肢缺乏营养而致糖尿病足的发生。

微血管病变，毛细血管基底膜增厚是糖尿病性微血管病变的特征性变化。管腔缩小，内膜粗糙，血管弹力和收缩力降低，血流不畅，致使组织缺氧，血黏度增高，红细胞变形性减弱，血小板和红细胞聚集性增强，以及一些凝血物质增多等，均会影响微血管内的血流速度，进而有微血栓形成，被称之为"血栓性微血管病"。微血管病变波及全身，比较突出的表现是糖尿病性眼底病、糖尿病性心脏病、糖尿病性肾病等，也可发生于肢体末端的微血管，从而形成糖尿病微血管性坏疽。此类病人以肢端缺血为主，由微循环障碍所致。糖尿病患者多伴有微循环障碍，其原因目前认为本病由于红细胞的变形性差、细胞膜的顺应性减低、血液流变学的异常、血管内皮损伤等因素易引起毛细血管基底膜增厚，并有透明样物质沉积，从而引起微血管病变。

二、治疗及多学科处理

（一）新技术

微创介入治疗和自体干细胞移植术是治疗糖尿病足大血管病变的有效手段之一。

1. 介入放射治疗　血管介入放射治疗是近年来新兴的一个边缘学科，是放射学和治疗学结合在一起的学科，其对糖尿病大血管病变引起的肢端坏疽有重要的临床使用价值。目前常用的方法有以下几种：①经皮腔气囊扩张血管成形术，用带有扩张球囊功能的导管，经皮穿刺之后导管经血管腔在电视荧屏的监视下，对病变的血管进行逐步扩张，以解除局部血管狭窄；②经皮、动脉路径血管内旋转切割血管成形术，用具有旋转切割功能的导管装置，从股动脉进入，在荧屏监视下将增厚呈粥样硬化的病变旋转切割，并通过导管吸出体外，使病变处血管再通；③血管内置入血管支架成形术，经血管腔在荧屏监视下将支架置入病变血管处，撑开狭窄的血管，解除病变部的血流通过障碍；④血管内血栓胶囊取除术；⑤激光血管内成形术等。

2. 动脉重建术　是治疗糖尿病足患者大血管病变的重要方法之一。它可使部分大血管病变引起肢端坏疽免于截肢手术。常用的方法有以下几种：①血管搭桥术，术后大血管畅通率约为 80%，胫部小血管通畅率为 68%，救肢率为 56%；②动脉内膜切除术，只限于大血管和局限性动脉阻塞或狭窄。由于术后血管内膜不光滑，部分病人容易形成血栓再次阻塞血管腔；③带蒂大网膜移植术，常用于胫前胫后及腓动脉阻塞者。

3. 自体干细胞移植术在糖尿病足治疗中的应用　胡玲等观察自体干细胞移植术在糖尿病足治疗中的应用。方法：①应用动员剂（粒细胞集落刺激因子）3~5 天将血液中的 WBC升为 $30 \times 10^9/L \sim 50 \times 10^9/L$；②抽取患者自体骨髓 200ml；③分离出单个核细胞悬浊液50ml；④有溃疡者，麻醉下仔细清创，清除坏死组织，敞开创面；⑤硬膜外麻醉下，小腿肌肉多点注射，溃疡周围注射。结果：应用自体干细胞移植治疗的糖尿病足患者溃疡愈合，效果满意。避免了致残性手术，减轻了病人的痛苦。糖尿病周围神经病变患者在成功应用自体干细胞移植术后，下肢感觉异常、麻木灼热感均消失。结论：干细胞移植有潜在风险，要严格掌握适应证，对糖尿病足无法应用手术搭桥或腔内球囊扩张，支架植入等技术解决时，干细胞移植术可作为治疗的首选。

适应证：①各种原因导致的慢性下肢缺血性疾病，影像学检查病变血管无流出道，无法行手术搭桥；②内科保守治疗无效；③尽管有较好流出道，动脉有搭桥成功可能，但是对于年老体弱，无法耐受手术打击的患者。

禁忌证：①血糖控制不好者；②有恶性疾病或疑为肿瘤者；③严重心、肝、肾、肺功能衰竭或不能耐受干细胞移植术者。

（二）内科治疗糖尿病足大血管病变

1. 糖尿病下肢血管病变（LEADDP）　这也是糖尿病大血管并发症之一，与神经病变、感染并为引起糖尿病足的重要因素。据统计，82%的2型糖尿病患者存在下肢血管病变，而血管病变引起的动脉供血不足是影响糖尿病足溃疡的最主要原因，血管病变的严重程度是决定糖尿病足溃疡能否愈合，是否截肢，以及截肢平面的重要因素。因此，对糖尿病下肢血管病变的早期诊断和治疗是提高糖尿病病人生活质量的关键。

2. 扩血管、抗凝、溶栓，活血化瘀，改善微循环是内科治疗糖尿病足大血管病变的关键步骤

（1）高压氧治疗，高压氧能提高肢体经皮氧分压，高浓度的组织氧可抑制厌氧菌的生长及毒素产生，并通过维持氧分压大于4kPa，使巨噬细胞依赖氧的杀伤活性得以发挥。临床实验证明：伤口局部的高浓度氧有利于控制感染，促进伤口组织重建和愈合，另外，高压氧能明显增加伤口局部一氧化氮浓度，而一氧化氮对于伤口的愈合是必不可少的。

（2）山莨菪碱对改善微循环有独特的作用，能抑制血栓素合成，解除血小板和血细胞聚集，减少毛细血管阻力，增加回心血流量，提高心输出量等。

（3）前列腺素E具有强大的扩血管作用，还能抑制血小板聚集，降低血小板的高反应性和血栓素A_2水平，改善微循环障碍；也可激活脂蛋白酶和促进三酰甘油水解，降低血脂和血液黏稠度，抑制血栓形成，改善血流变学，加强溶栓效果。另外，静脉滴注川芎嗪、脉络宁、丹参、蝮蛇抗栓酶、曲克芦丁等注射液，能促进侧支循环形成和肉芽新生，使坏疽早日愈合。

（4）抗感染也是内科治疗糖尿病足大血管病变不可缺少的步骤。

（三）东菱迪芙治疗糖尿病足血管病变多项目观察

有关东菱迪芙治疗2型糖尿病足血管病变临床报道，国内较少见，东菱迪芙治疗后的动态血糖监测系统（CGMS）动态变化的临床观察与临床研究迄今国内外鲜见报道。近年，李昌祁等将所诊断的74例2型糖尿病患者，进行CGMS动态变化及水平参数临床观察与临床相关性研究，其中经东菱迪芙治疗糖尿病足患者有32例。现介绍如下。

1. 资料与方法

（1）对象：根据WHO诊断标准，选择2005—2007年在大庆龙南医院住院的2型糖尿病足患者，经彩色多普勒血管超声检查合并周围血管病变的患者32例，其中男性17例，女

性 15 例，年龄 37～70 岁，平均 54.6～58.8 岁，病程 2～20 年，平均病程 6.2～8.6 年。

（2）方法：①采用美国生产的 SEQUOIA512 彩色超声诊断仪测定双下肢动脉管径血流量及管壁情况作为诊断依据和疗效观察指标，所有患者治疗前后检测均由专科医师操作。②CG MS 方法：采用动态血糖监测系统对本组受试者进行连续的血糖监测。本组受试者CGMS 感应探头通过助针器置于腹部皮下，组织间液的葡糖氧化酶反应生成过氧化氢，过氧化氢氧化分解产生电信号，感应探头中的微电极将此电信号传输到监测记录器，数据经软件分析系统（CGMS software3.0）处理，而显示血糖水平的变化。CGMS 每 5 分钟监测、记录组织间液的葡萄糖浓度，监测范围 2.2～22.2mmol/L（40～400mg/dl）。CGMS 监测期间每天至少测定 4 次以上的指端毛细血管血糖，以校正监测结果。③治疗方法：全部病人采用饮食控制。口服降糖药或注射胰岛素，使空腹血糖控制在 7.0mmol/L 以下，餐后 2 小时血糖控制在 9～11mmol/L。在此基础上所有患者应用东菱迪芙，应用方法：一般每周给药 3 次，隔日 1 次，首次 10U，以后 5U 溶于 100～250ml。生理盐水内稀释，静脉滴注 1 小时以上。3～5 次为 1 个疗程，根据病情轻重可重复 2～3 个疗程。每疗程间隔 3 天。期间停用其他扩血管药物。治疗前后行双下肢动脉彩色多普勒超声检测。④统计学处理：应用 SARS 统计软件进行统计。如为正态分布测定值应用均数表示，应用配对 F 检验；如为偏态分布测定值应用中位数表示，同时应用配对资料的秩和检验。

2. 结果

（1）治疗前后双下肢股动脉、腘动脉、足背动脉治疗后管径和血流量均较治疗前有明显改善，两组治疗前后比较，有明显差异（$P<0.01$）。

（2）每日用药一次，24 小时血糖水平曲线较不用药者血糖水平曲线明显低平（$P<0.001$）。

（3）不良反应：全部患者无出血现象。

糖尿病足患者容易发生血管病变。主要的病理改变是动脉粥样硬化。表现为血管壁增厚变硬和失去弹性、管腔狭窄、血流减慢使血小板聚集形成血栓。由于神经滋养血管发生上述改变，导致神经缺血性病变，使神经内膜缺血、缺氧、乳酸含量增加，引起多发性对称性神经纤维髓鞘变性。而导致周围神经病变，动脉供血不足时更容易在足底部或骨突出部位形成压迫性缺血性坏死，如果发生快速发展的动脉闭塞，可引起快速发展的肢体干性坏疽。糖尿病周围神经病变与营养神经的血管病变可致供血不足。引起局部皮肤紫绀或缺血性溃疡，严重的供血不足可导致肢体坏疽。因此改善患肢的血管循环是治疗的关键。采用东菱迪芙治疗糖尿病周围血管病变取得较好效果，本组观察病例治疗前后动脉彩色多普勒超声检查动态参数水平显著改善（$P<0.01$）也证明这一点。东菱迪芙（DF-521）是生物基因工程合成的单链蛋白，分子量 36 000，它具有分解纤维蛋白原，诱发组织纤维蛋白酶原活化质（t-PA）释放，增强 t-PA 作用，减少 a2-pI 和纤维蛋白酶原激活物抑制因子，并通过降低纤维蛋白原浓度，进而降低血小板聚集功能；降低全血低切黏度，抑制红细胞聚集，降低血管阻力，并能够引起机体一系列连锁反应，使血栓形成与血栓溶解的动态平衡向血栓溶解方向发展，改善微循环，从而提高机体抗凝、溶栓的能力，起到治疗血栓的作用。东菱迪芙是一种较强的新型溶栓剂，在治疗过程中要注意观察患者有无牙龈出血、鼻衄、皮肤出血点等。本组病例观察及动态血糖监测参数表明，每日用药（东菱迪芙）一次 24 小时血糖水平曲线较不用药者血糖水平曲线明显低平（$P<0.001$）。东菱迪芙是否对糖尿病人有良性互动作

用，机理何在？对此，观察病例尚少，观察时间尚短，还不足以定论。还需作进一步观察与深入研究。通过对 32 例糖尿病周围血管病变患者应用东菱迪芙的观察，认为此药对糖尿病足血管病变效果较好，副作用较少，值得临床推广。

（四）临床病例研究

1. 疏血通联合沙格雷酯治疗糖尿病下肢血管病变 27 例　乔嫒等观察疏血通联合沙格雷酯治疗糖尿病下肢血管病变的临床疗效。方法：选择 55 例糖尿病下肢血管病变患者，治疗组 27 例和对照组 28 例，治疗组给予疏血通联合沙格雷酯治疗，对照组只给予沙格雷酯。比较两组疗效、血液流变学参数及下肢动脉血流动力学变化。结果：两组患者治疗后上述指标均有改善，治疗组有效率 92.59%，对照组有效率 78.57%，两组疗效比较差异有统计学意义（$P < 0.05$）；治疗组血液流变学有明显改善，治疗前后全血黏度（高切、低切）、纤维蛋白原、血浆黏度和血细胞比容差异均有显著性（$P < 0.05$），与对照组相比治疗后全血黏度（高切、低切）、纤维蛋白原差异有显著性（$P < 0.05$）；两组和足背动脉血流量治疗前后差值相比有显著性（$P < 0.05$）。结论：疏血通联合沙格雷酯治疗糖尿病下肢血管病变有明显疗效，值得临床推广使用。

疏血通注射液是一种中药制剂，由地龙、水蛭合理组方。从中医辨证来看，地龙味咸，性寒，具有活血化瘀通络的作用，水蛭味咸，性平，具有破血逐瘀通络的作用。诸药合用共奏益气养阴，活血化瘀之效。沙格雷酯通过阻断血管平滑肌上的 $5-HT_2$ 受体来抑制血管强烈收缩，同时阻断血小板上的 $5-HT_2$ 受体来抑制血小板凝集。由于沙格雷酯选择性阻断 $5-HT_2$ 受体，从而能使慢性动脉闭塞所引起的间歇性跛行、冷感、疼痛、溃疡等缺血性症状改善。与糖尿病足血管病变的病机相符，故取得较好疗效。

2. 桂枝茯苓胶囊对 2 型糖尿病下肢血管病变患者 TXB_2 和 $6-Keto-PGF1\alpha$ 的影响　邓伟明等研究桂枝茯苓胶囊对 2 型糖尿病下肢血管病变患者血浆血栓素 B_2（TXB_2）和 $6-$酮$-$前列腺素 $F1\alpha$（$6-Keto-PGFI$）的调节作用。方法：将 90 例患者随机分为 3 组，分别给予桂枝茯苓胶囊、西洛他唑和常规治疗，研究治疗前后患者临床疗效及血浆 TXB_2、$6-Keto-PGF1\alpha$ 及 $TXB_2/6-Keto-PGF1\alpha$ 的变化。结果：治疗组显效率 16.67%，有效率 56.67%，总有效率达 73.33%，与对照组和常规组比较差异有统计学意义（$P < 0.05$）。治疗后治疗组 TXB_2 和 T/P 降低，$6-Keto-PGF1\alpha$ 升高，治疗前后有显著性差异（$P < 0.05$），与对照组和常规组比较有显著性差异（$P < 0.05$，$P < 0.01$）。结论：桂枝茯苓胶囊能改善患者症状，同时可更好地调节其血浆 TXB_2、$6-Keto-PGF1\alpha$ 和 T/P 值，改善血管内皮细胞功能。

（何柏林）

第七节　糖尿病足终末期病变

一、临床表现和诊断

（一）坏疽的分型与临床分级

1. 坏疽分型　根据坏疽的性质及临床表现可分为湿性坏疽、干性坏疽和混合性坏疽三种类型。

（1）湿性坏疽：占78%，常发生在肢端动静脉血流同时受阻，循环与微循环障碍，周围神经病变及局部感染时。坏疽轻重不一，浅表溃疡或严重坏疽、坏死。局部常有红肿热痛、功能障碍，严重者常伴有全身不适或毒血症、败血症等表现。

（2）干性坏疽：占6.8%，常发生在糖尿病患者肢端动脉粥样硬化或动脉血栓形成，致使血管腔狭窄或阻塞，血流逐渐或突然中断，但静脉血及淋巴液回流仍然畅通，造成局部缺血，组织液减少，导致缺血的远端发生不同程度的干性坏疽、坏死、肢端变黑。

（3）混合性坏疽：占15.2%，常发生在肢端某一部位动脉或静脉阻塞，血流不畅并发感染。其临床特点是湿性坏疽和干性坏疽同时发生在一个肢端的不同部位。一般病情较重，坏疽面积较大，多涉及肢端大部或全足坏疽。

2. 坏疽临床分级　按坏疽病变的程度，参照Wagner分级法将糖尿病坏疽分为0～5级，是目前临床常用的分级法。

（1）0级：皮肤无开放性病灶。常表现为肢端供血不足，皮肤凉、颜色紫绀或苍白、麻木、感觉迟钝或丧失、肢端疼痛或灼痛，常有足趾或足的畸形等高危足表现。

（2）1级：皮肤有开放性病灶。水泡、血泡、鸡眼或胼胝体，冻伤或烫伤及其他皮肤损伤所引起的浅表溃疡。但病灶尚未波及肌肉深部组织。

（3）2级：感染病灶已侵犯肌肉深部组织。常有轻度蜂窝织炎、多发性脓灶及窦道形成，感染沿肌间隙扩大造成足底足背贯穿性溃疡或坏疽，脓性分泌物较多。足或趾（指）灶性干性坏疽，但肌腱韧带尚无破坏。

（4）3级：肌腱韧带组织破坏。蜂窝织炎融合形成大脓肿，脓性分泌物及坏死组织增多。足或少数指（趾）干性坏疽，但骨质破坏尚不明显。

（5）4级：严重感染或缺血已造成骨质破坏、骨髓炎、骨关节病变或已形成假关节、夏科关节，部分趾（指）或部分手足发生湿性或干性坏疽与坏死。

（6）5级：足的大部或全部感染或缺血，导致严重不可逆的湿性或干性坏疽，肢端变黑，常波及踝关节或小腿。一般多采取外科高位截肢手术处理。

（二）周围血管病变与糖尿病肢端坏疽发病机制

最新的研究资料表明，我国糖尿病患者中下肢坏疽的发病率为2.6%，其中截肢率可达40%，且随着局部感染、缺血的加重，患者的累积病死率明显升高，由此也带来了巨大的医疗耗费。众多研究资料表明糖尿病肢端坏疽的发生与周围血管病变密切相关。因此，研究高血糖状态下血管病发生的机制，对于糖尿病足及肢端坏疽的防治具有重要作用。现将近年研究的主要成果介绍如下。

1. 内分泌失调，脂质代谢紊乱　糖尿病患者存在胰岛素分泌相对或绝对不足，高胰岛素血症可促进三酰甘油合成，加速胆固醇、胆固醇酯和脂肪合成，抑制脂肪及胆固醇酯分解，使三酰甘油血液浓度升高、高密度脂蛋白浓度降低，促进动脉粥样硬化的发生。糖尿病患者生长激素、表皮生长因子、纤维母细胞生长因子等分泌增高，促进了血管内皮细胞有丝分裂，加速动脉粥样硬化的进程。当下肢血运不足以代偿时，则出现足部的溃疡或坏疽。

2. 内皮细胞受损　血管内皮细胞具有屏障和选择性通透作用，血管内膜的完整对维持血液的正常流动有重要作用。血管内皮细胞不仅是效应器官，还能释放各种活性物质，在调节血管张力、细胞增殖，维持血液流动性等方面起着重要作用，因此血管内皮细胞被认为是人体内最大的内分泌器官。糖尿病患者在高血糖、高血脂和高胰岛素血症的长期作用下，血管内皮细胞发生了慢性、免疫性的损伤，一方面使内皮孔隙增大，血管壁通透性增高，胆固醇和脂蛋白大量浸润于动脉内膜下并大量堆积，促使动脉发生粥样硬化；另一方面，血管活性物质的分泌紊乱，内皮素（ET）的合成与释放增加，ET 是目前已知最强的缩血管物质，而舒血管物质前列环素（PGI2 和内皮细胞衍生舒张因子）（EDRF，其本质为 NO）的合成减少，血管平滑肌处于持续收缩状态，促使了动脉闭塞的发生。此外，高血糖还可通过体内的一些生物化学途径（如糖氧化、多元醇途径等）增加氧自由基的产生，进而造成血管内皮的损伤。

3. 蛋白激酶 C（PKC）激活　近年来的研究发现，二酰基甘油—蛋白激酶 C（DAG - PKC）代谢通路活性的异常增高可能是糖尿病血管并发症发生和发展的重要原因之一。DAG - PKC 通路是体内重要的信息传递系统，该通路参与调节细胞和微血管的一系列生理功能，包括血管内皮细胞的生长和增殖、基底膜的更新、血流动力学以及血管通透性的改变等，其活性增高时，会导致一些微血管内皮细胞的损伤及血管平滑肌细胞的异常增殖。DAG 在细胞内的主要功能是激活 PKC，高血糖能导致血管细胞内 DAG 大量合成，从而使细胞内 DAG - PKC 这一重要信息通路得以活化。激活的 PKC 通过抑制内皮细胞 eNOSmRNA 表达、降低平滑肌细胞中 NO 产生、诱导 TGF - 表达、抑制 $Na^+ - K^+ - ATP$ 酶、诱导激活磷脂酶 A_2、增加细胞外基质等多种途径发挥其致动脉粥样硬化作用。维生素 E 作为 PKC 抑制剂，对 DAG - PKC 通路具有较强的抑制作用，能减轻糖尿病引起的血管损害。多种资料表明，治疗量的维生素 E 长期服用能预防并延缓糖尿病心血管并发症的发生。

4. 糖基化终末产物（AGEs）形成　高糖环境中，蛋白质、核酸等大分子物质在不需酶参与的条件下发生糖基化，最终形成 AGEs。一旦形成则具相当的稳定性和不可逆性，糖基化程度取决于血糖水平和高血糖持续时间。AGEs 一方面可通过非受体介导机制修饰体内多种蛋白质和脂质，影响其正常功能，进而产生多种病理作用。另一方面还可通过受体介导机制与细胞表面 AGEs 特异受体（RAGE）结合发挥其病理作用。RAGE 表达于单核巨噬细胞、内皮细胞和平滑肌细胞等多种与动脉粥样硬化有关的细胞表面。AGE - RAGE 相结合可诱导上述细胞发生一系列改变，如激活 NF - kB，屏障能力下降促进脂质进入内皮细胞下，成为动脉粥样硬化的起始事件；促使单核巨噬细胞产生 IL - 1、TNF - α、血小板源生长因子、胰岛素生长因子1，以发挥其致动脉粥样硬化作用；促使平滑肌细胞增殖、迁移及释放生长因子和趋化因子。氨基胍是经典的蛋白非酶糖化抑制剂，作用机制主要是氨基胍上的氨基通过与非酶糖化过程中的中间产物及其衍生物竞争性结合，从而阻断早期糖化产物进一步形成 AGEs。有研究表明，中药提取物槲皮素、水飞蓟宾、黄芩武、黄芩苷元、芦丁和羟乙基芦丁具有氨基胍样作用，能阻断蛋白非酶糖化和氧化，抑制 AGEs 的形成，下调主动脉 RAGEmRNA 的过度表达。

5. 血小板聚集、黏附力增强　血管性假血友病因子（vWF）是Ⅷ因子中的一种糖蛋白，是由内皮细胞合成后释放到血浆中参与凝血机制的，糖尿病患者中 vWF 浓度增多，可发生高凝状态，促进血小板聚集黏附于损伤的内皮下层。内皮损伤后，内皮下层胶原纤维暴露，激活磷脂酶 A_2，使血小板膜上的磷脂分解为花生四烯酸，后者通过血小板内血栓素 A_2 合成酶作用生成血栓素 A_2，具有强烈的收缩血管和增强血小板聚集作用，促进凝血或血栓形成。前列环素 I_2 和血栓素 A_2 是作用相反的活性物质，不论1型或2型糖尿病患者，前列环素 I_2 是降低的，亦能促进血小板的聚集或血栓形成。此外，糖尿病患者体内自由基增多，可使血小板膜发生脂质过氧化，产生交链反应，使膜的通透性增高；还可通过血小板内花生四烯酸代谢，产生过多的血小板聚集剂。血小板的高黏附、高聚集状态可造成微循环障碍，导致组织缺氧，加重大血管病变和动脉粥样硬化的程度。

6. 血液流变学的改变　血浆黏度由血浆中含的蛋白质、脂类和电解质决定，其中蛋白质中的纤维蛋白原对血浆黏度影响最大。糖尿病患者由于胰岛素分泌不足，三酰甘油浓度增高，同时纤维蛋白原等应激蛋白明显增多，故血浆黏度明显增大，血脂升高，特别是血清胆固醇含量增加，可引起细胞膜脂双层中胆固醇与磷脂的摩尔比值升高，使细胞膜的流动性降低，硬度增大，红细胞的变形性降低，进而导致微循环的阻力增加。随着糖尿病患者血浆内蛋白浓度的升高，红细胞的聚集性增加，这也是体内血栓形成的危险因素之一。

综上所述，高血糖通过促进动脉粥样硬化、血液的高凝状态、广泛的微血栓形成、血管阻力增加等病理过程使周围血管发生闭塞样改变，这是足部溃疡或坏疽的重要致病因素。因此改善循环系统的上述病理状态是治疗糖尿病性坏疽的关键，但目前尚无理想药物及有效方法，已成为医学研究的难题之一。发挥中西医结合优势，将中医辨证与西医辨病巧妙地结合起来，积极寻找中西医结合点，将是糖尿病足坏疽治疗中的一个最有优势的方向。

（三）临床诊断要点

1. 详细询问病史及体格检查，化验，确诊为糖尿病患者。

2. 糖尿病患者肢端供血不足，皮肤发凉、紫绀、疼痛、麻木、感觉迟钝或丧失，足趾或足的畸形等有高危足表现者。

3. 糖尿病患者肢端溃烂感染化脓或手足缺血性变黑坏死。

4. 糖尿病人有湿性或干性坏疽的临床表现，并符合 0~5 级坏疽标准者。

5. 踝/臂血压指数，比值 <0.9 以下者。

6. 超声彩色多普勒检查，肢端血管腔斑块形成变细，血流量减少造成缺血或坏疽者。

7. 血管造影证实，血管腔狭窄或阻塞，并有临床表现者。

8. 电生理检查，周围神经传导速度减慢或肌电图体感诱发电位异常改变者。

9. X 线检查，骨质疏松脱钙，骨质破坏，骨髓炎或关节病变，手足畸形及夏科关节等改变者。以上具备前 4 条，结合后 5~9 条的任何 1 条即可确诊。

二、治疗及多学科处理

糖尿病合并肢端坏疽很难愈合，一直是医学领域的一大难症，多年来对严重的肢端坏疽常采取高位截肢手术。1999 年国际糖尿病足工作组第三次会议资料显示，糖尿病足感染危及肢体生命，在 25%~50% 的糖尿病患者中足感染是需要立即进行截肢手术治疗的原因，对糖尿病合并足感染的一些回顾性研究发现，足感染的结局是 24%~60% 的患者有小截肢，10%~40% 的病人有大截肢，合并深部感染的足截肢率达 50%。截肢不但严重地影响了患者的生活质量，并增加对侧截肢的危险性，促使患者提前死亡。近些年来随着血管外科的发展及内科治疗方法的改进，治疗糖尿病坏疽有了很大进展，截肢率明显下降。

（一）外科治疗

1. 介入放射治疗　血管介入放射治疗是近年来新兴的一个边缘学科，是放射学和治疗学结合在一起的学科，其对糖尿病终末期病变引起的肢端坏疽有重要的临床使用价值。目前常用的方法有以下几种：①经皮腔气囊扩张血管成形术以解除局部血管狭窄；②经皮、动脉路径血管内旋转切割血管成形术使病变处血管再通；③血管内置入血管支架成形术解除病变部的血流通过障碍；④血管内血栓胶囊取除术；⑤激光血管内成形术等。

2. 动脉重建术　是治疗糖尿病足终末期病变患者的重要方法之一。它可使部分大血管病变引起肢端坏疽免于截肢手术。常用的方法有以下几种：①血管搭桥术；②动脉内膜切除术；③带蒂大网膜移植术。

3. 截肢术　截肢虽然给患者造成终身残疾，但为了挽救生命，当血管介入放射学或动脉重建术治疗失败后，不得不采用最后手段。截肢尽量保留患肢术后功能，并为术后安装假肢提供更好的方便条件。

4. 糖尿病足溃疡局部处　祛除所有失活组织和胼胝以全面暴露伤口，有利于充分引流脓液；祛除感染骨及骨性突出物，以减少溃疡处压力；消除感染严重的组织以降低细菌蛋白酶阻止伤口愈合的作用；移去慢性肉芽组织内衰老的成纤维细胞等。主要清创方法有外科清创、蛆清创、酶清创和敷料清创等。

（二）内科综合治疗

在临床治疗中，外科血管重建术及介入放射学治疗仅能解决大血管病变引起的坏疽，对微血管病变、神经病变引起的坏疽显得无能为力。内科综合治疗可解决微血管病变、神经病变及相关并发症的治疗。

1. 支持对症治疗　限制活动，减少体重负荷，抬高患肢，以利于下肢血液回流；应积极纠正其他急慢性并发症，为坏疽愈合创造条件。如酮症酸中毒，低蛋白血症，心、肾功能衰竭，脑血栓等影响坏疽愈合的各种不良因素。

2. 合理应用降糖药物　用降糖药物控制血糖接近正常水平。病情较轻者可用口服降糖药；病情重者，如伴有严重感染则必须用注射胰岛素治疗。

3. 扩血管、抗凝、溶栓，活血化瘀，改善微循环　①高压氧治疗，临床实验证明：伤口局部的高浓度氧有利于控制感染，促进伤口组织重建和愈合，另外，高压氧能明显增加伤口局部一氧化氮（NO）浓度，而 NO 对于伤口的愈合是必不可少的。②山莨菪碱，对改善微循环有独特的作用。③前列腺素 E，具有强大的扩血管作用，还能抑制血小板聚集，降低血小板的高反应性和血栓素 A_2 水平，改善微循环障碍；也可激活脂蛋白酶和促进三酰甘油水解，降低血脂和血液黏稠度，抑制血栓形成，改善血流变学，加强溶栓效果。另外，静脉滴注川芎嗪、脉络宁、丹参、蝮蛇抗栓酶、曲克芦丁等，促进侧支循环形成和肉芽新生，使坏疽早日愈合。

4. 抗感染　糖尿病足感染的病原菌中，以金黄色葡萄球菌常见，其次是链球菌、肠球菌、肠杆菌和厌氧菌等。应尽量在局部处理前取分泌物进行细菌培养，根据药物敏感实验结果选用有效抗生素。但有时即使是根据药物敏感实验结果选用的抗生素，仍有 10% ~ 20% 的患者感染不能得到有效控制，常常是多种细菌混合感染，应该联合用药。对于轻、中度感染的门诊患者可使用口服抗生素。

5. 改善神经病变　糖尿病足性神经病变目前尚无特殊有效的治疗方法，近年来常用的方法有以下几种：①国外报道封闭腰 2 - 3 - 4 交感神经及使用醛糖还原酶抑制剂对神经病变恢复有一定价值；②国外 Pruden 等采用"苏格兰管靴"治疗糖尿病足效果满意；③VitB$_{12}$刺激轴浆结合蛋白的合成，使轴突受损区域再生，促进髓鞘的主要成分卵磷脂的合成，修复损伤的髓鞘，加速轴突传递速度恢复；④甲钴胺是活性维生素 B_{12}，具有良好的神经组织渗透性。它能促进核酸和蛋白质代谢，促进髓鞘的形成，改善代谢，促进轴索内输送和轴索的再生，保持其功能；恢复麻痹的神经，并能抑制神经组织的异常传导。

（三）临床病例研究

1. 病案

某男，48 岁。糖尿病史 13 年，因左足背肿痛 10 天住院治疗。

检查：左足背肿胀、黯红，触之微热，轻度压痛，按之波动明显，足背动脉搏动消失。舌质红，苔黄腻，脉滑。实验室检查：空腹血糖 16.7mmol/L，尿糖（＋＋＋＋）。诊断：糖尿病足坏疽。治疗：①中药清热解毒为主，处方：当归、丹参、银花、连翘各 30g，赤芍 20g，黄柏、黄芩、川牛膝各 15g，栀子 10g，生甘草 3g，水煎服，每日 1 剂。②胰岛素针早 16U、中 14U、晚 12U，饭前 30 分钟皮下注射，每天测血糖 2 次。③生理盐水 250ml、青霉素 800 万 U 静脉滴注。④清创，局部麻醉后在足背肿胀波动明显处做一纵切口，放出脓液，切开足背肌腱鞘膜，剔除坏死肌腱，用过氧化氢、甲硝唑，每天冲洗 1 次。2 周后坏死组织脱尽，创面肉芽新鲜，无脓性分泌物，停用抗生素，中药改服清热解毒、养阴生津之品。处方：当归、丹参、玄参、金银花各 30g，寸冬、连翘各 15g，川牛膝、天花粉各 10g，甘草 3g。局部外敷生肌玉红膏，隔日换药 1 次。共治疗 37 天，创口愈合出院。

中医学认为本病的发生是肾水亏损，火毒内生，经络阻塞，气血凝滞所致。根据坏疽的性质，又可分为血瘀（血管闭塞）、火毒（干性坏疽）、湿热（湿性坏疽）。故在治疗上早期以清热泻火解毒为主。干性坏疽可加活血化瘀通络养阴之品；湿性坏疽配以清热利湿之味。病之后期，坏死脱尽，新肉生长缓慢，创面淡白，纳差气短，当以脾肾气虚论治，应服以补肾壮阳、益气健脾方能速效。所以，治疗本病不能拘于一方一药，随症应变方能桴鼓相应。

2. 解毒化疽膏治疗糖尿病坏疽临床观察　买建修在祖传秘方的基础上，经过多年探索，研制出解毒化疽膏治疗糖尿病坏疽疗效颇佳。

解毒化疽膏药物组成：玄参 15g，生地黄 15g，黄连 10g，黄芩 10g，黄柏 10g，大黄 10g，牡丹皮 10g，蒲公英 15g，紫花地丁 15g，白芷 l5g，当归 15g，乳香 10g，没药 10g，川芎 10g，白及 12g，麻油 500ml，黄丹 200g。制作方法：取麻油 500ml 浸泡以上中药 10 天后，倒入锅内，用中火熬至药成黑色，捞出药渣，熬油至滴水成珠，下黄丹收膏即成。

坏疽疮面有坏死组织者，清洗疮面后撒白降丹，外敷解毒化疽膏，1 次/天；待疮面坏死组织清除后，外用生肌散撒于疮面，外盖膏药即可，1 次/天。10 天为 1 个疗程，一般敷用 1~3 个疗程。

解毒化疽膏中黄连、黄芩、黄柏、大黄、蒲公英、紫花地丁清热解毒，祛湿热；玄参、生地黄、牡丹皮滋阴清热，解毒凉血；白芷燥湿止痛，消肿排脓；当归、川芎活血补血，托毒消肿；乳香、没药活血止痛消肿，生肌敛疮；白及收敛止血，消肿生肌；麻油性凉滋润，黄丹拔毒化腐排脓为外科要药；白降丹腐蚀、平胬；生肌散生肌收口。诸药合用，共奏清热解毒、活血止痛、托毒生肌之功，起到快速控制炎症，迅速修复筋膜，促进肌肉、皮肤再生的作用，有利于疮面的愈合。买建修在祖传秘方的基础上独创这一疗法，有相当高的疗效，对糖尿病坏疽 2 级以上病变治疗平均有效率高达 90% 以上。

（何柏林）

第八节　糖尿病足溃疡的预防

一、筛查

许多糖尿病足溃疡都是可以预防的。预防的第一步是识别高危人群。包括中华医学会糖尿病学分会在内的许多国家的糖尿病专业学会都通过了对糖尿病患者施行年度并发症筛查的原则，每例糖尿病患者至少每年筛查 1 次糖尿病并发症，其中包括足病危险因素的筛查。这种筛查可以在社区中心举行，也可以在医院完成。

美国糖尿病学会强调在广泛的糖尿病足检查中应该包括什么。该学会强调，在循证医学的基础上，总结了文献和精要地指出在成年人糖尿病中 CDFE 中应该包括什么。简单的病史十分重要，足的仔细检查如估计神经功能、血管状态是必需的。强有力的证据说明，使用简单的器具即可预测足溃疡的危险因素。CDFE 的关键点见表 14 - 1。该表中每项简单的神经病学检查都有益处和不利处。10g 单尼龙丝检查有较好的证据被应用于评估神经病。评估神经病的一个可能的试验是振动觉阈值。虽然这是半定量的检测方法，但其已经在欧洲和美洲得到广泛应用，在国内也被介绍用于临床神经病的诊断。尽管在表 14 - 1 中，振动阈值检查不是必需的，但强有力的证据支持，振动阈值测定有很好的预测糖尿病足溃疡的价值。

至于血管方面的检查，ABI 已经被广发推荐，尽管在初级保健网中一般不做这项检查。

表 14 - 1　糖尿病足病检查的关键点

检查
　有否既往足溃疡的证据
足外形
　·有否跖骨头突起或爪形趾
　·踇外翻
　·肌肉萎缩
　·夏科畸形
皮肤改变
　·胼胝
　·红斑
　·出汗异常
神经
10g 尼龙丝检查双足底，每个足底检查 4 个点，再加上以下一种检查
　·28Hz 音叉检查振动觉
　·针刺感觉
　·踝反射
　·振动阈值测定（可采用振动阈值测定仪测定）
血管
　足动脉搏动
　踝肱动脉压指数

二、高危患者的干预

上述筛查时发现的任何异常都意味着患者处于发生足溃疡的危险之中。干预措施，其中

最重要的还是教育。

三、糖尿病足病及其危险因素的预防教育

以往的研究已经发现，有足溃疡危险因素的患者往往缺乏知识和技能，以至于不会适当的自我保健护理。医务人员需要告诉患者感觉缺失或减退足的危险性，这些患者需要定期的自我检查、保持足卫生干净和必要时请求足医和矫形医生的帮助，并应该知道一旦出现足损伤应该采取何种措施。由 Vilekyte 等总结的研究指出，患者常常误解神经病变，将神经病变看作为循环问题，并将神经病变直接与截肢相联系。因此，如果患者并不认识到足溃疡先于截肢而存在，这种降低截肢率的教育计划注定是要失败的。显然，需要做许多教育工作来降低足溃疡的发生，从而降低截肢率。

有较少的报告评估教育干预的作用，更多的是单中心的研究。在最近发表的研究中，尽管实施教育并在教育后有行为的改善，但并没有证据说明，这种目标教育与足溃疡的下降有关。通过视诊和与他人比较，可以帮助患者理解为什么这些患者的足是不同于他人的。这可以包括采用一些检查，例如 Neuropad 贴片，将该贴片放到足部时，如果足部能正常出汗，贴片的颜色会由蓝色变为粉红色；如果不出汗，就不会有颜色改变，这可以使患者体会到他的足与他人不一样。类似的视觉辅助检查还有 PressureStat（Podotrack），这是简单的价廉的半定量的足印检查，可以借此了解足压力是否增高。压力越高，足印足部的颜色就越黑。这可以用以糖尿病教育，让患者认识到他们足的特殊区域处于容易发生足溃疡的危险之中。

糖尿病足病的筛查应根据病情的类型和程度而定。例如，足底有溃疡的患者复诊应勤，可以 1~3 周复查一次；足部感觉缺失的患者可以每 3 个月复诊一次。对于有足病危险因素的患者，应加强糖尿病足病预防的教育，同时安排糖尿病足病专业或相关专业人员对于足病危险因素做出评估，以便采取个体化的教育管理措施。

糖尿病足病的防治中预防更重于治疗。许多足病如足溃疡、足坏疽往往是治疗上相当困难，医疗费用巨大，但是预防则十分有效。国外的经验证明，贯彻预防为主的理念和采取专业化处理、多学科合作的做法，可以使糖尿病截肢率下降50%以上。

要注意提醒所有的糖尿病患者：

1. 任何时候，不要赤足行走，以免足部皮肤受损。

2. 洗脚时，先用手试试水温，避免水温高而引起足的烫伤。洗脚后应该用毛巾将趾间擦干。糖尿病神经病变在足表现得更严重，许多患者足的感觉减退，而手的感觉则是正常的。

3. 穿着干净舒适的棉袜，袜子太紧会影响足部血液循环。

4. 鞋子宜宽大一些，透气要好一些。穿鞋前应看看鞋子里不可有异物。鞋跟不可过高。

5. 剪足趾甲时，应该平剪，不可为了剪趾甲而损伤甲沟皮肤，甚至引起甲沟炎。

6. 足部皮肤干燥时，可以用油脂。

7. 足底如有胼胝（过度角化组织，又叫鸡眼），不要自己处理，应请专业人员修剪。

8. 如果足底的问题，自己看不见，不妨定期用镜子看看。

9. 就医时，提醒医生检查一下您的脚。

10. 如果自己检查足有困难，可以借用镜子来看足底有否胼胝、皮肤破溃等。

11. 戒烟 吸烟可以引起血管收缩，吸烟严重者容易有周围血管病变。

12. 尽可能将血糖和血压控制好。

糖尿病足病的预防和降低糖尿病患者截肢率的关键是尽早识别出有糖尿病足高度危险因素的患者，预防糖尿病足溃疡、合理地治疗足溃疡并防止溃疡复发。对有足溃疡危险因素的患者加强糖尿病教育和定期筛查是保证这些预防措施行之有效的前提。糖尿病足病护理教育在预防溃疡形成中十分关键，尽管还缺少随机对照的研究来支持这点。这方面急需进一步的研究。

四、足医

由足医或糖尿病足病专科护士定期修剪趾甲和皮肤保护对于预防高危的神经病变足是必需的。有报告，一些病例自我处理引起溃疡，因此，不鼓励患者自己处理胼胝。足医和矫形医生应该加入足病防治队伍，教育患者如何处理足病。全球有 18 个国家设有专门培养足病师的学院。但在亚洲各国没有这样的学院，因此，培养具有医学专业背景的足病护理专业人员至关重要。

五、鞋袜和矫形器具

不适当的鞋袜是常见的引起感觉丧失或减弱的足发生溃疡的常见原因。好的鞋袜确实能够降低足溃疡的发生。文献中有足够的证据支持使用特殊的鞋袜降低足压和保护高危的神经病变的足。

六、自我监测皮温

有时，在足溃疡形成或皮肤破坏之前，受累及的足局部温度因为炎症而升高。Lavery 等随机有神经性足溃疡的患者进入 3 组，主要的干预是自我监测双足的皮肤温度。该研究清楚地显示，那些监测皮温和到足病临床随访的患者显著地降低了足溃疡的复发率（8% 对30%）。因此，红外线皮温家庭检测仪有助于设别溃疡前的高危足和允许在发生急性皮肤破坏前给予干预。更新的研究已经进一步支持这点。

七、注射液体聚硅酮

在糖尿病足高压区域注射液体聚硅酮已经在美国应用多年，并受到随机对照试验的支持，这些试验证实，接受活性物质的患者降低了足压和增加了前足高压区域的皮下组织。这种治疗已经在欧洲一些国家开展。随访研究证实，注射的矫形方法疗效持续 2 年，虽然注射的剂量可能需要多次。

（何柏林）

第九节　夏科神经关节病

夏科神经关节病（CN）是发生于供血良好的没有感觉的非感染的关节病。CN 的确切发病机制仍不清楚，近 10 年来对于其病因和发病机制的了解已经有所进步。急性 CN 的发病机制经典有神经创伤和神经营养学说。如果前种学说正确，那么 CN 应该更为常见，且应该是对称的；但比较而言，急性 CN 在神经病变患者是相对少见的病变，而且通常是不对称的。虽然，在 CN 患者，存在对侧关节发病危险性增加。

CN 发生于供血很好的无感觉的足。典型的患者表现出温暖的、水肿的足，可以伴有疼痛或至少受累及关节的不舒服。病变的患者倾向于更年轻。尽管可以有外伤病史，但这种外伤病史往往不足以解释临床检查中发现的严重的异常病变。

CN 的特点是局部骨吸收增加，这种情况的确切的细胞学发病机制仍然不明确。最近提出了假设，核因子 KB 受体活化因子配体（RANKL）是破骨细胞形成和激活的主要介导物。RANKL 和骨保护素（OPG）通路在急性 CN 的发生过程中起着重要的作用。业已证实，从 CN 患者分离所得的周围血单核细胞放在巨噬细胞种植刺激因子中培养可以增加破骨细胞形成。这些观察提示，RANKL 介导的破骨细胞吸收发生于急性 CN。因此，RANKL 依赖的通路在急性 CN 的发病过程中是重要的，在将来，抑制 RANKL 可能是有用的治疗手段。

治疗 CN 的足取决于诊断时疾病处于什么阶段。在急性期，通过采取石膏支具对病变足的减压是最为有效的治疗，可以降慢病变发展和局部的炎症。石膏支具应该被继续应用，直到水肿和皮温高都已经被消除，皮肤温度差小于 $1℃$。此时，可以定制适当的鞋。双磷酸盐有较强的抑制破骨细胞活性的作用。急性 CN 时应用静脉的帕米膦酸二钠可缓解急性 CN。但仍然需要较大的随机对照试验来证实之。

伴有骨畸形的进展性 CN 的处理需要重建外科医生。

尽管我们努力去早发现早预防和积极治疗糖尿病足病变，但糖尿病足的发病率将在未来的数十年内持续增加，这是因为 2 型糖尿病的发病率剧增。糖尿病足不仅仅是致残率问题，而且增加死亡率。Armstrong 等指出，糖尿病足病要比许多癌症更可怕。李翔等报告，糖尿病患者截肢后 5 年的死亡率为 45.8%，平均生存时间为 5.38 年。糖尿病足病的预后取决于是否存在缺血，Wagner 或 UT 分级越高或程度越严重，截肢的可能性更高。神经性溃疡的愈合通常很好，而严重缺血的更可能需要血管外科医生的帮助。

国外糖尿病足防治和截肢率下降的成功经验告诉我们，在糖尿病足防治中应该贯彻三条基本原则，即专业化处治、多学科合作和预防为主。

专业化处治指的是处治糖尿病足溃疡的医务人员要特别专业，要对糖尿病足病患者全身基础和溃疡局部的评估和处治。

糖尿病足溃疡的处理和预防必须体现多学科协作的理念。内分泌科的医生在严格控制血糖、血压上发挥主导作用，与心血管科医师的协作可以使血压保持在理想水平和减少心血管事件率；与整形外科和骨科合作可以降低截肢水平，保证手术成功；选择适当的时机进行血管介入或外科治疗可以促使足溃疡的愈合和降低截肢率或降低截肢平面。对于大的创面，有时还需与烧伤科、创面外科或矫形外科合作进行植皮或皮瓣移植手术。对于合并感染的糖尿病足溃疡患者，尤其是溃疡合并耐甲氧青霉素酶金黄色葡萄球菌的感染，在抗菌药物的选用上需要感染科医生的指导和帮助。糖尿病足溃疡的处治是由多学科协作的团队来完成的，这是国际糖尿病足工作组和许多从事糖尿病足及其相关学科的专业人员共同强调的。

糖尿病足病既是糖尿病全身并发症的局部表现，也是可以表现为十分严重、直接危害生存的一种急性并发症，临床处治中应该抓住最突出的问题，分阶段处理。威胁生命的严重感染，必须刻不容缓地首先处理。一般情况下，在解决周围血液供应基础上的清创和抗感染治疗才能获得更好的效果。

对于非糖尿病足病专业的医务人员，了解何时何种糖尿病足应该及时转诊或会诊是有必要的。一旦出现以下情况，应该及时转诊给糖尿病足病专科或请相关专科会诊：皮肤颜色的急剧变化、局部疼痛加剧并有红肿等炎症表现、新发生的溃疡、原有的浅表的溃疡恶化并累及软组织和（或）骨组织、播散性的蜂窝织炎、全身感染征象、骨髓炎等。及时转诊或会诊以及外科医生的及早介入有助于降低截肢率和减少医疗费用。

糖尿病足病治疗困难，但预防很有效果，且能明显减少患者的医疗花费。预防的基础在于识别糖尿病足病的高危因素。对于这类患者加强足病防治知识的教育和管理甚为重要。由于超过85%的截肢是起因于糖尿病足溃疡，因此预防和及早治疗糖尿病足溃疡是降低糖尿病截肢率的关键。

（何柏林）

第十五章
糖尿病急性并发症的治疗

第一节　糖尿病酮症酸中毒

糖尿病酮症酸中毒（diabetic ketoacidosis，DKA）是生活中最为常见的糖尿病急性并发症，也是糖尿病的一种严重的代谢紊乱状态。它是糖尿病最严重的急性并发症之一。临床上通常表现为血糖明显增高（$>13.9mmol/L$），代谢性酸中毒（$pH<7.3$，$HCO_3^-<15mmol/L$），明显脱水，血酮体$>5mmol/L$或尿酮体强阳性，严重者有不同程度的意识障碍甚或昏迷。在糖尿病患者中 DKA 的发生率每年 $4.6‰～8.0‰$。DKA 多见于年轻患者，尤其是 1 型糖尿病患者，女病人数是男患者的 2 倍。在具有丰富救治经验的医学中心，DKA 的病死率 $<5\%$，随着患者年龄的增加病死率明显上升，>80 岁者病死率接近 50%。

一、西医病因及发病机制

（一）病因

DKA 的病因很多，常见诱因如下：①感染，是平时最常见的诱因，以全身性感染、呼吸道感染最为常见，如肺炎、肺结核等。泌尿系统感染如急性肾盂肾炎、膀胱炎等，此外还有败血症、阑尾炎、盆腔炎、腹膜炎、急性胰腺炎、胃肠道急性感染、化脓性皮肤感染等。②急性心肌梗死、中风、手术创伤、精神紧张等引起应激状态时。③胃肠道疾病引起呕吐、腹泻、厌食，导致重度失水和进食不足。④胰岛素剂量不足或原使用胰岛素治疗的患者猝然中断使用。⑤妊娠和分娩因素。⑥对胰岛素产生了抗药性。⑦进食过多脂肪含量多的食物、饮酒过度或过度限制进食糖类食物（每天小于 100g）。⑧其他因素。

（二）发病机制

DKA 发病机制主要有以下两点。①由于激素异常，破坏激素分泌的动态平衡，脂肪代谢紊乱，出现了以高血糖、高血酮、代谢性酸中毒等为特征的 DKA。②在生理状态下，体内的水、糖、电解质等物质的代谢处于神经内分泌系统的精确调控下，保持动态平衡状态，胰岛素作为一种储能激素，在代谢中起着促进合成、抑制分解的作用。当胰岛素绝对或相对分泌不足时，拮抗胰岛素的激素绝对或相对增多而促进体内的代谢分解，抑制合成，引起糖代谢紊乱发展至脂肪和蛋白质的分解加速。当合成受到抑制，脂肪动员增加，酮体生成增多，血浆酮体浓度超过正常时形成酮症，最终导致 DKA。

二、临床表现

糖尿病酮症酸中毒，除了感染等诱发因素引起的症状外，早期酮症或酸中毒代偿阶段仅有多尿、口渴、多饮、乏力、疲劳等原有糖尿病症状。当酸中毒发展至失代偿后，病情迅速恶化，临床上还可以出现食欲减退、恶心、呕吐或有腹痛（易误诊为急腹症），形体消瘦，极度口渴、尿量显著增多等症状，常伴有头痛、烦躁、嗜睡、呼吸深大，称酸中毒大呼吸，呼吸中含有丙酮，如烂苹果味，面颊潮红，口唇樱红。后期患者呈严重失水、尿量减少，皮肤黏膜干燥、弹性差，眼球松软凹陷、眼内压降低，声音嘶哑，脉搏细速、血压下降、四肢厥冷，并发休克或心、肾功能不全。出现低体温或与感染不相称的"正常体温"也是一个重要体征。当发展至晚期，各种反射迟钝甚至消失，终至昏迷。

1. 肠梗阻　部分患者可表现为腹痛，类似于急腹症，见于 46% 左右的 DKA 患者。其原因可能与肌肉组织脱水、胃排空延迟、代谢性酸中毒和水电解质紊乱导致的肠梗阻有关。

2. 腹痛　那些存在严重代谢性酸中毒的患者往往更多见，并随着 DKA 的有效治疗而缓解。经过有效的治疗后，腹痛在 24h 内不能缓解者则需要进一步排除其他可能存在的病因。

3. 意识障碍　严重的 DKA 患者可表现为意识障碍甚至昏迷。

4. 脱水与休克表现　脱水达 5% 可有尿量减少、皮肤干燥、眼球下陷等。

5. 循环衰竭　如心率加快、心动过速、心律失常、脉搏细弱、血压及体温下降等。

6. 主要体征　可有头痛、头晕、烦躁、嗜睡、深快呼吸、休克，呼出的气体有烂苹果味。

三、诊断

（一）实验室检查

1. 尿糖、血糖　尿糖多为（＋＋～＋＋＋）。血糖多高于 16mmol/L，一般在 16～30mmol/L。大于 30mmol/L 常提示存在肾功能不全。约 15% DKA 患者在就诊时血糖低于 20mmol/L，有人把这种情况称为"血糖正常性 DKA"，常见于糖异生障碍（如肝病、急性酒精摄入、禁食时间过长等）或非胰岛素依赖性糖利用增加（如妊娠）两种情况。

2. 尿酮、血酮　目前临床上常用的测定方法为利用酮体粉进行半定量测定。酮体粉的有效成分为硝普钠，主要与乙酰乙酸反应，与丙酮的反应微弱，与 β-羟丁酸不起反应。血酮最低起反应浓度为 10mg/dl。糖尿病酮症或 DKA 时，尿酮、血酮阳性。

需注意：①酮症消退时，β-羟丁酸转化为乙酰乙酸，而后者与酮体粉的显色反应显著强于前者，故可能发生病情好转而血酮阳性增高的情况；②缺氧时，较多的乙酰乙酸转化为 β-羟丁酸，酮体可假性降低或转阴。

3. 血电解质、酸碱平衡　DKA 患者体内钠、钾、氯、磷缺乏，血清钾、钠、氯常低。但由于体液呈比例丢失、血液浓缩，亦可以正常或稍高；尤其是血钾，由于酸中毒时细胞内钾向细胞外转移，常与体内缺钾的程度不符合。随着补液和酸中毒的纠正，血钾可降低。血二氧化碳结合率及 PH 值下降，碱剩余下降，阴离子间隙升高。

4. 肾功能　DKA 患者因蛋白分解增加，有效血容量下降肾脏灌注不足，血尿素氮多升高。肌酐的测定可受酮体尤其是乙酰乙酸的干扰，而假性升高。但肌酐的持续升高提示并发肾功能不全。

5. 其他检查

（1）血常规：白细胞总数和中性粒细胞可升高，反应血液浓缩、感染或肾上腺皮质应激反应。

（2）血脂：可升高。

（3）诱因检查：如胸片提示肺部感染，尿常规提示尿路感染，心电图、心肌酶谱提示心肌梗死等。

（二）诊断与鉴别诊断

1. 诊断　根据糖尿病史，或有诱发因素，原糖尿病症状急剧加重及酸中毒性大呼吸等临床表现，尿糖、尿酮体阳性，血糖、血酮体升高，CO_2结合率降低等变化，可诊断为糖尿病酮性酸中毒。对昏迷、酸中毒、失水、休克的患者，均应考虑有本病单独或合并存在的可能性，特别对其原因未明、呼吸有酮味或虽血压低而尿量仍较多者，更应警惕本病。

2. 鉴别诊断

（1）高渗性非酮症糖尿病昏迷（简称高渗性昏迷）：多见于高龄糖尿病患者，发病率较酮症酸中毒低，但较严重。常有诱发因素。本病主要有显著高血糖，一般在33.3mmol/L以上，严重失水，常有高钠血症。因而引起血浆渗透压升高（>330mmol/L），导致神经细胞及各种组织的脱水，出现各种症状如迟钝、嗜睡、谵妄、反射亢进或消失，肢体瘫痪、抽搐，重者昏迷。化验检查尿糖强阳性，尿酮体阴性，或轻度阳性，血糖甚高，而血CO_2结合力正常或轻度降低。

（2）乳酸性酸中毒：多见于高龄糖尿病患者，往往有较重的心、肺、肝或肾脏病变。当血压降低或缺氧状态下，容易发生，或当感染、应激、酗酒、服用苯乙双胍等药物而诱发。临床上有酸中毒表现：呼吸深快、恶心、呕吐、脱水、低血压、意识模糊、昏迷等或并发其他脏器功能不全。血乳酸可大于5mmol/L。

（3）低血糖昏迷：糖尿病患者有应用胰岛素或口服降血糖药物治疗史，并出现低血糖临床表现如饥饿感、头晕、心悸、手抖、出汗、软弱、乏力、脸色苍白，甚至抽搐、昏迷，但呼吸正常、无脱水、血压正常或偏高。尿糖、尿酮体均阴性。可疑时，可试用50%葡萄糖40ml静脉注射，低血糖者迅速好转，发作时血糖明显低于正常为诊断依据。（糖尿病患者血糖未低至2.8mmol/L就可以发生昏迷。）

（4）脑血管病变：长期糖尿病患者，尤其中年以上，常伴动脉硬化，易并发脑血管病变，起病急骤有神经系统阳性体征。一般尿酮体阴性，血CO_2结合力正常。

四、治疗

DKA是糖尿病的严重并发症，属于急危重症，患者需住院治疗。成功的DKA治疗取决于及时、充分地纠正脱水、高血糖、酮症和电解质紊乱。同时应积极救治DKA的诱发疾病，如感染、心血管意外事件等。

（1）补液：静脉补液的目的在于迅速纠正脱水及电解质紊乱，扩张细胞内和细胞外液容积，恢复肾脏灌注。补液的速度取决于患者的血流动力学状态及心功能情况。对大多数中、重度DKA患者估计失水在5L左右，可以根据患者补液后的反应进一步估计失水量。对于患有严重心血管疾病的患者则应检测中心静脉压。

在入院初的1h内给予1~1.5L的0.9%生理盐水对大多数患者都是合适的。如患者收缩压低于100mmHg则应考虑给予胶体溶液。随后补液速度可以依据患者的脱水情况、血电解质和尿量等而酌情加以调整。通常来说，在之后的4h内给予250~1000ml/h较适宜。当血糖下降<14mmol/L，时，可给予5%的葡萄糖液100~125ml/h（如果补液量不宜过多时可以用10%的葡萄糖液），同时，继续以较慢的速度给予生理盐水以纠正脱水、补充电解质。

补液不仅可用于补充丢失的体液，同时研究表明静脉补液扩容可减少一系列反向调节激素的分泌，如皮质醇、肾素、醛固酮、儿茶酚胺、生长激素和血管升压素等。这些激素的过多分泌可导致胰岛素抵抗。临床观察表明：即使未用胰岛素，在静脉补液后患者的血糖就已经开始下降。

（2）胰岛素治疗：目前公认的胰岛素治疗方法是持续静脉给予小剂量常规胰岛素，可以提供更符合生理的血胰岛素浓度，同时使血糖逐渐稳定的下降，避免低血糖及低钾血症的产生。

一旦低钾血症的可能性被排除，就应开始持续小剂量给予常规胰岛素，起始速度为0.1U/（kg·h），如在起始1h内患者的血糖下降<4mmol/L，则首先应考察患者的脱水纠正情况，如水液丢失已得到充分纠正则胰岛素的剂量应加倍，直至血糖下降达到3~4mmol/（L·h）。当血糖下降到12~14mmol/L，胰岛素的滴注速度应减半并同时给予5%的葡萄糖液。在随后的时间应依据患者的血糖水平调整胰岛素的滴注速度以维持血糖在8~12mmol/L，直至代谢性酸中毒得到纠正。

通常尿酮的纠正较血糖需要更长的时间，这是由于酮症消退时，β-羟丁酸转化为乙酰乙酸，而后者与酮体粉的显色反应显著强于前者。因此，只要酮症酸中毒得到纠正（血糖<11.0mmol/L，HCO_3^-≥18mmol/L，pH>7.3，阴离子间隙<12mmol/L），患者可以进食，就可以依据患者DKA发生前的治疗剂量给予每天多胰岛素皮下注射方案。

（3）补钾：只要高钾血症的可能性被排除或经治疗被纠正，就应开始补钾。如果血钾水平在3.3~5.5mmol/L，在治疗初始阶段可给予20~40mmol钾加入每升补液中，继而每升静脉补液中加入20~30mmol钾以维持血钾水平>4.0mmol/L。如果血钾水平<3.3mmol/L，可暂时停止给予胰岛素直至低血钾被纠正。如果血钾>5.5mmol/L则应暂停补钾直到血钾达到目标值。在补钾治疗时有条件可进行心电监护。

（4）补碱：DKA时碳酸氢钠的应用仍然是一个有争议的问题。应用碳酸氢钠的理由基于这样一种理论性的假设，即严重的酸中毒将引起多个脏器功能衰竭包括肝、心和脑。但是我们至今仍缺乏有关DKA治疗时使用碳酸氢钠的前瞻性随机对照研究。而且碳酸氢钠的应用存在诸多风险：①发生低血钾的危险性大大增高；②导致反常性中枢神经系统酸中毒；③由于二氧化碳的产生增多加剧细胞内酸中毒；④延迟酮症的纠正。

回顾性研究显示：碳酸氢钠的应用与否在改善酸中毒、提高意识状态或纠正高血糖等方面并未产生显著的差异。尽管如此，目前仍然认为虽经积极补液，1h后动脉血pH仍<7.0时应给予碳酸氢钠。在这种情况下，应每2h给予低张的（44.6mmol/L）碳酸氢钠液直至pH达到7.0。如果动脉血pH等于或>7.0则无需使用碳酸氢钠。

（5）补磷：到目前为止，补磷在DKA治疗中的益处仅仅只是理论上的。补磷被认为可以防止由于低磷血症可能造成的潜在的并发症，例如呼吸抑制、肌肉乏力、溶血性贫血和心功能异常。同时补磷被认为可以纠正 DKA 时降低的 2, 3 - DPG (2, 3 - diphosphoglycerate) 水平，从而使氧解离曲线右移，改善组织缺氧。但是过量补磷也存在引起低钙血症、抽搐和软组织钙化的风险，同时多数随机对照的研究迄今未能证明常规补磷的临床益处。

（6）并发症的治疗

1）脑水肿：在接受治疗的 DKA 患者中，有症状的脑水肿十分罕见。但通过脑电图及 CT 扫描检查发现，在 DKA 治疗开始的 24h 内，亚临床性脑水肿并不罕见。在治疗过程中很多因素与脑水肿的发生有关。这些因素包括：脑缺氧、不当补碱、血糖下降过快等。为了避免增加发生脑水肿的风险，在 DKA 的治疗时应控制补充水分及钠盐的速度，同时避免使血糖下降过快。

2）成人呼吸窘迫综合征：成人呼吸窘迫症是 DKA 少见但极严重的并发症。临床表现为在治疗开始时正常的氧分压在治疗过程中进行性下降直至超低水平。目前认为本症的发生与肺组织内水分增加、肺顺应性下降有关。

3）血管栓塞：很多因素能使 DKA 患者发生栓塞的可能性增加，包括脱水、血容量减少、心排出量减少，血液黏度增加以及在糖尿病患者中常见的动脉硬化。这一并发症更多见于渗透压显著增高的患者，对高危人群可试用小剂量的低分子肝素。

4）低血糖和低血钾：低血糖和低血钾在小剂量胰岛素治疗中并不常见。预防其发生的方法是充分补钾。一旦血糖降低至 12 ~ 14mmol/L 时，就应给予 5% 的葡萄糖液以避免低血糖的发生。

五、预后

预防本病的发生，在现阶段主要应从避免应激因素着手，常见的应激因素主要有：

1. 感染　包括细菌感染和病毒感染所致的某些疾病。

2. 长期的精神创伤或剧烈的精神刺激　如忧伤、悲哀、惊惧、紧张不安等。

3. 生活调理　本病的早期发现和诊断、治疗、预后是密切相关的。所以一旦确诊后应适当卧床休息，加强对症治疗、及时补充足够热量和营养。防止过度劳累、精神刺激等诱因。

4. 饮食调理　宜吃清淡、维生素高、营养丰富的不含碘食物，不宜吃肥甘厚腻之味及辛辣香燥之品，烟酒当属禁忌范围。

（单留峰）

第二节　糖尿病非酮症高渗综合征

糖尿病非酮症性高渗综合征（Diabetic Nonketotic Hyperosmolar Syndrome，DNHS）是糖尿病的一种严重急性并发症。过去也称糖尿病非酮症性高渗昏迷，目前国际上通称高血糖高渗状态（HHS）。HHS 是糖尿病常见的严重的急性代谢紊乱，也是导致糖尿病患者死亡的重要原因。大多数发生在老年 2 型糖尿病。HHS 主要原因是在患者体内胰岛素相对不足的情况下，出现了引起血糖急剧升高的因素，同时伴有严重脱水，导致血糖显著升高。本综合征常伴有神经系统功能损害症状，严重者昏迷，病情严重，死亡率高。

一、病因及发病机制

（一）病因

1. **应激和感染** 如脑血管意外，急性心肌梗死，急性胰腺炎，消化道出血，外伤，手术，中暑或低温等应激状态，感染，尤其是上呼吸道感染，泌尿系感染等最常诱发。

2. **摄水不足** 老年人口渴中枢敏感性下降，卧床患者，精神失常或昏迷患者以及不能主动摄水的幼儿等。

3. **失水过多和脱水** 如严重的呕吐，腹泻，大面积烧伤患者，神经内、外科脱水治疗，透析治疗等。

4. **高糖摄入和输入** 如大量摄入含糖饮料，高糖食物，诊断不明时或漏诊时静脉输入大量葡萄糖液，完全性静脉高营养，以及使用含糖溶液进行血液透析或腹膜透析等情况，尤其在某些内分泌疾病合并糖代谢障碍的患者，如甲状腺功能亢进症，肢端肥大症，皮质醇增多症，嗜铬细胞瘤者等更易诱发。

5. **药物** 许多药物均可成为诱因，如大量使用糖皮质激素，噻嗪类或呋塞米（速尿）等利尿药，普萘洛尔、苯妥英钠、氯丙嗪、西咪替丁、甘油、硫唑嘌呤及其他免疫抑制剂等，均可造成或加重机体的胰岛素抵抗而使血糖升高，脱水加重，有些药物如噻嗪类利尿药还有抑制胰岛素分泌和减低胰岛素敏感性的作用，从而可诱发 DNHS。

6. **其他** 如急、慢性肾衰竭、糖尿病肾病等，由于肾小球滤过率下降，对血糖的清除亦下降，也可成为诱因。

总之，临床上几乎所有的 DNHS 患者都有明显的发病诱因，动物实验也说明高渗性昏迷的发生，除原有的糖尿病基础还有明显的促发因素，救治时应予查询和去除。

（二）发病机制

糖尿病非酮症高渗综合征，过去也称糖尿病非酮症性高渗昏迷，目前国际上通称高血糖高渗状态（hyperglycemic hyperosmolar state，HHS）。HHS 是糖尿病严重的急性并发症。是导致糖尿病患者死亡的重要原因。

二、临床表现

HHS 多见于老年、肥胖的 2 型糖尿病患者。这些患者多数存在肾功能受损且摄水不足。HHS 起病较 DKA 为隐匿，虽然患者可表现为多饮、多尿，但在很多老年患者中可没有这些表现。通常在 HHS 时患者的脱水情况较 DKA 时更严重。

患者常有不同程度的神经精神症状与体征，其程度与血浆渗透压升高程度与速度、诱因、年龄等相关。可表现为反应迟钝、神志恍惚、嗜睡，最后发展为不同程度的昏迷。另外，可有各种神经系统体征，包括一过性偏瘫、失语、偏盲等。

三、诊断

（一）实验室检查

1. **尿糖、血糖** 尿糖、血糖值常 >33mmol/L。

2. **尿酮、血酮** 尿酮多阴性或弱阳性，血酮正常或轻度升高。

3. 电解质 机体总体上丢失电解质。但血钠多数高于150mmol/L,个别患者血钠正常甚至偏低,多见于昏迷休克肾功能不全病情严重者。血钾正常或偏低。

4. 血浆渗透压 血浆有效渗透压一般高于320mOsm/kg。急救时可以按下列公式估算:血浆有效渗透压(mOsm/kg)=2([Na$^+$]+[K$^+$])+血糖/18(mmol/L)。

5. 肾功能检查 常发现不同程度的氮质血症,血容量严重不足时可有肾功能不全。

6. 血常规 白细胞计数增多。

7. 其他诱发或伴发病的表现 如胸片示感染、心电图示心肌梗死等。

(二)诊断与鉴别诊断

1. 诊断

(1)与非糖尿病脑血管意外患者相鉴别,这种患者血糖多不高,或者轻度应激性血糖增高,但不可能>33.3mmol/L,HbA1c正常。

(2)有人认为DNHS和糖尿病控制不良并伴有无尿的肾衰竭者进行鉴别诊断,在临床上十分重要,二者均可有严重的高血糖和升高的血BUN及Cr水平,但治疗上截然不同。前者需要大量补液辅以适量的胰岛素;而对于后者,单用胰岛素即可降低血糖、减少血容量并缓解心衰,大量输液则十分危险。但是,有肾衰竭的糖尿病患者常有贫血而不是血液浓缩,同时可有低血钠、高血钾、血容量增多及充血性心力衰竭,故二者的鉴别并不困难。

(3)对于有糖尿病史的昏迷患者,还应鉴别是DNHS、酮症酸中毒、乳酸性酸中毒还是低血糖昏迷。

2. 鉴别诊断 其他原因所致的高渗状态,如透析疗法、脱水治疗、大剂量皮质激素治疗等均可导致高渗状态。因意识障碍就诊者易误诊为脑血管意外而延误治疗。脑血管意外常用药物多对本病有害,例如甘露醇、高渗糖、皮质固醇等均加重高渗状态;苯妥英钠不能制止高渗状态所致的抽搐和癫痫发作,而且能抑制胰岛素分泌,使高血糖进一步恶化。所以鉴别诊断很重要,应与其他原因引起的昏迷相鉴别。

四、治疗

治疗原则基本上同DKA,包括搜寻并除去诱因;密切观察病情变化,及时并因人而异地施行有效的治疗;治疗关键是纠正严重脱水,恢复血容量,纠正高渗状态及其相关病理生理变化;治疗方法包括补液、使用胰岛素、纠正电解质紊乱及酸中毒等。

1. 一般措施

(1)立即送监护室按危重症救治,并做好监护及治疗记录(同DKA)。

(2)立即开放静脉并进行以下检查:血糖、电解质、血肌酐、BUN、血气分析、血培养、血常规、尿常规、尿糖及酮体、心电图。

(3)从开放的静脉立即补液纠正高渗脱水状态。

(4)老年人和有心功能不良者放置中心静脉导管进行监护。

2. 补液 积极地补液是治疗DNHS的首要和重要的关键措施,对患者的预后具有决定性的作用。对DNHS患者单纯补液即可使其血糖每小时下降1.1mmol/L(20mg/dl)。有人认为,部分DNHS患者可单用补充液体和电解质而不用胰岛素的方法获得满意的疗效。反之,如果在未充分补液的情况下即大量使用胰岛素,则可因血糖及血浆渗透压的急剧下降,液体返回细胞而导致血容量的进一步下降,甚至发生休克。

（1）补液总量：DNHS 患者的失水程度多比 DKA 严重。估计可达发病前的体液的 1/4 或体重的 1/8 以上。但由于高血糖的吸水作用，其失水的体征常不能充分反映失水的严重程度。补液总量的估计：精确估计困难，一般可按患者体重 10% ~12% 估算，补充总量多在6~10L，略高于失液总量的估计值。这是因为考虑到在治疗中，尚有大量液体自肾脏、呼吸道及皮肤丢失的缘故；按血浆渗透压估算患者的失水量，计算公式为：患者的失水量（L）＝［患者血浆渗透压（mmol/L）－300］／［300（正常血浆渗透压）］×体重（kg）×0.6。

（2）补液种类：包括生理盐水、半渗盐水或半渗葡萄糖液、右旋糖酐、全血或血浆、5% 葡萄糖液及葡萄糖盐水等。对于输液种类的选择，归纳起来，原则上可按以下 3 种情况酌情选择：若患者血压正常或偏低，血 Na^+ <150mmol/L 者首先用等渗液，若血容量恢复，血压上升而血浆渗透压仍不下降时再用低渗液；血压正常而血 Na^+ >150mmol/L 者，可开始即用低渗液；若患者有休克或收缩压持续 <10.7kPa 者，开始除补等渗液外应间断输血浆或全血。

（3）补液速度：原则是先快后慢，第 1h 输入 500~1000ml，或头 4h 输入应补总液量的 1/3，头 8h 补总液量的 1/2（含头 4h 输入量）加上当天尿量，余量在 24 小时内补足。

（4）补液方法：多数主张根据患者实际情况而略有差异。一般情况下，在治疗的前 2h 输生理盐水 2L；以后的 6h 内，根据患者的血压、血钠及血浆渗透压情况，每 2h 输液 1L；治疗的 8~24h 内，则可每 2h 输液 0.5L，直至体液补足。至于治疗 2h 后补液的种类，则根据患者的情况而定。血浆渗透压仍高者可使用半渗溶液，血浆渗透压降至 330mmol/L 或血压仍低者使用生理盐水，血糖降至 14mmol/L，者可用 5% 葡萄糖液，血糖及血浆渗透压均低者可使用 5% 葡萄糖盐水等。胃肠道补液：DNHS 时，尤其是老年患者，尽可经胃肠道补充，此法有效而且比较简单和安全，可减少静脉补液的量而减轻大量静脉输液引起的不良反应。能经口服最好；不能口服者（昏迷），可不失时机的下胃管补充。给予温开水即可，速度可达 1~2L/h，尿量 >30ml/h 后，可每 500ml 加 10% 氯化钾 10~20ml。同时配合采用 0.9% 氯化钠溶液静脉点滴，前 4h 可给予总量的 1/3，速度以 250~500ml/h 为宜（考虑到心功能状态和老年人），以后可 2~3h 500ml，直至血糖降至 13.9mmol/L 后，改输 5% 葡萄糖或糖水（同上）。若经输液 4~6h 仍无尿者可予呋塞米 40mg 静脉注射。老年人和心功能不良者，为了防止液体过量引起的充血性心力衰竭、肺水肿和脑水肿等并发症，在输液过程中，应注意观察患者的尿量、颈静脉充盈程度，并进行肺部听诊，必要时测量中心静脉压和血细胞比容，以指导补液。

3. 胰岛素治疗

（1）灵活酌情使用胰岛素：DNHS 患者在治疗过程中，对胰岛素较 DKA 时敏感，所需胰岛素的剂量也比酮症酸中毒小。有人主张在输液的前 2L 中，甚至在整个治疗过程中不给胰岛素，单用补液治疗 DNHS。一般倾向于一开始即给予胰岛素治疗，但剂量宜小，并密切观测血糖及尿糖的变化，灵活使用胰岛素。

（2）小剂量胰岛素治疗：对 DNHS 患者，目前，仍主张一开始就给予小剂量胰岛素治疗。

肌内注射法：首次肌内注射人胰岛素（RI）20U，以后 4~6U/h，直至血糖下降至 14mmol/L（250mg/dl）以下。患者如有血压低，肌内注射胰岛素吸收不好，则不宜使用肌注法，而应采用静脉法。静脉滴注法：是临床最常采用的方法，使用灵活、方便，血糖下降平稳，不良反应少。在 DNHS 患者有人主张给首次冲击量，即先以 RI（人胰岛素）10 ~ 16U，静脉注射，以后按 0.1U/（kg·h）持续静滴。一旦血糖降至 14 ~ 17mmol/L，（250 ~ 300mg/dl）时，胰岛素剂量可降到 0.05U/（kg·h）。一般常用胰岛素剂量为 4 ~ 6U/h 静脉滴注，血糖下降速度以每小时 3.3 ~ 5.6mmol/L（60 ~ 100mg/dl）为宜。在已补足液量的前提下，如治疗的前 4h 内，每小时血糖下降不足 2mmol/L（36mg/dl），或反而升高，说明胰岛素剂量不够，应将胰岛素量增加 50% ~ 100%。因此，一般要求在治疗的前 12h 内，最好每 2h 测血糖 1 次。应警惕血糖水平下降过快不利于低血容量的纠正，而且会增加发生低血糖的危险性。当血糖降至 14 ~ 17mmol/L 时，应改用 5%（或 10%）的葡萄糖液，同时将胰岛素用量改为 2 ~ 3U/h 静脉滴注，或 3 ~ 4U/h 肌内注射。经过一段时间的稳定后，可进一步改为每天数次肌内或皮下注射胰岛素，最后逐步恢复到 DNHS 发病前的治疗。在 DNHS 患者，只要充分补液，停用胰岛素后高渗状态很少反复。

4. 纠正电解质失衡　DNHS 时，患者的电解质失衡，主要是失钠和失钾，同时也有不同程度钙、镁、磷的丢失。

（1）补钠：一般在补液（补充生理盐水）同时，血钠失衡多可得到纠正。

（2）补钾：是纠正 DNHS 电解质失衡的主要任务。补钾制剂：临床常用氯化钾溶液，有人认为它可能加重 DNHS 时已存在的高氯血症，故有人主张用醋酸钾，血磷不高时可用磷酸钾。尽量同时口服枸橼酸钾溶液，安全方便，又可减少静脉补钾量及其不良反应。补钾时机：选择恰当时机十分重要。最初有高血钾者，应在补液及胰岛素治疗开始后 2 ~ 4h 再补钾；治疗初血钾正常或降低者，则应在治疗开始时即补钾。根据尿量补钾。尿量过少时静脉补钾有导致危险的高血钾可能，只有当尿量多于 50ml/h，至少多于 30ml/h 时，方可静脉补钾。补钾量：临床常用 10% 氯化钾 30ml（KCl 3g）加入 1000ml 液体中，于 4 ~ 6h 内输入，24h 可补给 KCl 4 ~ 6g。另有人提出当血钾 > 5mmol/L，4 ~ 5mmol/L，3 ~ 4mmol/L 及 < 3mmol/L 时，每小时补钾量分别为 0、10、20 及 30mmol，36h 内可望补钾 300mmol。注意事项：由于 DNHS 患者所丢失的体钾在救治过程中，只能得到部分地补充和被纠正，故要求在 DNHS 纠正后应继续口服补钾至少 1 周。输液（钾）过程中，应注意对血钾的监测，以防高血钾或低血钾的发生。可每 2 ~ 3h 复查血钾 1 次，并使用心电图监测血钾的变化。

（3）关于补钙、磷、镁：国内临床尚无应用。有人提出 DNHS 患者应常规补充硫酸镁及葡萄糖酸钙，以防低血镁及低血钙引起的抽搐。如患者血磷偏低，可静脉输入或口服磷酸钾缓冲液，补磷时应注意观察血磷及血钙的变化，警惕低血钙的发生。

5. 纠正酸中毒　DNHS 时一般酸中毒不重，可能与血中酮酸或乳酸水平升高有关。

（1）轻度酸中毒：一般经足量补液及胰岛素治疗后，随着组织缺氧及肾功能不全的纠正，不需用碱性药物，酸中毒即可纠正。此时，如不适当地给予碱性药物，反而有可能加重低血钾并引起抽搐。

（2）当 $CO_2 - CP$ 低于 11mmol/L（25vol/dl）时，可输入 1.4% $NaHCO_3$ 400ml，4 ~ 6h 后复查，如 $CO_2 - CP$ 已恢复到 11 ~ 14mmol/L（25 ~ 30vol/dl）以上时，则停止补碱。

（3）高渗 $NaHCO_3$ 液不宜用于 DNHS 患者，宜用 1.4% 等渗液。乳酸钠可加重乳酸性酸中毒，也不宜用于 DNHS 的治疗。

6. 其他治疗措施

（1）去除诱因：如疑有感染、进行中心静脉压测定或放置导尿管时，应根据对不同病原菌种的估计，采用足量适用的抗生素。既要注意避免滥用抗生素，尤其是可能影响肾功能的抗生素，又要注意有些抗生素能影响胰岛素的效价，如红霉素等碱性抗生素，不可与胰岛素通过同一通路输入。

（2）吸氧：如 $PaO_2 < 10.7kPa$（80mmHg），给予吸氧。

（3）放置胃管：DNHS 时，患者多处于昏迷或半昏迷，应及早放置胃管抽吸胃液。通过胃管，可给患者补温开水或温生理盐水，还可通过胃管补钾。

（4）导尿：首先应尽量鼓励患者主动排尿，如 4h 不排尿，应放置导尿管。

（5）守护治疗及病情监测：对 DNHS 患者应进行严密的监测，以指导治疗。患者应每半小时测量血压、脉率及呼吸频率 1 次，每 2h 测体温、尿糖及尿酮体 1 次；治疗开始 2h 及以后每 4~5h 测量血糖、钾、钠和 BUN 1 次，并计算渗透压。详细记录出入量（包括口服液体），保持尿量超过 100ml/h。

五、预后

1. 加强糖尿病知识的教育和健康检查，早期发现早期治疗，50 岁以上的老年人应定期检测血糖。确诊有糖尿病的患者，应正规服药，控制饮食，加强运动，严格控制血糖水平。

2. 控制各种诱发因素，积极治疗各种感染，对血透、腹透、应用甘露醇脱水等治疗时，应注意是否有脱水现象，及时监测血糖、尿糖。

3. 注意诱发药物应用，如利尿剂、糖皮质醇、普萘洛尔（心得安）。

（单留峰）

第三节　糖尿病乳酸性酸中毒

糖尿病乳酸性酸中毒是糖尿病患者组织缺氧，药物使用不当，肝肾功能损害等情况下，造成体内乳酸堆积而出现的代谢性酸中毒。常与长期过量服用双胍类药物有关，尤以老年人多见，儿童较少见。

一、西医病因及发病机制

（一）病因

①糖代谢障碍；②糖尿病患者发生急性并发症时，可造成乳酸堆积，诱发酸中毒；③糖尿病患者存在慢性并发症时，可造成组织乳酸堆积，诱发酸中毒；④器官缺氧，可引起乳酸生成增加；此外，肝肾功能障碍又可影响乳酸的代谢、转化和排泄，进而导致乳酸性酸中毒。

（二）发病机制

糖尿病患者容易发生乳酸性酸中毒，这是因为糖尿病患者常有丙酮酸氧化障碍及乳酸代谢缺陷，因此，平时即存在高乳酸血症。糖尿病急性并发症如感染、酮症酸中毒、糖尿病非酮症高渗综合征时，可造成乳酸堆积而诱发乳酸性酸中毒。乳酸性酸中毒可与酮症酸中毒同时存在。另外，糖尿病患者合并的心、肝、肾疾病使组织器官灌注不良，低氧血症；患者糖化血红蛋白水平增高，血红蛋白携氧能力下降，更易造成局部缺氧引起乳酸生成增加；此外肝肾功能障碍影响乳酸的代谢、转化及排出，进而导致乳酸性酸中毒。

二、临床表现

糖尿病乳酸性酸中毒发病急，但症状与体征无特异性。轻症可仅有乏力、恶心、食欲降低、头昏、嗜睡、呼吸稍深快。中至重度可有恶心呕吐、头痛头昏、全身酸重、口唇发绀、呼吸深大，但无酮味、血压下降、脉细弱、心率加快，可有脱水表现，反应迟钝、意识障碍、四肢反射减弱、肌张力下降、瞳孔扩大、深度昏迷或出现休克。

乳酸性酸中毒依据机体是否存在缺氧可分为以下两类：

1. A 型乳酸性酸中毒　发生于机体组织严重缺氧情况下，如心肌梗死、心源性休克、严重的败血症。此时乳酸的大量产生超过了机体的清除能力从而导致乳酸的堆积。这一类型的乳酸性酸中毒并不仅见于糖尿病患者，但是糖尿病患者，尤其是 2 型糖尿病患者发生缺氧性心血管并发症的危险性大大高于非糖尿病患者。

2. B 型乳酸性酸中毒罕见　其发生与机体缺氧无关，可见于多种系统性疾病（包括糖尿病）、药物、毒素和内在的代谢障碍。双胍类药物被认为与 B 型乳酸性酸中毒的发生有关。苯乙双胍因其可引起严重的乳酸性酸中毒而在很多国家中禁止使用。因使用二甲双胍而导致乳酸性酸中毒的发生率很低。

三、诊断

（一）实验室检查

多数患者血糖升高，但常在 13.9mmol/L（250mg/dl）以下；血酮体和尿酮体正常，偶有升高；血乳酸升高，常超过 5mmol/L，血乳酸/丙酮酸比值大于 30（丙酮酸正常值为 0.0415～0.145mmol/L）；血二氧化碳结合力下降，（可在 10mmol/L 以下）、pH 值明显降低；血渗透压正常，阴离子间隙扩大（超过 18mmol/L）。

（二）病史

①糖尿病患者用过量双胍类药物（降糖灵超过 75mg，双胍类药物每日 2 片，二甲双胍超过 2000mg/d）后出现病情加重；②糖尿病患者有肝肾功能不全、缺氧或手术等同时使用双胍类降糖药物；③糖尿病患者出现多种原因休克，又出现代谢性酸中毒者，应高度怀疑本病。有代谢性酸中毒呼吸深大、意识障碍等表现。

四、西医治疗

乳酸性酸中毒现尚缺乏有效的治疗，一旦发生死亡率极高，应积极预防诱发因素，合理使用双胍类药物，早期发现，积极进行治疗。

（1）胰岛素治疗：本病是因胰岛素绝对或相对不足引起，需要用胰岛素治疗，即使是非糖尿病患者，也有人主张胰岛素与葡萄糖合用，以减少糖类的无氧酵解，有利于血乳酸清除，糖与胰岛素比例根据血糖水平而定。

（2）迅速纠正酸中毒：当 pH <7.2、$HCO_3^- <10.05mmol/L$ 时，患者肺脏能维持有效的通气量而排出二氧化碳，肾脏有能力避免水钠潴留，就应及时补充 5% 碳酸氢钠 100～200ml（5～10g），用生理盐水稀释为 1.25% 的浓度。严重者血 pH. <7.0，$HCO_3^- <5mmol/L$，可

重复使用，直到血 pH >7.2，再停止补碱。24h 内可用碳酸氢钠 4.0～170g。但补碱也不宜过多、过快，否则可加重缺氧及颅内酸中毒。

（3）迅速纠正脱水：治疗休克补液扩容可改善组织灌注，纠正休克，利尿排酸，补充生理盐水维持足够的心输出量与组织灌注。补液量要根据患者的脱水情况，心肺功能等来定。

（4）给氧：必要时作气管切开或用人工呼吸机。

（5）补钾：根据酸中毒情况、血糖、血钾高低，酌情补钾。

（6）监测血乳酸：当血乳酸 >13.35mmol/L 时，病死率几乎达 100%。

（7）透析：如果患者对水钠潴留不能耐受，尤其是因降糖灵引起的乳酸酸中毒，可用不含乳酸根的透析液进行血液或腹膜透析。

（8）对症治疗，去除诱因：如控制感染，停止使用引起乳酸酸中毒的药物等。

五、预后

乳酸性酸中毒一旦发生，病死率极高，对治疗反应不佳，所以预防比治疗更为重要，具体措施如下：

1. 在糖尿病治疗中不用苯乙双胍。凡糖尿病肾病、肝肾功能不全、大于 70 岁的老年人以及心肺功能不佳者，应采用其他药物。糖尿病控制不佳者可用胰岛素治疗。

2. 积极治疗各种可诱发乳酸性酸中毒的疾病。

3. 糖尿病患者应当戒酒，并尽量不用可引起乳酸性酸中毒的药物。

总之，积极治疗引起乳酸性酸中毒的原发疾病，给予必要的支持护理，碳酸氢钠治疗和血液透析仍然是治疗严重乳酸性酸中毒的关键。

（单留峰）

第四节　应激性高血糖症

应激性高血糖是在严重创伤、脑血管意外、急性心肌梗死、感染性休克等强烈刺激因素作用下，因人体处于应激状态，体内升糖激素、肾上腺素等激素分泌增加，拮抗胰岛素而出现的血糖升高现象。

一、病因及发病机制

（一）病因

（1）激素作用：当机体发生应激时，神经内分泌的主要改变为下丘脑－垂体－肾上腺皮质轴和交感－肾上腺髓质系统的强烈反应，糖皮质激素、儿茶酚胺、胰高血糖素、生长激素等激素释放明显增多，使血糖升高。另外，某些反调节激素使脂肪组织的脂肪分解和骨骼肌的蛋白分解作用增强，使糖异生的底物如乳酸、丙酮酸和甘油增加，促进肝脏葡萄糖产生增多并加速肝糖原的分解，直接增强交感神经介导的糖原分解作用，最终导致了血糖的升高。

（2）细胞因子：一些细胞因子可以使血糖升高。如 TNF 可能间接刺激反向调节激素的分泌直接作用于胰岛素受体信号转导途径和（或）影响葡萄糖运载体的功能，或导致血游离脂肪酸增高等途径而使血糖升高。

（3）胰岛素抵抗：胰岛素抵抗是应激性高血糖发生的重要原因，机制目前仍不十分清楚。

（二）发病机制

应激性高血糖是创伤后的一种应激反应，人体在应激状态下，下丘脑－垂体－肾上腺皮质系统活动增强，血中儿茶酚胺、肾上腺皮质激素分泌增加，胰岛素分泌减少，胰高血糖素分泌增加，促进肝糖原分解和糖异生，增加血糖来源，减少糖的氧化和糖原合成，从而使血糖浓度升高。

二、临床表现

1. 影响体液平衡　危重症患者多伴有水、电解质平衡紊乱，而应激性高血糖可产生渗透性利尿，加重高钠血症和高渗性脱水等，并进一步加重钾的转移和排出，增加高渗性昏迷、糖尿病酮症酸中毒发生的可能性。

2. 应激性高血糖损伤脑组织有如下几种机制，乳酸性酸中毒、诱发脑水肿、NO 的增多、内皮细胞的受损、神经电生理异常、血液黏度升高、兴奋性氨基酸的堆积等。应激性高血糖也可影响肝细胞线粒体功能，造成电子传输链的酶的功能异常，损害肝组织。

3. 加剧炎症反应和内皮损伤。

4. 损伤免疫功能　实验发现，当血糖达到 11.12mmol/L 后，趋化、黏附与吞噬功能将会降低。杀菌活性受损，损害了天然免疫系统对感染源的抵御功能。应激性高血糖也可影响补体的活性，血糖通过补体进行糖化作用和微生物竞争与补体的结合，抑制调理作用。

三、诊断

入院后测空腹血糖、餐后 2h 血糖、连续 2d 测 24h 尿糖定量。以后视情况重复检查，但不得少于两周 1 次。如空腹静脉血浆葡萄糖 <7.8mmol/L（140mg/dl 葡萄糖氧化酶法），诊断不明确的病例，可测葡萄糖耐量试验。如多次空腹血糖水平显著≥7.8mmol/L（140mg/dl），餐后 2h 血糖≥11.1mmol/L（200mg/dl），无须再行葡萄糖耐量试验。测血及尿酮体、血胰岛素或 C 肽、血脂、脂蛋白、尿蛋白、尿微量白蛋白、肾功能、二氧化碳结合力、糖化血红蛋白（HbA1c）或糖化白蛋白等。

需要注意：①有无严重烧伤休克、大手术、严重感染、药物影响、口服或静脉输入大量葡萄糖等病史。②注意血糖增高幅度及持续时间、血和尿渗透压的变化；有无酮体增高；有无多尿；尿比重高、口渴、高渗性脱水、氮质血症、精神症状、昏迷等；每日定时作尿糖试验。③注意标本的采集，大面积烧伤常 24h 连续输液，应避免在输液的同侧肢体静脉或正在输入葡萄糖时采集血糖标本。

四、治疗

（1）去除病因，特别注意防治休克和严重感染。

（2）烧伤早期暂时性血糖升高，可不作特殊处理。

（3）血糖持续升高者，应按每日血糖、尿糖水平，进行胰岛素治疗。同时在静脉滴入葡萄糖液时，按 3：1 或 4：1 加入胰岛素。加大胰岛素后仍不能控制高血糖时，应停用高渗葡萄糖液。

（4）注意纠正水、电解质和酸碱平衡失调：高血糖所致的脱水系高渗性脱水，主要应补充水分（口服或静脉输入5%葡萄糖液）。有时因血糖升高，细胞内液外移，使细胞外液稀释，可出现低钠血症，此时应慎用高渗氯化钠液。

五、预后

积极根治原发病和严格控制外源性葡萄糖的输入，严密监测血糖、血胰岛素浓度，防止低血糖和反跳性脑水肿等并发症的发生。

1. 控制原发疾病　控制感染、纠正缺氧、恢复体温、抗休克、纠正酸中毒、酌情停用激素等，能减轻机体的应激程度，减少应激激素释放，降低血糖水平。

2. 血糖监测　客观、准确、多点监测血糖，能尽早发现高血糖，反映高血糖的程度及持续时间。危重症患者的平均血糖水平是目前 ICU 常用的监测指标，其与病死率明显相关，其前提就是需要多点监测血糖。

3. 正确的营养支持　对能耐受肠内营养的患者建议通过进食提供营养支持，肠内营养较肠外营养更有利于促进应激对肠黏膜屏障功能损害的恢复；不能进食或禁食的患者临床上多用肠外细胞营养，但要注意营养液中葡萄糖的含量和输入速度的控制，同时应减少葡萄糖在非蛋白热量中所占的比例。

（单留峰）

第五节　急性低血糖症

低血糖症是由于各种原因引起的血葡萄糖（简称血糖）浓度低于正常水平值所致的一种临床综合征，呈交感神经受刺激及高级神经受低血糖影响的多种复合表现。一般血浆葡萄糖浓度在 2.8mmol/L 以下，老年人血糖低于 3.0mmol/L 时认为低血糖；在糖尿病患者中，血糖低于 3.9mmol/L 时被认为是血糖过低，胰岛素过量或口服降糖药是引起低血糖的主要原因，也是糖尿病治疗过程中的限速因子。发生急性低血糖时的患者出现饥饿感、无力、心悸出汗、四肢震颤、甚至昏迷。如不及时抢救可导致患者死亡。

一、西医病因及发病机制

引起低血糖的原因很多，有资料统计约 100 多种，主要可分为器质性低血糖、反应性低血糖和外源性低血糖。

（1）器质性低血糖：即胰岛或胰外原发病变造成胰岛素、胰岛素类似物质分泌增多或体内升糖激素减少所致。常见的有：胰岛素瘤、β 细胞增生、腺垂体功能低下、肾上腺皮质功能低下、甲状腺功能低下、多种胰腺外肿瘤等。

（2）反应性低血糖：常见的有三种：①原因不明性功能性低血糖症：此组低血糖症临床上最常见，症状轻微，病史长，发作轻而短暂，常见于中年女性，于精神刺激后或饭后 2~4h 发作，一般空腹、餐前不发作，每次发作时间仅 10~20min，多可自行恢复或稍进食后即康复，虽多次发作，无中枢神经损伤后遗症。其发病原因不明，考虑与自主神经功能紊乱，迷走神经兴奋使胰岛素分泌增多有关。②胃大部切除后低血糖症：又称滋养性低血糖症，见于 5% ~ 10% 胃大部切除与胃空肠吻合术后的患者。其原因可能系胃肠手术后，食物吸收速度加快，从而导致餐后高血糖，进而引起反应性的低血糖。防治措施有：避免快速进食高浓度的甜品、饮料，少食多餐等。③2 型糖尿病早期低血糖症：可见于部分患者，尤其是较肥胖者。反应性低血糖多发生于餐后或口服葡萄糖耐量试验中第 3 ~ 5h。症状较轻，仅有饥饿感等，稍进食即可缓解。其发生原因可能系患者胰岛素分泌高峰后移，以致发生较晚出现的低血糖症反应。临床上可通过饮食控制或口服 α 葡萄糖苷酶抑制药等来改善患者的低血糖发生。

（3）外源性低血糖：即由于食物或药物因素所致。最常见的药物有胰岛素、磺酰脲类口服降糖药。其他还有水杨酸钠、酚妥拉明、异烟肼等。空腹大量饮酒或长期酗酒而致营养不良者，亦可导致低血糖的发生。

二、临床表现

1. 交感神经兴奋所致的综合征　低血糖发生后，肾上腺素分泌增多，患者可出现面色苍白、出冷汗、心悸、手颤、腿软、周身乏力等。

2. 意识障碍症状　因低血糖时大脑皮层受抑制，患者可出现意识昏蒙、定向力、识别力减退、嗜睡、多汗、震颤、言语不清等。

3. 精神神经症状　当皮层下中枢受到抑制，患者出现神志不清、躁动不安、痛觉过敏、阵挛性舞蹈动作、瞳孔散大，甚至出现强直性抽搐，锥体束征阳性。

4. 癫痫症状　当中脑受累时，患者可出现肌张力增强，阵发性抽搐，与癫痫发作相似。延脑受损后患者可进入昏迷、去皮质强直、心动过缓、体温不升、各种反射消失。

5. 低血糖性脑病　除上述症状外，还可有单瘫、偏瘫、截瘫、失语、踝震挛、小脑共济失调，以及视力减退、视野缺损、面神经麻痹、吞咽困难等神经损害症状，可呈一过性或永久性。

6. 无意识性低血糖　糖尿病低血糖发生时并不总是伴有上述临床症状，很多时候患者并不察觉低血糖的发生，这种情况临床称为无意识性低血糖。

三、诊断

（一）实验室检查

1. 血糖测定　一次或一次以上测定空腹或发作时血糖 < 2.8mmol/L。

2. 口服葡萄糖耐量试验（OGTT）　能动态了解在糖负荷的情况下患者血糖和胰岛素的变化，对低血糖症的诊断及鉴别诊断有重大临床价值。

3. 血浆胰岛素测定　正常空腹静脉血浆胰岛素浓度在 5 ~ 20μU/ml，很少超过 30μU/ml。胰岛素瘤患者胰岛素分泌呈自主性，其浓度常高于正常，可达 160μU/ml。高胰岛素血症也见于肥胖症、2 型糖尿病早期（肥胖者）肢端肥大症、妊娠后期等，故血糖及胰岛素需同时采血反复测定才有助于鉴别。

4. CP 肽测定　正常人空腹血清 C 肽为 0.8 ~ 4.0ppg/ml，24h 尿 C 肽为（36 ± 4）μU，胰岛素瘤者高于正常。

5. 激发试验

（1）胰岛素释放试验：口服 75g 葡萄糖（或 25g 静脉注射），各个时点取血后同时测血糖及胰岛素，胰岛素瘤患者血糖耐量呈扁平曲线而胰岛素曲线相对较高且高峰 $>150\mu U/L$，分析结果时应除外早期 2 型糖尿病及肝病。

（2）饥饿试验：让患者完全禁食，定时监测血糖和胰岛素。患者不耐受禁食试验，容易出现低血糖反应，一般禁食 24h 后约 85% 阳性，48h 后 95% 阳性，极少数 5% 需要禁食 72h 并增加运动量才能出现阳性。禁食期间每 4h 测血糖、胰岛素、C 肽一次，血糖 $<$ 2.8mmol/L 时每小时测定 1 次，胰岛素释放指数 >0.4 者视为异常。

（3）甲苯磺丁脲试验：空腹服用甲苯磺丁脲（D_{860}）2g，为避免胃肠道反应，同时口服等量碳酸氢钠，每小时采血 1 次，共 3 次，测定血糖和胰岛素，正常人血糖下降不超过基础值的 40%，如下降低于基础值 65% 或用药后血糖水平低于 30mg/dl，持续时间超过 3h，或胰岛素水平高于 $120\mu U/ml$ 则为异常。

（4）胰高糖素试验：空腹快速静脉注射胰升糖素 0.03mg/kg 体重，总量不超过 1mg，测 3h 血糖和胰岛素。正常人血糖上升超过基础值的 40%，若低血糖，胰岛素水平 $>150\mu U/ml$ 视为异常。糖原累积症及严重慢性肝病患者糖原储备不足的低血糖症者无此反应。

（5）亮氨酸试验：静脉注射亮氨酸 150mg，血糖下降至 1.4mmol/L 以上，提示胰岛素瘤。口服亮氨酸 200mg/kg，于口服前后 10、20、30、40、50、60min 分别测血糖及胰岛素，服药后的 30 ~ 45min 血糖下降至 2.78mmol/L 以下，胰岛素 $>40\mu U/L$ 为阳性，支持胰岛素瘤诊断。

（二）诊断与鉴别诊断

1. 诊断　本病的诊断并不困难，表现为出汗、焦虑、恐惧、心悸脉速、面色苍白、四肢震颤、饥饿、乏力等即可诊断为低血糖症，多于餐后 3h 发作。检测空腹血糖偏低或正常，发作时血浆葡萄糖浓度低于 2.8mmol/L。在糖尿病患者中，血糖低于 3.9mmol/L 时被认为是血糖过低，空腹血浆胰岛素测定可以偏高。禁食与用力后可诱发低血糖发作，成人及儿童低血糖，血浆葡萄糖浓度常 <3.0mmol/L，低血糖症状可用葡萄糖缓解。

2. 鉴别诊断

（1）低血糖症需与低血糖反应相鉴别：低血糖反应是指患者出现低血糖的临床症状，如疲乏、头昏、出汗、心悸等，但测量血糖值实际并不低甚至高于正常者。低血糖反应一般不出现严重的意识障碍如昏迷。

（2）糖尿病合并严重的低血糖症致昏迷需与其他糖尿病急性并发症相鉴别。

1）低血糖昏迷：常见诱因为进食过少或药物用量过多，测量血糖值多低于 2.5mmol/L，血酮呈阴性，实验室检测血浆渗透压、pH 值、HCO_3^-、阴离子间隙均在正常范围内。

2）酮症酸中毒：多因感染、停用药物或手术而诱发，测量血糖值 16 ~ 30mmol/L，血酮呈阳性，血浆渗透压 <320mOsm/（kg·H_2O），pH 值 <7.3，$HCO_3^- <15$mmol/L，阴离子间隙增加。

3）高血糖高渗状态：常见于误食大量含糖食物、失水的老年人。测量血糖值多高于 33.5mmol/L，血酮呈阴性，血浆渗透压 >330mOsm/（kg·H_2O），pH 值 >7.3，$HCO_3^- >20$mmol/L，阴离子间隙正常。

4）糖尿病乳酸性酸中毒：多在休克、严重感染、酗酒等心脑血管意外情况下诱发。测量血糖值多正常或偏高，血酮呈阴性，血浆渗透压正常，pH 值 <7.3，$HCO_3^- <15$mmol/L，阴离子间隙增加。

实际上，只要考虑到低血糖的可能性，临床诊断和鉴别诊断是不难的。

四、治疗

（1）意识清醒者立即进食，糖类量应 >20g，可以是果汁、糖果或者其他食品等。

（2）意识丧失者静脉推注 25mg 葡萄糖，或者肌肉或者皮下注射 1mg 高血糖素。当患者清醒后应鼓励患者进食一定量的含糖类的食物。注射高血糖素或者葡萄糖 20~60min 后，鼓励患者进食是非常重要的，这可以预防新的低血糖再发生。

五、预后

加强对糖尿病患者的教育、进行自我血糖监测、合理的血糖控制目标（为了降低夜间发生低血糖的危险，特别需要将夜间睡前血糖水平控制在 6~7mmol/L）、平时及运动期间灵活的胰岛素方案、理想的注射技术，以及恰当的进食加餐计划，可使低血糖的危险性降低。睡前加餐，或者使用超短效胰岛素类似物均有可能降低夜间发生低血糖的危险性。本症预防重于治疗，设定合理的治疗目标，平衡强化治疗收益与低血糖风险。对患者进行教育，让患者了解低血糖及如何预防；生活规律，避免不适当的饮食和运动。

当糖尿病患者发生低血糖时，中西医的处理方式并无差异。中医治疗主要在于预防低血糖的发生。通过中医治疗使患者的血糖控制更平稳，控制和预防糖尿病慢性并发症，尤其是糖尿病性神经病变将有利于预防和减少糖尿病患者发生低血糖的风险性。

（单留峰）

第六节　糖尿病视网膜病变

随着生活水平的提高以及生活方式的改变，糖尿病的发病率呈逐年上升趋势，而糖尿病视网膜病变（diabetic retinopathy，DR）作为糖尿病最常见的微血管并发症之一，发病率也呈攀升趋势，其危害最大，是目前成人致盲的主要原因。糖尿病视网膜病变病因、发病机制复杂，与多种因素有关，如血糖水平、发病年龄、病程长短、血脂水平、血压水平、遗传因素等，但研究已证明糖尿病视网膜病变所致的失明是可防治的，因此，做到早期发现、及时治疗有重要意义。

一、发病机制

DR 发病机制十分复杂，至今尚未完全明确，多项研究证明了 DR 发生为持续高血糖诱发血流改变、血液流变学异常，多元醇通路活化，氧化应激增加、晚期糖基化终末产物增多以及细胞因子活化，肾素 – 血管紧张素及内皮素系统的异常等方面所致的视网膜微循环损害，引起视网膜缺血、缺氧及形成新生血管等一系列病理改变。

1. 毛细血管基底膜增厚　是 DR 早期的病理特征，基底膜异常可导致滤过作用改变和血清分子的异常通过，结果使血 – 视网膜屏障破坏。

2. 毛细血管周细胞选择性丧失　这也是 DR 早期病理特征，其机制可能为：①与多元醇通路活化有关，多元醇通路是指葡萄糖在醛糖还原酶的作用下还原成山梨醇，后者又在山梨醇脱氢酶的作用下氧化成果糖的代谢通路。在高糖环境中，正常糖酵解过程受阻，多元醇通路活化,使山梨醇在视网膜毛细血管周细胞内增多。②与凋亡有关,高糖使氧化物质产生增多,同时抗氧化作用减弱,二者共同作用使氧化应激增加,氧化应激可能诱导了周细胞的凋亡。周细胞具有收缩性功能,可调节通过该区域的毛细血管的血流量,由于周细胞的丧失,可引起区域性视网膜血流量调节作用丧失,并破坏毛细血管的完整性,还可引起内皮细胞的增生失控。

3. 血液流变学异常 高糖使糖基化血红蛋白增高,血液呈高凝状态,血液黏稠度增加。血小板活性增强,聚集的血小板与增多的血栓素导致视网膜毛细血管微小血栓形成,微血管闭塞。白细胞变形能力下降,细胞间黏附分子(ICAM-1)与血管细胞黏附分子(VCAM)表达增多,白细胞与内皮细胞黏附增加,易致白细胞栓塞在视网膜毛细血管中。红细胞膜磷脂成分的改变以及细胞内山梨醇的堆积,使红细胞的变形能力降低,尤其在 DR 患者中更为明显,致视网膜血流缓慢淤积,最终导致微血栓形成,发生视网膜微循环障碍。

4. 新生血管形成 由于视网膜毛细血管周细胞丧失,内皮细胞增生以及基底膜增厚,再加上血流变学异常,使毛细血管闭塞,视网膜组织缺血、缺氧,刺激各种生长因子的释放,如碱性纤维母细胞生长因子(bFGF)、血小板源生长因子(PDGF)、胰岛素样生长因子(IGF)、血管内皮生长因子(VEGF)等,这些因子相互作用,诱导视网膜新生血管形成,新生血管的出现是 DR 的标志。在这些因子中,VEGF 在视网膜新生血管形成中起到关键作用。多项研究证实在 DR 患者眼内尤其视网膜局部存在高水平的 VEGF,VEGF 作为血管内皮细胞特异的促有丝分裂素,与细胞表面的相应受体结合后,激活细胞内的一系列信号转导途径,造成内皮细胞增殖、迁移,最终形成新的血管腔。

二、临床表现

早期除糖尿病症状外,在眼部可无任何症状,偶在眼科体检时才发现。随着病变进展可出现视物模糊、视力下降、眼前黑影、视物变形,严重者出现眼底出血、视网膜脱离,最后导致失明。

三、诊断

眼底检查:

1. 微血管瘤 微血管瘤是检眼镜和荧光血管造影所见的视网膜上最早出现的病变,其发生机制可能与视网膜毛细血管周细胞数目明显减少,减弱对血管的支撑作用有关。其数目多少不等,大小不等,呈红色或暗红色,分散或簇状分布,边界清楚,位于视网膜深层。微血管瘤存在的半衰期约数月到数年,可发生在多种眼底病变过程中,但以 DR 最为多见,数量最多。微血管瘤在检眼镜下表现为边界清楚的红色圆形小点,散布于眼底各处,但较集中于后极部。多数在检眼镜下不易或不能查见的微血管瘤,荧光血管造影可使其清楚显现,表现为边界清楚的圆形小亮点。

2. 出血斑 多为圆形视网膜深层斑点状出血,分布以后极部较多。在检眼镜下,出血斑与微血管瘤同样表现为红色的小点,因此应与微血管瘤鉴别。其鉴别在于出血斑边界不清,血管瘤边界清楚;出血斑会逐渐吸收而消失,血管瘤则较长时期存在。最好的鉴别方法是做荧光血管造影,微血管瘤表现为小亮点,而出血斑因遮蔽了下方的脉络膜荧光而出现暗区。

3. 硬性渗出　硬性渗出为血管内的血浆物质渗出到组织中，水分被逐渐吸收后，所留下的一些不规则的黄白色颗粒状的脂蛋白，边界清楚，可数个或成堆出现，常呈分散、簇状或环形分布在黄斑部或眼底其他处，随着病情好转可逐渐吸收，也随着病情加重而不断出现。

4. 软性渗出　因表现为灰白色边界模糊的梭形或不规则形，如同棉絮，故又称为棉絮斑。软性渗出出现是由于视网膜神经纤维的毛细血管阻塞所致的局部神经纤维的梗阻性坏死，故它的出现提示视网膜有缺血。荧光血管造影下棉絮斑对应的部位是毛细血管无灌注区。

5. 视网膜内微血管异常　视网膜内微血管异常（IRMA）是由于随着视网膜缺血的发展，在视网膜内出现了连接于动静脉之间的迂曲小血管，即所谓的"短路血管"，或视网膜内的新生血管。如进一步发展，新生血管可从视网膜内长到视网膜表面，而形成视网膜上的新生血管，因此，IRMA 的出现预示将要进展为增殖期。

6. 糖尿病性黄斑病变　一旦出现黄斑病变，视力会明显下降。其病变包括黄斑水肿、缺血及增殖性改变。

（1）黄斑水肿：分为局灶性黄斑水肿与弥漫性黄斑水肿，其区别在于前者多为局部毛细血管渗漏形成黄斑部轻度视网膜水肿，并伴有硬性渗出，硬性渗出物常呈环状或弧形排列，有时在黄斑部形成蜡样斑块，影响中心视力；后者为弥漫性扩张的毛细血管渗漏所致，少有硬性渗出。

（2）黄斑缺血：荧光造影下可见轻微者表现为黄斑拱环扩大及局部毛细血管消失，严重者可见大片毛细血管无灌注。

7. 新生血管形成　新生血管形成提示病变已进入增殖期，常发生在视网膜和视盘表面，并可长入玻璃体内。早期位于视网膜平面内，后穿过内界膜位于视网膜与玻璃体后界面之间，细小的新生血管有的用检眼镜不易察觉，但经荧光血管造影可见大量渗漏荧光素。晚期新生血管逐渐增大，管径增粗，伴随结缔组织增生，明显的新生血管在检眼镜下表现为视网膜大血管邻近迂曲的细血管网。视盘新生血管的出现提示视网膜存在严重的毛细血管无灌注，缺血严重，其形态初始在视盘表面上呈一细的环形或网状，随着数量增多可掩盖整个视乳头，并沿视网膜大血管生长，尤其以颞上或颞下血管弓为重。

8. 玻璃体出血　新生血管管壁结构不健全，易破裂出血，当出血较多进入玻璃体内，成为玻璃体出血。出血能逐渐自行吸收，但此过程缓慢，并且由于新生血管的存在，可反复出血。

9. 牵引性视网膜脱离　视网膜新生血管附近纤维细胞增殖，形成纤维条带，或由于玻璃体出血及视网膜前出血未被完全吸收而机化，在玻璃体或视网膜前形成大小不等致密的纤维索条，纤维索条也可含少量新生血管，随着病程延长，纤维条索加重，当收缩时可引起牵引性视网膜脱离。

四、治疗

（一）药物治疗

1. 严格控制血糖　无论是 1 型还是 2 型糖尿病患者，严格控制血糖都可降低 DR 发生、发展的危险。

2. 控制血压　研究表明高血压可增加 DR 发生、发展的风险，因此严格控制血压可降低 DR 发生、发展，减少对视力的损害。

3. 特殊药物治疗　DR 发病机制复杂，目前研究多集中在多元醇代谢通路的异常、蛋白质非酶糖基化终末产物的堆积、氧化应激作用、蛋白激酶 C（PKC）的活化、肾素 - 血管紧张素及内皮素系统的异常、细胞因子活化等方面，这些因素相互作用引起视网膜微循环障碍，致视网膜缺血、缺氧而出现视网膜病变。因此，对于 DR 的药物治疗研究也建立在对其发病机制的研究之上。

（1）改善视网膜微循环的药物：2，5 - 二羟基苯磺酸钙，商品名为导升明，是一种血管保护剂，能改善血液流变学中的"三高"现象，即毛细血管的高通透性，血液的高黏滞性与血小板的高凝聚性。预防血管内皮细胞收缩和间隙形成，减少过量的胶原蛋白渗漏，阻止毛细血管基底膜增厚。能降低全血及血浆的高黏滞度，降低血浆内纤维蛋白原的含量，增加红细胞的柔韧性，降低红细胞的高聚性。抑制血小板聚集因子的合成和释放，防止血栓形成。对于单纯型视网膜病变 I 期和 II 期效果较好，而对于单纯型视网膜病变 III 期或严重患者，疗效较差或不明显。本药的不良反应较少，主要为胃肠不适，其次为疲乏、嗜睡、头痛，偶有皮肤过敏，这些反应会在减量或停药后消失。国产 2，5 - 二羟基苯磺酸钙商品名为多贝斯胶囊，其作用机制与进口商品导升明一样。

胰激肽原酶，曾称为胰激肽释放酶，商品名为怡开，属于丝氨酸蛋白酶类，在生物体内以酶原形式存在。其作用机制为能使激肽原降解成激肽，激肽作用于血管的平滑肌，使小血管和毛细血管扩张，增加毛细血管血流量。能激活纤溶酶，降低血黏度，并促使血管内皮细胞产生前列腺环素，抑制血小板聚集，以预防血栓形成。能激活磷酸酯酶 A_2，促使肾髓质分泌前列腺素 E_2，增加肾血流量，改善肾功能，减少原蛋白。能降低外周血管的阻力，促进水钠排泄，具有较温和的降血压作用；同时能减少心肌耗氧，改善左心室舒张功能，防止心肌产生缺血缺氧性损伤。目前，胰激肽原酶已成为国内预防和治疗早期 DR 的常规用药之一。在使用时注意有脑出血以及其他出血性疾病急性期要禁用。

（2）醛糖还原酶抑制剂（ARI）：多元醇通路的激活，使山梨醇在内皮细胞及周细胞内堆积，细胞高渗透压导致周细胞丧失以及内皮细胞损伤，最终使视网膜毛细血管狭窄，甚至闭塞。醛糖还原酶是多元醇通路中的关键限速酶，按其结构可分为羧酸类和海因类。目前 ARI 还没有进入市场，仅仅在实验研究及临床实验阶段，证实对于 DR 病变有改善作用，如菲达司他能显著防止葡萄糖诱导的周细胞凋亡。但也有一些研究不支持 ARI 的有效性。

（3）糖基化终末产物抑制剂：糖基化终末产物（AGEs）不易降解，沉积在内皮细胞、周细胞以及基底膜，使视网膜毛细血管阻塞，影响血管通透性，改变血流动力学。此外，还可导致周细胞死亡，最终发生 DR。实验研究表明氨基胍和 OPB - 9195 能抑制 AGEs 形成，阻止视网膜病变的发展。

（4）蛋白激酶 C（PKC）抑制剂：PKC 通过调节血管内皮细胞生长因子（VEGF）与血管通透性因子（VPF）的表达来改变血管的通透性，导致视网膜血流动力学改变及新生血管形成。目前对于 PKC - β 抑制剂 Ruboxistaurin 的研究进展最迅速。PKC - β 抑制剂对糖尿病视网膜病变的研究（DRs）结果表明，在 3 年时间内，Ruboxistaurin 虽不能延缓 NPDR 发展到 PDR，但显著将患者发生持续性中度视力丧失（SMVL）的风险降低了 41%。PKC - β 抑制剂对糖尿病黄斑水肿研究（PKC - DMES）的结果表明 Ruboxistaurin 在 30 ~ 52 个月能显著降低糖尿病黄斑水肿进一步恶化。

（5）其他：血管内皮生长因子（VEGF）抑制药物，如 VEGF 特异性抗体，选择性 VEGF 拮抗剂（Macugen）以及生长抑素等通过不同机制抑制新生血管形成而改善视网膜病变。

（二）激光治疗

激光是治疗 DR 的一种有效、安全、方便的方法，可延缓增殖前期进一步发展，减少失明的危险。但提高激光治疗的疗效应当把握治疗时机，选择合适的光凝方法，早期发现，及时治疗。

1. 作用机制

（1）通过封闭视网膜内血管或微血管瘤的渗漏，从而减轻视网膜水肿。

（2）大面积激光治疗破坏了外层视网膜的感光细胞和视网膜色素上皮细胞，使视网膜的耗氧量降低。术后形成的视网膜瘢痕使视网膜变薄，使脉络膜毛细血管的氧向视网膜扩散更容易，缓解了视网膜的缺氧，并破坏了毛细血管无灌注区。

（3）减少或清除了血管生长因子的合成和释放，阻止了新生血管的生成和促进已形成的新生血管消退。

2. 激光治疗适应症

（1）中度至严重的非增殖型。

（2）增殖前期。

（3）增殖型无广泛的纤维增殖及视网膜脱离。

（4）黄斑水肿。

3. 激光治疗禁忌证

（1）眼底有广泛的纤维增殖。

（2）荧光血管造影有过度的毛细血管闭锁，光凝术后能加重黄斑水肿，甚至引起玻璃体大出血。

（3）严重的肾病性或高血压性视网膜病变。

4. 治疗方法　对伴有黄斑水肿，先行黄斑区光凝，如是局限性黄斑水肿，行局部光凝；如是弥漫性黄斑水肿，行"C"形格栅样光凝。黄斑区光凝之后，再行全视网膜光凝。对不伴有黄斑水肿，行全视网膜光凝。在光凝前后都行荧光血管造影，根据需要补充光凝。

5. 注意事项　全视网膜光凝的严重并发症多数与过度光凝有关，如牵引性视网膜脱离、黄斑水肿、视网膜破孔及新生血管破裂导致的玻璃体出血等。避免的方法是注意光凝斑的大小、数量和分布，使用产生中度反应的能量，并分 3 ~ 4 次完成。

（三）手术治疗

增殖型糖尿病视网膜病变过程中可出现玻璃体出血及牵引性视网膜脱离，玻璃体手术是减少视力丧失的最佳的治疗方法，不能行激光治疗者，也可考虑行玻璃体手术治疗。

1. 手术适应证

（1）严重的玻璃体积血引起屈光间质混浊，视力下降数月。

（2）累及黄斑的牵引性视网膜脱离或伴孔源性视网膜脱离。

（3）黄斑前膜或黄斑异位。

（4）光凝治疗无效的严重视网膜新生血管和纤维增生。

（5）致密的黄斑前出血。

（6）黄斑水肿伴后极部玻璃体牵引。

（7）不能控制的血影细胞性/溶血性青光眼。

（8）出现虹膜/房角新生血管伴屈光间质混浊，无法进行激光治疗。

五、预防与调摄

糖尿病性视网膜病变是糖尿病严重的并发症，为4大致盲原因之一。对于此病，目前尚无切实有效的治疗方法，所以早期预防十分重要。常见的预防措施有以下几个方面。

（1）饮食限制糖类的摄入量：无氮质血症情况下，适当增加高质量、蛋白质的摄入，如鸡蛋、瘦肉、鱼、牛奶等，以血肉有情之品补养气血，滋肾养肝明目。

（2）注意保护眼睛，做到养眼、护眼、爱眼及合理用眼。用眼不能过度，减少视疲劳。常在户外活动者，应配加膜变色镜保护眼睛，减少紫外线、红外线对眼睛的损害。可通过眼保健操、穴位按摩改善眼部血液循环和神经营养状况，对眼的保健有一定作用。注意眼部卫生，减少感染性眼病的发生。可适当选用眼部保健用药，如珍珠明目液等，对改善眼干涩、疲劳，预防白内障有一定保健作用。

（3）如已发生眼底出血者（活动期）应禁止运动，以卧床为宜。在此期间可加强血糖监测调整运动及其他治疗方案。

（4）本病早期临床症状不明显，易漏诊。对病程较长的糖尿病患者，不论有无视力减退，都应借助眼底镜、裂隙灯、三面镜等仪器查眼底，这是早期发现本病的最好方法。

（单留峰）

第七节　糖尿病性心脏病

糖尿病性心脏病是指糖尿病患者所并发或伴发的心脏病，其中包括冠状动脉粥样硬化心脏病（冠心病），糖尿病型心肌病，植物神经功能紊乱和微血管病变所致的心率和心功能失常，如有高血压者还可包括高血压心脏病。自从采用胰岛素与抗生素治疗后，大多数糖尿病患者不是死于酮症酸中毒与感染而约有70%～80%死于心血管系统并发症或伴随症。在以往半个世纪中，大都仅注意冠心病主要累及冠状动脉及其主要分支，但近十多年来由于动脉造影未见冠状动脉病变，甚而尸检后也未见冠状动脉阻塞与心肌梗死，因此对于为何糖尿病患者较非糖尿病患者心血管系统发病率与病死率高2～3倍的解释只能从心肌和小血管等病变中探寻。而且糖尿病患者发生心脏病较早、发展较快，尤以女性为多，即使糖耐量减低患者亦有此倾向。因此，从流行病学上对比此二组情况，可推测单纯从冠状动脉粥样硬化是不可以解释上述现象的，糖尿病患者心脏病的严重性远远大于非糖尿病患者的冠心病，尚有其他因素影响心肌而导致此后果。

一、病因病理

1. 高血糖　高血糖引起大血管病变的机制不甚清楚，可能是糖基化终末产物的产生、多羟基化合物的增多和蛋白激酶 C 活化作用等的结果，这些产物增加氧化应激性从而导致能破坏许多生物分子的过氧亚硝酸盐形成，所以美国心脏协会建议 DM 合并 CAD 患者血红蛋白 A1c 在正常值以上不能超过 1%。高血糖也可引起血液中血管细胞黏附分子 -1 和可溶性 E - 选择素增加，从而使粥样斑块形成。许多大型研究显示高血糖可致大血管病变，这种影响在血糖还没有达到糖尿病水平时已经开始，尤其是餐后血糖与病死率独立相关，与空腹血糖比较，餐后血糖是较好的死亡预测因子。非 DM 患者餐后血糖较高的心血管死亡率也明显增加，这就提示胰岛素抵抗时或高血糖时就会有动脉粥样硬化形成及大血管病变发生，甚至先于微血管病变之前。

2. 血脂紊乱　包括三种主要成分：低高密度脂蛋白胆固醇、高低密度脂蛋白胆固醇和高甘油三酯。高甘油三酯血症是极低密度脂蛋白胆固醇过度增加伴胰岛素抵抗状态的结果，极低密度脂蛋白颗粒由载脂蛋白和甘油三酯组成。血中自由脂肪酸和葡萄糖水平增加、肝中甘油三酯水平增加和脂蛋白酯酶水平降低可使已形成的极低密度脂蛋白颗粒清除受损（因为脂蛋白酪酶需要正常功能的胰岛素），分解极低密度脂蛋白功能丧失、肝脂肪酶活性增加及肝脏合成高密度脂蛋白颗粒功能紊乱都可导致低高密度脂蛋白胆固醇。高低密度脂蛋白胆固醇主要表现在小而密成分变化，包括胆固醇酯减少和载脂蛋白 B 增加，更易被氧化，更具有导致动脉粥样硬化性。另外，脂蛋白（a）在 DM 中是增加的，成分与低密度脂蛋白相似之外还携带载脂蛋白（a），具有致血栓形成和动脉粥样硬化作用，被认为是冠脉事件的一种危险因子。

3. 高胰岛素血症　胰岛素对动脉壁有双向调节作用，血管舒张作用是通过内皮细胞产生的一氧化氮所介导的，一氧化氮抑制血管平滑肌细胞从中层到内膜的迁移和增殖、减少血小板聚集和黏附。另外，胰岛素也能增强血小板源性生长因子和其他促有丝分裂生长因子对血管平滑肌细胞增殖的作用，刺激血管平滑肌细胞纤溶酶原激活剂抑制物 -1 和细胞外基质的产生。高胰岛素血症打破了血栓形成和溶解之间的平衡，引起一氧化氮减少、信号转导失调、一氧化氮合酶功能降低等。另一方面，内皮依赖性舒张功能紊乱将导致不能有效产生一氧化氮的胰岛素产生增多，但仍能刺激血管平滑肌细胞正常增殖，从而导致胰岛素增加而无血管舒张作用。纤溶酶原激活剂抑制物增加，减弱纤维蛋白溶解，导致不稳定斑块形成。

4. 凝血异常　糖尿病性大血管血栓形成主要涉及三种成分：血小板、血管壁和血蛋白凝。DM 患者血小板处于一种活化状态，能产生大量的血栓素 A_2 并易于聚集。凝血异常还包括血管性假血友病因子、纤维蛋白原、D_2 - 二聚体、凝血酶等。

5. 炎症学说　越来越多的证据支持炎症在动脉粥样硬化形成中的作用，循环中 C 反应蛋白水平是炎症严重程度的指标，有人提出冠心病（尤其 ACS）是一种炎症过程。可见炎症在 ACS 斑块破裂中的地位，从而认为炎性因子 C 反应蛋白（CRP）、白细胞介素 - 6 等为 ACS 的危险因子。炎症和胰岛素抵抗与冠心病密切相关。

6. 基因遗传　多态基因群体的研究表明，胰岛素受体、载脂蛋白 B、载脂蛋白 A 三个基因遗传促使心脏病的发生。有研究表明 LDL 受体基因和葡萄糖转运蛋白内切酶与 2 型糖尿病的关系，证实了基因遗传能促使心脏病的发生。

7. 低纤维蛋白溶解征　糖尿病患者纤溶功能障碍是心血管事件高危因素之一，纤溶酶原激活物抑制剂 1（PAI - 1）水平进行性升高与心血管病变的危险性成正相关。有研究显示由 IGT 发展到 2 型糖尿病过程 PAI - 1 水平也逐步升高。

8. 非酶促蛋白糖基化作用　心肌内所有细胞可能受非酶促蛋白糖基化作用的影响，非酶促蛋白糖基化作用可使脂蛋白、纤维蛋白原、凝血蛋白、胶原和 DNA 改变形式。与糖化胶原结合的脂蛋白，在动脉内膜的停留时间延长，同时其在动脉内膜氧化敏感性也升高；血红蛋白糖化使血红蛋白氧亲和力增加，氧解离下降，细胞缺氧；胶原糖基化后对胶原酶的敏感性下降，导致胶原之间及与其他结构蛋白的交联增加，降低动脉管壁的顺应性；昆布氨酸的糖化作用促进基底膜病变的发展和增厚。人类单核细胞表面具有糖基化终末产物（AGE）特异性受体，AGE 与其受体结合后可促使单核细胞释放多种细胞因子及生长因子如肿瘤坏死因子、血小板源生长因子（PDGF）、IGF-1 等，增加内皮细胞通透性及单核细胞趋化性，并促进血管增生。其中 IGF-1 不仅促进胰岛素诱导血管平滑肌细胞变性和增生，还能使血管内皮细胞合成蛋白多糖增加。

9. 肌球蛋白变化　糖尿病心肌病变发展过程中肌原纤维重建原因之一是肌球蛋白同工酶的分布改变。肌球蛋白为心肌粗、细肌丝的结构和功能蛋白，有 V1（αα）、V2（αβ）、V3（ββ）三种同工酶。V1 为钙刺激的高活性的 ATP 酶，收缩快速，但耗能多；V3 为钙刺激的低活性的 A 评酶，收缩缓慢而持久，但耗能少；V2 介于两者之间。糖尿病伴心脏舒缩功能障碍大鼠心室肌球蛋白 ATP 酶活性明显下降，同工酶 V1 减少，V3 增多。胰岛素的治疗可以逆转这种障碍。

二、临床表现

糖尿病合并冠心病发病年龄较早，冠心病可能发生在糖尿病之前的 1～20 年，也可与糖尿病同时诊断或发生于糖尿病之后。1 型糖尿病可在 30 岁左右，2 型糖尿病则多为 50 岁左右并发冠心病。与非糖尿病冠心病临床表现相似，根据冠状动脉病变的部位、范围和程度的不同，一般分为五型：

（1）隐匿型或无症状性冠心病无症状，但有心肌缺血的心电图改变。心肌组织无组织形态改变。

（2）心绞痛有发作性胸骨后疼痛，为一时性心肌供血不足所导致。心肌多无组织形态改变。

（3）缺血性心肌病，长期心肌缺血所引起的心肌逐渐纤维化，表现为心脏增大、心力衰竭和（或）心律失常。

（4）心肌梗死症状严重，为冠状动脉阻塞，心肌急性缺血性坏死所引起。

（5）猝死：突发心脏骤停而死亡，多为心脏局部发生电生理紊乱或起搏、传导功能发生障碍引起严重心律失常。

近年来有人提出急性冠状动脉综合征（ACS），指急性心肌缺血引起的一组临床症状，包括急性心肌梗死（AMI）（Q 波与非 Q 波，ST 段抬高与压低）和不稳定型心绞痛。它的发生，与粥样硬化斑块破裂，进而引起一系列导致冠状动脉血流减少的病理过程密切相关。

1972 年 Rubler 发表了长期患糖尿病患者尸检发现心肌有弥漫性小灶坏死及纤维化，心脏没有冠状动脉硬化狭窄而心电图有 ST 改变，超声心动图示有心室肥厚（尤其是室间隔）、EF 下降、左室舒张压上升和容量减少。末期出现心脏扩大，心功能不全，被称为糖尿病性心肌病。

另外，糖尿病性心脏病还可能有以下临床表现：

（1）休息时心动过速：由于糖尿病早期可累及迷走神经，致使神经处于相对兴奋状态，故心率常有增快倾向。凡在休息时心率每分钟大于90次者应疑为植物神经功能紊乱。此种心快常较固定，且不易受各种条件反射所影响，如患者深呼吸时心率差异常减小，从卧位快速起立时的心率加速反射也减弱，给阿托品后或心得安后，心率减慢。有时心率每分可达130次，则更提示迷走神经损伤。

（2）体位性低血压：当患者从卧位起立时、如收缩期血压下降 > 4kPa（30mmHg）、舒张期下降 > 2.67kPa（20mmHg），称为体位性低血压。主要机理可能是由于血压调节反射弧中传出神经损害所致。体位性低血压多属糖尿病神经病变中晚期表现，当体位性低血压发作时患者感头晕、软弱、心悸、大汗、视力障碍等不适感。

三、诊断

可根据临床表现和各项实验室检查资料，主要的检查手段包括：静息心电图、负荷心电图、动态心电监测、静息超声心动图检查、负荷超声心动图检查、心肌灌注闪烁成像和冠状动脉造影等。其中最肯定的客观诊断是发现心肌有缺血的表现，同时可证明患者有冠状动脉粥样硬化性阻塞性病变。冠状动脉造影是诊断的金标准，目前已经逐步在各级医院普及。

四、治疗

应坚持预防为主，及早发现、及早治疗的原则，如早期严格控制糖耐量减低或糖尿病；消除胰岛素抵抗和高胰岛素血症，尽量控制腹型肥胖；戒烟和限制酒量，限制脂肪食品和总热量摄入；增加体力活动，避免过度脑力劳动。还应积极控制"三高"，即高血脂、高血糖及高血压；改善血流动力学和血液流变学，抑制血小板聚集和黏附，防止高凝和高黏状态。

（一）基础治疗

（1）合理膳食宜低脂（脂肪摄入应 < 总热量的30%）、低胆固醇（胆固醇摄入 < 300mg）、低盐（饮食中氯化钠 < 5g/d），富含维生素及纤维素的饮食。若体重超标或肥胖者应限制总热量的摄入。

（2）维持标准体重，肥胖者需减肥。

（3）适当的体力活动或体育锻炼对预防肥胖、锻炼循环系统的功能和调整血脂代谢都有裨益。

（4）药物治疗包括降血脂药物、血管扩张剂、抗血小板药。

（二）抗血栓治疗

不稳定性心绞痛和急性心肌梗死的共同点是血栓形成，干预的靶点应该是血小板、凝血酶、已形成的纤维蛋白和其他凝血因子。常用的药物种类包括：抗血小板药物，如阿司匹林、血小板膜糖蛋白Ⅱb/Ⅲa受体拮抗药、噻氯匹定（包括氯吡格雷）；抗凝血酶药物，如肝素类和水蛭素类；纤溶药物和维生素K依赖性凝血因子抑制药。维生素K依赖性凝血因子抑制药是口服的抗凝药物，起效比较缓慢，不能单独用于急性冠状动脉综合征的急性期。

1. 抗血小板药物

（1）阿司匹林：是环氧化酶和氢过氧化酶抑制药，阻断血栓素 A_2 介导的血小板聚集，使心脏死亡或者心肌梗死的患者明显减少。阿司匹林在心肌梗死的急性期和随后的二级预防也极为有效。

（2）噻氯匹定：是 ADP 受体拮抗药，抑制 ADP 介导的血小板聚集。口服需要 24～72h 显效。有关报道显示，噻氯匹定在减少不稳定性心绞痛不良心脏事件方面与阿司匹林相当，和安慰剂相比较，非致命心肌梗死和血管性死亡的危险下降 46%。

（3）血小板膜糖蛋白 Ⅱb/Ⅲa 受体拮抗药：不管诱导剂（ADP、肾上腺素、凝血酶、TXA_2、胶原）是什么，导致血小板聚集的共同通路是血小板膜表面的糖蛋白 Ⅱb/Ⅲa 受体，只要能够阻断糖蛋白 Ⅱb/Ⅲa 受体，那么就可以阻断任何聚集剂诱导的血小板聚集。血小板膜糖蛋白 Ⅱb/Ⅲa 受体拮抗药可加速溶栓速度。提高 90min 冠状动脉造影血管开通的比率，并且安全性较好。

2. 抗凝血酶药物

（1）肝素凝血酶：使凝血因子 Ⅰ 转变形成纤维蛋白，激活血小板。肝素与内源性抗凝血酶 Ⅲ 形成复合物，使抗凝血酶 Ⅲ 灭活凝血酶作用增强数千倍。在急性冠状动脉综合征中，皮下应用的肝素在减少主要心血管事件方面肯定无效，间断静脉注射效果也不好。所以肝素的应用必须在活化部分凝血活酶时间（APTT）的监测下连续静脉注射，既要达到抗栓效果，又不导致出血。

（2）低分子肝素：是间接凝血酶抑制药，作用有赖于抗凝血酶 Ⅲ；与血浆蛋白、细胞外基质和细胞表面受体结合灭活；对于和纤维蛋白结合了的凝血酶无效；易为肝素酶和血小板第 4 因子灭活。皮下应用生物利用度高，常规应用对 APTT 影响并不大，无需监测。

（3）直接凝血酶抑制药：水蛭素（hirudin）及其衍生物（hirulog 等）是直接凝血酶抑制药，作用不需依赖于抗凝血酶 Ⅲ，直接作用于凝血酶活性中心或者底物结合部位，对和纤维蛋白结合了的凝血酶仍然有效，但对其他凝血因子没有什么作用，并不抑制凝血酶的产生。总体上，对急性冠状动脉综合征的治疗，抗血小板药物与抗凝血酶药物的疗效相当，进一步确认了血小板和凝血酶在急性冠状动脉综合征发生中的关键作用。

（4）口服抗凝药物：单独华法令（可密定）口服，对于心肌梗死后死亡和再梗死的预防效果中至少与阿司匹林相当。近来探讨中等抗凝强度可密定加阿司匹林的效果。不稳定性心绞痛后口服可密定（INR 2.0～2.5）加阿司匹林 10 周，临床预后和冠状动脉造影结果比单独服用阿司匹林明显改善，出血不会增加。

（三）溶栓疗法

（1）对于 ST 段抬高的急性心梗来说，明显减少远期随访死亡或者心肌梗死的发生，改善心脏功能。溶栓疗法既挽救心肌，也挽救生命，这一切有赖于冠状动脉迅速、完全和持续的再灌注。急性心肌梗死治疗的目的在于尽早、尽快、尽可能地完全恢复冠脉前血流；恢复心肌水平的血流灌注，解决无复流现象；防止溶栓后血栓再闭塞的情况，维持冠状动脉的开放状态；解决残余狭窄，增加冠脉腔径和血流储备。

（2）在不稳定性心绞痛中，冠状动脉内的血栓多为非闭塞性，或形成闭塞血栓后短期内再通，造影闭塞性血栓只占 15%～20%，血栓成分以富血小板的白色血栓为主。不稳定性心绞痛患者的血栓多较陈旧，或者新旧相混合，溶栓难以发挥作用。溶栓只在有明显血栓的病变显示造影改善，另一些患者冠状动脉阻塞病变反而会加重，即便造影有改善的患者，并未对主要临床终点指标（死亡和急性心肌梗死）产生任何有利的作用。不仅如此，由于溶栓剂对血小板的直接激活，和溶解了为数不多的纤维蛋白，血管创面重新暴露，与创面结合的大量凝血酶和血小板充分暴露或释放出来，使得本不稳定的斑块变得更不稳定，而且还有导致斑块内出血的可能性。

（四）抗缺血治疗

1. 硝酸酯类　硝酸酯类的应用已有一个世纪，虽没有充分证据降低死亡和新的心肌梗死，但仍然是急性冠状动脉综合征治疗的一线药物。硝酸酯类的缺点是连续静脉应用时快速（<24h）耐药，并有诱发肝素抵抗的报道。如发生耐药可增加剂量，或改为非静脉给药，停药6~8h后效果可部分得到恢复。长效制剂仅用于病情稳定时。

2. β阻滞药　通过减慢心率，抑制心肌收缩力和降低血压来减少心肌耗氧量，并可改善心肌的舒张功能，控制心肌缺血诱发的恶性心律失常。无论稳定性还是不稳定性的心绞痛，β阻滞药明显减少心肌缺血和心肌梗死的发生。在急性心肌梗死的二级预防，β阻滞药明显改善远期预后，如无特殊的禁忌，都应常规应用。β阻滞药还可能抑制血小板聚集。

3. 钙拮抗药　部分阻滞钙离子内流，扩张血管平滑肌，松弛心肌。可有效降低血压，减少稳定性心绞痛的发作频率。

（1）短效的钙拮抗药：如硝苯地平不宜单独用于不稳定性心绞痛和急性心肌梗死后，因为硝苯地平反射性引起心率增快，心肌耗氧量增加。单独应用地尔硫䓬在降低有症状的缺血事件方面，与普萘洛尔相当，远期效果也比较相似。

（2）长效的二氢吡啶类钙拮抗药：如氨氯地平和非洛地平，基本上没有负性变力和负性心率作用，可较安全地应用于慢性心力衰竭患者的心绞痛控制。

（五）调脂治疗

（1）对血清TC或LDL-C水平升高或对以血清TC或LDL-C水平升高为主的混合型血脂异常：首选他汀类药物。有不同的意见是，对血清TG水平升高或对以血清TG水平升高为主的混合型血脂异常一般首选贝特类药物，但用这类药干预的几个大型长期临床研究结果均未见总病死率的降低。而他汀类药干预的大型长期临床研究结果表明，不仅可降低冠心病事件，而且可降低总病死率。加之阿托伐他汀也能明显降低血清TG水平，随后发现随着剂量的增加，其他他汀类也有较明显的降低血清TG水平的作用。因此，部分著名专家强调，即便血清中等度升高的高TG血症，也应当首选他汀类药。

（2）低HDL-C血症的治疗也不容忽视：但因目前尚无针对性很强的升HDL-C的药物，一般未予强调。一般来说能降低TG的药都有较好的升HDL-C的作用。由于血清TG水平升高者一般伴有低HDL-C血症，用贝特类药则可明显地改善TG及HDL-C的这种异常。

（3）近年来，他汀类调脂药物在冠心病一级预防和二级预防中的作用得到了大规模随机试验的证实，证实可以明显减少心血管事件的发生。调脂治疗在改善血脂构成的同时，可减轻斑块内的炎症反应（溶解和侵蚀纤维帽），改善内皮依赖性的舒张功能，使斑块更加稳定，不易于破裂。

（4）对于糖尿病合并冠心病的患者，目前倾向于将总胆固醇（TC）控制在5.217mmol/L（200mg/dl）以下，低密度脂蛋白胆固醇（LDL-C）控制在2.6mmol/L（100mg/dl）以下。

（六）降压治疗

糖尿病冠心病者力求血压控制在130/80mmHg以下，这对于预防大小血管病变十分重要。UKPDS调查显示：2型糖尿病伴高血压者，严格控制血压使得与糖尿病有关的任何终点的危险性明显减少了28%，与糖尿病有关死亡减少32%，心力衰竭的危险性减少56%，卒中减少44%，微血管病变减少37%。相比之下，强化血糖控制组中，与糖尿病相关终点的危险性减少了12%，微血管病减少25%。故提出在2型糖尿病的治疗中，应高度重视治疗高血压。降血压的益处大于降血糖的益处。在各类降压药物中，ACEI和钙拮抗药作为一线药物。

（七）介入措施和手术

1. 不稳定性心绞痛和非Q波心肌梗死

（1）不稳定性心绞痛应在积极抗缺血和抗栓治疗的基础上，早期（1周内）经皮冠状动脉干预（PCI）或者冠状动脉旁路移植术（Coronary artery bypass grafting，CABG）（1个月内），成功干预后无需再使用低分子肝素或者肝素。

（2）支架置入使PCI的预后大大改善，相对于单纯冠状动脉腔内成形术（Percutaneous transluminal coronary angioplasty，PTCA），成功率提高，术后腔径增大，6个月再狭窄发生率降低，6个月无事件生存提高，急性闭塞、心肌梗死和紧急血运重建的危险性已下降至2%以下。

（3）CABG适用于左主干病变狭窄>50%、三支病变和病变虽然不严重，但左室功能下降（射血分数<50%）或者患糖尿病的高度危险的不稳定性心绞痛患者。也可用于双支的病变，近端近似闭塞的冠状动脉病变和射血分数下降的等中度危险的患者。

2. 急性心肌梗死

（1）在早期开通ST段抬高的急性心肌梗死患者的梗死相关动脉，可限制梗死面积，改善远期的预后，降低病死率。但应该清楚，治疗急性心梗不应只是仅仅开通IRA，还应仔细权衡溶栓治疗的获益（减少再闭塞和死亡）和风险（脑出血），判断再灌注能否得以维持，使患者能够长期获益。我们还应当清楚，心包脏层血管实现再灌注并不意味着心肌再灌注。在梗死晚期开通IRA也可能获益，但机制不同，如防止梗死部位扩张和心脏扩大、改善电稳定等。

（2）有两个重要的概念对急性心肌梗死的现代治疗产生了重大影响。一是心肌梗死的病理生理基础是在动脉粥样硬化斑块破裂的基础上形成了闭塞性血栓，导致供血区域的心肌发生坏死。心肌坏死是从心内膜到心包脏层，若形成透壁心肌梗死，则心电图上表现为ST段的抬高，之后形成Q波。二是及时恢复冠状动脉前向血流，即再灌注疗法，明显减少心肌梗死的病死率。再灌注的手段包括溶栓疗法、PTCA置支架和CABG。

（单留峰）

第八节　糖尿病性脑血管病

糖尿病患者脑血管意外的发生率高于普通非糖尿病患者。其中，脑出血的发生率与非糖尿病患者接近，而脑梗死的发生率则为非糖尿病患者群的4倍，脑梗死的病死率也是非糖尿病患者群的4倍。据统计糖尿病合并脑血管病的患病率为16.4%~18.6%。2001年中华医学会糖尿病学分会对全国30个省市近10年的糖尿病住院患者进行统计，结果显示：糖尿病合并脑血管病占12.2%。由于糖尿病合并脑血管病具有发病程度轻重表现不一的特殊性，所以很容易引起漏诊和误诊，尽管加强预防，但复发率经常在20%以上，而复发者死亡率则可以增高 2 倍以上。糖尿病合并脑血管病变有病死率高、致残率高、复发率高、病情康复慢等特点，决定了本病严重影响患者生活质量，对社会和家庭都是一个很大威胁。

一、病因及发病机制

（一）病因

1. 高血压　增高的血压与脑卒中的关系已为多年来不少流行病学研究所证实。无论是什么原因致成的，无论发生在什么年龄和性别，无论是收缩期或舒张期血压还是平均血压，无论对出血性还是缺血性卒中，高血压都是一个公认的、强有力的、重要的、独立的危险因素。

2. 心脏病　除年龄与高血压之外，各种原因所致的心脏损害是脑卒中第三位的公认的危险因素。在任何血压水平上，有心脏病的人患脑卒中的危险都要增加两倍以上。风湿性心脏病，冠状动脉粥样硬化性心脏病，高血压性心脏病以及先天性心脏病，包括可能并发的各种心脏损害如心房纤维颤动，房室传导阻滞，心功能不全，左心肥厚，细菌性心内膜炎等，均可增加脑卒中，特别是缺血性脑卒中的危险，在世界各地所进行的研究，几乎都证实了这一点。

3. 肥胖　（超重）肥胖与卒中的关系不像与冠心病的关系那样明显，但可通过血压因素间接影响脑卒中的发生。流行病学的纵向研究证实，体重的改变与血压的变化呈正相关，降低体重可减少患高血压的危险性。

（二）发病机制

1. 高胰岛素血症　大多数 2 型糖尿病患者，虽有胰岛素相对血糖值缺乏，但其绝对数是增加的，采用胰岛素治疗的糖尿病患者血浆胰岛素量亦较正常时大，相对于体内血糖则为高胰岛素血症，高胰岛素血症可引起下列变化：

（1）影响体内的脂质代谢：胰岛素对动脉血管中的脂质代谢产生直接作用，在血管壁中促进脂肪酸合成，且激活 β 羟 β 甲基戊二酰辅酶 A 还原酶，促进从乙酰辅酶 A 合成胆固醇。

（2）促进肝脏合成甘油三酯，因此使血浆极低密度脂蛋白增高。

（3）刺激平滑肌的增殖，促进动脉粥样斑块形成：2 型糖尿病患者基础胰岛素分泌多是正常或者偏高，尤其是肥胖患者基础胰岛素水平高于正常。应用胰岛素治疗的患者，每日胰岛素的用量须高于正常人水平，才能有效地控制肝糖的生成，往往产生高胰岛素血症，均可促使动脉粥样硬化的形成。近年研究已证明高胰岛素血症已成为冠心病的独立的危险因素。

2. 脂质代谢异常　糖尿病脂质代谢有以下特点：

（1）未控制的糖尿病患者中甘油三酯多增高，极低密度脂蛋白亦增高，胆固醇仅轻度升高，甚至可正常。

（2）高密度脂蛋白（HDL）胆固醇及其亚型 HDL_2 往往降低，尤其女性降低更明显。降低的程度与甘油三酯增高有关。因为新生态的 HDL，主要由肝脏产生，入血循环后，其主要功能为清除胆固醇，与之结合后运入肝脏而代谢，部分经胆汁排出，故可使血总胆固醇下降，为动脉粥样硬化与冠心病的保护因子。

高胰岛素血症直接促进血管壁中脂肪及脂肪酸的合成，还促进胆固醇的合成，使肝脏合成三酰甘油，致血浆极低密度脂蛋白增高，同时由于相对胰岛素缺乏，脂质分解增强，使血浆极低密度脂蛋白及乳糜微粒水平增高，血浆三酰甘油含量增高等脂质代谢异常，这样使血液处于高凝状态，加速动脉粥样硬化。

3. 血小板功能异常　糖尿病患者的血小板黏附性增强，对血小板聚集的各种因素很敏感。血小板功能异常糖尿病患者血栓素 A_2（TXA_2）合成增多，内皮细胞易被损伤，损害部位有前列醇（PGI_2）合成酶减少甚至缺乏，使 TXA_2 与 PGI_2 失衡，而导致血小板聚集增强，血管趋向痉挛，局部阻塞。

4. 高血糖　高血糖状态时，可以引起血管改变，包括大、中、小动脉的粥样硬化和微血管病变。在动脉粥样硬化的基础上发展的血栓形成栓子，引起病变动脉供血的大脑皮质或半球、小脑、脑干的局部功能丧失。高血糖还使多元醇途径代谢增快，可能因山梨醇和果糖的堆积引起动脉壁代谢异常，引起动脉硬化性病变，但与其确切关系有待进一步研究。

5. 血流瘀滞及血栓形成　在上述基础上，加上糖尿病患者的血液黏稠度增高、红细胞聚集增快、红细胞变形能力降低、纤维蛋白溶解活性降低以及血红蛋白糖基化等诸多因素的影响，易导致血流瘀滞以及血栓形成。

糖尿病的脑动脉硬化与非糖尿病患者相比没有本质的区别，但糖尿病患者脑动脉硬化的发生率较非糖尿病患者高，发生在较年轻时期，一般认为和病情的严重程度无明显相关，而与病程和血糖控制不良关系密切。有关报道，病程在 5 年以下糖尿病患者脑动脉硬化的发生率为 31%，5 年以上者为 70%。在糖尿病患者中，除动脉粥样硬化和小动脉硬化外，特别强调微小血管病变，血管内皮基膜增厚、管壁有糖蛋白沉着，内皮增生引起管腔狭窄、脑部受累区域产生腔隙软化灶。

二、临床表现

糖尿病合并脑梗死的发病特点是多发中、小动脉或腔隙性梗死为主。糖尿病性脑梗死部位分析，国内报道以基底核区为多见，其次有枕叶、脑桥等区。随着 MRI 的广泛应用，多灶性脑梗死、腔隙性脑梗死的发病率增多。

其临床特点有：

（1）多数在静态下急性起病，动态起病者以心源性脑梗死多见，部分病例在发病前可有短暂性脑缺血（TIA）发作。

（2）病情多在几小时或几天内达到高峰，部分患者的症状可进行性加重或波动。

（3）临床表现决定于梗死灶的大小和部位，主要为局灶性神经功能缺损的症状和体征，如偏瘫、失语、偏身感觉障碍、共济失调等，部分可有头痛、呕吐、昏迷等全脑症状。

三、诊断

（一）辅助检查

1. 血液检查　血小板、血糖、凝血功能、糖化血红蛋白等。

2. 影像学检查

（1）头颅电子计算机断层扫描（computed tomography，CT）：头颅 CT 平扫是最常用的检查。

（2）头颅磁共振（magnetic resonance imaging，MRI）：标准的 MRI 序列（T_1、T_2 和质子相）对发病几个小时内的脑梗死不敏感。弥散加权成像（DWI）可以早期显示缺血组织的大小、部位，甚至可显示皮质下、小脑和脑干的小梗死灶；早期梗死的诊断敏感性达到 88% ~ 100%，特异性达到 95% ~ 100%。灌注加权成像（PWI）是静脉注射顺磁性造影剂后显示脑组织相对血流动力学改变的成像。灌注加权改变的区域较弥散加权改变范围大，目前认为弥散与灌注不匹配区域为半暗带。

（3）经颅多普勒超声（transcranial doppler ultrasonography，TCD）：对判断颅内外血管狭窄或闭塞、血管痉挛、侧支循环建立程度有帮助。

（4）血管造影：在开展血管内介入治疗、动脉内溶栓、判断治疗效果等方面数字减影血管造影（digital subtraction angiography，DSA）很有帮助，但仍有一定的风险。

（5）其他：正电子发射断层扫描（positron emission tomography，PET）、单光子发射计算机体层摄影（single photon emission computed tomography，SPECT）、氙加强 CT 等，多在有条件的单位用于研究。

磁共振血管成像（MRA）、CT 血管成像（CTA）等是无创的检查，对判断受累血管、治疗效果有一定的帮助。

（二）诊断标准

结合患者的临床表现和一些辅助性检查，糖尿病合并脑梗死的诊断并不困难。

1. 脑血栓形成诊断依据　①有糖尿病史；②常于安静状态下发病；③大多数无明显头痛和呕吐；④发病可较缓慢，多逐渐进展，或呈阶段性进行，多与脑动脉硬化有关；⑤一般发病后 1 ~ 2 天意识清楚或轻度障碍；⑥有颈内动脉系统和/或椎 - 基底动脉系统症状与体征；⑦腰穿脑脊液一般不含血；⑧头颅 CT、MRI 检查有助于确诊。

2. 短暂脑缺血发作诊断依据　①为短暂的、可逆的、局部的脑血液循环障碍，可反复发作，少者 1 ~ 2 次，多至数十次，多与动脉粥样硬化有关，也可以是脑梗死的前驱发作；②可表现为颈内动脉系统和，或椎 - 基底动脉系统的症状和体征；③每次发作持续时间通常在数分钟至 1h 左右，症状和体征应该在 24h 内完全消失。

3. 腔隙性脑梗死诊断依据　①发病呈急性或亚急性；②多无意识障碍；③腰穿脑脊液无红细胞；④临床表现不严重，较常见的为纯感觉性中风，纯运动性轻偏瘫，共济失调性轻偏瘫，构音不全一手笨拙综合征或感觉运动性中风等。腔隙性脑梗死在糖尿病患者中十分多见，脑 CT 有助诊断。

4. 脑出血诊断依据　①常于体力活动或情绪激动时发病；②发作时常有反复呕吐、头痛症状；③病情进展迅速，常出现意识障碍，偏瘫和其他神经系统局灶性体征；④腰穿脑脊液多含血和压力增高（其中 20% 左右不含血）；⑤脑 CT 检查可见血肿部位呈现高密度区及占位征象，中线结构及脑室可有移位。

（三）鉴别诊断

需与其他原因导致的脑血管意外在疾病急性期引起的反应性高血糖相鉴别，后者在疾病急性期以后血糖多可恢复正常，检测糖化血红蛋白有助于鉴别。

1. 应激性糖尿病　急性脑血管病作为急性应激状态，可通过大脑 - 垂体 - 肾上腺系统，促使肾上腺皮质激素大量分泌，及肾上腺髓质激素分泌增加，抵抗胰岛素作用，使血糖升高，产生糖尿。但应激状态引起的空腹高血糖或糖耐量减低，一般持续 7～10d 可恢复正常，若持续时间很久，则应考虑糖尿病。在脑血管病急性期难以鉴别是糖尿病性脑血管病还是非糖尿病性脑血管病所引起的应激性糖尿病时，处理均应积极控制高血糖，待病情稳定后再做 OGTT 以明确诊断。

2. 低血糖症　多见口服降糖药的患者，尤其许多老年患者，很多不一定出现典型的低血糖症状，但由于低血糖引起的神经细胞缺氧、水肿、坏死、形成软化灶，出现局限性体征，通过化验血糖有助于鉴别。严重低血糖昏迷可先取血化验血糖，后立即静脉注入 50% 葡萄糖 40ml，以便抢救并鉴别是否为低血糖症，但要警惕是否高渗性昏迷，故给糖不宜过多。

3. 糖尿病高渗性昏迷　多见于老年患者大量脱水时，故对老年人不论有无糖尿病史，当出现意识障碍、神经系统症状和体征时，应常规做血糖、尿糖检查以除外糖尿病。非酮症性高渗性昏迷时，除发生昏迷外，可有四肢瘫痪、局限性癫痫、瞳孔不等大、腱反射不对称等。

4. 糖尿病酮症酸中毒　酮症酸中毒时可并发脑水肿，低血钾时则四肢瘫痪，可通过查血糖、血酮、二氧化碳结合力、电解质相鉴别。

5. 乳酸中毒　可出现木僵状态，通过查血乳酸、血酸度有助于诊断。

6. 其他　还应考虑到糖尿病肾病引起的尿毒症、心脑卒中；动眼神经麻痹时应与后交通动脉分支部位的动脉瘤相鉴别；外展神经麻痹则需鉴别是桥脑小梗死所引起还是糖尿病本身所致。

四、治疗

1. 内科综合支持治疗　调节血脂，控制血糖，特别注意血压调控。

2. 抗脑水肿、降颅高压　脑水肿是脑梗死常见的继发性损害，而脱水治疗是减轻脑水肿的重要措施之一。然而，目前临床工作中因为使用不当，甚至滥用脱水治疗而致患者病情恶化的情况仍时有发生，脑梗死的脱水治疗尚有待进一步规范。根据脑梗死脱水治疗的适应证、时机、疗程、常用药物的机制和具体方法，应用个体化为核心的脱水治疗方案。

（1）适应证：主要根据梗死灶的大小及脑水肿程度而定。腔隙性梗死和多数小梗死不需脱水治疗；中等梗死要根据其具体部位和水肿情况进行决策。大面积梗死常为大动脉主干或其主要分支闭塞造成，症状严重，脑水肿明显，甚至会最终导致脑疝的发生，这类梗死需积极脱水降低颅内压，脱水治疗无效或病情恶化进展者尚需酌情考虑手术减压。

（2）时机：多数糖尿病患者发生脑梗死后，继发脑水肿出现较缓慢，早期主要为细胞毒性脑水肿，所以脑梗死不宜太早脱水治疗。从病理过程来看即使需用脱水药，多数宜在发病 24h 左右开始使用（严重大面积梗死可酌情提前），过早的使用脱水药，不仅不会起到治疗作用反而有可能加重脑缺血，这一点应引起临床的高度重视。但是，过晚脱水治疗，也往往不会获得预期效果。

（3）疗程：关于脱水治疗的疗程问题，如上所述，脑梗死在 2～4d 时脑水肿处于高峰期，持续时间一般在 1 周左右，所以需要脱水的脑梗死大多数疗程为 3～5d，较少超过 7d，但有些恶性大脑中动脉闭塞的梗死，其脑水肿颅高压可持续 3 周以上。临床上脱水治疗疗程需要个体化。主要应依据颅内高压、脑水肿的控制程度来决定脱水疗程的长短，如有条件，最好进行动态的结构性影像（CT、MRI 等）检查来确定则更为合理；若有必要且条件许可，进行颅内压监测将更加准确。

（4）药物及用法

1）甘露醇：常用剂量为 0.3~1g/kg，浓度为 20%，于 30~40min 静滴完，进入血管后 10~20min 开始起作用，半衰期为 71.15~27.02min，2~3h 降颅压效果最强，可以维持作用 4~6h，大部分 4h 左右经肾脏排出，故临床上间隔 4~6h 用药 1 次。最常见不良反应为电解质紊乱，其他尚有排尿困难、血栓性静脉炎、过敏反应、甘露醇肾病等。其中甘露醇肾病常于大剂量快速静脉滴注时发生，往往会引起急性肾衰，一旦发生，立即停用甘露醇，改用其他脱水药。轻者早期可以应用血管扩张药或利尿药，病情严重者应透析治疗。

虽然甘露醇的脱水作用强，是临床最常使用的脱水药物，但目前对使用甘露醇的剂量、次数及疗程等仍无统一意见，甚至存在较大争议。国外有研究发现，用 20% 甘露醇 125ml 和 250ml 的作用一样，但是前者的不良反应更小；另外也有报道多次应用甘露醇反而能使脑水肿加重，说明 20% 甘露醇 250ml 连用数日的"经典"用法是不合理的。国内也有类似的报道，有人将甘露醇平均用 5 次（发病后 1~3d）和平均用 13 次（发病后 4~7d）的疗效进行了比较。发现平均用 5 次的患者水肿区减小，而且以周边区为主；而平均用 13 次的患者水肿区增大，以中心区为主。

2）甘油：即丙三醇，分子量为 92，也为高渗性脱水剂，但极少有甘露醇的不良反应如反跳、电解质紊乱、肾损害等。成人剂量通常为 10% 复方甘油 500ml，每天 1 或 2 次，速度以 2ml/min 为宜。用药之后约 30min 颅内压开始下降，1~2h 作用最强，可持续 3~4h。由于静脉输注过快可出现血红蛋白尿，故应严格控制滴速，一旦发生应立即停药，如很快消失，恢复后可继续使用。

与复方甘油类似的还有甘油果糖等，但此类药物对急性脑水肿，特别是正在或已经发生脑疝患者的抢救，其作用远远不及甘露醇那么直接、及时、迅捷，需要在临床使用的时机方面加以注意。因为其不良反应少，所以特别适用于心肾功能不全的脑水肿患者。此外由于其作用温和持久，从而解决了慢性颅内压升高患者不能长期应用甘露醇的问题，有时可作为首选。

3）呋塞米：是最强的利尿药；成人常用剂量开始为每次 20~40mg，每天 2 或 3 次。必要时每 2h 追加剂量，直至出现满意疗效。口服和静脉用药后作用开始时间分别为 30~60min 和 5min，达峰时间为 1~2h 和 0.33~1h，作用持续时间分别为 6~8h 和 2h。常见不良反应与水电解质紊乱有关（尤其是大剂量或长期应用时），如直立性低血压、休克、低钾血症、低氯血症、低氯性碱中毒、低钠血症、低钙血症以及与此有关的口渴、乏力、肌肉酸痛、心律失常等。一般情况下，因为其易导致低血容量而较少单独使用。伴有心、肺、肾功能障碍者可短期选用。另外，研究表明呋塞米与甘露醇有协同作用，甘露醇和呋塞米合用与单用甘露醇相比较，降颅压效果分别为 56.6% 和 62.1%，持续时间分别为 2h 和 5h，说明临床上适宜与其他脱水剂联用。

4）乙酰唑胺：又称醋氮酰胺。其通过抑制肾小管的碳酸酐酶，使 H_2CO_3 形成减少，肾小管中 H^+ 和 Na^+ 的交换率降低，大量水分随 Na^+ 排出而起利尿作用；同时也抑制脑室脉络丛的碳酸酐酶，使脑脊液分泌减少，从而降低颅内压。适用于合并脑脊液循环障碍的脑梗死患者，临床常与其他脱水药合并应用。一般用量为 0.25~0.5g，口服，每天 2 或 3 次。口服以后 30min 起作用，2h 作用达高峰，每次给药后可持续作用 12h。长期服用可致低血钾和高氯血症性酸中毒，常见困倦和手足麻木。肾功能不全、肾上腺皮质功能严重减退或肝性脑病者忌用。

5）清蛋白：通过提高血浆胶体渗透压而起到脱水降颅压作用。有报道认为，早期应用（缺血后半小时内）清蛋白可减轻缺血性脑水肿，减少梗死体积。此外有很多清蛋白还能与血液中的金属离子（如 Fe^{2+}、Fe^{3+}）相结合，阻止它们对脂质过氧化物的催化作用，亦可直接与氧化剂发生反应，减轻氧自由基对脑的损害作用。一般用 20%～25% 人血清蛋白50ml，每天静滴 1 或 2 次。除了具有脱水作用外尚可补充蛋白质，参与氨基酸代谢，产生能量等，尤其适用于血容量不足、低蛋白血症的脑水肿患者。由于其脱水作用较弱且价格昂贵，临床应用受限。

6）其他：皮质类固醇激素的作用机制涉及脑卒中的病理生理过程的多个环节，但目前在脑水肿中的应用争议很大，多数认为激素不适宜用于脑卒中的脑水肿治疗。尽管如此，由于缺血性脑卒中的早期为细胞毒性脑水肿，渗透性脱水剂效果不大，在某些重症脑水肿、意识障碍严重、血压升高不明显的患者，短期联用大剂量皮质类固醇激素可减缓脑水肿的形成，增强疗效，常用地塞米松 10～20mg/d，连用 3～5d。

七叶皂苷钠是从中药娑罗子成熟果实中提取出的三萜皂苷钠盐，它具有明显降低血-脑脊液屏障通透性的作用，急性治疗时可显著降低颅内高压。由于药性温和、作用持久、无反跳等特点，较适于轻中度脑水肿及重症脑水肿恢复期的持续用药。临床上有人将七叶皂苷钠和甘露醇、呋塞米等合用，以取得较明显的效果。

有研究提示，减少脑水肿形成的药物可能还有自由基清除剂、钙离子拮抗药、兴奋性氨基酸拮抗药等脑保护剂，但是均有待于进一步探讨及积累经验。

3. 溶栓治疗

（1）适应证：①年龄 18～75 岁；②发病在 6h 以内；③脑功能损害的体征持续存在超过 1h，且比较严重（NIHSS 7～22 分）；④脑 CT 已排除颅内出血，而且无早期脑梗死低密度改变及其他明显早期脑梗死改变；⑤患者或家属签署知情同意书。

（2）禁忌证：①既往有颅内出血，包括可疑蛛网膜下腔出血；近 3 个月有头颅外伤史；近 3 周内有胃肠或泌尿系统出血；近 2 周内进行过大的外科手术；近 1 周内有不可压迫部位的动脉穿刺。②近 3 个月有脑梗死或心肌梗死史。但陈旧小腔隙未遗留神经功能体征者除外。③严重心、肝、肾功能不全或严重糖尿病者。④体检发现有活动性出血或外伤（如骨折）的证据。⑤已口服抗凝药，且国际标准化比率（INR）＞1.5；48h 内接受过肝素治疗（APTT 超出正常范围）。⑥血小板计数 ＜ $100 × 10^9$，血糖 ＜ 2.7mmol/L（50mg）。⑦血压：收缩压 ＞180mmHg，或舒张压 ＞100mmHg。⑧妊娠和不合作者。

（3）治疗方法：①尿激酶：100 万～150 万 U，溶于生理盐水 100～200ml 中，持续静滴30min。②组织纤维蛋白溶酶原激活物（rtPA）：剂量为 0.9mg/kg（最大剂量 90mg），首先静脉推注 10%（1min），其余剂量连续静滴，60min 滴完。

（4）注意事项：①将患者收到 ICU 或者卒中单元进行监测；②定期进行神经功能评估；③患者出现严重的头痛、急性血压增高、恶心或呕吐，应立即停用溶栓药物，紧急进行头颅CT 检查；④静脉溶栓后，继续综合治疗；⑤血压的监测及调控；⑥溶栓治疗后 24h 内一般不用抗凝、抗血小板药，24h 后无禁忌证者可用阿司匹林 300mg/d，共 10d，以后改为维持量 75～100mg/d。

4. 降纤治疗

（1）巴曲酶：国内已应用多年，积累了一定临床经验。国内曾有一项多中心、随机、双盲、安慰剂平行对照研究，入组者为发病 72h 内的颈内动脉系统脑梗死患者，结果显示巴曲酶治疗急性脑梗死有效，可以显著降低凝血因子 I 水平，症状改善快且较明显，不良反应轻，但亦应注意出血倾向。

（2）降纤酶：近期国内完成的大样本多中心、随机、双盲、安慰剂对照的临床试验证实，应用国产降纤酶可有效地降低脑梗死患者血液中凝血因子 I 水平，改善神经功能，并减少卒中的复发率，发病 6h 内效果更佳。值得注意的是凝血因子 I 降至 7.1mmol/L 以下时增加了出血倾向。

（3）其他降纤制剂：如蚓激酶、蕲蛇酶等临床也有应用。

5. 抗凝治疗　急性期抗凝治疗虽已广泛应用多年，但一直存在争议。一般急性脑梗死患者不推荐常规立即使用抗凝药。使用溶栓治疗的患者，一般不推荐在 24h 内使用抗凝药。下列情况无禁忌证（如出血倾向、有严重肝肾疾病、血压 > 180/100mmHg）时，可以考虑选择性使用抗凝药：

（1）心源性梗死（如人工瓣膜、心房纤颤，心肌梗死伴附壁血栓、左心房血栓形成等）患者，容易复发卒中。

（2）缺血性卒中伴有蛋白 S 缺乏、蛋白 C 缺乏、活性蛋白 C 抵抗等易栓症患者；症状性颅外夹层动脉瘤患者；颅内外动脉狭窄患者。

（3）卧床的脑梗死患者可使用低剂量肝素或相应剂量的小分子糖酐（low - molecular - weight dextrak，LMW）预防深静脉血栓形成和肺栓塞。

6. 抗血小板制剂　大多数无禁忌证的不溶栓患者应在卒中后尽早（最好 48h 内）开始使用阿司匹林。溶栓的患者应在溶栓 24h 后使用阿司匹林，或阿司匹林与双嘧达莫缓释剂的复合制剂。推荐剂量阿司匹林 150～300mg/d，分 2 次服用，4 周后改为预防剂量。

7. 扩容　对一般缺血性脑梗死的患者而言，目前尚无充分的随机临床对照研究支持扩容升压可改善预后，但对于脑血流低灌注所致的急性脑梗死如分水岭梗死可酌情考虑扩容治疗，但应注意可能会加重脑水肿、心功能衰竭等并发症。

8. 亚低温和高压氧　可能是有前途的治疗方法，有关研究正在进行。

9. 神经保护药　已经进行了许多实验和临床研究，探讨了各种神经保护药的效果，均缺乏有说服力的大样本临床观察资料。目前常用的药物有胞磷胆碱、都可喜、吡拉西坦、钙通道阻滞药等。

10. 血管内介入治疗　继颈动脉内膜剥脱术之后，血管内支架治疗缺血性脑血管病已经逐渐成为又一种有效而且创伤性较小的治疗方法。但它毕竟是一种年轻的治疗方法，对其技术的改进、并发症的发生与处理、效果评价以及社会效应等方面的探讨与争论也是近两年医学领域的热点之一。

11. 非药物治疗

（1）高压氧治疗：将患者置于高压氧舱之中，在高压氧下，动脉血氧分压升高，脑血管收缩，脑血流减少，但由于血氧浓度增高及氧的有效弥散度加大，以及脑耗氧量的降低，不仅可以弥补脑血流减少的影响，反而可提高脑组织的氧分压，且由于正常脑组织区域的血管收缩可达到反出血现象，使病变区域血流相对增加，同时有降低颅内压的作用，可治疗缺血性脑血管病。

（2）体外反搏治疗：在心脏舒张期开始之际，人工地给四肢、臀部等部位加压（将缚于该部位的气囊充气），迫使血流返回主动脉，从而提高主动脉的舒张压，增强静脉的回心血量。在收缩期之前放气，使心脑血流量增加，用于治疗缺血性脑血管病。

（肖醉萱）

第九节　糖尿病肾病

一、概述

糖尿病肾病是一种严重的公共卫生疾病，在大多数发达国家中是终末期肾病（ESKD）的首要病因，并与心血管死亡率的升高密切相关。对由糖尿病引起的 ESKD 的发病率及患病率的跟踪调查表明，过去 10 年中每年的增长率超过 9%。美国肾脏数据系统（USRDS）2004 年报告显示，2002 年美国 419 263 名接受血液透析或肾脏移植治疗的患者中，149 614 名患有糖尿病，比率高达 35.6%。2003 年 95 308 名新发 ESKD 患者中有 42 813 名为糖尿病患者，糖尿病患者占新发 ESKD 的 44.5%。这一变化主要与下列因素有关：糖尿病尤其是 2 型糖尿病的发生率升高；糖尿病并发症的治疗水平提高延长了糖尿病患者生存期；纳入既往被排除的患者接受替代治疗。

糖尿病肾病的特征是初始期出现肾小球高滤过，伴蛋白尿进行性增多，随后出现 GFR 进行性下降，最终导致肾衰竭。35% ~40% 的 1 型和 2 型糖尿病患者可出现糖尿病肾病。人们对 1 型糖尿病患者的糖尿病肾病发展的自然病史已经进行了详细的研究，近期的研究显示 2 型糖尿病患者中糖尿病肾病的发展过程类似。过去 20 年里，人们对糖尿病肾病的发病机制进行了广泛研究，使用和展开了特异性治疗，从而有效地延缓了肾衰竭的进展。

文献报道了 1 型糖尿病和 2 型糖尿病患者在患病 20 ~ 25 年以后的糖尿病肾病累积发病率。最近的研究表明目前的治疗策略显著降低了 1 型糖尿病患者中糖尿病肾病的发生和进展。例如瑞典的一项研究发现患糖尿病 25 年后清蛋白尿的发生率显著下降，1961 年至 1965 年间患糖尿病的患者 25 年后清蛋白尿的发生率为 30%，1966 年至 1970 年患糖尿病的患者中已显著下降至 8.5%，1971 年至 1975 年患糖尿病的患者中为 13%。同样，Steno 糖尿病中心对同一个队列人群的研究报道，有 20 年糖尿病病史患者的糖尿病肾病累积发病率从 31.3% 降至 13.7%。糖尿病肾病发病率下降与强化血糖控制，更有效的降压和吸烟率降低有关。

过去的 50 年中，1 型糖尿病患者的糖尿病肾病发病率有所下降，与此相反，2 型糖尿病患者糖尿病肾病的发病率进行性升高，以至于美国所有新发因 ESKD 进行肾脏替代治疗的患者中 44% 为糖尿病患者，而欧洲为 25% ~50%，澳大利亚为 25%。1 型糖尿病患者糖尿病肾病发病率为每年 1% ~2%。

在年轻的非白种人 2 型糖尿病患者中，如 Pima 印第安人、日本人和非洲裔美国人，糖尿病肾病的发病率与 1 型糖尿病相似。而老年白种人 2 型糖尿病患者糖尿病肾病发病率明显低于非白种人群。

几个大样本的人群调查研究发现，2 型糖尿病引起的 ESKD 的发病率在种族和人种方面存在显著差异。文献报道由糖尿病所致 ESKD 的发病率最高的是美洲原住民，其次为西班牙裔和非洲裔美国人。Pima 印第安人出现临床显性蛋白尿后 10 年 ESKD 累积发病率为 40%，15 年为 61%；而白种人出现蛋白尿后 10 年 ESKD 的发病率仅为 11%，15 年为 17%。这些糖尿病肾病发病率在种族和人群方面的差异反映了基因和环境因素相互作用的复杂性，目前尚知之甚少。

从 1991 年至 2001 年开始进行肾替代治疗的患者中，糖尿病肾病的发生率翻了一番。庆幸的是，目前增长速度已有所下降，这归功于推广了一系列有利于早期诊断和延缓糖尿病肾病进展的临床指南，进而在临床上延缓了肾脏疾病的进展。然而，对糖尿病患者采取的有效的预防性治疗还远远未达到理想目标。

二、发病机制

糖尿病肾病发生发展的关键因素是高血糖，高血糖通过多种机制介导其肾脏损害作用。首先，高糖可直接对细胞产生毒性作用，改变细胞生长、基因和蛋白的表达，进而增加细胞外基质（ECM）和生长因子的产生。其次，高血糖可通过其代谢终产物（如氧化和糖基化物质）间接产生不良作用。体外试验表明，转化生长因子（TGF）-β 调节肾小球系膜细胞和上皮细胞的 ECM 合成，另外，抑制胶原酶的合成，刺激金属蛋白酶抑制药的生成，导致ECM 降解减少及 ECM 积聚。高糖也可上调肾脏细胞 TGF-pmRNA 表达，增强其生物活性，促进细胞肥大及近端小管的胶原转录，这些体外实验的结果表明 TGF-β 在糖尿病肾病的发展过程中起重要作用（图 15-1）。

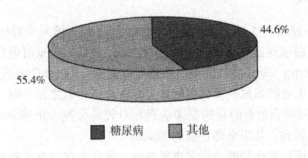

44.6%

55.4%

■ 糖尿病　■ 其他

图 15-1　糖尿病肾病进展概图

以下将对高糖介导糖尿病肾病的多种途径中的 3 种进行详细分析。

1. 晚期糖基化终产物　正常情况下，葡萄糖等还原糖与蛋白质中游离氨基发生非酶促的可逆的反应，通过形成 Schiff 碱加合物产生少量稳定的 Amadori 产物（如血红蛋白 A1c）。正常衰老过程中，葡萄糖进一步自发地对蛋白进行不可逆性修饰，产生晚期糖基化终产物（AGEs）。AGEs 是一类具有生物和化学活性的异质性复合物，具有交联性。这种蛋白修饰作用在糖尿病的高糖环境下加强。体外培养的肾小球内皮和系膜细胞中，糖化自蛋白和富含AGE 的蛋白能够上调 IV 型胶原和 TGF-β_1 的表达，增强蛋白激酶 C（PKC）的活性。在生理葡萄糖浓度下，体外试验证实早期糖基化产物可引起糖尿病肾病，且该作用与葡萄糖无关。

氨基胍是一种肼样复合物，与早期糖基化产物反应，抑制 AGE 的进一步生成。对糖尿病大鼠模型进行的长期研究发现，氨基胍可延缓肾脏损害和其他糖尿病并发症的进展。动物实验模型中也发现其他 AGE 抑制物和 AGE 交联产物分解剂能够缓解糖尿病肾病。

2. 醛糖还原酶途径　醛糖还原酶（AR）可将一系列脂质过氧化反应中产生的有毒乙醛衍生物转化为无活性的乙醇。

AR 是多元醇通路的限速酶，有助于将葡萄糖转化为山梨醇。山梨醇脱氢酶通过尼克酰胺腺嘌呤二核苷酸（NAD）将山梨醇转化为果糖。在高血糖情况下，葡萄糖转化为 6 - 磷酸葡萄糖途径饱和时，剩余的葡萄糖可进入多元醇途径，醛糖还原酶被激活，导致山梨醇聚积。系膜细胞的体外试验发现葡萄糖转运体 - 1 的过表达能上调 AR 的表达和活性，导致山梨醇聚积和 PKC - α 蛋白水平升高，刺激基质蛋白合成。使用不同 AR 抑制药（ARI）的多个试验和临床研究均发现，在糖尿病视网膜病变和糖尿病脑病的发展过程中，经过多元醇通路的葡萄糖增多。然而，仅有少数试验研究了 ARI 对糖尿病肾病的作用。

3. 二酰基甘油蛋白激酶 C 的活化　PKC 是一个苏氨酸激酶家族，由 10 种以上结构相关的亚型组成，调控一系列的细胞功能，包括细胞增殖、基因表达、细胞分化、细胞迁移和凋亡。体外研究表明高血糖环境下的肾小球系膜细胞和血管组织中的 PKC 活化。PKC 活化后能增加细胞因子、ECM 和内皮素 - 1 的合成。上述变化可导致肾小球基底膜增厚、血管闭塞及通透性增加。糖尿病模型中使用某些 PKC 抑制药取得了令人期待的结果。

Ruboxistaurin（LY333531）是一种高度特异性的蛋白激酶基因家族 PKC - β 亚型的抑制药。在糖尿病啮齿动物模型中，尽管存在持续高血压和高血糖，但 Ruboxistaurin 能使肾小球高滤过降至正常水平，降低尿清蛋白，减少肾小球 TGF - β1 和 ECM 蛋白的产生。

三、临床表现

1. 症状与体征　健康个体每天尿清蛋白排泄低于 25mg。糖尿病肾病进展过程具有如下特征，即从微量清蛋白尿到显性清蛋白尿及进展性氮质血症。微量清蛋白尿指尿清蛋白30 ~ 299mg/24h 或 20 ~ 199μg/min；显性清蛋白尿指尿清蛋白≥300mg/24h 或≥200μg/min。1 型糖尿病和 2 型糖尿病患者的糖尿病肾病在临床上存在许多相似之处，但二者某些方面的临床病程有所不同。1 型糖尿病患者的肾病临床病程相对较易分期。患糖尿病 15 ~ 25 年后可出现临床显性的糖尿病肾病，几乎全部进展为 ESKD。

然而由于 2 型糖尿病起病隐匿、许多患者高龄、常常并存高血压和血管疾病，早期肾脏受累常被忽视。老年 2 型糖尿病患者中，并不总是能明确肾衰竭是否只与糖尿病相关或与糖尿病和老年二者均相关。然而在年轻 2 型糖尿病患者中，近期研究发现其病程与 1 型糖尿病相似。因此，人们对 1 型糖尿病患者的糖尿病肾病临床病程进行了明确分期。

2. 实验室检查

Ⅰ期：肾小球高滤过和肾体积增大。1 型糖尿病发病初期，大多数个体的 GFR 为正常至140% 之间。没有单一的发病机制能够完全解释 1 型糖尿病特征性的肾体积增大和肾小球高滤过。血糖恢复正常后，两种异常均可得到纠正提示肾体积增大和肾小球高滤过之间存在某种联系。强化胰岛素治疗使高血糖恢复正常，纠正肾小球高滤过。开始胰岛素治疗的 8d 内，GFR 开始下降，胰岛素治疗 3 个月内进一步下降。部分 1 型糖尿病患者（有 25% ~ 40%）经胰岛素治疗达到正常血糖水平后，仍维持持续升高的 GFR；正是在这种高滤过性糖尿病患者亚组中，人们首次注意到 GFR 早期下降，并进展为临床显性糖尿病肾病。

新近诊断为 2 型糖尿病患者中同样可发现肾小球高滤过现象，且与蛋白尿进展呈正相关。

Ⅱ期：早期肾小球损伤。1 型糖尿病患者发病 2～5 年可出现肾小球系膜基质增多和肾小球基底膜（GBM）增厚等肾小球轻微形态学变化，并可持续多年。此期中，一过性和反复的微量清蛋白尿可能是肾受累的唯一临床表现。非糖尿病者的供肾移植给糖尿病受体的移植肾脏研究对发现 2 型糖尿病患者早期肾小球改变提供了佐证。对这些受体肾进行的活检可观察到同样的改变，即移植后 3～5 年出现系膜基质扩张和 GBM 增厚。1 型糖尿病患者进行功能性胰腺移植使血糖维持正常 10 年后，上述形态学改变可被逆转。由于 GFR 测定和肾活检不是常规检查项目，Ⅰ期和Ⅱ期糖尿病肾病临床上通常不易被发现。然而如果进行肾活检，可发现Ⅰ期和Ⅱ期糖尿病肾病出现早期系膜和基底膜异常。

Ⅲ期：微量清蛋白尿期。20 世纪 80 年代早期，对 1 型糖尿病患者采用免疫学方法研究将尿清蛋白增高与 10～14 年后发展成显性糖尿病肾病联系起来。

微量清蛋白尿指尿清蛋白排泄率（UAE）升高（30～300mg/24h 或 20～199μg/min），通常用于检测蛋白尿的标准床旁法（试纸）并不能检测到 UAE 异常。目前有多种方法对低浓度的尿清蛋白进行定量检测，包括放射免疫法、酶联免疫法、免疫比浊法；还可以采用具有半定量功能的尿试纸法（Micro‐Bumintest，Miles 实验室，Elkhart，IN）。

无论收集 24h 尿或过夜尿，定时尿液收集是微量清蛋白尿的标准测定方法。由于存在高度变异性，尿微量清蛋白经常出现一过性升高。因此临床评估应基于在 3～6 个月至少进行的 3 次检测结果。当连续 3 次定时尿液收集检测中至少出现 2 次尿蛋白范围在 20～200μg/min 时可明确为持续性微量清蛋白尿。

许多因素可干扰微量清蛋白尿的测定，包括尿路感染、剧烈运动、高蛋白饮食、充血性心力衰竭和急性发热性疾病等。为准确测定，如果存在这些因素时应适当延后检测。

越来越多的证据表明当 UAE 仍处于正常清蛋白尿范围内时，已出现发生糖尿病肾病和心血管疾病的风险。一项 10 年随访研究发现，伴有 UAE > 10μg/min 的 2 型糖尿病患者，发生糖尿病肾病的危险增加了 29 倍。1 型糖尿病患者同样如此。这些证据证实了 UAE 的危险性与血压水平一样具有持续性。

尽管人们认为微量清蛋白尿是大量清蛋白尿的危险因素，但不是所有患者都会进展至这个阶段，有些患者尿清蛋白可能恢复正常水平。早期研究发现大约 80% 伴有微量清蛋白尿的 1 型糖尿病患者在 5～15 年后出现显性蛋白尿。近期研究发现只有 30%～45% 微量清蛋白尿患者 10 年后出现显性清蛋白尿。这一变化可能与采取了强化血糖控制和血压控制的措施有关。

如果没有采取如下文详述的特异性干预治疗，一旦出现持续性微量清蛋白尿，肾功能进行性下降乃至出现肾衰竭很常见。一般来说，尿清蛋白排泄率每年增加 25μg/min 时，而 GFR 仍可保持正常甚至升高。一旦微量清蛋白尿超过 70μg/min 时，GFR 开始以个体不同的恒定速度下降。伴有微量清蛋白尿的 1 型糖尿病患者的血压水平高于正常清蛋白尿者，尽管血压并不都超过 140/90mmHg。合并存在微量清蛋白尿和高血压的患者在短期内（5～15年）病情恶化，进展为糖尿病肾病。

Ⅳ期：临床糖尿病肾病。经过不同的病程，通常出现微量清蛋白尿后数年，GFR 可下降并低于年龄和性别校正的正常 GFR 水平，此时尿试纸法可发现蛋白尿。蛋白尿指清蛋白

排泄率 >300mg/d，这是临床糖尿病肾病的通用标志。一旦出现显性糖尿病肾病，血压通常升高，GFR 进行性下降（下降的绝对值为每年 ml/min 的量级）。

大多数伴有显性肾病的 1 型糖尿病患者中，GFR 以每年 11ml/min 的速度呈线性下降。一项前瞻性研究发现，227 名 2 型白种糖尿病患者患肾病平均 6.5 年（3～17 年）后，GFR 下降速度为每年 5.2ml/min。一项多变量回归分析发现，GFR 下降的速度与基线的高清蛋白尿、收缩压、血红蛋白 A1c（HbA1c）及重度吸烟和糖尿病视网膜病显著相关。对伴有肾病的 1 型和 2 型糖尿病患者进行的亚组分析发现，蛋白尿呈时间依赖性，随时间达到肾病综合征水平（尿蛋白 >3.5g/d、高脂血症、低清蛋白血症）。与非糖尿病患者相比，伴有肾病综合征的糖尿病患者在血清清蛋白浓度较高时即可出现全身性水肿，可能原因是糖基化清蛋白比正常清蛋白的毛细血管通透性升高。荧光素血管造影检查发现，糖尿病肾病患者达到氮质血症期时几乎 100% 同时伴有糖尿病眼底病；如果晚期肾病患者不伴有糖尿病眼底病时应怀疑糖尿病肾病诊断。

值得注意的是糖尿病患者患其他肾脏疾病的风险与正常人无异，每当病程与正常糖尿病肾病表现不符时，通常表现为没有糖尿病眼底病和清蛋白尿，血清肌酐迅速上升和活动性尿沉渣异常，肾病诊断应谨慎，需进行深入的肾检查，如肾活检等。

V 期：终末期肾病。如前所述，20～30 年后，1 型糖尿病患者有 30%～40% 出现不可逆的肾衰竭。对 2 型糖尿病发病率较高的人群（非洲裔、西班牙裔、美洲原住民）进行的前瞻性研究发现，从诊断 2 型糖尿病到出现 ESKD 时间间隔为 5～25 年。但是因为 2 型糖尿病直至出现明显的临床并发症时才被诊断，所以病程并不准确。随着 GFR 下降，逐渐出现明显的尿毒症症状和体征，此时需进行肾替代治疗。

3. 影像学检查　糖尿病肾病的主要病理变化是 ECM 生成增加，降解减少，导致 ECM 在肾小球基底膜和系膜区聚集。

光镜检查显示肾小球毛细血管簇膨大，常可见粗颗粒成分沉积形成的分叶样改变。基质过度聚积形成小结节样改变，即所谓的 Kimmelstiel - Wilson 结节。鲍曼囊内可见透明样沉积物（"囊滴"）及系膜区增宽。病程晚期可出现弥漫性球性肾小球硬化、肾小管萎缩和间质纤维化。

免疫荧光检查可见免疫球蛋白 G 和清蛋白沿 GBM 呈线样沉积。

电镜下早期糖尿病肾病可见 GBM 增厚，并伴有系膜基质增多。疾病晚期，系膜区占据血管簇的大部分，可见明显基质沉积。

一些研究通过肾小球基底膜厚度，系膜区和基质所占空间比值（如系膜区/肾小球、基质/系膜区或基质/肾小球的体积分数），来评估糖尿病肾小球病变的严重程度。

4. 特殊检查　1 型糖尿病患者建议诊断糖尿病 5 年后进行糖尿病肾病筛查；2 型糖尿病患者因至少有 7% 在首诊时已出现微量清蛋白尿，故应该在诊断后立即开始筛查。另外，如果 1 型糖尿病患者血糖控制欠佳、高血压、调脂不佳，5 年内微量清蛋白尿的发生率高达 18%。这意味着对于 1 型糖尿病患者，诊断糖尿病后 1 年进行微量清蛋白尿筛查是合理的。如果无微量清蛋白尿，1 型和 2 型糖尿病患者均应每年进行筛查。

筛查和诊断糖尿病肾病的第一步是检测时间点尿液样本的尿清蛋白水平，可以是晨起第一次尿或随机尿。时间点尿液样本的尿清蛋白检测结果可能用尿清蛋白浓度（mg/L）或尿清蛋白与肌酐比值（mg/g 或 mg/mmol）来表示。以 24h 尿液为参考标准，随机尿液的尿清蛋白高于 17mg/L 时，诊断微量清蛋白尿的敏感度为 100%，特异性为 80%。众所周知，尿清蛋白排泄率每天均存在变异，所以应在 3~6 个月收集的 3 次样本中至少 2 次出现阳性才确认结果阳性。

出现可致 UAE 升高的情况时（如尿路感染、血尿、急性发热性疾病、剧烈运动和心力衰竭）不宜筛查。尽管 UAE 测定是诊断糖尿病肾病的基础，但某些 1 型或 2 型糖尿病患者可在 UAE 正常时出现 GFR 下降。1 型糖尿病患者中，这种现象在患有长期糖尿病、高血压和（或）视网膜病的女性中更为常见。因此，为了合理筛查糖尿病肾病，GFR 和 UAE 应作为常规检查项目。

四、治疗

1. 早期治疗危险因素　早期治疗糖尿病肾病的各种危险因素可以延缓和（或）防止其进展。危险因素包括高血糖、高血压、吸烟和血脂异常。这些也是防治心血管疾病应积极控制的危险因素。

（1）强化血糖控制：1 型和 2 型糖尿病的大规模临床试验已证实了严格控制血糖预防糖尿病肾病的重要意义。糖尿病控制与并发症实验（DCCT）表明，强化糖尿病治疗可使微量清蛋白尿的发生率下降 39%。另外，随机入选强化血糖控制组的患者在 DCCT 试验结束 7~8 年后，发生微量清蛋白尿和高血压的危险持续下降 40%。同样，对 2 型糖尿病患者进行的英国前瞻性糖尿病研究（UKPDS）发现，与传统治疗组相比，强化治疗组出现微量清蛋白尿的危险下降 30%。

严格控制血糖对于从微量清蛋白尿进展至大量清蛋白尿，以及大量清蛋白尿患者肾功能下降速度的作用，目前尚存在争议。

在 DCCT 研究中，严格控制血糖并未延缓实验开始时存在微量清蛋白尿的 1 型糖尿病患者进展到大量清蛋白尿的速度。在另一项对 115 名伴有肾功能不全的糖尿病患者的前瞻性研究中，纳入了 50 名 1 型糖尿病和 65 名 2 型糖尿病患者，7 年时间内没有发现 HbA1c 与肌酐清除率下降存在相关性。然而，大规模 Steno 研究的两项组合分析发现，血糖控制较好与尿白蛋白排泄率下降和 GFR 下降速度减慢相关。同样，一项对 18 名伴有糖尿病肾病的 1 型糖尿病患者进行的前瞻性、随访 21 个月的研究发现 GFR 下降和 HbA1c 下降存在直接关系，HbA1c 水平最高时，GFR 下降最快。

目前人们对经过治疗的 2 型糖尿病的自然病程知之甚少。日本一项随机研究纳入了 110 名 2 型糖尿病患者和 55 名患有糖尿病视网膜病和微量清蛋白尿的患者，6 年内随机接受多次胰岛素注射治疗或常规胰岛素治疗，多次胰岛素注射治疗组的患者进展为糖尿病肾病的累积比例为 11.5%，而常规治疗组为 32%。

截止目前，尚无伴有显性糖尿病肾病的 1 型或 2 型糖尿病患者接受强化治疗的大规模实验。这可能是由于给予肾功能不全患者严格血糖控制的复杂性，以及发生低血糖的危险性增加。因此，应尽快达到糖尿病强化治疗的目标 HbA1c <7%（美国糖尿病学会标准）以预防发生微量清蛋白尿。

（2）严格控制血压：针对伴有持续微量清蛋白尿的 1 型和 2 型糖尿病患者进行降压治疗达到正常血压水平的多个研究均发现，尿清蛋白排泄率下降，临床显性糖尿病肾病进程被延缓，甚至被完全预防。糖尿病患者常见高血压，即便当病变未累及肾时也常有高血压出现。在正常清蛋白尿的糖尿病患者中，40% 的 1 型和 75% 的 2 型糖尿病患者血压 < 140/ 90mmHg。

出现显性糖尿病肾病的 1 型和 2 型糖尿病患者应用血管紧张素转化酶抑制药（ACEI）或非 ACEI 类药物降低血压，均可减轻清蛋白尿，延缓糖尿病肾病的进展，延迟肾功能不全，改善生存率。如著名的 UKDPS 研究发现，收缩压从 154mmHg 下降至 144mmHg，微量清蛋白尿的发生率下降 29%。

尽管其他降压药也可延缓 GFR 下降的程度，人们认为通过使用 ACEI 或肾素血管紧张素受体拮抗药（ARBs）阻断肾素血管紧张素系统（RAS）在维持肾功能方面具有额外的"肾脏保护"效益。

美国高血压预防、诊断、评价和治疗联合委员会第六次报告首次提出，建议糖尿病患者血压控制的靶目标应 ≤ 130/85mmHg。1999 年美国糖尿病学会也接受了这一建议。遵循这一主题，国际肾脏基金会（NKF）的一份共识报告推荐无蛋白尿患者的血压靶目标值为 < 130/80mmHg，合并蛋白尿的患者为 125/70mmHg。为了达到这一降压靶目标通常需要联合应用多种降压药物，以及患者愿意这样做。理想的联合应用药物方式尚未明确。很少有实验比较联合用药与单一用药。一项研究给患有糖尿病肾病且肾功能正常的患者加用 12.5mg 氢氯噻嗪（HCTZ）。这些患者起初使用一种 ACEI（西拉普利）或一种 α 受体阻滞药（多沙唑嗪）治疗，收缩压（SBP）平均下降了 15mmHg，舒张压（DBP）平均下降了 8mmHg。加用 HCTZ 使 SBP 进一步下降 8mmHg，DBP 下降了 5mmHg。联合用药也可更有效的降低尿清蛋白排泄率。

糖尿病患者首选 ACEI 类药物降压，并延缓肾功能恶化。一项研究发现卡托普利治疗组患者的主要终点事件（血清肌酐倍增和发生 ESRD）显著下降，表明 ACEI 确实存在对抗肾功能恶化的肾脏保护作用。7 年后，在欧洲 18 个中心进行的 EUCLID 研究将正常清蛋白尿或微量清蛋白尿的 1 型糖尿病患者随机分组，给予 ACEI（赖诺普利）或安慰剂治疗。24 个月后，无论平均 UAE 水平或从正常清蛋白尿进展为微量清蛋白尿的比例，赖诺普利组均明显优于对照组。2 型糖尿病患者使用 ACEI 可获得同样的效益。MICRO - HOPE 研究将 1140 名伴有微量清蛋白尿的 2 型糖尿病患者随机分组，分别给予雷米普利 10mg/d 或安慰剂治疗。所有患者允许加用其他降压药物以维持血压正常（靶目标）。该实验的目的是明确 ACEI 是否存在独立于降压作用以外的器官保护作用。秉承这一目标，4.5 年后雷米普利治疗组患者联合主要终点事件的危险下降 25%，其中心肌梗死下降 22%，卒中下降 33%，心血管病死亡下降 37%，总死亡率下降 24%。雷米普利组患者的 UAE 极缓慢的上升，只有少数患者从微量清蛋白尿进展至大量清蛋白尿。

ARBs 通过选择性阻断血管紧张素 2 受体的 AT1 亚型从而抑制肾素 - 血管紧张素系统。新英格兰医学杂志上发表的三项大型国际性前瞻性对照研究的结果证实了 ARB 的肾脏保护作用。这三项研究入选了伴有微量清蛋白尿或显性清蛋白尿及肾功能不全的 2 型糖尿病患者。厄贝沙坦和氯沙坦的肾保护作用表现在不仅减轻了清蛋白尿，而且在 2 ~ 4 年时间显著降低了 GFR 的下降速度以及进展为终末期肾衰竭的患者比例。

这三项研究以及 MICRO - HOPE 和 EUCLID 研究，为使用 ACEIs 和（或）ARBs 治疗糖尿病肾病患者提供了强有力的证据。目前伴有蛋白尿的糖尿病患者的治疗标准均以 ACEIs 或 ARBs 为基础。最近几项研究表明与糖尿病患者单独使用最大允许剂量的 ACEIs 相比，采用 ACEIs 联合 ARBs 对肾素 – 血管紧张素系统进行双重阻断，可更显著的减轻清蛋白尿和降低血压。

（3）限制蛋白质摄入：正常人和糖尿病患者中，饮食蛋白质摄入都会改变肾血流动力学。报道显示高蛋白饮食可增加 1 型糖尿病患者发生肾脏病的危险。我们知道限制蛋白摄入可有效地减轻尿毒症症状，可能延迟透析。除缓解症状外，减少蛋白质摄入还有利于减慢和（或）阻止肾功能下降。可能的机制是减少肾脏损伤后残存肾单位的高滤过。一个小样本的前瞻性随机对照研究报告了限制蛋白摄入的益处，该实验纳入了 35 名伴有显性糖尿病肾病的 1 型糖尿病患者，低蛋白饮食为 0.6mg/（kg·d），患者平均随访 35 个月。3 个月后与对照组相比，低蛋白饮食组 GRF 下降速度减少 40%，平均尿蛋白排泄率下降 24%，而对照组上升 22%。研究结束时发现，研究人群中尿蛋白下降 6%，而对照组则升高 24%。限制蛋白摄入情况下，微量清蛋白尿患者给予素食为主的饮食，在血糖和血压治疗均无显著变化的情况下，清蛋白排泄率下降。尽管大规模的随机前瞻性临床试验未发现限制蛋白摄入的明确益处，但基于这些小样本的阳性结果的临床研究，我们认为蛋白摄入 <0.8g/（kg·d）对于大量蛋白尿的患者进一步降低 GFR 下降仍是可行的措施。

（4）降脂药物：在糖尿病大鼠模型和 1 型及 2 型糖尿病患者中发现高脂血症是血管疾病，包括肾脏疾病进展的危险因素。使用降脂药物降低血脂对糖尿病肾病进展的作用尚未明确。尽管尚无大规模前瞻性临床试验报告治疗脂质代谢紊乱对糖尿病肾病进展的作用，但一些证据表明给予糖尿病患者中降脂药物降低血脂可以保护 GFR，减轻蛋白尿。

最近一项随机双盲安慰剂对照研究在 39 名伴有糖尿病肾病的 1 型糖尿病患者中，比较了辛伐他汀和饮食控制与安慰剂和饮食控制对清蛋白尿的影响。尽管结果的差异没有统计学意义，但发现 2 年后辛伐他汀治疗组较对照组的清蛋白尿增多速度降低。一项关于降脂治疗对肾脏疾病进展作用的荟萃分析评价了 13 个前瞻性临床对照试验，其中 7 个的研究对象全部是糖尿病患者。与对照组相比，降脂治疗组的肾功能下降速度显著降低（P = 0.008），降脂治疗的效益与 ACEI 类药物治疗等同。对 GFR 的这种作用与降脂药物种类或肾脏疾病病因无关。至于其他方面的肾脏保护作用，尚需大型前瞻性长期随访的临床试验进一步证实。

然而，因为心血管疾病是伴有糖尿病肾病的糖尿病患者的第一位死亡原因，优化降脂已成为临床标准治疗。

（5）戒烟：人们已经证实吸烟和糖尿病肾病进展之间存在令人信服的关系。在 359 名 1 型糖尿病患者中评估了吸烟对糖尿病肾病及视网膜并发症的作用。与非吸烟者相比，吸烟者的清蛋白排泄率增加的发病率升高了 2.8 倍。清蛋白尿的 Logistic 回归模型中，即便校正了糖化血红蛋白水平和糖尿病病程的影响，吸烟仍然是显著的影响因子。当研究对象戒烟后，尿清蛋白排泄率明显降低。伴有糖尿病肾病的 2 型糖尿病患者的结果相似。正如减少吸烟或戒烟是预防肺部疾病和心血管疾病的措施之一，也是糖尿病患者肾脏保护的重要措施之一。

2. 尿毒症治疗　尽管有效降压、优化降糖及坚持低蛋白饮食可能延缓糖尿病肾病的发生发展，但仍有许多糖尿病患者进展至 ESKD。肾功能恶化时给予患者持续的情绪疏导有助于建立信心，减少 ESKD 治疗迫近时产生的惶恐、绝望和狂乱的行为。糖尿病肾病患者应在疾病早期就诊于肾病专家，以便得到更好的 ESKD 前期治疗。欧洲和美国的报道均发现，很大一部分糖尿病肾病患者是在疾病晚期才就诊于肾病专家，这使治疗大打折扣。

由于糖尿病肾病伴随多种并发症，因此治疗伴有进行性肾功能不全糖尿病患者十分棘手。这些先前存在的并发症（心血管疾病、视网膜病、脑血管和周围血管疾病）可大大降低进行肾替代治疗的糖尿病患者的生存率。临床实践中，一个相互协作的专家团队可以优化糖尿病患者 ESKD 前期的治疗。这个团队应该包括一位肾病学家、糖尿病学家、营养学家、心脏病学家、眼科学家、脚病专家和其他必要的专家。出现晚期肾功能不全的糖尿病患者的 ESKD 前期治疗包括通过补充促红细胞生成素、补铁使血红蛋白水平维持在 11g/dl 以上，使用磷结合剂与合成维生素 D 和（或）钙剂以缓解由继发性甲状旁腺功能亢进症引起的代谢性骨病。应对家族内的潜在肾脏供者进行访视和组织配型；可能需要进行血液透析时，避免进行静脉穿刺、静脉置管以保护前臂皮下静脉及保证良好的营养状态都非常重要。

3. 肾替代治疗　患 ESKD 的糖尿病患者与非糖尿病患者的肾替代治疗原则相似。糖尿病引起的 ESKD 患者可以选择血液透析、腹膜透析、肾移植以及糖尿病患者特有的胰肾联合移植治疗。在患者选择特定的肾替代治疗方式前，有必要向患者及其家属适当宣教各种治疗方式的优缺点。

为某位特定患者选择最佳的治疗方式时应考虑患者的年龄、受教育程度、并发症的严重性、社会和家庭支持度及其地理位置。一旦做好选择就应开始准备进行肾替代治疗。例如，将进行血液透析的患者需建立动静脉内瘘，将进行腹膜透析的患者进行腹膜插管。开始肾替代治疗的总原则是糖尿病患者的 GFR 下降至 10～15ml/min。

4. 维持性血液透析　USRDS 2004 年登记报告显示，所有糖尿病性 ESKD 患者中 75% 接受血液透析治疗（血透中心或居家），7.4% 进行腹膜透析治疗［连续性不卧床腹膜透析（CAPD）或持续循环腹膜透析（CCPD）］，17% 接受了肾移植。糖尿病患者的血液透析治疗与非糖尿病患者相似，理想的血液透析方案一般为每周透析 3 次，每次 3.5～4.5h，具体根据个体的血化验检查和体外循环血流量保持在 300～500ml/min 时的临床反应来制订。

与非糖尿病患者相比，接受维持性血液透析的糖尿病患者的生存率和康复率都非常低，主要因为糖尿病患者在接受血液透析治疗之前已存在严重的血管疾病。糖尿病患者由于外周中等血管钙化以及小血管动脉粥样硬化，给血管外科医师创建血管通路带来了很大的困难。尽管首选的血管通路是动静脉内瘘，但糖尿病患者合并存在的血管病变限制了其应用，导致首次造瘘失败率高达 30%～40%。一种不十分理想但是可行的血管通路的替代方法是使用聚四氟乙烯人造血管，其使用半衰期为 1 年余。

与人造血管相比，通过术前仔细选择充分合适的首次造瘘部位也可提高糖尿病患者动静脉内瘘的成功率。可选择大直径的动脉和静脉，如通常使用肘部的血管，从而避免一开始就使用聚四氟乙烯人造血管。肾病学家及透析人员对早期血管通路的维护及减少血栓形成的持续监护，可改善内瘘的寿命。血管通路并发症是糖尿病 ESKD 透析患者住院的首要病因。

糖尿病透析患者的血糖控制很困难。由于胃轻瘫使食物吸收与定时使用胰岛素脱节，以及肾胰岛素分解代谢减少导致外源性胰岛素作用时间延长，所以胰岛素剂量调整更为复杂。上述两种作用容易引起血糖波动，常出现频繁低血糖发作，低血糖是有潜在危险的严重并发症。透析的糖尿病患者血糖控制仍应放在首位，因为控制血糖可能延缓小血管疾病并发症的进展。糖尿病 ESKD 患者长期治疗的生存率与血糖控制情况密切相关。

尽管糖尿病患者的透析生存率在过去 10 年有所改善，但死亡率和走向透析的比率仍显著高于非糖尿病患者，这一可怕的事实主要与并发症进展有关。心血管疾病、感染和脱离透析是糖尿病 ESKD 患者死亡的首要原因。

5. 腹膜透析　腹膜透析是糖尿病 ESKD 患者进行透析的理想治疗方式。在美国，所有进行肾替代治疗的糖尿病患者中只有 7% 使用腹膜透析。CAPD 是腹膜透析最常采取的方法，与血液透析一样，准备行 CAPD 治疗前常需对患者进行宣教，反复解释说明，准备进行腹膜内永久置管术。CAPD 作为一种居家透析技术一般约 4 周可掌握。CCPD 使用了一种机械式循环装置以便透析液进行手工循环，可以在睡眠中进行。

与血液透析相比，CAPD 具有很多优势，如无须依赖机器、可居家操作、减少心血管系统刺激、更好的保护残余肾功能、不使用肝素、且饮食限制较少。然而腹膜透析也存在一些缺点，包括腹膜炎危险、技术操作高失败率、残余肾功能较低时透析不充分等。

一些肾病专家认为腹膜透析可作为糖尿病 ESKD 患者的首选治疗方式。实际上当血液透析没有血管通路部位可选时，或者出现严重的充血性心力衰竭、心绞痛或严重的透析相关性低血压时，CAPD 或 CCPD 可成为维持生命的重要治疗手段。腹膜透析由于超滤相对较低以及快速液体清除较少，可减少血管刺激。

在 CAPD 和 CCPD 过程中，始终伴随着发生腹膜炎以及腹膜表面积逐渐减少的危险，最终可能导致不足以保证充分透析。与非糖尿病患者相比，接受 CAPD 的糖尿病患者住院天数增加 1 倍，入院天数的 30% ~ 50% 是由于腹膜炎。

血液透析和腹膜透析是糖尿病 ESKD 患者可选择的两种主要透析治疗方式。除外 45 岁以下的患者，USRDS 报道与腹膜透析相比，血液透析的生存率较高。然而，个别研究报道在治疗开始的前 2 年，血液透析和腹膜透析治疗的患者生存率无明显差别。糖尿病 CAPD 患者的 2 个主要死亡原因是心血管事件和感染。

6. 肾移植　在 20 世纪 70 年代和 80 年代早期，许多肾移植项目将糖尿病 ESKD 患者排除在外。然而这一时期内，一些移植中心的接受肾移植的糖尿病患者的生存率远超过维持透析治疗的患者。现今，对于糖尿病和尿毒症并发症治疗技术的提高，已经使肾移植成为糖尿病 ESKD 患者的首选治疗方式。

尽管接受肾移植的糖尿病 ESKD 患者生存率持续提高，但其 5 年生存率较其他原因所致的肾脏病患者低 10% ~ 20%。糖尿病肾移植受者 5 年或以上的生存率进一步下降的原因为冠心病、脑血管病和其他大血管疾病。最近的糖尿病肾移植受体患者生存率分析显示，接受尸体供肾的患者生存率 1 年为 93.7%，3 年为 85.5%，而活体肾移植 1 年为 95.4%，3 年为 91.3%。糖尿病肾移植受者每年死亡率约为维持透析治疗患者的 1/3。公平地讲，必须注意到强烈的选择偏倚挑选出了接受肾移植的最适患者，使得其他伴有广泛的危及生命的并发症的患者往往进行透析治疗。

为了真实反映糖尿病肾移植受者的心脏事件的危险性，并评价肾移植前心血管疾病的危险程度，应该至少每年对于无症状的高危患者进行无创性的反复评估。

7. 胰腺移植　过去 10 年内，已有 1 型糖尿病患者接受同种异体肾和胰腺联合移植非常成功的报道。尽管胰肾联合移植并没有提高围术期间的死亡率，但围术期的发病率较单独肾移植明显升高。国际胰腺移植注册系统报道，从 1966 年至 1999 年 9 月约有 13 000 例胰腺移植，其中 75% 是在美国完成。美国大部分胰腺移植都是胰肾联合移植（SPK）。患者 1 年的生存率从 1987 ~ 1988 年的 90% 提高到 1995 ~ 1996 年的 95%。另外，同时期的移植胰腺的 1

年生存率由74%提高到85%，移植肾生存率由83%提高到91%。单独移植胰腺包括只进行胰腺移植（PTA）或肾移植后的胰腺移植（PAK），占美国全部胰腺移植的比例很小。与SPK相比，PTA或PAK的移植胰腺生存率较低。早期报道惊喜地发现胰肾联合移植可显著提高2型糖尿病ESRD患者的生存率。

（何柏林）

第十六章

肥胖症

　　肥胖症（obesity）的发病是由于能量摄入增加和（或）能量消耗减少导致能量正平衡，过剩的能量以脂肪形式于体内积存所造成。肥胖症按病因分为单纯性肥胖和继发性肥胖，95%以上的患者属于单纯性肥胖，包括幼年起病型肥胖（亦称体质性肥胖，包含脂肪细胞增生和肥大两种因素）和营养性肥胖（脂肪细胞肥大）；继发性肥胖约占5%，是由于机体存在某种疾病而引起的肥胖状态。继发性肥胖主要包括：下丘脑综合征（hypothalamus syndrome），垂体前叶功能减退症（adult hypopituitarism，亦称西蒙－席汉综合征 Seimen－Sheehan syndrome），垂体瘤（pituitary tumors），甲状腺功能低下（hypothyroidism），胰岛素瘤（insulinoma），皮质醇增多症（hypercortisolism，亦称为库欣综合征 Cushing syndrome），更年期综合征（menopausal syndrome），多囊卵巢综合征（polycystic ovarian syndrome，POS），痛性肥胖综合征（dercum disease），肥胖型生殖无能综合征（Frohlich syndrome）等。按脂肪分布聚积部位分为：全身性肥胖、向心性（中心性）肥胖、皮下脂肪型肥胖和内脏脂肪型（腹内型）肥胖等。目前，肥胖症正成为全球流行的疾病，严重威胁着人类的生命健康及生活质量。我国每10年进行1次全国居民营养与健康状况调查，根据最近的调查结果，早在2002年，我国就有近3亿人超重和肥胖，全国18岁以上成年人超重率为22.8%，肥胖率为7.1%。其中，以大城市18岁以上成年人超重率最高，达30%；1992—2002年，我国居民超重和肥胖的人数增加了1亿人。

第一节　病因

　　肥胖症的病因和发病机制目前尚不完全清楚。一般认为，主要由遗传因素和环境因素共同作用促使了肥胖的发生和发展。此外，内分泌、代谢、中枢神经系统等因素也参与了肥胖的发病过程。

一、遗传因素

（一）遗传因素对肥胖的影响

　　目前认为，遗传因素，即一个或多个基因的突变和变异是肥胖症的基础，基因增加了肥胖的易感性，而环境因素是发病的条件。

　　根据家系、双生子和领养子女的研究结果，遗传因素在肥胖症发病机制中的参与程度即遗传度，在20%～40%。遗传因素赋予个体发生肥胖的易感性，使肥胖表现出一定的家族倾向。对同卵双胎人群的研究发现，生后在相同环境中生长与生后在不同环境中生长的两组，其体重指数（BMI）的遗传度相似，BMI 的遗传度为 40%～70%。

肥胖症不仅表现为总体脂肪的增加，亦可表现为局部脂肪增加即内脏型肥胖。内脏型肥胖具有比较明显的家族相似性，遗传因素对内脏型肥胖起着非常重要的作用。

（二）肥胖相关基因和生物因子

只有极少数肥胖属于单基因突变肥胖症。已发现至少有 24 种以肥胖为主要临床表现之一的遗传性疾病，但均属罕见，较为熟知的有 Bardet - Biedl 综合征、Prader - Willi 综合征等。

关于肥胖与遗传的关系，有些学者提出了节俭型基因理论。认为现代人类在体内积聚脂肪的能力高于体内消耗脂肪的能力，这是人类进化过程中自然选择的结果。漫长的进化过程中，处于洪荒时代的人类祖先中能较强地抵御饥荒者才有可能世代延续下来。能抵御饥荒者意味着其基因的变异类型独特，在难得的饱餐中能更有效地将食物中的能量转化为脂肪，发挥这种作用的特殊基因称为"节俭型基因"。那些具有节俭型基因的人类祖先繁衍的后代，即现代人类，在今日可随时获得丰富食物的社会，很容易因过食所致的能量正平衡的积累而致肥胖。

绝大多数肥胖者并非单基因肥胖症，而是一种多基因与环境因素共同参与的复杂病。目前已发现近 200 个肥胖相关基因。其作用部位主要在下丘脑和脂肪组织。对这些基因的研究是近年来肥胖症病因学领域的热点，已发现了一些重要的肥胖相关基因的结构和功能，这使得人们对肥胖症发病机制有了更深一步的认识。

二、内分泌因素

一些内分泌系统疾病可因脂代谢紊乱和内分泌器官的病理性改变以及某些内分泌激素分泌异常导致肥胖。常见的与肥胖有关的内分泌疾病：①下丘脑性综合征；②皮质醇增多症；③甲状腺功能低下；④多囊卵巢综合征；⑤生长激素缺乏；⑥胰岛素瘤性肥胖；⑦胰岛素抵抗。

三、代谢因素

能量摄入与消耗间的平衡是保持正常体重的关键。肥胖是常见的能量失衡状态，并且伴有糖、脂肪、蛋白质以及水盐代谢的异常。

（一）能量消耗与能量平衡

机体的每天总能量消耗由基础能量消耗、适应性产热、体力活动 3 部分组成。基础能量消耗与非脂肪组织块的大小呈正相关，且受遗传因素影响。基础代谢率低的个体易发生肥胖。体力活动消耗的能量有极大的个体间差异及个体内变动，与活动频率、时间及强度有关。肥胖者自发体力活动时间减少，但体力活动时总能量消耗并不少。

正常体重者能量摄入与消耗间通过中枢神经的调节网络取得精细平衡，肥胖症是慢性能量不平衡的结果。通常情况下，食物是人体能量的唯一来源。人每天摄入的食物提供的能量必须满足人体的消耗，如果摄入的能量长期低于消耗的能量，能量代谢处于负平衡，就会动员脂肪组织分解，产生能量以满足需求，这样就会导致人体消瘦。反之，如果能量摄入过多，能量代谢处于正平衡，超出部分的能量就会转化为脂肪，在脂肪细胞中以甘油三酯的形式储存起来。

（二）能量代谢调节的分子机制

肥胖是能量代谢的失衡状态。能量自稳状态的恒定最终取决于传入到大脑中的各种信号如营养状态、外部环境的整合以控制摄食行为和能量消耗。下丘脑是调节摄食行为和能量平衡的关键部位。摄食促进因子和抑制因子相互作用构成了下丘脑能量调节网络。目前认为脂肪组织分泌的瘦素通过下丘脑内侧基底部的受体，上调神经肽 Y（NPY 基因），下调阿片促黑激素皮质素原（POMC）基因的表达，抑制食欲和进食，而下丘脑外侧部的黑素细胞凝集素、增食欲素（orexin）则刺激进食。二者共同调控能量自稳态，参与肥胖的调节。

四、环境因素

肥胖发生的环境因素包括生活方式、社会因素以及药物的作用。

（一）生活方式

超重与肥胖已成为全球性的公共卫生问题之一，它是不健康的饮食习惯，以及吸烟、过量饮酒和缺少体力活动等生活方式的后果。

1. 饮食习惯　肥胖与饮食密不可分。引起肥胖的直接原因是长期摄入能量过多，能量摄入过多又大多与不良的饮食习惯有关。与肥胖有关的饮食习惯包括：

（1）食欲：人类的食欲是防止体重降低的精巧机构，是人类生存的强大动力。食欲除了由能量代谢动态平衡进行调节外，也受社交、生活方式、饮食习惯、情绪等因素的影响。食欲与能量需求间长期的差别就可致增加或降低体重。

（2）膳食构成：研究表明饮食结构由传统的高糖类、高纤维饮食向高热量、高脂肪饮食转化是肥胖症发病增加的重要环境因素之一。高脂肪、高热量食物的比例过高，而蔬菜、高纤维膳食的比例过少有助于肥胖的发生。流行病学研究表明，高脂饮食易导致肥胖。膳食中脂肪含量及比例与体重呈正相关。高脂食物的能量密度高，是相同质量糖类的 2 倍多，而且味道更为诱人，易致能量摄入过量。此外，与碳水化合物及蛋白质储存相比，脂肪储存不易被动用。脂肪在体内也不像碳水化合物和蛋白质那样，可以通过调节氧化过程与摄入量来调整其储存量。

（3）进食总量：在食物种类不变的情况下，进食量越多，摄入的热量就越多。如果摄入的总热量超过消耗的总热量则会导致脂肪积聚。

（4）进食速度：进食速度过快与肥胖有关，许多肥胖者进食速度都比较快。这是因为人在进餐过程中，随着食物不断摄入，下丘脑的饱食中枢兴奋而产生饱感，饱感使人停止进食。如果进食速度过快，即使已经摄入了足够量的食物，下丘脑的饱食中枢却来不及发出饱食信号，结果进食过多而容易造成肥胖。

（5）进食次数：进食次数与肥胖的确切关系尚不明确，但进食次数能影响糖、脂代谢。正常体重者少量多餐时血胆固醇水平及平均血糖水平要较相同总能量但少餐时为低。

（6）纵食症：是一种发作性心因性疾患，表现为不能自制地放纵进食，每周至少有 2 次，常见于夜间，纵食症者常有肥胖。

（7）夜食综合征：指夜餐至次晨之间能量摄入占总摄入量的25%以上，常可达50。多见于明显肥胖者，可能与睡眠障碍有关。

（8）节食：节食时有意识地控制食物摄入量。但节食依靠的是自制力，节食者一旦其自制力因某些原因而降低或丧失时，膳食失控或过食的风险就较大。

（9）胚胎期及婴儿期的不良饮食因素：因胚胎期孕妇能量摄入过剩，可致婴儿出生时体重较重；出生后人工过量喂养，过早添加固体食物和断奶等喂养模式均是引起肥胖的高危因素。

（10）其他：嗜好快餐、零食、油炸食品、甜食、高糖饮料以及有进食夜宵的习惯是单纯性肥胖发生的独立危险因素。进食时看书、看报、看电视、上网，进食时间无规律和晚餐进食太多均与肥胖的发生有关。现代社会充满竞争，人们的心理压力增大，出现各种心理冲突和情绪困扰，用不断进食来缓解紧张、焦虑和心理压力，也是造成现代社会肥胖症患者不断增加的因素之一。

2. 吸烟　有研究表明，吸烟者比不吸烟者和已戒烟者的 BMI 低，其中男性戒烟者的 BMI 最高，男性吸烟者的 BMI 最低。而且长期吸烟者戒烟后，通常会出现体重增加的现象，吸烟者的平均体重比已戒烟者轻，而从未吸烟者的体重处于两者之间。

由于担心体重增加，许多吸烟者不愿意戒烟，尤其是女性。能量摄入的增加可能是戒烟后体重增加的主要原因。吸烟者戒烟后，往往改变了饮食行为，甜食和其他含糖类的"小吃"摄入增加，而且一些"小吃"含有大量的脂肪，蛋白质的摄入变化不大。因此，准备戒烟者应注意避免戒烟后形成上述不良的饮食行为，戒烟过程中注意控制体重，增加体力活动和减少能量摄入。

3. 饮酒　酒精本身含有极高的能量，而且饮酒同时常摄入高脂肪食物，酒足饭饱睡觉致能量消耗少，都是引起肥胖的因素。

4. 缺乏体力活动　现代社会，科技的进步使人们在工作和生活中越来越多地应用节省体力的设备。电视和电脑的普及使现代人长时间地坐在屏幕前面；交通的便利和发达，使人们外出越来越多地以车代步；家务劳动有洗衣机、洗碗机代劳。人们在享受高科技带来便利的同时，也不自觉地养成了使体力活动减少的各种不良习惯，贪图安逸、懒于运动、以车代步、长时间看电视、上网、玩游戏、久坐、饭后静坐、贪睡、睡眠过多等造成长期能量消耗减少。

（二）社会因素

1. 教育程度　教育水平和肥胖有某种程度的必然联系，教育水平的高低可以明显影响个体的许多行为和生活方式。然而，在发达国家与发展中国家肥胖与教育程度的关系呈现两种不同的走向。发达国家肥胖与受教育水平低有关。而在发展中国家，儿童肥胖症患病率随经济收入、文化程度以及城市化而升高，原因与这部分人容易接受现代生活方式，膳食和体力活动模式改变，饮食热量增多而能量消耗减少有关。

2. 经济地位　在发达国家社会经济状况和肥胖症的发病率呈反比，而在发展中国家肥胖症的发病率却随着社会经济状况的改善而增加。发达国家和发展中国家群体的社会经济地位的内涵是不同的，发展中国家的高收入水平大概只能与发达国家中等收入水平相当，而发达国家低收入阶层的生活水平比发展中国家该阶层人们的生活要好得多。在发达国家，高脂肪或含糖类丰富的食品价廉，低收入阶层摄入量大，所以出现经济收入越低，肥胖症患病率越高的现象。

3. 社会特权　在原始社会，人们一方面经常得不到足够的食物，另一方面是寻找食物时大量的体能消耗，所以这个时代不存在肥胖问题。现在的发展中国家大多数人的 BMI 值并不超标，只有少数拥有特权的阶层，特别是拥有财富和世袭地位而无须体力劳动的人，其膳食中的脂肪含量较一般人高，肥胖者较多。

4. 城市化和地理位置　社会经济的发展和城市化是肥胖社会的特征。发达国家或经济迅速增长的发展中国家肥胖症的发病率均明显增高，前者多见于社会下层人群，尤其是女性更为明显。该群体缺乏教育及营养指导，并依赖廉价食物为生，而在该社会中许多廉价食品都是高脂肪食物。在经济迅速增长的发展中国家肥胖症患病率剧增的重要原因之一是营养卫生教育，也就是人们的收入明显增加后仍以原来贫困时的传统营养、生活、文化价值观指导自己的能量摄入与支出。

许多流行病学调查都显示，肥胖症的发生存在地区差异，这可能与不同地区经济发展的差异性或不同地区饮食习惯和生活习惯不同有关，也可能与气候环境等因素导致的南北方人群体力活动的差异有关。北方居民在冬季会因白昼缩短而情绪低落，其体重也呈季节性变化，即在冬季时体重趋于升高。

地域间的移民多数是从相对贫穷的地区或农村地区移居到经济发达的城市，移民人群尤其是女性的特征之一是体重增加，这与移民地食品丰富价廉，移民为解决温饱所需付出的体力活动量较原来减少有关。

5. 心理因素　多数学者认为肥胖症是多因素综合作用的结果，其中心理因素对肥胖症的影响不容忽视。因某些原因导致精神抑郁或失意者有时会以进食获得的满足感来进行补偿，出现贪食，有贪食心理者通过多食常常导致肥胖。

（三）药物

有些药物可致体重增加，主要是精神治疗药及激素。包括：

1. 精神病治疗药　吩噻嗪类，丁酰苯类。

2. 抗抑郁药　三环类。

3. 抗癫痫药　丙戊酸钠、卡马西平。

4. 类固醇激素　糖皮质激素、孕酮类避孕药。

5. 肾上腺能阻滞药　α_1 及 β_2 - 受体阻滞药。

6. 5 - 羟色胺拮抗药　赛庚啶。

7. 糖尿病治疗药　胰岛素、磺脲类、噻唑烷二酮类。

五、中枢神经系统因素

在一定时期内，机体的能量获取和能量消耗是处于一种相对平衡的状态，即获取的能量等于消耗的能量。在这一调节中，神经系统起着重要的作用，神经系统对进食量的调节，是维持体重稳定的重要因素。已知人类与多种动物的下丘脑中存在着两对与摄食行为有关的神经核。一对为腹内侧核，又称饱中枢；另一对为腹外侧核，又称饥中枢。饱中枢兴奋时有饱感而拒食，破坏时则食欲大增；饥中枢兴奋时食欲旺盛，破坏时则厌食拒食。二者相互调节，相互制约，在生理条件下处于动态平衡状态，使食欲调节于正常范围而维持正常体重。当下丘脑发生病变时，则可因贪食或厌食引起肥胖或消瘦。

另外，该区与更高级神经组织有着密切的解剖联系，后者对摄食中枢也可进行一定程度的调控。下丘脑处血脑屏障作用相对薄弱，使血液中多种生物活性因子易于向该处移行，从而对摄食行为产生影响。例如，体重（脂肪组织）增加使脂肪组织分泌的瘦素增加，作用于下丘脑，引起一系列对肥胖作出的生理反应，即摄食减少，耗能增加及交感神经功能加强以消耗脂肪。

六、其他因素

肥胖除了与上面因素有关外，还应注意，女性在绝经期后和产后容易出现肥胖。女性绝经期以后和中年后基础代谢率降低，能量消耗减少，加上绝经后雌激素水平下降的影响，多余的热量转变成脂肪储存在体内,逐渐出现肥胖。而且,绝经后的体重增加伴有体脂分布变化,体脂转向中心型分布,脂肪主要沉积于腹部。此时若能保持良好的饮食习惯,注意坚持运动,在一定程度上可防止肥胖。

妊娠是妇女体重增长进程中的常见事件。很多女性生育后变得不再苗条,其原因部分是由于妊娠引起的内分泌改变,使身体的脂肪代谢失去平衡;而主要原因是产后摄入的热量远超过消耗的热量,多余的热量便转化为脂肪储存起来。

(肖醉萱)

第二节 临床表现

肥胖症患者的一般特点为体内脂肪细胞的体积和(或)细胞数增加,体脂占体重的百分比异常高,并在某些局部过多沉积脂肪。肥胖的多数症状为非特异性症状,可涉及多个系统,常与肥胖病的严重程度和年龄有关。

一、肥胖症与代谢综合征

代谢综合征(metabolic syndrome,MetS)是指是一组以肥胖、高血糖(糖尿病或糖调节受损)、血脂异常(指高甘油三酯血症和低高密度脂蛋白胆固醇血症)以及高血压等聚集发病,严重影响机体健康的临床症候群,是一组在代谢上相互关联的危险因素的组合,这些因素直接促进了动脉粥样硬化性心血管疾病的发生,也增加了发生 2 型糖尿病的风险。

二、肥胖症与糖尿病

除外遗传因素,肥胖、运动减少和不良饮食习惯和 2 型糖尿病的发病明显相关。肥胖症患者大多数存在胰岛素抵抗,发生 2 型糖尿病的概率明显升高。50% ~85% 的 2 型糖尿病患者为超重或肥胖患者,超重者 2 型糖尿病患病率高于正常体重群体的 2 ~3 倍。中心性肥胖更易导致胰岛素抵抗,引起 2 型糖尿病的可能性更大。另外,肥胖症患者甘油三酯增加,后者为 2 型糖尿病独立的危险因素。胰岛素抵抗的血清学标志为高胰岛素血症,体重下降后,胰岛素敏感性增加。脂肪分布部位不同,其分解速度存在差异,腹内脂肪分解速度最快,腹部皮下脂肪适中,四周皮下脂肪最慢。腹内脂肪易于分解的生理学基础为:糖皮质激素受体丰富,皮质醇作用较强;含有 β_1、β_2 和 β_3 肾上腺受体,后者多见于棕色脂肪组织,细胞内大量线粒体和解耦联蛋白,利于脂肪酸氧化磷酸化;胰岛素受体少,活性低,胰岛素抑制脂肪分解的效能低下。内脏脂肪分解等导致大量游离脂肪酸(FFA)流入肝脏,氧化增加,肝糖利用降低;肌肉 FFA 氧化增加,葡萄糖利用减少;FFA 和甘油三酯可作为糖异生原料;FFA 对 β 细胞具有一定的损伤作用,综合结果导致 2 型糖尿病的发生。目前研究也发现,肥胖和 2 型糖尿病一样具有共同的基因学基础,如 β3 肾上腺受体基因与肥胖、胰岛素抵抗和 2 型糖尿病均有相关性;Leptin 基因即可影响饮食,又可抑制 β 细胞的胰岛素分泌功能,和二者均具有密切关系。

三、肥胖症与冠心病

冠心病的发生和高血脂、高血压、糖尿病、吸烟等因素有关。肥胖症患者 LDL - C 升高、HDL-CT降、甘油三酯增加，三者均为动脉粥样硬化的危险因素。肥胖症大约增加2倍的心力衰竭和脑梗死并发症。虽然肥胖症与冠心病的关系存在不同观点，但由于肥胖而导致的血脂异常、胰岛素抵抗、高胆固醇血症、糖尿病等对冠心病的发生具有一定的促进作用。肥胖症患者活动较少，冠状动脉侧支循环形成障碍，而且导致的心输出量增加也加剧心脏负担，诱发冠心病。

四、肥胖症与高血压

肥胖者的高血压患病率为正常体重者的2~6倍，因此，肥胖是高血压的危险因子，特别是中心性肥胖。我国肥胖症患者高血压的患病率为29.39%，正常体重人群患病率仅为13.21%。随着体重指数（BMI）的增加，收缩压和舒张压水平也较高。体重增加10%，收缩压和舒张压增加6mmHg和4mmHg。肥胖持续时间越长，尤其是女性，发生高血压的危险性越大。而控制饮食和增加运动使体重降低时，血容量、心排血量和交感神经活动下降，血压也随之降低。一些减轻体重的试验表明，经减重治疗后，收缩压和舒张压也随平均体重的下降而降低。超重和肥胖引发高血压的机制可能与胰岛素抵抗代谢综合征有关。

五、肥胖症与血脂紊乱

我国24万人群数据的汇总分析显示，BMI≥24者的血脂异常（甘油三酯≥2.27mmol/L）检出率为BMI<24者的2.5倍，BMI≥28者的血脂异常检出率为BMI<24者的3.0倍，腰围超标者高甘油三酯血症的检出率为腰围正常者的2.5倍。BMI≥24和≥28者的高密度脂蛋白胆固醇降低（<0.9mmol/L）的检出率分别为BMI<24者的1.8倍和2.1倍。腰围超标者高密度脂蛋白胆固醇降低的检出率为腰围正常者的1.8倍。降脂药物治疗需要个体化，依据患者的心血管病状况和血脂水平选择药物和起始剂量。在药物治疗时，必须定期检测肝功能和血CK。如肝酶（AST/ALT）超过3倍正常上限值，应暂停给药，停药后仍需每周复查肝功能，直至恢复正常。

六、肥胖症与脑卒中

脑卒中的发生和动脉粥样硬化、高血压、糖尿病及高脂血症有关，无论出血性或梗死性病变。如前所述，肥胖症促进上述疾病的发生与发展，引起脑卒中发病率、致残率和死亡率上升。

七、肥胖症与睡眠呼吸暂停综合征

睡眠呼吸暂停综合征是指成人在7h的夜间睡眠中，呼吸暂停达10s以上，次数>30次，或者平均每小时发作次数>5次。阻塞性睡眠呼吸暂停综合征（obstructive sleep apnea-hypopnea syndrome，OSAHS）是最为常见的一种类型，指睡眠时上呼吸道受阻，空气不能顺利通过，诱发呼吸减弱或暂停。OSAHS在人群中的患病率为2%~4%，男女比例为6.3：1.65岁以上患病率为20%~40%。肥胖患者中OSAHS发病率较体重正常人群高12~30倍，BMI每增加一个标准差，OSAHS的危险率升高4倍。咽侧壁的厚度、咽侧壁脂肪垫及软腭厚度与OSAHS严重程度密切相关。OSAHS易并发心脏病、高血压、呼吸衰竭或猝死。文献报道，OSAHS患者7年内死亡率16%；未治疗者，5年病死率为11%~13%；呼吸暂停次数>20次者，8年死亡率高达37%。OSAHS主要表现为睡眠打鼾、憋气，晨起头痛头晕、日间嗜睡乏力，严重时可致血压升高、心律不齐、心绞痛甚至猝死。值得注意的是肥胖程度仅对 OSAHS 起预示作用，降低体重能否纠正 OSAHS 尚无定论。

八、肥胖症与脂肪肝

脂肪肝是指肝细胞内蓄积脂肪量大于肝湿重的 5% 或者病理组织学单位面积见 1/3 肝细胞脂肪变性，主要为脂肪酸和甘油三酯的沉积，严重者甘油三酯含量可达 50%。肥胖症是引起脂肪肝最常见的原因，大约 1/2 的肥胖症患者伴有肝脏脂肪沉积，重度肥胖者几乎不可避免伴发肝脏脂肪变性，前者是后者的首要原因。脂肪肝大部分无临床症状，部分患者可有乏力、厌食等非特异性表现。肝脏可呈不同程度的肿大。ALT、AST、ALP、甘油三酯、总胆固醇、LDL－C 及 VLDL－C 升高，HDL－C 下降。B 超是最常用的检查和评价方法，但缺少特异性，仅供参考。

九、肥胖症与胆石症

与肥胖症相关的主要为胆固醇结石，占所有胆石症的 1/2，胆囊结石的 80%。肥胖症患者发生胆固醇结石的概率为正常体重人群的 3 倍，主要原因为内源性胆固醇合成及胆固醇摄入增加，导致胆汁内胆固醇饱和，析出并形成结晶，进而形成胆固醇结石。B 超可见肝内外胆管或胆囊内强回声光团，后曳声影，大多数胆囊结石可随体位改变而移位。

十、肥胖症与骨关节疾病

骨关节疾病是肥胖患者多见的症状之一，与肥胖症患者关节承受过度体重负荷有关。大多数肥胖症患者呈膝关节内翻畸形，膝关节中间软骨承受更大压力，导致退行性变。临床上常观察到肥胖者中膝关节疼痛，休息后可缓解。痛风合并肥胖的发生率约为 50%，高尿酸血症与 BMI 呈正相关，减重后，痛风发作减少，尿酸下降。高甘油三酯血症和尿酸值呈正相关，痛风患者大约有 75% 伴有高甘油三酯血症。肥胖症、痛风、2 型糖尿病、高血压、冠心病被称为"五联症"，构成代谢综合征（MetS）的核心内容。

十一、肥胖症与恶性肿瘤

目前发现肥胖症和人体的某些恶性肿瘤明显相关，是肿瘤的危险因子。①宫颈癌：肥胖症女性中宫颈癌发病率增加 2 倍，主要为肥胖导致雌激素增加，后者引起宫颈上皮增生所致。②子宫内膜癌：目前已经肯定肥胖症和子宫内膜癌具有相关性，更年期肥胖症患者发病率较体重正常者高出 2～4 倍。肥胖症导致雌激素增加，引起子宫内膜不典型增生，进而癌变。临床亦常见同时伴发高血压、2 型糖尿病和肥胖症的子宫内膜癌患者，称为宫内膜癌综合征。③乳腺癌：目前证实，肥胖症促进乳腺癌的发生。高动物脂肪、高动物蛋白、高热量饮食是乳腺癌的促进因素。在绝经女性当中，肥胖者患乳腺癌的可能性较正常体重人群增加 75%。如以 70kg 为标准体重，每增加 10kg，乳腺癌的发生率增加 20%。女性绝经后如体重持续增加，则因乳腺癌而死亡的风险较大。肥胖症患者雌激素水平升高，刺激乳腺癌发生、发展。④结直肠癌：研究显示中心性肥胖的患者，结直肠癌患病率较正常体重人群增加超过 2 倍。Anderson 报道肥胖（BMI＞30）和（或）吸烟者发生进展性腺瘤的概率在年龄为 50～59 岁的女性高达 8%，60 岁以上为 9.5%。进展性腺瘤的归因风险：女性要显著高于男性，在50～59岁的男性，由吸烟和（或）肥胖导致的人群归因风险为29%，60岁以上人群为11.5%；而在50～59岁女性中，吸烟和/或肥胖所导致的人群归因风险为73%，60岁以上女性38.5%，因此，肥胖症显著增加女性罹患结直肠癌的风险。⑤胆囊癌：肥胖症患者由于罹患胆固醇性胆囊结石，后者对胆囊黏膜的长期慢性刺激，诱发慢性胆囊炎，久之则导致胆囊黏膜细胞增生癌变。恶变率在胆囊结石直径＜1cm时约为1%；2.0～2.2cm时约为2.4%；＞3cm时高达10%。⑥前列腺癌：文献报道肥胖症患者罹患前列腺癌的风险较体重正常个体高2倍，而以动物性饮食为主的肥胖症患者的风险增加3.6倍，发生机制可能与肥胖症导致肠道内致癌物质增多有关。BMI≥30的前列腺癌患者，其死亡率比正常体重患者高20%～30%。美国杜克大学医学中心对1415位因前列腺癌而行前列腺切除手术的患者进行跟踪研究，结果显示，凡体重超重的前列腺癌患者，无论是黑人还是白人，其前列腺癌复发率都要高于体重正常的前列腺癌患者。

（肖醉萱）

第三节 实验室及辅助检查

肥胖常影响身体的多个系统，特别是内分泌、消化、心血管系统，因此实验室检查中要将血糖、血脂检查列为常规检查，必要的时候可以做葡萄糖耐量试验。为了鉴别肥胖为原发性还是继发性，可以做一些特殊检查，例如肾上腺皮质功能、甲状腺功能和性腺功能等。

一、下丘脑及垂体功能的实验室检测

①激素测定：ACTH、FSH、LH、TSH、GH、PRL测定。②TRH、LH—RH兴奋试验。

二、周围腺体激素测定

①甲状腺激素：TT_3、TT_4、FT_3、FT_4。②肾上腺皮质激素测定：血尿皮质醇、24h尿17-羟类固醇及17-酮类固醇、24h尿游离皮质醇测定及地塞米松抑制试验。

三、糖尿病检测

空腹及餐后2h血糖测定、OGTT、胰岛素、C-肽及糖化血红蛋白测定。

四、血脂测定

总胆固醇、甘油三酯、LDL-C、VLDL-C、HDL-C。

五、皮褶厚度

多测定三角肌外和肩胛下部位，两处相加，男性≥4cm，女性≥5cm即可诊断为肥胖，但临床实用价值较小。

六、B超

可较准确测定皮下脂肪厚度，对脂肪肝、胆囊结石、肾上腺皮质疾病及胰岛细胞瘤诊断颇有裨益。

七、CT、MRI

用于下丘脑、垂体肿瘤、空泡蝶鞍、肾上腺肿瘤、胰岛素瘤、脂肪肝、胆囊结石、肥胖相关恶性肿瘤的诊断。

（肖醉萱）

第四节　诊断与鉴别诊断

一、诊断

1. 体重指数　体重指数（body mass index，BMI），又译为体质指数。它是一种计算身高与体重（weight forheight）的指数。具体计算方法是以体重（kg）除以身高（m）的平方，即 BMI = 体重/身高 2（kg/m²）。BMI 最常用于估计成人的低体重和超重。在流行病学调查中及临床上，已有大量证据表明用 BMI 较单用体重更能准确反映体脂的蓄积情况。诊断标准为：BMI 在 18.5 ~ 23.9 时为正常水平，≥24 时为超重，≥28 时为肥胖。另一标准为中国肥胖症外科治疗指南所采用，即根据亚太地区人群的特点，以体重指数（BMI）为指标，成人按 BMI 指数分类如下：健康 18.5 ~ 22.9，超重 23.0 ~ 24.9，Ⅰ度肥胖 25.0 ~ 29.9，Ⅱ度肥胖 30.0 ~ 34.9，Ⅲ度肥胖 >35.0。

在测量时，受试者应当空腹、脱鞋、只穿轻薄的衣服。测量身高的量尺（最小刻度为 1mm）应与地面垂直固定或贴在在墙上。受试者直立、两脚后跟并拢靠近量尺，并将两肩及臀部也贴近量尺。测量人员用一根直角尺放在受试者的头顶，使直角的两个边一边靠紧量尺另一边接近受试者的头皮，读取量尺上的读数，准确至 1mm。称量体重最好用经过校正的杠杆型体重秤，受试者全身放松，直立在秤底盘的中部。测量人员读取杠杆秤上的游标位置，读数准确至 10g。

2. 腰围与臀围　腹部脂肪过多（中心性肥胖）是许多慢性疾病的独立危险因素。腹部脂肪过多比周围脂肪（如臀部和四肢脂肪）过多对健康具有更大的危害。腰围是临床上估计患者腹部脂肪过多的最简单和实用的指标，不仅可用于对肥胖者的最初评价，在治疗过程中也是判断减重效果的良好指标。腰围与臀围的比值也可以指示脂肪的区域性分布，但腰围与臀围的比值对腹部脂肪累积程度和对某些疾病危险度的估计并不比单独测量腰围更灵敏。腰围的测量方法是让受试者直立，两脚分开 30 ~ 40cm，用一根没有弹性、最小刻度为 1mm 的软尺放在右侧腋中线胯骨上缘与第 12 肋骨下缘连线的中点（通常是腰部的天然最窄部位），沿水平方向围绕腹部 1 周，紧贴而不压迫皮肤，在正常呼气末测量腰围的长度，读数准确至 1mm。WHO 建议男性腰围 >94cm，女性腰围 >80cm 作为肥胖的标准。臀围是测量臀部的最大周径。

3. 腰臀比　是腰围和臀围的比值。一般认为腰臀比男性 >0.9，女性 >0.8 可以视为向心性肥胖。

4. 标准体重　标准体重（kg）= 身高（cm）- 105。最常用的判断肥胖的标准就是应用体重超过按照身长计算的标准体重 20% 以上即为肥胖，其中 >10% 为超重，20% ~ 30% 为轻度肥胖，30% ~ 50% 为中度肥胖，50% 以上为重度肥胖，>100% 为病态肥胖。

二、鉴别诊断

无内分泌疾病或找不出可能引起肥胖的特殊病因的肥胖症为单纯性肥胖。单纯性肥胖者占肥胖症总人数的95%以上。继发性肥胖是指由于继发于某种疾病所引起的肥胖，一般均有明显的疾病因素可寻。

（肖醉萱）

第五节　治疗意义和目标

一、减肥的意义

世界卫生组织已将肥胖症列为一种内科病，而且是可以采用饮食控制和体育运动进行有效治疗。目前有人将饮食控制和运动疗法作为治疗肥胖症的两驾马车，互为补充，缺一不可。笔者认为，采用上述方法有效降低体重后，患者的行为矫正同样具有重要意义，只有患者改变以往不良的生活饮食习惯，继续坚持饮食和运动疗法，才能获得长久的治疗效果，因此，控制饮食、运动疗法、行为矫正是治疗肥胖症的三块基石。

肥胖可带来多种危害，增加心血管运动、呼吸、消化等系统的并发症，另外，女性乳腺癌、生殖系统肿瘤，男性的结直肠癌、前列腺癌的发病风险在肥胖患者明显升高。部分重度肥胖的患者尚存在自卑、孤独和人际关系难以和谐之虞。我国居民 BMI 和腰围与相关疾病危险关系见表 16 - 1；肥胖者发生肥胖相关疾病或症状的相对危险度见表 16 - 2。

表 16 - 1　中国成人超重和肥胖的体重指数和腰围界限值与相关疾病危险的关系

分类	BMI（kg/m²）	腰围（cm）		
		男：<85 女：<80	男：85~95 女：80~90	男：≥95 女：≥80
体重过低	<18.5	……	……	……
体重正常	18.6~23.9	……	增加	高
超重	24.0~27.9	增加	高	极高
肥胖	≥28	高	极高	极高

注：相关疾病指高血压、糖尿病、血脂异常和危险因素聚集；体重过低可能预示有其他健康问题。

表 16 - 2　肥胖者发生肥胖相关疾病或症状的相对危险度

危险性显著增高（相对危险度大于3）	危险性中等增高（相对危险度2~3）	危险性稍增高（相对危险度1~2）
2型糖尿病	冠心病	女性绝经后乳腺癌，子宫内膜癌
胆囊疾病	高血压	男性前列腺癌
血脂异常	骨关节病	生殖激素异常
胰岛素抵抗	高尿酸血症和痛风	多囊卵巢综合征

危险性显著增高（相对危险度大于3）	危险性中等增高（相对危险度2~3）	危险性稍增高（相对危险度1~2）
气喘、睡眠中阻塞性呼吸暂停	脂肪肝	生育功能受损
		背下部疼痛
		麻醉并发症

注：相对危险度是指肥胖者发生上述肥胖相关疾病的患病率是正常体重者该病患病率的倍数。

遵循科学合理的减肥手段，降低患者体重，可减少心血管系统并发症，特别是冠心病和高血压；纠正血脂紊乱状态；减少糖尿病发生与发展，利于糖尿病的控制；改善呼吸系统功能；降低痛风和关节炎的发病率；扭转脂肪肝，减少胆石症；降低结直肠癌、乳腺癌、子宫癌等恶性肿瘤发病率；减少上述各种疾病的相关死亡率；增强患者自信心，重建和谐的人际关系。因此，积极减肥具有重要意义。

二、肥胖症的干预

（一）干预原则

1. 必须坚持预防为主，从儿童、青少年开始，从预防超重入手，并须终生坚持。

2. 采取综合措施预防和控制肥胖症，积极改变人们的生活方式。包括改变膳食、增加体力活动、矫正引起过度进食或活动不足的行为和习惯。

3. 鼓励摄入低能量、低脂肪、适量蛋白质和碳水化合物、富含微量元素和维生素的膳食。

4. 控制膳食与增加运动相结合，以克服因单纯减少膳食能量所产生的不利作用。二者相结合可使基础代谢率不致因摄入能量过低而下降，达到更好的减重效果。

5. 积极运动可防止体重反弹，还可改善心肺功能，产生更多、更全面的健康效益。

6. 应长期坚持减体重计划，速度不宜过快，不可急于求成。

7. 必须同时防治与肥胖相关的疾病，将防治肥胖作为防治相关慢性病的重要环节。

8. 树立健康体重的概念，防止为美容而减肥的误区。

（二）干预措施的3个层次

1. 一般人群的普遍性干预　首先是群体预防，积极做好宣传教育，使人们避免能量摄入超过能量消耗，减少脂肪摄入量，增加蔬菜和水果在食物中的比例，有意识地多进行中、低强度的体力活动，提醒有肥胖倾向的个体（特别是腰围超标者）定期检查与肥胖有关疾病危险的指标。

2. 高危人群的选择性干预　高危险因素包括：存在肥胖家族史、有肥胖相关性疾病、膳食不平衡、体力活动少等。改变高危人群的知识、观念、态度和行为，应让他们了解，在大多数情况下，不良环境或生活方式因素对肥胖症的发生可起促进作用并激活这一趋势，而改变膳食、加强体力活动对预防肥胖是有效的。

3. 对肥胖症和伴有并发症患者的针对性干预　超重和肥胖并有肥胖相关疾病的高危个体，主要预防其体重进一步增长，使其体重有所降低，并对已出现并发症的患者进行疾病管理，使已超重或肥胖者明白短期恢复到所谓的理想体重往往不太现实，但在一年之内比原有体重减少5%~10%对健康有极大好处。要使患者了解到，限食、体力活动和行为改变是减肥的科学有效的方法。

三、减肥目标

减肥的目标不可急于求成，过于迅速的体重下降不但容易反弹，而且对患者身体健康颇有危害，易于罹患低血糖发作、胆石症和电解质紊乱等并发症，因此不宜提倡。一般首先确定初级减肥目标，10%的体重下降即可达到大幅度降低肥胖引起的各种并发症的目的，因此科学合理的减肥目标为6个月内体重下降10%，维持6个月后，则进行下一步减肥周期。BMI在27~35的患者为达到上述目标，热量每天应减少1.26~2.09MJ；对于BMI>35者，则需要减少2.09~4.18MJ的热量摄入。一般而言，体重下降10%之后，需联合应用饮食和运动疗法，并形成良好的行为生活方式，方可继续降低体重。

四、减肥方法

常用的减肥方法主要包括饮食控制、运动疗法、行为疗法、药物治疗和手术治疗。美国NIH肥胖处理指南简单归结为下图16-1所示。中华人民共和国卫生部疾病控制司2003年发布《中国成人超重和肥胖症预防控制指南（试行）》，对我国肥胖症患者的处理简约概括为图16-2所示，可资参考。

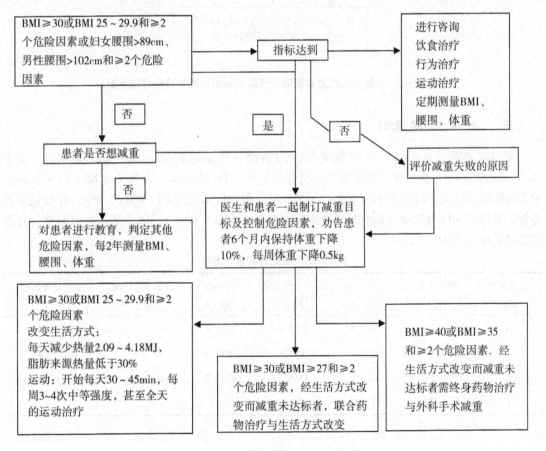

图16-1 美国NIH肥胖处理指南肥胖症处理流程图

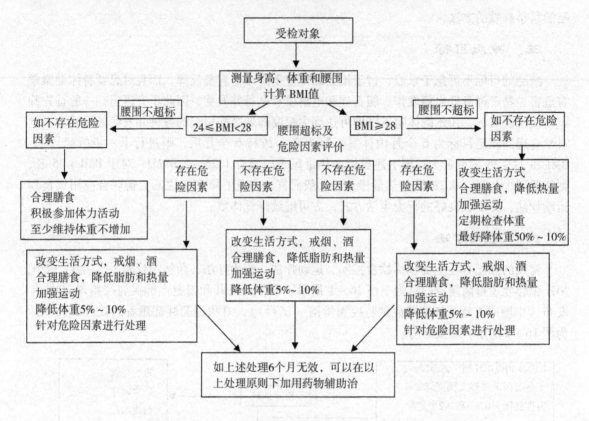

图 16-2　中国成人超重和肥胖症预防控制指南肥胖症处理流程图

五、减肥方案设计

根据减体重目标，每天中等强度的体力活动，能量消耗男为 20～29.3kj/min，女为 13.8～21.3kj/min；低强度活动能量消耗男性是 7.95～19.2kj/min，女性是 5.86～13.4kj/min。中等强度体力活动量时的心率为 100～120 次/min. 低强度活动为 80～100 次/min。需要耗空的能量，采用增加体力活动量和控制饮食各约占 50%（40%～60%），体力活动的时间结合日常活动来安排（表 16-3）。

表 16-3　减肥方案设计方法

月减体重 （kg）	周减体重 （kg）	耗空能量 （kJ/d）	减少食物供能 （kJ/d）	运动耗能 （kJ/d）	中强度活动时间 （h/d）	低强度活动时间 （h/d）
4	1.0	4602.4	2301.2	2301.2	2	3～4
3	0.75	3347.2	173.6	1673.6	1.5～2	2.5～3.5
2	0.5	2510.4	1255.2	1255.2	1～1.5	2～3
1	0.25	1129.7	502.1	502.1	1	2

（肖醉萱）

第六节 肥胖症的运动疗法

一、运动减肥的意义

运动减肥具有独特的优势，适度的运动可以减少过度饮食控制导致的各种不适和危害，同样获得较好的减重效果，患者无需忍受极度饥饿而导致低血糖等并发症的发生。运动可以改善心血管系统功能，增加心肌收缩力，促进心肌动脉侧支循环的形成；调整改善大脑皮质神经内分泌系统的功能，刺激脂肪消耗和脂肪细胞缩小，减少脂肪形成；运动时肌肉中血流量增加，增加肌细胞摄取血糖能力，游离脂肪酸和葡萄糖的利用率上升；促进组织细胞胰岛素受体的敏感性，降低血糖，并发糖尿病的风险下降；适度运动改善胸廓活动，增加肺活量，改善肺通气与换气功功能，利于燃烧脂肪组织；运动可以改善消化系统血液循环和蠕动功能，减少腹胀、便秘、下肢静脉曲张、痔疮、疝及嗜睡等并发症的发生；提高四肢关节的柔韧性和灵活性，改善关节功能；运动疗法可促使患者纠正以往不良的行为习惯，培养良好的饮食生活习惯；适度运动改善患者心情和精神状态，患者自我感觉良好，以利于更好地完成减肥的目标。

二、运动减肥的原理

1. 一般将运动分为有氧运动和无氧运动，前者是指中、小强度的运动，如散步、快步行走、慢跑等，此种运动通过葡萄糖和脂肪氧化供能，是运动减肥的主要手段；后者则指高强度运动，包括步行登楼、打篮球、踢足球等，由磷酸肌酸和糖原的无氧酵解供养能量，一般不作为运动减肥的方法。有氧运动初始 10 ~ 60s，首先消耗人体储存的 ATP；随之则由磷酸肌酸功能，约持续 20s；机体将依次调动肌糖原、血糖和肝糖原陆续功能，总时间大约为 30min；之后则开始由脂肪和糖原一起供养能量，随运动时间的延长，脂肪功能比例逐渐增加，至 120min 时，脂肪功能可达 50% ~ 70%。高强度的无氧运动脂肪供能比例约为 20%。基于运动减肥的目的在于减少脂肪组织，因此应以有氧运动为主，而且必须持续 30min 以上，最好坚持 60min，方可达到理想的减肥效果。

2. 运动时人体代谢活跃，脂肪摄取、酯化、动员、代谢转化速度明显增加，血液中游离脂肪酸（FFA）在肌肉内氧化供能而被消耗，浓度下降。甘油三酯（TG）清除率运动时增加 27.5%，长期运动患者 TG 水平低于非运动人群。胆固醇（TC）约 4% 存在于乳糜微粒，15% 存在于极低密度脂蛋白，48% 与低密度脂蛋白结合，23% 结合于高密度脂蛋白。中小强度持久的运动，可降低 TC 及低密度脂蛋白浓度，而高密度脂蛋白浓度升高，后者将 TC 转运至肝脏，降低心血管疾病的发病风险。运动改善脂肪组织对肾上腺素等激素的反应性，脂肪酶活性增加，促进脂肪酸摄取、动员和分解。值得注意的是高强度以及极低强度的运动脂肪动员很少，不足以达到减肥目的，正确的做法为长时间（60min）中强度的体育运动。

3. 肥胖症的基本原因为能量摄入过多和（或）消耗过少，运动疗法的原理在于增加能量消耗，而且经常参加锻炼者比不经常锻炼者的静息代谢率高，在进行同等能量消耗的运动时，经常锻炼能更多地动员和利用体内储存的脂肪，更有利于预防超重和肥胖。不同工种人群能量消耗差别极大，50kg 的个体 24h 能量消耗在轻体力劳动者（医生等）为 7332 ~

8368kJ，中体力劳动者（机械工等）为 8368 ~ 8577.2kJ，重体力劳动者（农民等）为9414 ~ 10 460kJ，极重体力劳动者（装卸工等）为 10 460 ~ 16 736kJ。如果每天多消耗 2552kJ 能量，50kg 的个体坚持 1 个月，理论上即可降低 10kg 体重。各种日常活动每小时耗能量不同，详见表 16 – 4。

表 16 – 4 50kg 个体常见日常活动每小时能量消耗表

活动类别	热量消耗（kJ/h）	活动类别	热量消耗（kJ/h）
读书、开会	62.76	体操	627.6
进餐	83.68	游泳	2092
扫地	292.88	滑冰	1 569
打字	209.2	打乒乓球	1 338.88
铺床	167.36	骑自行车（慢）	836.8
洗衣	271.96	骑自行车（快）	1 464.4
站立	125.52	走路（慢）	753.12
穿衣	146.44	走路（快）	1 129.68
挖土	1 255.2	跑步	2 301.2

三、运动减肥的基本原则

运动减肥的原则可概述为：适量、规律、长期、有氧、渐进、戒急、联合，共计 14 字。

1. 适量运动　减肥初期，运动强度切勿过高，需知中低强度运动以消耗脂肪为主，剧烈的高强度运动则主要依靠糖原功能。运动强度以出汗适中、轻松愉快、睡眠良好为宜，运动过程中心率保持在 120 次/min 左右，无明显心慌与胸闷。开始每天可运动 20 ~ 30min，1 周后每天 30 ~ 40min，2 周后每天 40 ~ 50min，3 ~ 4 周后每天 50 ~ 60min。当然，患者应根据自己具体情况逐渐增加运动时间，最易于犯的错误为急于求成，需知减肥是一个长期过程。

2. 规律运动　早晨运动或晚上运动均可，前者具有空气新鲜、体力充沛的优点，后者则更利于消耗脂肪酸，患者可结合自己空闲时间，妥善安排。以每次运动 60min 为宜，每周 3 ~ 7 次，最好不低于 5 次/周。

3. 长期运动　运动减肥不可一蹴而就，是"持久战"，另外，患者应尽量减少以车代步的习惯，日常生活多做家务、徒步行走、步行上下楼梯等亦是非常有效的减肥手段，切忌把减肥的成功完全寄托在一次持续运动之上。

4. 有氧运动　如前所述，有氧运动以消耗脂肪为主，是减肥的主要方法。为减少关节和足部负担，跑步、打球等不宜作为第一选择，最好选择健步走、游泳、骑自行车等方式，其中健步走的方法为大家一致看好。另外仰卧起坐等力量型运动对减肥也有帮助，可适当采用。

5. 渐进运动　运动减肥应遵循先易后难、先短时间后长时间、先低级别耗能再高级别耗能运动的方法。一般起始耗能量为每天 1 004.16kJ，经一段时间身体适应后，增加至每天 1 338.88kJ，直至每天 2 677.76kJ。不同运动的耗能大不相同，根据耗能多少，将运动分为 4 个级别，可资患者选择并调整互换。

6. 戒急戒躁　医生和患者应知道减肥运动绝非一日之功，需长期的有氧运动方可奏效。

部分患者减肥心切，一开始即采用无氧运动，想毕其功于一役，结果事倍功半，未能达到减肥目的，而且肥胖极易反弹。无氧运动体重未能下降的另一个原因为机体瘦组织比例增加所致，实质也是减肥有效，增加机体健康。

7. 联合饮食疗法　运动疗法可增加患者食欲，如果进食不加控制，能量得以补充，则运动消耗的脂肪重新生成，减肥必然失败。因此，运动疗法必须配合饮食控制。另一方面，单纯饮食疗法不能增加胰岛素敏感性，而运动疗法能促进组织细胞上胰岛素受体的敏感性，从而降低代谢性并发症的发生。实践也证明运动疗法联合饮食控制可获得良好的减肥效果，是目前治疗肥胖症的两驾马车，不可偏废。

四、运动减肥的基本方法

1. 健步走　在所有减肥运动项目中，步行是最简单、实用和高效的一种。适合于所有超重和肥胖症患者，除非患者因关节疾病等不能行走的特殊情况。步行可使血液中的游离脂肪酸氧化，并动员脂肪组织释放游离脂肪酸入循环，进而作为能源分解供能，减轻体重。逐渐增加步行距离，最终步行目标为每天 10 000 步，男性步行距离为 6～8km，女性为 6～7km，长期坚持必将获得减肥效果。步行速度不同，能量消耗差别较大，慢步走（4km/h）1h 额外消耗能量约 1 108.76kJ；中速快走（5.8km/h）1h 额外消耗能量约 1 882.8kJ；健步走（快步走，7.72km/h，130～160 步/min）1h 额外消耗能量约 2 677.76kj。步行时要抬头、挺胸、大步、快速，双臂大幅度摆动，进行中切勿腾空。在早晨或晚上均可，前者空气新鲜，后者更易于燃烧脂肪酸。每天 1 万步锻炼一段时间后，逐渐于另一时间段加行步行锻炼，在身体情况允许的情况下，可于早晨和晚上各完成 1 万步锻炼，则减肥效果更为可观。依据笔者个人经验，健步走是目前最好的运动减肥方法，简单、易行而且有效，4 个月体重自 79.5kg 下降为 68.1kg，BMI 由 27.8 降为 23.8。有学者总结出以下 48 字减重要领：食减两成，少脂多蔬；适糖足质，饮水充足；健行万步，八十分钟；鞋衣舒适，切勿腾空：微汗无喘，胸闷则停；志者贵恒，控重必成。通俗解释为三餐进食量减少两成，少吃脂肪多进食蔬菜；适量的淀粉，蛋白质应足够，饮水量充足；每天健步走 1 万步，争取在 80min 内完成；运动鞋和衣着必须舒适，不要有腾空动作；运动时轻微出汗，无呼吸困难，胸部不适时则停止运动。有志者，持之以恒，肯定可以达到减重或控制体重继续增加之目的。

2. 跑步　是一种经济实用的减肥运动方法，适用于 50 岁以下体质较好的中度肥胖患者，要求无严重并发症，中重度肥胖患者不宜选用跑步减肥方法，以免造成关节等器官损伤。肥胖患者应选择长时间的慢跑，其减肥机制为：促进脂肪酸燃烧，加速脂肪组织分解，降低甘油三酯、胆固醇和极低密度脂蛋白浓度；改善胰岛素敏感性，促进糖代谢，减少糖转化为脂肪。经常慢跑的个体精神饱满、心情舒畅、精力充沛、体形匀称、关节柔韧、肢体灵活、信心十足。慢跑应根据患者具体情况而定，开始宜较慢，而且时间较短，遵循循序渐进的原则。慢跑时，以心率在 120 次/min 左右，自我感觉充实，中度出汗，无胸闷气短为宜。慢跑时间 25～45min，速度 150m/min，额外消耗能量约为 836.8～1 506.24kJ，如果每天运动 2 次，耗能将达到 1 673.6～3 012.48kJ。慢跑时要领：跑道平坦、衣服宽松、鞋袜适宜、跑前活动（四肢、脚踝、腰部）、前（脚）掌着地、呼吸平顺、心率适中（120 次/min 左右）、跑后放松、循序渐进。

值得注意的是慢跑和健步走的减肥原理不完全相同，慢跑具有腾空动作，靠肌肉的弹性回缩完成部分位置回归，因此，能量消耗反而变少，长时间运动可导致骨骼肌增加，减少运动减肥的表面效果。健步走则是由腿部摆动，有动能变势能，再由势能变动能的反复过程，期间消耗大量由脂肪酸提供的能量。因此某种意义而言，健步走的减肥效果要优于慢跑，可资参考。

3. 骑自行车　也是人们喜欢的代步工具之一，按 10km/h 速度骑车 60min，大约消耗 1 075.29kJ能量。不但可以减肥，而且锻炼人的平衡能力，资料显示长期骑自行车的个体较一般人生命延长 3~5 年。

4. 爬楼梯　这是一种耗能 4 级的运动方式，每小时耗能量高达 4 616.64kJ，适用于体质较好的超重和肥胖症患者。对呼吸和循环系统功能要求较高，因此，采用爬楼梯的方式减肥需循序渐进，患者应结合自己的综合身体状况，慎重选择，锻炼时间不宜过长。

5. 球类运动　包括篮球、排球、足球、乒乓球、台球等，不但具有减肥功效，而且锻炼各器官系统的协调功能。运动时应首先做好准备工作，戴好防护准备，运动量和时间应适中（20~30min），不应参加激烈的比赛活动。

6. 跳绳　这是我国悠久的娱乐项目，．设备简单，场地要求不高，适用人群广。具有减轻体重，促进呼吸和循环功能．改善运动系统协调性的功效。每小时耗能量为 1 673.6~2 092kJ，每次跳完显示，心率 120 次/min 左右，最好每天 2 次。

7. 游泳　这是一种老少皆宜的体育运动，具有以下优点：增强呼吸运动，锻炼呼吸肌，增加肺活量；减轻庞大体重对关节负荷，减少骨关节损害；游泳时水的压力、阻力和浮力对机体具有很好的按摩作用；水的传热性强，易于散热，便于消耗能量，游泳 60min 能量消耗大约为 2 719.6kJ。因此，游泳为各种体育锻炼中效能最为全面的运动项目。游泳要领：合适泳衣、游前热身、先淋后游、水温适宜、时间足够（60~120min）。游泳减肥应注意点，一是需半年时间方可见效，因此，贵在坚持；二是游泳后往往胃口大开，食欲极强，为达到减肥目的，应节制饮食。

8. 跳舞　具有其他运动项目难以相比的优越性：伴随音乐节奏，减少疲劳感，依从性强，易于坚持；方式灵活，多部位参与运动，耗能量可大可小，中速跳舞约消耗能量 1 506.24 kj/h，迪斯科舞耗能量可达 3 138kj/h。每次跳舞 20min，心率 120 次/nin 左右，每周 3~5 次，地面应平整，切勿太滑过硬。

在各种运动疗法过程中，如出现以下症状时，应立即停止运动：①心跳不正常，如出现心率比日常运动时明显加快、心律不齐、心悸、心慌、心率快而后突然变慢等。②运动中或运动后即刻出现胸部、上臂或咽喉部疼痛或沉重感。③特别眩晕或轻度头痛、意识紊乱、出冷汗或晕厥。④严重气短。⑤身体任何一部分突然疼痛或麻木。⑥一时性失明或失语。

五、运动减肥的错误理念

1. 体力劳动可代替运动疗法　此种想法不完全科学，体力劳动者的肥胖症发生率多于从事体育运动人群，说明劳动不能取代体育运动。劳动多是单一、机械、重复的肢体运动，易于造成关节、脊柱、手部损伤，劳累后需休息以恢复体力，能量消耗低于运动疗法。运动疗法的优势见前述，可减少组织器官的疲劳和损伤，而且对预防和治疗劳动引起的损伤颇有裨益。因此，体力劳动难以达到运动的减肥效果。

2. 禁水减肥效果好　这是极端错误的减肥法，也是私人门诊常用的欺骗肥胖患者的伎俩之一。虽然表面减肥效果良好，实质上仅是减少身体水分含量，而不是脂肪组织，和减肥的机制完全不同。运动后禁水，会导致患者处于脱水状态。水分也是体内营养物质代谢必须的成分之一。饮食节制和运动疗法会导致酮体（丙酮、乙酰乙酸和β-羟丁酸）、蛋白质代谢废物等有害物质积聚，禁水会使有害物质浓度进一步增加，对机体造成更大损伤。老年患者还会因为血液浓缩导致心、脑、肾及肺脏功能受损，更易导致严重的并发症。饮水本身可增加饱腹感，减少食物的摄入，利于减肥。因此，减肥患者应适当饮水，最好是运动饮料为佳。冷水因需要体内加温过程，每升高1℃消耗能量4.184J，如每天饮用水温15℃的冷沸水2500mL，则额外耗能230.12kJ能量，1年减少体重约2.23kg，可资肥胖症患者参考。

3. 不可空腹运动　由于担心空腹运动易于导致低血糖，很多人不敢空腹运动。但研究显示空腹运动可有效燃烧褐色脂肪组织，减肥效果明显，并未增加低血糖发作的风险。早晨空气新鲜，体力充沛，1~2h运动较为合适。

4. 运动强度越大，减肥效果越好　前面已述，最好的减肥运动方式为持续的有氧运动，如健步走，不能少于30min，此后燃烧脂肪酸的比例逐渐上升，运动60min时，供能比例高达60%而耗能4级的强运动方式以燃烧糖原为主，患者耐受性和依从性较差，减肥效果不及中等强度发热有氧运动。减肥运动是一个需终生坚持的长期项目，不可能一蹴而就，更不可能一劳永逸。

5. 减肥成功后放弃饮食和运动疗法　肥胖症患者减肥成功后，相当一部分患者未能坚持饮食节制和运动疗法，导致前功尽弃。应了解肥胖症是一种终生疾病，体重反弹极为容易，坚持不懈的控制饮食和运动疗法是遏制反弹的重要方法，只有持之以恒者才能获得理想的减肥效果。

6. 不吃早餐　部分肥胖症患者错误认为不吃早餐可减少能量摄入，降低体重。实际情况是上午工作效率下降，中午过度饥饿导致大量快速进食，反而易于加重肥胖程度。另外，长期的早晨禁食尚易于导致胆囊结石等并发症，因此，应摈弃不吃早餐的错误做法，正确做法为减少进食量的20%~30%，既可以达到减肥目的，又无损于身体健康。

（肖醉萱）

第七节　药物治疗

部分肥胖症患者在控制饮食量、减少脂肪摄入、增加体力活动后，体重依然不减，此时，可借助药物减重。部分肥胖患者不能或拒绝体力活动，也需药物减重。中国成人超重和肥胖症预防与控制指南（2003）建议：

一、药物减重适应证

（1）食欲旺盛，餐前饥饿难忍，每餐进食量较多。
（2）合并高血糖、高血压、血脂异常和脂肪肝。
（3）合并负重关节疼痛。
（4）肥胖引起呼吸困难或有阻塞性睡眠呼吸暂停综合征。
（5）BMI≥24有上述并发症情况，或BMI≥28不论是否有并发症，经过3~6个月单纯控制饮食和增加活动量治疗后仍不能减重5%，甚至体重反而有上升趋势者，可考虑用药物辅助治疗。

二、药物减重目标

(1) 比原体重减轻5%～10%，最好能逐步接近理想体重。

(2) 减重后维持低体重不再反弹和增加。

(3) 使与肥胖相关症状有所缓解，使降压、降糖、降脂药物能更好地发挥作用。

三、减重药物的选择

中枢性作用减重药西布曲明和非中枢性作用减重药奥利司他。

1. 西布曲明

(1) 药理：本品为作用于中枢的肥胖症治疗药。主要通过其胺类（仲胺和伯胺类）代谢产物而产生作用，其主要机制为抑制去甲肾上腺素、5-羟色胺和多巴胺的再摄取而增强饱食感，而对去甲肾上腺素、5-羟色胺和多巴胺的释放无明显影响。本品及其胺类活性代谢产物无明显抗胆碱、抗组胺和单胺氧化酶抑制作用。

(2) 适应证：用于饮食控制和运动不能减轻和控制体重的肥胖症症患者。可用于BMI≥30，或≥28同时伴有其他危险因素如糖尿病、血脂异常等的肥胖症患者。

(3) 用法用量：每天1次，1次10mg，早晨单独服用或与早餐同时服用。如体重减轻不明显，4周后剂量可增加至每天15mg，若患者无法耐受每天10mg剂量，可降至每天5mg。不推荐使用每天15mg以上的剂量。

(4) 不良反应：常见不良反应为口干、厌食、失眠、便秘等。发热、心率增快、血压升高、呼吸困难以及腹泻、胃肠炎等的发生率≥1%。尚有肝功能异常、肢体痉挛、张力增加、思维异常、癫痫发作、间质性肾炎、月经紊乱、外周性水肿、关节炎、皮肤瘙痒、感觉异常、弱视等不良药物反应。

(5) 禁忌证：接受单胺氧化酶抑制剂治疗的患者；接受其他中枢性食欲抑制药治疗的患者；神经性厌食的患者；对本品成分过敏的患者；血压不能控制或控制不好的高血压患者；有冠心病、心功能衰竭、心律失常和中风的患者；严重肝、肾功能不全的患者。

(6) 药物过量：无特效解毒药，可给予畅通呼吸、监测心脏和重要生命体征、对症和支持疗法、控制高血压和心动过速。

2. 奥利司他

(1) 药理：长效和强效的特异性胃肠道脂肪酶抑制剂，它通过与脂肪酶和胰脂肪酶的活性丝氨酸部位形成共价键，使酶失活，而发挥治疗作用。食物中的脂肪（主要是甘油三酯）不能水解为可吸收的游离脂肪酸和单酰基甘油，从而减少热量摄入，控制体重。

(2) 适应证：用于肥胖或体重超重患者（体重指数≥24）的治疗。

(3) 用法用量：成人，餐时或餐后1h内口服1片，每天3次。本品可使维生素A、维生素D和维生素E的吸收减少，可加以补充，但应在服用奥利司他2h后或在睡前补充。

(4) 不良反应：

1) 常见不良反应：油性斑点，胃肠排气增多，大便紧急感，脂肪（油）性大便，脂肪泻，大便次数增多和大便失禁。

2）有时出现的胃肠道急性反应：腹痛、腹部不适、胃肠胀气、水样便、软便、直肠痛、直肠部不适。

少见不良事件：牙齿不适、牙龈不适、上呼吸道感染、下呼吸道感染、流行性感冒、头痛、月经失调、焦虑、疲劳、泌尿道感染。

罕见的转氨酶升高、过敏反应和胰腺炎。

（5）禁忌证：慢性吸收不良综合征、胆汁郁积症和器质性肥胖患者禁用。

（肖醉萱）

第八节　行为治疗

研究表明包括肥胖症在内的多种疾病与患者的行为密切相关，行为疗法也称为行为矫正疗法，通过条件反射，纠正不良或错误的行为方式，促使患者建立利于疾病康复和预防复发的生活习惯和心理状态，从而达到治疗疾病的目的。针对肥胖症患者，单纯饮食节制或运动疗法很难获得长期的减肥效果，必须结合行为疗法方可获得预防复发的目标。

肥胖症患者多存在贪吃心理，不节制进食，喜食大量高脂肪、高糖含量食物，零食过多，睡前进食等。暴饮暴食、狼吞虎咽、注意力不集中（看电视、上网等）易于导致饮食过量。1g 酒精产热量为 29.29kJ，1 瓶酒精度数（质量分数）约为 3% 的啤酒大约提供能量 1 757.28kj，52% 白酒 250mL 提供约 3 891.12kJ 热量，饮酒时多伴有高脂肪、高蛋白质饮食，导致"啤酒肚"，形成向心性肥胖。肥胖症患者多数运动较少，喜欢安逸懒散的生活，能量消耗低下。目前许多快餐以油炸为主，而且食物本身已含高脂肪，无或少蔬菜水果。传统的错误概念包括孩子胖无害和胖人有福，前者导致的肥胖不但有脂肪细胞体积增大，还有脂肪细胞增多，其结果是日后减肥较为困难。

行为疗法包括以下几个措施：

（1）医护人员详细检查患者，明确肥胖程度，向患者及其家属耐心解释肥胖症的危害性，使患者及其家人认识到肥胖是一种疾病，必须及时采取措施减轻体重，否则后患无穷。

（2）医务人员需掌握肥胖史，患者曾做过哪些处理，既往减肥措施效果和失败的原因。向患者及其家属讲解饮食节制、运动疗法、行为疗法以及药物治疗的具体方法，特别是前三者是减肥成功的基石。和患者一起商讨制订减肥规划，支持和指导减肥措施的执行。

（3）医护人员鼓励患者树立信心，通过上述方法可获得理想的减肥效果。

（4）医护人员、家属和老师的鼓励和监督，是帮助患者成功减肥的有力保障。

（5）帮助患者建立节食意识，每餐不过饱，杜绝暴饮暴食，选择脂肪含量低的食物，细嚼慢咽，使用较小餐具，每餐达到七分饱，餐后加点水果。

（6）制订的减重目标要具有可行性，而且具体。"每天走路 60min 或每天走 1 万步"的建议比"每天多运动"更易于为患者理解。必须遵循循序渐进的运动方式，包括运动时间和运动强度。脂肪占总能量的比例逐步下降到 25%～28%。

（7）肥胖症患者需知日常生活也是减肥的好方法，包括打扫卫生、步行上下楼梯、弃车代步、洗衣做饭等等，树立减少能量摄入，时时增加耗能的观点。

（8）医护人员、患者家属对患者的关爱、监测和督促有助于患者更好地坚持减肥，积极协助患者及时调整实施下一步目标和具体方案。

（9）肥胖症患者需自我监测，记录每天摄入食物的种类、量和摄入时间、运动方法和时间、使用药物及体重变化。合适速度和程度的体重下降对肥胖症患者具有正向刺激作用，以利于达到减轻体重和防止反弹的目的。

（肖醉萱）

第十七章

性分化及发育

第一节　促性腺激素释放激素依赖性性早熟

GnRH 依赖性性早熟（GDPP）是由于下丘脑－垂体－性腺（HPG）轴功能提前激活，即下丘脑 GnRH 神经元（GnRH 发生器）过早兴奋，使 GnRH 分泌释放增加，刺激垂体促性腺激素（Gn）大量合成和分泌，造成性器官和第二性征发育。其发育程序与正常青春发育一致，成熟过程呈进行性发展，直至最终生殖系统发育成熟。

一、病因和发病机制

中枢性性早熟（CPP）按照病因又可分为特发性和器质性两大类别。特发性中枢性性早熟（idiopathiccentral precocious puberty，ICPP）是指未能发现原发病变的 CPP，在 CPP 女童中特发性患者占绝大多数（69% ~98%），器质性病变常见于小年龄患儿（6 岁以下），且性发育进程皆迅猛。与此相反，在男孩 CPP 中大约 60% 为中枢器质性病变，这些病变多位于下丘脑后部、松果体、正中隆突和第三脑室底部，可见肿瘤（如颅咽管瘤、下丘脑错构瘤、垂体微腺瘤、蝶鞍囊肿）、先天发育畸形（如脑发育不良、垂体 Rathke′s 囊肿等）。此外，CPP 的发病年龄越小，器质性病因的可能性越大。随着影像技术的不断进步，人们对 CPP 患儿的器质性病因认识亦在不断提高。

错构瘤（hamartoma，HH）是引起器质性 CPP 最常见的中枢神经系统病变，它是一种先天性发育异常，而非真正的恶性肿瘤，是由错（异）位的组织过度增生所致。HH 患儿发病年龄往往较小，多于 4 岁前出现性早熟的临床表现。过去普遍认为 HH 发生 CPP 主要缘于瘤内含有 GnRH 神经元，并能呈脉冲式合成分泌 GnRH，由此提前兴奋 HPG 轴。然而，近期研究显示 HH 内的星形胶质细胞并非含有 GnRH 神经元，而是富含合成转化生长因子（TGFa）的神经分泌细胞，并证实细胞周围存在调控该蛋白质的转录活性因子及其特异性受体。但 HH 是否发生性早熟还与瘤体所在部位密切相关，当瘤体毗邻下丘脑 GnRH 神经元时才会出现 CPP；相反，当瘤体远离 GnRH 神经元时则不会出现性早熟。由此进一步证实 TG-Fa 对青春发育启动具有重要诱导作用，HH 细胞产生 TGFa，后者刺激靶细胞内的受体激活通路，从而刺激 GnRH 神经元分泌 GnRH。此外，神经胶质细胞瘤与 HH 机制相同，临床也可出现性早熟。颅咽管瘤（craniopharyngioma）是另一器质性 CPP 的重要病因，为儿童常见中枢肿瘤之一，通常多见生长激素缺乏，但也可伴性早熟。又如组织细胞增生症 X（histiocytosis X，或 Langerhans cell histiocytosis）是一种原因不明的免疫紊乱性疾病（可能与抑制性 T 细胞缺陷有关），视网膜囊肿也是小儿先天性发育异常，但临床均可出现不同程度的性早熟。

CPP 病因除中枢肿瘤外，脑脓肿、脑积水和脑膜炎后也可引发性早熟，其机制可能与颅内压增高相关。另有报道先天性甲状腺功能减退（甲减）者可伴发 CPP，这是一种激素重叠现象，即缘于垂体激素分泌的负反馈调节异常，导致促甲状腺激素（TSH）和 Gn 分泌过多所致；也有学者认为是由于甲减患儿存在高催乳素（PRL）血症，故可导致女童卵巢对外周 Gn 的敏感性增加。这部分患儿大多伴有身材矮小，早期并非真正的 CPP，血 LH 基础值较高，但激发峰值升高不明显，随着长病程后可转化为 CPP。先天性代谢性疾病引发性早熟与其代谢紊乱导致异常中间代谢产物在体内大量积聚有关，如胆固醇代谢通路中 3β - 羟基固醇还原缺陷所致的 Lemli - Opitlz 综合征、非酮症性高氨酸血症等，其机制尚未明确，但均涉及性早熟的中枢调控机制。

有关儿童 CPP 发病机制较为复杂，其确切机制仍所知甚少。目前普遍公认的是与调控 GnRH 神经分泌功能紊乱有关，使抑制性和兴奋性因子间失衡，最终导致青春发育提前启动。随着细胞分子生物学技术的不断进步，人们对性发育启动机制及其 CPP 分子病理机制的认识有了更进一步提高。有关神经递质和神经胶质细胞对 GnRH 神经元的调控网络作用尤为引人关注，目前已发现 50 余种神经递质受体存在于 GnRH 神经元细胞表面，如谷氨酸（GLU）、γ 氨基丁酸（GABA）、神经肽 Y（NPY）和 Kisspeptin、内啡肽和催乳素等，他们在调控 GnRH 神经元功能中分属兴奋性或抑制性神经递质。谷氨酸作为中枢性最主要的兴奋性神经递质，其主要受体 NMDA 和非 NMDA 受体在 GnRH 神经元中均有表达，长期给予 NMDA 可以诱导动物发生 CPP；又如 NPY 对男孩发育制动的重要性远大于女孩，而 GABA 则相反。

迄今多数学者认为遗传背景是影响家族成员青春发育模式（发育启动、进展速度）的最重要因素，有报道 156 例性早熟患儿家系中半数存在类似家族史。但目前文献报道的已知基因缺陷大多数是引起青春发育延迟或特发性低 Gn 性腺发育不良（IHH），如 Ne112、Gn-RHR、LH β、FSH β、LHX3、PROP1、HESX1、KAL1、KAL2、KAL3、FGFR1 基因缺陷等，并非导致 CPP 或仅仅是影响性发育模式。最近有关 GPR54kisspeptin 信号通路研究甚热，并已明确该系统对性发育启动至关重要。GPR54 是视黄酸家族 G 蛋白偶联受体，其内源性配体为 kisspeptin，均表达于下丘脑 GnRH 神经元，可致 GnRH 脉冲性释放和 HPG 轴兴奋，故在性发育启动调控中起着重要的开关枢纽作用。GPR54 基因失活性突变可导致家族性或散发性 IHH 的发生，但仅在 2008 年报道一个 8 岁领养 CPP 女孩 GPR54 基因 Ex5 杂合突变（G1157C），使突变体第 386 位精氨酸转换为脯氨酸（R386P），造成受体后信号转导通路持续活化，最终导致 HPG 轴提前兴奋启动，这是迄今为止报道的第一例 ICPP 功能性基因缺陷病例。NELL2 是谷氨酸调控 GnRH 神经元的重要神经递质。它享有表皮生长因子（EGF）的同源序列，仅表达于中枢神经细胞，并具高度选择性。动物实验已发现 NELL2 调节 GLU 能神经元参与性发育调控。

青春发育启动与能量平衡密切相关。目前认为，身体成分改变可影响 HPG 轴兴奋调控，如营养不良可出现青春发育延迟，但当出现严重营养不足造成营养程序改变时则可出现性早熟；相反，长期营养过剩可促成青春发育提前，但又存在明显性别差异，女孩表现性早熟，男孩则表现性延迟。可见青春发育启动或女孩初潮来临存在一定的"临界体重"。其机制可能主要与重要信号因子瘦素（leptin）有关，瘦素可作用于下丘脑弓状核（ARC）、腹内侧核（VMN）中的 NPY、POMC 等，从而影响 GnRH 分泌。但这种作用存在明显性别差异，瘦素主要针对女性青春期发动及其正常生殖功能维持发挥重要作用。作为联系能量平衡的重要营养因子 IGF - 1 也可能是青春发育启动的信号因子之一，高水平 IGF - 1 可增加 GnRH 神经元活性，但确切机制尚有待进一步阐明。综上所述，虽然目前暂未确定与 CPP 发病的直接关联因素，但已普遍认为性发育的过早启动是与多因素、多层面的网络性、程序性激发 GnRH 发生器有关。

二、临床表现

CPP 患儿提前出现的第二性征发育顺序与正常青春发育程序一致，但可有不同临床变异。一般女孩在 8 岁前首先出现乳房增大，形成乳核，继而乳晕、乳头增大、着色；同时小阴唇增厚、色素沉着，阴道黏膜增厚，分泌物增多；皮下脂肪渐增，并多分布于臀部和大腿。一般乳房发育后 1 年出现阴毛生长，腋毛则更迟。子宫、卵巢亦逐渐发育增大成熟，并见初潮，数月后可转变为规则排卵月经。男孩在 9 岁前首先出现睾丸增大（≥4ml），随后阴囊变松，皮肤皱褶增多、色素加深，阴茎亦逐渐增长、增粗。同时开始出现体格肌肉发达、痤疮增多，至青春发育中后期可见喉结、阴毛、腋毛、胡须生长，并开始变声，最后出现遗精及精子生成。此外，因过早发育引起患儿近期蹿长，故身高可达标或偏高，但骨骼生长也加速，骨龄成熟加快而提前闭合，导致成年矮身材。由中枢病变所致的器质性 CPP 者尚可伴有其他相应症状，如头痛、呕吐、视野缺损、视力障碍等颅内占位性疾病的表现。

值得注意的是：①由于 CPP 的病理机制是 HPG 轴的完全兴奋启动，因而其必须具备性腺增大特征，即可见男孩睾丸增大，女孩卵巢增大。②CPP 的临床发育过程可呈持续性、进行性进展，直至完全成熟而具备生育能力。③CPP 患儿可见明显的青春期生长突增，女孩多始于乳房 Tanner Ⅱ 期（B2）；男孩则相对较晚，多见睾丸 Tanner Ⅲ 期（G3）。④器质性 CPP 患儿症状出现年龄要明显小于 ICPP。⑤CPP 的临床进展速度个体差异较大，进展迅速者其成年身高受损会较重，需予以积极干预治疗；反之，进展慢者其成年身高也可达遗传靶身高（THt）范围，故不应给予干预。⑥应注意 CPP 患儿可能会出现一些社会心理问题：如抑郁、情绪不稳、孤独、早期性行为、早孕，女童还需注意性伤害风险。

三、诊断

关于性早熟的临床诊断应首先确定为中枢性或外周性，并进一步明确性早熟病因。

1. 病史采集　包括第二性征出现的年龄、时间和进展程序，是否呈进行性发展；由于 CPP 患儿大多生长加速而身材往往偏高或超长（＞第 75 百分位数），故要注意以往生长和智力发育史，尤其是纵向的年生长速度（growth velocity，GV）比较。有无甲减症状，有无头颅外伤、感染、颅内占位病变或颅高压症状、外源性激素接触史，是否存在类似家族史及其遗传靶身高等。

2. 体格检查　应注意体格生长指标（身高、体重、躯体比例）的精确测量和准确评估，并作纵向随访观察，有利于判断 GV、青春期峰生长速度（peak height velocity，PHV）和生长迟缓。要注意观察性征出现顺序、发育程度和进展速度，对女孩乳房、阴毛发育应进行 Tanner 分期（B 1~5 和 PH 1~5），并注意乳晕色素，如颜色过深而乳头发育不佳则多提示短期内接触高浓度性甾体激素，应考虑假性性早熟；观察外阴的发育形态，有无分泌物；男孩应测量睾丸大小、质地及其对称性，并进行 Tanner 分期（G1～5），阴毛发育分期同女孩。同样应注意阴茎与睾丸发育是否协调，若阴茎增大而睾丸容积不大即提示性征发育顺序异常，多考虑假性性早熟，而两侧睾丸不对称增大者应考虑睾丸肿瘤或睾丸肾上腺组织残余瘤。此外，还应注意发现其他临床体征，如出现咖啡牛奶斑（cafe au lait）要考虑与 McCune - Albright 综合征或多发性神经纤维瘤相鉴别；毛发明显增多者须排除非典型 21 - 羟化酶缺乏症；视野缺失、视力下降和神经系统症状多提示性早熟有器质性疾病引起。此外，还须注意观察甲状腺大小及有无甲减体征。

3. 实验室检查　包括血清 FSH、LH 基础值和经 GnRH 激发后的 LH、FSH 峰值水平，血雌二醇（E2）、睾酮（T）、肾上腺皮质激素合成中的代谢产物（17 - OHP、DHEA - S）和垂体催乳素（PRL）、β - hCG 等。

外周血 LH 检测对 CPP 临床诊断最具佐证意义，但在青春发育早期，LH 值可与青春发育前水平相重叠，很难体现早期诊断价值。只有在第二性征已达青春发育中期水平时，血清 LH 基础值才能作为初筛指标。2007 年中儿科内分泌学组《CPP 诊治指南》推荐当 LH > 5.0IU/L，即可确定为 HPG 轴已启动兴奋（可不必进行 GnRH 激发试验）。但由于检测实验方法（放免法、化学发光法）有异，结果差异显著，故一直未形成一致公认的诊断界定值。由此认为，对 CPP 的诊断需进一步作 GnRH 激发试验，该项目对 HPG 轴已启动而 FSH、LH 基础值不高的 CPP 诊断至关重要。

GnRH 激发试验亦称 LHRH 激发试验，其原理是由 GnRH 刺激垂体分泌释放 LH 和 FSH，从而观察垂体 Gn 细胞储备能力，以评价 HPG 轴兴奋状态，对鉴别中枢性与外周性性早熟具有重要价值。一般采用静脉内注射 GnRH（戈那瑞林），剂量为 $2.5\mu g/kg$ 或 $100\mu g/m^2$（最大剂量 ≤100μg），于注射前（基础值）和注射后 30min、60min 分别采血检测血清 LH 和 FSH 浓度。有关 Gn 激发峰值对 CPP 诊断的阈值同样存在不同方法结果悬殊的问题，目前临床较多采用免疫放射法（IRMA）和免疫化学发光法（ICMA）。当采用 IRMA 检测时，LH 峰值女孩 >12.0U/L、男孩 >25.0IU/L 或 LH/FSH 峰值 >0.6～1.0 即可诊断 CPP；采用 IC-MA 测定时，LH 峰值 >5.0IU/L、LH/FSH 峰值 >0.6 亦可诊断 CPP（两性别相同）；LH/FSH 峰值若在 0.3～0.6，应结合临床密切随访，必要时重复试验，避免漏诊。LH/FSH 峰值检测还有助于鉴别进展性与非进展性 CPP，前者比值往往会更高。若刺激试验后 Gn 水平仍然处于青春前期，则应考虑 GIPP 或者假性性早熟。此外，值得强调的是，LH 激发峰值水平是判断 HPG 轴兴奋发动的主要依据，若仅有 FSH 激发峰值增高为主者不应诊断 CPP，因为未青春发育启动者 FSH 也可被激发升高，如单纯性乳房早发育（PT）也可仅表现为 FSH 峰值明显升高，而无 LH 升高。

CPP 男孩的血清 T 水平常常升高，而 CPP 女孩的随机血清 E2 很少见到升高，这是因为 E2 的分泌也是呈脉冲形式的。要注意性激素水平的升高并不能区分是中枢性还是外周性（假性）性早熟。其他检测的激素还包括甲状腺激素、17 - OHP、DHEA - S 以排除甲状腺功能低下及男孩 21 - 羟化酶缺乏症等疾病。对 CPP 男孩应强调常规检测血清 HCG，有助于及时发现分泌 HCG 肿瘤。

4. 影像学检查

（1）骨龄测定：骨龄（BA）是评价小儿生长发育最可靠的生物学指标，以左手和腕部的 X 线片评定标准，判断其骨骼成熟年龄和与实际生活年龄的差别，并可由骨龄判断身高标准化积分（HtSDSBA）及观察预测成年身高（PAH）与靶身高（THt）之间的关联，这些均是临床诊治、随访 CPP 的重要参数。通常认为，BA 超过生活年龄 1 岁以上可视为骨龄提前，超过 2 岁以上则被视为明显提前。但须注意骨龄提前仅说明性激素增高已有一段时间，并不能成为诊断 CPP 的依据，对发育进程缓慢或起病较短者骨龄可以不超前，相反假性性早熟也可能有骨龄提前。

（2）盆腔超声检查：测量卵巢的结构、容积，子宫与宫颈比例，子宫长度、容积和内膜的厚度，这些均有助于女性性早熟的判断。相对于青春发育前和单纯性乳房早发育的女孩而言，CPP 女童卵巢和子宫的容积有明显增大。进入青春发育后，平均卵巢容积（= 0.523 3 × 长 × 宽 × 高）在 1 ~ 3ml，而平均的子宫长度在 3.4 ~ 4.0cm。须强调的是：①子宫和卵巢同时发育对 CPP 诊断有重要意义，仅有子宫增大（尤子宫内膜明显增厚）而无卵巢发育则应倾向外周性性早熟；②B 超显示子宫卵巢发育不能形成对 CPP 独立诊断意义，需结合其他指标综合判断。另外，对怀疑肾上腺病变者，可以做腹部的超声检查。

（3）睾丸超声检查：当睾丸不大时有助于探测睾丸发育状态及睾丸内肿瘤。

（4）中枢神经系统的影像学检查：头颅 MRI 和 CT 对发现中枢器质性病变是临床重要的病因诊断手段，尤其是鞍区增强 MRI（敏感性显著优于 CT），并要重点观察下丘脑区域。对已确诊 CPP 的所有男孩和 6 岁以下女孩患者应推荐作头颅鞍区 MRI 或 CT 检查，在 6 ~ 8 岁发病的 CPP 女孩是否需要行头颅 MRI 检查仍存在争议。伴有神经系统体征或者发育进展趋势迅猛的 CPP 女孩存在颅内病变的可能性较大，因此建议行 MRI 检查。此外，青春发育期患儿垂体分泌 Gn 细胞增大而使垂体较发育之前增大，极易与垂体微腺瘤混淆，应注意结合临床综合分析和鉴别。

5. 其他　男孩可留晨尿查精子，若尿中见精子提示睾丸已有生精、排精功能，为男孩 CPP 的重要依据。

综上所述，目前国内儿科内分泌界一致认可《CPP 指南》诊断依据，主要包括：①第二性征提前出现：女童 8 岁前，男童 9 岁前。②血 Gn 水平升高，达青春期水平（具体见上描述）。③性腺增大：女童 B 超示卵巢容积 >1ml，并可见多个卵泡直径 >4mm；男童睾丸容积≥4ml，并随病程发展呈进行性增大。④线性生长加速。⑤骨龄超越年龄 1 岁或 1 岁以上。⑥血清性激素水平升高至青春期水平。以上诊断依据中，前三条为必备条件。如果就诊时病程很短，或处刚刚发育阶段，LH 激发峰值可能与青春期前相重叠，而达不到上述诊断阈值；性腺大小也亦然，对此类患儿应密切随访其第二性征进展和线性生长加速，必要时进行复查。总之，CPP 的诊断是综合性的，其关键之处是必须符合 GnRH 依赖性特征，临床随访性征发育呈进行性发展伴性腺器官明显增大具有重要价值。此外，在诊断中需根据病史、体征、影像学变化等做出病因诊断，在排除器质性 CPP 后方可诊断 ICPP。

四、鉴别诊断

（一）单纯性乳房早发育

属于部分性性早熟，GnRH 激发试验后 FSH 明显增高，但 LH 升高不明显（多 <5IU/L），且 FSH/LH >1。但值得注意的是，这部分患儿可能在没有任何临床先兆下转成 ICPP。因此，必须注意定期随访，尤其是对乳房反复增大持续不退，发病年龄在 3 岁以上、血 LH 基础值升高，初诊时骨龄（BA）/实际年龄（CA）>1，前 6 个月的随访发现 BA 和 GV 加速的患儿，必要时重复进行激发试验。

（二）外周性（假性）性早熟

注意外源性性激素所致乳房发育，以及因误服的避孕药在体内代谢清除浓度下降后发生撤退性出血而被误为初潮。这些患儿通常有避孕药或含有激素的化妆品接触史，乳晕色素较深，盆腔 B 超显示子宫增大、内膜增厚，但卵巢仍为青春期前状态，激发试验结果 LH 不升高可资鉴别。一般出血后 1~2 个月患儿乳房可退缩至发育前状态。

（三）先天性甲减伴发性早熟

具有甲减临床表现，身材矮小为重要特征，是中枢性性早熟的特殊类型。患儿血 LH 基础值较高，但激发后升高不明显。病程较长者可转变为真正的 CPP。

（四）由外同性性早熟（GIPP）转化成的 CPP

如治疗不理想的 CAH、McCune – Albright 综合征等，对于这类患儿必须在治疗原发病时密切注意监测 CPP 的发生。

五、治疗

中枢性性早熟的治疗目的是：抑制性激素促进骨成熟加速，防止骨骺早闭而致成年矮身材，控制或延缓第二性征发育，延迟性成熟过程，预防早初潮，恢复患儿实际生活年龄应有的心理行为。其核心目标是改善 CPP 患儿的成年终身高（FAH），阻止因发生早熟而引发的心理行为异常。

目前普遍认为对 CPP 的最有效治疗是缓释型 GnRH 类似物（gonadotropin releasing hormone analogue，GnRHa），国内目前可供选择的缓释剂型有曲普瑞林（Triptorelin）和醋酸亮丙瑞林（Leuprorelin）：前者有 Decapetyl Dep（达必佳）和 Diphereline（达菲林）；后者是 Enantone（抑那通）。这些药物都是将 GnRH 分子的第 6 位甘氨酸置换成疏水右旋氨基酸和第 10 位甘氨酸置换成乙酰胺基，以对抗酶的降解，并采用可生物降解的多聚体缓释制剂与 GnRHa 组成微囊颗粒，以形成可持续数周缓慢释放 GnRHa 药物制剂。GnRHa 能有效抑制 LH 的分泌，使性激素合成与分泌降低至青春期前水平，性腺发育停止，由此推迟骨骺闭合，延长骨骼生长期，从而达到改善 CPP

尽管目前绝大多数研究都表明，GnRHa 治疗对 CPP 患儿的成年身高有益，但也有学者就其疗效报道提出质疑。其中关键原因是迄今所见临床报道大多为非随机对照研究，即基于治疗前的预测身高（PAH）与治疗后的成年终身高（FAH）比较，且对患儿的临床病理发生发展过程缺乏周密观察分析，如性早熟女孩临床可以涵盖了单纯性乳房早发育、缓慢进展型与快速进展型性早熟，其临床转归和对 FAH 的影响大相径庭，故不易得出精确可信的研究结论。另有研究报道，部分 6~8 岁开始发育的女童，GnRHa 治疗对 FAH 获益不明显。故至今对于 GnRHa 对 CPP 患儿成年终身高疗效尚无公认的理想判断标准。

CPP 的临床进展是呈连续发展的过程，但进展速度不一，有快速进展型与缓慢进展型之分，故临床治疗时应酌情区别对待。目前多主张对于 CPP 患儿是否应用 GnRHa 治疗，取决于其青春发育的进展速度。由于缓慢进展型 CPP 患儿青春期 LH 激发峰值较低，性激素水平也无持续快速增加，骨龄超前不显著（很少超过 2 岁以上），其 PAH 并未明显落后遗传靶身高，故此类型患儿不经 GnRHa 治疗也能达到令人满意的 FAH。因此，有专家建议，在对 CPP 患儿进行 GnRHa 治疗之前，应对其过去 3 个月或半年内的性征发育、身高增长、骨龄成熟进展情况加以动态观察评估。目前临床具体应用可参照我国 2007 年 CPP 诊治指南。

国内目前推荐 GnRHa 治疗剂量较国外低，首剂为 80 ~ 100μg/kg，最大量为 3.75mg/次，2 周后也可加强 1 次，以后每 4 ~ 5 周注射 1 次（不超过 5 周），剂量为 60 ~ 80μg/kg。若抑制差者仍可参照首剂治疗。应强调药物剂量需个体化，可依据性征抑制及骨龄进展情况加以适当调整。确切了解 BA 进展情况，临床医师应亲自比对治疗前后 BA 变化，不宜仅凭放射科报告而作判断。

国外 GnRHa 应用一般推荐 100 ~ 150μg/kg，每 21 ~ 25d 肌注 1 次（最大 3.75 ~ 7.5mg/次）。另有更长缓释剂型治疗 CPP 报道，如每 3 个月注射 11.25mg 的曲普瑞林、每 8 周注射 10.8mg 的戈舍瑞林，均能不同程度地有效抑制 LH、性激素水平而达到治疗目的。近期国外研发了更为长效的 GnRHa 皮下植入制剂 – Histrelin（组胺瑞林），50mg 药效可持续 1 年，目前仅在美国应用，但其治疗过程复杂（需要手术）、费用昂贵（在美国每年花费 14 000 美元，相当于每月注射 11.25mg 亮丙瑞林），加之对成年终身高获益经验仍有限，诸多不足阻碍其在临床应用。另外，有关 GnRH 拮抗剂（GnRH antagonist）的研发也在紧锣密鼓之中，因其能迅速、直接作用于垂体 GnRH 受体，并无 GnRHa 应用最初的药物激动效应，且停药后被抑制的 Gn 恢复迅速，故将具有良好的临床前景。

六、治疗监测 GnRHa 治疗应注意随访药物疗效和不良反应。

（1）疗效观察：在疗程中每 3 ~ 6 个月应测量身高、体重，观察第二性征发育及性腺轴功能状况。若 LH 激发峰值回至青春期前水平即示抑制满意，长期使用 GnRHa 的患儿可以在用药后 12h 单次检测 LH、FSH 和 E2 的浓度，用来观察抑制的效果，这是一种廉价、高效、简便的方法。每半年至 1 年复查骨龄片，女童则须同时监测 B 超子宫、卵巢形态变化。

（2）不良反应：GnRHa 治疗期间的副反应较少，大多可耐受或呈暂时表现，如头痛、潮红等，部分患儿在注射局部可能形成无菌性脓肿而需要更换制剂；部分女孩在首次注射后 2 周左右出现撤退性阴道出血。除了少数严重的皮肤过敏之外，大部分副作用无需中断治疗。

从目前研究报道所见，GnRHa 治疗并未发现影响患儿 BMI（肥胖）和骨密度（骨质疏松），也不会对女孩卵巢功能带来不良影响。促性腺激素大多在停药 1 年内重新恢复到青春期水平，平均在终止治疗 16 个月后女孩月经来潮，并且至今未见不孕不育报道。男孩在停药 1 ~ 2 年内对 GnRH 的刺激反应正常，睾丸容积进行性增加，多在 5 年内达到正常大小。可见性早熟患儿经 GnRHa 治疗后的性腺功能均可恢复如初，不过仍需进一步评估与随访。

有关 GnRHa 治疗中发生的生长减速问题亦颇具争议。GnRHa 治疗开始后头半年生长速度与治疗前相比改变不甚明显，但多在半年后开始回落至青春期前的生长速度（5cm/年左右），但当患儿治疗 1 ~ 2 年后生长速度明显降低，GV 可降至 4cm/年以下，此时若继续 GnRHa 治疗将难以有效改善患儿成年终身高，尤其是骨龄已 ≥12.5 岁（女）或 13.5 岁（男）时，即使减少 GnRHa 的用药剂量也很难改善生长受抑，反而会有增加骨龄成熟的风险。这可能与药物导致生长激素夜间分泌峰值降低、血清 IGF – 1、IGFBP – 3 浓度下降有关。目前国内外相关弥补措施（主要是联合用药）屡见报道，包括联合应用重组人生长激素（rh-

GH）、小剂量雌激素或雄性激素等，其中以 thGH 联合治疗最为多见。此外，联合应用非芳香化的雄性激素—氧雄龙（oxandrolone）在国外也有报道，这些结果多数令人满意，但由于样本量较少，研究观察时间偏短，故对此联用治疗仍以临床研究实施。近年来，在国内外相关指南中均指出采用 GnRHa 联合 thGH 治疗，并推荐 thGH 用药剂量为 0. 15 ~ 0. 20IU/（kg·d），以克服生长减速。但对骨龄≥13. 5 岁（女）或 15 岁（男）的患儿，因骨骺生长板的生长潜能已耗竭，即使加用 thGH，改善生长疗效亦常不显著。故应强调严格遵循 thGH 应用指征，仅在患儿的预测成年身高（PAH）不能达到其靶身高时方可使用，使用剂量为 0. 15 ~ 0. 2u/（kg·d），并在应用过程中须严密监测药物副作用。

何时停药的影响因素很多。根据治疗目的的不同，选择也会多样，除身高外，还包括了患儿的智力、心理发育水平、自理能力以及达到与他人发育同等程度。目前所能提供的数据都是基于对成年身高的分析。一般认为 GnRHa 的疗程最好不要短于 2 年，在患儿的骨龄达到 12 ~ 12. 5 岁时可以停止治疗。对于开始治疗年龄较小的患儿，如其年龄已经追赶上骨龄，骨龄达到青春启动年龄，预测身高达到遗传身高时即可考虑停药。停药之后，要对患儿的身高、体重、BMI、第二性征发育、生殖系统功能、骨矿物密度等继续进行长期随访监测。另外，原发性甲低者采用甲状腺素替代治疗。

（涂晶晶）

第二节　不完全性中枢性性早熟

不完全性中枢性性早熟是指患儿有第二性征的早现，其发生机制同样涉及 HPG 轴的兴奋启动，但仅为部分性发育，故属正常变异型青春发育，并不似完全性 CPP 呈进行性进展，传统称之为单纯性乳房早发育、单纯性早初潮或单纯性阴毛早发育。

一、单纯性乳房早发育

单纯性乳房早发育（premature thelarche，PT）是一种不完全性中枢性早发育的常见类型，好发于 6 月龄至 2 岁女孩，4 岁后少见。临床仅表现为单侧或双侧乳腺核增大，不伴乳头或乳晕发育，亦无乳晕色素增深，乳房发育呈非进行性表现，多维持在 Tanner Ⅱ ~ Ⅲ，一般在半年左右自然消退，但也有数年才消退，甚至维持原来乳房发育大小持续至正常青春发育年龄。患儿除乳房发育外可无其他性征发育，如外阴或阴毛发育，骨骼生长速度正常，骨龄也在正常范围内，故预测成年终身高正常。有关 PT 的发病机制目前尚不完全明确，过去多认为可能是 HPG 轴的部分激活而致垂体 FSH 分泌增加，刺激卵巢分泌雌激素。近年来有学者提出，PT 的发生可能与婴儿期生理性的"小青春期（mini puberty）"相关，即在婴儿期 HPG 轴的暂时性兴奋亢进特征的延续，也有推测可能与乳房对雌激素敏感性较高有关。在临床观察中可见患儿 FSH 激发峰值明显高于 LH 峰值，而 LH 峰值仍在青春期前水平或轻度升高（FSH/LH 比值≥1），E2 在发育期前水平；B 超显示子宫、卵巢亦处青春期前大小，故应注意与完全性 CPP 鉴别。大部分 PT 患儿病程呈自限性，无需特别处理，但部分患儿也可逐步转化为完全性 CPP，因而确诊后仍要定期随访。对个别体征相对明显（如 B3 期）者可短期慎用甲羟孕酮（medroxyprogesterone acetate），小剂量炔睾醇［达那唑, danazol, 3 ~ 7mg/（kg·d）］或酮康唑［ketoconazole，4 ~ 8 mg/（kg. d），分 2 次口服］，一般 1 ~ 2 个月乳房即会退缩。须强调应用中注意药物副作用，症状缓解后应即停药。

二、单纯性阴毛早发育

单纯阴毛早发育（premature pubarche）又称单纯性肾上腺早发育（premature adrenache），亦属变异型青春发育，是指女孩 8 岁前、男孩 9 岁前出现阴毛发育。好发年龄多在 3~8 岁，女孩多见，男女之比约为 1：10。临床可见阴毛早发育，但无其他第二性征发育，可伴腋毛同时发育，但可无痤疮。女孩可无其他男性化表现（如阴蒂肥大）。其发生可能与肾上腺皮质网状带过早发育而过渡分泌肾上腺源性雄激素有关。另有学者提出本病可能涉及 $17\alpha-OH$、$3\beta-HSD$ 酶的功能缺陷，以及 DHEA 作为 GABA 受体 A 的拮抗剂参与青春发育的神经内分泌调节。阴毛早发育主要为排除性的临床诊断，故应主要与迟发型先天性肾上腺皮质增生症（CAH）、库欣综合征、肾上腺或卵巢的男性化肿瘤等疾病相鉴别。此外，本征虽属正常发育的变异类型，但目前都认为其并非类同于 PT，尤其应注意青春发育期后多囊卵巢综合征（PCOS）的潜在风险。

三、单纯性早初潮

单纯性早初潮（premature isolated menarche）是指女孩在 9 岁前无任何其他第二性征情况下出现阴道出血，但之后仍可至正常青春启动年龄开始发育。本征确切病因不明，婴儿期患儿可以是由于"小青春期"E2 水平波动较大所致，也可是 McCune-Albright 综合征和甲减患儿发生性早熟的首发症状。其主要鉴别诊断应包括外源性雌/孕激素误服后的撤退性出血、卵巢新生物致雌激素升高并波动引发出血（如单纯性卵巢囊肿、卵巢颗粒细胞瘤）等。

（涂晶晶）

第三节　非促性激素释放激素依赖性性早熟

非 GnRH 依赖性性早熟（GnRH independent precociouspuberty，GIPP）亦称外周性性早熟，是由于某些原因引起体内性甾体激素水平升高，造成第二性征过早发育。其主要病理特征是性类固醇激素合成分泌增加，而 HPG 轴并未兴奋启动，垂体促性腺激素不增加，故无性腺发育。因此，临床上与 GnRH 依赖性性早熟（CPP）主要鉴别之处是其无性腺（卵巢或睾丸）器官增大，性征发育也不呈进行性。主要生化特征是血性激素水平高于青春期前水平，但 GnRH 激发后的 LH 和 FSH 峰值却呈极低水平状态。

一、McCune-Albright 综合征

McCune-Albright 综合征（MAS）是一种由 G 蛋白偶联受体（GTP-binding protein coupled receptor，GPCR）的关键性信号转导分子 Gs 蛋白 α 亚基（Gsa）缺陷所致的散发性 G 蛋白病，临床具有皮肤咖啡色素斑、多发性骨纤维发育不良和内分泌异常（甲状腺、肾上腺、性腺和垂体）的三大特征，并以女孩居多。MAS 患儿内分泌腺体自主性功能亢进的发病机制与 Gsa 编码基因（GNAS1）激活性突变有关。已知 GPCR 需与 G 蛋白 Gsce 偶联后才能被刺激激活，当 GNASI 基因激活性突变，即可传递和活化腺苷环化酶（AC），使之产生细胞内信使 cAMP，后者再由蛋白磷酸化等启动细胞内信号级联反应，表现为在无促性腺激

素刺激下的靶腺组织（如卵巢）自律性激活，分泌过量雌激素。

MAS 的临床表现不尽相同，典型病例可同时或逐个发生经典"三联征"，①性早熟：为非 GnRH 依赖性性早熟，是本病女孩的常见表现，常于 4 岁左右起病，乳房发育，乳晕和小阴唇着色，阴道分泌物增多，并可有不规则出血。男孩可仅见巨大睾丸。外周血 LH、FSH 水平极度低下，GnRH 激发后也不升高，血 E2、睾酮可在青春发育中期水平，严重者更高。骨龄因 E2 增高而成熟提前，并伴线性生长加速。B 超显示子宫增大，内膜增厚，而卵巢容积一般无明显增大，但可见卵泡增大，或见卵巢囊肿，多见单侧并可自行消退，但严重者也有双侧多发囊肿，而使卵巢亦相应增大；男孩可见睾丸内小结石（被称为"暴风雪样睾丸"）。②多发性骨纤维发育不良（polyostotic fibrousdysplasia）：病变可见于任何骨，但多见于颅骨，尤其是气窦骨，临床可见顽固性鼻窦炎甚至传导性耳聋。颅面骨受累增厚隆起时可见患儿颅面部不对称。长骨受累致骨皮质变薄而易骨折。X 摄片可见纤维性骨炎改变。血骨碱性磷酸酶、骨钙素及尿羟脯氨酸均增高。③皮肤咖啡色素斑：身体任何部位均可出现咖啡牛奶色素斑，其边缘不规则犹如"海岸线"。色素斑不高出皮面，所在部位汗毛正常（有别于痣），但可大小不一，小者散在如钱币大小，大者融合成片，甚者可占据半截躯干。色素斑常于骨病变同侧。另外，MAS 患者还可见皮质醇增多症、分泌生长激素（GH）、催乳素（PRL）的垂体腺瘤、甲亢及甲旁亢等。值得注意的是，具有典型"三联征" MAS 的临床诊断并不困难，但由于本病累及内分泌及非内分泌病症，且症状出现早晚不一、严重程度亦不一，故应注意不典型患儿的早期诊断。女孩外周性性早熟常常是 MAS 首发症状，并注意骨骼和皮肤病变，常规检查甲状腺、肾上腺和腺垂体相关激素水平。

关于 MAS 的临床治疗主要包括以下几方面。

1. 性早熟　由于 MAS 的性早熟是 GIPP，故 GnRHa 治疗无效。主要治疗原则是抑制性类固醇激素合成。①酮康唑：4～8mg/（kg·d）（最大 600mg），分 2 次口服，能使症状迅速控制，但卵巢囊肿依然存在，治疗中应注意检测肝功能，大剂量治疗需注意皮质醇水平，当乳房缩小、阴道出血停止、血 E2 水平回落后即停药。②达那唑：一般初始剂量为 10mg/（kg·d），睡前顿服，最大量 400mg/d，服药 10～14d 减量至 3～7mg/（kg·d），并建议同时加服螺内酯 [spironolactone，1mg/（kg·d）]，以对抗雄性化副作用。③环丙孕酮（cyproterone acetate）：能有效拮抗雄激素受体而具很强抗雄激素作用，50～100mg/m²，分 2 次口服，但儿童应用经验较少。芳香化酶抑制剂包括睾内酯 [testolactone，40 mg/（kg·d）]、阿那曲唑（anastrozale，1mg/d）和来曲唑 [latrozole，1.5～2.5mg/（kg·d）] 等，目前国内仅有来曲唑和阿那曲唑，是近年来较有潜力的 GIPP 治疗手段，但临床资料尚有限，仍需进一步临床周密观察。他莫昔芬（tamoxifen）是一种雌激素受体拮抗剂，20mg/d 能有效缓解 MAS 临床症状，其抑制性征发育可获一定疗效，但卵巢和子宫容积往往可增大，这是由于他莫昔芬具有选择性受体拮抗作用所致，对雌激素的阻断作用不完全，故应在治疗期间定期超声检测，并仍需注意药物的安全性和有效性观察。对以卵巢持续性激活的 MAS 患儿，应注意上述药物的交替使用，以避免或减少药物副作用；而对卵巢复发性激活的 MAS 患儿因症状会自行缓解，无需外科干预（包括单纯卵巢囊肿剔除术）。但近年有对症状明显、E2 水平较高而药物控制不良者实施在超声指引下的经皮穿刺囊肿液吸除，可见一定疗效。

2. 多发性骨纤维发育不良　可采用帕米膦酸钠静脉输注，以阻止破骨细胞破骨，因而能良好改善骨痛症状，但并无影像学骨病变的缓解。剂量按 1.0～1.5mg/（kg·d），连续

3d 为一疗程，每 4 个月可重复疗程。

3. 其他治疗 当 MAS 转变为 CPP 时仍可采用 GnRHa 治疗；合并甲亢者治疗同 Grave's 病，但因无自身免疫机制，无需长期用药，症状缓解后即可停药。对肾上腺皮质功能亢进（尤其是呈腺瘤病变时）者可采用手术治疗。MAS 骨病变累及鼻窦者需手术刮除增生的纤维骨。

二、家族性男性性早熟

家族性男性性早熟（familial male – limited precociouspuberty，FMPP）以往亦称特发性睾酮毒血症（idiopathictestotoxicosis），其主要特征是血睾酮达青春期水平的性发育，但无 HPG 轴的兴奋发动，垂体促性腺激素水平仍处青春期前水平。本病遗传模式为性限制性（男孩）常染色体显性遗传，其外显率 >90%，并以家族性发病为主。FMPP 的发病机制涉及睾丸间质细胞上的 LHR 异常，即在无 LH 刺激下受体发生自律性持续激活。其分子病理缺陷亦与 Gsd 突变有关，造成激活的 GDP 结合蛋白使细胞内 cAMP 产生增多，由此启动细胞内信号级联反应。临床主要表现为男性外周性性早熟，生殖器增大，阴茎增长、增粗，性毛早现。因生精小管发育故睾丸可增大，此较难与 CPP 鉴别，但 GnRH 激发后无 LH、FSH 的青春期反应峰值，仅见外周血睾酮显著增高，此是与 CPP 的鉴别之处。尽管有证据表明患儿至成人期可能会出现性腺功能早衰，但并不影响其生育功能。

目前对 FMPP 的临床治疗主要基于抑制睾酮合成分泌或拮抗其雄性化作用，前者可选择酮康唑和芳香化酶抑制剂，后者可用螺内酯或氟太胺（flutamine）、保列治等。酮康唑剂量可用至 200mg，q12h ~ q8h 口服，但因该剂量较大，需密切注意副作用；氟太胺每日 250mg 分次口服；芳香化酶抑制剂（阿那曲唑和来曲唑）治疗剂量同 MAS 所述。

三、性腺和肾上腺肿瘤

是一类由于肿瘤组织分泌性激素或促性腺激素（HCG）所导致的外周性性早熟疾病，临床相对少见，但却是 GIPP 很重要的病因。通常幼儿阶段的生殖细胞瘤（germ celltumor，GCT）多见性腺或性腺外的畸胎瘤、内胚窦瘤（卵黄囊瘤）等，而青春期和成年早期的生殖细胞瘤则多见睾丸精原细胞瘤、卵巢畸胎瘤、无性细胞瘤、混合型恶性生殖细胞瘤，以及纵隔或中枢神经系统的性腺外畸胎瘤及恶性生殖细胞瘤等。由此可见 GCT 是儿童性腺肿瘤的主要类型，约占睾丸肿瘤的 90%、卵巢肿瘤的 20%。其中睾丸肿瘤大多为恶性，而卵巢肿瘤大多为良性。

生殖细胞瘤的临床表现取决于肿瘤细胞分泌的激素类型（雌激素、雄激素或两者皆存），主要包括性早熟相关的临床表现，多见于男孩。由于 HCG 受体类同于 LH 受体，肿瘤分泌的 HCG 直接作用于睾丸间质细胞，产生大量雄激素，故表现为外周性性早熟。外周血睾酮明显升高，而促性腺激素受反馈抑制明显降低。此外，由于肿瘤细胞含有芳香化酶，能使雄激素转化为雌激素，故会呈现男孩乳房发育。女孩则表现为同性性早熟；除性早熟外，肿瘤组织所在部位可产生相应症状，如位于头颅鞍区 GCT 可出现"三联征"，包括垂体前叶功能低下、尿崩症和视力损害。纵隔 GCT 在小年龄患儿可能仅表现非特异性呼吸道症状；年长儿可主诉胸痛、气促及上腔静脉综合征表现。但无论何种部位肿瘤，在早期除性早熟外，局部症状往往不明显而导致肿瘤定位诊断困难。引起性早熟的 GCT 的临床诊断流程应为：①确定外周性性早熟。②肿瘤标志物检测：对 GIPP 患者应常规筛查血 HCG，并对增高者进一步检测 AFP 和 LDH 等。因不同类型 GCT 的肿瘤细胞标志物也有不同，如绒毛膜癌、性腺母细胞源性肿瘤及较原始的 GCT 均能分泌较大量的 HCG，而精原细胞瘤性 GCT 患儿的血 LDH 水平会显著升高。③影像学检查（X 线、超声、CTMRI）：在儿科由此进行病灶定位有时较困难，因早期肿瘤相对较小时局部症状不明显，即使血 HCG 升高也很难发现占位病灶，故须强调对一时未能发现病灶者仍需密切随访观察。由生殖细胞导致的 GIPP 主要是病因治疗，包括进行手术及术后的放、化疗治疗。

四、外源性性甾体激素与性早熟

外源性的雄激素或雌激素的使用均可导致儿童第二性征发育。广为使用的外源性性激素包括口服避孕药，外用的含性激素制剂，包括含雌激素的护肤美容产品；含雄激素的外用强壮剂等。婴幼儿皮肤较嫩、血管丰富，外用药可经皮肤吸收入血而引起早熟。另外环境激素影响导致儿童性早熟亦逐步被重视。对此类 GIPP 患儿通过病史询问即可做出明确诊断。一般无需特别处理，但须去除外源性性甾体激素来源，避免再次接触污染。

（涂晶晶）

第四节　青春期发育延迟和性幼稚

性发育包括生殖器官的形态发育、功能发育和第二性征发育。一般男、女孩青春期性发育均循一定顺序进行，即其开始时间、进展速度和终止时间均有一定规律性。

青春期性发育延迟尚无统一标准，Marshell 和 Tanner 提出：青春期和性发育开始年龄落后于正常儿童平均年龄 2.5SD 以上。目前多数学者接受标准为女孩 13～13.5 岁未出现乳腺发育，15 岁无阴毛生长，18 岁未见月经初潮或乳房 B2 期后 5 年未见月经。男孩到 14 岁时睾丸容积 <4ml 或 G2 与 G3 之间相隔 4 年以上称性发育延迟。

一、体质性青春发育延迟

（一）临床表现

体质性青春发育延迟（constitutional delay of growth and puberty，CDGP）是指男孩或女孩达到正常青春发育年龄仍未见第二性征发育（男性睾丸增大、女性乳房增大等第二性征），但最终都能自发进入青春发育。一般在 18 岁后则很少产生体质性青春发育延迟。

正常青春发育的启动时间有一定年龄范围，我国少女初潮年龄，根据上海瑞金医院 1987—1990 年对 10～15 岁少女纵向跟踪 3 年调查结果，初潮年龄为 12.51±0.97 岁，香港报告少女初潮年龄平均为 12.7 岁。国外报告正常白人女孩在 12 岁或 13 岁时尚未出现乳房发育只占 2.3% 和 0.4%，黑人女孩 13 岁时全部进入青春发育。

CDGP 是青春期性发育延迟最常见原因之一，病因尚未明了。目前认为主要原因是下丘脑促性腺激素释放激素（GnRH）脉冲发生器激活延迟，导致进入青春期不能产生足够的促性腺激素（FSH、LH）促使性腺发育和第二性征的产生。此外，动物实验提示可能与 Otx-1 基因受损有关，该基因对维持垂体发育和功能极其重要。另外，该病与遗传因素密切相关，该病发生常有家族史，常有母亲月经初潮年龄延迟或父亲、同胞兄姐妹有青春发育延迟史，然呈现的常不符合孟德尔遗传方式。其他与营养、环境因素有关。

体质性青春发育延迟患者出生时，身高与体重一般正常，出生后最初几年生长发育速度相对较慢，常伴体质性矮小，身高常位于正常儿童身高的第 3 百分位或低于此值，但与骨龄常相吻合，上下部量比例正常。骨龄、促性腺激素和性激素水平与年龄不相称，低于年龄的正常值。生长激素水平低下，甚至可达到生长激素缺乏症水平。当摄入小剂量性激素后可恢复到正常。男孩当骨龄达 12～4 岁，女孩骨龄达到 11～13 岁时会出现青春期的 LH 分泌增加，初期夜间出现，以后白天亦出现脉冲式 LH 分泌峰。对 LHRH 激发试验反应低于生活年龄，但与骨龄相符。

（二）治疗

一般不需治疗，精神上支持。青春期发育延迟患者应找医师咨询，是否会发生自发性正常青春发育。有些患者心理压力重，难以承受同龄人取笑，常有严重抑郁、沮丧，应进行心理治疗。对男性年龄达到 14～15 岁和女性年龄达到 12～13 岁时仍无明显性征出现者可用小剂量性激素诱导性成熟，多数病例经 2-6 个月治疗将会引起第二性征发育和轻度身高增长。小剂量短期性激素应用不会加速骨龄的进展，一旦激素停止治疗 3～6 个月，又发现发育终止，应寻找其他原因。血浆睾酮维持 100～300ng/dl 水平或 HCG 1000～4000u 肌内注射，每周 1～3 次。睾酮治疗不会引起性毛发育，但 HCG 应用可能有助性毛生长，睾酮可增加少量内源性生长激素分泌，氧雄龙 Oxandrolone 治疗可加速第二性征发育、生长，但亦增加骨骼发育。

二、低促性腺激素性性腺功能减退症

低促性腺激素性性腺功能减退症（hypogonadotropichypogonodism，HHG）是由于下丘脑或垂体分泌 GnRH 或 FSH、LH 减少或缺乏，导致促性腺激素性性腺功能减退。

（一）中枢神经系统疾病

下丘脑、垂体肿瘤除影响下丘脑垂体性腺轴外，尚可影响 ACTH、TSH、GH、PRL 和加压素分泌，引起继发性肾上腺皮质功能低下，中枢性甲状腺功能低下，生长激素缺乏症和尿崩症，常见肿瘤有颅咽管瘤、生殖细胞瘤、神经胶质瘤和星状细胞瘤等。

1. 中枢神经系统肿瘤

（1）临床表现：引起青春期发育延迟的中枢神经系统肿瘤大多数为蝶鞍外肿瘤，累及 LHRH 合成、分泌，而垂体肿瘤影响 Gn 合成分泌较为少见。下丘脑、垂体肿瘤引起 GnRH 和 Gn 缺乏可以呈单纯一种，而更多见的是伴有其他多种垂体激素缺乏（如 ACTH、GH、TSH 和加压素缺乏，而分泌催乳素的垂体肿瘤催乳素水平是升高的）。由于肿瘤引起 GH 缺乏引起的生长速度减慢或停顿均发生于疾病发生期间或之后，而特发性或家族性全垂体功能低下引起的矮小症均发生于早期。婴儿期后出现全垂体功能低下，常提示颅内占位性病变。而婴儿期出现生长速度缓慢者，应注意中线发育缺陷。

颅咽管瘤是儿童常见的鞍上肿瘤，占儿童鞍区肿瘤 50%，占小儿脑瘤 7%～21%，它是最常见的非胶质源性脑部肿瘤，是颅咽管残留细胞即 Rathke 裂残余。最常见伴随下丘脑、垂体功能障碍和性幼稚。Rathke 囊肿瘤通常发生在鞍上部位，来源于上皮残留部位，沿着垂体柄向上扩展至下丘脑，并可见于鞍内。颅咽管瘤通常在 20 岁前出现症状，发病年龄高峰在 6~14 岁。其症状是肿瘤侵入周围结构的结果。常见症状有头痛、视力障碍（视力减退视神经萎缩、视神经乳头水肿和视野缺损），身材矮小，生长速度缓慢，尿崩，每日饮水量可在 4L 以上，可有一个肢体或多个肢体无力，有青春发育延迟，缺乏第二性征、中枢性甲状腺功能减退和生长激素缺乏症状和体征。

（2）实验室检查：①多种垂体激素缺乏，包括 Gn、GH、ACTH、TSH、AVP 等，而血浆催乳素水平升高。②骨龄延迟。③X 线表现鞍上可见环形或斑点状钙化，如伴发颅内压增高，则可见颅缝裂开，指纹压痕增多。CT 表现：如位于鞍上，见圆形、椭圆形或不规则形，边界清晰的均匀性低密度囊性病变，约占 60%，其余为等密度混杂密度。瘤内钙化在儿童期多见，增强后肿瘤呈环形强化和分层样均匀或不均匀性强化。较大肿瘤可导致第 3 脑室变形、移位和梗阻性脑积水。在 MRI 上多表现为混杂信号，囊性病变含蛋白质量少时，T_1 像上信号稍高于脑脊液信号强度，T_2 像上为高信号，如囊内含大量胆固醇结晶、正铁血红蛋白，是短 T_1 长 T_2 信号，钙化为低信号强度。

（3）治疗：较大的鞍上肿瘤通常需开颅手术，鞍内肿瘤可经蝶骨显微外科手术。本病复发率很高，根据 40 例外科切除术后，未进行头颅放射治疗，复发率达 42%。根治手术常导致全垂体功能低下，需用激素替代治疗（包括性激素、糖皮质激素、甲状腺素），有 50% 患者术后发展成肥胖，可能与腹侧正中核损害有关。

性幼稚可由其他鞍外肿瘤引起，侵犯下丘脑，如生殖细胞瘤、异位松果体瘤、不典型畸胎瘤、无性细胞瘤等。生殖细胞瘤较为少见，常见症状有烦渴、多尿、视力障碍、视野缺损、生长和青春发育异常、促性腺激素缺乏和颅内压增高。CT 表现在松果体区或第三脑室见稍高密度、边界清类圆形肿块，呈均匀性强化，有部分呈等密度形态不规则，有小的低密度坏死灶和斑点状钙化。生殖细胞瘤易侵犯第三脑室后部及导水管，可导致脑积水。畸胎瘤形态不规则，边界清，因肿瘤内含脂肪、牙齿或骨骼而呈低、等和高密度相间的混杂密度。

2. 神经系统其他病变　累及下丘脑、垂体功能，如组织细胞增多症、韩雪柯综合征、垂体炎、动脉瘤、脓肿、创伤、肉芽肿性疾病（如结核、结节病）、真菌性疾病和铁质过多等。

（二）孤立性促性腺激素缺乏（特发性低促性腺激素性性腺功能减退症）

1. Kallmann 综合征　Kallmann 综合征（Kallmann s yndrome，KS）又称性幼稚嗅觉丧失综合征（hypogonadotropic hypogonadism and anosmia，HHA），是临床上较为常见的促性腺激素释放激素（GnRH）缺乏症。1944 年由 Kallmann 首先报告。临床上可分家族型和散发型，以性腺发育障碍、性功能不全及嗅觉丧失为特征。

KS 属一种遗传性疾病，可呈常染色体显性、隐性及 X 连锁遗传，其中常染色体显性遗传约占 64%，常染色体隐性遗传约占 25%；X 连锁遗传占 11% 左右。本症确切病因及发病机制尚未完全明了，推测与基因异常和发育缺陷有关。在胚胎发育过程中 GnRH 神经元由嗅上皮、嗅板移至下丘脑、隔区和视前区内侧部过程中发生障碍，致使下丘脑 GnRH 分泌缺陷和嗅神经萎缩。目前已知 GnRH 神经元与嗅神经共享同一迁移途径。1992 年 Bick 等首次报告 KALI 基因缺陷与 KS 分子病理相关。嗅因子（anosmin）产物由 KAL1 基因编码，由 680 个氨基酸残基组成，其分子结构与相关的神经发育蛋白质有一定同源序列，具有抗丝氨酸蛋白酶及细胞黏附分子功能，参与调控 GnRH、嗅神经元的迁移。KAL1 基因是 X 连锁型 KS 相关的易感基因，位于 X 染色体短臂（Xp22.3）区段，基因全长 120~200kb，由 14~19 个外显子组成。家族性 KS 患者 KAL1 基因突变率可达 14%，而散发型 KS 则为 11%。KALI 基因缺陷主要为编码基因点突变，包括剪切位点碱基置换，编码区移码、无义、错义和碱基丢失，而基因大片段缺失少见。

因临床上发现本征女性亦可患病，先证者双亲表型可正常，由此提出 KS 分子病理并非只涉及 X 染色体，亦可涉及常染色体基因缺陷。20 世纪 90 年代细胞遗传学研究发现新生染色体平衡易位（7；12q22；q24）现象，1995 年 Schinzel 等报告染色体重排所致的不平衡易位 der（1），t（1；10）（q44；q26），故推测第 1 号染色体长臂远端（1qter）可能含有常染色体遗传型 KS 相关的候选基因。

（1）临床表现：男性多见，大多数发现年龄较早，婴幼儿表现为隐睾和小阴茎，少数可在青少年或成人期起病，临床表型可呈多种多样，重者表现性器官似幼儿型，第二性征缺乏、隐睾，轻者表现性器官发育不良，甚至可有生育能力。男性患者可伴乳房发育、色盲、神经性耳聋、渴感异常、兔唇、腭裂。如系 X 连锁遗传可伴单侧肾发育不良，共济失调；而常染色体遗传可伴有先天性心脏病、智力落后及生长落后等。女性携带者可表现部分缺陷，如嗅觉减退、月经初潮延迟、月经不规则，但生育能力常正常。

（2）实验室检查：血清 FSH、LH 及睾酮水平明显降低，甚至不能测出。GnRH 激发试验，第一次注射，血浆中 LH、FSH 反应低或无反应，但多次注射 GnRH 后可见正常反应或高反应。绒毛膜促性腺激素（HCG）激发试验，单独 1 次睾丸 Leydig 细胞对 HCG 反应差，经 6~8 周刺激，血清睾酮可达到正常水平。

头颅 MRI 检查，部分病例可呈现嗅觉皮层脑回发育不良，嗅球、嗅束缺失，大脑嗅沟非对称性发育不良。

诊断根据临床表现：①男性多见；②一个家族中可有多人发病；③有先天性嗅觉缺失或减退；④性腺发育不良，儿童期常有隐睾、小阴茎，青春期不出现第二性征，腋毛、阴毛稀疏或呈女性分布；⑤血清 FSH、LH、T 水平明显降低；⑥睾丸活检可见间质细胞数目减少或完全缺如，细精管内缺乏精子；⑦头颅 MRI 示嗅觉皮质脑回发育不良、嗅球、嗅囊缺如等。常见人类下丘脑垂体性腺轴单基因病引起低促性腺激素性腺功能低下。

（3）治疗：本病治疗具有一定年龄依赖性，多数患者睾丸对促性腺激素治疗反应良好。为了维持性功能及第二性征或 FSH 缺乏不严重患者可用睾酮制剂，对较重患者或促进生育能力，则应用 HCG 和 HMG，HCG 2000U 每周注射 3 次，可促进睾丸间质细胞成熟，分泌睾酮，并促进生精小管增大，长期治疗有望获得性成熟。如未能达到目的，可加用 HMG75~150U 每周注射 3 次。对 13~14 岁男孩应开始给予长期雄激素补充治疗，方法为庚酸睾酮 50~100mg，每 2~4 周肌注 1 次；在随后 3~5 年中剂量逐渐增加到 200mg，每 2 周注射 1 次，促进第二性征的完全发育并维持其功能。性腺功能不全者需终生替代治疗。

GnRH 脉冲式给药治疗：应用携带式蠕动泵设定间歇时间，周期性皮下注射 GnRH，间隔时间一般为 90~120min，每次皮下注射剂量 5~25μg 或 25ng/kg，连续 3 个月，男性会出现青春期变化，LH、FSH 水平升高，精液中出现成熟的精子，连续治疗 1 年可有生育能力。但也有小部分患者治疗反应差，需用较大剂量，甚至可达 200ng/kg。女性患者类似男性，每月给药 20d，共排卵率达 90%，受孕率达 50%~60%。如治疗效果差者，可加大剂量至 100ng/kg。

2. 性联先天性肾上腺发育不良和低促性腺激素性腺功能低下（X－linked congenital ad-

renal hypoplasia and hypogonadotropichypogonadism）　性联先天性肾上腺发育不良伴低促性腺激素性腺功能低下是较为少见的肾上腺组织发生学疾病，主要是由于 Dax－1 基因突变或缺乏，在婴儿和儿童期表现为肾上腺皮质功能低下（糖皮质激素和盐皮质激素），在青春发育期出现低性腺激素性性腺功能减退和下丘脑－垂体其他功能障碍，部分病例可伴邻近基因综合征（contiguous gene syndrome），如甘油激酶缺乏症（glycerol kinase），鸟氨酸氨甲酰基转移酶缺乏症和 Duchenne 肌营养不良（Duchenne's muscular dystrophy，DMD）。

DAX1 基因是核受体超家族成员之一，位于 X 染色体短臂 Xp21，全长 5kb，包含 2 个外显子和 1 个内含子，含 470 个氨基酸蛋白质。Dax－1 在肾上腺、下丘脑、垂体和性腺均能广泛表达，并对其发育和功能起着重要作用。Dax－1 启动子包含类固醇生成因子 1（Steroidogenic factor－1，SF－1）、Dax－1，可在肾上腺、性腺、下丘脑和垂体中表达，两者能够调节类固醇激素合成及生殖相关的多种激素和酶的合成和基因转录。

（1）临床表现

1）原发性肾上腺皮质功能减退：典型的 DAX－1 基因突变表现在婴儿早期症状（出生至 2 个月占 60% 左右；1～10 岁占 40%）。婴儿早期表现失盐危象，有呕吐、纳呆、嗜睡、持续性黄疸、皮肤色素沉着、休克；在儿童期症状与体征常无特异性征象，一般表现虚弱、厌食、恶心、轻度腹痛、呕吐、嗜盐食物、低血压。皮肤色素沉着、阳光暴露部分更明显，此外，阴囊、会阴、乳晕、皮肤皱褶和易反复受损部位、肘、踝和膝部等。

2）低促性腺激素性性腺发育不全：婴幼儿常有隐睾、小阴茎和泌尿生殖道异常，青春期年龄缺乏性发育，如睾丸小及阴毛、腋毛缺如。有少数报告患者有自发性青春期性腺发育，但很少达到 Tanner 3 期或 3 期以上，有生育能力者极为罕见。

3）电解质和激素变化：婴儿期出现肾上腺皮质功能低下，表现低钠、高钾血症、低皮质醇、醛固酮血症，血浆肾素活性和 ACTH 水平升高。血清脱氢表雄酮（DHEA）和 DAE-AS 水平降低。促性腺激素和性激素水平降低，LH 脉冲式分泌缺乏或不规则。

有少数报告患者在婴儿期有正常的下丘脑、垂体、性腺轴功能，出现真性性早熟。这些均说明：儿童早期 LHRH 脉冲发生器、垂体和性腺组织均正常，下丘脑－垂体性腺轴功能是完整的，在儿童期或青春前期，LHRH 和 GH 缺陷不是主要特征。

1999 年首次报告女性患者 Dax－1 突变，基因转换导致纯合子，有显著性腺功能低下，但卵巢发育正常，肾上腺皮质功能正常。家族中有 2 例典型 X 连锁的先天性肾上腺发育不良杂合子，但生育功能未能受影响。Seminara 报告 1 例女性 Dax－1 结构移位突变，有明显青春期延迟。Tabarin 报告 1 例男性 28 岁，系 Dax－1 1439s 错义突变，发现有轻度肾上腺皮质功能不全和不完全低促性腺激素性腺功能低下，有严重精子减少，对 hCG 治疗反应差。

（2）治疗：首先接受糖皮质激素替代治疗，常用氢化可的松，每日口服 10～30mg，或醋酸可的松 12.5～37.5mg，一般不超过 37.5mg，分 2 次口服，饭后口服为宜。进入青春期后，可用促性腺激素，促进第二性征发育和提高睾酮水平，并可诱发精子生成。常用有人绒毛膜促性腺激素（hCG）和人绝经期促性腺激素（hMG），前者具有明显的 LH 样作用，后者则类似 FSH 样作用。两者联合应用仍有相当数量患者不能诱发精子生成；两者长期联合应用可使睾丸受体减少从而导致促性腺激素敏感性下降。

脉冲式 GnRH 治疗，可模拟 GnRH 脉冲释放，但治疗效果不够理想。

3. 单纯促性腺激素缺乏症　本症较为少见，有报告有一些家庭成员中患有单纯性促性腺激素缺乏，而无 Kallmann's 综合征的临床表现。常呈常染色体隐性遗传，亦有呈散发性病例报告。该病可能由于 GnRH 基因编码突变导致 GnRH 缺乏。患者身高正常，可以达到正常成人高度。有类宦官样骨骼比例（上/下部量比例减小），小阴茎，隐睾或睾丸容积 < 2.5ml。有正常的肾上腺早现表现。亦有报告单纯性 FSH 缺乏，女性呈原发性闭经，检查发现 FSH β - 亚单位编码基因突变，纯合无义突变，精氨酸 554 终止或结构框架改变等，单 - FSH 亚单位基因突变，一般不影响或延迟女性青春期出现，低水平 FSH 和低 FSH 受体活性，仍可足够维持雌激素分泌而诱导青春期。实验室检查 LHRH 激发试验常常缺乏正常的 LH 反应，或与骨龄相称的 LH 脉冲分泌，血浆 FSH、LH 和原促性腺激素水平低下，骨龄常延迟。

三、特发性遗传性多种垂体激素缺乏

本病又称家族性多种垂体激素缺乏症（familial combindpituitary hormone deficiency, CPHD），较少见。本症发生常有家族史或父母系近亲结婚，可呈常染色体隐性遗传、常染色体显性遗传及 X 连锁遗传，但也可呈散发性。本症发生与 Pit - 1 和 Prop - 1 基因突变有关。该两基因是 Pou 同源转换域（Pit - 1、Oct - 1、Unc - 86）转录因子家族成员，在垂体发育中有重要作用。Pit -1 基因和 Prop - 1 基因突变引起 CPHD。

（1）CPHD 临床表现：表现侏儒、生长速度减慢等 GH 缺乏症外，尚可有其他多种垂体激素缺乏，其次序为 LH、FSH、TSH、ACTH 等。GH 药物激发试验无反应，GH 常不能测到。PRL 水平很低，TRH 激发试验亦无反应，但基础 TSH 可以为正常低限或检测不到，有些病例可表现明显甲状腺功能减退症状，GnRH 激发试验常无反应，有性腺发育不良。MRI 示垂体萎缩，但也可以正常。

有报告 Prop - 1 基因突变引起多种垂体激素缺乏可伴正常身高和缺乏青春发育。有报告 1 例 28 岁女性表现原发性闭经，缺乏青春发育和身高正常，患者 15 岁前身高明显矮小，无青春期生长加速，但她持续生长至 20 岁。实验室检查示 GH、LH、FSH 缺乏和低水平 TSH 和 PRL，MRI 示垂体发育不良。

（2）治疗：可以多种垂体激素的相应激素替代治疗，如 GH、甲状腺素和性激素等。如有 ACTH、甲状腺素同时缺乏则先补充氢化可的松，使血皮质醇水平达到正常水平，然后补充甲状腺素，如先补充甲状腺素，可能造成肾上腺皮质危象发生。

四、其他

（一）Prader - Willi 综合征

Prader - Willi 综合征（PWS）1956 年首先由 Prader、Labhart 和 Willi 氏提出，其发病率约 1/25 000。细胞遗传学和 DNA 分析研究表明：PWS 患者多数有 15 号染色体畸变，90% 为单个缺失，10% 为不平衡位，或缺失发生于 9 号染色体近端着丝粒或短臂，从而导致 15pter - q11 ~ q12 丢失。15q11 ~ q13 基因异常包括印记基因异常。通过体细胞核型分析即可知印记基因来自父母亲中哪一方。

（1）临床表现：新生婴儿期表现肌张力明显减退，呼吸困难、喂养困难，常被迫用奶瓶喂养，生长迟缓。从婴儿开始到 6 岁随着肌张力改善开始肥胖，特别下腹部、臀部和大腿，超重 30% ~40%，有 10% ~20% 患儿可伴发糖尿病（可呈现胰岛素抵抗和非胰岛素抵抗两类），身材矮小，手足过小，两者与 GH 分泌不足有关。外貌特异、额高而窄、杏仁眼、

三角形嘴、斜视、智力低下、智商在20～80，大多为40～60。生殖器呈小阴茎和隐睾、性腺功能低下、青春期发育延迟、男性不育、女性不孕。性格固执而狂热，食欲良好。可伴指（趾）弯曲、并指（趾）、耳廓软骨发育低下、脊柱侧突等。母怀孕时可注意到胎儿活动无力，常为臀位产，出生时体重不足。

头颅核磁共振显像发现86%的PWS患者垂体发育异常，常伴垂体多种激素缺乏和下丘脑功能紊乱。肌电图正常，肌肉活检无明显病理发现，但电镜可显示肌质网（sarcoplasmic reticulum）及肌丝（myofilament）结构异常。

（2）治疗：由于本征常伴下丘脑、垂体功能紊乱导致身材矮小、身体组成成分异常、认知能力降低和行为异常，肥胖类似GH缺乏症，2000年美国FDA首先批准GH治疗PWS。Carrel报告54例PWS用GH治疗3年，GH剂量1mg/（m² · d）≈0.03mg/（k · d），患儿身高增长速度加快，骨密度（BMD）和瘦组织（LBD）增加，而身体脂肪量减少，患者的灵活性和能量消耗明显得到改善。

对性激素缺乏可采用性激素替代治疗，对糖尿病可根据糖尿病性质给予饮食控制、降糖药物和胰岛素治疗。

（二）性幼稚、色素性视网膜炎、多指（趾）畸形综合征（Bardet - Biedl综合征）

本综合征早在1865年首先由Laurence和Moon报告，1922年Biedl再次报告，并对本症作全面描述，故称Laurence - Moon - Biedl（LMBB）综合征，1970年Anmann指出：Laurence - Moon病与Bardet - Biedl综合征是不同的疾病。前者伴有截瘫而无多指（趾）和肥胖，Bardet - Biedl综合征特征有智力低下、色素性视网膜病、多指（趾）、肥胖、性腺发育不良、肾发育不良和身材矮小。本征属常染色体隐性遗传病，存在部分异质性，目前至少已有4个基因被定位，分别与11q13、16q21、15q22、3p12连续。常有近亲婚配史，男性多见。尸检中可发现大脑、下丘脑和垂体器质性病变，包括脑血管发育异常、脑萎缩、神经胶质细胞减少等。

（1）临床表现：①肥胖，以躯干为主。②性腺发育不良，男性可有尿道下裂、隐睾、小睾丸和小阴茎，女性有外阴发育不良、子宫小。③视网膜色素变性或黄斑部萎缩、色素性视网膜炎、夜盲等导致视力减退，甚至失明。其他尚可见眼球震颤、虹膜缺损、白内障、斜视、近视或远视和婴儿性青光眼。④智力低下，可表现出轻 - 中度的智力低下和语言障碍。⑤肾脏缺陷，包括结构和功能异常，最终呈慢性肾小球肾炎型损害，需进行血液透析或进行肾移植。

（2）实验室检查：可发现血清FSH、LH、睾酮（男性）、雌二醇（女性）水平降低，24h尿17 - 酮类固醇降低，睾丸活检示曲细精管内缺乏精子形成，但无曲细精管透明变性及萎缩现象，间质细胞无肥大性改变。肾脏功能障碍者可呈代谢性酸中毒，尿素氮、肌酐升高。脑电脑可呈轻度异常。

（3）治疗：尚无特殊治疗办法，性腺功能不全可行性激素替代治疗。

五、高促性腺激素性腺功能低下

（一）克莱恩费特（Klinefelter）综合征

又称精曲小管发育不全症（seminiferous tubuls dysgenesis），1942年首先由Klinefelter报

告一组男性患者，表现乳房女性化、小睾丸；1959 年 Jakobs 发现该征染色体为 46，XXY。精曲小管发育不全是最常见原发性睾丸功能减退症。在男性新生儿中发病率约为 1/1000，Yang 报告 1980—1997 年收集 11 000 份羊水穿刺标本中，确诊本症为 10 例。临床表现为睾丸小而质地坚实，不育或生精障碍，男性乳房发育，身材较兄弟高大，体型呈阉体型，性毛细小，智商较低，常伴有其他异常如甲状腺功能异常，糖尿病，二尖瓣脱垂，晶体混浊，乳腺癌等。内分泌激素检查：血清促性腺激素（LH，FSH）升高，睾酮水平降低，雌二醇（E2）可升高。

（1）发病机制：本症染色体核型特征最常见的为 47，XXY，其次为 46，XY/47，XXY；46XX/47XXY；46，XXY + t（13.14）；47XXY，15p；48XXYY。

发病机制是卵子或精子在减数分裂时不分离或受精卵在有丝分裂时不分离，从而导致胎儿多出一条 X 染色体。若卵子在减数分裂时不分离，形成一个异常的 XX 卵子，与正常的 Y 精子结合，故出现 XXY 核型的受精卵。若精子在减数分裂时不分离，则形成 XXY 核型受精卵。若一个 XY 受精卵在有丝分裂时不分离。则出现 XXY 与 Y 两种子细胞，而 XXY 细胞存活并继续分裂，而 Y 细胞不存活而死亡。

（2）睾丸病理：①曲细精管基膜增厚，呈玻璃样变性，无弹力纤维，严重者曲细精管可完全纤维化；②曲细精管腔内常无精子；③间质细胞明显增生。

（3）临床表现：47XXY 型占 80%：①男性表型，从小身材细长，下肢较上肢长，儿童期表现阴茎短小，睾丸小而且质地坚实；青年和成人期仍表现阴茎小，睾丸小而坚实，男性化不全，性毛稀少，40% 左右病例出现女性乳房发育；②行为异常，智商较正常人低 10%～15%，说话晚，发音和表达能力差，有 20%～30% 病例有轻微或中度的紧张性震颤，行为幼稚，情绪不稳定，羞怯孤僻，判断力差，行为固执；③其他，偶有甲状腺功能异常，轻度糖尿病、糖耐量异常，二尖瓣脱垂，晶体混浊、乳腺癌，可有隐睾，尿道下裂，同性恋，脊柱侧弯，共济失调；④内分泌功能检查：青春期前 LH、FSH 和睾酮的基础水平和 LHRH 激发试验 LH 反应同正常同龄儿童；青春期后睾酮水平明显低下而 FSH、LH 水平增高，对 LHRH 激发试验 FSH、LH 呈强反应。

占 15% 的 46，XY/47，XXY 嵌合型的临床表现：因曲细精管变性和雄性化不足程度较 47，XXY 轻，男性乳房发育发生率低，少数病例可具有生育能力。多数患者在 30 岁以后出现性欲减退，阴茎勃起困难。

本病主要特征有①睾丸小而坚实；②第二性征发育不全；③男性乳房发育常见；④身材较高，上部量明显低于下部量；⑤血促性腺激素水平升高，睾酮水平降低；⑥缺乏精子或少精子；⑦睾丸病理主要是精曲小管病变；⑧有特征性染色体核型变化。

（4）治疗：对精曲小管变性所致的无精子症尚缺乏有效的治疗办法，男性化不足可用睾酮替代治疗，常用药物为十一酸睾酮（安雄 Androil），开始 120mg/d，分 2 次口服，2～3 周改 80～120mg/d。治疗中出现痛性阴茎勃起，水、钠潴留或高血压时，应减少剂量。庚酸睾酮 200mg 肌内注射，每 2～4 周注射 1 次。治疗期间定期测定促性激素、性激素和肝功能。血睾酮水平升至正常时间较快，但 LH 降至正常需数月之后，FSH 水平不能降至正常。治疗初期可能加重男性乳房发育，这与睾酮转化为雌激素有关。

对男性乳房发育一般不会经睾酮替代治疗而消退，由于乳房发育对患者造成心理压力和乳房恶变可能，宜尽早施行乳房成形术。

（二）雄激素不敏感综合征（androgen insensitivitysyndrome，AIS）

AIS 是指靶组织对雄激素反应和代谢异常导致各类男性假两性畸形。包括①因雄激素受体（AR）基因突变导致不能对雄激素起反应；②雄激素代谢异常（5a 还原酶缺乏）引起双氢睾酮产生减少，导致青春期男性化不足。

先天性雄激素受体缺乏症又称睾丸女性化（testicularfeminization），是男性假两性畸形最常见的原因。实验证明：雄激素的作用是通过由 X 染色体编码的单一受体介导的，如 AR 蛋白发生缺陷，可使男性表型发生变异。根据表型临床可分两型。

1. 完全性雄激素不敏感综合征（complete androgeninsensitivity syndrome，CAIS）　或称完全型睾丸女性化，其发病率为 1/64 000～1/2000 男婴。

（1）病因：患者染色体核型表现为 46，XY，有正常睾丸分化和内分泌功能，睾酮生物学活性正常，但由于 AR 基因缺陷，使睾酮在靶组织（尿生殖窦和生殖导管）作用异常。

AR 基因位于 Xq11～12，长度 >90kb，有 8 个外显子和 7 个内含子。外显子 1 为转录活化或转录调节域；2～3 为 DNA 结合域，负责编码两个锌指蛋白（Zinc finger protein）同靶基因 DNA 结合的受体蛋白；4～8 为雄激素结合编码域。现证明：任何编码域的缺失和点突变均可导致 AR 结构与功能异常。大多数雄激素抵抗患者 AR 基因系单核苷酸替代所致，由于单核苷酸替代导致 AR mRNA 剪接发生改变或 AR 的开放阅读框内出现提前终止密码子，使受体结构改变，如连同基因缺失或插入突变，可破坏完整 AR 蛋白的基本序列。有 5%～10% 患者是 At 基因的缺失或插入，缺失范围从单个或多个核苷酸到整个基因缺失，使患者不能表达完整的受体蛋白。

已报道 31 例 AIS 患者受体蛋白质分子上的 32 个正常氨基酸被置换或丢失，分布在 2～3DNA 结合域和 4～8 的激素结合域。

男性胚胎发育成正常男性表型除胎儿睾丸分泌足够睾酮外，外生殖器原基和前列腺结构需要有正常的 AR，才能使这些结构发育成正常男性生殖器官。由于受体缺陷，所以在胚胎期开始男性化不足或缺乏，外生殖器原基由于得不到足够的雄激素的刺激而自动分化发育成女性生殖器。但睾丸支持（Sertoli）细胞分泌中肾旁管（苗勒管）抑制因子（MIF）仍然有效，使患者中肾旁管不能发育成子宫和输卵管，故患者体内无子宫、输卵管，阴道为盲端。因中肾管衍生物输精管、精囊腺对雄激素无反应，故表现有睾丸而无输精管、精囊腺和前列腺等男性异常的生殖道。

（2）临床表现：出生时完全是女性表型，在腹股沟或大阴唇可扪及睾丸样结节，阴蒂不大，无子宫及女性生殖道。青春期可出现女性第二性征、乳房发育，但无月经、腋毛，阴毛稀少或缺如。阴道盲端，小阴唇发育差，附睾或输精管缺如或发育不良。睾丸精曲小管发育差、管径小，精原细胞少，无精子，间质细胞呈结节样增生，25 岁后睾丸恶变机会增加。

（3）实验室检查：血 LH 和睾酮水平升高，FSH 水平轻度升高或正常，E2 升高，E2/T 比值高，对大剂量的睾酮治疗无应答反应具有诊断意义。

（4）治疗原则：青春发育期后进行睾丸切除，然后给予雌激素/孕激素人工周期替代治疗；阴道过短可进行阴道假体扩张术。

2. 不完全性雄激素不敏感综合征（partial androgeninsensitivity syndrome，PAIS）　染色体核型 46，XY，有两性畸形外阴，外生殖器结节比阴蒂大而比阴茎小，阴唇或阴囊部分融合，隐睾，少数睾丸下降，但无生精，常伴尿道下裂，多见会阴型或阴茎型，中肾管（沃尔夫管）发育差，青春期乳房发育伴有稀疏的阴毛和腋毛。

CAIS、PAIS 与性腺发育不良不同，后者能对雄激素作出反应，但由于睾丸发育异常，不能生成或部分生成雄激素。

（1）实验室检查：血 LH 和睾酮水平升高，FSH 水平轻度升高或正常，E2 升高，E2/T 比值高，对大剂量的睾酮治疗无应答反应具有诊断意义。

（2）治疗原则：青春发育期后进行睾丸切除，然后给予雌激素/孕激素人工周期替代治疗；阴道过短可进行阴道假体扩张术。

（三）先天性睾酮生物合成障碍

睾丸合成睾酮需要 5 种酶参与，由胆固醇最后转变为睾酮。5 种酶是胆固醇侧链裂解酶（P450scc）：3β - 羟类固醇脱氢异构酶（3β - HSD）；17 - 羟化酶（P450c17）；17，20 - 裂解酶（P450c17）17，20 - 裂解酶；17，β - 羟类固醇氧化还原酶（17β - HSO）。前 3 种酶缺陷同时累及肾上腺和睾丸，属先天性肾上腺皮质增生症范畴；后 2 种酶缺陷只表达于睾丸。17β - HSO 是一种依赖于还原型辅酶 II（NADPH）微粒体酶，能将脱氢表雄酮（DHEA）、雄烯二酮和雌酮分别转变为雄烯二醇、睾酮和雌二醇（E2）。睾酮生物合成中任何一个酶促步骤缺陷，均可导致睾酮水平下降，影响男性性分化和发育。

17，20 - 裂解酶反应裂解 C17，20 键，转化 C 21 类固醇 17 - 羟孕烯醇酮为 C19 类固醇 DHEA。

类固醇生物合成途径中第一步是通过转移蛋白类固醇急性调节蛋白（steroidogenic acute regulatory，StAR）介导；胆固醇转移穿过线粒体膜，在肾上腺、性腺中发生。大多数酶属于 P450 细胞色素家族，但 3β - HSD 和 17β - HSO 是短链醇脱氢酶家族。

影响睾酮生物合成的酶缺乏的有 P450scc、3β - HSO、P450c17 和 P450c17，20 - 裂解酶。

1. 类脂性肾上腺皮质增生症（P450scc）　本症是先天性肾上腺皮质增生症中最罕见的和最严重的类型。至今只有 30 余例报告。1955 年 Prader 和 Gurtner 报告 1 例男性假两性畸形伴严重失盐，尸解发现肾上腺明显增大，皮质细胞内充满着含胆固醇和胆固醇酯的类脂质，故称类脂质肾上腺皮质增生症。此症早期 Tilp 于 1913 年、Brutschy 于 1920 年有类似报告，类固醇皮质激素生物合成缺陷 Prader 和 Siebenmann 于 1957 年、Dhom 于 1958 年及其他学者相继作了阐述。

（1）发病机制：P450scc 基因位于第 15 号染色体上（15q23 ~ q24），编码 482 氨基酸，具有 20α - 羟化酶、22 - 羟化酶及 20，22 - 碳链酶的活性。在类固醇激素生物合成中，首先是胆固醇释放入线粒体外膜，然后通过线粒体内外膜之间水间隙弥散入内膜，此过程较为缓慢，需要 StAR 来快速调节，使胆固醇迅速转变为孕烯醇酮。P450scc 是由于类固醇激素合成的依赖型 StAR 基因突变所致，而不是由 P450scc 基因突变和 P450scc 作用所需电子传导系统异常所致。

（2）临床表现：由于胆固醇不能转变为孕烯醇酮，导致盐皮质激素、糖皮质激素和性激素合成障碍，临床表现失盐、肾上腺皮质功能减退和性激素缺乏。新生婴儿出生 2 周左右可有严重的失盐、呕吐、腹泻、拒食、体重下降、脱水、酸中毒、低钠血症和高血钾症。全身皮肤色素沉着，尤其乳晕、阴囊处。男性患儿虽不能产生睾酮，但睾丸仍能产生抗中肾旁管激素（AMH），故体内不存在子宫、输卵管和盲端阴道。

血清孕烯醇酮、17－羟孕烯醇酮、DHEA、醛固酮、皮质醇、性激素（T 或 E2）水平降低，血 ACTH、PRA、FSH、LH 水平明显升高。

（3）治疗原则：仍以糖、盐皮质激素替代治疗为主。其剂量应个体化，根据临床症状、骨龄加速程度和生长速度和血皮质醇、ACTH、PRA 水平加以调整，至青春发育年龄加用性激素替代。

2. 3β－羟类固醇脱氢酶缺乏 3β－HSD（3β－hydroxysteroiddehydrogenase）缺乏属单基因、常染色体隐性遗传病。Bongiovanni 1962 年首先报告，由于 3β－HSD 缺乏导致糖皮质激素、盐皮质激素和性激素合成减少，男性表现为假两性畸形和失盐、脱水，甚至循环衰竭；女性可有轻度阴蒂增大，因具有轻度雄激素作用 DHEA 升高。

（1）发病机制：3β－HSD 有两种高度同源的异构酶：3β－HSD1 型，只在肾上腺外组织中表达，如在胎盘、皮肤、肝脏和脑；3β－HSD$_2$ 型基因在肾上腺和性腺中表达。两者基因均位于 1 号染色体的 P13.1 带内，为 7~8kb 大小，含有 4 个外显子和 3 个内含子。在 3β－HSD 缺乏患者的 3β－HSD 基因研究中，发现有 20 多种不同的突变，包括 14 个不同的单碱基突变、移码突变、无义突变、错义突变和基因转移。3β－HSD 是肾上腺皮质类固醇合成途径中第 2 个酶。孕烯醇酮、17－羟孕烯醇酮和 DHEA 在 3β－HSD 作用下，分别转变为孕酮、17－羟孕酮。当 3β－HSD 缺乏时，盐皮质激素、皮质醇和性激素合成减少。当 3β－HSD$_2$ 型缺乏时，虽然肾上腺、性腺合成雄激素障碍，但 3β－HSD1 型仍有活性，可将 17－羟孕烯醇酮转变 17－羟孕酮，可进一步转化为睾酮，所以男性表现轻度外生殖器发育不良，女性呈轻度男性化。

（2）临床表现：类似类脂性肾上腺皮质增生症，出生 2 周左右出现呕吐、腹泻、脱水、皮肤色素沉着、小阴茎、尿道下裂、女性阴蒂肥大伴或不伴阴唇融合。血电解质出现低钠和高钾血症，血激素水平表现孕烯醇酮、17－羟孕烯醇酮、DHEA 水平明显升高，而孕酮水平降低，17－羟孕酮可能降低、正常或升高。

（3）治疗原则：类似 21－羟化酶缺乏。

3. 17α－羟化酶缺乏/17，20－裂解酶缺乏症　P450c17 基因的缺陷引起 17α－羟化酶和 17，20－裂解酶联合缺乏，前者使孕烯醇酮不能转变为 17－羟孕烯醇酮；后者不能将 17－羟孕烯醇酮转变为 DHEA。结果导致皮质醇和性激素合成受阻，刺激 ACTH 分泌，使孕烯醇酮增加，使 11－去氧皮质酮、皮质酮、18－羟皮质酮合成增加。因去氧皮质酮、皮质酮有潴钠排钾作用，所以临床出现高血钠、低血钾、高血压和碱中毒。肾素－血管紧张素受抑制。17，20－裂解酶在发育前无活性，只在肾上腺功能初现后才发现作用，有助于 DHEA 和睾酮合成，如 P450c17 缺乏，可导致性激素合成受阻。

（1）临床表现：男性假两性畸形，但无子宫、输卵管和阴道呈盲端，睾丸可位于腹股沟或腹腔内。女性呈性幼稚，缺乏第二性征，无月经。血生化表现高血钠、低血钾和碱中毒。有轻度肾上腺皮质功能不全，由于皮质酮具有轻度肾上腺皮质功能。

（2）治疗：①替代治疗：糖皮质激素不足，常用氢化可的松。抑制盐皮质激素过多，可改用或加用地塞米松。②如表型与遗传性别均为女性，则到达青春发育年龄时，可采用雌激素替代，使乳房、外生殖器发育，子宫增大发育到一定程度可建立人工月经周期。如遗传性别男性，表型女性，一般以女性抚养，切除发育不良的睾丸（睾丸常位于腹腔或在腹股沟内），发育不良阴茎切除和阴道成形术。

4.5α-还原酶缺乏 体内雄激素包括睾酮和二氢睾酮（DHT），DHT 作用强于睾酮，睾酮经 5α-还原酶的作用产生。1992 年 Anderson 等从大鼠前列腺分离出编码类固醇 5α-还原酶的 cDNA，并分离出编码两个相关同工酶的 cDNA，两同工酶均极端疏水，包埋于细胞核膜内。实验证实这两种蛋白质在各组织、细胞类型和发育不同时期有不同表达方式，其生理作用亦有区别。现今发现 5α-还原酶缺乏症中均由 5α-还原酶Ⅱ基因突变所致。基因位于常染色体中，有两个等位基因，当两个基因均有缺陷才有临床表现。5α-还原酶Ⅰ缺陷引起异常表现，尚未见报告。

男性的性发育是一个复杂的级联反应过程，多种基因受损都可对其产生影响，5α-还原酶基因缺陷具有组织特异性。

（1）临床表现：5α-还原酶缺乏导致 DHT 缺乏，婴儿出生时，睾丸、中肾管发育可正常，但有小阴茎、严重尿道下裂和对裂阴囊，有一盲端阴道陷凹，可直接开口于会阴或泌尿生殖窦。中肾旁管退化，青春期有典型的第二性征如肌肉发达，声音低沉，阴茎可增长，腋毛、阴毛增多，但面毛少，未见睾酮增高引起的痤疮、前列腺增大和男性型秃发。

睾丸组织学正常，血睾酮水平正常，但 DHT 水平降低。

（2）治疗：性别确定为男性患者，则进行外生殖器整形，修补尿道下裂，阴茎尿道成形术。到青春期年龄可给予雄激素替代，现已合成庚酸二氢睾酮，但临床尚未广泛应用。大剂量睾酮可促进男性化，阴茎增大，阴毛、腋毛和胡须生长，性功能改善。但长期应用必须考虑副作用。一般丙酸睾酮 5mg/kg，每日肌注，庚酸睾酮每周肌注 50mg，十一酸睾酮 80mg，一日 4 次口服，长期应用可能提高 DHT 水平。

（四）先天性卵巢发育不全综合征

先天性卵巢发育不全综合征又称 Turner 综合征。由 1988 年 Turner 首先描述 7 例女性，体形矮小、颈蹼、肘外翻和性发育幼稚。1959 年 Ford 等发现此类患者性染色体核型为 45，X。Turner 综合征是较常见的性染色体异常，是女性性发育延迟和性幼稚原因之一。新生女婴中发生率为 1/5000～1/2500。引起性染色体异常是由于双亲之一细胞分裂过程中性染色体不分离所致。从早期流产的 XO 胎儿研究中显示早期卵巢发育接近正常，但不形成原始滤泡，卵巢很快退变，至青春期很少遗留有功能的卵巢组织。

（1）染色体核型异常可分为：①经典型 45，X 占 60% 左右；②嵌合型 45，X/46，XX 占 7%，45，X/46，X，r（X），45，X/47，XXX，占 5%；45，X/46，X，psu，dic（X）/47，X 等；③X 染色体等臂型 46，X 染色体长臂等臂或短臂等臂；④X 染色体缺失型 46，X，del（xq）或 46，X，del（xp）；⑤Y 染色体易位至 X 染色体 46，X，t（x；y）；⑥X-常染色体易位，如常染色体的片段易位至 X 染色体上。

（2）临床表现：出生时可见身材矮小。生长缓慢；短时间的先天性淋巴水肿，80% 以上残留指背或趾背肿胀；胸廓：胸宽、乳头距宽，轻度漏斗胸；颈部：后发际低，颈短，颈蹼；肢体：肘外翻、肘关节畸形。女性外表，外阴幼稚，卵巢发育不良，如卵巢呈条索状。青春期年龄表现原发性闭经，乳房不发育；胫骨内侧外生骨疣，第四掌骨短；其他：肾、心畸形、听力障碍、智力轻度障碍、脊柱侧弯、驼背等。

（3）血性激素测定：雌二醇水平低，FSH、LH 明显升高。

（4）治疗：雌激素治疗可改善第二性征，可使乳房发育，月经来潮，但无排卵，故绝大多数均不能生育，嵌合体有可能受孕。Reys 指出 Turner 综合征特点是：受孕力弱，育龄短，流产率高，发生异常后代可能性大。

（五）LH 抵抗

LH 抵抗又称 LH 不敏感综合征（LH insensitivity），临床罕见，系常染色体隐性遗传性疾病。主要累及男性。核型为 46，XY，伴原发性睾丸功能衰竭和内、外生殖器官表型异常。

在胚胎发育中，决定胚胎向男性方向发育的激素是睾酮和二氢睾酮，但在胚胎早期，性腺嵴受胎盘绒毛分泌的 HCG 刺激睾丸合成和分泌睾酮，在局部高浓度的睾酮作用下，中肾管向男性生殖器方向发育，中肾旁管退化。本征由于睾丸间质细胞膜上受体（LHR）的编码序列发生突变，无义和错义突变等可能影响与 LH 结合 G 蛋白活化及随后环腺苷酸（cAMP）的合成、翻译后修饰和合成后转运。如男性 LHR 是失活性突变可使胚胎期睾丸间质细胞不发育，睾酮水平降低，外生殖器发育不良或假两性畸形。如女性，到成年后，因 LH 参与排卵、黄体形成和卵巢激素合成和分泌（包括雌二醇和黄体酮），故女性表现为原发性闭经和不孕。

（1）临床表现：本征有家族发病倾向，男性外阴呈假两性畸形，严重者可呈完全女性化，轻者可见正常阴茎发育，内生殖器是一发育不全的盲端阴道。睾丸常不下降，多在腹股沟或腹腔内，质地松软。男性第二性征发育差，阴毛、腋毛稀少，喉结不明显，阴茎短小，阴囊着色浅，性功能低下，无精或少精。

（2）实验室检查：①性染色体核型为 46，XY；②血睾酮水平低，而 FSH 正常或升高，LH 升高；③HCG 激发试验未见睾酮升高，而 ACTH 刺激试验可见雄烯二酮、DHEA 升高反应；④睾丸活检有间质细胞不发育；⑤用睾丸间质细胞作分子生物学 LHR 分析，发现有基因突变。

（3）治疗：①根据性别选择进行雄激素或雌激素替代；②如是小阴茎儿童，可先接受睾酮治疗，是否可使阴茎大小恢复正常；③如外生殖器类似女性，尽管染色体核型为 46，XY，其社会性别仍应维持或改为女性，并将睾丸切除。

（六）FSH 不敏感综合征

FSH 不敏感综合征（FSH insensitivity syndrome）又称促性腺激素抵抗性卵巢综合征（gonadotropin resistant ovarysyndrome），本征系常染色体隐性遗传，多为女性发病。卵巢形态、大小多为正常，在原发性闭经者，见卵巢包膜坚实、增厚，未见成熟卵泡，只有少数原始卵泡或初级卵泡。继发性闭经者可见少数成熟卵泡和闭锁卵泡、黄体和白体，少数患者卵巢呈条索状或发育不良。男性睾丸大小正常或略小，精子形态正常，但精子数目减少。本症主要由于 FSH 受体失活性突变或 FSH-β 亚基突变导致卵巢功能早衰。

（1）临床表现：本症有家族发病倾向，表现原发性或继发性闭经，有不同程度第二性征发育，乳房发育差，乳晕着色淡，阴毛稀少，幼稚性外阴，阴道干燥。性交困难，无生育能力。

男性（纯合子）主要表现为无精子或精子减少，但有生育能力，性欲一般正常，第二性征发育正常，睾丸可呈较小。

（2）实验室检查：①血或尿中的 FSH 水平明显升高；②血雌二醇（E2）水平明显降低；③HMG 或基因重组 FSH 激发试验，未见 E2 升高；④卵巢活检未见成熟卵泡，基质细胞呈散在性增生，无淋巴细胞浸润。

（3）治疗：目前无根治办法。

（涂晶晶）

第十八章

男性内分泌疾病

第一节　男性性腺功能减退症

男性性腺功能减退症（male hypogonadism）是指男性患者血循环中睾丸合成和分泌睾酮不足所致的低雄激素状态，和（或）精子生成障碍。由于睾丸疾病所致的男性性腺功能异常称为原发性性腺功能减退症；由于下丘脑或垂体疾病引起者则称之为继发性性腺功能减退。

一、病因及发病机制

（1）原发性：遗传性（Klinefelter 综合征、染色体其他变异）；隐睾症；睾丸炎或附睾炎；化疗或放疗；药物（秋水仙碱、他汀类、乙醇中毒）；慢性消耗性疾病；其他疾病（精索静脉曲张、睾丸移位、创伤）；基因突变（KAL1、NROBI、GnRH、FSHp 和 LHB 受体、PROPI、SRY 和 AR）。

（2）继发性：①垂体 LH/FSH 缺乏、下丘脑 GnRH 缺乏、睾丸女性化或功能性男性性腺功能减退（过度锻炼、消瘦或肥胖、类固醇类蛋白合成药物）；②血 LH 和 FSH 在性腺激素低下时呈"不适当降低"；③男性单一性 FSH 缺乏表现为精子生成障碍和精子缺乏，血睾酮和 LH 常；④男性单一性 LH 缺乏表现为类阉割体型，血睾酮和 LH 降低。

二、临床表现

1. Kallmann 综合征和 IHH　特发性低促性腺激素性性腺功能低下症，最早由 Kallmann 于 1944 年报告 9 例家族性男子性功能低下，伴有嗅觉丧失或减退，被命名为 Kallmann 综合征。本病的临床表现形式，可以呈典型的 Kallmann 综合征；可呈无嗅觉障碍的特发性低促性腺激素性性腺功能减退症（idiopathic hypogonadotropichypogonadism，IHH）；同时伴有面部中线缺陷或肢体畸形，如唇裂、腭裂、短掌骨、听力丧失、色盲、眼球运动障碍、一例肾发育不全等。本病的流行病学很难确定，估计患者总数约 1 110 000 人（男性 1/7500、女性 1/50 000），男女之比为 4：1。

2. 伴有其他异常的相关综合征（Prader - Willi 综合征、Lanrence Moon - Biedle 综合征）

（1）Prade - Willi 综合征：在胎儿和婴儿期肌张力低下，身材矮小，不耐受饥饿，中心型肥胖。面部特征是杏仁眼，小手小脚，智力迟钝，情绪不稳定。女性患者月经来潮迟，男性则小阴茎和隐睾，青春期延迟等。

（2）Laurence - Moon 和 Barder - Biedle 综合征：Laurence - Moon 综合征特征是性发育延迟、色素性视网膜炎、痉挛性瘫痪；Barder - Biedle 综合征特征有发育延迟、色素性视网膜炎、多指畸形和肥胖。两者在低促性腺激素性性腺功能低下和原发性性腺功低下相关患者中均有报告。

3. 颅咽管瘤临床表现有多饮、多尿、肥胖、生长迟延、生殖器不发育等垂体后叶和前叶功能障碍症状。影像学检查提示蝶鞍形态改变，伴鞍内或鞍上钙化斑，不论有无视野缺损，颅咽管瘤诊断基本成立。

4. 神经性厌食和神经性厌食 - 贪食综合征　神经性厌食（anorexia nervosa）是一种精神内分泌疾病，因体型或其他感觉缺陷的心理导致严格控制饮食甚至顽固拒食，出现极度营养不良、青春期发育停滞、女性闭经，男性第二性征不发育，促性腺激素和性激素均下降。另一种情况是患者首先是厌食症，继之为疯狂进食，进食后到厕所做人为性恶心和呕吐，或者患者自我催吐、滥用泻药或利尿剂，同样可以造成患者营养不良，可称之为厌食—贪食综合征。

5. Klinefelter 综合征（KS）　本病的基本特征：①睾丸小（容积 <4ml）而硬（或软）；②不同程度的性成熟障碍；③无精子（偶尔 47，XXY/46，XY，嵌合型可有少量精子）；④男子乳房发育；⑤促性腺激素（尤其是 FSH）升高，T 浓度下降；⑥睾丸曲细精管玻璃样变性；⑦性染色体异常。

6. 雄激素抵抗综合征　出生和儿童时呈女性，到青春期有女性第二性征发育，包括有明显的乳房发育，女性体型和习惯，但呈原发性闭经，阴毛和腋毛稀疏或缺如。患者身材较高，高于平均女性，睾丸定位于阴唇、腹股沟或腹部，缺乏 Wolffian 管衍生物，阴蒂正常或小，阴道呈盲袋，无 Mullerian 管衍生物，青春期后血浆 LH 和 T 浓度升高、E_2 升高（男性）、FSH 正常或稍高。

三、实验室及其他检查

1. 睾酮　①基础值降低；②昼夜节律存在；③血 E_2 正常或升高；④性激素结合蛋白正常或升高。

2. 血 LH 和 FSH　①原发性者升高，继发性者正常或下降；②下丘脑性者 GnRH 兴奋试验示延迟反应，垂体性者无反应。

3. 精液常规　精子生成的功能可以通过精液常规检查直接反映，若患者有射精能力则做精液分析，观察精子总数（正常 $\geq 20 \times 10^6/ml$）、每次射精量（正常 $\geq 2ml$）、60% 以上精子有活力。严重的少精症（$<5 \times 10^6/ml$）见于原发性或继发性性腺功能低下症。

（1）HCG 兴奋试验：①评价睾丸 Leydig 细胞功能；②HCG 2000IU 肌注，隔日 1 次，连续 2 次；③隐睾症者有反应，睾丸功能衰竭者无反应；④垂体性睾丸功能减退经多次注射后，睾酮分泌逐渐升高；⑤下丘脑 - 垂体病变轻者反应正常。

（2）氯米芬（克罗米芬）兴奋试验：①评价下丘脑 - 垂体 - 睾丸轴功能；②氯米芬 3.0mg/（kg·d）（最大量 200mg/d），共 7d；③血 LH 和 FSH 升高 10 倍以上为正常反应；④反应性降低示下丘脑或垂体病变。

（3）GnRH 兴奋试验：①评价垂体促性腺激素细胞储备功能；②正常男性 LH 峰值升高 > 5.0 倍，峰值 30~60min；③青春期前儿童呈低弱反应，峰值增高 < 3.0 倍；④原发性睾丸功能

减退症 LH 和 FSH 基础值显著高于正常人，峰值显著增高；⑤继发性睾丸功能减退症 LH 和 FSH 基础值显著低于正常，峰值增高 <2.0 倍，连续 GnRH 静滴试验示下丘脑性睾丸功能减退症（LH 反应接近正常），垂体病变者无明显变化。

3. 生化全套 包括肝功能、肾功能、血脂及相关检查，对了解患者全身情况及其他异常有帮助。

4. 头颅蝶鞍区影像学检查 包括 CT 或 MRI，对区别继发性男性性腺功能低下症的原因很有帮助。

5. 性染色体检查 鉴定患者性染色类型，对确定患者染色体性别起决定性作用，若为 47，XXY 或 47，XXY/46，XY 则可以诊断为 Klinefelter 综合征。

6. 腕、肘部 X 线片骨龄 观察骨龄是否与年龄相一致，间接判断性腺发育程度。

7. 垂体前叶（腺垂体）功能测定 包括 ACTH – F、TSH、T_3、T_4、GH 等，确定为单纯性腺或垂体前叶多系统功能受损。

四、诊断与鉴别诊断

1. 诊断

（1）确定是否存在性腺功能减退：病史；体格检查；一般实验检查；下丘脑 – 垂体 – 睾丸功能检查。

（2）确定性腺功能减退的发病部位：睾丸；垂体；下丘脑；其他。

（3）确定病因：激素测定；精液检查；核型鉴定；Y 染色体微缺失。

（4）排除情况：阴茎勃起障碍；男性不良症；男性乳腺发育；雄激素抵抗综合征。

2. 鉴别诊断

（1）缺乏垂体病变者的病因鉴别：①体质性青春期发育延迟；②经典型与非经典型 Kallmann 综合征；③下丘脑 – 垂体疾病；④高 PRL 血症；⑤血色病；⑥结节病。

（2）体质性青春发育延迟和器质性疾病的鉴别：①体质性青春期发育可延迟到 18 岁以后，但 14 岁后仍无青春期发育应考虑器质性疾病可能；②动态试验不能鉴别体质性青春期发育延迟和真性低促性腺激素性性腺功能减退症；③鉴别困难时追踪观察，同时用小剂量雄激素间断性诱导青春期发育。

（3）肥胖引起的低促性腺激素性性腺功能减退症与器质性疾病的鉴别：①肥胖可引起低促性腺激素性性腺功能减退症，但较轻；②经减肥治疗后，高 PL 血症和性腺功能减退症消失，但游离睾酮正常；③如游离睾酮降低，应进一步查找病因。

五、治疗

（1）雄激素替代疗法：睾酮酯类是治疗各种类型的性腺功能减退的基本选择。

1）口服法：建议首选 11 – 酸睾酮（安雄或安特尔），80 ~160mg/d。

2）肌内注射法：丙酸睾酮 25 ~50mg，肌内注射，一周 2 次；庚酸睾酮（TE），100 ~200mg，肌内注射，2 ~3 周 1 次；Tu（注射剂）是唯一的水悬液睾酮制剂，每次 200mg，肌内注射，3 ~4 周 1 次。

3）皮肤贴剂：有阴囊贴和非阴囊贴剂。阴囊睾酮皮贴剂，4.0 ~6.0mg/d。菲阴囊皮贴剂：2.5 ~7.5mg/d。

安全及副作用如下：

红细胞增多症：多数患者仅轻度增高，不影响治疗；但对红细胞增多症患者禁用。

肝脏损害：烷基化睾酮（如甲基睾酮）口服有引起胆汁淤积性黄疸等，甚至发生肝脏肿瘤的报告，现在基本不用。其他制剂对肝脏一般是安全的。

前列腺增生和前列腺癌：睾酮治疗可使使用者前列腺较治疗前稍大，但仍未超过正常男子大小；对已确诊为前列腺癌患者则禁用雄激素。

血脂代谢：生理性睾酮治疗可降低总胆固醇（TC）和低密度胆固醇（LDL－C），但对高密度胆固醇（HDL－C）可能有降低倾向。一般认为，补充外源性睾酮是安全的。

（2）LHRH脉冲式治疗：是最接近生理的治疗方案。LHRH $10\mu g$ 皮下注射脉冲，每次90min，治疗3～6个月以上。

（3）促性腺激素治疗：GTH是治疗IHH的另一种选择。常用HCG为基础，单独应用到第二性征发育较好、睾丸体积不再长大时，再合并应用HMG以补充诱发精子发生所必需的FSH。HCG 2000U肌内注射，每周2次；HCG 2000U＋HMG 75U肌内注射，每周2次。以上治疗3～6个月以上。

（4）原发病和特殊病的处理

1）原发病的治疗：对于下丘脑、垂体等部位肿瘤，需采用外科手术、γ刀治疗或放疗；对外源性药物所致性腺功能低下症需停用相关药物。

2）对完全性雄激素抵抗综合征，需切除睾丸，用雌激素替代治疗促进女性化，并对生殖器按女性矫形手术。

3）对 5α －还原酶缺乏症治疗，除进行尿道下裂修补外，需用DHT治疗，争取婴幼儿时期治疗，但长期治疗的后果及副作用尚待观察。

六、展望

男性性腺功能低下症中，尚有许多疾病的病因和发病机制不清，特别是某些先天性异常综合征、先天性睾丸发育异常疾病、激素合成异常、雄激素受体及受体后障碍等，随着分子生物学和基因检测技术提高，这些方面的研究将有所发展。有关LHRH脉冲式注射泵治疗，因器械和材料等存在着不足之处，故在国内尚难进一步推广，盼望这方面技术有所突破。

（涂晶晶）

第二节　男性乳腺发育症

男性乳腺发育症（gynecomastia）是指男性出现乳腺发育增大，大多数可达女性乳房大小，少数可仅呈乳晕下轻微隆起或硬结样增生，常见双侧性或初起单侧渐至双侧发育，可双侧大小不一，亦有不少仅单侧发育。这常常由于雌激素作用增强和（或）雌激素/雄激素比例增高所致。

男性乳腺发育作为生理现象可见于新生儿、青春期和老年，不经治疗也可自行缓解。但也可以为病理状态，这时由于雄激素不足或雌激素过多。男性乳腺发育患病率与年龄和体重指数（BMI）相关，可能是由于脂肪组织芳香化酶活性增高所致。有资料显示，男性19岁乳房发育发生率为17%，至40～44岁时达41%，45～59岁的住院患者中男子乳房发育率达

57%，其中83%的乳腺组织直径<5cm。真性乳腺发育通常乳腺组织直径>4cm，常伴有压痛。乳腺组织增大应和过多的脂肪堆积相区别，触诊时乳腺组织相对较韧，且含有纤维样条索感。

一、病因及发病机制

男性乳腺发育可以是生理性现象，也可以是病理性原因，需要进行进一步检查；也有特发性者，即尚未发现明确原因。

男性在新生儿、正常青春期（14～18岁最常见）、老年期（多见于更年期后，尤其是60岁以后）3个年龄段都可以出现生理性乳房增大。

1. 生理性男子乳腺发育症

（1）新生儿男性乳腺发育：新生儿乳腺增大，可能是由于母体或胎盘的雌激素进入胎儿血循环所致。乳腺增大一般于出生后6～7天达高峰，3周左右消退，有时持续至3个月或更长时间。

（2）青春期男性乳腺发育：青春期男性乳房增大很常见，以12～16岁最多见，可高达3 g%，两侧乳腺增生可不对称，有时直径可达4cm或更大，可以持续1～2年，可能是青春期有短暂的雌激素水平较高所致。

（3）老年性男性乳腺发育：老年男性乳腺发育相对多见，一般轻度发育，常无自觉不适症状。因血浆睾酮浓度和游离睾酮均下降，雌激素相对性增多所致。

2. 病理性男性乳腺发育 雌激素增多、雄激素减少是男性乳腺发育的最主要因素，但并非单纯的某种激素异常，往往是都有变化，共同点是比例失调。

（1）雌激素分泌过多：睾丸肿瘤，包括睾丸的间质细胞瘤、绒毛膜上皮癌等均可引起乳腺增大。以生殖细胞占多数，分泌过量的雌激素或雌激素前体。这时约半数以上可触及睾丸上的肿块，常为一侧性。

（2）睾酮分泌减少：如先天性无睾症、Klinefelter综合征等，除睾酮分泌浓度下降、雌激浓度增高、T/E2比例下降、出现男性乳腺发育症外，还同时伴有睾丸缺如或睾丸容积缩小，雄激素缺乏的体型。对于后天性睾丸疾病，如腮腺炎伴睾丸炎、创伤、手术、血透等病因非常明确，临床表现典型。

3. 药物性男性乳腺发育 许多药物如促进性腺发育的药物（HCG、克罗米芬）、雄激素拮抗剂（如西咪替丁、螺内酯、酮康唑），其他一些药物如洋地黄、异烟肼、钙拮抗剂、雌激素及其膏剂等，有的药物可能增加了雌激素的分泌，有的药物可能抑制睾酮的分泌，但很多药物致男乳发育的机制不明，尤其长期数药合用者，机制更复杂，但临床表现典型。

4. 全身性疾病伴男性乳腺发育 慢性肝硬化、肾衰竭、甲亢、甲减、结核、糖尿病、充血性心衰、库欣综合征、GH瘤、雄激素抵抗综合征及多种血液系统疾病均可有男性乳腺发育，但绝大多数均有其特殊临床表现，故临床不易漏误诊。

二、实验室及其他检查

1. 生化常规 尤其是肝功能、肾功能、血脂等，对患者全身情况了解很有帮助。

2. 性激素全套 包括LH、FSH、PRL、T、E_2、P等，对确定有无性激素低下，确定是中枢性或周围性性腺功能不全，确定有否高泌乳素血症等非常有用。

3. 肾上腺和甲状腺激素　包括 DHEA、DHEA－S 对确定肾上腺病变（占位）有帮助，甲状腺功能（TSH、FT$_3$、FT$_4$）检查可明确有无甲亢或甲减。

4. 性染色体测定　协助确定患者性别。

5. 影像学检查　头颅 MRI，肾上腺区域 CT、B 超检查（肾上腺、睾丸）确定占位部位及大小。

6. 乳房组织及包块　可用乳房造影术和 B 超检查。

7. 活体组织检查　如乳房包块、睾丸包块活检，病理学检查可以协助诊断。

三、诊断

1. 第二性征缺乏而有女性化症状　乳房增大，两侧可不对称，睾丸小或未下降、硬，阴毛呈女性型分布。

男子乳房增大，多数为双侧，乳晕处隆起，以乳头为中心，其下可扪及圆盘状发育肥大的乳腺组织，边界清楚，与周围组织不粘连。肿块直径常在 2cm 以上，大者可达 12cm。可不对称，有胀痛、压痛及溢乳，有的伴性功能减退及原发疾病的症候群，如肝硬化、类无睾症群和男性假两性畸形。

2. 血和尿激素及激素代谢产物测定　性激素；促性腺激素；ACTH；皮质醇；17－OHP；17－KS；17－生酮类固醇等确定是否有性激素低下。

3. 其他　肝肾功能检查、骨龄测定有助于协助诊断。

四、治疗

（1）生理性乳腺发育症：乳腺直径 <2cm 或直径 2～4cm，乳腺无压痛，通常能自然消退，不需特殊治疗，仅需观察随访。但对于青春期巨乳症，青春期发病后的肿大乳房对药物治疗效差，仅手术治疗（乳腺切除）有效。

（2）特发性乳腺发育症：许多患者 1～3 年内肿大的乳房能自行消退，可以不做药物治疗。但对于乳腺组织直径 >4cm 者，首先推荐药物治疗。

1）常用药物及方法：a. 庚酸双氢睾酮：因不受芳香化酶催化，故应用后提高血循环中 DHT 而不会芳香化成 E2，因而不会促进乳房发育。200mg，每 3～4 周肌内注射 1 次，治疗 3 个月，乳腺缩小率达 82%。b. 三苯氧胺：一种雌激素受体拮抗剂，起抑制内源性雌激素作用。20mg/d，有报告乳房缩小有效率达 62%，乳腺疼痛缓解率达 90%。通常疗程 1～3 个月。疗效欠佳时可适当增加剂量。副作用通常不大，应注意观察有无消化道反应、肝功能改变等。c. 睾内酮：芳香化酶抑制剂，抑制 T 转化为 E2，使 E2 减少。450mg/d，分次口服。d. 达那唑：为人工合成的 17α－炔睾酮衍生物，除具有轻微的雄激素作用外，还有孕激素样作用，对 HPG 轴系有抑制作用，服药后体内雌激素下降，性器官和乳腺萎缩。e. 克罗米芬：应用低剂量克罗米芬有促进垂体促性腺激素分泌作用，但大剂量时则对垂体起抑制作用。口服 50～100mg/d，约使 20% 的患者有不同程度的疗效。

2）手术治疗：病程较长、药物治疗难以逆转者，乳腺发育由开始的腺体增生转为后期的纤维化和透明样变性为主，则手术治疗是唯一有效的方法。一般采用环乳晕入路切除乳晕下乳腺组织。

（3）病理性乳腺发育症：主要是针对不同病因作出合理的处理，对于药物性乳腺发育症，停药是关键；对于雌激素分泌过多所致者，切除睾丸、肾上腺、肺部肿瘤；CAH 者补充泼尼松等；对 Klinefelte 综合征，以补充睾酮为主。对这类疾病的乳腺发育，也可以试用抗雌激素药物，必要时也可考虑外科手术处理。

五、展望

特发性乳腺发育症，原因未明，但随着检测技术发展和对本病认识的深化，一些原先被认为是特发性的，将重新定性为继发性。对乳腺发育的药物治疗，随着实践的深化，将对许多新药的疗效及副作用有新的认识，并推广疗效好、副作用少的治疗药物。

（涂晶晶）

第三节 勃起功能障碍

勃起功能障碍（erectile dysfunction，ED）是指在有性刺激情况下，持续或反复地不能达到或维持充分的勃起以进行满意的性生活。既往称为阳痿（impotence）。

通常将 ED 分为原发性 ED 和继发性 ED。前者通常存在生殖器发育异常、性腺功能低下、性欲低下等。估计继发性 ED 至少 10 倍于原发性 ED。

一、病因病机

根据 ED 发生原因可分为：功能性 ED、器质性 ED 和混合性 ED。

（1）功能性 ED：是指因身体的部分组织、血管功能失调而引起的 ED，是相对器质性 ED 而言，无明显的组织器官的实质性损害。其 ED 是由于性知识不足、性生活恐怖、以往有精神和心理创伤、夫妻关系不协调、环境不适应、有手淫习惯、担心无法完成性交、担心怀孕或影响自身健康、过于劳累、人际关系紧张、情绪低落、性交时突受惊吓等引起。

（2）器质性 ED：是由生殖器官和其他组织器官发生实质性病变，如血管神经损害、内分泌等病变引起的 ED。此类 ED 又可细分为：血管性 ED、神经源性 ED、内分泌性 ED、医源性 ED 和其他因素性 ED。

（3）混合性 ED：器质性 ED 与心理性 ED 同时存在。由于身心之间的关系密切，要想把功能性 ED 和器质性 ED 在发生的病理机制上截然分开显然是不切实际的，器质性 ED 一旦形成，易给患者带来精神负担，而功能性 ED 久延不愈也可影响器官，形成实质性损害。因此，临床上大多数 ED 均为混合性 ED。

二、临床表现

1. 原发性 ED 通常为生殖器发育异常，阴茎短小、隐睾或睾丸发育异常、第二性征异常等，甚至为两性畸形、女性心态。多为先天性遗传性疾病，常为染色体异常，也可以是先天性性腺功能低下所致。

2. 继发性 ED 以往曾有正常的阴茎勃起，后因各种原因而造成了 ED，性欲低下，勃起时间短暂，不能勃起或勃起不坚且呈进行性加重。

三、实验室及其他检查

1. 血常规、尿常规、血糖、血脂及肝肾功能检查　有助于发现贫血、糖尿病、血脂异常和慢性肝肾疾病。

2. 激素检查　对伴有性欲异常和第二性征异常是必需的。

（1）睾酮：睾酮水平与勃起功能的关系尚不确定，因为睾酮水平低下男童在视觉刺激下仍可引起勃起。男性睾酮水平有昼夜节律的变化，应测定两次取平均值。中年男性出现的疲劳、性欲减退、ED 与睾酮水平低下有关。另外，睾酮（T）水平低下的应检查促黄体生成素（LH），LH、T 水平均低者，应作垂体 CT 或 MRI 检查以排除垂体和下丘脑异常。

（2）催乳素：凡出现性欲与勃起功能同时下降者，应怀疑垂体催乳素瘤。可作垂体 CT 或 MRI 检查。

（3）甲状腺激素：甲状腺功能异常也可引起 ED。当怀疑甲状腺功能亢进和减退时均应测定甲状腺激素。

（4）血皮质醇和垂体促肾上腺皮质激素、儿茶酚胺及其代谢产物测定，结合症状、体征和影像学检查有助于诊断肾上腺疾病。

3. ED 的特殊检查　为进一步明确 ED 的发病原因和选择有效的治疗方案，有时需要做一些特殊检查。

（1）夜间阴茎涨大试验（nocturnal penile tumescence，NPT）：夜间阴茎勃起试验方法有以下几种。①阴茎周径测量：使用一种市售的带状软尺，次晨看数据有无变化。如 > 1.5cm，其 ED 可能是心理性的；若 < 1.5cm，则要考虑可能是疾病因素所致。②硬度测试仪：采用 NPT 监测仪进行硬度检测是 ED 诊断的一个重要方法。夜间入睡前将两个测试环分别安置于阴茎前端和根部，于捆绑在患者大腿部的小型记录仪上分别同步记录阴茎粗细和硬度，次日可经电子计算机打印实测结果。③阴茎海绵体注射血管活性药物试验（ICI）：1984年海绵体内注射罂粟碱首次被用于诊断血管性勃起功能障碍，此后陆续发现酚妥拉明及酚苄明等分别联合海绵体内注射可诱发人阴茎勃起。

（2）双功能超声试验：该检查有助于了解阴茎动脉血供和静脉闭合机制是否正常。

四、诊断

1. 详细了解性生活史　包括房事的频率、婚姻史、性能力，以及除 ED 症状外有无合并其他性功能障碍，如早泄、射精异常、有无性高潮、性欲减退等。

2. ED 的程度　是不能勃起还是勃起不坚或勃起维持时间太短难以达到满意的性生活，依据勃起功能国际问卷可初步评估其 ED 程度。①轻度 ED：指既往 3~6 个月间性生活中有少数几次发生 ED；②中度 ED：指既往 3~6 个月间性生活中有一半时间发生 ED；③重度 ED：指多数性生活时不能勃起或维持勃起。

五、治疗

（1）口服药物治疗

1）激素类药物：如内分泌检查提示原发性性腺功能低下（FSH、LH 增高，睾酮降低），宜给予雄激素治疗。可用十一酸睾酮 40mg，每天 2 次；或十一酸睾酮 250mg，每月 1

次。若检查为继发性性腺功能低下（FSH、LH、睾酮均降低），可用上述雄激素治疗，或应用人绒毛膜促性腺激素，每周 2000U 注射。如检查提示高催乳素血症，可用溴隐亭口服，2.5~7.5mg/d。

2）非激素类药物：西地那非，为治疗 ED 的新药。该药只能在性兴奋的基础上才能诱发勃起，不具有催欲作用，故只能在性生活前应用。

（2）阴茎海绵体内注射血管活性药物（ICI）：是近 20 余年发展起来的有效的治疗与诊断手段。ICI 同时还是诊断 ED 的手段之一。

1）前列腺素 E_1（PGE_1）：目前海绵体内注射多用 PGE_1。此药是一种强有力的平滑肌松弛剂。剂量一般为 10~20μg。

2）ICI 的注射方法：注射部位为阴茎体部两侧面，在证实针头未穿入大血管内时，缓慢注入。拔出针头后压迫局部。一般在 5~10min 内勃起。

（3）局部外用给药：局部外用给药与口服药物治疗同为目前最主要的 ED 无创治疗。

1）经尿道途径给药：经尿道给药后，药物经过尿道上皮进入尿道海绵体静脉，由于它们与阴茎海绵体静脉相通，使药物经尿道逆流至海绵体平滑肌，发挥治疗作用。目前临床应用的是前列腺素 E_1 栓剂（前列地尔，MUSE），置入尿道约 10min 内有 80% 经尿道黏膜吸收，于用药 15min 内使阴茎海绵体血管充血，阴茎涨大勃起，可维持 30~60min。MUSE 可使约 66% 的患者性交成功。

2）经阴茎皮肤途径给药：临床应用的有硝酸甘油贴片或乳剂、米诺地尔乳剂和前列腺素 E_1 乳剂等。更适合于心理性 ED，于性交前 15min 应用，可使约 63% 患者获得较满意的勃起。

（涂晶晶）

第四节 伴内分泌表现的睾丸肿瘤

睾丸肿瘤虽然发病率不高，但年轻人好发，在 20~35 岁年龄段，睾丸肿瘤的发生率仅次于白血病，占第 2 位。在美国，其发病率为（2~3）/（10 万男人·年），肿瘤死亡率为 1%。根据其来源，睾丸肿瘤可分为原发性和继发性。原发性肿瘤分为生殖细胞与非生殖细胞肿瘤。前者发生于精曲小管的生殖细胞，约占睾丸肿瘤的 95% 以上。在生殖细胞肿瘤中，精原细胞瘤最常见，约占 40%；其他如胚胎癌、畸胎瘤、绒毛膜上皮细胞癌、卵黄囊瘤等。非生殖细胞肿瘤，发病率较低，为发生于间质细胞、支持细胞和睾丸间质的肿瘤，如间质细胞瘤、支持细胞瘤和睾丸网腺癌等。25%~30% 的生殖细胞肿瘤会分泌人绒毛膜促性腺激素（HCG）、甲胎蛋白（AFP）。来自间质的莱迪希细胞或支持细胞的肿瘤，往往分泌类固醇激素（雄激素和雌激素）。因此，生精细胞肿瘤或莱迪希细胞、支持细胞肿瘤多伴有激素分泌异常。睾丸转移性肿瘤主要继发于全身恶性淋巴瘤与白血病。本章主要讨论有关睾丸肿瘤的病因、病理、临床表现与治疗等，并讨论伴内分泌表现的睾丸肿瘤—性索-基质肿瘤（sex-cord - stromal neoplasms）。这类肿瘤虽然比生殖细胞肿瘤发病率低，但它们具有内分泌活性细胞，故加以详细讨论。此外，对伴有内分泌表现的莱迪希细胞增生症，以及各类睾丸肿瘤的旁分泌和内分泌作用也作扼要介绍。

一、睾丸肿瘤的病理分类

睾丸一般由结缔组织将其分为 200～350 个小叶，每个小叶由精曲小管与睾丸间质所构成。精曲小管主要有两种细胞所构成：生精细胞与支持细胞。支持细胞一般位于精曲小管的基底部，包绕各级生精细胞。精曲小管之间依靠结缔组织相连，其间分布着间质细胞，即莱迪希细胞（Leydig cell），分泌雄激素，对维持精子的发生有重要意义。绝大多数的原发睾丸肿瘤来源于生精组织，占肿瘤总数的 90%～95%，其余原发肿瘤的 5% 来源于非生精组织。睾丸肿瘤的病理分类对临床或外科手术提供治疗决策基础。但是分类标准至今也未能取得一致意见。自 1940 年以来，根据临床治疗决策的需要，至少提出了 6 种不同的病理分类法。一般睾丸肿瘤分为原发性与继发性两大类。原发性肿瘤又分为生殖细胞瘤与非生殖细胞瘤。

睾丸原位癌（carcinoma in situ，CIS）作为睾丸肿瘤的早期病理类型，逐渐引起人们的重视。CIS 若能及时发现，将提高患者的生存率。其表现为精曲小管内细胞异常，在其发展为可触及的睾丸肿瘤之前，可潜伏许多年。患有 CIS 时，睾丸体积通常无异常，偶有压痛，许多患者无其他症状。血小板生长因子受体被认为是可能的肿瘤标志物，CIS 患者血清中一般无其他肿瘤标志物。因此，标准的外科活检术成为发现 CIS 的惟一方法。最早对 CIS 引起重视的是 Skakkebaek（1972 年）。他在检测不育症患者的睾丸病理切片时，发现细胞形态异常。在其系列研究中，第 1 次活检后连续追踪 1～5 年，6 例睾丸精曲小管 CIS 患者，4 例肿瘤进展，突破精曲小管的基膜（1978 年）。1994 年 Parkinson 等报道，70 例睾丸标本中发现 1 例 CIS。对 CIS 如何进行临床处理，仍然存有疑问。因为到底有多大比例的 CIS 会转变为临床型睾丸肿瘤，至今尚无定论。但是，对睾丸进行病理检查时，CIS 应引起我们的重视。睾丸肿瘤的病理类型比较复杂，如颜克钧等报道了 4 例睾丸内胚窦瘤，均行睾丸肿瘤根治术及腹膜后淋巴结清扫术，术后辅以化疗。随访 6 个月至 7 年，无局部复发及远处转移。

二、流行病学与病因学

睾丸肿瘤的发病率各国报道不一，美国每年新报道约 5500 例睾丸肿瘤。美国白人一生中患睾丸癌的比例为 0.2%，或 1/500。生殖细胞肿瘤的发病与遗传、激素或环境因素均密切相关，但确切的发病机制至今还不清楚。例如，芬兰与丹麦均属北欧国家，地理环境、文化背景、社会状况、经济特点均非常相似，但是芬兰的睾丸癌发病率明显低于丹麦。调查表明，睾丸肿瘤的发病与种族密切相关，无论是美洲或非洲的黑种人，其睾丸肿瘤的发病率均较低，只及白种人的数分之一。一侧睾丸肿瘤发病后，并不能排除对侧发病的可能。精原细胞瘤可发生在双侧睾丸，可同时发生或前后发生。例如，一侧精原细胞瘤睾丸切除后多年，对侧又可出现睾丸肿瘤。Holzbeierlein 等统计 1950—2001 年 3984 例睾丸肿瘤，其中 58 例为双侧发病，发病率约为 1.5%。

睾丸肿瘤的病因主要有以下几方面。

（一）内分泌紊乱

内分泌因素在睾丸癌的发病中起到重要作用。①在出生后 1～2 年，生精细胞肿瘤发病率非常低，此时血液中促性腺激素、类固醇水平均较低。随着青春期的到来，卵泡刺激素、黄体生成素和睾酮分泌增加，睾丸肿瘤的发病也逐渐达到高峰期。②生殖细胞肿瘤在低促性腺激素患者中发病率很低，但该类患者又可能因隐睾发病率高而增加生殖细胞肿瘤的发病。③有报道，应用促性腺激素与氯米芬会增加生殖细胞肿瘤的发病。④分泌 HCG 的肿瘤比不分泌者，病情进展迅速，发展变化快。⑤给予孕期女性外源性 E2 可导致其后代产生睾丸肿瘤。但是，激素在睾丸肿瘤中的发病机制至今不清楚。

（二）隐睾症

隐睾症患者比正常人群睾丸肿瘤发病率高 5 倍。腹腔型隐睾的肿瘤发病率更高。

（三）环境因素

据调查，在西欧和北美的白种人中发病率为（3～9）/10 万，但在几十年后发病率增加了 2～4 倍。其他国家的调查也表明，近年其发病率有所增加，表明环境因素在其中起到了重要作用。如长期在高温或低温环境工作，可增加睾丸肿瘤的发生率；某些化学物质，如锌、镉可导致家禽的睾丸肿瘤发生。

（四）感染后免疫功能低下

Powles 等报道，多中心的研究表明，HIV 患者中睾丸肿瘤的发病率明显高于非 HIV 的人群。随访 4.6 年后，9% 的 HIV 患者死于睾丸肿瘤，致死率与 HIV 感染、睾丸肿瘤复发转移有关。

（五）性发育异常

如染色体异常 45，X/46，XY 患者，其睾丸肿瘤发病率高于一般隐睾症患者。Y 染色体异常以及雄激素不敏感综合征，也是睾丸肿瘤的高危因素。

三、病理生理学

睾丸肿瘤多起源于生殖细胞，但可以分化为各种各样的胚胎组织。当在致癌因素的作用下，肿瘤细胞向生殖细胞形态分化，则为精原细胞瘤（seminoma）；若向多能细胞分化，则可形成胚胎瘤；若分化向外胚层或滋养层发展，则为绒毛膜上皮细胞癌或卵黄囊肿瘤。传统上生殖细胞肿瘤分为精原细胞瘤和非精原细胞瘤（nonseminoma）。在其分类中，其中之一为精母细胞性精原细胞瘤，但有大量生物学证据表明，其与精原细胞瘤不同，所以精母细胞瘤（spermatocytic seminoma）应予使用。典型的精原细胞瘤与非精原细胞瘤看起来有相同的生物学来源。①经对睾丸的原位癌组织形态学研究发现，可来源于精原细胞瘤又可来源于非精原细胞瘤；②大约 1/3 的生殖细胞肿瘤含有混合的精原细胞瘤与非精原细胞瘤的成分；③精原细胞瘤有时具有绒毛膜上皮细胞癌的特性，可分泌 HCG 等产物。推测其存在中间性细胞类型。然而，在考虑到治疗方案时，将其分为精原细胞瘤与非精原细胞瘤有实际意义。

睾丸肿瘤局部生长与转移有其特殊性。生殖细胞肿瘤多起源于精曲小管的生殖细胞，开始表现为原位癌，随着肿瘤的恶性生长，逐渐代替原有的睾丸实质。由于睾丸表面白膜的存在，阻挡肿瘤的局部侵袭，睾丸肿瘤发生附睾与精索转移的可能性小，而发生淋巴与血液转移的可能性较大。通常尚未侵犯附睾与精索时，肿瘤已通过淋巴道转移到腹膜后或腹股沟淋巴结。睾丸肿瘤发生血液转移也较早，通过直接的或间接的通道，肿瘤转移到肺、骨或肝等脏器。

对于睾丸肿瘤而言，完全自然痊愈的概率非常小，成人的睾丸肿瘤应认为是恶性的。由于睾丸肿瘤自然生长史较短，过去一般习惯用 2 年生存率评价治疗的有效性。由于多种联合疗法的出现，患者治疗后的生存时间逐渐延长，用5年生存率评价疗效可能更加适合。对患者的长期随访是必需的，因为有人观察到，治疗后10年睾丸肿瘤仍可再次复发。

四、临床表现

睾丸肿瘤患者的生存率与早期发现密切相关。若肿瘤局限在睾丸内或仅有局部淋巴结转移时，采取正确的治疗措施，能取得较好的疗效。临床发现延误治疗或误诊的原因，首先是患者对疾病的忽视、恐惧，故在社区内认真推行医学健康教育，使人们掌握或了解睾丸肿瘤的知识，非常必要；其次是医师对睾丸肿瘤的忽视，故掌握该病的临床发病特点，获得及时诊断，对提高5年生存率非常重要。

睾丸肿瘤的早期表现，一般为单侧睾丸的肿大或无痛性的睾丸肿块。由患者或其性伴侣偶然发现而就诊。睾丸表现为肿大、肿胀或质地坚硬，30%～40%的患者伴有会阴部、阴囊、下腹部或肛门周围的钝痛或沉重感，约10%的患者表现为睾丸的急性疼痛。偶尔有患者表现为萎缩睾丸的增大。罕见病例是患者因不育症就诊时，发现睾丸肿大。若患者睾丸肿瘤内出血或并发急性附睾炎时，也可因急性突发性疼痛而就诊。约10%的患者就诊时，可能表现为肿瘤远处转移的征象，如颈部淋巴结转移表现为颈部包块；肺部转移后表现为咳嗽、咯血或呼吸困难等；双侧腹股沟淋巴结转移等表现为下肢水肿。大约5%的睾丸生殖细胞肿瘤的患者表现为男性乳房发育，这与肿瘤的内分泌特性相关。部分患者可表现为HCG、催乳素、雌激素或雄激素的增高。

对睾丸肿瘤患者触诊时，要双手同时进行，先对正常侧睾丸进行触诊，以获知基本大小与形状，与患侧进行比较。睾丸检查时，把睾丸置于拇指与示指、中指之间，对其大小、形状、质地、与附睾的关系进行仔细扪诊，对任何睾丸肿块都应认真检查。肿块可能局限于睾丸的某一区域，或侵犯整个睾丸。对任何睾丸白膜内的坚硬或质地增硬的组织，均应引起重视，直到排除睾丸肿瘤为止。大多数的睾丸包块局限于睾丸白膜内，但10%～15%的肿瘤可侵犯到附睾或精索。部分患者可能并发鞘膜积液，有时表现为血性积液。常规体检包括对颈部、锁骨上淋巴结的触诊，检查乳房大小，有无发育征象；对胸部进行常规检查，排除胸部转移；进行常规腹部检查，排除腹部肿块，尤其是肝脏转移等。

五、辅助检查

（一）B超检查

对发现的睾丸病变及时采取B超检查意义重大。B超可明确鞘膜积液或附睾炎的表现，对睾丸内的肿块可发现其异常回声。尤其采取彩色多普勒超声检查意义重大，现认为是睾丸肿瘤的首选影像学检查方法。生殖细胞肿瘤的表现为：睾丸内低回声包块，肿块与睾丸有明显的界限或边界不清晰，睾丸一般增大呈圆或卵圆形，肿块内无钙化和囊性区。胚胎癌多显示肿块侵犯白膜，血流明显增加。畸胎瘤回声不均匀，肿块较大呈球形，很难见到正常睾丸组织，肿块边界清楚，其内有钙化区和囊性区。对小儿睾丸肿瘤超声检查有较高的临床价值，其超声特征为：睾丸增大，呈不均质的中强回声改变。卵黄囊瘤见不规则无回声暗区。畸胎瘤呈囊性多房改变或见液性暗区，有钙化强光斑伴声影。

（二）X线与CT检查

胸、腹部或腹膜后淋巴结转移的表现可通过X线或CT确诊。沈新平对睾丸肿瘤的CT

诊断进行评价。14 例均行 CT 平扫加增强扫描，并经手术切除及病理证实。14 例 CT 均显示为睾丸肿大，呈软组织密度影，境界清楚，其中 10 例精原细胞瘤仅轻度不均匀强化；2 例恶性畸胎瘤平扫密度不均匀，内有脂肪密度，且有中度强化；2 例胚胎癌中度不均匀强化。CT 对睾丸肿瘤的诊断与分型，对判断有无腹膜后淋巴结转移，确定临床分期，有临床意义。

（三）睾丸肿瘤标志物检测

睾丸肿瘤临床常用的肿瘤标志物主要用于生殖细胞肿瘤的检查。应用现代放射免疫技术可稳定地检测到血液内的肿瘤标志物微量改变，主要检查 β－绒毛膜促性腺激素（β－hCG）、甲胎蛋白（AFP）、乳酸脱氢酶（LDH）、胎盘碱性磷酸酶（PALP）。尤其 β－hCG 与 AFP 较有意义，对诊断、临床分期与治疗效果的检测有临床价值。

AFP 为单链糖蛋白，分子质量为 70 000，于 1954 年首先在胎儿血清中发现。胎儿期，AFP 为胎儿的卵黄囊、肝脏和胃肠道所分泌，在胚胎第 14 周其分泌达到最高峰，出生后逐渐下降。在肝脏、睾丸肿瘤患者，其 AFP 升高。在人类，AFP 的半寿期为 5~7d，所以检测治疗前、后 AFP 浓度的变化，可预测睾丸肿瘤的进展与预后。出生后的前 6 个月，AFP 的升高预示一系列的肿瘤，如来自睾丸、肝脏、胰腺、胃等组织的病变。AFP 的升高可能预示为单纯的胚胎癌、畸胎瘤、卵黄囊瘤或由其构成的复合性肿瘤，而单纯的绒毛膜上皮细胞癌或精原细胞瘤很少发生 AFP 的升高。

hCG 也是一种糖蛋白，分子质量为 38 000，由 α、β 两个多肽链构成，一般来源于胎盘组织。早在 1930 年，人们就发现某些睾丸肿瘤可分泌 hCG，并可从血清中检测到其变化。但是，hCG 的升高也可由于其他恶性肿瘤引起，如肝脏、胰腺、肾脏、膀胱等器官的恶性肿瘤也可能导致血中 hCG 的升高。在某些检测方法中，hCG 可能与 LH 起交叉反应，对某些检测到 hCG 升高的患者，要警惕为 LH 的过度升高所引起。hCG 的半寿期为 24~36h，某些个体的半寿期可能更短。某些患者 hCG 的 α 肽链半寿期为 20min，β 链为 45min。据统计，所有绒毛膜上皮细胞癌患者的血清 hCG 均升高，40%~60% 的胚胎癌患者血清 hCG 升高，5%~10% 精原细胞瘤患者血清 hCG 升高。

对睾丸肿瘤的新的肿瘤标志物也进行了许多研究，周文定等报道了端粒酶 hTRT 基因可能成为睾丸肿瘤的新的肿瘤标志物及治疗的新靶点。应用核酸原位杂交技术对 51 例睾丸肿瘤组织和 10 例正常睾丸组织中端粒酶 hTRT 基因的表达进行检测和定位。该基因在睾丸组织中的阳性率为 92.16%，而且端粒酶 hTRT 基因表达强度与肿瘤分化程度显著相关，其强阳性表达水平与肿瘤细胞的分布定位一致。

六、诊断、鉴别诊断及肿瘤分期

对任何睾丸肿块都应提高警惕，睾丸的彩色多普勒超声检查是诊断与鉴别诊断的首选方法，而肿瘤的最后确诊往往依靠病理诊断。睾丸肿瘤初次就诊时易被误诊，有人统计，其误诊率约为 25%，常被误诊为睾丸附睾炎。睾丸肿瘤合并鞘膜积液时，尤其应提高警惕。临床还应与腹股沟疝、阴囊血肿等鉴别。庄申榕等强调要提高睾丸良性病变的诊断水平。对 20 年内术前诊断睾丸肿瘤的 77 例患者进行总结，有 18 例为良性肿块（23%），其中 13 例行睾丸肿块切除术，5 例行睾丸切除术。术后随访未见复发与转移。可能睾丸良性病变的发生率远高于一般报道，在认识到良性病变高发率的基础上，对可疑患者进行积极的探查可以减少不必要的睾丸切除。病史、体检、B 超对良性病变的术前诊断有较大意义。

　　睾丸肿瘤一般采取 TNM 与临床分期两种方法。前者按肿瘤、淋巴结与远处转移特点分类；后者分为三期：Ⅰ期病变局限在睾丸；Ⅱ期肿瘤转移至腹膜后；Ⅲ期有全身远处转移。

七、治疗

　　睾丸肿瘤的治疗取得了较好的效果，目前一般采用手术、放疗与化疗相结合的方法，有效率可超过90%。手术治疗包括根治性睾丸肿瘤切除术、腹膜后淋巴结清扫术和部分转移病灶切除术等手术方法。放射治疗因睾丸肿瘤的类型不同，其对放射疗法的敏感性有不同。精原细胞瘤对放疗敏感，胚胎癌与畸胎瘤敏感程度低，而绒毛膜上皮细胞癌对放疗不敏感。故临床放疗时，应根据肿瘤的病理类型选择不同的方法。国内外对睾丸化疗的治疗均取得了较好疗效，尤其现在采取联合化疗的方法。目前常用的化疗药为：顺铂、环磷酰胺、光辉霉素、卡铂、表柔比星等。

　　睾丸肿块尚难确定良恶性时，应先采用腹股沟切口，作睾丸肿块探查术，术中将精索游离，用肠钳在内环部钳夹阻断血流，然后将阴囊内容物从腹股沟切口翻出，暴露睾丸肿块，必要时作睾丸肿块冰冻活检，一旦确定为睾丸肿瘤，即作腹股沟内环以下睾丸根治性切除术。待石蜡切片确定睾丸肿瘤性质后再决定进一步治疗方案。

　　对睾丸肿瘤强调早期治疗。徐序广等对 69 例睾丸肿瘤进行随访，8 例失访。其中 61 例睾丸肿瘤患者的中位随访时间 10.8 年，Ⅰ期和Ⅱ~Ⅲ期患者无瘤生存率分别为 91.7%（44/48）和 38.5%（5/13）。其中 7 例死于肿瘤转移，5 例晚期肿瘤患者在术后 1~3 年内死亡。对早期睾丸肿瘤行根治性睾丸切除术后辅助放疗与化疗，预后良好。睾丸肿瘤治疗后复发或失败多发生于术后 3 年之内，远期复发较为少见。对胚胎癌等非精原细胞肿瘤若已侵犯血管或已发生淋巴转移是睾丸肿瘤复发的高危因素。由于睾丸肿瘤的早期诊断困难，不少患者就诊时已经发生严重的腹膜后淋巴结转移。Mosharafa 等对 1973—2001 年 1366 例化疗后的睾丸肿瘤进行腹膜后清扫的结果进行分析，其中 97 例为精原细胞瘤，1269 例为非精原细胞瘤。97 例中的 47 例腹膜后清扫时需要进一步手术，其中 25 例行肾切除，9 例行下腔静脉切开，5 例行动脉移植，5 例行肠部分切除等。非精原细胞瘤 1269 例中的 257 例进行了腹膜后手术。结果表明，对于精原细胞瘤患者而言，化疗后的腹膜后手术可提高患者术后的 5 年生存率。

　　精原细胞瘤是成年人中最常见的睾丸肿瘤类型，占 60%~65%，对局限于睾丸的精原细胞瘤，行经腹股沟的睾丸切除术，并结合放疗、化疗取得了较好的疗效，其总的治愈率目前达到了 90%。其病理类型分为典型精原细胞瘤、间变性精原细胞瘤、精母细胞性精原细胞瘤。典型精原细胞瘤发病率最高，为 82%~85%。本病恶性程度低，睾丸肿块生长缓慢。查体时发现睾丸偏大、质硬。B 超显示均匀的低回声影。AFP 多为阴性，HCG 有约 10% 的患者升高。Ⅲ期或术后复发的患者也可以选择放疗、化疗，化疗时主张联合用药。

　　胚胎癌、恶性畸胎瘤患者一般在根治术后行腹膜后淋巴结清扫术。绒毛膜上皮细胞癌少见，恶性程度极高，预后极差，根治性睾丸切除术后辅以化疗。骆曦图等回顾总结睾丸肿瘤 331 例，其中 20 例属于非精原细胞瘤，予根治性睾丸切除加腹膜后淋巴结清扫术。15 例存活 5 年以上，3 例存活 3 年，2 例存活 12~16 个月。术后 12 例保存性功能，5 例不能射精。他们认为，提高非精原细胞肿瘤的生存期，关键在于淋巴结清除是否彻底。在清除淋巴结的过程中，要注意椎旁淋巴结，还应注意血管间的彻底解剖。对Ⅲ期患者，术中尽可能切除肿块，放置银夹，作为术后放疗的标志，并辅以化疗，使患者延长生命。

睾丸继发性肿瘤包括睾丸恶性淋巴瘤与白血病性睾丸肿瘤。临床治疗时可参考其他肿瘤的治疗方法。

八、睾丸性索－基质肿瘤

成年人睾丸性索－基质肿瘤占睾丸肿瘤的比例不到5%，而在儿童，这类肿瘤约占睾丸肿瘤的40%。抑制素A（inhibin A）是区别性索－基质肿瘤和其他睾丸生殖细胞肿瘤的最佳血清肿瘤标志物，因为几乎所有的睾丸性索－基质肿瘤都分泌这种多肽，而生殖细胞肿瘤没有这种功能。

（一）莱迪希细胞增生症与莱迪希细胞肿瘤

许多睾丸疾病可伴有局灶性或弥漫性莱迪希细胞增生，例如先天性生殖细胞不发育，或严重的精子发生异常，惟支持细胞综合征、隐睾症或克氏综合征等都可见到莱迪希细胞增生和莱迪希细胞结节形成。当这种结节的大小超过精曲小管直径的几倍时，则称为莱迪希细胞肿瘤（Leydig cell adenomia）。

莱迪希细胞增生症的发生机制尚不清楚。睾丸垂体丘脑轴的失调，导致黄体生成素和促性腺激素释放激素对睾丸莱迪希细胞的长期刺激可能是发生莱迪希细胞增生的主要因素，也有报道其与LH受体和G蛋白的结构改变等有关。早期LH受体突变可引起莱迪希细胞增生以及青春期早熟。莱迪希细胞增生与莱迪希细胞肿瘤的区别为：后者是实质性肿块，只有少数病例有LH受体和G蛋白的突变。应用雌激素、促性腺激素和各种化学合成制剂均可诱导某些患者出现莱迪希细胞增生症和腺瘤。

莱迪希细胞肿瘤多发于5~10岁和30~35岁。在儿童可出现早熟、阴茎增大、阴毛出现、身材速增、皮肤改变和出现成人的出汗气味。这些症状是由于肿瘤分泌雄激素增多所致。约10%的男孩有乳房发育，这是由于肿瘤组织有较高的芳香化酶的作用，使雌激素产生过多所致。成年人，即使过多的雄激素分泌也不会像儿童患莱迪希细胞肿瘤一样的改变。但是，乳房女性化发育在成年患者中常见，占20%~40%，可伴有性欲丧失、勃起障碍和不育。儿童莱迪希细胞肿瘤通常是良性的，可作手术挖除。而成年人有10%~15%患者可为恶性。许多恶性莱迪希细胞肿瘤可没有激素活性，良性肿瘤作睾丸切除，而恶性肿瘤需进行腹膜后淋巴结清扫。未切除侧睾丸也可因内分泌原因导致生精功能受损，可导致不育与雄激素分泌过低。恶性莱迪希细胞肿瘤对化疗与放疗均不敏感。该肿瘤一经诊断，应立即治疗。其生存期为2月至17年，平均2年。曾发现治疗后9年发生转移的报道。因此对这些病例需终身随访。由于该病发病的特殊性，易被误诊、误治。

（二）支持细胞瘤

支持细胞是精曲小管上皮内的体细胞，它支持着各级不同的生精细胞。正常情况下，在青春期前这些细胞不分裂，呈静止状态。支持细胞瘤（sertoli cell tumors）通常并发多发性新生物综合征（multiple neoplasia syndrome），如康乃复合征群（Carney complex）和佩－吉综合征（Peutz－Jeghers syndrome）。

康乃复合征群的患者表现为皮肤黏液瘤、心脏黏液瘤，有典型的皮肤色素沉着和肾上腺及睾丸肿瘤。病理表现为多灶性和双侧性。该肿瘤多发生在青春期，多数为良性。恶性病例为单侧和实质性肿瘤，常无激素活性。佩吉综合征通常表现为强芳香化酶特性，可引起乳房女性化发育。硬化性支持细胞瘤，发病率低，肿瘤小，很少恶变，不具有内分泌活性。支持细胞瘤可作睾丸切除，只有少数明显恶变病例可作后腹膜淋巴结清扫术。

（三）Juvenile 型颗粒细胞瘤

该肿瘤多发生于婴儿，与支持细胞瘤类似。其病理表现的不同为：Juvenile 型细胞排列呈滤泡样，而支持细胞瘤细胞排列为管状。该肿瘤预后好，可发生于未降入阴囊的睾丸，其染色体核型异常（XO/XY），外生殖器不明显，多无雄激素高分泌活性。

睾丸肿瘤引起的内分泌异常，主要与肿瘤分泌过多的雄激素有关，如莱迪希细胞肿瘤直接分泌大量的雄激素；或肿瘤分泌过多的 hCG，刺激睾丸间质细胞分泌过量雄激素。雄激素经芳香化而转变成雌激素，往往引起乳房女性化，以及睾丸生精功能损害。

生殖细胞肿瘤患者的睾丸功能异常是一项重要的临床问题，特别是这些患者大多处于生育年龄。睾丸肿瘤患者在肿瘤明显发展之前，通常生精功能极差，表现为少精子症、LH 升高。睾丸活检可表现为睾丸萎缩。其病理切片中，某些精曲小管中存在原位癌的表现。许多单侧睾丸肿瘤中，对侧睾丸活检也可发现睾丸原位癌，其发生率达 5%。睾丸肿瘤的放疗与化疗可进一步损害睾丸功能。睾丸生精功能的损害常与治疗剂量有关，这些治疗可继发雄激素缺乏。总之，睾丸肿瘤治疗时，除了考虑肿瘤的病理类型，选择不同方法，还要考虑患者的生育功能，以及随后的治疗对睾丸功能的进一步损害。必要时，在进行睾丸肿瘤治疗之前，需运用精子库技术对精子进行冻存以保护患者的生育功能。

（高率斌）

第十九章

女性内分泌疾病

第一节　闭经

闭经（amenorrhea）是妇科疾病中常见的临床症状之一。闭经可由多种原因造成，传统概念上将闭经分成原发性闭经和继发性闭经。年龄已满 14 岁尚无月经来潮，第二性征不发育或年龄已满 16 岁尚无月经来潮，不论其第二性征是否发育者均属于原发性闭经；已经有月经来潮，但月经停止 3 个周期（按自身原有的月经周期计算）或超过 6 个月不来潮者属于继发性闭经。闭经又有生理性闭经和病理性闭经之分。青春期前、妊娠期、哺乳期、绝经后月经的停止，均属于生理性闭经。本文只讨论病理性闭经问题。

一、病因及发病机制

根据病变的解剖部位和病因，可将闭经归纳为以下几类：①下生殖道闭经；②子宫性闭经；③卵巢性闭经；④垂体性闭经；⑤下丘脑性闭经；⑥中枢神经 - 下丘脑性闭经。

二、临床表现

1. 下生殖道闭经　由于下生殖道发育异常，生殖管道不畅通，经血聚集在阴道、子宫、腹腔内引起周期性下腹痛。处女膜闭锁的患者在腹痛时体格检查可以发现前庭部膨胀的紫蓝色膜状结构。

2. 子宫性闭经　先天性无子宫或子宫发育不良表现为原发性闭经。而宫腔操作过程中过度刮宫引起子宫内膜基底层损伤和宫颈管内膜的损伤，导致宫腔、宫颈管部分或全部粘连；宫腔全部粘连者则表现为继发性闭经；宫腔部分粘连者除表现为继发性闭经外伴有周期性的下腹痛症状，称之 Asherman 综合征。子宫内膜结核患者当子宫内膜完全被破坏后可引起原发性闭经或继发性闭经。

3. 卵巢性闭经

（1）特纳综合征：属于性染色体异常疾病。染色体核型为 45，XO，或 45，XO/46，XX，或 45，XO/47，XXX。卵巢不发育，卵巢内无卵子，原发性闭经；第二性征发育不良，身材矮小，常有蹼颈、盾胸、后发际低、肘外翻等临床表现。

（2）单纯性腺发育不全：性染色体 46，XX，卵巢呈条索状，卵巢内无卵子，原发性闭经；体格发育无异常，子宫发育不良，外生殖器呈女性型，第二性征发育不良。

（3）卵巢抵抗综合征：卵巢内有始基卵泡，临床上表现为原发性闭经，第二性征发育差，激素测定雌激素低，促性腺激素水平升高。

（4）卵巢早衰：因卵巢内卵子储备不足导致女性在 40 岁以前绝经，激素测定发现雌激素低、促性腺激素水平升高。卵巢手术、放射治疗后也可以引起损伤性的卵巢功能早衰。

（5）多囊卵巢综合征：参见本章相关内容。

4. 垂体性闭经

（1）Sheehan 综合征：有产后出血病史，根据垂体前叶破坏的程度不同出现相应的临床症状。当促性腺激素分泌不足时出现雌激素减退的症状：产后继发闭经、乳房和生殖器官萎缩、无性欲、记忆力减退。当促肾上腺皮质激素分泌不足时表现为肾上腺皮质功能减退的症状：全身无力、抵抗力低下、食欲差、血压低、面色苍白、浮肿、消瘦、脱发脱毛等。当促甲状腺激素分泌不足时出现甲状腺功能减退的症状：畏寒、皮肤粗糙、毛发脱落、表情淡漠、反应迟钝、心率减慢等。泌乳素分泌不足时出现产后乳汁少或无乳汁分泌。生长激素分泌不足者有低血糖的症状。

（2）垂体肿瘤：根据分泌相应的激素出现相应的临床表现。妇科内分泌中最常见的垂体肿瘤是泌乳素瘤，表现为闭经、泌乳和高泌乳素血症。其他垂体肿瘤有促甲状腺激素腺瘤、促肾上腺皮质激素腺瘤、生长激素腺瘤、促性腺激素腺瘤、无功能垂体腺瘤和混合型垂体肿瘤，均可出现相应的临床症状。

（3）空鞍综合征：脑脊液的蛛网膜下腔因蝶鞍隔受损而突向垂体窝，并压迫脑垂体，最终整个蝶鞍被脑脊液充满形成空蝶鞍。由于脑脊液压迫垂体柄，使垂体的门脉循环受阻，GnRH 和多巴胺不能经垂体的门脉系统到达垂体，临床上出现闭经和泌乳症状。实验室检查示血泌乳素水平升高。

（4）单一促性腺激素缺乏症：为原发性闭经，生殖器和第二性征不发育。除促性腺激素（FSH、LH）水平低下外，余无其他异常发现。

5. 下丘脑性闭经

（1）Kallmann 综合征：症状与垂体单一促性腺激素缺乏症相同，另伴有嗅觉功能障碍的症状。病变部位在下丘脑，缺乏促性腺激素释放激素（GnRH）的分泌。

（2）特发性低促性腺激素性腺功能低下（idiopathic hypogonadotripichypogonadism，IHH）：临床症状与 Kallmann 综合征相同，但没有嗅觉功能异常。发病的原因在于下丘脑分泌的促性腺激素释放激素（GnRH）缺乏。

6. 神经下丘脑性闭经　少数盼子心切的人可以有类似于妊娠的表现而出现闭经症状。神经性厌食、过度节食、遭遇强烈的精神刺激、持续强烈的运动后都可以出现继发性闭经。

7. 其他原因的闭经　肾上腺功能亢进或减退和甲状腺功能亢进或减退的患者，除了相应的临床表现，部分患者还可以出现闭经的症状。服用氯丙嗪、奋乃静、雷公藤等药物的患者可以出现继发性闭经。

三、实验室及其他检查

1. 常规检查

（1）体格检查：尤其是生殖器官的检查，注意有无生殖器发育异常，如处女膜闭锁、生殖管道不通畅、子宫发育不良等。

（2）B 超检查：注意检查子宫的大小、形态、子宫内膜的厚度和类型，检查卵巢的大小、形态、储备卵巢的状况。

（3）激素测定：激素的测定有助于闭经病因的诊断。通常检测血清中 FSH、LH、E_2 的水平，必要时进行血清 T、PRL、DHEA – S 水平测定；当怀疑甲状腺疾病或肾上腺疾病时，还需要测定 TSH、T_3、T_4、ACTH、皮质醇、17 – 羟孕酮等。

2. 其他检查

（1）孕激素试验：黄体酮 20mg，每天 1 次肌内注射，共 3d，观察停药后 1 周内是否发生子宫内膜脱落造成的撤药性出血。

（2）雌激素 – 孕激素试验：雌激素、孕激素序贯用药 1 个周期，停药后观察 1 周内是否有撤药性出血。方法：结合雌激素（倍美力）0.625mg/d，或补佳乐 2mg/d，口服，共 21d，最后 7 ~ 10d 加服甲羟孕酮 6mg/d，或最后 3 ~ 5d 肌内注射黄体酮 10 ~ 20mg/d。

（3）垂体兴奋试验：LHRH 25 ~ 50μg，静脉推注，于注射前和注射后 30min、60min、90min 和 120min 分别测血清 LH 与 FSH。

（4）宫腔镜检查：怀疑宫腔粘连引起闭经的患者可以做宫腔镜检查，了解宫腔内膜损伤的程度。

（5）腹腔镜检查：腹腔镜下可以观察子宫的发育情况，了解卵巢的大小、形态、有无排卵的痕迹；还可以在腹腔镜下进行卵巢活检。

（6）染色体检查：疑有发育异常的患者应进行染色体检查。

四、诊断与鉴别诊断

1. 诊断　详细的病史采集和全面的体格检查对闭经的诊断尤为重要。病史采集应包括神经精神状况、家族遗传病史、饮食情况、运动量、体重增减情况、既往月经情况，有无宫腔操作病史、服药史等。体格检查应注意第二性征的发育、有无生殖器官发育异常等。

对闭经的诊断按下列经典程序进行。

第一步：在排除下生殖道发育异常的前提下首先进行孕激素试验 + 血清促甲状腺激素测定 + 血清泌乳素测定。

（1）孕激素试验有撤药性出血，说明体内有一定水平的雌激素，但缺少孕激素的分泌，提示卵巢内可能有卵泡分泌雌激素但没有发生排卵。

（2）PRL（泌乳素）水平正常，说明可以基本排除由高泌乳素血症引起的闭经；PRL 水平异常升高伴溢乳则提示可能存在高泌乳素血症或垂体分泌 PRL 的肿瘤。

（3）促甲状腺激素的异常可能反应甲状腺功能亢进或低下对月经的影响。

第二步：对孕激素试验无撤药性出血的患者进行雌激素—孕激素试验。

（1）雌激素 – 孕激素试验有撤药性出血，说明体内雌激素分泌低下，可能是卵巢功能低下所致。

（2）雌激素 – 孕激素试验无撤药性出血，说明闭经的原因在子宫，可能存在先天性无子宫、子宫发育不良或子宫内膜病变（子宫内膜结核、宫腔粘连等）。

第三步：对孕激素试验和雌激素 – 孕激素试验有撤退性出血的患者，进行血清 FSH、LH、E2、T、DHEA – S 水平测定。

（1）FSH、LH 水平升高（FSH > 20U/L）和 E2 水平降低，提示闭经原因在卵巢，由于卵巢功能衰竭的低雌激素状态导致反馈性高促性腺激素分泌。

（2）LH/FSH 和 T 水平升高提示高雄激素血症及多囊卵巢综合征可能。

（3）DHEA - S 明显升高提示有肾上腺来源的高雄激素血症。

（4）FSH、LH 和 E2 水平降低（FSH 和 LH 均 <5U/L），提示下丘脑性或垂体性闭经的可能。

第四步：对 FSH、LH 和 E2 水平降低的患者进行垂体兴奋试验，来鉴别病变来源于垂体还是下丘脑。正常情况下 LH 和 FSH 的升高峰值在 LHRH 注射后 30min 左右，数值升高基值的 3 倍以上。如果 LH 和 FSH 水平没有反应、反应低下或反应延迟，均提示闭经的原因可能在垂体而不是下丘脑。如果反应正常，则提示为下丘脑性闭经。因为目前临床所用的刺激剂为 LHRH，LH 的反应比 FSH 更敏感，所以有时仅测 LH 的反应值即可。

2. 鉴别诊断

（1）下生殖道闭经：①原发性闭经病史；②周期性腹痛的病史；③体格检查发现下生殖道不同程度的发育畸形。

（2）子宫性闭经

1）原发性子宫性闭经：孕激素试验无撤药性出血，B 超检查发现子宫发育不良或缺如。

2）继发性闭经：宫腔操作病史或结核病史，B 超检查子宫内膜极薄和回声异常。子宫造影和（或）宫腔镜提示子宫腔粘连或子宫内膜病变。

（3）卵巢性闭经

1）特纳综合征：参见临床表现部分。

2）先天性性腺发育不良：原发性闭经；身高正常，第二性征发育大致正常；高促性腺激素，低性腺激素；染色体核型正常，但该类患者的染色体可能存在小的微缺失、平衡异位或基因的缺陷；体检发现内外生殖器发育均幼稚，卵巢常呈条索状；雌激素一、孕激素试验有撤药性出血。

3）卵巢早衰：40 岁前绝经；高促性腺激素和低性腺激素，FSH >40IU/L，雌激素水平低值；约 20% 有染色体核型异常，常为异位、微缺失、45，XO/46，XX 嵌合型等；约 20% 伴有其他自身免疫性疾病，如甲状腺功能减退、肾上腺皮质功能减退等；病理检查提示卵巢中无卵泡或仅有极少原始卵泡，部分患者的卵巢呈浆细胞浸润性的"卵巢炎"现象；腹腔镜检查见卵巢萎缩，有的呈条索状；有的患者有医源性损坏卵巢的病史，如卵巢肿瘤手术史、卵巢巧克力囊肿剥除术史、盆腔严重粘连史，以及盆腔放疗和化疗史等。

4）卵巢抵抗综合征：原发或继发性闭经；高促性腺激素和低性腺激素；病理检查提示卵巢中有多量始基卵泡和原始卵泡；腹腔镜检查见卵巢大小正常，但无生长卵泡和排卵痕迹；对内源性和外源性促性腺激素刺激无反应。

5）多囊卵巢综合征：参见本章相关内容。

（4）垂体性闭经

1）垂体肿瘤和高泌乳素血症：闭经或月经不调，泌乳，血清 PRL 升高；如较大的垂体肿瘤可引起头痛和视力障碍；如为空蝶鞍综合征可有搏动性头痛。蝶鞍 X 摄片、CT 或 MRI 检查有助于诊断。

2）Sheehan 综合征：参见临床表现部分。

3）单一促性腺激素低下：原发性闭经；体格发育正常，第二性征不发育；卵巢内有始基卵泡但不发育；FSH、LH、E2 均低下；促性腺激素治疗有效。

（5）中枢和下丘脑性闭经

1）原发性闭经：卵巢内有始基卵泡，但不发育；体格发育正常，第二性征发育障碍；Kallmann 综合征患者伴嗅觉障碍；FSH、LH、E2 均低下；对 GnRH 治疗有反应。

2）功能性下丘脑性闭经：闭经或不规则月经；多有节食、精神紧张、剧烈运动、不规律生活史；体型瘦弱。辅助检查：TSH 水平正常，T_3 和 T_4 较低；FSH 和 LH 偏低或接近正常，E2 水平偏低；超声检查提示卵巢正常大小，多个小卵泡散在分布，髓质回声不增强。

五、治疗

（1）雌激素 – 孕激素疗法

1）雌激素 – 孕激素序贯疗法：适用于卵巢性闭经、垂体性闭经或下丘脑性闭经的患者。结合雌激素（倍美力）0.625mg/d，或戊酸雌二醇（补佳乐）2mg/d，或乙蔗酚（乙烯雌酚）1mg/d，或（氯烯雌醚）8mg/d，口服，共 21d；最后 7 ~ 10d 加服甲羟孕酮 6 ~ 10mg/d，或最后 3 ~ 5d 肌内注射黄体酮 10 ~ 20mg/d。由于乙蔗酚和氯烯雌醚是人工合成的雌激素，对肝脏的副作用较大，现已很少使用。要求生育的患者不选用人工合成的雌激素。

2）雌激素 – 孕激素联合疗法：常用制剂为口服复方短效避孕药，适用于多囊卵巢综合征、高雄激素血症引起的闭经。月经第 5d 开始，每天 1 次，口服，共 21d。对暂时不需要生育的患者，可长期服用数年。

（2）促排卵治疗：对要求生育的患者，针对不同的闭经原因，个体化地选择适当的促排卵药物和方案。常用药物有克罗米芬（氯米芬，CC）、促性腺激素（Gn）、促性腺激素释放激素激动剂（GnRHa）。

1）克罗米芬：是临床上最常用的促排卵药物。常规用法是月经周期或黄体酮诱发的撤药性出血的第 5d 开始，50mg/d，共 5d，卵泡成熟后再用 HCG 激发排卵。如果无效，下一周期可逐渐加量，一般最大剂量为 150mg/d。

2）促性腺激素（Gn）：尿促性腺激素（HMG）、经尿纯化或基因重组的促性腺激素制剂（FSH）适用于对克罗米芬不敏感的 PCOS 患者。于月经周期或黄体酮撤药性出血的第 2 ~ 3d 起，每天注射 75 ~ 150U，卵泡成熟后 HCG 5000 ~ 10 000 IU 激发排卵。

3）克罗米芬 + FSH/HMG：在月经周期或黄体酮撤药性出血后的第 5 天，开始用克罗米芬 100mg/d，连用 5d，第 5、7、9d 加用 HMG 或 FSH75U，也可加用脉冲式 GnRH 治疗。

4）促性腺激素释放激素（GnRH）脉冲式应用：脉冲式的 GnRH 给药，可经静脉或皮下注射，剂量是每次 5 ~ 15μg，间隔是 60 ~ 90min。适用于下丘脑性闭经的患者。

5）促性腺激素释放激素激动剂（GnRHa）：常用于有生育要求而伴有高 LH 水平的 PCOS患者，配合促性腺激素的使用可以改进卵泡对促排卵药物的反应，受精及着床的效果提高。方法：诺雷德（zoladex）3.6mg，或达必佳（decapeptyl）3.75mg，或达菲林（diphereline）3.75mg，于月经周期第 1 天皮下注射，1 次/月，连续 2 ~ 3 个周期。

促排卵治疗的注意事项：应用促排卵药物进行促排卵的过程中，应严密监测卵泡的发育，谨防卵巢过度刺激综合征的发生。

3. 手术治疗　针对患者病因，采用手术探查和手术治疗。先天性下生殖道畸形的闭经，多有周期性腹痛的急诊情况，需要紧急进行矫形手术，以开放生殖道引流月经血。对多囊卵巢综合征的患者，可通过经腹或腹腔镜进行卵巢楔形切除或打孔术，促进卵巢排卵；对垂体肿瘤的患者，可行肿瘤切除手术。

4. 其他治疗　根据患者的具体情况，可针对性地采用适当的治疗方法。

（1）对高泌乳素血症的患者用溴隐亭治疗。

（2）对高雄激素血症患者应用螺内酯、环丙黄体酮等抗雄激素制剂治疗。

（3）对胰岛素抵抗的高胰岛素血症，可用胰岛素增敏剂及减轻体重的综合治疗。

（4）对甲状腺功能减低的患者应补充甲状腺素。

（5）对肾上腺来源的高雄激素血症可用地塞米松口服。

（6）对卵巢早衰、先天性性腺发育不良或特纳综合征可采用激素替代，并运用赠卵的辅助生殖技术帮助妊娠。

六、预后

因为闭经是由多种不同的疾病造成的一种常见的临床症状，所以对闭经的治疗方案也要根据其基础疾病而制定。有的病因不明，治疗的原则就是调整和维护机体的正常内分泌状态，帮助因闭经而不孕的夫妇怀孕，防止因闭经导致的近期和远期并发症。治愈标准：恢复自发的有排卵的规则月经，即月经周期长于 21d，经量少于 80ml，经期短于 7d。对于不可能恢复自发排卵的患者，如卵巢早衰等，建立规律的人工周期的阴道出血即可。

（高率斌）

第二节　多囊卵巢综合征

多囊卵巢综合征（polycystic ovary syndrome，PCOS）是一组复杂的症候群。本病原因涉及中枢神经系统下丘脑 - 垂体 - 卵巢轴、肾上腺、胰岛及遗传等方面。患者发生一系列的异常症状，如闭经、肥胖、不育、多毛、子宫内膜过度增生及恶性变化等。1935 年 Stein - Leventhae 根据临床表现及卵巢形态首先报道闭经、多毛、肥胖及双侧多囊卵巢同存的综合征。近来随着临床检查方法与科学研究的进展，无论在诊断和治疗上都有所发展。

一、病因及发病机制

今尚未定论。本病患者临床表现、卵巢形态、激素改变有着明显的异质性，可能与以下几方面有关。

（1）下丘脑 - 垂体功能障碍：PCOS 患者 LH 值高，FSH 值正常或偏低，故 LH/FSH 之比大于 2∶3，LH 对合成的促黄体生成激素释放激素（LHRH）的反应增加，故认为下丘脑—垂体功能失常是本症的起始发病因素，从而导致卵巢合成甾体激素的异常，造成慢性无排卵。

（2）胰岛素抵抗（insulin resistance）与高胰岛素血症：胰岛素抵抗与高胰岛素血症是 PCOS 常见的表现。约 50% PCOS 女性有明显的胰岛素受体后的缺陷。胰岛素水平升高使卵巢雄激素合成增加，并通过抑制性激素结合球蛋白的合成，加重高雄激素血症。雄激素活性增高可明显影响葡萄糖和胰岛素内环境稳定。伴有高雄激素血症的 PCOS 患者无论肥胖与否，即使月经周期正常，均伴有明显的胰岛素抵抗。也有学者认为高浓度的胰岛素可与胰岛素样生长因子 I（IGF - 1）受体结合，PCOS 患者卵巢间质组织上 IGF - 1 受体数目比正常者高，胰岛素能与卵巢间质组织 IGF - 1 受体结合，从而刺激间质细胞产生更多的雄激素。

胰岛素和黄体激素具有协同作用，前者可使颗粒细胞黄体化，诱导颗粒细胞的 LH 受体，同时改变肾上腺皮质对 ACTH 的敏感性。

(3) 卵巢局部自分泌旁分泌调控机制异常：目前多数学者推断 PCOS 患者卵泡内存在某些物质，如表皮生长因子（EGF）、转化生长因子 α（TGFα）及抑制素（inhibin）等，抑制了颗粒细胞对 FSH 的敏感性，提高了自身 FSH 阈值，从而阻碍了优势卵泡的选择和进一步发育。即卵巢局部自分泌旁分泌调控机制异常，使优势卵泡选择受阻是 PCOS 的发病原因。

(4) 肾上腺皮质功能异常：部分 PCOS 患者肾上腺分泌雄激素升高，此可能是肾上腺皮质 P450C17 酶的复合物调节失常。肾上腺功能异常可以影响下丘脑－垂体－卵巢轴的关系异常与分泌异常。

(5) 遗传因素：文献报道家族性 PCOS 是遗传性疾病，有人认为可能是伴性显性遗传方式。大多数患者具有正常的 46，XX 核型。染色体异常者表现为 X 染色体长臂缺失和 X 染色体数目及结构异常的嵌合体。

(6) 高泌乳素：占 20%～30% 的 PCOS 患者伴高泌乳素血症。研究者认为 PRL 能刺激肾上腺皮质细胞分泌雄激素，因为肾上腺皮质细胞膜上有 PRL 受体。

二、临床表现

1. 月经失调　表现为原发性或继发性闭经。原发性闭经者较少见，继发性闭经前常有月经稀少或量多。许多肥胖女性在体重减轻后月经恢复正常。

2. 不孕　月经失调和持续性无排卵常致不孕。偶有排卵或黄体不健者，虽有妊娠可能，但流产率较高。

3. 多毛与肥胖　体内雄激素过多，导致多毛与肥胖，毛发分布有男性化倾向。

4. 卵巢增大　双侧卵巢对称性增大，增大的卵巢在盆腔检查时可以扪及。据报道伴卵巢不增大者约占 1/3。

5. 其他　约 20% 肥胖 PCOS 患者或有 2 型糖尿病或有葡萄糖耐量低减。

三、实验室及其他检查

1. 实验室检查　①血中 LH/FSH 大于正常比值，表明 LH 值升高，LHRH 兴奋试验呈亢进型。②血中睾酮和雄烯二酮水平均高于正常水平。③血雌素（E1）、雌二醇（E2）测定，E1/E2 比例大于月经周期中的比例。④尿 17－酮类固醇含量正常，提示雄激素来源于卵巢；若尿 17－酮类固醇含量升高，则提示肾上腺皮质功能亢进。

2. 辅助检查　除激素测定与 LHRH 兴奋试验（PCOS 可有 LH 反应亢进）外，尚有盆腔充气造影、腹腔镜检查、肾上腺腹膜后充气造影、核素扫描、MRI 或 CT 检查、B 型超声波检查等，均可协助诊断。近年来采用高分辨阴道超声技术观察多囊卵巢的形态，是简便易行无创伤的诊断方法。

四、诊断与鉴别诊断

根据上述症群与检查，典型病例不难诊断。很多疾病具有雄激素过多或雌激素恒定不变的现象，应加以鉴别：

1. 肾上腺皮质功能亢进（库欣综合征）所具有的高雄激素和月经失调症状与 PCOS 很

相似，前者主要为皮质醇过高，可用地塞米松抑制试验加以鉴别。

2. 卵巢或肾上腺男性化肿瘤如卵巢门细胞瘤、良性囊性畸胎瘤、卵巢转移癌等，均分泌较多的雄激素，肿瘤一般为单侧性，血中睾酮含量常 > 10.4pmol/L。肾上腺癌和腺瘤，雄激素分泌不受 ACTH 的影响，因而 17 - 酮类固醇和 17 - 羟皮质类固醇都不为地塞米松所抑制。

五、治疗

（1）一般治疗：患者宜高碳水化合物和低脂肪饮食。开展对患者的宣教工作，预防糖尿病及心血管疾病的危险因素如高脂血症、肥胖、高血压等。提倡运动锻炼和戒烟。

（2）不孕的药物治疗（药物促排卵）

1）单用氯米芬（克罗米芬）：它可以在下丘脑、垂体水平与内源性雌激素竞争受体，抑制雌激素的负反馈，增加 GnRH 脉冲频率，调整 FSH 与 LH 此例关系。药物剂量为 50mg/d，共 5d，于月经周期的第 5d 开始给药，若第 1 周期用药无效，第 2 周期的药物剂量加至 100mg/d，共 5d。诱导排卵可高达 80%。氯米芬加地塞米松：如单用氯米芬无效时，可加用地塞米松 0.5mg/d。

2）GnRH 治疗：大剂量的 GnRH - A（促性腺激素释放激素激动剂）（200 ~ 500μg）每日皮下注射 1 次，连用 4 周，然后再用促性腺激素（HMG）使卵泡发育，治疗 3 个周期的妊娠率可提高至 77%。HMG 治疗，用于氯米芬无效者，常用剂量为每日肌内注射 2 针（每针内含 FSH75U/ LH75U）从月经第 2 ~ 3d 开始给药，5 ~ 7d B 超下显示卵泡发育欠佳者加大剂量至每日应用 3 或 4 针。当卵泡达到 18 ~ 20mm 时可用 HMG5000 ~ 10 000u 肌内注射诱发排卵。治疗应在 B 超和血雌二醇等严密监护下进行。

3）近年来国外介绍用纯 FSH 治疗对氯米芬无效的 PCOS 患者，初剂量每日 1 支，最大剂量为 1.5 ~ 3 支。此小剂量 FSH 缓慢渐增方案的妊娠率 16% ~ 35%。PCOS 患者伴 PRL 升高时，加用溴隐亭可以改善黄体功能。

（3）不孕的手术治疗：药物治疗无效者可在腹腔镜下将各卵泡穿刺、电凝或激光，血中雌、雄激素水平随之下降。目前已很少应用卵巢楔形切除术，以免引起出血、感染及盆腔粘连。

（4）多毛的治疗

1）非药物治疗：剃毛安全有效；化学性脱毛剂和漂白剂价廉，但可引起皮肤过敏；电凝虽安全有效，但价格较为昂贵；激光治疗已在尝试；肥胖妇女减肥以减少雄激素的产生，从而减少毛发的生长。

2）药物治疗：口服避孕药，以 Diane35（每片含炔雌醇 0.035mg 和醋酸环丙黄体酮 2mg）较为理想。螺内酯（阻断雄激素的外周作用）50 ~ 200mg/d。地塞米松治疗，用于肾上腺分泌雄激素过多的高雄激素血症，每晚服 0.25mg；醋酸可的松与氢化可的松均可用于治疗多毛症，但疗效均不佳。促性腺激素释放激素激动剂（GnRH - A）是一种新的治疗多毛症药物 500 ~ 1000μg/d，经皮下注射或鼻喷，持续 6 个月。

（5）肥胖和胰岛素抵抗的治疗

1）通过减轻体重，治疗胰岛素抵抗，减少雄激素的分泌和改善垂体—卵巢功能，从而减轻多毛症状，恢复月经周期和提高妊娠率。

2）二甲双胍 0.25～0.5mg，每天 3 次，并合用胰岛素的增敏剂（如罗格列酮等）以增加胰岛素的敏感性，减少雄激素的产生，恢复正常的月经周期。

（高率斌）

第三节　女性青春期发育延迟

女性青春期发育延迟（delayed puberty）是指女孩到 13 岁仍无第二性征发育，至 16 岁仍无月经来潮，或者是青春期启动时间正常，但进展缓慢，青春期开始后 5 年仍无月经。

一、病因及发病机制

青春期延迟根据病因分为 5 大类：①体质性（特发性）青春期延迟；②GnRH 依赖性（下丘脑低促性腺激素性性腺功能不足）；③垂体依赖性（垂体低促性腺激素性性腺功能不足）；④下丘脑和垂体依赖性低促性腺激素性性腺功能不足；⑤性腺依赖性（高促性腺激素性性腺功能不足）。

二、临床表现

1. 体质性（特发性）青春期延迟　患儿出生时身长和体重正常，出生后生长速度缓慢，身材矮小，青春发育延迟，但到 17～18 岁时有正常青春期身高突增变化，成年身高可正常。常有家族青春期延迟病史，无外生殖器畸形。

2. 下丘脑依赖性

（1）嗅觉生殖系统发育不全综合征（Kallmann 综合征）：患者下丘脑分泌的 GnRH 缺乏，伴有嗅觉功能异常。儿童期身体发育不受影响。青春期年龄时，无第二性征出现，性器官发育不全，原发性闭经。少数不完全型者虽青春期发动但性征不全，患者四肢长，上部身高/下部身高 <0.9，自幼可有嗅觉完全丧失或明显减弱或仅选择性对某些挥发性油质分辨失灵，部分患者可见大脑嗅叶缺损或发育不全。本症可伴其他神经和身体部分发育缺陷，如小脑功能不全、色盲、唇裂、腭裂、神经性耳聋、肾畸形、鱼鳞癣等。实验室检查：性激素、促性腺激素低下，垂体兴奋试验呈有反应型。

（2）特发性低促性腺激素性性腺功能不足（IHH）：临床症状与 Kallmann 综合征相同，但没有嗅觉功能异常。发病的原因为下丘脑分泌的 GnRH 缺乏。

（3）获得性低促性腺激素性性腺功能不足：颅内肿瘤、炎症、手术、放射治疗等均可影响下丘脑的功能，使 GnRH 分泌不足，导致后天获得性的低促性腺激素性性腺功能不足。如果颅内疾病发生在青春期前，将出现青春期延迟。

（4）其他：神经性厌食、营养不良、慢性疾病（结核、甲状腺功能减退、未控制的 1 型糖尿病等）、过度体育锻炼等都可能使下丘脑 GnRH 分泌不足而使青春期延迟或中断。

3. 垂体依赖性

（1）特发性垂体功能减退：不明原因的垂体功能减退，根据垂体前叶功能减退的程度不同，可以表现为一种或几种垂体激素低下甚至垂体激素全部缺乏。可以出现青春期延迟和肾上腺皮质功能、甲状腺功能减退的表现。实验室检查：性激素、促性腺激素低下，可能伴有 ACTH、TSH 的降低，垂体兴奋试验呈无反应型。

（2）单一促性腺激素缺乏症：仅表现为垂体分泌的促性腺激素不足，患者出现青春期发育延迟，不伴有肾上腺功能和甲状腺功能的异常。实验室检查：性激素、促性腺激素低下，ACTH、TSH 正常，垂体兴奋试验呈无反应型。

（3）GnRH 受体缺乏：临床表现同单一促性腺激素缺乏症。

（4）获得性促性腺激素缺乏：垂体肿瘤、炎症、损伤等可以直接或间接影响垂体的功能使促性腺激素的分泌不足，导致青春期发育延迟。颅咽管瘤最常见，表现为头痛、视觉障碍、肾上腺功能失调、甲状腺功能低下、身材矮小、骨龄推迟、性激素缺乏。垂体嫌色细胞瘤和泌乳素瘤常导致青春期延迟和原发性闭经。

4. 下丘脑和垂体依赖性

（1）先天性肾上腺发育不良：患者以原发性肾上腺功能不足和低促性腺激素性性腺功能不足为特征。本病是一种 X 连锁隐性遗传性疾病，女性杂合子可有青春期延迟的表现，但生育功能正常。

（2）高泌乳素血症：高泌乳素血症可因泌乳素直接抑制 GnRH 脉冲分泌的作用引起低促性腺激素症。如在青春期前出现高泌乳素血症，将会导致性腺功能出现延迟或中断并伴有泌乳。

5. 性腺依赖性

（1）先天性卵巢功能不全（Turner）综合征：患儿主要表现为矮小，生长迟缓，无自发青春发育，常因乳房不发育或发育不良，无月经初潮或继发闭经，腋毛和阴毛稀少或缺如而就诊。子宫幼稚型或发育不良，大小阴唇不发育成熟。患者偶然可见正常的卵巢功能并维持进入青春期，一般不能妊娠。常见的染色体核型为 45，XO 或 45，XO/46，XX 或 45，XO/47，XXX。实验室检查：血中雌激素水平低下，FSH、LH 升高。

（2）单纯性腺发育不全：性染色体 46，XX，卵巢内无卵子，体格发育无异常，第二性征发育不良，原发性闭经。实验室检查：FSH、LH 升高，雌激素水平低。

（3）卵巢抵抗综合征：卵巢发育正常，但是对 FSH、LH 不反应，临床上表现为原发性闭经，第二性征发育差。实验室检查：雌激素水平低，促性腺激素水平升高。

（4）获得性性腺功能不良：青春期前因卵巢炎症、机械损伤、放射治疗、药物性损伤或者手术切除等可以导致获得性性腺功能不良，出现青春期不发育。实验室检查：雌激素水平低，促性腺激素水平升高。

三、实验室及其他检查

1. 一般检查　检测血常规、尿常规、血沉、肝肾功能等，以了解全身情况。

2. 内分泌激素测定　测定血性激素（E2、T）和促性腺激素（FSH、LH），了解卵巢和垂体的功能状况。E2 > 33.03 pmol/L（9 pg/ml）时，一般认为已有青春期功能活动，但非诊断依据。夜间 LH 分泌增加有诊断价值。GnRH 兴奋试验对鉴别体质性和病理性青春期延迟，鉴别垂体抑或下丘脑病变均有重要价值。

3. B 超检查　了解子宫、卵巢大小，及形态、发育情况。

4. X 线检查　拍手腕平片测定骨龄，其与青春期起始密切相关，体质性青春期延迟者均可见骨龄低于生理年龄，但骨龄比生理年龄的延迟一般小 4 年。骨龄达 13 岁时，一般都会自然进入青春期发育。头颅 X 线检查，可发现某些肿瘤、损伤等颅内病变。

5. CT 和 MRI 检查　对于中枢神经的肿瘤具有重要的诊断价值。

6. 染色体检查　对于性腺发育不全或某些特殊面容体征者常提示需染色体核型分析。

7. 腹腔镜检查　及性腺活检对疑有卵巢病变的患者，可进行性腺的活检和腹腔镜检查。

四、诊断与鉴别诊断

根据病史、临床表现，上述相关检查一般可诊断青春期延迟及其病因。病史、体格检查、影像学检查及骨年龄的估价在青春延迟与性幼稚的诊断中同样很重要。除此以外，垂体促性腺激素的测定和染色体检查对这类疾病的诊断亦是不可少的。测定血 FSH 和 LH 的浓度以诊断性征不发育的原因，鉴别是在卵巢还是在垂体及下丘脑，以便选择适当的治疗原则和正确地估计预后。

五、治疗

（1）体质性青春期延迟：原则上不需特殊处理，因其只是发动延迟，经一段时间后，特别是当骨龄达到相应的年龄后，自然会开始正常的青春发育过程。但应提供必要的咨询，解除患儿和家长的担心。如果患儿出现心理行为的异常，可在 13 岁后行 3 个周期的人工周期治疗，使乳房开始发育。此疗法不会明显增加骨龄或降低最终身高。

（2）病理性青春期延迟

1）原发病因的去除和纠正：若存在中枢神经系统肿瘤或疾患可根据情况决定是手术还是非手术治疗。许多功能性的促性腺激素低下是可以纠正和调整的，如改善营养状态，对神经性厌食者应鼓励其进食，增加体重；对甲状腺功能减退者应纠正甲状腺功能减退；治疗库欣综合征及高泌乳素血症等内分泌异常；严禁青少年吸毒等。

2）性腺功能减退的治疗：对于低促性腺激素性的性腺功能减退的治疗有以下两种。LHRH，适用于垂体对下丘脑激素 LHRH 反应良好的患者；静脉小剂量脉冲式注射 LHRH，能刺激垂体分泌 LH 和 FSH，进而刺激卵巢分泌性激素，促使性征发育并诱导排卵；因价格昂贵，一般只用于已婚想生育者。HMG，为绝经后促性腺激素，从绝经后女性尿中提取；每支 HMG 含 FSH 和 LH 各 75U，用于垂体本身有功能障碍的低促性腺激素性的性腺功能减退又想生育者。

3）溴隐亭：高泌乳素血症所致的青春延迟可用溴隐亭治疗。这是一种多巴胺的促效剂，可有效地抑制泌乳素水平，改善性腺功能。

4）雌激素：对无条件得到或无条件应用上述药物的患者可采用雌激素替代治疗。应用雌激素可促使第二性征发育，与孕激素配合应用能有类似月经的周期性子宫出血。一般雌激素每月 22 ~ 28d，自服药的第 13 ~ 15d 加服孕激素，连服 12 ~ 14d。然后，停服雌孕激素后等待月经来潮，经后再按上法开始下一个周期。

高促性腺激素性的性腺功能低下因为是卵巢本身的功能障碍，故只能用雌激素替代治疗，方法如前述。有 Y 染色体存在的性腺发育不全，因这种性腺发生肿瘤的概率很高，而且相当高的机会是恶性，故应尽早行性腺切除，术后用雌激素替代治疗。

六、预后

发于下丘脑、垂体的低促性腺激素性性腺功能不足和卵巢性性腺功能不足的患者及时给予女性激素替代治疗可以促使第二性征的发育，但需要长期替代治疗。继发于各种疾病而导致的青春期发育延迟，在去除原发病后可以有正常的体格发育和性征的发育。

（高率斌）

第四节　女性不孕症

不孕（sterility）是指婚后夫妇同居 3 年以上，有规律而正常的性生活，未采取任何避孕措施，女方从不怀孕，不育（infertility）则指实际上或临床上未能生育，即有过妊娠，但均以流产、早产、死胎或死亡而告终，从未获得过活产的状况。但临床上不孕与不育是难以区分的，有时笼统地总称为不育症。

20 世纪 70 年代后，国际联合会将不孕症的定义缩短为 1 年。据调查，婚后 1 年的受孕率最高，可达 95%。美国不孕学会建议，婚后夫妇同居 1 年，规律性生活未采取避孕措施而未怀孕者可诊断为原发性不孕症；有 1 次以上分娩或活产，又经 1 年未再受孕者诊断为继发性不孕症。

不孕症的患病率在各国调查结果不同，一般占育龄夫妇的 5% ~ 15%。对不育夫妇的调查中，女性不育约占 50%，男性不育约占 40%，原因不明者约占 10%。

一、病因

不孕症不是一种独立的疾病，而是许多妇科疾病、内分泌疾病乃至全身性疾病所表现出来的一种症状。在女性不孕中内分泌疾病引起的排卵障碍占病因的 40%，输卵管性因素约占 40%，不明原因约占 10%；另外 10% 为不常见因素，包括宫颈因素、子宫因素、免疫因素等。

（1）内分泌性因素

1）卵巢性无排卵：卵巢功能异常，不能对促性腺激素发生反应并合成性激素，造成卵巢性激素水平低落，不发生周期性变化而无排卵。常见于以下病症：Turner 综合征；多囊卵巢综合征；卵巢早衰；卵巢不敏感综合征；未破裂黄素化综合征；卵巢肿瘤。

2）垂体性无排卵：席汉综合征；垂体瘤；空泡蝶鞍综合征；高泌乳素血症（药物、肿瘤）。

3）下丘脑性无排卵：功能性下丘脑性闭经（FHA）；Kallmann 综合征；神经性厌食；Frohlich 综合征。

4）内分泌代谢性疾病：甲状腺功能亢进或减退；肾上腺功能亢进或减退；糖尿病；肥胖症；肝脏疾病、肾脏疾病；重度营养不良。

（2）输卵管性因素

1）输卵管炎症：急、慢性输卵管炎症引起输卵管堵塞是女性输卵管性不孕症的常见原因。包括：化脓性输卵管炎；淋菌性输卵管炎；结核性输卵管炎。

2）子宫内膜异位症：子宫内膜异位症是子宫内膜生长在子宫腔以外的任何部位所引起的妇科疾病，可引起出血、粘连，可使输卵管堵塞及影响输卵管蠕动，同时刺激内膜产生过多前列腺素，干扰输卵管节律性蠕动，影响输卵管获取卵子的能力而造成不孕。子宫内膜异位症患者的不孕症发生率为 40% 左右，子宫内膜异位与不孕关系密切，是不孕症的主要原因之一。它包括：盆腔子宫内膜异位症；卵巢子宫内膜异位症。

3）输卵管发育异常：主要有输卵管发育不良、输卵管憩室等先天性的输卵管发育异常，均造成输卵管输送卵子、精子和受精卵的功能异常，易发生不孕或输卵管妊娠。

（3）宫颈与子宫因素

1）解剖学异常：主要有先天性宫颈管发育不全、先天性宫颈管狭窄和闭锁、宫颈角度异常、单宫颈双角子宫、双子宫等。

2）感染：宫颈炎：可造成局部内环境改变，影响精子的成活率，而引起不孕。子宫内膜炎，局部炎性细胞浸润和炎症介质的渗出呈现胚胎毒作用，不利于精子存活和孕卵着床。盆腔炎。

3）宫颈黏液功能异常：精子经宫颈进入宫腔必须穿过宫颈黏液，因此宫颈黏液分泌的数量和质量直接影响精子的活动。宫颈黏液分泌受卵巢激素的调节而呈现周期性变化，当卵巢功能失调如无排卵、黄素化不破裂卵泡综合征、宫颈炎症、宫颈物理治疗、手术损伤宫颈等，均可影响精子的活动、储存、存活和获能而导致不孕。

4）宫腔粘连。

（4）免疫因素：免疫性不孕指正常性生活情况下，机体对生殖过程中任一环节产生自身免疫反应，延迟受孕2年以上者。不孕夫妇除存在抗精子免疫或抗透明带自身免疫外，其他方面均正常。可分为抗精子免疫性不孕及抗透明带免疫性不孕两种类型。

（5）其他影响因素：男女双方最佳生育年龄分别为24～25岁和21～24岁，此后生育力随年龄增长而下降，35岁后生育力急剧下降。过度消瘦、过度肥胖及维生素和微量元素的缺乏均可引起性腺功能减退，生育力下降。药品、酒类尤其是某些环境内分泌干扰物可以显著影响男性与女性的生育能力。环境改变、精神紧张或心理创伤等均可干扰排卵，并导致内分泌功能紊乱，由此导致不孕。性交因素：性交障碍等可以导致不孕。

（6）受孕的先决条件

1）有功能正常的下丘脑－垂体－卵巢轴，在其调控下有正常的排卵和健全的黄体功能。

2）阴道口－阴道－宫颈输卵管全部畅通，有正常的性生活，正常成熟的精子能穿过女性生殖道到达输卵管壶腹部。

3）卵子可进入输卵管受精，将受精卵输入子宫腔。

4）子宫内膜有充分而同步的分泌期改变，受精卵可在宫腔着床。

上述任何一种生理过程发生异常均可导致不孕。

二、实验室及其他检查

1. 排卵障碍的诊断　排卵的重要标志是月经周期性的来潮，排除了生殖道和子宫内膜的疾病，规则的月经是排卵的重要特征之一。排卵功能的特殊检查方法主要有以下方面：

（1）基础体温（basical body temperature，BBT）：基础体温受卵巢分泌的性激素影响而变动，是一种诊断排卵功能简便的监测方法。测定方法：睡眠4～6h醒来后测量基础体温，排卵后体温上升0.3℃～0.5℃，基础体温曲线呈双相形式，高温相应维持10d以上。若小于以上数值，提示黄体功能不全。

（2）宫颈黏液：排卵前后，因激素的变化，使宫颈黏液性状亦发生很大的变化。从月经的第10d开始，每天1次，连续5～10d，评分在排卵时达峰值，此为性交或人工授精的最佳时机。

（3）激素测定

1）月经周期中期行黄体生成素（LH）监测，LH峰值的出现意味着即将排卵，是判断排卵的一个最可靠的标志。LH峰至排卵的间隔时间在不同妇女差异较大，而同一妇女则比较恒定。

2）在月经周期的第3天检测尿促卵泡素（FSH）和雌二醇（E2）等激素的水平，可以评估卵巢的基础功能，预测诱导排卵的效果，指导促排卵方案的设计。其他激素，如睾酮、泌乳素（PRL）、LH/FSH等生殖激素的测定，可以参考判断排卵障碍的原因。

3）其他检查：胰岛素和糖耐量试验、皮质醇、促肾上腺皮质激素（ACTH）甲状腺功能（TT_3、TT_4、FT_3、FT_4、TSH）、生长激素（GH）、PRL及垂体兴奋试验等内分泌指标都可以针对患者排卵障碍的类型，对排卵障碍的病因和程度进行诊断。

（4）B超：卵巢B超扫描对明确及追踪卵泡的生长是一种可靠的方法，可用于月经周期的第8、9d开始B超扫描，隔日1次，待优势卵泡直径达14mm左右时，宜每天观察1次。当直径达20mm时，提示卵泡即将在1～2d内破裂。

（5）子宫内膜组织学检查：在黄体期行子宫内膜活检能证明内膜层是否受到了足够的成熟黄体影响，是诊断黄体缺陷较为准确的方法。

2. 盆腔因素的诊断

（1）输卵管通畅性检查：可不同程度提示输卵管的通畅性、阻塞部位、管腔内形态变化，及病因、病理，为诊断提供依据。

（2）腹腔镜及宫腔镜检查：可直接观察子宫、输卵管、卵巢有无病变或粘连。

（3）子宫输卵管造影：可明确子宫畸形或宫腔粘连，还可了解输卵管是否通畅。目前是诊断输卵管通畅度和功能的最常用的方法之一。

3. 免疫性因素的诊断　免疫性因素的诊断包括血清和宫颈中的抗精子抗体、性交后试验、精子和宫颈黏液接触试验及其他自身免疫抗体的测定。若发现阳性，可考虑免疫性不孕。

三、诊断

1. 询问病史　详细询问病史是诊治不孕症的关键，最好夫妇都参与。一份详细病史，从起因、经过与症状，可提供一半的诊断依据，故病史在诊断不孕症时十分重要。除一般病史外，特别注意以下情况：

（1）生长发育史：有无生长发育迟缓，青春期发育是否正常，第二性征及生殖器是否发育异常，有无先天性畸形。

（2）月经史：包括月经初潮年龄，月经周期、经量、持续时间、有无痛经及末次月经，对诊断有无排卵、有无子宫内膜异位症等有重要意义。

（3）婚育史：结婚年龄，夫妇是否两地分居，是否再婚，性生活情况，是否避孕及所用方法，既往分娩或流产史，产后有否大出血和感染，流产后是否刮宫，末次妊娠日期等。

（4）既往史：有无重大疾病，如肝病、肾病、结核等；有无内分泌疾病，如肾上腺或甲状腺疾病；有无手术史；有无烟酒嗜好以及有害物质或放射性物质接触史；工作学习是否过度紧张或过度疲劳。

（5）家族史：注意家族中有无性腺功能异常及生殖道畸形、内分泌代谢性疾病及其他遗传性疾病，了解父母及兄弟姐妹的生育情况。

（3）其他：包括配偶的年龄、职业、健康状况、既往史、不孕症诊治情况等。

2. 体格检查

（1）一般体征：体格、体态、体重、全身营养状态，有无异常的脂肪沉着、色素沉着、痤疮、浮肿等，有无先天性畸形、有无甲状腺肿大、肢端肥大等。

（2）第二性征：注意患者的音调、毛发分布、乳房大小、有无溢乳。

（3）妇科检查：妇科三合诊：观察外阴部阴毛分布情况及发育是否异常，如阴蒂是否肥大、两侧大阴唇及腹股沟是否有肿块；阴道是否畸形，如阴道呈盲端或有阴道横隔等；子宫颈部有无赘生物或糜烂；子宫发育情况，有无肿块；两侧附件有无增厚、结节、肿块等。

四、鉴别诊断

1. 内分泌性不孕

（1）卵巢性无排卵：是女性不孕中常见的原因之一，有 20% ~ 25% 的不孕妇女有排卵缺陷，临床上伴有月经周期紊乱，不排卵，或黄体功能不全、未破裂黄素化综合征等。

1）Turner 综合征：又称先天性卵巢发育不全，是一种性染色体异常的疾病，多数是 X 染色体数目异常，基本核型是 45，XO，本病患者除原发性闭经和第二性征不发育外，多有一组躯体异常表现，如身材矮小、蹼状颈、多面痣、桶状胸、肘外翻和其他畸形。可采用他人捐赠的卵子通过体外受精胚胎移植技术获得妊娠。诊断要点：

临床表现：原发性闭经；身材矮小、蹼状颈、桶状胸和后发际低；第二性征不发育，外生殖器呈幼稚型；常伴有先天性主动脉狭窄和泌尿系畸形。

实验室检查：染色体异常，多为 45，XO 或 45，XO/46，XY 嵌合体；促性腺激素水平高，雌激素水平降低。

2）多囊卵巢综合征：是妇科内分泌临床中最常见的疾病，也是无排卵性不孕的一个主要原因。临床上常表现为闭经或月经稀发，长期无排卵，雄激素过多，雌激素无周期性波动。诊断要点如下。

临床表现：月经异常，如闭经、月经稀发、无排卵月经等；男性化，如多毛、粉刺、声音低调、阴蒂肥大；肥胖；不孕；妇科检查双侧卵巢增大。

实验室检查：血 LH 高值，FSH 正常，LH/FSH 比例大于正常；血睾酮增高。

辅助检查：B 超见多个卵泡囊性变、卵巢肿大；腹腔镜见卵巢内膜肥厚及表面隆起；卵巢活检见卵泡内膜细胞层肥厚增殖和间质增生。

3）卵巢早衰（premature ovarian failure, POF）：又称早绝经，发生在 40 岁以前的由于卵巢功能衰竭所致的高促性腺激素性闭经称为卵巢早衰。占原发性闭经的 20% ~ 28%。临床表现为闭经、无排卵。卵巢早衰的真正机制尚不十分清楚，可能与自身免疫系统疾病有关。诊断要点如下。

临床表现：多发生于 40 岁以下的妇女；无诱因突然出现继发性闭经；阴道干涩、性交困难和更年期综合征。

实验室检查：血雌激素水平常低于 20pg/ml，血 FSH 和 LH 明显升高，血 PRL 正常；雌激素测血试验阳性。

4）卵巢不敏感综合征：又称卵巢抵抗综合征。临床表现为高促性腺激素低性腺激素性闭经。病理特点为患者卵巢内有许多始基卵泡，少见窦状卵泡，无成熟卵泡，卵巢内呈局灶性或弥漫性透明变性，对高水平的促性腺激素缺乏反应。诊断要点：闭经；染色体核型正常为 46，XX；实验室检查：血 FSH 水平显著升高，血 LH 升高或正常高值，为排除暂时性 FSH、LH 升高，有必要间隔 1 个月后重复测定 1 次；超声检查：可见卵巢大小正常，有小卵泡。

5）未破裂黄素化综合征：多发生于月经紊乱女性，并为不孕因素之一。其特征是卵细胞未能从成熟卵泡中排出，卵泡继续黄体化并能产生黄体酮。患者仍可有规律的月经周期和正常的黄体功能，基础体温曲线双相型，有分泌期子宫内膜，血清孕激素和雌激素水平与正常排卵周期无明显差异。诊断要点：连续 B 超检查发现卵泡增大至直径 18～24mm，72h 内仍不缩小，而宫颈黏液显示黄体期的改变，血清孕激素水平 >9.5mmol/L，即可诊断。

（2）垂体性无排卵：各种原因引起原发性腺垂体功能减退，导致促性腺激素的合成及分泌障碍，从而影响卵巢功能而导致闭经、不孕。临床上常见的原发性腺垂体功能减退症主要有：席汉综合征、垂体瘤、空泡蝶鞍综合征、原发性垂体促性腺功能低下。

1）席汉综合征：常见于产后大量失血后，低血容量低血压休克造成垂体缺血坏死，失去合成 LH 及 FSH 等激素的能力，导致无排卵。患者除有性腺功能低下外，还会有甲状腺功能低下和肾上腺皮质功能低下的临床表现。

2）垂体瘤：垂体肿瘤约占颅内肿瘤的 10%，泌乳素瘤是最常见的垂体肿瘤，占垂体肿瘤的 50%～70%。肿瘤直径 <1cm 者，称为微腺瘤；直径 >1cm 者称为大腺瘤。垂体肿瘤可压迫腺垂体，导致内分泌功能紊乱，引起无排卵。

3）孤立性垂体促性腺功能低下：是一种少见的遗传病，表现为孤立性促性腺激素缺乏，患者常常原发闭经，性征不发育，有些还伴有嗅觉障碍。垂体促性腺激素 FSH 与 LH 以及卵巢性激素均为低水平。

4）空泡蝶鞍综合征：先天性蝶鞍横隔缺损，垂体窝空虚，脑脊液流入鞍内，腺垂体被压扁，鞍底组织被破坏而导致蝶鞍增大。主要表现为闭经、头痛。

5）腺垂体功能减退症：有垂体及其临近部位肿瘤压迫或浸润破坏、分娩时大出血、糖尿病性微血管病变、严重的颅内感染、头部外伤、手术或放射治疗、空泡蝶鞍等病史。

临床表现：出现促性腺激素、促甲状腺激素及促肾上腺皮质激素不足所致的性腺、甲状腺、肾上腺皮质功能减退的各种临床表现。

实验室及辅助检查：靶腺激素及其代谢产物水平减低，如 FT_3、FT_4、皮质醇、睾酮、E2 降低，尿游离皮质醇减低；垂体激素水平降低，血中 FSH、LH、TSH、ACTH 水平低下；垂体激素兴奋试验呈延迟反应，下丘脑释放激素兴奋试验，静脉注射 TSH 释放激素（TRH）、ACTH 释放激素（CRH）、LH 释放激素（LHRH）后，血中 FSH、LH、TSH、ACTH 水平无升高反应；头颅 CT 或 MRI 显示有肿瘤浸润、囊肿或空泡蝶鞍。

（3）下丘脑性无排卵

1）功能性下丘脑闭经：是除外下丘脑、垂体器质性病变，由于促性腺激素功能不足而导致性腺功能低落的闭经，以循环中低促性腺激素水平及低雌激素水平为特征，是临床上较常见的一类闭经。好发于年轻女性，以精神性低促性腺激素性闭经最多见。各种异常刺激如突然的精神刺激、剧烈的运动、过度的恐慌、忧郁，通过大脑神经内分泌系统的多种渠道，直接或间接的引起下丘脑的促性腺激素释放激素（GnRH）脉冲式分泌异常导致垂体促性腺激素分泌异常，FSH 与 LH 水平下降，LH 峰消失，造成无排卵。

诊断要点：好发于年轻女性，常有过度的精神刺激，排除下丘脑、垂体器质性病变以及全身性疾病等；继发性闭经；基础体温呈单相型，妇科检查未发现明显异常；血雌激素、孕激素、FSH 和 LH 水平均低下；垂体兴奋试验有反应。

2）Kallmann 综合征：为常染色体显性遗传疾病，是以低促性腺激素、低性激素为主，伴有嗅觉减退或缺失的一种遗传性疾病。主要发生在男性，女性偶发。女性临床表现主要为原发性闭经，到达青春期年龄无第二性征发育，染色体核型正常，卵巢及女性内生殖器分化正常，促性腺激素水平低下，雌孕激素水平低下，卵巢无功能活动。

诊断要点：有明显的家族史。临床表现：性腺功能低下以及嗅觉丧失或减退。血中促性腺激素及性激素水平低下。

3）神经性厌食：是一种精神神经内分泌紊乱性疾病。临床表现为闭经伴不同程度性征消失，子宫和卵巢缩小，消瘦明显。

诊断要点：可因慢性精神刺激及工作学习过度紧张而发病；强烈惧怕体重增加，对体形、体重有不正确的理解；体重低于标准体重的 85% 或 BMI≤17.5kg/m²，厌食致日进食量 <150g 及体重减少 20% 以上；闭经（指月经初潮后的女孩及青年女性）。

（4）内分泌代谢性疾病

1）甲状腺疾病：甲状腺激素参与体内各种物质的新陈代谢。因此，甲状腺激素过多或过少都可直接影响生殖激素及生殖功能。

甲状腺功能减退症如起病于幼年，大部分患者表现为青春期延迟，性发育障碍。如起病于成年人，可出现不同程度的性功能障碍、性欲减退、月经紊乱、不易受孕。

诊断要点如下：

有自身免疫性甲状腺炎，甲状腺、下丘脑、垂体的肿瘤，手术、放射治疗、炎症等病史，甲状腺功能减退的家族史。

临床表现乏力、畏寒、低体温、声音变粗、纳差、便秘、胸闷、嗜睡、懒言、性欲减退、月经量增多或紊乱，合并甲状腺肿大、下肢黏液性水肿。

甲状腺功能检查，如 TT_3、TT_4、FT_3、FT_4 明显降低，TSH 通常升高；TSH 水平减低提示继发性或三发性甲状腺功能减退，TSH 延迟升高，往往提示下丘脑性甲状腺功能减退；甲状腺摄碘率降低；血清胆固醇明显升高。

2）先天性肾上腺皮质增生：是一种常染色体隐性遗传性疾病，是女孩中一种较常见的雄激素过多的疾病。由于肾上腺皮质在合成类固醇激素过程中缺乏某种酶而产生了过度的雄激素，使下丘脑－垂体－性腺轴功能受到干扰而出现月经不调或闭经，除此之外患者常有不同程度的男性化甚至生殖器畸形。临床上根据不同酶的缺乏分为 6 种类型，其中 21－羟化酶缺陷最常见，占本症的 90%～95%。下面以 21－羟化酶缺陷症为例：

21－羟化酶缺陷症诊断要点：男性化畸形、无女性第二性征、月经失调或无月经；低血钠、高血钾、脱水、低血压以及血浆肾素活性增加等盐皮质激素不足的表现；血浆 17－羟孕酮水平升高，肾素活性升高。

3）肥胖症：体重与下丘脑－垂体－性腺轴关系密切。脂肪组织是雌激素蓄积场所，又是雄激素在性腺外转化为雌激素的主要部位。过多的脂肪组织导致雌激素的增加。这种无周期性生成的雌激素通过反馈机制，对下丘脑－垂体产生持续的抑制，导致无排卵或闭经。一般根据体重指数（BMI）、腰围、腰臀比来判断。

诊断要点：BMI 是较常用的一种诊断肥胖的指标，BMI ＝ 体重（kg）／身高的平方（m）^{2}。1997 年 WHO 公布的标准为 BMI≥30.0kg／m^2 为肥胖；2000 年国际肥胖特别工作组提出亚洲成年人的标准为 BMI≥25.0kg／m^2 为肥胖；2003 年卫生部疾病控制司公布了"中国成人超重和肥胖症预防控制指南"，规定 BMI 为 ≥28.0kg／m^2 为肥胖；腰围：WHO 建议，男性 WC＞94cm，女性 WC＞80cm 为肥胖；我国指南建议，国人成年男性 WC＞85cm，女性 WC＞80cm 为肥胖；腰臀比：白种人男性＞1.0，女性＞0.85 定义为腹部脂肪堆积。

2. 输卵管性因素

（1）生殖道炎症：生殖道急慢性炎症，尤其长期慢性炎症伴急性反复发作，常使输卵管黏膜上皮损伤或破坏，进而使输卵管粘连与阻塞，影响精子、卵子和受精卵的通过。除分娩流产后或消毒不严的刮宫术后所致的化脓性炎症外，生殖道结核常致不孕，在原发性不孕中占 25%。还有淋球菌、衣原体和支原体的生殖道感染亦是不孕的主要原因，病变位于输卵管壶腹部者多见，其次是子宫内膜。下面以急、慢性输卵管炎为例。

1）急性输卵管炎诊断要点：有流产、分娩或宫腔内手术史。心率 120/min，可有恶寒或寒战，下腹剧痛；下腹紧张、子宫正常或稍大，压痛多显著，两侧附件区有触痛；血白细胞及中性粒细胞增多，血培养除外败血症。

2）慢性输卵管炎诊断要点：下腹隐痛，腰背及骶部酸痛，白带增多、月经过多、痛经及不孕等；子宫常后倾，活动度差，一侧或双侧附件增厚，有压痛，亦可形成肿块。

（2）子宫内膜异位症：本病是指有活动功能的子宫内膜出现于正常子宫腔内壁以外的部位。子宫内膜异位症患者中 30%~50% 伴有不孕，常伴有痛经及盆腔疼痛。盆腔子宫内膜异位症和卵巢子宫内膜异位症引起出血、粘连，可使输卵管堵塞及影响输卵管蠕动，同时异位内膜产生过多前列腺素，干扰输卵管节律性蠕动，影响输卵管获取卵子的能力而造成不孕。

（3）输卵管发育异常：输卵管发育异常较少见，也不易被发现，常与生殖道发育异常并存。主要有输卵管发育不良、输卵管憩室等先天性的输卵管发育异常，均造成输卵管输送卵子、精子和受精卵的功能异常，易发生不孕和输卵管妊娠。

3. 宫颈与子宫因素　宫颈和子宫性不孕约占女性不孕症 10%。由于宫颈的形态和宫颈黏液功能直接影响精子上游进入宫腔，精子只有进入到子宫腔才能获能而具有受精的能力。

（1）解剖学异常：主要有先天性宫颈管发育不全、先天性宫颈管狭窄和闭锁、宫颈角度异常、单宫颈双角子宫、双子宫及先天性无子宫等。

（2）感染因素

1）宫颈炎：由于宫颈位于阴道内，很容易受损伤及外源性病原体的感染，造成宫颈糜烂、宫颈肥大和宫颈息肉等宫颈炎症，出现白带增多伴有局部不适、瘙痒或坠痛，严重者可出现接触出血。宫颈炎症造成的局部内环境改变影响精子的成活率，可引起不孕。

2）子宫内膜炎：临床上可分为急性子宫内膜炎和慢性子宫内膜炎两种。急性子宫内膜炎的主要原因是流产、产褥感染、子宫腔内安放避孕器、子宫颈扩张、诊断性刮宫治疗等；性病等病原体上行性感染也可引起。慢性子宫内膜炎的病因基本与上述相同。临床表现主要有盆腔区域疼痛、白带增多、月经过多、痛经等。子宫内膜炎症时，局部炎性细胞浸润和炎症介质的渗出呈现胚胎毒作用，不利于精子成活和孕卵着床，故引起不孕。

3）慢性盆腔炎：慢性盆腔炎常为急性盆腔炎未能恰当彻底治疗，患者体质较差，病程迁延所致；也可无典型急性炎症史，当机体抵抗力较差时，表现急性发作。临床表现主要有下腹痛及腰痛，月经增多和白带增多，卵巢功能损害时可有月经失调，输卵管粘连阻塞时可致不孕。

4. 免疫因素　免疫性不孕指患者排卵及生殖功能正常，无致病因素发现，配偶精液常规检查在正常范围，但有抗生育免疫证据存在。在不孕夫妇中免疫性不孕占 5% ~ 7%。有抗精子和抗透明带 2 种免疫性不孕，目前对后者的发病机制还不太清楚，因而临床所指的免疫性不孕多半指抗精子免疫性不孕。诊断要点：

(1) 除外其他原因的不孕。

(2) 应用可靠的检测发法证实血清内或生殖道周部（尤其宫颈黏液）存在抗生育免疫。

(3) 不孕期超过 3 年。

5. 其他影响受孕的因素

(1) 年龄：男女双方最佳生育年龄分别为 24 ~ 25 岁和 21 ~ 24 岁，此后生育力随年龄增长而下降，35 岁后生育力急剧下降。目前对生育力下降的原因仍有争议，但卵子质量的改变可能是其主要原因，所以高龄妇女妊娠率较年轻妇女明显降低。

(2) 营养：营养与生殖功能的密切关系已被证实。如女性至少应达到占体重 17% 的脂肪量才能开始月经初潮，达到占体重 22% 的脂肪量才能怀孕。另外，过度肥胖可引起性腺功能减退，生育力下降，但脂肪含量在人类生殖功能中的确切作用还不清楚。

维生素和微量元素与生育有密切关系，维生素 E 可促使垂体促性腺激素分泌增多，增强卵巢功能，促进精子的生成和活动。

(3) 烟、酒、麻醉药物及环境因素：嗜烟、酗酒可损伤卵子和输卵管，引起不孕。某些麻醉剂可改变下丘脑 – 垂体对促性腺激素及泌乳素的调控，进而影响生育功能、性功能及月经周期。

环境及职业污染，如噪音、纺织染料、汞、镉及干洗化学制剂，亦可影响女性生育能力。毒物接触病史具有重要的诊断意义。

(4) 精神因素：不孕夫妇常有深重的失望情绪。精神损伤可引起中枢儿茶酚胺及内啡肽的分泌变化，进而导致不排卵和闭经。诊断主要依靠详细的病史资料。

(5) 性交因素：性交不当、女性性功能障碍（阴道痉挛，阴道、外阴器质性疾病）等亦可导致不孕。可以通过病史和体检做出诊断。

（高率斌）

第五节　女性性早熟

女性性早熟是指性成熟开始的年龄显著提前，其确切定义为女性任何一个性征出现的年龄较正常人群相应性征初现的平均年龄提前 2 个标准差。提前出现的性征与性别一致的称为同性性早熟，与性别不一致的称为异性性早熟（女性男性化）。临床上将女孩在 8 岁前出现第二性征（乳房发育）或 10 岁前月经来潮诊断为性早熟。由于性早熟的患儿体内雌激素的水平升高，加快了骨骺的愈合，将影响最终的成年身高。患儿的智力和心理发育并不提前，对过早出现的性成熟现象没有心理和能力上的适应，因而会困惑、害羞或自卑，有的甚至发展为心理障碍。临床上应重视性早熟的诊断和治疗。

一、病因病机

无论何种病因，只要体内甾体激素升高达到青春期水平，作用于甾体激素敏感的靶器官将出现第二性征的发育，引起乳房发育、乳晕色素加深、阴道黏膜和小阴唇增厚、色素加深，甚至出现阴道分泌物或雌激素撤退性出血；雄激素增高出现阴毛生长、体毛增多、阴蒂肥大、嗓音低沉、男性体态。按病理和控制机制不同，性早熟可分为促性腺激素释放激素（GnRH）依赖性性早熟和非 GnRH 依赖性性早熟两大类。GnRH 依赖性性早熟又称为真性性早熟、中枢性性早熟（centralprecocious puberty，CPP）、完全性性早熟；非 GnRH 依赖性性早熟又称为假性性早熟、外周性性早熟、不完全性性早熟。非 GnRH 依赖性性早熟又分为同性性早熟和异性性早熟。

二、临床表现

1. 促 GnRH 依赖性性早熟（真性性早熟、CPP、完全性性早熟）　下丘脑 GnRH 提前释放，使下丘脑—垂体—卵巢轴整体激活。第二性征进行性发育成熟，其发育程序与正常青春期相似，依次出现乳房发育、生长迅速、阴毛出现、阴道分泌物、腋毛出现和月经初潮。血中雌二醇水平和垂体促性腺激素浓度达到青春期或成人水平。中枢性特发性性早熟的另一种类型为提前激活的 GnRH 脉冲发生器呈间断性或暂时性，患儿表现为一种非进行性的性腺功能初现早熟或者缓慢进展。

中枢性性早熟可由中枢器质性病变引起，器质性中枢性病变以下丘脑错构瘤、胶质瘤、炎症、手术或放射治疗、脑积水等病变多见。患儿除有性早熟的表现外，常常伴有相应的神经系统原发病状和影像学改变。青春期生长与成年身高密切相关，性早熟患儿初潮后生长速度明显减弱，初潮后身高平均增加 4~6cm。

2. 非 GnRH 依赖性性早熟（假性性早熟、外周性性早熟、不完全性性早熟）　临床多见的是 McCune－Albright 综合征和外源性雌激素摄入引起的性早熟，分泌雌激素的肿瘤相对少见。原发性甲状腺功能减退的女孩可以出现乳房提前发育或有阴道流血的症状。肾上腺功能早熟的女孩月经初潮提前。

（1）McCune－Albright 综合征：是一种先天性全身性多发性骨纤维发育不良疾病。病变在骨皮质，患儿有全身多处骨发育不良或囊性变，可累及长骨或颅骨，容易发生骨折，有时面部不对称。患儿可有自发性的卵巢囊肿，属于非促性腺激素依赖性囊肿。其临床表现如下：性早熟：同性性早熟临床表现同 CPP，异性性早熟则出现不同程度男性化表现，如痤疮多毛、颞部脱发、阴蒂肥大、嗓音低沉、肌肉壮实、出现青春期男性体态；骨囊性纤维变：可出现在任何骨，颅骨发生率高，尤其是气窦；皮肤咖啡斑：身体任何部位出现大小不等的棕褐色色素增深区，不高出皮面；其他内分泌改变：33% 的患者伴有甲亢，25% 的患者出现高生长激素；B 超检查可以发现卵巢肿块，实验室检查示雌激素升高，促性腺激素正常。

（2）外源性雌激素摄入引起的性早熟：最常见的是患儿误服了避孕药，或者是服用含雌激素的保健品，或产后哺乳期的母亲月经来潮，母亲体内有高雌激素，经母乳喂养患儿摄入外源性雌激素。实验室检查促性腺激素（FSH、LH）均正常，B超检查无异常发现。

（3）分泌雌激素的肿瘤：女性性早熟很少由分泌雌激素的肿瘤引起。肿瘤的类型主要包括：卵巢颗粒细胞瘤、卵巢膜细胞瘤、性腺间质细胞瘤，另有性腺母细胞瘤、脂质瘤、囊腺瘤等。血中雌激素的水平升高，FSH、LH正常，B超检查发现卵巢包块。

（4）肾上腺皮质增生症：是女孩异性性早熟常见原因，以21-羟化酶缺乏和11β-羟化酶缺乏多见。患儿在青春期前有男性化的体征，至正常青春期年龄以后其女性性征的发育程度取决于体内雌激素的水平。羟化酶缺陷完全，体内雄激素水平高，ACTH患儿女性性征发育延迟甚至无女性性征发育。实验室检查：皮质醇可以在正常范围，但血ACTH升高，血睾酮、17-羟孕酮、黄体酮升高。地塞米松抑制试验：ACTH下降，血睾酮、17-羟孕酮和黄体酮降至正常。

（5）单纯乳房过早发育和单纯阴毛过早发育：可以归类于青春发育变异，多发生于6个月到2岁之间，表现为乳房发育，多为双侧同时发育，体积小，乳头乳晕不发育，数月至2~3年自行回缩。原发性甲状腺功能减退的女孩、肾上腺功能初现早熟的女孩可以有类似的表现。

三、实验室及其他检查

1. 常规检查

（1）血中雌二醇（E2）、黄体酮（P）、睾酮（T）的测定：在真性性早熟、分泌雌激素的肿瘤及外源性假性性早熟患儿，雌激素水平均明显升高，而单纯乳房过早发育者，雌激素水平不高。

（2）血FSH、LH测定：鉴别真性或假性性早熟。基础FSH、LH值升高对真性性早熟诊断有辅助意义，但是青春早期时基础FSH、LH值可以在青春前期值范围内，故须进一步做GnRH激发试验。

（3）GnRH刺激试验：对区别真性同性性早熟或假性同性性早熟至关重要，即给GnRH之后30~60min内测定某一时间点单一血样的LH水平，以多克隆抗体的放免法测定时LH激发峰值＞12~15IU/L，或以免疫放射法LH＞15IU/L时，或以免疫放射发光法LH＞6IU/L时提示真性性早熟。FSH激发峰值无意义。

（4）PRL测定：溢乳者应测定血泌乳素。

（5）TSH、FT$_4$或FT$_4$指数诊断与原发性甲状腺功能减退有关的性早熟。

（6）T、DHEA-S、17-羟孕酮和11-脱氧皮质醇诊断肾上腺功能早现或分泌雄激素的卵巢肿瘤和肾上腺肿瘤。

2. 其他检查

（1）手腕骨X线片检查了解骨龄（BA）。

（2）MRI或CT检查颅脑，排除下丘脑和蝶鞍区肿瘤。

（3）B超、MRI或CT检查腹部、盆腔或肾上腺，排除肿瘤或其他病变。

（4）性染色体检查，确定其染色体性别。

四、诊断与鉴别诊断

性早熟的诊断应分三步：首先明确是否为性早熟，其次判断是属于哪种性早熟，最后是寻找病因。性早熟的诊断主要依靠病史、体格检查、内分泌检查、影像学检查综合判断。

五、治疗

女性性早熟的治疗目的在于：查出并治疗器质性病因；控制和减缓性成熟的程度和速度；使已发育的第二性征消退；抑制骨骺过早闭合，改善最终成年身高（FAH）；预防与性发育有关的精神社会问题；减少与初潮有关的乳腺癌发病危险。

（1）去除病因：首先应排除对生命有威胁或致残危险的疾病，如卵巢、肾上腺和中枢神经系统的恶性肿瘤。由中枢性器质性病变所致的 CPP，颅内占位病变，应行肿瘤手术摘除或化疗；对脑积水进行引流减压；补充甲状腺素治疗原发性甲状腺功能减退；肾上腺皮质增生的患者需要补充肾上腺皮质激素；停止接触含性激素的药品和食物。

（2）药物治疗

1）GnRH 激动剂（GnRH – A，LHRH – A）：是目前治疗特发性真性性早熟的首选药物，其缓释型制剂主要有达必佳（decapeptyl，又称 triptorelin，曲普瑞林）、达菲林（dipherelin）和亮丙瑞林（抑那通，enantone）等。用法为每次 50~60p/kg 皮下或深部肌内注射，每 4 周 1 次，连用 2~12 个月。首次剂量可以适当增加，以形成足够抑制，2 周后强化 1 次再进入 4 周一次的维持剂量。用药后监测 E2 水平，要求 E2 < 36.7pmol/L。国外近来采用 GnRHaHD 用生长激素（GH）以改善最终身高，GH 剂量一般为每天 0.1μl/kg。

2）孕激素：醋酸甲地黄体酮是治疗性早熟最普遍的药物。5~10mg，每天 2 次，或 100~200mg/m² 每周 1 或 2 次。甲羟孕酮 10~30mg/d，分 3 次口服。醋酸环丙氯地黄体酮 70~100mg/m² 分 2 次口服。孕激素对停止月经及第二性征有较好疗效，但对延缓生长速度、骨骺闭合的效果不肯定，目前基本不单独应用治疗性早熟。

（3）心理治疗：性早熟患儿的智力和心理发育不提前，对过早出现的性成熟现象没有心理和能力上的适应，因而会困惑、害羞或自卑，有的还会发展为心理障碍。因此对性早熟患儿进行诊断治疗的同时，不可忽视对患儿和家长的心理疏导和医学知识教育，解除其思想顾虑。仅有乳房早发育的女孩可以不治疗，但需要密切观察随访，注意是否发展为真性性早熟或是否按月经初潮正常发展。

六、预后

性早熟的治疗效果取决于诊断正确与否。真性性早熟的治疗需要抑制下丘脑 – 垂体 – 卵巢轴的功能直到 10 岁以上正常月经来潮的年龄。假性性早熟去除引起性早熟的病因即可。性早熟的患儿身体早熟，智力和性心理尚不成熟，容易发生社会问题，对此家长需要有足够的认识，需要进行适当的心理治疗。

（刘玉华）

第六节　围绝经期综合征

围绝经期指女性从生殖期向老年期过度的生理转化时期，介于 40~60 岁。围绝经期分为绝经前、绝经和绝经后 3 期。围绝经期综合征是指在此时期由于卵巢功能衰退而引起的下丘脑 – 垂体 – 卵巢轴功能障碍，出现以自主神经系统功能紊乱为主，伴有神经心理症状的一组症候群。10%～15%的围绝经期女性出现围绝经期综合征。

一、病因及发病机制

绝经期卵巢功能衰退，卵泡分泌抑制素、雌激素和孕激素减少，对下丘脑垂体的负反馈作用减弱而出现下丘脑与垂体功能亢进。血浆中黄体生成激素释放激素（LHRH）和卵泡刺激素释放激素（FSH - RH）水平增高；从而黄体生成激素（LH）和卵泡刺激素（FSH）分泌也增高，后者更为明显，原因是 LH 易被类固醇所抑制，故常较 FSH 为低（FSH 平均分泌量为生育年龄的 13～14 倍，而 LH 约为 3 倍）。FSH 升高的另一种解释是在生长中的卵泡内产生的卵泡介素能抑制 FSH 释放，至卵巢老化时该物质分泌减少，减弱了对 FSH 释放的抑制。症状发生的原因，有人认为系 LH 过多所致，亦有人认为是雌激素过少所致；一般认为后者是主要的原因。症状的发生与否，与本人原来的精神状态以及社会心理因素有密切的关系，若原有精神因素者，发生症状不仅多而且较重。

二、临床表现

围绝经期综合征各种症状的出现与个体卵巢功能衰退的速度、健康基础、生活环境、文化修养、精神状态、个人性格有关。有明显的个体差异，临床症状可以轻重不一，主要表现在以下方面：

1. 月经紊乱和闭经　围绝经期最先出现的临床表现是月经紊乱和闭经。绝经前月经周期紊乱，开始周期延长，月经量和月经持续时间逐渐减少或缩短，至点滴状出血，最终月经停止；或者月经突然停止；少数患者表现为月经频发、出血增多。闭经持续 6 个月至 1 年一般可以诊断为永久性闭经。

2. 心血管症状　阵发性潮热、夜汗和心悸等症候是围绝经期特有的症状。患者突然发潮红、出汗、心悸、乏力、头昏、烦躁、口干，接着是冷觉。发作的严重程度、频率、时间、主观感觉和持续时间存在个体间差异，持续数秒至数分钟不等，发作频率多至 1～2h1次，少则每 1～2 周 1 次。自然绝经女性 75%～80% 有此症状，月经开始紊乱时即可出现。大部分在绝经后 2～5 年出现，其中持续 1 年以上者约 85%，5 年以上者为 25%～50%。

3. 生殖道症状　绝经后，第二性征退化和性器官萎缩。表现为外阴干枯，皮肤变薄、发干、易裂；阴道缩短、变窄、皱褶减少、壁变薄、弹性减弱、分泌减少、PH 升高，易合并感染，发生老年性阴道炎，症状有干、痒、痛或异常黄褐色分泌物等；宫颈呈萎缩样改变，体积缩小，宫颈黏液分泌减少致使阴道过分干涩，引起性交痛；子宫内膜和子宫肌层萎缩、内膜变薄；输卵管和卵巢也萎缩；生殖道的支持结构减弱，盆底松弛，易发生子宫脱垂、膀胱脱垂或直肠脱垂，并可伴有下腹坠胀、有异常分泌物、出血及大便和小便困难等。

4. 精神神经系统症状　围绝经期女性中约 1/3 有各种精神症状。表现为忧虑、抑郁、情绪不稳定、易激动、失眠、多疑、记忆力减退、神经过敏、感觉异常、思想不集中等，严重者类似精神病发作。雌激素的迅速下降可能是发生精神障碍的内分泌因素。雌激素下降引起机体物质代谢改变，致多巴胺，去甲肾上腺素失调及阿片样物质的活性降低，引起交感神经及副交感神经功能失常和情感，认知障碍。

5. 泌尿道症候群　萎缩性膀胱炎，表现为尿频、尿急或尿失禁；尿道黏膜脱垂、尿道肉阜、排尿困难、尿道口痉挛，易尿潴留及感染，偶可出现尿血；肾下垂、肾盂-输尿管积水。

6. 骨及关节症状　骨质疏松症是影响围绝经期妇女重要的病变之一。由于雌激素缺乏，骨质丢失、骨密度降低，导致腰背痛、身材变矮、驼背，易发生骨折和关节痛。

7. 其他　乳腺萎缩、乳房下垂，乳头、乳晕色素减退。皮肤干燥、多皱、色素沉着和老年斑。绝经后，身体和四肢毛发增加或减少，偶尔轻度秃顶，脂溢、痤疮；这些症状与雌激素水平降低而睾酮水平相对增多有关。

三、实验室及其他检查

1. 激素测定　绝经期后测定血浆 FSH、LH 和雌二醇（E2）水平有助于诊断。FSH > 40U/L，LH > 30U/L，以 FSH 上升早且上升水平较 LH 高，血 E2 < 20pg/ml。绝经后黄体酮水平显著降低，约 0.17ng/ml。

2. 阴道脱落细胞涂片　阴道细胞涂片可见角化细胞减少，多数为基底层和中层以下的细胞。

3. 诊断性刮宫　有绝经后流血者，应作分段诊断性刮宫和内膜活检以除外宫颈病变和子宫内膜癌。刮宫需分别在宫颈、宫体内取材，分别送检查。

4. 超声检查　盆腔超声检查测定子宫体积、内膜厚度和卵巢的情况，有助于排除器质性病变。

5. 骨密度测定　单/双束光吸收测定、骨密度测定、CT 和 MRI 检查等可发现早期的绝经后骨质疏松。

6. 血生化检查　包括钙、磷、血糖、血脂、肝肾功能。

四、诊断与鉴别诊断

1. 病史　仔细询问月经史、婚育史、绝经年龄、卵巢和子宫切除术，有无绝经后流血既往史，还有家族史（心血管疾病、糖尿病、肿瘤）以及诊疗史（激素和药物）。现病史对患者所出现症状要进行详细、全面地描述，如潮热发作频率、持续时间、伴随症状。每个患者表现的不同周身症状与器质性疾病，如高血压、冠心病、甲亢及神经官能症相鉴别。

2. 查体　全面检查，注意患者营养状态，精神-神经系统功能状况，皮肤毛发的变化，有无心血管、肝、肾疾病，妇科检查以排除器质性疾病，乳房常规检查。

3. 鉴别检查　其他许多疾病均可引起与围绝经期相似的症状和体征，一般来说，根据其临床表现可作出初步诊断；如果无其他疾病的证据，往往提示卵巢功能休止。下列情况需进行鉴别诊断：

（1）闭经鉴别诊断：40~50 岁妇女闭经常为自然绝经，年轻妇女持续闭经可以是卵巢功能早衰，但须与其他非卵巢性闭经相鉴别，如神经性厌食，高泌乳素血症，多囊卵巢综合征，这些疾病均有其固有的症状，虽然也有雌激素降低，但血管舒缩障碍性症状罕见。

（2）血管运动性潮红：某些疾病产生与围绝经期潮红相混淆的潮红症状，如甲状腺功能亢进、嗜铬细胞瘤、类癌综合征、糖尿病神经病变、烟碱酸过量、结核和其他慢性感染等。上述疾病产生的皮肤潮红不具备围绝经期潮热发作的特点（持续时间、身体上的特殊分布等）。另外，如患者有皮肤潮红症状而无其他围绝经期表现，应进一步做激素测定检查等。

(3) 异常阴道出血：40～50 岁患者有月经周期延长和月经量减少，可能是绝经期卵巢功能退化所致，不必行内膜活检。但如果出现月经频发，月经增多或月经间期子宫出血，应检查子宫内膜；常采用内膜活检法和扩宫刮宫法。绝经 6 个月后卵巢功能活动再发阴道出血，须认真对待，常与器质性病变有关。此外，许多特殊的外阴和阴道病变（如滴虫性阴道炎、阴道念珠菌病）的表现酷似雌激素缺乏引起的外阴阴道炎，常需特殊检查明确诊断。

(4) 心悸、头昏及高血压等：围绝经期综合征常伴有心悸、头昏等症状，需与神经官能症、冠心病、高血压、甲亢等鉴别，若无围绝经期所特有的症状（发作性潮热），应进行较全面的检查，排除器质性疾病的可能。

五、治疗

(1) 一般治疗

1）心理治疗：充分解释围绝经期症状属生理性变化，以消除其思想顾虑、减轻其焦虑、忧郁和睡眠障碍等症状。

2）对症治疗：阿普唑仑 2.5mg 睡前服用；地西泮 2.5～5mg 睡前服用；谷维素 10～20mg，每天 3 次；盐酸可乐定 0.05～0.15mg，每天 1 或 2 次，可缓解潮热症状。

(2) 激素替代治疗：国内用激素替补治疗的妇女的比例远比国外低，仅 0.14%，其原因可能是我国妇女耐受性强，对缺乏雌激素的危害认识不足，又怕服用激素药物会生癌，医护人员也很少推荐。国外有结合型雄激素（conjugated estrogen），用量为 0.625mg/d；国内有维尼安（乙炔雌三醇环戊醚，又称尼尔雌醇），每次 5mg，每月 1 次，症状改善后维持量为每次 1～2mg，每月 2 次，3 个月为 1 个疗程；荷兰的利维爱（Livial），每片 2.5mg，内含雌激素、孕激素、雄激素，模拟正常卵巢功能，每日服 1 片；以及欧洲用皮贴雌激素或涂含雌激素凝胶每日 1 次，于第 13d 开始加服天然孕激素 utrogestan，每片 100mg，连服 12d，休息 1 周再重复使用。上述药物可以提高阴道黏膜上皮的成熟指数，抑制 FSH 与 LH，调整情绪波动，增加桡骨骨矿物质含量，减轻血管硬化程度，使围绝经期妇女生活质量提高。

六、预后

激素替代治疗可以显著地改善由于雌激素缺乏引起的神经和躯体症状，总有效率为 84%～97%；预防及治疗绝经后骨质疏松，使骨折率从 50%～70% 降至 3%；治疗老年泌尿生殖道萎缩；降低冠心病的发生率；预防老年性痴呆；降低结肠癌的发生；然而，晚近研究显示，绝经后妇女应用 HRT≥10 年，乳腺癌发病危险显著增加。因此，在采用激素替代治疗前后应进行评估，估计常时期应用 HRT 的危险性，充分权衡利弊，避免将 HRT 用作长期预防疾病的目的；同时制定个体化治疗方案，并且在治疗过程中进行监测，调整剂量。

七、展望

理想的 HRT 应该在缓解围绝经期症状、预防骨质疏松的同时，无阴道出血，无子宫内膜癌和乳腺癌发生率的增加。选择性雌激素受体调节剂及其类似物，有可能在防治骨质疏松及心血管疾病方面代替雌激素。但是，当前临床研究尚不充分和完善，需要进一步探讨。此外，研发新型选择性雌激素受体调节剂，降低此类药物副作用，发挥最大的治疗效果，也是今后的研究方向。

（刘玉华）

第七节　多毛症

多毛症为毛发增多的症状性描述，而非某一疾病的名称。多毛可以是某一疾病的临床表现，也可以是非疾病所致。毛发的疏密、长短与种族和遗传有关，如欧美地区的人种毛发较多，亚洲人毛发较少，某些黑肤人种毛发也较少。家族中世代毛发多者，其后代毛发也较多。女性多毛症是指对雄激素有反应的体毛增多，表现为毛干粗且毛色较深，如面颊、上唇、颏、胸腹部的中线区域、大腿的内侧和屈面、下背部中线（可达骶部）、乳晕、阴毛（可向上与下腹部中线的毛发相连甚至可达两腹股沟或肛周）等处，呈现男性毛发分布的特征。上述多毛症大多系血循环中雄激素增加所致，偶见毛囊中雄激素活性增加。因雄激素增加所致的多毛症英文称 hirsuitism。若全身的毫毛增加，英文称 hypertrichosis。毫毛为细、软，毛干不粗、不长、毛色不深的体毛，其生长不受雄激素影响（非雄激素依赖性），不会导致面部和生殖器部位的毛增多，无特殊的分布区。可见于肾上腺或甲状腺疾病、精神性厌食症或苯妥英钠、米诺地尔和环孢素等药物的影响。

本文讨论的多毛症系雄激素增加，即高雄激素血症所致，呈现男性毛发特征的多毛。高雄激素血症在皮肤的表现为多毛，皮脂分泌增加或痤疮。当血循环中雄激素达一定水平时，则出现男性化的表现，如声调低沉、乳房缩小、肌肉增强、喉结突出、失去女性体态、颞部脱发、阴蒂增大、闭经等表现，因此对多毛者，尚应注意有无高雄激素血症的其他表现，并检测外周血中各种相关雄激素的水平。

一、雄激素与多毛症

（一）毛发的生长

毛发由毛囊长出，毛囊和皮脂腺组成毛囊皮脂腺单元，为皮肤的附属器。毛发分为毫毛和恒毛两种，毫毛的特征为细软、无髓、色淡、较短，不显眼；恒毛粗、有髓、色深，显而易见。毛发分布全身（除手、脚掌外），不同部位的毛发特征不同。按毛发对雄激素的生物效应分为性毛和非性毛（对雄激素无反应）。雄激素可使性毛分布部位的毫毛转变为恒毛，成为恒毛后经久不变直至脱落。男性头发对雄激素的反应是从毫毛转变到恒毛，也可从恒毛转变为毫毛，即形成男性的秃顶，此可为性毛对雄激素反应的仅有情况。不同部位的性毛对雄激素起反应的阈值较低，而腋毛的阈值较高。

毛的生长过程可分为生长期（初期）、退化期（中期）和静止期（终期）。静止期以毛脱落而终止，然后再进入生长期，如此循环。生长素、胰岛素和胰岛素样生长因子对毛生长与雄激素有协调作用。

（二）雄激素与多毛

雄激素作用于毛囊促使毛生长，使从毫毛转变为恒毛。即毛生长、毛干增粗、毛色加深，雄激素且可使毛的生长期延长，恒毛不易脱落。因雄激素尚可使皮脂腺增生，故多毛时可伴有油性皮肤或痤疮。

雄激素中以睾酮（T）和双氢睾酮（DHT）最具生物活性，DHT 的生物活性比 T 高 2 ~ 3 倍。雄烯二酮和硫酸脱氢表雄酮（DHEAS）为活性较弱的雄激素，雄烯二酮的生物活性为 T 的 10%，DHAS、DHEAS 为 T 的 5%。雄烯二酮和 DHEA 在毛囊内转变成 T 起作用。睾酮进入毛囊细胞后，经 5α - 还原酶转变为双氢睾酮，双氢睾酮进入细胞核启动蛋白质合成，毛生长、皮脂腺增生。5α - 还原酶有两个同工酶，5α - 还原酶 1 型和 2 型。1 型位于成年人皮肤中和女性生殖器皮肤中，对非甾胺药物敏感；2 型位于肝、前列腺和男性生殖器皮肤中，对非甾胺药物的敏感性比 1 型酶更敏感。可见外周血睾酮水平正常，但出现多毛症时，认为与 5α - 还原酶活性增加、毛囊内双氢睾酮增加有关，又认为与毛囊对雄激素敏感性增加有关，即所谓"特发性"多毛症。

（三）多毛症的评估

多毛症的程度尚无统一的诊断标准，大多采用 Ferriman 和 Gallway 提出的评分法，简称 F - G 评分法。此评分法将人体划分为 11 个部位，按其内的毛发量进行评分，在 430 名无内分泌疾病的白人妇女中发现 > 10 分者为 1.2%，7 ~ 9.9 分者为 4.3%，5 ~ 6.9 分者为 9.9%，认为前臂和小腿部位的毛发无临床意义，其他 9 个部位的毛发与雄激素相关。故评分时不应包括 9 和 11 两个部位。评分的结果显示正常人在 8 分以内。

二、女性的雄激素

（一）雄激素的来源

正常女性体内雄激素有两个来源，其一由内分泌腺（卵巢和肾上腺）的分泌；另一为外周组织中的转化（内分泌腺以外的组织中的转化），称腺外转化。

1. 卵巢 卵巢中的卵泡、黄体和间质组织均有合成雄激素的功能，由卵泡的卵泡膜细胞、黄体的卵泡膜黄体细胞和间质细胞合成。主要由卵泡膜细胞合成，合成的雄烯二酮和睾酮，经基底膜进入颗粒细胞、卵泡液和进入外周血循环。卵巢间质细胞尚合成少量脱氢表雄酮。雄激素合成受 LH、胰岛素和 IGF - 1 等生长因子调节。

2. 肾上腺 主要在肾上腺网状带合成雄激素，束状带亦有少量合成能力。体内的硫酸脱氢表雄酮和脱氢表雄酮主要由肾上腺合成，尚合成相当量的雄烯二酮和少量睾酮。肾上腺中雄激素的合成主要受 ACTH 调节，胰岛素和 IGFs 上调肾上腺中 17 - 羟化酶和 17，20 - 裂解酶以及 3β - 羟类固醇脱氢酶的活性。

3. 腺外转化 在卵巢和肾上腺以外的组织中，来自卵巢和肾上腺分泌的性激素，经酶的作用能转化为另类性激素。主要是雄激素之间的转化和雌酮向雄激素转化。腺外转化的部位有肝、肺、肌肉、脂肪和毛囊皮脂腺单元。雄烯二酮和脱氢表雄酮转化为睾酮；雄烯二酮和睾酮转化为双氢睾酮；雌酮和脱氢表雄酮转化为雄烯二酮。

（二）雄激素的分泌和代谢

女性卵巢分泌的睾酮与月经周期的关系最为密切，睾酮和雄烯二酮的分泌在月经周期中稍有波动，以排卵期分泌量最高。女性体内睾酮的 1/3 由卵巢分泌，约 2/3 来自雄烯二酮的腺外转化。雄烯二酮由卵巢和肾上腺的分泌量各占 1/2，可见女性体内睾酮的 2/3 来自卵巢。因此睾酮可作为卵巢雄激素的标志物。雄烯二酮的分泌来自卵巢和肾上腺，故有昼夜的变化，与皮质醇的分泌变化相一致，睾酮的分泌无昼夜间的变化。硫酸脱氢表雄酮 90% 由肾上腺分泌，故可作为肾上腺雄激素的标志物。此外，肾上腺分泌的 11β-雄烯二酮的水平能反映肾上腺合成雄烯二酮和 11β-羟化酶的活性，也认为是肾上腺雄激素的标志物。虽然，外周血中不同标志物的水平能反映相应腺体的功能状态，但处于疾病状态时，标志物的水平可来自另一腺体，故标志物并无绝对的特异性。肾上腺分泌的雄激素主要受 ACTH 调节，可见与皮质醇分泌相一致的昼夜波动。双氢睾酮为最具生物活性的雄激素，睾酮发挥生物效应，主要有赖于在靶细胞内经与 5α-还原酶转化为双氢睾酮，而其代谢物为 3α-雄烷二醇葡糖苷酸（3α-androstanediol glucuronide，3α-diol G），因此，血浆或尿中 3α-雄烷二醇葡糖苷酸的水平可反映双氢睾酮的水平，可作为毛囊滤泡对雄激素敏感性的标志物。

　　雄激素的分解代谢在肝脏中进行，最终代谢成水溶性代谢物，经尿排出，睾酮和雄烯二酮的分解代谢，分解成雄烷二醇葡糖苷酸、雄烷二醇硫酸盐和雄酮葡糖苷酸，脱氢表雄酮以脱氢表雄酮磷酸盐和脱氢表雄酮糖苷酸经尿排出。

（三）雄激素的生物活性

　　雄激素对毛发的影响主要与睾酮的生物活性和双氢睾酮的水平有关。因睾酮在循环中大部分与血浆中蛋白质结合，85% 与性激素结合球蛋白结合，10%~15% 与白蛋白结合，仅 1%~2% 呈游离状态。结合的睾酮无生物活性，仅游离的睾酮（free testosterone，FT）具有生物活性。性激素结合球蛋白在肝脏合成、雄激素、肾上腺皮质素、生长素，胰岛素可抑制其合成、雌激素和甲状腺素促进其合成，性激素结合球蛋白水平下降时，游离睾酮增加，游离睾酮经 5α-还原酶的作用转化为双氢睾酮方发挥最大生物效应，可见毛囊中 5α-还原酶的活性具有重要作用。毛囊根鞘内有 17β-羟类固醇脱氢酶 1 型、2 型和 3β-羟类固醇脱氢酶，这些酶可将脱氢表雄酮这一作用较弱的雄激素转变为睾酮。可见上述酶的活性与多毛相关。

三、伴多毛症的常见疾病

（一）多囊卵巢综合征

　　多囊卵巢综合征为多毛者中最常见的疾病，其病因未明，病理生理变化较复杂，临床表现呈多态性。其典型的临床特征为：①无排卵性月经失调、月经稀发、功能失调性出血病，闭经，可导致不孕。②高雄激素血症，约 2/3 患者出现多毛症。③LH 水平升高，LH/FSH > 2.5，但部分患者无 LH 升高。④患者中的 1/2 以上呈现肥胖。⑤多囊卵巢，双侧卵巢增大，白膜和皮质增厚，白膜下皮质中排列着 8mm 左右滤泡，约 10 余个。患病时雄激素主要为睾酮、雄烯二酮和部分脱氢表雄酮升高，从而导致多毛症。

（二）卵巢间质卵泡膜细胞增生症

　　卵巢间质卵泡膜细胞增生症（stromal hyperthecosis）少见，为卵巢中分泌的雄激素过多所致。主要表现为闭经和多毛。患病时睾酮明显升高，往往达 200ng/dl 或更高，故除多毛外，尚可出现男性化。本症易与多囊卵巢综合征相混淆，鉴别点为除睾酮明显升高外，雌激素水平也升高；LH 在卵泡期水平，无明显升高；胰岛素水平也高于多囊卵巢综合征。本症时虽有双侧卵巢增大，但无多囊卵巢的表现，主要表现为卵巢间质中有多个散在的黄素化卵泡膜细胞巢。卵巢的组织学特征为卵巢间质卵泡膜细胞增生症的诊断依据。

（三）分泌雄激素的卵巢肿瘤

具分泌雄激素功能的卵巢肿瘤以支持－间质细胞瘤最常见，其次为脂质细胞瘤和门细胞瘤。可见特征为多毛伴有睾酮明显升高，往往超过200ng/dl，雄烯二酮的水平也升高。肿瘤有一定大小时，往往妇科检查可扪及一侧附件处有肿块，但绝经后患者的肿瘤体积较小，妇科检查不一定能发现肿块，经阴道超声探测和彩色超声有助诊断。尤其MRI可发现较小的实质性肿瘤。因雄烯二酮也升高，检测尿中17－酮类固醇有助诊断。卵巢颗粒细胞瘤也具分泌雄激素功能，但同时分泌抑制素，若抑制素升高具鉴别诊断意义。因支持一间质细胞瘤具合成α－FP功能，故测定α－FP也具诊断价值。

（四）迟发性21－羟化酶缺陷

由于遗传性基因突变导致21－羟化酶缺陷，该酶缺陷时肾上腺皮质激素合成障碍，从而负反馈使ACTH增加，从而促进肾上腺皮质功能旺盛，雄激素（主要为睾酮）和17－羟孕酮分泌过多。典型者出现女孩男性化，重症者出现电解质紊乱。迟发型者因有轻度酶缺陷，于青春期17，20－裂解酶活性增加时发病，故称为迟发型，又称非典型21－羟化酶缺陷。据欧美报道约占成年人群中多毛症者的5%，青春期多毛症者的10%。主要表现为无排卵性月经失调和多毛，卵巢可呈多囊性变化，故常与多囊卵巢综合征相混淆。但本症LH水平不高，睾酮明显升高，17－羟孕酮升高，若清晨血17－羟孕酮升高，>10ng/ml时具诊断价值。因迟发型者21－羟化酶缺陷程度较轻，故17羟孕酮水平可与生理值重叠，此时应作ACTH试验作鉴别诊断。

（五）分泌雄激素的肾上腺肿瘤

肾上腺分泌雄激素的肿瘤为腺瘤或腺癌，肿瘤可产生某些或全部肾上腺皮质类固醇。雄激素升高时可见硫酸脱氢表雄酮、脱氢表雄酮、雄烯二酮、睾酮升高。硫酸脱氢表雄酮常超过8μg/ml，这一水平可因肿瘤和酶缺陷引起，应作鉴别诊断。偶见仅分泌睾酮的肿瘤，此时无硫酸脱氢表雄酮分泌增加。

（六）皮质醇增多症

因肾上腺皮质醇分泌过多所致，又称库欣（Cushing）综合征。主要表现为向心性肥胖、满月脸、痤疮、水牛背、皮肤薄、皮下紫纹和多毛、血压升高、乏力、月经紊乱。多毛以全身毫毛增加为主。因血浆皮质醇增高，且昼夜分泌节律失常，故尿中皮质醇、17－羟类固醇和17－酮类固醇均增加。

（七）特发性多毛症

多毛为本症的惟一表现，常呈家族性，白人中多见于地中海裔的后代。特发性多毛症者月经正常，血液中睾酮、游离睾酮和性激素结合蛋白均正常，硫酸脱氢表雄酮也正常。因此，曾称为体质性多毛症和家族性多毛症。近年发现特发性多毛症者生殖器皮肤中睾酮转化为双氢睾酮的比例增加，提示毛囊局部5α－还原酶的活性增加。还发现多毛症者血液中3a雄烷二醇葡糖苷酸明显增加，也反映双氢睾酮水平增加，为特发性多毛症的发病机制。但确实有些多毛症者血液中雄激素或雄激素代谢物无异常变化，这些多毛症者发病机制未明。

四、治疗

多毛的治疗有两方面的考虑，其一为针对引起多毛的相关疾病进行治疗；另一为针对引起多毛的高雄激素进行治疗，必要时对多毛进行局部处理。往往需同时进行，仅侧重有所不同。本文仅讨论对高雄激素的治疗。

（一）口服避孕药

复方口服避孕片能持续有效地抑制下丘脑－垂体－卵巢轴，使卵巢功能处于相对静止状态，从而卵巢分泌的雌、雄激素均明显低下，故主要用于卵巢来源的高雄激素血症。其中的炔雌醇尚可促进性激素结合球蛋白的合成，从而减少游离睾酮水平。复方避孕片尚可使肾上腺分泌的雄激素减少20%～30%，故也适用于轻度肾上腺皮质功能亢进（DHEAS＜5μg/dl）时；尚有轻度抑制5α－还原酶和雄激素受体的作用。

复方避孕片的组合中炔雌醇以35μg/片最理想，因足以使性激素结合球蛋白合成增加，而不良反应很轻；孕激素应避免具雄激素作用的合成孕激素类。国内可得的产品以避孕片Ⅱ号、妈富隆和敏定偶较理想。服用方法与避孕药相同，作周期法。

（二）环丙孕酮

环丙孕酮为17－羟孕酮的衍化物，其作用为抗雄激素，通过竞争性占据雄激素受体，阻止睾酮和双氢睾酮发挥作用，且诱导肝脏中酶加强雄激素的代谢清除率。还有研究认为该药能降低5α－还原酶活性，降低睾酮的生物活性。

国内常用的制剂为小剂量环丙孕酮与炔雌醇组合成的复合片（商品名达英－35），即环丙孕酮2 mg和炔雌醇35μg组合成一复合片，每日1片，21d为1周期。因其具有抑制下丘脑－垂体－卵巢轴的作用，具有口服避孕片的降雄激素作用。一般需用6周期或更久。国外常用大剂量治疗较重的多毛者患者，即环丙孕酮50～100mg/d，月经周期的第5～14日和炔雌醇50μg/d，月经周期的第5至第25日为1周期，因孕激素在前半周期，称为"逆向序贯法"或"逆向序贯避孕药"，亦有用环丙孕酮50mg/d和炔雌醇20μg/d组合的"逆向序贯法"，大剂量环丙孕酮可使葡萄糖耐量轻度下降，胰岛素和C肽中度增加，高密度脂蛋白下降。环丙孕酮常导致月经周期中不规则出血，故与炔雌醇组合可防止不规则出血，用药期常抑制排卵功能。

（三）螺内酯

螺内酯对抗醛固酮作为利尿剂，现亦用作抗雄激素制剂，因螺内酯可竞争性占据雄激素受体，且通过抑制细胞色素P450酶减少睾酮和雄烯二酮的合成，此外尚增加睾酮的血清清除率。应用剂量为50～200mg/d，美洲常用100～200mg/d，欧洲最大用量达400mng/d，作者临床病例大多应用80～120mg/d，一般连续应用3～6个月或更久。开始用药时会出现排尿增加，数日后正常。应慎防高血钾症，健康者极少发生血钾升高，对血压无影响，老年者应慎防低血压。用药期可导致不规则出血，若可能与复方避孕片联合应用，既可防止不规则出血，且有协同抗雄激素作用。

（四）促性腺激素释放激素激动剂

促性腺激素释放激素激动剂（Gonadotropin - ReleasingHormone agonists，GnRH - a）通过长期占据垂体FSH和LH的受体，对下丘脑、垂体间的功能起降调节作用，使FSH和LH

的分泌功能降低到青春期前水平，从而卵巢分泌雌激素、睾酮和雄烯二酮的水平降到卵巢无功能活动的状态。主要用于卵巢功能异常引起的高雄激素血症。因雌激素明显降低，会导致潮热、出汗、夜寐不安、情绪改变和阴道干燥等不适，往往在用药2个周期后出现，长期应用会导致骨质丢失。一般应用6个周期为一疗程。若同时用"加回"法（add back）可防止出现上述不良作用，即补充一定量的雌激素以免发生因雌激素过低引起的上述不适。为了模拟正常月经周期，常用序贯法周期治疗。国内常用的制剂为戈舍瑞林（gosereline）、亮丙瑞林（leuprorelin）和达菲林（treptonelin）。每4周注射1次，6次为一疗程。"加回"疗法详见子宫内膜异位症 GnRH-α 的治疗。

（五）肾上腺皮质激素类制剂

治疗肾上腺分泌过多雄激素导致的多毛症最理想的药物为肾上腺皮质激素类制剂，最常用的是泼尼松 5~10mg/d 和地塞米松 0.375~0.5mg/d，睡前服用。用小剂量足以抑制肾上腺合成雄激素，而不影响肾上腺皮质激素的合成和分泌，且无其他不良反应，但应用地塞米松时应注意有无库欣综合征的临床表现。最常用于 21-羟化酶缺陷症，对卵巢源性高雄激素血症未见其疗效。观察硫酸脱氢表雄酮水平的变化可作为肾上腺雄激素的指标。

（六）氟他胺

氟他胺（Flutamide）为非类固醇制剂，作为阻断雄激素与细胞核的结合。以往应用剂量为 250~750mg/d，后发现剂量 500mg/d 时易导致肝脏损害，转氨酶升高。近年应用 250~375mg/d。应用本制剂时血清雄激素无变化，但 F-G 评分下降。

（七）非那雄胺

非那雄胺（Finasteride）为合成的 4-氮类固醇，5α-还原酶抑制剂，主要作用在 2 型 5α-还原酶，对 1 型 5α-还原酶作用弱。常用剂量为 5mg/d，可降低双氢睾酮和 3α-雄烷二醇葡糖苷酸的水平。

（八）酮康唑

为合成的咪唑类抗真菌制剂，抑制睾酮生物合成中的多个步骤，主要为抑制 17-羟化酶和 17，20-裂解酶以及 11β-羟化酶的活性。常用剂量为 400mg/d，可见一定效果。不良反应较常见，如呕吐、皮肤干燥、瘙痒和转氨酶升高。

针对多毛治疗的药物，主要是抑制恒毛的形成，使毫毛不再形成新的恒毛，对已形成的恒毛使其不再增粗或可能使其变细些，但已形成的毛干不会脱落，毛囊也完整无损。可见即使药物有效，但已形成的多毛外观也不会在短期改变。因此，减少多毛生长药物的应用至少3个月，往往需要更长时间的应用。尤其对病因不明的多毛症，停药后往往再发，甚至成为终身问题。多毛症对某些女性会导致沉重的精神负担，为此治疗前的解释工作至关重要，使其认识到病因不明多毛症的危害性并不严重以及治疗的长期性，对体毛增加，四肢多毛不必在意。急于见效者可服用药物和针对多毛的物理疗法同时进行，需注意的是针对多毛的局部治疗应慎防损害皮肤。

（刘玉华）

第八节　子宫内膜增生症

子宫内膜增生症亦称子宫内膜增生过长（endometrialhyperplasia），是妇科常见病之一，多发生于卵巢功能趋于成熟的青春期或卵巢功能开始衰退的围绝经期妇女。临床表现为月经周期紊乱，经量过多，经期延长或子宫不规则出血。

一、发病因素

由于雌激素对子宫内膜长期持续刺激所致。

（一）内源性雌激素

1. 无排卵　青春期卵巢功能尚未成熟或围绝经期卵巢功能衰退，以及下丘脑 – 垂体 – 卵巢轴失调、多囊卵巢综合征等情况下，卵巢均可出现无排卵现象，使子宫内膜长期持续受雌激素作用，而缺乏孕激素的对抗，导致子宫内膜增生症。

2. 肥胖　肾上腺分泌的雄烯二酮，经脂肪组织内芳香化酶的作用而转化为雌酮。肥胖妇女脂肪组织越多，此种转化能力也越强，血浆中雌酮水平也越高，导致持续性雌激素影响。

3. 功能性肿瘤　内分泌功能性肿瘤并不罕见，如垂体微腺瘤、卵巢性索 – 间质细胞肿瘤以及不少卵巢表面上皮 – 间质性肿瘤均有内分泌功能，可以分泌数量不等的雌激素，从而导致子宫内膜增生症。

（二）外源性雌激素及相关药物

1. 雌激素替代疗法　雌激素替代疗法（estrogen replacementtherapy，ERT）早期常用于围绝经期或绝经后雌激素缺乏的更年期综合征，ERT 同时尚可改善骨质疏松、血脂代谢、心血管变化和脑细胞的活动。文献报道在无症状妇女中，子宫内膜活检异常的检出率低。绝经后无症状者子宫内膜活检中，发现隐匿性子宫内膜癌者低于 7/1000；相反，内源性或无对抗性外源性雌激素水平高者，子宫内膜癌及癌前病变的危险性增高，故对拟接受 ERT 的妇女应常规作子宫内膜活检。任何异常阴道出血者，在接受 ERT 前更应作组织病理学检查。但有学者对此亦有不同意见，Gol 等（2001）报道 556 例绝经后无症状妇女在接受 ERT 前内膜组织学、内分泌学的特征。其中 486 例（87.4%）内膜萎缩，37 例（6.65%）内膜增生，27 例（4.86%）增生过长但无不典型细胞，3 例（0.54%）增生过长伴不典型细胞，3 例（0.54%）内膜腺癌。其中子宫内膜癌及不典型增生过长的患者均有内膜病理的潜在危险因素，如慢性无排卵、糖尿病或高血压等，故认为绝经后无症状妇女在接受 ERT 前一般无需常规内膜活检，但有危险因素者应作内膜活检筛查。行 ERT 后组织病理学变化可有子宫内膜息肉、简单型增生过长、罕见不典型增生过长及子宫内膜癌。

目前常用的激素替代疗法（hormone replacement therapy. HRT）均加用孕激素。HRT 系雌、孕激素序贯或联合给药，其子宫内膜的变化视雌、孕激素的剂量，用药时间的长短，活检时间，以及用药前子宫内膜的病变而异。雌激素使子宫内膜增生，这些变化与正常增生期子宫内膜相似。加用孕激素后，视孕激素的剂量，组织学将显示分泌的变化，可能尚有蜕膜变化。使用大剂量孕激素（如醋酸甲羟孕酮 10mg）常发生蜕膜变化。

雌、孕激素每日联合给药已较普遍。雌激素剂量为 0.625～1.25mg 结合孕马雌激素或其他相同作用的雌激素制剂；孕激素剂量为 2.5～10mg 醋酸甲羟孕酮。每日 0.625mg 结合孕马雌激素和 2.5mg 醋酸甲羟孕酮，早期有点滴出血后闭经。若出血发生于闭经后，则需进一步检查。目前尚缺乏大量雌、孕激素联合用药妇女的子宫内膜组织病理学资料。已有的报道未显示此方案对子宫内膜有不良作用。

2. 米非司酮（mifepristone） 米非司酮即 RU486，有抗孕激素作用。近代应用米非司酮治疗子宫肌瘤、子宫内膜异位症者甚多（25～100mg/d），并有用于不宜手术的脑膜瘤及库欣综合征（200mg/d）。RU486 虽有抗孕激素作用，但长期、大剂量应用可导致无对抗雌激素环境，以致发生简单型增生过长，子宫增大，不过这种变化在停药后可消退。

3. 他莫昔芬 他莫昔芬对乳腺癌的疗效是由于其抗雌激素作用，不过，近期报道长期接受他莫昔芬治疗的患者，子宫内膜息肉、增生过长及癌的发生增多。证实有激动剂的性质，可能作用于雌激素受体域（domains）之一。认为他莫昔芬在妇科方面的不良反应是不同的，在雌激素低的情况下，他莫昔芬又有微弱类雌激素作用，长期服用可致子宫内膜增生，反映了其作用机制的复杂性。许多绝经后妇女接受他莫昔芬治疗后，B 超发现子宫内膜增厚。宫腔镜显示：他莫昔芬治疗组 51 例中萎缩子宫内膜 28%，内膜厚度 >5mm 者中 40% 有子宫内膜息肉，而宫颈内膜息肉则为对照组的 2 倍；无他莫昔芬治疗组 52 例中萎缩子宫内膜 87%，有子宫内膜息肉者 10%。用他莫昔芬组子宫内膜癌的发生率增高。他莫昔芬的剂量为 40mg/d 者较 20mg/d 相对危险性增高。调查表明有子宫的乳腺癌患者，他莫昔芬的剂量为 20mg/d，每年内膜癌的发生率为 1.2/1000。发生于他莫昔芬治疗后的子宫内膜癌多数是临床 I 期，1 级或 2 级，但也有晚期及 3 级者。根据雌二醇浓度和绝经后患者的状态，他莫昔芬对不同组织有相似的和相反的作用。最常见报道的不良反应是面部潮红，而最令人担忧的不良反应是绝经后妇女内膜癌危险性增高 2～3 倍。文献报道他莫昔芬治疗后发生的子宫内膜病理变化与用药时间长无明显相关性。主张对他莫昔芬治疗的患者每年随访 2 次。不过，除不良反应外，他莫昔芬在控制乳腺癌，或预防其复发方面的作用仍是不争的事实。

4. 选择性雌激素受体调节剂 选择性雌激素受体调节剂（selective estrogen receptor modulators，SERMs）是结构上不同的非甾体化合物，在某些组织与 ER 结合产生雌激素样效应，而在另一些组织则产生抗雌激素效应。SERMs 用于雌激素相关疾病，包括绝经后骨质疏松、激素依赖性癌和心血管疾病。用于临床的几种化合物中包括促排卵的氯米芬（clomifene），治疗乳腺癌的他莫昔芬对骨矿物质密度和血浆脂质有益，Toremifene 对血浆脂质的作用与他莫昔芬治疗相似。雷洛昔酚（Raloxifene）治疗和预防绝经后骨质疏松，对骨矿物质密度和血浆脂质有效，而不增加子宫内膜增生过长和子宫内膜癌的危险。近来，雷洛昔酚显示可减少健康妇女脊椎骨折的发生，也可减少乳腺癌的发生。与雌激素相似，SERMs 可增加静脉血栓的发生。

（三）子宫内膜增生过长的分子生物学研究

子宫内膜是生长最快的人体组织，分子生物学的研究已证实女性性激素，与几种生长因子和酶相互作用，控制子宫内膜的生长与分化。

1. 胰岛素样生长因子 胰岛素样生长因子 1（IGF-1）作用于细胞表面受体和特异性可溶性结合蛋白。IGF 结合蛋白（IGFBP）有调控 IGF-1 的作用，已知有 6 种同种异构体，

IGFBP 是晚分泌期内膜间质细胞和蜕膜的标记物。在增生期和分泌期内膜中可测得 IGF－1 BP 的浓度和亲和力。生育年龄、月经周期规则、未接受类固醇激素者，其分泌期内膜中 IGF－1 BP 显著高于增生期者。IGFBP 能调控整个月经周期中的 IGF－1。

2. 血管内皮生长因子和内皮抑素　Shaarawy 等测定绝经后妇女血清血管内皮生长因子（vascular endothelial growth factor，VEGF）和内皮抑素（endostatin）水平，其中内膜癌 72 例，增生过长 27 例和健康对照组 30 例。VEGF 水平在子宫内膜增生过长、子宫内膜癌 I 期、II 期和 III～IV 期中，分别为 142 ± 18、291 ± 22、623 ± 68 和 $1527 \pm 119 ng/ml$，显著高于对照组 $12 \pm 1.6 ng/ml$。血清内皮抑素水平在子宫内膜增生过长、子宫内膜癌 I 期、II 期和 III～IV 期中，分别为 149 ± 19、320 ± 41、644 ± 86 和 $1253 \pm 114 ng/ml$，也显著高于对照组 $13 \pm 2.4 ng/ml$。提示这两种标记物在循环中的水平和肿瘤的期别相关。患者经治疗后血清中此两种标记物的水平显著下降，临床复发者则明显升高。VEGF 与内皮抑素的比值在早期子宫内膜癌中 <1.0，在晚期病例中则 >1.0，提示血管生成刺激因子和抑制因子的平衡可调控肿瘤的转移与进展。另有学者对吸出的子宫内膜用 CD34 单克隆抗体免疫组化染色，观察新生血管，比较其血管生成素。发现增生期、增生过长及分化好的内膜腺癌中均有新生血管，这些新生血管虽无形态学差异，但腺癌中新生血管较正常组织或增生过长者显著增多（P < 0.05），从而也佐证了血管生成因子对子宫内膜的影响。

3. 17β－羟类固醇脱氢酶　Utsunomiya 等（2001）报道 17β－羟类固醇脱氢酶（17beta－hydroxysteroid dehydrogenase，17β－HSD）同工酶可促使雌二醇（E2）和雌酮的相互转换，17β－HSD 1 型将雌酮转变为活性强的 E2，17β－HSD 2 型的作用相反，如此调控组织中 E2 的生物活性水平。有学者观察了 20 例正常子宫内膜，其中分泌期 14 例，增生期 6 例，前者均有 17β－HSD 2 型免疫反应，而后者均无；增生过长 36 例及子宫内膜癌 46 例中，分别在 27 例（75%）与 17 例（37%）中检测出 17β－HSD 2 型，两者中 17β－HSD 2 型和孕激素受体（PR）标记指数（LI）呈显著正相关；且子宫内膜癌中 17β－HSD 2 型与年龄呈显著负相关。17β－HSD 2 型免疫活性与 17β－HSD 2 型酶活性有关；17β－HSD 2 型 mRNA 的半定量分析显示其与雌激素受体（ER）LI、Ki67 LI 和芳香化酶 mRNA 水平或组织学分级无关。提示 17β－HSD 2 型在增生过长及（或）内膜赘生性病变中的表达，代表增生过长及赘生性的细胞转化特征。17β－HSD 2 型可能也对无孕激素对抗性雌激素有影响，特别是绝经前患者，经降低 E2 活性，起到一些保护和（或）抑制作用。近来视黄醛类受体（retinoid receptor，RR）被认为在各种性类固醇依赖性赘生物中有调节雌激素的作用，Ito 等首先观察了 20 例正常周期子宫内膜，34 例增生过长，46 例内膜样腺癌视黄醛酸受体 α、β、γ 和视黄醛类 X 受体（retinoid X receptor，RXR）α、β、γ，并结合其他临床病理参数，特别是 RR 亚型和类固醇受体状态，17β－HSD 和芳香化酶间的相关性。发现 RXRγ 在分泌期而不是增生期的上皮细胞中检出，与 17β－HSD 2 型免疫部位很相关。但在增生过长中 RXR 与 17β－HSD 2 型无相关性。在内膜样腺癌中，RXRγ 标记指数（LI）与 17β－HSD 2 型显著相关（P < 0.001），RXRγ/11 与 PR LI 亦显著相关（P = 0.003），RXRγ LI 与患者年龄呈显著负相关（P = 0.015）。受体的 LI 和其他临床病理参数包括肿瘤内芳香化酶免疫组化检测状态均无显著相关性。在子宫内膜癌细胞系 RL95－2，视黄醛酸明显增加 17β－HSD 2 型 mRNA 表达，呈时间和剂量依赖效应。这些结果均提示视黄醛酸可能涉及正常和赘生性人子宫内膜雌激素代谢的调控。

4. 上皮膜抗原 Coronado 等近期研究、分析 178 例石蜡包埋样本上皮膜抗原（EMA）免疫组化在良、恶性内膜中的过度表达及其预后的意义。其中内膜癌 105 例，子宫内膜增生过长 40 例，良性内膜 33 例。结果显示 EMA 在 60% 腺癌、15% 增生过长、9.1% 良性内膜中过度表达。EMA 在增生过长中过度表达的 2 例以后发展为癌。在腺癌中，EMA 的过度表达与非内膜样亚型呈正相关（P = 0.012）。多变量分析，FIGO 临床期别（P = 0.025）与 EMA 过度表达（P = 0.017）对无瘤存活是独立的预后因素。故认为 EMA 过度表达是子宫内膜恶性转变的标记，也是内膜癌复发的独立预测标记。

5. 基质金属蛋白酶 在正常、增生过长和赘生性内膜中膜型基质金属蛋白酶 1（membrane – type matrix metalloproteinase – 1，MT – MMP1）、金属蛋白酶 1 组织抑制因子（TIMP – 1）、TIMP – 2 和 TIMP – 3 mRNA 原位杂交，显示 4 个因子 mRNA 在增生的内膜中均有弱表达，而晚分泌期内膜中除 MT – MMP1 外均高表达。子宫内膜增生过长未显示 MT – MMP1 或 TIMP 表达增加，增生过长非鳞化区域间质细胞局部高表达 MT – MMP1 mRNA，而在内膜癌中 4 个因子 mRNA 表达均增加，特别是低分化癌。

综上所述，内源性或外源性无对抗性雌激素过量或低剂量、长期刺激是导致子宫内膜增生过长的原因，而已知的几种生长因子在调控其发生与发展中也起重要作用，不过其在增生过长中的相互作用机制尚有待进一步研究。

二、临床表现

（一）症状

发病年龄：多发生于卵巢功能趋于成熟的青春期或卵巢功能开始衰退的围绝经期妇女。月经情况：主要为月经异常，可表现为周期紊乱，经量增多，经期长短不一，阴道不规则出血或闭经一段时期后又有大量阴道出血。其次尚可有因不育而就诊者。

（二）体征

患者由于长期出血而呈贫血貌；子宫可为正常大小或稍增大；卵巢正常大小或稍增大，甚至有肿瘤形成。若伴有垂体微腺瘤，则可能出现溢乳及视野的变化。若继发于多囊卵巢综合征，则尚可出现多毛。

（三）辅助检查

1. 基础体温 基础体温测定是简单易行的方法，根据基础体温是否呈双相以了解卵巢有无排卵。不过即使基础体温呈双相，还需了解黄体功能是否正常，可根据体温上升的幅度及上升后维持时间的长短来判断其功能健全与否。

2. 宫颈黏液 在流血前，甚至流血期，宫颈黏液仍呈羊齿状结晶时，提示有雌激素功能，而无排卵后的孕激素功能。

3. 阴道脱落细胞的内分泌检测 周期性的连续涂片检查，有助于判断卵巢功能。

4. 激素测定 E_2 可反映雌激素水平；孕酮反映黄体功能；睾酮升高应与多囊卵巢综合征鉴别；FSH、LH 的测定可反映下丘脑 – 垂体 – 卵巢轴调节机制是否正常。

5. B超 子宫内膜可增厚。Dueholm 等报道 355 例绝经前异常阴道出血者的阴道超声，所测子宫内膜厚度，与宫腔镜或子宫切除对照。内膜厚度增生过长者 11.5 ± 5.0mm，息肉 11.8 ± 5.1mm，黏膜下肌瘤 7.1 ± 3.4mm，无异常者 8.37 ± 3.9mm（P < 0.001）。所有病例

中增生过长及（或）息肉占 20%，在 143 例内膜厚度≤7mm 中增生过长及（或）息肉占 8%。故阴道超声内膜厚度低者息肉和增生过长的可能性少，但不能完全除外这些病变。此外，超声尚可发现卵巢皮质有多个小囊泡，并除外卵巢肿瘤。

6. 诊断性刮宫　诊断性刮宫也是比较简单易行的方法，诊刮对多数病例能起到迅速止血的作用，并可了解卵巢是否有排卵功能及子宫内膜病变的性质和程度。对未婚者，可征得家属同意后进行。刮宫时应遍及整个宫腔，勿遗漏宫角处。Clark 等报道异常子宫出血妇女门诊子宫内膜活检对诊断子宫内膜增生过长的评估。有学者收集了 MEDLINE（1980—1999年）及 EMBASE（1980—1999 年）所有有关报道和综述。并将门诊内膜活检与麻醉下所取组织样本比较。诊断的正确性取决于对子宫内膜增生过长阳性及阴性结果的合并似然比（pooledlikelihood ratios）。结果显示阳性者，子宫内膜增生过长的阳性或然率57.7%（95% CI 41.1% ~72.7%），而阴性者则为 2.2%（95% CI 0.9% ~4.1%）。认为门诊病例内膜活检诊断子宫内膜增生过长正确性可信。

7. 宫腔镜　宫腔镜是一种较好的诊断方法，部分病例尚可在宫腔镜下去除病灶达到治疗的目的。Loizzi 等（2000）报道 155 例绝经后 1 年以上、无症状或有症状妇女经超声显示子宫内膜厚度≥4mm 者，进行阴道超声及宫腔镜检查，并在肉眼直视下取活检。宫腔镜显示 129 例（83%）无症状患者中28%有内膜病变（息肉23 例，增生过长 5 例，黏膜下肌瘤 8 例），有症状患者中 76%有内膜病变（息肉 13 例，增生过长 6 例，黏膜下肌瘤 1例）。宫腔镜与组织学诊断比较显示在无症状者与有症状者中阳性预测值分别为97.1%和95%。阴性预测值两组均为100%。故认为绝经后患者根据超声内膜厚度，做宫腔镜及内膜活检有诊断和治疗的作用。Clark 等（2001）报道了 88 例绝经后出血的门诊病例经阴道超声及宫腔镜检查，在宫腔镜下活检。阴道超声及宫腔镜发现与组织学最后诊断比较。结果：除无法进行宫腔镜者外，组织很少者 17.4%，余为萎缩子宫内膜、囊性萎缩、正常子宫内膜、息肉、增生过长及不典型增生过长（4 例）、子宫内膜癌（9 例），此外尚有结核性子宫内膜炎及子宫肌瘤各 1 例。对子宫内膜癌的判断，超声的敏感性 77.8%，特异性93.3%，阳性预测值63.6%，阴性预测值96.6%；宫腔镜的敏感性88.9%，特异性98.3%，阳性预测值88.9%，阴性预测值98.3%。两种方法合用则敏感性100%．特异性91.7%，阳性预测值64.3%，阴性预测值100%。故认为两种影像学合用有利于筛查子宫内膜癌及癌前病变。

8. CT 与 MRI　子宫内膜增生过长的诊断，一般无须作 CT 与 MRI 检查。CT 与 MRI 多用于鉴别宫腔的良、恶性病变及恶性病变浸润子宫肌层的程度。恶性病变多为内膜癌和恶性中胚叶混合瘤。

三、子宫内膜增生过长的组织病理学

（一）命名

子宫内膜增生过长是一个组织病理学名称，长期以来不同的作者对同一组织结构采用了不同的名称，或对同一名称的解释不完全相同，造成诊断和临床治疗的混乱。为此，1987年国际妇科病理学会（International Society of GynecologicPathologists，ISGP/WHO）根据组织病理结构和细胞的特征，对子宫内膜增生过长采用了新的分类。此种分类是根据长期随访经病理诊断后，未予治疗的子宫内膜增生过长病例而得出。新分类包括简单型增生过长（simple hyperplasia，SH）、复杂型增生过长（complex hyperplasia，CH）及不典型增生过长（a-typical hyperplasia，AH）。

（二）组织学分类

1. 简单型增生过长　指腺体增生有轻度至中度的结构异常；即整层子宫内膜呈增生变化，腺上皮增生，可呈假复层，腺体数量增多，腺体稍拥挤，腺腔可扩大，腺体弯曲度增加，大小不一；或腺体轮廓不规则，腺体较拥挤，腺体与间质比增加；但无腺体背靠背现象和细胞的异形性。

2. 复杂型增生过长　指腺体拥挤，有背靠背现象及腺体结构复杂；腺体过度而异常生长，有明显的复杂结构，如出芽或折叠，芽苞的延伸、融合形成腺腔内搭桥现象；腺体轮廓不规则，可呈锯齿状或乳头状，腺体拥挤密集，形成背靠背现象，腺体间仅少量结缔组织。腺上皮细胞生长活跃，呈高柱状、复层或假复层。

3. 不典型增生过长　指子宫内膜在上述简单型和复杂型两种增生过长的基础上，出现细胞的异形性，小区域腺体可出现筛状结构，腺细胞呈复层或假复层，排列紊乱，细胞大小、形态不一，核增大，深染，极性丧失，核质比增加，核仁明显，染色质不规则聚集，染色质旁透亮，并可有巨核细胞，细胞内及腺腔内有炎性渗出。无论是简单型或复杂型增生过长均可出现腺上皮细胞的不典型，一旦腺上皮细胞出现不典型增生，则都归入不典型增生过长，称简单型增生过长伴细胞不典型（SHA），或复杂型增生过长伴细胞不典型（CHA），亦可直接称不典型增生过长。

（三）鉴别诊断

1. 子宫内膜癌　需与分化好的子宫内膜癌鉴别。复杂型与不典型增生过长的鉴别主要是细胞核的改变。而不典型增生过长与分化好的内膜癌的鉴别，则是以有无间质浸润为准。但是否有间质浸润有时极难辨认，以下几点可有助于癌的诊断：①腺体不规则浸润伴结缔组织增生反应；②在一个融合的腺体结构中，个别腺体无间质成分，形成共壁或筛状；③广泛的乳头结构；④内膜间质消失、间质纤维化，被增生的结缔组织团块占据，或间质坏死。其中②～④项必须是无间质的复杂腺结构占一个低倍视野内（直径为 4.2mm）的半数（2.1mm）以上，方可诊断为腺癌。

免疫组化：近期有关正常子宫内膜、增生过长和内膜癌的免疫组化的研究报道甚多，现择其主要者简介如下。

Lin 等（2001）报道增生期的正常内膜、子宫内膜异位症及肌腺症其内膜表面上皮和腺上皮细胞 CD44s 和 CD44v6 均阴性，分泌期则呈阳性，而内膜间质无论在增生期和分泌期 CD44s 均阳性。4 例 SH 和 9 例 CH 与正常增生期表达相同。仅 1 例 CHA 腺上皮 CD44s 和 CD44v6 局灶阳性。13 例内膜腺癌中除 1 例 CD44s 阴性外，余 CD44s 和 CD44v6 均阳性。认为子宫内膜增生过长与正常增生期内膜相似，而子宫内膜腺癌显示 CD44s 和 CD44v6 的异常表达。也有报道 CD34、EMA、VEGF 与内皮抑素在内膜癌中均过度表达。

Mora 等报道内膜腺癌中细胞增生显著高于不典型增生过长及无不典型增生过长者（P < 0.01）；凋亡细胞在内膜腺癌中则低于不典型增生过长及无不典型增生过长者；Bcl - 2 在内膜腺癌中的表达显著低于不典型增生过长及无不典型增生过长者（P < 0.002）。由于良性内膜增生期的细胞增生和 Bcl - 2 表达显著增高，而分泌期凋亡率显著增高，故在不典型增生

过长与内膜癌难以鉴别时，细胞增生、凋亡及 Bcl-2 的表达有助于鉴别诊断。

Elhafey 等认为子宫内膜组织有极大的再生和增生能力，在良性、癌前及癌的形态间可有些重叠，从而导致对同一活检组织内、不同部位活检组织间及不同病理医师间的差异。曾对 100 例内膜：增生期 10 例、分泌期 10 例、增生过长 40 例（30 例无不典型，10 例有不典型）、癌 40 例（内膜样 20 例、浆液性 10 例、透亮细胞 10 例）做 p53 和增殖细胞核抗原（PCNA）免疫组化及计算机图像分析。结果显示 p53 仅见于 65% 癌和 30% 增生过长；p53 在预后差的浆液性癌和透亮细胞癌中的表达较内膜样癌为高；在内膜样癌中 p53 的表达与级别相关。PCNA 在不同的亚型和级别中的表达与 p53 相似。增生过长中 PCNA 的表达是所有各组中最低者。癌与增生期内膜显示腺体和间质有较高的 PCNA 值，与不典型增生过长有显著性差异。增生期内膜间质 PCNA 的表达是所有组别中最高者。提示计算机图像分析有助于鉴别，特别有助于评估间质的变化。

2. 子宫不典型息肉状腺肌瘤（atypical polypoid adenomyoma，APA） 肿瘤由内膜腺体及平滑肌组织两种成分混合组成，腺体常具有各种结构及细胞不典型，有些肿瘤中细胞可出现严重不典型，而被误诊为子宫内膜腺癌。APA 多发生于绝经前，平均年龄 39 岁，症状多为异常阴道出血，经期延长或经量过多，少数病例可见息肉样块物自颈口突出。Clement 与 Scully 报道 35 例刮宫或全子宫切除治疗的患者，无恶性行为证据，不过多数病例随访时间尚不长，个别病例在首次刮宫后 4 年，病灶仍存在。治疗方案取决于患者年龄、对保留生育能力的愿望及症状的严重程度。保守性治疗者应严密随访。

3. 子宫血管、淋巴管结构不良 子宫血管、淋巴管结构不良为一罕见的疾患，多在儿童期或青春期即有不规则阴道出血，或经期大量出血，往往被临床诊断为青春期无排卵性功血。但此种反复大量阴道出血，经药物、刮宫，甚至髂内动脉结扎均无显效。诊断性刮宫可见子宫内膜除不规则增生、简单型增生过长外，内膜腺体往往无癌前病变的形态，但内膜间质内血管、淋巴管明显增生，且其形态学有病理性改变。

四、各类子宫内膜增生过长的临床意义

子宫内膜增生过长系受无对抗性的雌激素持续刺激所致，即无内源性或外源性孕激素的作用。从正常增生的内膜，经增生过长、不典型增生过长，最后发展为分化好的腺癌的过程，可发生于内源性雌激素的刺激，如无排卵、多囊卵巢或产生雌激素的肿瘤，也可发生于不合用孕激素的外源性雌激素摄入。

近年来，国内外学者对各类增生过长及高分化腺癌进行了 DNA 含量、细胞生物学、免疫细胞化学、形态计量及超微结构等的研究，认为形态学上增生过长是一连续过程，但生物学上是否也为一相应的连续过程，则有不同意见。Kurman 等（1985）对未予治疗的内膜增生过长 170 例进行了长期随访，随访时间 1~26.7 年，平均 13.4 年，癌变发生在确诊后 11~11 年，平均 4.1 年；34% 增生过长患者及 31% 不典型增生过长患者在刮宫诊断后，病灶消退，不需进一步治疗；需激素或手术治疗者中，79% 增生过长及 39% 的不典型增生过长显示病灶已消退；仅 32% 增生过长及 27% 不典型增生过长持续存在增生过程。

郭丽娜等（1993）报道 21 例复杂型与不典型增生过长的生育年龄妇女的诊断与预后，其中复杂型增生过长 4 例，不典型增生过长 17 例，除 1 例不典型增生过长在首次刮宫后短期内即切除子宫外，余 20 例经孕激素治疗，随访 2~38 年，平均 11 年，仅 2 例重度不典型

增生过长患者分别于初诊后第六年和第八年发展为浸润癌。

Ferenczy 等（1989）报道 85 例绝经后经孕激素治疗的增生过长病例，平均随访 7 年，65 例无细胞不典型者，无一例发展为癌；相反，20 例有细胞不典型者，25% 发展为癌。周先荣等（1992）对子宫内膜增生过长与内膜腺癌进行的形态测量结果，显示复杂型增生过长具有正常的 DNA 倍体分布，不典型增生过长与分化好的内膜癌，其腺上皮细胞的 DNA 倍体、腺体结构及细胞核的形态特征是一致的。

Sivridis 等（2001）认为从预后和治疗的观点，子宫内膜增生过长可分为伴有细胞不典型和无细胞不典型两种，前者经非浸润期过渡、发展至浸润癌，此系连续过程。AH 和上皮内腺癌（intraepithelial adenocarcinoma，IEC）或腺癌伴有间质浸润间的区别并非组织学的增殖。子宫内膜样赘生物的概念包括所有上述增生的内膜病灶。腺癌发生于 AH 者总是子宫内膜样细胞型，而发生于萎缩内膜者，或为内膜样细胞型或为非内膜样细胞型。内膜样腺癌发生于增生过长一赘生性过程系雌激素诱发者，趋向于分化好、肌层浸润少、无淋巴细胞浸润和转移灶，预后好。雌激素诱导的腺癌也可以是内膜样的，发生于萎缩的或轻度增生的子宫内膜，这种肿瘤往往组织学级别高、预后较差。总之，非内膜样细胞型的内膜癌，主要为浆液性乳头状癌和透亮细胞癌，是非激素诱导的，不伴发增生过长，并显示组织学浸润和极差的预后。从抗原的特性和伴发的分子特征，至少内膜癌有两种病理发生学的类型。

Otani T 等（2001）观察了 45 例腹部全子宫切除标本，研究正常子宫内膜、子宫内膜增生过长和腺癌中激活素 A 的部位与产生。组织切片用抑制素/激活素 α 和 βA－亚单位和激活素 A 经 ABC 法染色。从内膜组织提取的组织中激活素 A 和抑制素 A 浓度用 ELISA 法检测，内膜组织中抑制素 α－亚单位和激活素 βA－亚单位 mRNA 经 RT－PCR 分析。结果显示正常子宫内膜、子宫内膜增生过长和腺癌中无抑制素 α－亚单位，而正常子宫内膜、子宫内膜增生过长和内膜腺癌的肿瘤细胞的腺细胞胞质中有激活素 βA－亚单位和激活素 A。内膜腺癌阳性染色细胞的百分比高于正常内膜。分化差的肿瘤细胞阳性染色百分比高于分化好和中等分化者。正常子宫内膜、子宫内膜增生过长和腺癌中的间质细胞激活素 βA－亚单位和激活素 A 染色弱。正常内膜和内膜腺癌中提取的组织，其激活素 A 的免疫反应可经双位点 ELISA 检测，内膜腺癌中激活素 A 显著高于正常内膜，而抑制素 A 则未检出。子宫内膜组织中激活素 α－亚单位 mRNA 经 RT－PCR 证实在 905bp，βA－亚单位条带在 366bp。研究提示子宫内膜组织产生激活素 A，而不产生抑制素。内膜癌组织中激活素 A 的量较正常内膜高。激活素 A 可能涉及内膜的肿瘤发生。

综上所述，不典型增生过长是真正的癌前病变。不过，不典型增生过长并不是所有子宫内膜癌的前身。子宫内膜癌有两种类型，一种是分化好的，在增生过长的基础上发展起来的，与无对抗雌激素刺激有关，常发生于年轻妇女或围绝经期妇女，此型癌生长缓慢，能自行消退，极少有转移潜能；另一种内膜癌较恶性，与增生过长或雌激素刺激无关，多发生于老年妇女。总之，增生过长越复杂，特别是有细胞不典型者，易发展为腺癌。鉴于不典型增生过长与分化好的腺癌两者的预后和治疗不同，在难以鉴别时，病理医师与临床医师要相互沟通，根据患者的年龄、对生育的期盼程度及其他情况，具体分析，慎重处理。

五、各类子宫内膜增生过长的治疗

发生于青春期的增生过长，在排除器质性病变的基础上，以止血、促进排卵、调整月经周期、保存生育功能为主。患者就诊时，根据其流血过程、流血量、贫血程度选择激素的种类和剂量。大量流血时，选用止血的药物剂量要求达到24h内流血量明显减少，48~72h能止血。

（一）止血

1. 孕激素止血　孕酮类药物具有抗雌激素作用，通过促进17β-HSD和磺基转移酶的活性使E2转化为硫酸雌酮，硫酸雌酮很快由细胞内排出。孕酮类药物还可通过抑制雌激素受体减少雌激素对靶细胞的生物效应。可抑制雌激素促使子宫内膜有丝分裂的作用，抑制子宫内膜生长。此外，足够量的孕酮类药物可使子宫内膜腺体呈分泌期变化，间质呈蜕膜样变化。停药后有类似月经期的内膜脱落。常用的孕酮类药物有以下几种。

（1）炔诺酮（妇康片）：属19-去甲基睾酮类，止血效果较好。口服5mg/次，每8h1次，一般应在3d内止血。止血后药量递减，每3d减1/3药量，直至维持量2.5~5mg/d，在止血后20d左右停药。如就诊时流血量极多，则开始给予5~10mg/次，每3h1次，共2~3次后改为每8h1次。

（2）复方己酸羟孕酮注射剂：内含己酸羟孕酮250mg与戊酸雌二醇5mg，即工号避孕针。每次1支，同时加黄体酮1支，肌内注射，10d后再注射工号避孕针1支。

（3）甲羟孕酮（安宫黄体酮）：属孕酮衍生物，有轻度雄激素作用，对内膜的作用略逊于炔诺酮。口服6mg/次，每8h。递减法同炔诺酮，维持量4~6mg/d。若出现突破性出血，每日可加服炔雌醇0.005mg或己烯雌酚0.125mg。

2. 雌激素止血　短期内可用较大剂量雌激素促进内膜生长，覆盖子宫内膜剥脱后的创面，达到止血目的。此外尚有升高纤维蛋白原水平、增加凝血因子、促进血小板凝聚和使毛细血管通透性降低等作用。由于雌激素口服反应大，往往使患者难以耐受而很少被采用。

（1）己烯雌酚：2mg，每8h口服1次，3d内止血后，按每3d减1/3药量递减，直至维持在1mg/d，血止后20d停药。若恶心、剧吐，可改用苯甲酸雌二醇肌注。

（2）苯甲酸雌二醇：2mg，每6~8h肌注1次，递减法同上，减至2mg/d时可改口服己烯雌酚。如就诊时流血量极多，开始可肌注2mg，每3h1次，2~3次后改用2mg，每8h1次。

（3）结合孕马雌激素（即结合雌激素）：静脉注射效果较显者，常用剂量25mg/4h，一般3~4次后出血明显减少或止血，一般不超过6次。止血后给予周期治疗。

上述两种激素止血，在停药后均可出现撤退性出血，出血皆在停药后1~3d，故止血后药物剂量需递减，一般以1/3量递减，然后维持正常生理量或略超过生理量，达1个月经周期。中、少量流血时所需剂量接近生理量，则不必减量，可持续服用1个月经周期。此外，两种激素各有不良反应，孕激素可影响肝功能，雌激素大剂量口服常会引起恶心、剧吐，使患者不能坚持服药。

目前在用激素止血的同时还加用止血剂，如非类固醇抗炎药物（non steroid anti-inflammatory drug, NSAID），月经过多者的子宫内膜中6-酮-PGF1α较正常子宫内膜中的浓度高3倍，且PGF2α/PGE2比与月经量呈负相关，NSAID能抑制还氧化酶，使PG下降，减少月经期出血量，常用药有甲灭酸、氯灭酸、氟芬那酸；抗纤溶制剂，月经过多者内膜中纤溶活性增加，致使子宫内膜破碎后，破裂的血管壁缺乏纤维蛋白凝块，使出血量增多，抗纤溶制剂可减少出血量，常用者有氨甲苯酸、氨基己酸、氨甲环酸及精氨酸血管加压素的类似物 desmopressin。对顽固性反复大量出血而药物止血无效时可考虑刮宫，刮宫不仅能快速止血，并可进一步明确诊断，若与宫腔镜并用，或在宫腔镜引导下行刮宫术。

发生于围绝经期的增生过长在排卵期后给予孕激素以对抗雌激素的持续作用。部分 SH 病例经诊断性刮宫后可恢复正常。

KuKu 等（2001）报道年轻妇女 AH 及子宫内膜癌的保守治疗，原诊断的 29 例内膜癌、无肌层浸润和 10 例 AH，经病理诊断中心复片确诊 29 例内膜癌中 10 例为 AH，3 例 CH，3 例子宫不典型息肉状腺肌瘤（APA）；10 例 AH 中 1 例为内膜癌，1 例为 SH。12 例内膜癌中 9 例（75%）和 18 例 AH 中 15 例（83%）对醋酸甲羟孕酮（medroxyprogesterone acetate，MPA）治疗开始有反应，9 例内膜癌有反应者 2 例后来复发，其中 1 例左闭孔淋巴结转移；2 例妊娠，其中 1 例分娩足月婴儿。AH 有反应者中 1 例复发，5 例妊娠，其中 4 例分娩正常婴儿。故对年轻妇女内膜癌局限于内膜者及 AH 且希望保留生育功能者可予 MPA 治疗。

（二）手术治疗

1. 刮宫吸宫术　是重要的诊断方法，对某些患者也可达到治疗的目的。Tabata 等（2001）报道 77 例子宫内膜增生过长的前瞻性研究。其中 SH 48 例，CH 17 例，SHA 1 例，CHA 11 例。每 12 个月刮宫 1 次，共 3 年。77 例中仅 1 例发展为癌，病理显示组织学为 G1。总的消退率为 79%，SHA 消退率 100%，CH 消退率 94%，CHA 消退率 55%。CHA 患者转为正常内膜者多发生在第一年内。

2. 子宫切除术　具有下列情况者可行子宫切除术：①40 岁以上、无生育要求者的 AH 者；②围绝经期，特别是绝经后老年妇女的子宫内 CH，伴有或不伴有细胞非典型性者；③年轻妇女药物治疗无效，内膜持续增生或加重，或阴道反复大量出血经刮宫及药物治疗均不能控制者。

（刘玉华）

第二十章

多发性内分泌腺疾病

第一节　多发性内分泌腺肿瘤

一、概述

多发性内分泌腺肿瘤（multiple endocrine neoplasia，MEN）是指同时或先后患有两种或以上的内分泌腺肿瘤或增生而产生的一种临床综合征。MEN 可分为 MEN - 1 型和 MEN - 2 型，后者再分为 MEN - 2A 和 MEN - 2B 两个亚型。MEN 是由于基因缺陷所致的罕见的遗传性疾病，为常染色体显性遗传，故具有家族聚集性。

两型 MEN 虽然临床表型不同，但也有以下共同点：①大多数肿瘤细胞来源于胺前体摄取和脱羧（amine precursor uptake and decarboxylation，APUD）细胞，可分泌一种或多种多肽类或氨基酸类激素；②肿瘤的组织学转换常有从增生到腺瘤的过程，部分甚至发展为癌；③两型均为常染色体显性遗传，且外显率均高；④增生的细胞可以来源于多个不同的克隆，多中心起源；⑤临床表型不均一，诊断较为困难；⑥大多数需要手术治疗。尽管两型 MEN 具有很多共同点，但它们各自发生的分子生物学机制却不同。MEN - 1 是因 11 号染色体长臂上一个肿瘤抑制基因 menin 的遗传性突变而导致细胞出现不规则的生长所形成的；相反，MEN - 2 的发生则是因为原癌基因 RET 的突变激活了酪氨酸激酶受体，引发相关细胞的不规则生长。下文将重点介绍两型 MEN 的诊断思路和治疗措施。因篇幅限制，对经典的 1、2 型 MEN 以外的混合型 MEN、重叠综合征不作介绍。

二、诊断思路

（一）MEN - 1

MEN - 1 又称为 Wermer 综合征或 3P 综合征。其患病率为 2/10 万～20/10 万，多数在中年以后发病。典型的 MEN - 1 包括甲状旁腺、肠胰和垂体前叶细胞的增生或肿瘤，但临床表现极不均一。有些患者不同时发生上述 3 种肿瘤，还有些可发生其他的内分泌腺体或其他组织的肿瘤，包括肾上腺、支气管和肺组织的肿瘤以及面部血管纤维瘤、胶原瘤等数十种肿瘤（表 20 - 1）。

表 20 – 1　MEN – 1 综合征构成及其外显率

组织来源	肿瘤名称	外显率/%
甲状旁腺	甲状旁腺腺瘤或增生	95
肠胰细胞	胰岛素瘤	10
	胃泌素瘤	40

1. 临床特点　MEN – 1 中各种内分泌和非内分泌肿瘤所引发的临床表现和散发的相应肿瘤大致相似，但同时又各自有其特点。

（1）甲状旁腺腺瘤：甲状旁腺增生或腺瘤所引发的甲状旁腺功能亢进症（甲旁亢）是 MEN – 1 最常见的临床表现，并且是大多数 MEN – 1 的首发症状。包含在 MEN – 1 中的甲旁亢占所有原发性甲旁亢的 1% ~ 3%。病程早期可无明显症状，最终可出现与散发性甲状旁腺腺瘤引发的原发性甲旁亢相一致的症状，如骨痛、病理性骨折、纤维囊性骨炎、乏力、多饮、多尿、尿路结石、恶心、呕吐及精神改变等。实验室检查可发现血钙升高，常大于 2.7mmol/L，伴有血甲状旁腺激素（parathyroid hormone，PTH）升高。放射性核素扫描可以对肿瘤进行定位。尽管临床特征相似，MEN – 1 中甲状旁腺腺瘤也有区别于散发性甲状旁腺腺瘤的以下特点：①发病年龄提前，大多数患者在 20 ~ 40 岁时发生高血钙症，也有 8 岁即出现的报道，这相对早于其他类型的甲旁亢；②男女性别比例相当，为 1：1，而散发者男女比例为 1：3；③MEN – 1 患者常常 4 个甲状旁腺均受累，且增生细胞为多克隆来源，加上血中成纤维细胞生长因子的作用，患者接受腺瘤切除术后较之散发的甲旁亢患者更容易复发，部分患者需要多次手术；④肿瘤发生癌变几率低。

（2）肠胰细胞瘤：肠道和胰岛细胞的增生、腺瘤或腺癌是 MEN – 1 第二常见的表现，约 30% ~ 80% 此病患者可有这一类肿瘤。既往多数强调这类肿瘤来源于胰岛各型细胞，称之为胰岛细胞瘤。但随着研究的深入，发现分布在肠道中的一些神经内分泌细胞同样可形成这些肿瘤，故统称为肠胰细胞瘤。这些肿瘤常包含多种类型的增生的细胞，大多数细胞通过分泌激素引发临床症状，且细胞有恶变致肿瘤转移的可能。尽管肿瘤可分泌多种激素，但患者一般仅表现出一种激素异常分泌的症状。

1）胃泌素瘤：来源于肠道胃泌素细胞和胰岛 D 细胞的胃泌素瘤占 MEN – 1 患者肠胰细胞瘤约一半以上，约 40% MEN – 1 患者携带此肿瘤，卓 – 艾综合征患者约 25% 属于 MEN – 1。其临床特点包括：①肿瘤体积小、多中心性，可发生于胰腺内、十二指肠黏膜下等多种部位；②常为恶性，易发生淋巴结和肝转移，但侵犯性不如散发者严重，加之分泌大量胃泌素引起卓 – 艾综合征，是 MEN – 1 患者的主要死因；③表现为多发性消化性溃疡、腹泻、食管炎；④并发的甲旁亢更易促进胃泌素的分泌；⑤空腹血胃泌素异常升高（常大于 500ng/L），基础胃酸分泌增多；⑥定位较困难，可选用 CT、MRI、超声内镜、放射性核素扫描等方法。

2）胰岛素瘤：来源于胰岛 B 细胞，发生率次于胃泌素瘤，占 MEN – 1 患者肠胰细胞瘤的 10% ~ 35%，在约 10% MEN – 1 患者中发现此瘤。主要临床特点包括：①症状与散发的胰岛素瘤基本相同，表现为空腹或运动后低血糖伴血胰岛素、C 肽不适当分泌增高，胰岛素释放指数大于 0.3；②瘤体常为多中心起源，体积小，即使多层增强 CT 有时也不易扫描到，选择性动脉造影及动静脉置管分段取血测定胰岛素可提高诊断率；③相对胃泌素瘤而言，恶性者少，约 25%。

3）其他肿瘤：胰岛 A 细胞、D1 细胞和 PP 细胞构成的肿瘤分别分泌胰高血糖素、血管活性肠肽（血管活性肠肽）和胰多肽，引发不同的临床症状。尽管约 1/3 MEN - 1 患者的肠胰细胞的胰高血糖素染色为阳性，胰高血糖素瘤却非常罕见。此瘤在发现时往往瘤体较大或已经转移。血中过多的胰高血糖素使得血糖升高，甚至发生糖尿病，同时伴有食欲减退、贫血、舌炎、静脉血栓形成，特征性的表现为坏死溶解性游走性红斑、血胰高血糖素升高。血管活性肠肽也十分罕见，可引发胰性霍乱，或称水泻综合征。出现严重水样腹泻、低血钾、低血氯、低血压、高血钙，不及时补液可引起休克。与胰高血糖素瘤相同，此瘤多恶性，诊断时瘤体偏大、多已转移。血管活性肠肽显著高于正常。

（3）垂体肿瘤：约 1/3 MEN - 1 患者有垂体前叶肿瘤。其发生除因垂体局部细胞自行增生形成腺瘤外，其他部位肿瘤分泌的异位下丘脑激素也促进了相应的垂体细胞的增生。这些肿瘤中 60% 为泌乳素瘤，25% 为无功能瘤，15% 为伴或不伴高泌乳素的生长激素瘤，分泌促肾上腺皮质激素（ACTH）者仅占 5%，分泌促甲状腺激素（TSH）或促性腺激素释放激素（GnRH）的肿瘤十分罕见。这一构成比例和散发的垂体前叶肿瘤相似，但伴有 MEN - 1 者肿瘤常更大，常为多中心性，对治疗的反应也更差，术后易复发，但多为良性。所有垂体肿瘤的临床表现和散发的垂体瘤相似，大致包括以下 3 个方面：①肿瘤自身占位引起的非内分泌症状，如颅内压升高所致头痛、呕吐、视神经乳头水肿，视神经压迫所致视野缺损，眼运动神经压迫导致的眼活动障碍，以及肿瘤侵袭下丘脑导致的下丘脑综合征等。②肿瘤占位引起的内分泌异常，较大的垂体瘤压迫正常的垂体组织可引起垂体功能减退，最常见的是 GnRH 不足引发的继发性性腺功能减退，其次为 TSH 不足所致继发性甲状腺功能减退，另可见 ACTH 不足所致继发性肾上腺皮质功能减退等。如肿瘤压迫垂体柄影响垂体门脉循环，则进入垂体的下丘脑泌乳素抑制因子减少，血泌乳素升高。③肿瘤细胞直接分泌激素引发的症状，除无功能瘤以外，多数肿瘤分泌一种或多种激素，产生相应的激素过多症候群。

1）泌乳素瘤：是 MEN - 1 患者最常见的垂体腺瘤，也是继甲状旁腺腺瘤、胃泌素瘤后，MEN - 1 患者第 3 位常见肿瘤。临床主要引起闭经泌乳综合征，血泌乳素常大于 $200\mu g/L$。

2）产生生长激素（GH）或生长激素释放激素（GHRH）的肿瘤：GH 瘤占垂体有分泌功能肿瘤的第 2 位，过量分泌 GH。一些肠胰细胞瘤和一些类癌异常分泌 GHRH，也可导致垂体继发性的过量分泌 GH，因此，测定血 GHRH 水平有助于发现分泌 GHRH 的肿瘤。这些激素的异常分泌引起儿童的巨人症和成人的肢端肥大症，其临床表现与散发病例无明显差异，血 GH 或 GHRH 升高，伴 IGF - I 明显高于正常，高葡萄糖抑制试验无法抑制激素分泌。

3）ACTH 瘤或 CRH 瘤和原发性肾上腺皮质增生：MEN - 1 患者可因为垂体 ACTH 瘤分泌 ACTH，罕见的类癌异位分泌 ACTH 或 CRH 而出现库欣综合征。临床症状与一般的库欣综合征相同。另外，40% MEN - 1 综合征患者的一侧或双侧肾上腺可有增生、腺瘤或腺癌形成，但常常无明显症状而不易被发现。极少数可表现为原发性皮质醇增多症、原发性醛固酮增多症或肾上腺皮质癌。

（4）类癌瘤：5% ~15% 的 MEN - 1 患者有类癌瘤，与散发的类癌瘤多发生在中肠和后肠起源的组织不同，这类肿瘤多生长在前肠来源的组织，如胸腺、肺和支气管、胃和十二指肠等。这些类癌瘤的生长常有性别差异，如胸腺癌多见于男性且恶性者多，而支气管肺癌女性患者更多且多数为良性。大多数情况下，MEN - 1 患者的类癌瘤无明显症状，因而多在影像学、内镜等检查时无意中发现。少数可因分泌 5 - 羟色胺、降钙素、ACTH 等出现面部潮红、腹泻、腹痛和气管痉挛等表现。

2. 诊断和鉴别诊断　因为组成 MEN-1 的各种肿瘤不是同时发生，当临床上只发现其中一种肿瘤时，易误诊为散发肿瘤，加上部分肿瘤无功能，故该病诊断比较困难（图20-1）。

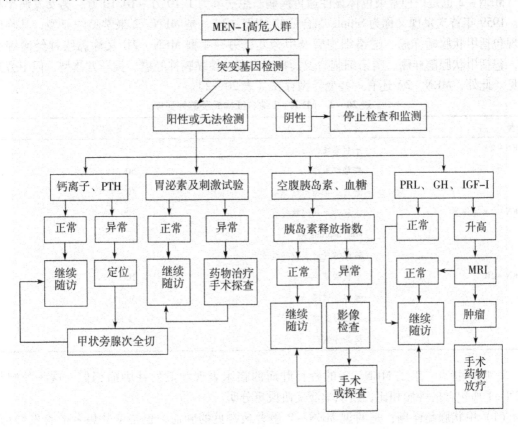

图20-1　MEN-1诊疗流程

（1）诊断要点：依据患者的病史、临床症状和体征以及实验室检查结果进行诊断。注意收集组成 MEN-1 的内分泌肿瘤的有关症状和体征及实验室检查资料。询问家族中有无同样疾病患者或患有 MEN-1 中3种主要的内分泌肿瘤之一的成员。一般患者家族中至少有一个成员患有与患者相同的疾病，即 MEN-1 主要相关肿瘤中的两种，或家族中一级亲属中有3人患有 MEN-1 主要相关肿瘤中的一种，可以诊断 MEN-1。如果家族中无任何人患有MEN-1 中任何肿瘤，遗传连锁分析及该患者家系的追踪随访则非常必要。如果患者有MEN-1 主要肿瘤中的两种，对另一种未发生的肿瘤需要进行仔细的实验室和影像学筛查。

（2）遗传学检查和疾病监测：目前可运用多聚酶链式反应或 DNA 探针等多项技术进行MEN-1 基因的遗传学筛查，以发现突变基因的携带者，更可进行产前诊断和筛查。发现突变基因携带者后更重要的工作是对其进行长期的 MEN-1 所包含的各种肿瘤的监测，以便早期发现肿瘤，早期治疗。

（3）鉴别诊断：由于 MEN-1 包含的肿瘤发生有先后，当临床上只出现一种肿瘤时，常常很难和散发的相应肿瘤进行鉴别。除了前文提及的 MEN-1 各肿瘤的一些特点有助于鉴别外，主要依赖于遗传学检查和对其他肿瘤的追踪观察。此外，MEN-1 变异型及一些罕见综合征也需要和经典 MEN－1 相鉴别。

（二）MEN－2

MEN－2 也是一种常染色体显性遗传疾病。患病率为 1/10 万～10/10 万，男女发病率相似。1959 年首次发现又称为 Sipple 综合征的 MEN－2A，是 MEN－2 最常见的亚型，其临床表现包括甲状腺髓样癌、嗜铬细胞瘤及甲旁亢；另一亚型 MEN－2B 又称黏膜神经瘤综合征，包括甲状腺髓样癌、嗜铬细胞瘤及其特有的多发性黏膜神经瘤、类马方体型，但甲旁亢少见。此外，MEN－2A 还有一些变异型存在（表 20－2）。

表 20－2　MEN－2 综合征构成及其外显率

分型	肿瘤名称	外显率/%
MEN－2A	甲状腺髓样癌	100
	嗜铬细胞瘤	50
	甲状旁腺增生或腺瘤	10～35
MEN－2A 变异型	家族性甲状腺髓样癌	100
	Hirschsprung 病	
	苔藓样皮肤淀粉样沉着症	
MEN－2B	甲状腺髓样癌	100
	嗜铬细胞癌	50
	黏膜神经瘤	>98
	类马方体型	>95

1. 临床特点　组成 MEN－2 的各种肿瘤的临床表现和散发性肿瘤相似。这些肿瘤与 MEN－1 所包含的肿瘤相比，组织学演变阶段更分明。

（1）甲状腺髓样癌：是两型 MEN－2 患者最常见的肿瘤，也是多数患者的首发肿瘤，对病程进展起决定性作用。全部甲状腺髓样癌中约 1/4 为遗传性，其中 45% 为 MEN－2A，50% 为其变异型之一的家族性甲状腺髓样癌，5% 为 MEN－2B。MEN－2B 中的甲状腺髓样癌侵袭性更强，发生最早，进展更快，患者生存期更短。MEN－2 中的甲状腺髓样癌为双侧的甲状腺滤泡旁 C 细胞多灶性的肿瘤，而散发的甲状腺髓样癌早期多发生在一侧。组织学上甲状腺 C 细胞首先出现多处增生，进而形成结节样增生，再进一步发展转变为癌。仅有增生时，基本无淋巴结转移，但伴随着从增生到髓样癌的变化，当肿瘤直径大于 1cm 时，附近淋巴结常常已被侵袭，也可通过血行发生远处器官的转移。因肿瘤局部占位和远处转移的情况不同，临床可触及肿块或观察到气管或喉返神经受压、转移癌占位的症状。癌结节触感结实、质硬、形状不规则，ECT 扫描为冷结节。甲状腺髓样癌细胞可分泌多种蛋白质，其中有些是这些癌细胞特异性分泌的，如促甲状腺激素释放激素、P 物质、血管活性肠肽、组胺酶等，临床可出现腹泻、面色潮红等症状，罕见的报道称极少数的甲状腺髓样癌细胞可异位分泌 ACTH，引发库欣综合征；有些则正常的 C 细胞也可分泌，如降钙素、降钙素基因相关肽、生长抑素等，但恶性者降钙素因失去反馈调节而异常升高。检测血中的降钙素和癌胚抗原有助于甲状腺髓样癌的诊断和监测。血清降钙素显著升高是诊断甲状腺髓样癌最有力的指标。此外，五肽胃泌素刺激降钙素分泌试验和血组胺酶活性的测定对提高诊断的灵敏度和监测术前、术后病情的演变也有重要的意义。B 超和放射性核素扫描可进行肿瘤定位。

(2) 嗜铬细胞瘤:大约一半的 MEN - 2A 和 MEN - 2B 患者会发生嗜铬细胞瘤。常在肾上腺髓质弥漫性增生的基础上出现单侧或双侧的一个或多个以分泌肾上腺素为主的肿瘤,双侧多灶者更常见。此瘤大多位于肾上腺内,可突破肾上腺包膜,极少数为异位瘤。同散发的嗜铬细胞瘤一样,此瘤大多为良性,很少转移;不同的是 MEN - 2A 患者手术切除嗜铬细胞瘤数年后可再发,这可能和肿瘤起源的多中心性有关。嗜铬细胞瘤典型的症状为发作性高血压,可伴有头痛、大汗、心悸、紧张、面色苍白,随后转为潮红、胸闷、腹痛等,发作期间血压可正常或持续性升高。但是,少数患者无明显临床表现,而且多数患者病变早期出现间歇性头痛、心悸时,血压可正常,因而常规监测和筛查才可以提高早期诊断率,配合积极的手术治疗和 α、β 肾上腺素能受体拮抗剂的运用以降低患者的死亡率。尿肾上腺素浓度显著升高是诊断和筛查嗜铬细胞瘤的最敏感的指标。CT 和 MRI 是定位肿瘤和观察其与周围组织位置关系的重要影像学方法。间碘苄胍可特异性的扫描出肾上腺内、外的嗜铬组织,但无法区分增生组织和嗜铬细胞瘤。

(3) 甲状旁腺病变:主要指由甲状旁腺增生或多发性甲状旁腺腺瘤引发的甲旁亢。可发生于 10% ~ 35% 的 MEN - 2A 患者,而很少见于 MEN - 2B 患者。其临床表现和 MEN - 1 中的甲旁亢相同,但对手术的疗效常好于 MEN - 1 中的甲旁亢。

(4) 多发性黏膜神经瘤:尽管这是 MEN - 2B 特征性的表现,但不是全部患者都发生,发生率在 98% 左右。此瘤好发于口腔黏膜、唇、舌、眼睑、角膜、皮肤及胃肠道黏膜,呈半圆形结节样。发生于胃肠道者可引发便秘或腹泻。

(5) 类马方体型:超过 95% 的 MEN - 2B 患者呈现瘦长体型,四肢和手指细长、足趾外翻、关节伸展过度、肌肉及皮下脂肪减少、脊柱后凸、鸡胸或漏斗胸、髋关节外翻。但是,患者没有马方综合征所包含的心脏和眼部的异常。

(6) 家族性甲状腺髓样癌:是 MEN - 2A 变异型之一,呈家族性发病,只有甲状腺髓样癌而没有其他内分泌肿瘤。

(7) 苔藓样皮肤淀粉样沉着症:MEN - 2A 的变异型。常见于背部皮肤。初为皮肤瘙痒,后渐出现苔藓样变。皮肤活检切片免疫组化染色可见来自真皮的角质蛋白。

(8) Hirschsprung 病:又称先天性巨结肠症,为 RET 基因在肠道失活突变所致。新生儿发病,出现便秘、腹胀、腹泻、呕吐等;钡灌肠造影见乙状结肠远端细狭僵直,其近端及降结肠明显扩张,24h 后结肠内仍有钡剂残留。

2. 诊断和鉴别诊断 MEN - 2 的诊断思路和诊断要点与 MEN - 1 相似,需要结合患者的现病史、家族史,着重询问和检查有无颈部肿块和肿大的淋巴结,有无高血压、心悸、头晕、大汗、骨痛、血尿等情况,再进一步通过血降钙素和 PTH、尿肾上腺素及影像学检查确诊。

病理学检查对于确诊甲状腺髓样癌或增生有重要意义,免疫组化染色显示降钙素阳性。同样,MEN - 2 患者及家属的遗传学检查十分重要,RET 原癌基因检测最有价值,是早期诊断 MEN - 2 的"金标准",突变基因携带者即使尚未出现肿瘤也同样可以诊断。另外,根据 RET 基因突变位点的不同还可进一步区分 A、B 亚型。鉴别诊断首先在两个亚型及 MEN - 2A 变异型中分型,当只有一个肿瘤出现时应考虑到家族性和散发性甲状腺髓样癌、结节性甲状腺肿、散发性嗜铬细胞瘤等可能。

三、治疗措施

对于 MEN – 1 和 MEN – 2 所包含的各种内分泌腺体的增生和肿瘤，大都予以手术切除，有些则需要药物治疗或者配合放疗（图 20 – 1 和图 20 – 2）。术前全面的筛查以发现所有可能存在的病变十分重要。

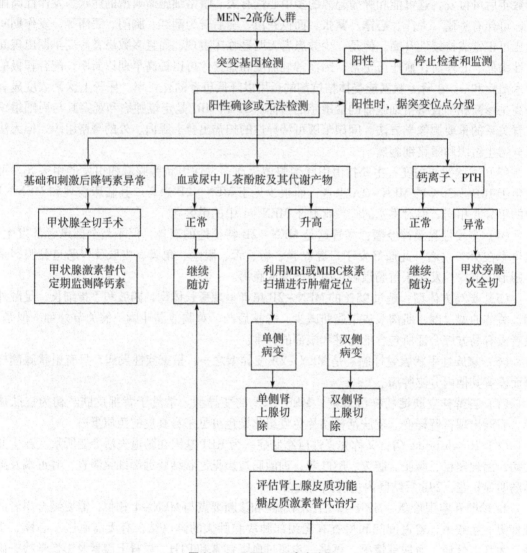

图 20 – 2　MEN – 2 诊疗流程

（一）甲状旁腺增生或肿瘤

手术为治疗首选，但关于手术时机和方式的选择尚有争议。一般认为，PTH 升高伴有白蛋白结合钙浓度高于 3 mmol/L，或因甲旁亢出现泌尿系结石或明显骨病，以及同时有胃泌素瘤的患者应尽早接受手术。常见的手术方案是取出 3 个或 3 个半甲状旁腺腺体，剩下与正常人差不多的甲状旁腺组织。然而，手术的治疗效果常不如一般的甲旁亢，很易复发。近年来，术中超声和术中 PTH 快速检测技术的运用提高了手术的成功率。对于不宜接受手术者，血钙高于 3.5mmol/L 时按照高钙危象处理。血钙不太高者，可口服磷酸盐缓冲液或选用降钙素。

（二）肠胰细胞瘤

1. 胃泌素瘤　此瘤多为恶性，故主张尽早手术切除。但由于 MEN-1 患者的胃泌素瘤常多发、体积小而易转移，其手术治疗效果甚微，仍需通过终身药物治疗。H_2 组胺受体拮抗剂和质子泵抑制剂可有效抑制胃酸分泌，缓解症状，抑制肿瘤生长，且后者效果更佳。生长抑素类似物同时抑制胃酸和胃泌素的分泌，合并运用可减少 H_2 组胺受体拮抗剂和质子泵抑制剂的用量，提高治疗的依从性和疗效。对于晚期患者，低剂量间碘苄胍放疗对延缓病情有一定作用。

2. 胰岛素瘤　首选手术切除肿瘤和转移瘤。术前综合运用多种方法进行准确和精细的肿瘤探测与定位，术中运用超声定位可提高手术成功率。内科治疗主要为摄入高碳水化合物的食物，口服二氮嗪以减少低血糖的发作。

3. 其他肿瘤　对于胰高血糖素瘤和血管活性肠肽，手术切除肿瘤可缓解病情。肝脏转移瘤还可行肝动脉栓塞治疗。生长抑素类似物对部分患者有一定疗效，可改善临床症状。

（三）垂体肿瘤

1. 泌乳素瘤　直径小于 1cm 的微腺瘤，多巴胺受体激动剂如溴隐停、卡麦角林等为治疗首选，可有效抑制泌乳素分泌，缩小肿瘤。对于大腺瘤及药物疗效差或不耐受的微腺瘤，可考虑经蝶鞍手术结合放疗去除肿瘤。

2. 产生生长激素（GH）或生长激素释放激素（GHRH）的肿瘤　治疗原则和散发肿瘤一致，首选手术切除肿瘤。近年来出现的长效生长抑素和生长激素受体拮抗剂也是治疗的有效选择。经手术或药物治疗仍控制欠佳的患者可考虑放疗。

3. ACTH 或 CRH 瘤和原发性肾上腺皮质增生　切除相应肿瘤为首选治疗，如无法有效切除，可考虑切除双侧肾上腺皮质或药物治疗。

4. 类癌瘤　治疗通常采取手术切除。生长激素类似物治疗除可改善面部潮红、腹泻、腹痛等症状外，还可促进早期的肿瘤退化。

（四）甲状腺髓样癌

无论是 MEN-2A 还是 MEN-2B，均应尽早接受甲状腺全切术，越早越好。由于 MEN 患者的甲状腺髓样癌多为双侧多发，且术后残余的正常 C 细胞也容易在日后发生癌变，因此，手术时应切除甲状腺后包膜以将 C 细胞去除干净。肿瘤细胞易向周围淋巴结转移，故同时清扫颈部淋巴结可提高治愈率。MEN-2A 患者术前和术中应检查有无甲状旁腺病变，如有则同时处理。另外值得一提的是，如患者同时有嗜铬细胞瘤，为避免高血压危象的出现，应先切除此瘤再治疗甲状腺髓样癌。

RET 突变基因的携带者即使无临床症状，也应尽早接受甲状腺全切术。MEN-2A 在 5 岁前，MEN-2B 在 1 岁前甚至出生 1 个月时以手术为宜。手术中需要同时切除甲状腺周围的淋巴结以及部分可疑有转移的颈部两侧淋巴结。

术前测定降钙素水平对评估肿瘤侵袭范围有一定作用，可帮助决定手术清扫范围。术后患者需终生接受甲状腺激素替代治疗和合适的随访监测。术后 3~6 个月时，予以血清降钙素监测和颈部 B 超扫描，鉴别有无残余病灶。降钙素和癌胚抗原水平进行性升高对长期观察有无复发有提示意义，但需要排除炎症所引起的降钙素暂时的升高和体内降钙素浓度。

自身的波动所致的误差。如基础降钙素水平不高，进一步的钙或五肽胃泌素刺激试验可用于鉴别，阳性结果提示甲状腺局部有复发或远处有转移灶，进一步定位可通过放射性核素铊、间碘苄胍、奥曲肽扫描和静脉插管采血等方法。这些病灶可再手术切除，但治疗效果差强人意。化疗和放疗效果有限，仅作为晚期或无法手术患者的选择。

（五）嗜铬细胞瘤

与散发的嗜铬细胞瘤一样，治疗为手术切除瘤体。考虑到肾上腺切除后所引起的肾上腺皮质功能不全可能比嗜铬细胞瘤更致命，而 MEN-2 中嗜铬细胞瘤恶变者罕见，针对不同病情选择不同手术方式十分重要。仅单侧发现肿瘤而另一侧完全正常者，只需切除一侧的病变，并对另一侧定期随访，出现肿瘤后再接收手术。针对这样单侧的肿瘤，有腹腔镜单侧肾上腺切除和直视手术行皮质保留的肾上腺切除术两种术式可选择。前者手术创伤小，比较适于体积较小的肿瘤。后者则降低了术后肾上腺皮质功能不全的风险，但可能因组织残留而致肿瘤再发。对于更常见的双侧嗜铬细胞瘤，需要同时行双侧肾上腺切除术。同样，瘤体小者可选择腹腔镜，否则可行经腰或经腹切口的直视手术，术中可根据情况保留部分肾上腺皮质。

术前和术中合理运用 α 和 β 肾上腺素能受体拮抗剂可提高手术的安全性。对于暂未接受肿瘤切除的患者，这些药物同样可降低发生心血管事件的风险。双侧肾上腺切除和单侧切除后发生肾上腺皮质功能不全者需要终生补充生理剂量的糖皮质激素，并在应激时增加剂量。

四、筛查和监测

（一）对象

临床诊断考虑为 MEN-1 或 MEN-2 的患者均应接受相关基因的突变筛查，以从基因水平进一步诊断。筛查结果阳性者的亲属常常也是突变基因的携带者，需接受基因检测。先后患有 MEN 所包含的肿瘤两种或以上者和散发的甲状腺髓样癌患者均是筛查对象。此外，多发性黏膜神经瘤患者，都应进行甲状腺髓样癌、嗜铬细胞瘤和 RET 突变基因的筛查。

（二）临床监测

对已确诊的患者和 MEN-1、MEN-2 突变基因的携带者进行相关监测以期早发现尚未出现的肿瘤。无条件经基因检测确诊而临床高度疑似患者也应被纳入常规监测的范围。除了观察有无相关肿瘤的临床症状和体征，可依据经济等情况选择一些生化和影像学检查。表 20-3 所示监测方案是 2001 年在第七届国际 MEN 工作组会议上的共识。近来的研究有学者发现无功能肠胰细胞瘤发生率其实比既往资料显示的高，故在此基础上推荐将超声内镜作为一种常用筛查手段。

表 20-3　MEN-1 突变基因携带者临床监测方案

肿瘤名称	起始年龄/岁	生化检测（每年一次）	影像检查[2]
甲状旁腺腺瘤	8	钙离子、PrH	生化检测异常时
胃泌素瘤	20	胃泌素、胃酸[1]、刺激试验	生化检测异常时
胰岛素瘤	5	空腹血糖和胰岛素	生化检测异常时

肿瘤名称	起始年龄/岁	生化检测（每年一次）	影像检查[2]
其他肠胰细胞瘤	20	嗜铬粒蛋白A、胰高血糖素、胰岛素原	111铟-DTPA奥曲肽扫描、CAT、MRI[3]
垂体腺瘤	5	泌乳素、胰岛素样生长因子-1	MRI
类癌瘤	20	无	CAT

注：①胃泌素高则可进一步测胃酸分泌量，这两者任何一者升高时可行胰泌素刺激试验测定胃泌素；②后三种肿瘤每三年选用推荐的影像检查；③CAT为计算机辅助断层扫描，MRI为磁共振成像。

临床指标的筛查对于MEN-2突变基因携带者而言，益处不如MEN-1突变基因携带者明显，而且，对于筛查指标的选择和筛查频率目前尚无共识。一旦确定RET有突变，即使尚无甲状腺髓样癌表现，均应接受甲状腺全切术。基础和刺激后降钙素分泌量是术前术后监测的重要指标。降钙素持续增高者需行影像学检查，如前文所述B超和放射性核素扫描等。如何监测MEN-2突变基因携带者嗜铬细胞瘤发生情况是依其具体突变位点而定的。如634位密码子突变者儿童期即可发生肿瘤，故需从5~7岁开始每年综合评估有无嗜铬细胞瘤表现，测定血浆3-甲氧基肾上腺素和尿儿茶酚胺、3-甲氧基肾上腺素水平。其他位点突变者发生嗜铬细胞瘤几率低，监测开始年龄可适当推后，频率可降低。同样，关于影像学监测的方案也未达成共识，有研究提出15岁后每3~5年行肾上腺CT扫描一次，这对于生化学检测儿茶酚胺结果正常者也同样有意义。RET第634位密码子突变者更易发生甲旁亢，需每年监测血钙和PTH。其他位点突变者如有甲旁亢家族史则至少2~3年行上述检查一次。

五、预后评价

各型MEN患者的预后和其肿瘤出现的种类、年龄及得到有效诊治的时间息息相关。利用基因诊断及早筛查出MEN突变基因携带者，密切监测，尽早合理干预可降低死亡率。

六、进展和展望

MEN是因相关基因突变而引发的遗传性疾病。近年来对于一些新发病例和家系的遗传学研究报道了多种新位点的突变，并结合临床观察了不同突变位点临床表型的差异。钙敏感受体激动剂calcimimetics是甲旁亢药物治疗的新选择，也可用于MEN患者。随着分子生物学技术的发展，成熟的基因治疗技术如能运用于MEN相关突变基因携带者，则有望在该病治疗上取得突破。

（赵世莉）

第二节 自身免疫性多内分泌腺病综合征

一、概述

自身免疫性多内分泌腺病综合征（autoinmmune polyendocrinopathy syndrome，APS）是指同时或先后出现两种或以上的自身免疫性内分泌腺体或非内分泌腺体的疾病。此综合征发病和遗传有关，特征为血循环中存在器官特异性自身抗体。这些自身抗体不全都会引发临床表现，如引发疾病则多为特定器官功能减退，少数表现为功能亢进。

APS 通常分为 APS－Ⅰ 和 APS－Ⅱ 两型，两者临床特征既有交叉也有差别。APS－Ⅰ 为相对罕见的因 21 号染色体上的 AIRE 基因突变导致的常染色体隐性遗传疾病。男女发病率基本相近，多于婴幼儿期发病。APS－Ⅱ 较 APS－Ⅰ 常见，它的发生和位于 6 号染色体短臂的人白细胞抗原（HLA）的基因多态性密切相关。此型女性更易感，多于成年发病。

二、诊断思路

（一）APS－Ⅰ

1. 临床特点 APS－Ⅰ 可散发，也可呈家族发病。其主要组成成分为自身免疫性多内分泌腺病、念珠菌感染和外胚层营养不良，此外，还包括 20 多种自身免疫疾病（表 20－4）。但每一个患者一生只表现出其中几种，且两种不同疾病可间隔数十年出现。总体而言，慢性念珠菌感染最早出现，接着是甲状旁腺功能减退症（甲旁减）和肾上腺皮质功能减退症（艾迪生病）。

表 20－4　Ⅰ、Ⅱ型 APS 构成比较

组成部分	APS－Ⅰ	APS－Ⅱ
主要组成部分	念珠菌感染	艾迪生病
	甲状旁腺功能减退	自身免疫性甲状
	腺疾病	
	外胚层营养不良	1 型糖尿病
	艾迪生病	
次要组成部分	甲状腺功能减退	垂体炎
	原发性性腺功能	
	1 型糖尿病	
	低下	
	原发性性腺功能低下	腹腔病
	慢性活动性肝炎	疱疹性皮炎
	吸收不良	重症肌无力
	指（趾）甲营养不良	僵人综合征
	牙釉质增生低下	帕金森病
	角膜病	特发性心脏传导
	阻滞	
	无脾症 Goodpasture 综合征	
	纯红细胞增生低下	IgA 缺乏症
	自身免疫性溶血性贫血	浆膜炎
	血管炎	特发性血小板减
	少性紫癜	

（1）念珠菌感染：APS－Ⅰ最常见表现，几乎所有患者都会发生。感染以白色念珠菌最常见。口腔、嘴唇、指（趾）甲、食管、阴道和皮肤均可感染，不同部位表现不一。口腔感染者口腔黏膜上多处卵圆形白色斑点，强行拭去表面白膜后，可见下面糜烂的黏膜。指（趾）甲受累后出现甲板混浊，有白斑，变硬，表面有横嵴和沟纹，高低不平但仍有光泽，且不破碎。食管黏膜感染者有吞咽障碍或疼痛、发作性胸骨后烧灼样不适，严重者可出现食管狭窄。APS－Ⅰ患者念珠菌感染有时可自愈，但易反复发作。

（2）自身免疫性内分泌腺病：最先出现的是甲旁减，发生率为70%～82%，其表现和散发的原发性甲旁减类似，出现低钙性抽搐、癫痫、基底节钙化、白内障等，血钙、PTH降低。第二个常发生的内分泌腺病是艾迪生病，发生于40%～70%的APS－Ⅰ患者，主要表现为皮肤黏膜色素沉着、低血压、乏力等。此外，少数患者可出现原发性性腺功能低下。青春期前发病，表现为第二性征不发育或发育不全；青春期后发病，表现为性欲减退、女性闭经、男性少精，导致男女不育。APS－Ⅰ可出现的其他自身免疫性内分泌腺病还包括Ⅰ型糖尿病、甲状腺功能减退等，但都比较少见。

（3）外胚层营养不良：包括指（趾）甲和牙釉质增生低下。

（4）其他：部分APS－Ⅰ患者还可以出现多种其他自身免疫性疾病，如白癜风、血管炎、自身免疫性溶血性贫血、干燥综合征等。

2. 诊断和鉴别诊断 根据患者的病史、临床表现及相关辅助检查进行诊断。家族史对于APS－Ⅰ诊断很重要，特别当临床只发现APS－Ⅰ一个组分时，只有家族中有成员患有两个主要成分疾病时才考虑此病可能性。

结合病史、症状和体征，初步判断患者出现了APS－Ⅰ三个主要组分中两个时即考虑此病可能性，再进一步询查有无其他组分疾病的表现并选择相关的检查进一步诊断常见的检查有血尿钙磷浓度、血PTH评估甲状旁腺功能，血钠、皮质醇、ACTH、醛固酮了解肾上腺皮质功能，血糖、性激素、甲状腺激素等。

自身抗体的检测对APS－Ⅰ诊断有决定性意义。在临床症状出现前血中往往已经有相应的自身抗体。一种疾病可以有多种自身抗体存在，它们不一定同时存在于一个患者体内。同样，同一种自身抗体也可以在几种自身免疫性疾病中发挥作用。自身抗体的测定不仅可以肯定APS－Ⅰ某些组分的疾病诊断，还可预测其他疾病发生的风险。部分与APS－Ⅰ相关的自身抗体见表20－5。

表20－5 APS－Ⅰ组成疾病的相应的自身抗体

疾病	自身抗体
甲状旁腺功能减退	甲状旁腺细胞膜钙受体（CaR）抗体
肾上腺皮质功能减退	P450C21羟化酶为主，还可有P450 17α－羟化酶和P450侧链裂解 酶（P450C17，P450C21，P450SCC）抗体，抗肾上腺皮质细胞抗体
性腺功能低下	P450C17，P450SCC抗体
1型糖尿病	胰岛细胞抗体、胰岛素自身抗体、谷氨酸脱羧酶抗体、酪氨酸激酶抗体
慢性活动性肝炎	P450、维生素D$_{25}$羟化酶抗体
白癜风	黑色素细胞抗体

疾病	自身抗体
慢性萎缩性胃炎	胃壁细胞抗体
甲状腺功能减退	甲状腺过氧化物酶抗体、甲状腺球蛋白抗体

注：此表部分引自：廖二元，超楚生．2001．内分泌学．北京：人民卫生出版社。

当患者仅出现 APS - Ⅰ组分中一种疾病时，诊断比较困难。此时在评估家族史后需要一方面随访观察有无第二种自身免疫性疾病出现，另一方面筛查血中的自身抗体。如血清中多种自身抗体阳性，则无论是否有明显的临床表现，APS - Ⅰ诊断可成立。

（二）APS - Ⅱ

1. 临床特点　此病有家族聚集性，可累及几代人。组成 APS - Ⅱ的主要自身免疫性内分泌疾病为艾迪生病（80% ~90%）、Ⅰ型糖尿病和自身免疫性甲状腺疾病，后者包括萎缩性甲状腺功能减退、慢性淋巴细胞性甲状腺炎和 Grave's 病。此外，还可发生淋巴细胞性垂体炎、甲状旁腺功能减退和原发性性腺功能低下等其他自身免疫性内分泌疾病（表20 - 6）。组成 APS - Ⅱ的非内分泌腺的自身免疫性疾病也很多，有些和 APS - Ⅰ重叠，如白癜风、秃发症、恶性贫血等；有些则为其特有，如浆膜炎、重症肌无力、僵人综合征、肺出血 - 肾小球肾炎综合征等，因篇幅有限在此不详细介绍 APS - Ⅱ各组分的临床特点，请参见相关章节。

表 20 - 6　APS - Ⅱ组成疾病的相应的自身抗体

疾病	自身抗体
Graves 病	促甲状腺素受体抗体、甲状腺球蛋白抗体、甲状腺微粒体抗体
垂体炎	抗垂体前叶细胞抗体
僵人综合征	抗 CAD67 抗体
腹腔病	抗网状纤维蛋白、抗肌鞘纤维和抗麦胶抗体
浆膜炎	免疫复合物
肺出血 - 肾小球肾炎综合征	抗基底膜抗体
特发性血小板减少性	抗血小板抗体
紫癜	
重症肌无力	抗乙酰胆碱酶受体抗体
特发性心脏传导阻滞	抗心脏传导组织抗体

注：此表引自：廖二元，超楚生．2001．内分泌学，北京：人民卫生出版社。

2. 诊断和鉴别诊断　和 APS - Ⅰ相同，诊断包括病史、临床表现、受累器官或组织的相关功能检查、自身抗体测定和其他检查。当一个患者出现两种或以上组成 APS - Ⅱ的疾病的表现时均应考虑此病可能，进一步进行其涉及的器官功能评估并进行自身抗体测定。表20 -6 所列为 APS - Ⅱ中与 APS - Ⅰ无重叠的疾病相应的自身抗体。

除了自身抗体对诊断 APS - Ⅱ有重要意义外，HLA 型别和 APS - Ⅱ的发生关系密切，是 APS - Ⅱ的遗传标志，因此对疑诊 APS - Ⅱ患者进行 HLA 型别检测有助于 APS - Ⅱ的诊断并可筛查出家族中的高危人员。

同样，当患者仅表现出 APS-Ⅱ组分中的一种疾病时，鉴别诊断十分困难，需要结合追踪随访的结果和自身抗体、HLA 型别检查的结果慎重判断。

三、治疗措施

（一）APS-Ⅰ治疗原则

APS-Ⅰ包含的很多自身免疫性疾病无特效治疗，主要为激素替代，具体方法分别在相关章节有详细介绍，在此不赘述，而仅概括其治疗中几点原则：

（1）艾迪生病和甲旁减的治疗和散发病例相同。患者如果合并有吸收不良综合征，则治疗效果会受到影响。合并有盐皮质激素缺乏者，除糖皮质激素外还应同时补充9α-氟氢可的松；合并有甲状腺功能减退者先纠正肾上腺皮质功能后再补充甲状腺激素。

（2）念珠菌感染选用酮康唑和氟康唑等抗真菌药物。停药和减量时，感染易复发。治疗时需要注意观察肾上腺皮质功能和肝功能。

（3）为早期发现新的 APS-Ⅰ组分，筛查十分重要。筛查内容包括自身抗体、电解质、甲状腺功能、肝功能、血涂片、维生素 B_{12} 浓度、基础 ACTH 和皮质醇水平和血浆肾素活性等。

（4）部分患者间歇性的脂肪泻和低钙有关，应注意补充使钙离子在正常水平。低镁时需要补镁。

（5）免疫抑制剂如环孢霉素 A 在部分 APS-Ⅰ患者的治疗中可起到一定的改善症状的作用，但目前仍需更多的资料来决定是否将免疫抑制剂作为 APS-Ⅰ的常规治疗。

（二）APS-Ⅱ治疗原则

同样，目前对 APS-Ⅱ也无特效根治之法。临床根据每个患者具体表现的疾病分别予以不同治疗，包括对症治疗、激素替代治疗等。APS-Ⅱ治疗中一些注意事项包括：

（1）甲状腺功能减退者接受甲状腺激素替代治疗时，可使原有潜在的肾上腺皮质功能低下暴露，甚至可能出现致命的危象。因此，应正确评估肾上腺皮质功能后再进行甲状腺激素的替代治疗，如有肾上腺皮质功能低下，则先行糖皮质激素替代，之后甲状腺功能也会随之有一定改善。

（2）有Ⅰ型糖尿病的 APS-Ⅱ患者如需要的胰岛素剂量越来越小，则很可能是肾上腺皮质功能减退的早期征兆，应及时予以评估和替代。

（3）Grave's 病是 APS-Ⅱ中唯一功能亢进的疾病，按照散发的 Graves 病治疗。当其合并Ⅰ型糖尿病时会加重后者病情，但随着甲状腺功能亢进（甲亢）的控制，糖尿病也随之适度缓解，故需要及时调整胰岛素用量。

（4）干预治疗在 APS-Ⅱ患者中的运用尚有争议，有些仍处于研究阶段，它包括免疫治疗和激素反馈治疗。前者又可分为免疫调节、免疫刺激和免疫耐受。免疫抑制剂虽可缓解部分自身免疫反应，但其副作用限制了它在 APS-Ⅱ患者中的应用。部分学者的研究发现激素反馈治疗可延缓自身免疫性疾病发生发展，这是一种用受累的内分泌腺所分泌的激素来防止受累腺体进一步破坏的治疗方法，如给予甲状腺激素降低 Grave's 发生率和复发率。但目前，此治疗方法得到的结果并不一致，仍需要大样本随机的临床研究进一步验证。

四、预后评价

总体而言，Ⅰ、Ⅱ型 APS 包含的组分多为良性疾病。因此，得到及时全面的诊断和合理综合的治疗者预后相对较好。

五、进展和展望

由于两型 APS 都具有一定家族聚集性和遗传倾向，因此，在疑诊患者及 APS 一级亲属中进行筛查有助于在出现临床表现前早期诊断此疾病。特异而敏感的检测出参与 APS 发病的多种自身抗体是早期诊断的核心问题。同时，对 APS 发病机制的研究也日益深入，如新近研究发现 AIRE 基因对外周抗原递呈细胞的调节和 T 淋巴细胞的活化有重要作用，是 APS－Ⅰ免疫耐受遭到破坏发生自身免疫原因之一。另外，人们正在深入研究如何防止多种自身抗体携带者发病或者复发，一些新型的免疫抑制剂如麦考酚酯、西罗莫司和生物制品如白细胞介素－2 受体抗体在此领域初现优势。

（赵世莉）

第三节　其他自身免疫性多内分泌腺病综合征

除上节介绍的两型 APS 外，临床还有许多罕见的综合征可累及多个内分泌腺体，常引起其功能缺陷。这些疾病发病机制基本都涉及自身免疫异常，因而，除内分泌系统外常有多种其他异常的表现，如皮肤改变、血管炎症及其他系统性自身免疫病等。错综复杂的临床表现和发病机制使得这些综合征很难被科学而系统地归类，且其发病率很低，涉及多个学科，故确诊难度大。为提高医务人员对这些疾病的认识，本节简要介绍几种自身免疫性内分泌腺病综合征。

一、POEMS 综合征

（一）概述

此综合征为一种与浆细胞恶性增生相关，多个系统受累的综合征。常包括多发性神经病、脏器肿大、内分泌病、M 蛋白、皮肤改变等，该病因此取各病英文首字母而得名。此综合征病因尚不完全明了，目前认为是一种和浆细胞增生产生异常免疫球蛋白有关的自身免疫性多系统损害疾病，与遗传因素有关。

（二）诊断思路

1. 临床特点　男性多见，各年龄均可发病，但以青壮年多见。POEMS 综合征的临床表现可谓包罗万象，而且人们不断发现其新的内容，公认的主要表现包括：①多发性神经病变，此为 POEMS 综合征常见的首发症状，几乎见于所有患者。多为对称性、进行性、由远及近的损害。感觉和运动神经均可受累。肌电图和病理见神经脱髓鞘病变和（或）轴索变性。②脏器肿大，肝、脾和淋巴结肿大常见，也可有心肌肥厚等。③内分泌病，性腺和甲状腺较易受累而致功能减退。还会出现肾上腺皮质功能减退、糖耐量减低或糖尿病等。多数患者有一种以上内分泌改变，且可为原发也可为继发，或两种因素同时存在。④水肿，表现为外周水肿如胫前水肿和体腔积液如胸腹水、心包积液等。⑤M 蛋白和骨髓异常，血清蛋白电泳可检出 M 蛋白，可查到尿本周蛋白。骨髓浆细胞增生伴骨硬化或骨髓瘤。⑥皮肤改变，局灶性或全身性色素沉着最常见，还可有皮肤增厚、多毛、多汗、血管瘤、雷诺现象等。⑦其他：包括低热、贫血、外周血象异常、血沉增快、血钙升高、闭塞性血管病等。

2. 诊断要点　目前尚无统一的诊断标准，既往不同学者提出的各种诊断标准均各有优劣。2003 年，Dispenzieri 等提出的诊断标准包括 2 条主要标准：①多发性神经病变；②单克隆浆细胞增殖性异常。7 条次要标准：①硬化性骨病；②Castleman 病即巨大淋巴结增生症；③脏器肿大（脾肿大、肝肿大或淋巴结肿大）；④水肿（外周水肿、胸腔积液或腹水）；⑤内分泌病（肾上腺、甲状腺、垂体、性腺、甲状旁腺及胰腺）；⑥皮肤改变（色素沉着、多毛、血管瘤、指甲苍白、多血症）；⑦视乳头水肿。符合 2 条主要标准和至少 1 条次要标准者可诊断为 POEMS 综合征。

本病尚需和硬皮病、系统性红斑狼疮、多发性骨髓瘤、格林 – 巴利综合征、艾迪生病等相鉴别。

（三）治疗措施

确诊 POEMS 综合征后，需进行完善的评估后再结合具体病情制订个体化的治疗方案，主要包括：

1. 对孤立性骨硬化损害、孤立性骨髓瘤或浆细胞瘤而言，局部放射治疗或手术切除可望使病情得到缓解。

2. 放射治疗 3~6 个月后病情仍未得到缓解的患者和那些病灶弥散的患者需要系统的化疗，这也是目前主要的治疗措施。早期运用可使病情缓解，但易复发。常用方案有 MP（苯丙氨酸氮芥和泼尼松）和 COP（环磷酰胺、长春新碱和泼尼松）等。

3. 高雌激素血症者可选用他莫昔芬，睾酮水平降低者则接受雄激素替代治疗。

4. 血浆置换和大剂量静脉丙种球蛋白冲击治疗可能对治疗有帮助，但尚不确切。

5. 近年来，自体干细胞移植成功治疗本病的报道也越来越多，有望成为一种有效的治疗方法。

（四）预后评价

本病呈慢性经过，预后一般，病程半年至 13 年不等。患者的预后和其表现出的 POEMS 综合征的临床特征数目无关。多数死于心肺功能衰竭、卒中、神经病变等。

（五）最新进展和展望

近年来有关 POEMS 综合征的研究新的发现主要集中在两个方面：一是自体干细胞移植治疗本病取得初步成功；二是发现了一些此病患者表现出的新的临床特点。针对其发病机制的研究还有待深入。

二、B 型胰岛素抵抗综合征

（一）概述

胰岛素抵抗从发生机制而言涉及受体前、受体和受体后 3 个层面的异常。其中，受体异常又分为两种情况：一是先天性胰岛素受体减少即 A 型胰岛素抵抗综合征；二是免疫异常导致胰岛素受体抗体出现即 B 型胰岛素抵抗综合征。后者是一个报道很少的疾病，因其病因主要为自身免疫异常，除胰岛素抵抗外，还可见黑棘皮病，部分患者还出现自身免疫性甲状腺疾病、系统性红斑狼疮、干燥综合征等其他自身免疫病，故在本节简介此综合征。

（二）诊断思路

（1）临床特点：①患者多为中年女性；②多有糖尿病，有时可出现低血糖；③常伴其他自身免疫性疾病；④糖耐量减低和高胰岛素血症明显；⑤常见抗核抗体阳性、血沉增快、免疫球蛋白增高、补体降低等；⑥抗胰岛素受体抗体阳性。

（2）诊断要点：患者有明显高胰岛素血症，伴有黑棘皮病和其他自身免疫性疾病时应高度警惕此病可能，进一步发现胰岛素受体抗体阳性即可确诊。

（三）治疗策略和预后评价

总体而言，此病预后良好，不少病例可自行缓解。尽管患者血糖很高时静脉注射超高剂量的胰岛素也无济于事，糖尿病酮症却很少出现。糖皮质激素、免疫抑制剂和血浆置换有一定疗效。部分患者出现低血糖时，可给予葡萄糖或其他碳水化合物，必要时可加用糖皮质激素。

三、Kearns – Sayre 综合征

（一）概述

Kearns – Sayre 综合征也被称为慢性进行性眼外肌麻痹综合征，病因尚未明确，一半有家族史，多倾向认定为一种线粒体肌病。但因发现抗垂体前叶细胞抗体和抗横纹肌抗体参与此病发生，从而分析自身免疫也在此病中发挥作用。

（二）诊断思路

1. 临床特点　本征可自幼儿发病，30 岁前发病者多，男女均可罹患，其中 50% 有家族史可循。突出表现为眼外肌麻痹，最早出现单侧或双侧的上睑下垂，后可逐步累及其他眼外肌，少数病例还可累及其他肌肉。但此病进展十分缓慢，病程多长达几十年。此外，本病可合并有色素性视网膜病、听力障碍、心律失常、多种神经病变及部分内分泌疾病，如甲状旁腺功能减退、原发性性腺功能低下、糖尿病和垂体功能减退等。肌肉活检电镜下可见肌纤维有异常线粒体聚合。

2. 诊断要点　本病突出特征为进展十分缓慢的眼外肌麻痹，可有家族史，但一般在排除了其他原因所致的眼外肌麻痹时才考虑此病诊断。有学者提出，当患者同时满足以下 3 点：①20 岁前发病；②进行性眼外肌麻痹；③色素性视网膜病时。只要再具备次要条件中的 1 条即可诊断，次要条件包括：①心脏传导阻滞；②脑脊液蛋白含量达到或超过 100mg/L；③小脑综合征。此外，分子生物学检查发现线粒体 DNA 大片断的缺失和典型的病理结果支持本病的诊断。

（三）治疗策略和预后评价

本病治疗主要为对症治疗。运用辅酶 Q_{10} 可部分改善患者心功能、运动耐力、小脑共济失调等，但对于眼外肌麻痹和色素性视网膜病没有帮助。眼部功能障碍时可配戴支架眼镜或手术矫正。心脏传导阻滞、内分泌疾病等分别按照常规处理。患者预后依其病情轻重、并发疾病情况及有无得到及时的诊断和治疗而有差异。

（赵世莉）

第二十一章
激素不敏感综合征

第一节　生长激素不敏感综合征

一、概述

生长激素（growth hormone，GH）不敏感综合征是由于靶细胞对生长激素不敏感或作用不足而引起矮小等临床表现的一组可遗传的综合征。广义的 GH 不敏感综合征包括多种临床情况，但一般是指 GH 受体（growth hormone receptor，GHR）基因突变所致，遗传方式可为常染色体显性或隐性遗传，外显率不高。另一部分患者的 GHR 无突变，而是由于 GH 结合蛋白异常或受体后的信号转导障碍所致。GH 不敏感综合征于 1966 年由 Laron 首次报道，称 Laron 综合征。本综合征主要见于地中海或东方人种，但亦与患者地源相关，大多数患者为居住于亚洲以及中东的犹太人与阿拉伯人，厄瓜多尔皈依基督教的犹太人，而居住于其他地区的犹太人与阿拉伯人中本症发生则较少。此外，墨西哥、巴基斯坦、巴西、西班牙、美国、荷兰、突尼斯、意大利、法国、巴哈马群岛、日本和中国均有报道。目前世界范围内约有超过 250 例本综合征的报道。最大的家系发现于厄瓜多尔。多数学者认为，本病发生与性别无关。

Laron 将 GH 不敏感综合征分为原发性与继发性两大类（表 21-1），原发性 GH 不敏感综合征的病因包括：①生长激素受体缺陷（包括 GHR 的质和量的缺陷）；②GH 的信号转导异常（受体后缺陷）；③原发性胰岛素样生长因子-I（insulin like growth factor-I，IGF-I）合成缺陷，或靶细胞对 IGF-I 无反应；④生长激素释放激素（growth hormone releasing hormone，GHRH）受体缺陷。原发性 GH 不敏感中多数为 GH 受体突变所致，这些突变多发生在受体胞外区，为常染色体隐性遗传，已知的突变类型约有 33 种。由于 IGF-I 介导了 GH 的作用，因此，IGF-I 合成与分泌缺陷也可导致 GH 作用不足。2003 年于阿根廷一名女性本症患者中发现 GH 受体及 IGF-I 合成、分泌均无明显异常，而突变位点位于 STAT5b，系 GH 信号转导通路受抑制所致，证明生长激素不敏感可发生在多种层次与部位。

表 21-1　生长激素不敏感综合征的病因分类

原发性生长激素不敏感综合征	继发性生长激素不敏感综合征
GHRH 受体异常	抗 GH 抗体
GHR 异常	抗 GHR 抗体

GH 信号转导异常	营养不良致 GH 不敏感
IGF－I 合成缺陷或靶细胞对 IGF－I 反应异常	肝脏疾病致 GH 不敏感
	其他原因致 GH 不敏感

　　继发性 GH 不敏感综合征（后天获得，有时为短暂性）的病因有：①血循环中存在抗 GH 抗体；②抗 GHR 抗体；③营养不良所致 GH 不敏感；④肝脏疾病所致 GH 不敏感；⑤其他原因导致的 GH 不敏感。

二、诊断思路

（一）临床特点

　　GH 不敏感综合征主要表现为身材矮小，可同时有其他异常。

　　1. 生长发育异常　与生长激素不足不同，GH 不敏感综合征一般不引起胎儿宫内生长迟滞，出生时患儿身高与正常新生儿无明显差异，新生儿因骨与肌肉发育异常、脂肪增多而显得"肥胖"；患儿毛发、指（趾）甲发育障碍，因肌肉发育不良，故运动弱于同龄儿；出生后身长增长落后于同龄儿童，可低于正常 1～5 个 SD，青春期后患儿体重增长快于身高增长，有肥胖倾向，身高平均较期望值约低 40cm，约 60% 的患者手或足显得极为短小，上身高度与下身高度的比例增加。

　　2. 骨龄与骨骼发育　骨骼成熟延迟，在婴儿期囟门闭合可延迟，青少年期骨骼发育不影响其最终身材。鼻梁发育差，前额突出，脸部短小，头相对大。患儿可有牙龄发育延迟，牙排列拥挤。

　　3. 性发育异常　男性外生殖器及睾丸偏小；女性月经初潮推迟，但不影响生育。

　　4. 精神智力发育异常　一般认为本综合征会引起智力低下，最初发现的 18 例中只有 3 例达到正常人智力水平，有 9 例伴有智障，可能系体能和社交范围的局限对患者智力发育有一定影响。约一半未成年患者发生低血糖，严重者可因低血糖发作惊厥，也影响了神经系统与智力的发育。但也有病变程度轻者对智力发育影响较小。

　　5. 其他表现　如蓝巩膜、肘关节活动受限、关节退行性变和骨质疏松等。

（二）常规检查

　　1. 血浆生长激素测定与激发试验　患者血 GH 升高，对各种刺激试验常呈过度反应，而升高 GH 也常能够被葡萄糖、糖皮质激素所抑制。

　　2. 血清 IGF－I 测定　一般 GHR 缺陷所致者均可发现 IGF－I 水平降低，而 IGF－I 抵抗者则 IGF 水平增高。

　　3. IGF－I 生成试验　用 0.1U/kg 的外源 GH 皮下注射，连续 4d 后测基础与刺激后的 IGF－I 与胰岛素样生长因子结合蛋白－3（insulin like growth factor binding protein－3，IGFBP－3）值，GH 不敏感者注射后 IGF－I 仅比基础值增加约 8ug/L，ICFBP－3 只增加 0.2～0.4mg/L，比正常反应减弱。

　　4. 生长激素结合蛋白（growth hormone binding protein，GHBP）结合能力测定　因 GH-BP 有 31 个氨基酸序列与生长激素受体胞外区相同，故本检查可间接反应 GH 与其受体结合能力。正常成年人约（11.32 ± 0.5）%．而生长激素不敏感者则低于7.4%，婴儿则低于1.7%，肝硬化患者低于6%，但继发性不敏感者无明显降低。

5. 生化检查　可发现空腹低血糖，高胆固醇血症等，患者可发生无症状性低血糖。

6. X线片与MRI　手腕部X线片可以有助于判断骨龄，髋部X线片了解骨代谢情况，在生长激素缺乏不能排除时，需检查垂体MRI。

（三）其他检查

1. GHBP测定　测定GH与GHBP结合情况可间接反应GH与其受体结合情况，一般成人为（11.32 ±0.45）%，而GH不敏感者可降至7%左右。

2. IGFBP测定　可发现IGFBP-3降低，而IGFBP-2与IGFBP-1正常或升高。

3. GHR基因诊断　如Northern印迹、Southem印迹等。

（四）诊断思路和鉴别诊断

根据身长障碍，血GH升高，IGF-I和IGFBP-3降低，对外源性GH无反应或反应减弱，GH不敏感综合征不难诊断。

Savage提出诊断GH不敏感综合征的参考标准为：①血基础GH >10mU/L；②血清IGF不超过50μg/L；③身高低于正常3个标准差；④血清生长激素结合蛋白结合能力低于10%；⑤用生长激素治疗无反应，或治疗后血IGF-I的升高不到两倍。

Rosenbloom提出用积分法诊断GH不敏感症，即以下表现各积1分：①身高低于正常3个标准差；②基础生长激素超过4mU/L；③基础IGF-I水平低于0.1%；④IGFBP-3低于下5个百分点；⑤GH刺激后IGF-I增加小于15μg/L；⑥IGFBP-3增加低于0.4mg/L；⑦CH结合百分率低于10%；以上积分如果累加超过5分则基本可以诊断GH不敏感综合征。

对于身材矮小患者，在测定GH水平后，如未发现明显升高，做激发试验反应低于正常，考虑为下丘脑-垂体轴缺陷；如通过GHRH刺激后GH明显升高，则提示系下丘脑功能障碍。血清IGF-I水平测定有助于鉴别病因。GH受体基因检测有助于从分子水平明确病因。

本病需要鉴别的疾病主要为其他原因引起的生长迟滞，如社会-心因性生长迟滞、体质性矮小症、生长激素缺乏所致矮小症、呆小症、特纳综合征、Russell-Silver综合征、性早熟以及IGF-I缺陷所致矮小症等。根据临床表现、基础GH水平、激发试验的结果、血清ICF及IGFBP水平，以及基因分析的结果，可以与上述疾病进行鉴别。

生长激素缺乏性矮小症患者表现与本症相似，但其血生长激素水平低，且激发试验无明显增高，而注射外源性生长激素后可观察到IGF-I及IGFBP-3明显升高，且症状缓解，及时生长激素替代治疗可以促进生长。呆小症患者血清生长激素水平正常，而甲状腺功能检查提示甲减，智力异常较明显。其他如一些遗传性疾病如特纳综合征等可通过核型分析进行鉴别，亦有特殊面容、体征等表现。性早熟主要表现为性激素水平不适当升高，骨骺提前愈合引起身材矮小，第二性征提前出现，但智力不受累，且血清生长激素与IGF-I水平正常。

体质性矮小症表现为发育延迟，但智力不受影响，骨龄与实际年龄一致，一旦青春期开始，则能够达到正常身高标准，且血清生长激素与IGF-I水平正常。IGF-I缺陷表现为矮小、骨龄延迟、体重/身高比增加、血生长激素正常或升高，而ICF-I可因病变位点不同表现为降低或升高，用IGF-I治疗无效。

三、治疗与展望

一般治疗包括保证足量的碳水化合物摄入以避免低血糖发生，限制体力活动避免低血糖与骨折。新生儿要增加哺乳频率。因骨发育受累引起畸形者可以考虑矫形手术。

由于受体突变或信号转导通路异常，本综合征不能够用生长激素治疗。IGF－I 尽早治疗本病可使大部分患者达到正常身高，除有身高改进外，此疗法还可有头围增大，除可能发生低血糖，促进钙排泄外，对磷、脂代谢影响小。成年患者即使已不能增进身高，但有利于改善代谢。重组 IGF－I 最早于 1986 年合成，于 20 世纪 90 年代用于临床。1995 年的一项收录 69 名患者的临床研究显示，注射 IGF－I 一年可以有效促进未成年患者生长发育，恢复血清 IGF－I 水平，也减少了成年患者发生低血糖风险，增强了体质，但不能升高 IGFBP－3 浓度。尽管 IGF－I 的长期疗效仍有待观察，但仍于 2005 年被 FDA 批准用于治疗 GH 受体缺陷导致的生长激素不敏感症，在日本、以色列等国也被批准用于临床。重组 IGF－I 在成人的剂量未有定论，目前认为在未成年人的剂量从每天 0.5mg，分两次皮下注射开始，最大剂量不超过每天 2mg。

此外，一些合成的 GH 促泌剂也开始陆续进入临床，如 MK－0677，可使老人的 GH 水升高到中青年水平，而一些作用更强的促泌剂也在研发中。

（刘玉华）

第二节　促甲状腺激素不敏感综合征

一、概述

促甲状腺激素不敏感综合征是由于甲状腺对促甲状腺激素（thyroid stimulating hormone，TSH）作用抵抗而引起的一种先天性甲状腺功能减退。TSH 是一种由两个亚基组成的分子质量约 28kDa 的糖蛋白，其 α 亚基与黄体刺激素、卵泡刺激素及人绒毛膜促性腺激素相应亚基相似，而其 β 亚基具有特异性，在血中的浓度为 0.5~5.0mU/L，可以因 TSH－β 亚基基因突变、TSH 受体基因突变、G 蛋白基因突变、TSH 受体后缺陷等发生促甲状腺激素不敏感综合征，TSH 受体突变所致 TSH 不敏感综合征系常染色体隐性遗传疾病，多数突变位点位于 162 位、167 位、109 位和 390 位；如病变系 G 蛋白基因突变，则常伴发其他疾病，如假性甲状旁腺功能减退症等。在其他一些遗传性疾病中也观察到 TSH 不敏感现象，如 Down 综合征。

二、诊断思路

（一）临床表现

本病主要系由于甲状腺滤泡上皮细胞对 TSH 反应低下或无反应导致甲状腺激素合成、分泌减少，引起甲状腺功能减退。其临床表现差别极大，由于对 TSH 抵抗程度与代偿程度不同. 临床表现从无症状到极严重的甲减均有可能，由于系常染色体隐性遗传，常从出生后即发病，可出现家族性发病，患者父母可以为近亲婚配。患者 TSH 升高，但注射外源性 TSH 后甲状腺反应不足或无反应。

抵抗轻或者代偿较完全者可以无明显甲减症状与体征，而严重者出现明显甲减表现，如畏寒怕冷、毛发干枯脱落、生长发育迟滞、智力低下，体检发现黏液水肿、骨骼发育延迟、跟腱反射恢复期时间延长等。也有一些患者可同时合并糖皮质激素缺乏症，但甲状腺大小正常，位置亦无异常。

（二）常规检查

（1）甲状腺 B 超：甲状腺位置及大小一般无异常。

（2）甲状腺功能检查：游离 T_3、T_4 正常或降低，TSH 明显升高。

（3）摄 ^{131}I 率及过氯酸钾释放试验：一般无异常。

（4）TSH 兴奋试验：无反应，即注射外源性 TSH 后，甲状腺摄碘率不升高，甲状腺激素分泌亦不增多。

（5）TSH 受体基因序列检测：如突变发生在受体水平，可检测到异常。

（6）TRH 兴奋试验：注射外源性 TRH 后有 TSH 分泌高峰出现，但无 T_3、T_4 升高。

（三）特殊检查

（1）体外 TSH 刺激试验：用外源性 TSH 刺激从患者活检分离出的甲状腺组织，如系 TSH 受体基因突变，则无 cAMP 生成增多，如系 TSH 本身异常，则能引起 cAMP 生成增多。

（2）分子水平检测：对患者 TSHβ 亚基进行测序；G 蛋白基因测序；TSH 受体基因测序；TSH 受体后信号转导通路相关分子的测定鉴定等。

（四）诊断

本征的诊断要点为：①先天性甲减伴正常的甲状腺位置与大小，且游离 T_3、T_4 较正常低；②有家族史或父母系近亲婚配；③TRH 兴奋试验仅有 TSH 升高而无 T_3、T_4 升高；④TSH 兴奋试验反应低下；⑤体外 TSH 不能够刺激甲状腺活检组织分泌更多的 cAMP；⑥分子水平证明存在导致 TSH 不敏感的分子病因。

Takamatsu 提出本病的临床诊断要点为：①甲状腺位置正常；②甲状腺不肿大，一般大小正常或萎缩；③TSH 明显增高；④TSH 作用减弱。

本病需与桥本病、先天性甲状腺不发育、甲状腺激素不敏感综合征以及促甲状腺素释放激素（thyrotropin releasing hormone，TRH）不敏感综合征等相鉴别。根据检测血抗甲状腺过氧化物酶抗体阳性以及甲状腺活检见淋巴细胞浸润，不难诊断桥本病，如做摄碘率及过氯酸盐释放试验，可进一步帮助诊断；根据 TSH 水平可排除 TRH 不敏感综合征（TSH 降低）；而 B 超检测甲状腺大小与形态可排除先天性甲状腺不发育（甲状腺肿大），且先天性甲状腺不发育甲状腺摄碘率低，过氯酸钾排泄试验阳性，血甲状腺球蛋白不降低；甲状腺激素不敏感综合征外周型与全身型在失代偿期会出现甲减表现，但有甲状腺肿大，且甲状腺激素水平升高，如系垂体选择性不敏感者，则表现为甲亢；TRH 不敏感综合征极罕见，表现为 TSH、甲状腺激素均降低型甲减，TRH 兴奋试验，不仅 TSH 无增高，而且泌乳素亦无反应性分泌增多。

三、治疗

本病应早期诊断、早期治疗，是否进行药物干预取决于甲状腺功能。治疗以左旋甲状腺素为首选，以血清 TSH、T_3 与 T_4 恢复到正常范围为目标，但对 TSH 升高而甲状腺激素水平正常的患者是否需要干预治疗尚无定论。左旋 T_4 的治疗剂量为 100μg，口服，每日一次；

如患者自身代偿良好者，预后较好，而未能及时诊断与治疗的患者预后一般较差，特别是婴幼儿，如未及时治疗，可以导致身体与智力发育受损。本病为终生性疾病，应终生治疗，定期检测甲状腺功能。

（王苑铭）

第三节　促肾上腺皮质激素不敏感综合征

一、概述

促肾上腺皮质激素（adrenocorticotropic hormone，ACTH）不敏感综合征是由于促肾上腺皮质激素在肾上腺皮质作用减弱引起的肾上腺皮质萎缩和皮质醇合成与分泌减少的一组综合征，临床表现以肾上腺皮质功能减低和皮肤色素沉着为特征，少数患者还可有其他症状。

本综合征为常染色体隐性遗传疾病，根据表型分为两种类型：Ⅰ型为家族性糖皮质激素缺乏综合征（familial glucocorticoid deficiency syndrome）；Ⅱ型为 Allgrove 综合征，有糖皮质激素缺乏临床表现外，还有眼泪缺乏、贲门失弛缓和神经系统表现，又名"3A 综合征"（adrenal insufficiency，alacrima，achalasia；AAAS）。家族性糖皮质激素缺乏症是由于 ACTH 受体基因发生突变或受体后缺陷，3A 综合征则由 AAAS 基因突变引起。本病最早由 Shepard 于 1959 年报道，两例肾上腺皮质功能减退患者对 ACTH 治疗无反应，患者有皮肤色素沉着、四肢无力、抽搐，血皮质醇降低而盐皮质激素分泌正常，限制钠盐摄入不影响血压与电解质。之后约有数十例病例报道。由于 ACTH 受体系 G 蛋白偶联的受体，以 cAMP 为第二信使发挥生理作用，因此本综合征可以发生在 ACTH 受体水平及受体后水平，但目前尚无 G 蛋白突变引起 ACTH 不敏感综合征的报道。对 ACTH 受体基因突变的研究发现，突变形式包括错义突变与终止突变。错义突变发生于第二或第三跨膜区，为氨基酸编码错误，如第二跨膜区第 74 位丝氨酸突变为异亮氨酸，第三跨膜区第 120 位精氨酸代替丝氨酸；终止突变为受体分子翻译因终止子密码提前出现而提前结束。受体后病变的一些研究提示信号传导障碍位于 cAMP 之后；Yamamoto 于 1995 年报道的病例则证明本病的分子机制可以为受体前与受体后以及受体水平的综合缺陷。

二、诊断思路

（一）临床表现

本病因系基因突变所致的遗传性疾病，故有家族发病倾向，如患者双亲系近亲婚配，则患本病风险较正常人群为高，因系隐性遗传，因此，杂合子双亲可无任何本病相关的临床表现，特征性病变为糖皮质激素缺乏与色素沉着。

1. **皮肤色素沉着**　一般可于婴儿期即出现本病症状和体征，但以 2~3 岁多见。临床见全身皮肤色素沉着，皮肤呈棕褐色，以日光直射处较明显，易疲劳倦怠。

2. **糖皮质激素缺乏的表现**　因糖皮质激素缺乏，新生儿患者表现为反复发作的低血糖症，可轻可重，轻者喂食后即可缓解，重者则出现抽搐，影响脑神经发育；也有因严重感染以黄疸、哮喘为主要表现的。如诊断处理不及时，可因低血糖或失水、休克而致命。如并发感染易导致休克。因大多数患者醛固酮分泌正常，一般无电解质代谢紊乱。

3. 三A综合征　即肾上腺糖皮质激素不足，贲门失弛缓与泪腺分泌缺乏，贲门失弛缓常发生于2～17岁，可早于皮质激素不足之前出现。

4. 骨骼系统　部分患者出现身材异常高大，前额显著突出，类似生长激素分泌过度，但血生长激素与胰岛素样生长因子－I均正常，据推测与过量ACTH对软骨和骨的过度作用有关。

5. 神经系统　包括神经反射亢进，四肢肌张力增加或骨骼肌软弱、萎缩，发音困难，常有鼻鸣音；感觉减退，视神经萎缩，神经性耳聋和反复发作性搐搦；如合并自主神经功能紊乱可出现直立性低血压，双侧瞳孔不等大，出汗异常（如多汗少汗或异常流汗），勃起功能障碍，皮肤对组胺发红反应和乙酰胆碱试验均可异常；患者智力可迟钝；皮肤可出现裂隙掌或鸡皮样改变，偶有多发性鼻息肉、腭裂或骨质硬化。

（二）常规检查

1. 肾上腺皮质激素及其代谢产物　肾上腺皮质激素包括皮质醇、醛固酮、去氢雄酮和雄烯二酮，本病中除醛固酮正常外，其他激素均低于正常；尿17－羟与17－酮皮质类固醇亦低于正常。

2. 血ACTH及ACTH兴奋试验　血清ACTH水平升高，节律存在，注射ACTH后无血皮质醇和尿皮质类固醇升高反应。

3. CRH兴奋试验　注射CRH后ACTH可有过度应答反应。

（三）其他检查

1. 基因诊断　主要是针对ACTH受体基因突变的一些检查。
2. 外周血淋巴细胞与ACTH结合试验。

（四）诊断思路与鉴别诊断

根据色素沉着及糖皮质激素不足的临床表现，如反复低血糖、易感染、易疲劳、生长发育障碍、消瘦等，结合血皮质醇低于正常、ACTH明显增高、ACTH兴奋试验阴性等，可以作出诊断，如能进一步获得基因诊断的证据，以及ACTH与外周血淋巴细胞结合力减弱的检查，则进一步支持本病的诊断。

本病需与原发性慢性肾上腺皮质功能减退症（艾迪生病）、继发性肾上腺皮质功能减退症、X－性连锁肾上腺发育不良症、先天性肾上腺皮质增生症、异位ACTH综合征以及其他色素沉着性疾病相鉴别（表21－2）。

表21－2　ACTH不敏感综合征的鉴别诊断

项目	ACTH不敏感综合征	艾迪生病	继发性肾上腺皮质功能减退	X－性连锁肾上腺皮质发育不良	先天性肾上腺皮质增生症	异位ACTH综合征
病因	ACTH受体或受体后缺陷	原发性肾上腺皮质损坏	下丘脑－垂体病变	DAXI基因突变	17α－羟化酶或11β－羟化酶缺陷	异位肿瘤
起病年龄	幼年	成年	不定	幼年	幼年	不定

项目	ACTH 不敏感综合征	艾迪生病	继发性肾上腺皮质功能减退	X-性连锁肾上腺皮质发育不良	先天性肾上腺皮质增生症	异位 ACTH 综合征
病理	肾上腺皮质束状带萎缩	肾上腺皮质早期增大，晚期可萎缩	肾上腺皮质可萎缩	肾上腺发育不良	肾上腺肥大	肾上腺肥大
临床表现	色素沉着，低血糖，易感染，可有失水和失盐表现或神经功能紊乱	色素沉着，易感染，消瘦，可出现肾上腺危象	皮肤色素沉着，常伴性腺功能减退和甲状腺功能减退	婴儿起病，常有失盐危象	皮肤色素沉着，假性性早熟	色素沉着，糖代谢紊乱，高血压，低血钾，乏力，食欲减退
实验室检查						
ACTH	↑	↑	↓	↑	↑	↑
皮质醇	↑	↓	↓	↓	↓	↑
肾素	N	N 或 ↑	N	N 或 ↑	N	N
醛固酮	N	N 或 ↓	N	N 或 ↓	N	N
治疗效果						
ACTH	差	差	好	差	差	差
糖皮质激素	好	好	好	好	一般	差
预后	差	良好	不定	差	良好	不定

注：N 为正常；↑ 为升高；↓ 为降低。

艾迪生病常见病因为自身免疫，结核或真菌感染，血色病，肿瘤等。常于成年后起病，表现有糖皮质激素缺乏的表现如食欲减退、乏力、淡漠、疲劳、色素沉着，对外伤、感染等应激的抵抗力减弱，性毛减少、男性性功能减退，可于应激状态下发生肾上腺危象。由于盐皮质激素分泌亦可受累，故临床上还可见低血压、低血钠、血钾偏高等醛固酮分泌不足表现。ACTH 升高，影像学检查见肾上腺缩小或钙化，自身免疫引起者可检测到抗肾上腺抗体。

继发性肾上腺皮质功能减退者血 ACTH 及糖皮质激素与盐皮质激素均降低，ACTH 兴奋试验阳性，一般无色素沉着，可合并其他腺垂体激素分泌不足的临床表现。

先天性肾上腺皮质增生主要有 21α - 羟化酶和 11β - 羟化酶缺乏，有色素沉着，可出现皮质醇分泌降低而醛固酮分泌升高，血 ACTH 水平正常或升高，可较早发病，由于醛固酮与性激素分泌增多，故临床上有高血压、低钾血症，男性儿童发病可出现假性性早熟；女性儿童可发生外阴两性畸形，影像学检查见肾上腺双侧增大。

异位 ACTH 综合征是由于垂体以外的恶性肿瘤产生 ACTH 刺激肾上腺增生，分泌过量的皮质类固醇。原发病常见有肺癌、支气管癌、胸腺癌、胰腺癌、嗜铬细胞瘤等，如肿瘤恶性程度低，病史较长，可出现类似依赖垂体 ACTH 的库欣病表现，如肿瘤恶性程度高、发展快，则呈现体重降低、乏力、食欲减退、明显低血钾、高血压，可伴水肿，色素沉着明显，糖代谢异常较重者可出现糖尿病，血 ACTH 及血、尿皮质醇升高特别明显。

其他色素沉着病如多发性纤维性骨营养不良、黏膜黑斑－肠息肉综合征及迟发性皮肤卟啉病一般不累及肾上腺功能，查血皮质醇与 ACTH 均无异常发现。

三、治疗

本病无根治手段，主要治疗方法为糖皮质激素的终生替代治疗。

可根据患者年龄以及糖皮质激素缺陷的严重程度决定治疗所需要的剂量，终生进行治疗，糖皮质激素替代治疗的剂量需要个体化调整。对婴幼儿患者，应特别注意所用剂量不能过大，以避免影响儿童的生长发育。治疗原则为每日糖皮质激素剂量不能超过同年龄、同性别儿童每日肾上腺所分泌的皮质醇剂量。糖皮质激素制剂以醋酸可的松或氢化可的松口服为宜，前者剂量为 0.5 ~ 1mg/kg，后者为 0.4 ~ 0.8mg/kg，也可用泼尼松，剂量为 0.1 ~ 0.2mg/kg。成人每天醋酸可的松用量为 25 ~ 37.5mg，氢化可的松为 20 ~ 30mg，泼尼松为 5 ~ 7.5mg。早晨 1 次口服或将每日总剂量分早晚各 1 次分服，早晨剂量为总剂量的 2/3，下午则为 1/3。一般不选用强效糖皮质激素。应激状态应将糖皮质激素剂量至少增大 3 倍，发生急性肾上腺皮质功能衰竭，应按危象抢救，糖皮质激素改为静脉滴注，危象纠正后改为口服用药。如患者同时有盐皮质激素缺乏，应同时应用氟氢可的松肌内注射，每天 1 次，剂量为 1 ~ 5mg。

（赵世莉）

第四节　甲状腺激素不敏感综合征

一、概述

甲状腺激素（thyroid hormone. TH）是人体内的一种重要激素，由三碘甲腺原氨酸（tri-iodothyroxine，T_3）与四碘甲腺原氨酸（thyroxine，T_4）组成，其中 T_4 在外周通过脱碘转化为活性更强的 T_3，甲状腺激素通过与其核受体结合，参与了生长、发育、代谢以及组织分化等多种生理过程的调节，甲状腺激素的主要生理作用是通过 T_3 与靶细胞核内的 T_3 受体（T_3receptor，T_4R）结合后引起一系列反应而体现的。现发现 T，受体的编码基因有仅和 B 两种，分别位于人的第 17 号和第 3 号染色体上。它们又编码了几种受体亚型，$T_4R\alpha$ 基因编码 $T_3 R\alpha_1$ 和 $T_3R\alpha_2$；$T_3R\beta$ 基因编码 $T_3R\beta_1$ 和 $T_3R\beta_2$。其中 $T_3 R\beta_1$、$T_3R\beta_2$ 和 $T_3 R\alpha_1$ 可与 T_4 结合，$T_3 R\alpha_2$ 由于缺乏与 T_3 结合必需的氨基酸，故不能结合 T_3。$T_3R\alpha_1$、$T_3 R\alpha_2$ 和 $T_3R\beta_1$ 几乎存在所有的组织，而 $T_3R\beta_2$ 仅见于垂体前叶和下丘脑。

甲状腺激素不敏感综合征（thyroid hormone insensitivity syndrome）是由于靶器官或细胞对甲状腺激素（主要是 T_3）反应低下或缺如引起的一组综合临床症状，最早由 Refetoff 等于 1967 年报道，主要表现为身材矮小，骨骺和骨发育延迟、聋哑、甲状腺肿大、血清蛋白结合碘升高，目前世界范围内累计报道病例已经超过 1000 例。本病的发病率较难统计，一些小样本研究通过检测新生儿血清 T_4 水平推测大约每 4000 名新生儿中会有 1 例患儿，与其他甲状腺疾病多发于女性不同，本病发生无明显性别区别，但大约 75% 的患者有家族聚集现象，散发性病例约占 21.3%。

甲状腺激素不敏感综合征常见于 T_3R 基因突变，约占本病的 85%，$T_3R\beta$ 基因突变多位于 T_3 结合区外显子 9 和外显子 10 这两个部位的 234~282 位密码子、310~353 位密码子、383 位密码子和 429~461 位密码子，点突变的主要类型是氨基酸的替换、无义突变和碱基缺失或插入等。突变导致了基因产物的改变，使受体与 T_3 的结合能力下降，且突变的受体对配对的野生型受体基因能发挥显性负性效应，与野生型受体竞争结合甲状腺激素受体（thyroid hormone receptor，TR），形成二聚体或竞争某些辅助因子而干扰 T_3 的作用，引起甲状腺激素抵抗。但也有见于 TR 数目减少或缺如以及甲状腺激素受体后缺陷的报道。甲状腺激素的分泌受下丘脑－垂体－甲状腺轴调节，甲状腺激素可以负反馈抑制促甲状腺激素（thyroid stimulating hormone，TSH）的分泌，但当垂体 $T_3R\beta_2$ 受体基因突变引起甲状腺激素不敏感时，TSH 过度分泌以促进甲状腺激素过度分泌，并引起甲状腺肿大。在甲状腺激素过度分泌的背景下，如果外周组织甲状腺激素受体未发生突变，即外周甲状腺激素作用正常时，则可以出现外周组织甲亢表现，反之，则根据代偿程度不同，可能出现甲状腺功能正常，降低或增强等不同表现。

垂体对甲状腺激素不敏感称为中枢性甲状腺激素不敏感，而垂体之外的器官、组织对甲状腺激素不敏感则称为外周性甲状腺激素不敏感。大部分全身性甲状腺激素不敏感综合征因代偿性 TSH 及 TH 分泌增多而无明显症状，垂体性甲状腺不敏感综合征表现为高 TSH 与 TH 而出现甲亢表现，外周性不敏感患者极罕见，目前仅有一例报道，表现为超生理剂量的左旋 T_3 虽然能够抑制 TSH 水平，但却并不引起甲亢症状，亦未在该患者发现 TRβ 受体突变。目前的观点认为，全身性不敏感与垂体性不敏感不是截然区分的，可能不存在独立的垂体性不敏感（表 21-3）。

表 21-3　甲状腺激素不敏感综合征的分类

垂体选择性不敏感型
自主性非肿瘤性垂体 TSH 分泌过多
TSH 对 TRH 和 T_3 有部分反应
垂体与周围组织不敏感型
甲减表现型
甲状腺功能正常型（代偿型）
选择性周围组织不敏感型

二、诊断思路

（一）临床表现

本病患者因对 TH 反应性降低或缺如的部位不同，TH 抵抗的严重程度不同，以及代偿程度不同，临床表现差异很大，可以从无症状到明显甲状腺激素作用不足或甲状腺激素毒性作用，因此，本病常被误诊为甲状腺功能亢进或甲状腺功能减退。全身性与外周性甲状腺激素不敏感代偿期无明显症状，但当升高的甲状腺激素水平不能够代偿时，表现为甲状腺功能减退症状如畏寒怕冷、脱毛、易疲劳倦怠、脉搏缓慢、智力发育受累等。中枢性/垂体性不敏感者，因甲状腺激素水平升高，而在外周组织作用不受影响，故出现甲亢表现，如心动过速、怕热多汗、情感障碍等，一般可观察到家族发病倾向，但也有散发报道（表 21-4）。

表 21 - 4　甲状腺激素不敏感综合征的主要症状

临床表现	发生率/%	临床表现	发生率/%
甲状腺肿大	66 ~ 99	智力障碍	4 ~ 16
心动过速	33 ~ 75	听力丧失	10 ~ 22
情感障碍	60	矮小	18 ~ 25
多动症	33 ~ 68	骨龄延迟	29 ~ 47
注意力缺乏	40 ~ 60	骨密度降低	33
学习困难	30	反复耳、咽感染	55

1. 甲状腺肿大　甲状腺肿大是最常见的表现，有 66% ~ 95% 的患者有可触及的肿大的甲状腺，女性更常见。有的患者无明显可触及的甲状腺肿大，但在 B 超下可见到增大的甲状腺组织。肿大常呈弥漫性，可伴有多发结节，如曾施行甲状腺切除术，则可能无甲状腺肿大发现，需仔细询问病史。目前认为，本症即使经手术切除也常会复发，手术后复发者常呈现出非结节性肿大与不对称性肿大。也有本病单个案例毒性多发性结节性甲状腺肿大的报道。血 TSH 的免疫学活性可能并没有改变，而其生物学活性则明显增高。

2. 心血管系统　大约 75% 的混合型以及几乎所有的外周型患者都会有心悸，静息心动过速，患者可因心悸就诊，本病中年老患者更易发生房颤。约 30% 本综合征患者心肌收缩力增强，舒张期心肌舒张能力减弱，二尖瓣脱垂的风险增大。新近的研究提示，本征患者静息心率以及一些心功能相关指标（每搏输出量、心输出量、最大动脉血流速）介于正常群体与甲亢患者之间，而其他一些指数如左室射血分数、收缩直径、左室壁厚度等则与正常人群无差别，可能与心脏的部分性甲亢反应有关。

3. 肌肉骨骼系统　本征患者中可常见生长迟缓，骨骼成形延迟，约 18% 的患儿身高低于同年龄组正常人群平均身高的下 5 个百分位数，约 29% 的患者存在骨龄延迟，但成年后的最终身高却通常不受影响，且外周不敏感与混合型并无差异。此外，在一项 70 名成年患者中进行的研究提示股骨颈骨矿物质密度降低，但骨更新标志物并没有改变。

4. 神经精神系统　甲状腺激素不敏感综合征患儿中注意力缺陷的发生率远高于正常儿童（75% : 15%），也有研究证明，本病儿童与成人患者均表现出语言障碍，包括阅读障碍，口吃与发音延迟等，大约有一半患者表现出学习能力的下降（IQ < 85），但很少表现出智力障碍（IQ < 60）（低于 16%）。

5. 听力障碍　大约有 21% 患者出现听力丧失，此发生率与先天性甲减相同，进一步分析表明主要是声音传导缺陷，可能与儿童时反复耳道感染有关，也可能与 T_3 受体表达异常致听骨发育障碍引起。

（二）常规检查

1. 甲状腺功能检查　甲状腺激素测定常可发现 T_3、T_4 升高（外周围不敏感可正常），TSH 升高（外周不敏感可正常），且升高程度与 TH 升高程度不相称，地塞米松 2mg/6h，连用 2d 可抑制 TSH 分泌，也可以因此抑制过量分泌的甲状腺激素。

2. 分型检查

（1）T_3 抑制试验：口服 L - 碘甲腺原氨酸（L - T_3）20μg，每天 3 次，连续 6 日（或

甲状腺片 60mg，每天 3 次，连续 7d)，服药前后测定^{131}I 摄取率。对比前后结果，正常人 ^{131}I 摄取率经抑制后应当下降 50% 以上，周围不敏感型可被抑制，在其他两型中均不能被抑制。

（2）TRH 兴奋试验：静脉注射 TRH400μg，分别于注射前 15min，注射即刻以及注射后 15min、30min、60min、90min 和 120min 测定血清 TSH 水平，正常时峰值为基础值 3～5 倍。在全身不敏感型及垂体不敏感型中有过度反应，而在周围不敏感型中呈正常反应。影像学检查用以排除 TSH 瘤；地塞米松抑制试验可见 TSH 及 TH 被抑制（TH 在周围不敏感型不受抑制）。

（三）其他检查

通过胰高血糖素试验测血中环磷酸苷对胰高血糖素反应可以了解患者周围靶器官对 TH 的反应；也可以测定基础代谢率、尿肌酸和羟脯氨酸排量、性激素结合球蛋白水平，以及红细胞 6 - 磷酸葡萄糖脱氢酶、Na^+/K^+ - ATP 酶、血管紧张素 I 转换酶活性来评判外周组织对 TH 的敏感性。T_3R 基因分析有助于病因诊断。

（四）诊断思路和鉴别诊断

临床上遇有以下情况之一应考虑到本病可能：①甲状腺肿大，临床无甲状腺功能异常表现而血清 TT_3、TT_4 及 FT_3、FT_4 均明显升高者；②甲状腺肿大，临床表现为甲减，而血清 TT_3、TT_4 及 FT_3、FT_4 均明显升高者；③甲状腺肿大，临床表现为甲亢，但血清 TH 水平与血浆 TSH 水平两者同时升高且可排除垂体肿瘤者；④甲减患者即使经较大剂量的 TH 治疗亦无改善者；⑤甲亢患者采用多种疗法易复发，且已排除 TSH 瘤者；⑥家族中有本综合征患者。

诊断本病时应首先根据病史排除胺碘酮、含碘 X 线造影剂等所致的"碘甲亢"；家族性高蛋白血症所致的血清 TT_4 升高；血清中存在抗 T_3 和抗 T_4 的自身抗体或抗 TSH 自身抗体引起检测误差；对 TH 与 TSH 均升高者，还有必要通过 CT、MRI 排除 TSH 瘤可能；对 T_3R 进行基因分析以及鉴定外周细胞对 T_3 的反应性有助于明确诊断。本病的诊断流程见图 21 - 1。

本病需与 4 种疾病相鉴别。

（1）其他原因所引起的甲亢或甲减：通过检测 TSH 水平与血清 TT_3、TT_4，甲状腺刺激性抗体与甲状腺过氧化物酶抗体等自身抗体的筛查，不难排除其他原因所致甲亢或甲减。

（2）垂体 TSH 瘤：垂体抵抗型与垂体 TSH 瘤易混淆，可通过 CT、MRI 排除垂体瘤，也可通过 TRH 兴奋试验与地塞米松抑制试验进行鉴别，本病中 TRH 兴奋试验可见 TSH 过度升高，且可被地塞米松抑制。

（3）高甲状腺激素血症：全身型与周围型只有血清 TH 升高而 TSH 无明显升高者应排除其他原因所致的高甲状腺素血症和 TH 自身抗体。

（4）5' 脱碘酶缺陷：表现为 TT_4 增高，TT_3 正常或降低，反 T_3 和 3'，5' - 二碘酪氨酸明显升高，甲状腺摄 ^{131}I 率增高。

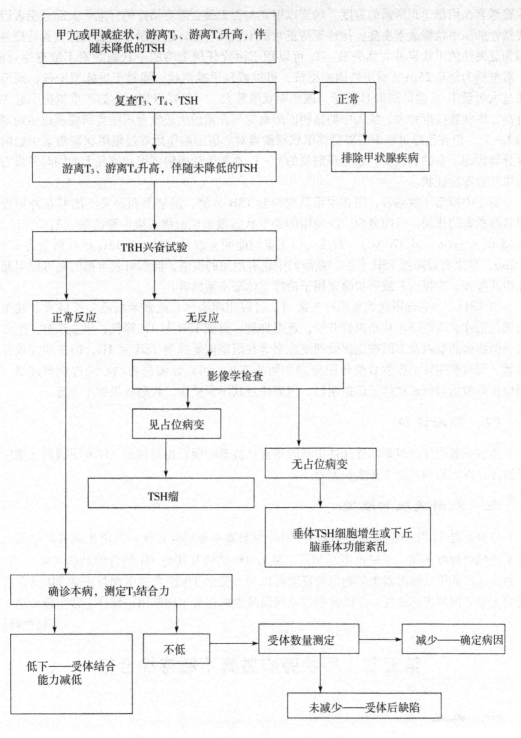

图 21 - 1　甲状腺激素不敏感综合征的诊断流程

三、治疗措施

控制甲状腺激素不敏感相对较困难，因为各组织的抵抗程度不同，很难使每个组织的甲状腺激素作用都达到所需的程度。通常以甲亢与否为是否需要治疗的标准。大部分患者因为代偿性的高甲状腺激素血症，往往保持正常的甲状腺功能。通过手术或放射性核素治疗常常因为复发性的甲状腺肿大而失败。T_3 可以用于治疗任何类型的甲状腺激素不敏感综合征，一般剂量为每日 25μg，对于外周型抵抗，可以减轻甲减症状，而对于垂体型抵抗，则可以通过大剂量 T_3 反馈抑制 TSH 分泌，减小甲状腺肿大。一些特殊情况，如严重抵抗引起 TSH 升高，甲状腺极度肿大，成人中的高胆固醇血症与儿童的生长发育迟缓常需要超过生理剂量的 $L-T_4$，但在治疗过程中需要警惕甲状腺激素对心脏的副作用或过量甲状腺激素引起的过度分解代谢。有的病例中，超生理剂量的 $L-T_3$ 在显著地缓解了甲状腺肿大的同时并没有引起甲状腺毒性症状。

对于中枢型不敏感者，则必须用药物抑制 TSH 分泌，但该类药物又不能够在外周模拟甲状腺激素的作用。目前最为广泛使用的是甲状腺激素拟似物三碘甲腺乙酸（3，5，3'-triiodothyroacetic acid. TRIAC），对成人与儿童均能明显改善症状。TRIAC 每日剂量为 1.4~2.8mg，可以有效降低 TSH 水平，在孕妇中也有使用的报道，但需引起重视的是可以引起胎儿甲状腺肿。有报道右旋甲状腺素用于治疗垂体型不敏感者。

当 TRIAC 与右旋甲状腺素治疗失败时，可以用溴隐亭、地塞米松或生长抑素及其类似物进行治疗。溴隐亭可从小剂量开始，逐渐加量，直到 TSH 与 TH 降低，甲亢恢复。生长抑素类似物奥曲肽以及多巴胺能促效剂溴隐亭等在短期内能抑制 TSH 及 TH，但长期疗效并不显著。同时使用肾上腺能 β 受体阻滞剂如阿替洛尔，可以改善患者的心动过速等症状。应用糖皮质激素可使症状体征迅速缓解，但需注意其不良反应，长期效果并不理想。

四、预后评价

预后一般很好，但垂体选择性甲状腺激素抵抗者的预后相对较差，伴有甲减的儿童应尽早治疗，否则影响其智力和生长发育。

五、最新进展和展望

尽管通过 T_3 以及其他药物可以治疗甲状腺激素不敏感综合征，但由于患者对甲状腺激素不敏感的程度不同，疗效也不尽相同。随着 TR 结构及其与 TH 结合的结构关系的明了，一些筛选出的甲状腺激素类似物也被证明可以与突变的 TR 结合并引起与正常 TH 结合后相同的下游基因的表达改变，并以此模拟甲状腺激素的正常生理作用，维持正常生理活动。

（赵世莉）

第五节　甲状旁腺激素不敏感综合征

一、概述

甲状旁腺激素（parathyroid hormone，PTH）不敏感综合征是由于外周靶细胞对 PTH 反应减弱或缺如而引起的一组综合症状，最早由 Albright 于 1942 年描述，包括伴有或不伴有特殊的躯体畸形的低血钙、高血磷、高 PTH 血症以及注射 PTH 后机体反应异常等，由于其特征性改变为高 PTH 血症而伴有类似甲状旁腺功能减退的临床表现，故又称为假性甲状旁腺功能减退（peseudohypoparathyroidism. PHP）或 Albright 综合征。

　　PTH 受体为一种 G 蛋白偶联的受体，cAMP 为其下游信号分子在肠道、肾脏及骨骼中发挥作用，维持细胞外液中钙离子浓度。因此，根据对 PTH 的反应不同，本病又分为 I 型（包括 Ia，Ib 及 Ic 型）与 II 型，两者的区别在于 I 型注射 PTH 后无 cAMP 分泌增多，提示 cAMP 合成障碍，而 II 型在给予外源性 PTH 后 cAMP 分泌正常或增多，但未见尿磷排出增多，可能与 cAMP 相关的酶活性障碍有关，即 cAMP 未能将 PTH 信号有效向下传导。I 型属遗传性疾病，假性甲旁减 Ia 型呈现常染色体显性遗传，其分子病因较明确，一般认为是由于 PTH 受体刺激性 G 蛋白亚基活性下降或数量减少为正常一半所致（为刺激性 G 蛋白亚基，Gsα），除引起低血钙，Gsα 突变还会引起智力发育异常，伴发胰高血糖素、促甲状腺激素及促性腺激素抵抗，嗅觉障碍（常合并特发性性腺发育不全，即 Kallmann 综合征）。如果 Gsα 突变的结果为刺激睾丸 Leydig 细胞在青春期前不恰当地独立于促性腺激素的作用分泌雄激素，引起性早熟，且肾脏对 PTH 不敏感，则称为 McCune‐Albright 综合征。Ib 型的具体发病环节尚不清楚，表现为注射外源性 PTH 后无肾脏与骨骼的 cAMP 产生增多，但患者亦无明显的骨营养不良。本型患者体内分离出的成纤维细胞经地塞米松处理可以恢复对 PTH 的正常 cAMP 应答，PTH/PTHrP 受体表达亦恢复正常，支持本型系 PTH 受体活性或数量降低所致的假说。而 Ic 则可能与腺苷酸环化酶的催化亚基异常有关，也有观点认为，虽然 cAMP 生成无障碍，但被过早灭活。本型患者有骨营养不良表现。II 型与环磷腺苷生成缺陷无关，患者在注射外源性 PTH 后 cAMP 生成不受影响，但不能引起尿磷排出增多，说明缺陷在 cAMP 生成下游，可能是 cAMP 依赖的蛋白激酶缺乏所致。II 型不具有明显的家族背景。此外，假假性甲旁减也被认为是一种甲状旁腺激素不敏感的一种特殊形式，一般认为系 X‐连锁显性遗传性疾病，可能与 STK25 基因缺陷有关。

二、诊断思路

（一）临床表现

　　由于靶组织对 PTH 的敏感程度不同以及分型不同，临床表现差异较大，一般表现为骨营养不良合并低血钙、高血磷。

　　1. 假性甲旁减 I 型

　　（1）与低钙相关的表现：当血清总钙低于 1.75mmol/L 时，出现口周、指尖、足部麻木刺痛感，随后出现手足抽搐呈助产士手，特别在寒冷、深呼吸、情绪不佳、手足位置不当等情况下容易诱发，发作时感手足疼痛，严重时甚至呈现癫痫样发作。长期低钙亦可导致白内障、齿异常、脑基底节钙化等，查体可发现 Chvostek 征和 Trousseau 征阳性；低钙引起的神经精神系统症状除前述癫痫发作外，可有四肢乏力、惊厥，锥体外系症状，如震颤麻痹、口吃、肌张力增高、舞蹈症及小脑共济失调等。精神症状有情绪不稳定、烦躁、焦虑、抑郁、谵妄、妄想、智力缺陷等。低血钙也可以引起心电图 QT 间期延长，T 波低平，低血压、晕厥、心力衰竭等，纠正低血钙后心脏改变可以逆转。低血钙高血磷还可以引起患者骨软化、骨质疏松、骨膜下骨质吸收及新骨形成与纤维囊性骨炎等。

　　（2）特殊体型：即 Albright 遗传性骨营养不良，主要表现为身材矮小、肥胖、圆脸、掌趾骨短粗、指（趾）短宽；掌骨与趾骨 X 线片见第 4 与第 5 掌（趾）骨较短是典型表现。将手握拳，观察掌关节远端。由于第 4 与第 5 掌骨较短，可见该两掌骨远端处不呈关节结节而呈凹陷。

（3）继发性甲旁亢。

（4）其他：如肥胖、身材过高、异位骨化等；Ⅰa患者常有嗅觉功能减退，或同时有PTH、TSH和LH、FSH等的抵抗；Ⅰb患者一般无特殊体型，但有低血钙症状体征；Ⅰc型患者有特殊体征，但Gαs功能正常。

2. 假性甲旁减Ⅱ型　无特殊体型，有低钙的临床表现。伴有高磷血症，正常或升高的甲状旁腺激素。注射外源性PTH后，尿cAMP增加，但尿磷的增加低于正常值。

3. 假假性甲旁减　患者有特殊体型，身材矮胖、圆脸、短指（趾）畸形，但甲状旁腺功能检查均属正常，血尿钙磷正常，对外源性PTH的反应无改变。患者最终也可出现低钙表现。临床上本病可有3种表现：①甲状旁腺功能正常的骨营养不良；②正常血钙性假性甲旁减，PTH无反应程度轻，内源性PTH增加可代偿非显性假性甲旁减；③假性甲旁减的轻型，有低钙血症但程度轻，临床无症状。

（二）常规检查

1. 血PTH、PTH兴奋试验及降钙素　由于PTH抵抗，故血PTH可升高或正常；Ⅰ型对PTH无反应，Ⅱ型有部分反应，表现为尿cAMP反应正常，而尿磷反应下降，而假假性甲旁减则对PTH呈正常反应。在Ⅰa型患者，由于甲状腺G细胞功能紊乱，故血清降钙素升高。

2. 血钙磷及其排泄率　在假性甲旁减之外的类型中可发现低血钙与高血磷，最大肾小管磷重吸收率/肾小球滤过率升高。血清钙一般降低到$1.00 \sim 2.13$mmol/L，常有24h尿钙排出量减少；血清磷升高至$1.40 \sim 3.75$mmol/L，

3. X线片　骨骼照片可见第4与第5掌（趾）骨较短粗、锁骨增宽、前臂骨弯曲、骨外疣等。

（三）其他检查

1. 红细胞刺激性G蛋白α亚基活性　在本病随类型而异会出现不同程度的下降，Ⅰa及Ⅰc型出现明显下降，假假性甲旁减可以正常或下降，而其他类型则较正常无明显改变。

2. 肾小管溶酶体酶　正常时，PTH可增加肾近曲小管溶酶体酶N-乙酰-B-D-葡萄糖胺酶与cathepsin D的排泄，假性甲旁减Ⅰ型患者的这一反应减弱。

（四）诊断思路与鉴别诊断

本综合征的诊断要点为：①特殊的体型；②血甲状旁腺激素升高；③低钙血症，高磷血症（血钙低至$1.00 \sim 2.13$mmol/L，血磷升至$1.40 \sim 3.75$mmol/L）；④PTH反应低下；⑤第4、5掌（趾）骨短粗及骨的畸形；⑥有相关疾病的家族史等。对于临床上出现低血钙伴或不伴有高血磷而PTH升高的患者，应当考虑到本病的可能。

诊断时要注意本综合征各亚型之间的鉴别诊断，假假性甲旁减一般仅有特殊体形，而没有实验室检查异常，Ⅱ型假性甲旁减与Ⅰb型无特殊体形，且均有低钙，高磷，但Ⅰb型对PTH无反应，而Ⅱ型则对PTH有部分反应；Ⅰc型与Ⅰa型均有特殊体征，但Ⅰc型Gαs功能正常，以此鉴别；Ⅰc型假性甲旁减与假假性甲旁减可以根据血PTH水平以及PTH兴奋试验结果相鉴别。

本病还需与新生儿暂时性甲旁减，肢端骨发育障碍，长期慢性维生素D缺乏以及肾性骨病相鉴别。新生儿暂时性甲旁减的临床表现与一般性假性甲旁减类似，表现为低钙血症、

高磷血症和高 PTH 血症，但并不伴有 Albright 遗传性骨营养不良的特殊体征，用钙剂治疗无效，而维生素 D 治疗效果较好。

肢端骨发育障碍（acrodysostosis）具有与甲状旁腺激素不敏感不同的特殊面容，包括鼻骨发育障碍，表现为鼻梁塌陷、鼻短小、鼻尖宽、鼻孔前倾；中面部短小以致下颌显得过于前突、嘴唇不闭合；短指（趾）畸形，指（趾）骨呈锥形；身材矮小；听力减退与智力障碍；

长期维生素 D 缺乏多见于幼儿，常有佝偻病表现，在婴儿表现为易激惹、哭闹、枕秃等，如不经治疗，可出现"方颅"，肋骨佝偻病串珠样改变以及膈肌附着处的肋骨"郝氏沟"等特殊骨骼改变；查血钙、磷均降低，血清维生素 D 水平低，PTH 升高，而无 Albright 遗传性骨营养不良的表现，补充维生素 D 后可好转，但如病变严重，会残留不同程度的骨骼畸形。

肾性骨病是由于终末期肾病所至的骨骼并发症，患者常有终末期肾病的病史，常见表现为纤维性骨炎、肾性骨软化症、骨质疏松症和肾性骨硬化症，以上病变可引起自发性骨折，有明显骨痛，行走不便等症状者不及 10%。病因为 1.25 - $(OH)_2$ - 维生素 D_3 缺乏，继发性甲旁亢、营养不良等。检查可见血肌酐、尿素氮升高，血钙低，血磷升高，PTH 升高而 1,25 - $(OH)_2$ - 维生素 D_3 降低，无特殊骨营养不良体征。

三、治疗

本症的治疗类似于特发性甲旁减，治疗目的为纠正低血钙，主要措施是补充钙和维生素 D，每日需补充元素钙 1~2g，维生素 D50 万~100 万 U，如用普通维生素 D 剂量超过 15 万 U 每日尚不能有效纠正低血钙，则需换用活性维生素 D。治疗过程中维生素 D 和钙的剂量通常比特发性甲旁减所需要的量要低，由于个体反应的差异性，必须确定每个患者的最佳治疗方案，以维持正常的血钙值和尿钙排泄量，防止肾结石发生，治疗目标为血钙维持在 2.0~2.2mmol/L，24h 尿钙低于 400mg。低钙血症需终生治疗。如血磷升高，可考虑用磷酸二酯酶抑制剂治疗，可使尿磷排出增加，尿 cAMP 升高，二丁酰 cAMP 也使尿排磷增多，改善部分症状和生化异常。对于假假性甲旁减，一般无特殊治疗，但需随访观察血钙变化。

（王苑铭）

第六节 糖皮质激素不敏感综合征

一、概述

肾上腺糖皮质激素的受体为核受体，几乎存在于机体中所有组织与器官，与糖皮质激素结合后调节心血管系统功能、碳水化合物、蛋白质与脂肪代谢以及免疫/炎症反应，除此之外，还参与了中枢神经系统某些通路的激活。糖皮质激素抵抗综合征是指血浆和尿中皮质醇升高，但并无皮质醇增多症相关表现的一组综合征，糖皮质激素的抵抗可以是暂时的，也可以是终生的，由于完全性抵抗会严重威胁到生命，临床上糖皮质激素抵抗大多为部分性，即尽管靶组织并不能够对糖皮质激素作出完全地反应，但通过过度分泌的糖皮质激素可以部分抵消糖皮质激素不足引起的症状。当外周组织与器官对糖皮质激素抵抗时，下丘脑－垂体－

肾上腺皮质轴功能重调，促肾上腺皮质激素（adrenocorticotropic，ACTH）分泌增多以代偿性促进糖皮质激素的分泌，但增多的 ACTH 也促进了盐皮质激素与肾上腺来源的雄激素的分泌，故本综合征表现为糖皮质激素作用不足，盐皮质激素与雄激素分泌过多。

Vingerhoeds 及其同事于 1976 年首先报道了全身性糖皮质激素抵抗综合征，本病分为原发性与继发性，一般认为是由于糖皮质激素受体缺陷所致，也有受体后缺陷的报道，原发性非常罕见，呈家族发病，目前世界范围内仅发现大约 25 个散发先症者，在世界最大的家系中通过对 15 个受累者的调查研究发现，本病可呈显性或共显性遗传；继发性者见于后天疾病所引起的糖皮质激素受体缺陷，如对糖皮质激素治疗无反应的某些白血病、艾滋病、慢性肾衰等。由于本综合征中靶细胞及垂体 ACTH 细胞对皮质醇不敏感，因而肾上腺皮质激素分泌均增多，在未出现皮质醇增多症的同时伴有皮质酮和雄激素增加的相应表现。

二、诊断思路

（一）临床特点

本病主要表现为高皮质激素血症，但并无皮质醇增多的症状，甚至出现糖皮质激素缺乏的临床表现，同时还可能伴有盐皮质激素增多和肾上腺皮质雄激素过多的相应表现，但在部分患者以盐皮质激素增多的表现为主，而在另一些患者以肾上腺皮质雄激素增多的表现为主。

1. 糖皮质激素缺乏的表现　患者如突变基因系杂合子，则可能因皮质醇代偿性升高而无任何临床表现，纯合子突变基因携带者则因为突变对肾上腺糖皮质激素受体（glucocorticoid receptor，GR）功能的影响出现不同的临床症状，一般年幼起病，表现为乏力、倦怠、纳差、体重减轻、头晕和直立性低血压等，但血压也可能因为盐皮质激素过多而升高。严重者可发生低血糖。由于 ACTH 过度分泌，可有肾上腺结节性增生或垂体 ACTH 腺瘤发生。

2. 肾上腺皮质雄激素增多的表现　在女性，肾上腺皮质雄激素过度可以引起多毛、痤疮、月经不规则、闭经、外生殖器两性畸形等；也可表现为肥胖，此与下丘脑－垂体－肾上腺轴活动的反馈调节障碍有关，以腹部肥胖为主；有患者出现红细胞增多症；男性患者可出现生长发育提前，但睾丸大小则与实际年龄相符，由于肾上腺皮质产生的雄激素增多，在外周经芳香化酶作用转化为雌二醇，负反馈抑制垂体促性腺激素的分泌可以引起精子数目减少造成不育。

3. 其他表现　如骨密度增多等，尽管过多分泌的糖皮质激素在其作用正常时会引起骨质疏松，但由于过度分泌的盐皮质激素作用，常引起骨密度增高，这也是本病与库欣综合征的主要鉴别点之一。

4. 继发性糖皮质激素不敏感　继发性糖皮质激素不敏感综合征的表现一般较隐匿，易被原发性疾病的表现掩盖，且不同疾病对糖皮质激素的敏感性影响不同。如艾滋病患者既可以表现为糖皮质激素不敏感，也可以表现为糖皮质激素过敏感；终末期肾病患者不管是否需要做透析治疗，均有血皮质醇升高，一般认为是糖皮质激素不敏感所致；神经性厌食、酒精中毒和重度抑郁症以及一些用糖皮质激素治疗无反应的慢性淋巴细胞性白血病患者可以有血皮质醇水平升高，推测存在糖皮质激素抵抗。

（二）常规检查

1. 血尿皮质醇及 ACTH 检测　血尿皮质醇水平在不同患者相差很大。一般血尿皮质醇均明显升高，尿皮质醇可以上升到正常高值的 200 倍之多，但也有皮质醇不高的报道。与库欣综合征不同，本病患者虽然可以表现出明显的血尿皮质醇升高，但皮质醇分泌的昼夜节律一般仍正常。血 ACTH 一般较少超过正常上值，但会随着抵抗程度而升高，在严重抵抗时会超过正常上值。

2. 小剂量地塞米松抑制试验　本病的特征表现为小剂量地塞米松并不能够抑制血尿皮质醇的升高，有的患者需要用大剂量地塞米松才能将血尿皮质醇抑制到 50% 以下，超过生理剂量的地塞米松可以抑制 ACTH 的分泌。

3. 病因诊断　通过分子生物学方法可以分析糖皮质激素受体的序列，确定有无突变及突变的位点与性质。此外，还可以测定受体数量，与糖皮质激素的亲和力以及配体 - 受体的热稳定性等。

（三）其他检查

女性与儿童患者肾上腺皮质雄激素（雄烯二酮、脱氢表雄酮与硫酸脱氢表雄酮）可以从中度升高到正常上限的 5 倍，并且能被大剂量糖皮质激素所抑制；血皮质酮与脱氧皮质酮升高为正常上限的 2.5 ~ 5 倍，但肾素与醛固酮浓度较正常为低；本病患者胰岛素低血糖反应正常。

（四）诊断思路和鉴别诊断

对于血、尿游离皮质醇升高而无库欣综合征表现的患者，要怀疑本病的可能。除临床表现外，本病的主要诊断依据为血尿皮质醇明显升高，但节律正常，且不被小剂量地塞米松抑制，血雄激素、皮质酮与去氧皮质酮增高，基因诊断提示糖皮质激素受体基因突变或数目减少及与配体结合亲和力减弱等，女性多毛、儿童性早熟而无明显病因可查者，使用利尿剂降压治疗出现严重低血钾性碱中毒者以及高血压、低血钾患者查出血尿皮质醇水平与排泄增多者，均应怀疑本综合征可能。对于继发性者，其原发病可作为诊断线索。

本病需要与库欣综合征、皮质醇结合球蛋白增多症、ACTH 不敏感综合征及先天性肾上腺皮质增生症等疾病相鉴别。轻度库欣综合征可能无明显皮质醇增多症状，但血尿皮质醇亦有升高，可以根据皮质醇分泌的昼夜节律、胰岛素低血糖反应进行鉴别，也可以通过外周血细胞或成纤维细胞的糖皮质激素受体的基因诊断或功能鉴定进行鉴别诊断；对于儿童患者，可以根据生长发育情况进行鉴别，库欣综合征往往生长缓慢，而本病则常有生长发育提前以及性早熟等表现。皮质醇结合球蛋白增多症可以通过检测血中皮质醇结合球蛋白而排除；ACTH 不敏感综合征可与本病出现相类似的表现，但查血清 ACTH 水平升高，而皮质醇水平低于正常，注射 ACTH 后并不能够引起皮质醇分泌的明显增多，皮肤可见色素沉着，可有低血糖发生；对于出现生殖器发生发育异常以及性早熟者，需与先天性肾上腺皮质增生相鉴别，后者血皮质醇常见升高，一般不能被小剂量地塞米松抑制。此外，诊断本病时还需要排除药物影响，如卡马西平与非诺贝特可能会干扰皮质醇的检测，使本病患者血尿中游离皮质醇处于正常范围，假性库欣综合征也需排除，如抑郁性精神病、慢性酒精中毒等。

三、治疗

本病无根治方法，尽管靶细胞对糖皮质激素不敏感，但通过代偿性过度分泌皮质醇可以部分缓解症状，所以糖皮质激素作用不足并不是治疗的首要靶点。目前最常用的治疗为外源性糖皮质激素替代治疗，目的是抑制 ACTH 分泌，抑制雄激素与盐皮质激素分泌，控制盐皮质激素与肾上腺皮质雄激素过多引起的症状；抑制 ACTH 的长期过度分泌还可以防止垂体泌 ACTH 瘤的产生。无症状以及血压正常的患者不需要药物治疗。长期用地塞米松可以使患者血压下降到正常，女性多毛，月经不规则好转，剂量为 0.5 ~ 1mg，每天 3 次，需终生治疗。如果治疗目的为控制血压，应从最小剂量开始，如治疗目的为抑制过高的雄激素水平，则应从大剂量开始。长期使用地塞米松应注意避免其副作用，剂量做个体化调整。其他可以选择的治疗包括根据症状选择雄激素或盐皮质激素拮抗剂，对于高血压、低血钾，可以用螺内酯治疗。

（王苑铭）

第二十二章
伴瘤内分泌综合征

伴瘤内分泌综合征（paraneoplastic syndrome）又称副癌综合征或异位激素分泌综合征（ectopic hormone secretion syndrome），是指起源于非内分泌组织的肿瘤（多为恶性）分泌一种或多种激素或激素类似物而引起相应激素过多的症候群。另外，起源于内分泌组织的肿瘤，除正常分泌的激素外，还合成和释放其他激素并引起相应的临床表现，也称为异位激素分泌综合征。本综合征首次于 1928 年由 Brown 等报道，目前发现，临床上最常见的类型为恶性肿瘤所致的激素相关性高钙血症、抗利尿激素不适当分泌综合征（SIADH）和异源性ACTH 综合征等。而常见的分泌异源激素的肿瘤为支气管、肺、胰腺、胸腺、胃肠道等器官的肿瘤。

伴瘤内分泌综合征的临床表现十分复杂而多样（表 22 - 1），主要取决于激素的来源与种类。其诊断标准目前尚不统一，但可以参考以下 10 个指标：①肿瘤与内分泌综合征同时存在，而肿瘤又非发生于正常时产生该激素的内分泌腺体；②肿瘤患者血液或尿液中某种激素水平升高；③肿瘤激素分泌呈自主性，不能被正常的反馈机制所抑制；④切除肿瘤或经过特异性治疗后，激素水平恢复正常且相应激素过量的表现逐步缓解并消失；⑤抑制正常来源的内分泌激素或切除正常内分泌腺组织（常由于误诊所致），体内激素水平仍高，相应的临床综合征仍存在；⑥可排除其他原因所致综合征的原因；⑦肿瘤组织中该激素水平高于周围其他组织水平，该激素的免疫组化染色阳性，或瘤组织中该激素 mRNA 表达明显升高；⑧流经肿瘤的动脉与静脉血中激素水平差别显著，静脉血中激素水平远高于动脉血；⑨肿瘤体外培养时可以产生该激素，或者肿瘤细胞与放射性核素标记的氨基酸体外培养时，可以观察到该激素的合成与分泌；⑩将肿瘤接种到模型动物，可以证明动物体内有此激素产生。

表 22 -1　伴瘤内分泌综合征患者激素的来源及其临床表现

异位激素	产生异位激素的常见肿瘤	主要临床表现
ACTH、MSH、LPH、CUP、β - 内啡肽	小细胞未分化（燕麦细胞）肺癌、胸腺癌、胰岛细胞癌、甲状腺髓样癌、类癌、	库欣综合征、皮肤色素沉着、浮肿等
ADH	肺癌（燕麦细胞癌）、胰腺癌、淋巴肉瘤、胸腺癌	低钠血症相关表现如全身乏力、水中毒等
GHRH	肝癌、类癌	肢端肥大症（成人）、巨人症（儿童）
降钙素	肺癌、类癌、乳腺癌	-
hCG	肺癌、肝癌、肾癌、肾上腺皮质癌等	成年男性乳腺发育，男性性早熟

异位激素	产生异位激素的常见肿瘤	主要临床表现
HPL	肺癌、肝癌	乳房发育
PTHrP	肺癌、肾癌、乳腺癌	高钙血症的各种表现，如恶心、食欲不振、溃疡、腹胀、便秘、多饮、多尿、嗜睡等
TNF－α	各种恶性肿瘤	类似 PTHrP
1，25－（OH)$_2$D$_3$	淋巴瘤、结节病	类似 PTHrP
PGs	肾癌、类癌	类似 PTHrP
PTH	肾癌、肝癌、肺癌、卵巢癌（少见)	类似 PTHrP
GH	胰岛细胞瘤、类癌、肺癌、胃癌	骨关节病、肢端肥大症
CRH	肺癌、类癌	库欣综合征、浮肿、皮肤色素沉着
EPO	肝癌、肾上腺皮质癌、子宫肌瘤、小脑血管母细胞瘤	红细胞增多、颜面潮红、头晕
ANP	肺癌	－
胃肠类激素		
CPR	肺癌	－
GIP	不明	－
SS	肺癌、甲状腺髓样癌	－
PP	类癌	－
血管活性肠肽瘤	肺癌	水泻、血钾、低胃酸综合征
P 物质	不明	－
motilin	不明	－
IGF－Ⅱ	肝癌、间皮瘤、肾上腺癌、消化道肿瘤	低血糖症
PRL	肺癌、肾癌	－
TSH	消化道或附属腺体肿瘤如胃、结肠、胰腺肿瘤；支气管癌、生殖系肿瘤	甲亢
LH、FSH	肺癌、肺癌、肝细胞癌、恶性黑色素瘤等	男性乳房发育、性早熟；女性月经失调、闭经

注：ACTH 为促肾上腺皮质激素；MSH 为黑色素细胞刺激素；LPH 为促脂激素；CLIP 为促肾上腺皮素样中叶肽；ADH 为抗利尿激素；GHRH 为生长激素释放激素；PTHrP 为甲状旁腺激素相关肽；TNF－α 为肿瘤坏死因子－α；1，25－（OH)$_2$D$_3$ 为 1，25－二羟维生素 D$_3$；PGs 为前列腺素；PTH 为甲状旁腺激素；TSH 为促甲状腺激素；hCG 为人绒毛膜促性腺激素；HPL 为人胎盘生乳素；GH 为生长激素；CRH 为促肾上腺皮质激素释放激素；EPO 为红细胞生成素；ANP 为心房钠尿肽；CRP 为胃泌素释放肽；GIP 为抑胃肽；motilin 为胃动素；IGF－Ⅱ 为胰岛素样生长因子－Ⅱ；PRL 为泌乳素；LH 为促黄体生成素；FSH 为卵泡刺激；ss 为生长抑素；PP 为胰多肽。

伴瘤内分泌综合征治疗的关键在于找到肿瘤病灶并手术切除。术前可行化疗、放疗或针对肿瘤进行放疗联合化疗等，使其不再具有分泌激素的能力。对于无法找到病灶者可以选择合适的药物以阻滞激素的合成与分泌。与此同时，还需要针对患者的具体情况给予积极的支持对症治疗，如降低血钙、升高血糖、纠正水电解质紊乱等。

第一节　伴瘤低血糖症

一、概述

低血糖症是临床较为常见的一类代谢性疾病，可以由多种原因引起，其中包括伴瘤内分泌综合征。

临床上引起低血糖的肿瘤，50%系低度恶性或良性结缔组织肿瘤，即间质肿瘤，包括纤维肉瘤、神经纤维瘤、脂肪瘤、平滑肌肉瘤、横纹肌肉瘤、间皮瘤、淋巴肉瘤、血管外皮细胞瘤等。这些肿瘤往往较大，1/3 位于胸腔，1/3 位于腹膜后，10% 左右位于腹腔内。肿瘤大多生长缓慢，10%为具有良性或低分化的特征。肝细胞癌是第二位常见的合并低血糖的肿瘤，占肿瘤引起低血糖的20%左右，而且1%～2%的肝细胞癌伴随低血糖症，亚洲肝细胞癌合并低血糖的比率高达26%。肾上腺皮质瘤占肿瘤合并低血糖的10%，肿瘤体积一般较大，诊断时多半合并转移，肿瘤可以表现有功能或无功能。当肿瘤表现有功能时，50%的患者出现库欣综合征，50%具有男性化表现。白血病、淋巴瘤等也可引起低血糖症，而其他引起低血糖的肿瘤很少见，如胃肠道肿瘤、胆管癌、肺癌、卵巢癌和肾癌等。伴瘤内分泌综合征导致低血糖的机制并非完全清楚，用肿瘤细胞消耗葡萄糖过多、肝脏葡萄糖产生不足、胰岛素反调节激素分泌减少等都无法圆满解释低血糖症。最近的研究证实，肿瘤细胞产生的胰岛素样生长因子 – Ⅱ（IGF – Ⅱ）或 IGF – 2 Ⅱ前体物质是导致患者血糖降低的最主要的原因。

二、诊断思路

（一）临床特点

1. 低血糖症的临床表现。

2. 肿瘤相关的临床表现　肿瘤的部位、性质不同，其相关临床表现并非完全一致。间叶肿瘤一般位于胸腔、腹膜后或腹腔内。多数的体积较大，通常有咳嗽、疼痛、呼吸困难、腹部不适和外周神经系统症状以及肿瘤本身的压迫症状和代谢异常等。值得注意的是，有些肿瘤系低度恶性或者良性病变，可以没有任何典型的临床症状或体征。

（二）辅助检查

1. 常规检查　重点是确认血糖的水平，并进行血胰岛素、C 肽和 IGF – Ⅱ的测定。鉴于伴瘤内分泌综合征往往合并多种激素的生成，故临床上还需要进行其他相关激素测定。

2. 肿瘤的定位检查　由于间皮肿瘤与原发性肝癌是最常见的导致血糖降低的肿瘤，因此，应行胸、腹部影像学检查，甚至采用血管造影等方法，以明确肿瘤的发生部位。

（三）诊断依据

（1）典型低血糖表现，尤其是空腹低血糖（ <2.8mmol/L）。

（2）空腹血糖降低，而血胰岛素水平低。如低血糖时血浆胰岛素（ μU/ml）与血糖

（mg/dl）比值 >0.3，要考虑胰岛素瘤的诊断；当比值 <0.3，则应排除其他伴低胰岛素血症的低血糖症，如暴发性肝坏死、慢性肾功能衰竭、严重营养不良，肾上腺皮质功能减退、酒精中毒、长期应用抑制肝糖原分解的药物等。

（3）血 IGF - Ⅱ升高。

（4）具有同时伴有肿瘤的证据。

（四）鉴别诊断

伴瘤低血糖症要与其他引起低血糖的原因鉴别，包括胰岛素瘤、严重的肝肾疾病、饮酒、胰岛素反调节激素缺乏（如垂体功能减退、肾上腺皮质功能减退、甲状腺功能减退）、应用磺脲类药物或外源胰岛素过量等。

三、治疗

（一）手术治疗

一旦肿瘤的定位诊断明确，即应手术治疗。即使部分切除也可能改善低血糖症。

（二）内科治疗

当无法手术时，可选用多次进食、口服或静脉补充葡萄糖等方法防治低血糖的发作。必要时可加用肾上腺糖皮质激素。对于一些顽固低血糖的患者，也可以给予胰高血糖素升高血糖，但后者对肝脏肿瘤引发的低血糖症无效。另外，苯妥英钠、二氮嗪、生长激素和生长抑素等亦可能在一定程度上控制低血糖的发生。

（三）其他治疗

内科治疗只能暂时起效，待血糖恢复，患者能耐受化疗或放疗时就应予相应的抗肿瘤治疗。

四、预后评价

伴瘤低血糖症的预后与原发肿瘤的恶性程度和部位密切相关。也有些肿瘤在发现时已无法施行手术治疗，而且手术后肿瘤常容易复发，这些患者大多在复发后 1 年内死亡。

（刘　祥）

第二节　伴瘤高钙血症

一、概述

高钙血症是恶性肿瘤患者最常见的内分泌方面的并发症之一，在肿瘤患者中的发生率为 10% ~14%，也是住院的高钙血症患者最常见的原因。引起高钙血症的肿瘤以肺癌、乳腺癌、多发性骨髓瘤最常见，三者约占肿瘤相关性高钙血症总数的 50%。鳞状细胞型或大细胞型肺癌引起的高钙血症最多见，而小细胞肺癌极少导致血钙升高。其他实体癌多见于鳞状细胞癌或肾癌，但胃（肠）癌、前列腺癌、淋巴瘤和白血病极少引起高钙血症。另外，成人 T 细胞白血病、嗜铬细胞瘤也可引起高钙血症（表 22 -2）。

表 22 - 2 伴瘤高钙血症的常见病因

病因	所占比例/%	已知转移情况/%
肺癌	25.0	62
乳腺癌	19.7	92
多发性骨髓瘤	9.7	100
头、颈部肿瘤	8.1	73
肾、泌尿道肿瘤	7.9	36
食管肿瘤	5.6	53
女性生殖道肿瘤	5.2	81
淋巴瘤	3.2	92
结肠癌	1.8	-
肝、胆肿瘤	1.6	-
皮肤癌	1.4	-
其他部位肿瘤	5.6	-
部位不明	5.2	-

引起高钙血症的原因有 3 个方面：①骨转移，癌瘤使骨破坏，骨钙直接进入血液；②体液因子变化，肿瘤分泌异源性甲状旁腺激素（PTH）或 PTH 相关肽（PTHrP）、1.25 - $(OH)_2D_3$、细胞因子、前列腺素、破骨细胞活化因子等；③肿瘤合并原发性甲状旁腺功能亢进。

二、诊断思路

（一）临床特点

高钙血症是恶性肿瘤的晚期表现，多数患者在发现高钙血症后 3 个月内死亡。即使以高钙血症作为疾病的首发症状，其原发肿瘤也多已有明显的临床表现。

1. 高钙血症的临床表现

（1）非特异性症状：50% 的患者出现疲倦、乏力、虚弱、头痛、行为异常、全身不适等。

（2）胃肠道症状：30%～70% 的患者具有厌食、恶心、呕吐、腹部不适和腹胀、便秘等（占 1/3～3/4）表现。

（3）肾性尿崩症：由于大量的钙离子从肾脏排泄所致，患者表现为口渴、多尿、多饮水不足则会发失水。

（4）神经系统症状：多见于血钙 > 3.5mmol/L 的患者，表现为嗜睡、视力障碍、意识模糊、昏睡甚至昏迷，但无神经系统定位体征。

2. 原发肿瘤的临床表现 患者可以有局部肿块压迫症状，消耗性疾病表现如恶病质和贫血等，有些患者可伴有发热等全身表现。

（二）辅助检查

1. 实验室检查

（1）血钙：常明显升高。其特点是：①血钙一般在 3.5mmol/L 以上，一般较原发性甲状旁腺功能亢进症的血钙水平高；②血磷正常或降低；③肾小管磷重吸收率（TRP%）下降；④血清氯降低，一般 <100mmol/L；⑤约半数患者血碱性磷酸酶升高；⑥血 PTH 正常或升高。

（2）PTH：氨基端 PTH（PTH－N）较羟基端 PTH（PTH－C）测定准确性高。高钙血症情况下，如果 PTH－N 升高或正常，则应静脉插管分别从甲状腺、肿瘤引流和外周静脉取血比较 PTH－N 水平。如果甲状腺静脉处 PTH－N 明显升高，要考虑原发性甲状旁腺功能亢进症；如果肿瘤引流静脉处 PTH－N 升高，则可诊断异源性 PTH 分泌瘤。

（3）PTHrP：升高或正常。

（4）1，25－（OH）$_2$D$_3$：淋巴瘤患者此指标多升高，而其他伴瘤高钙血症患者的 1，25－（OH）$_2$D$_3$ 降低。

2. 影像学检查

对肿瘤合并高钙血症的患者，应行胸、腹部 X 线片、B 超、CT、MRI 等检查以期明确肿瘤定位。而骨扫描是发现骨吸收最敏感的方法。

（三）诊断依据

根据病史、临床表现和相应的辅助检查，一般可以诊断伴瘤高钙血症。假如恶性肿瘤患者无明显骨转移灶而呈现高钙血症，但血磷低或正常时应疑诊本病。

伴瘤高钙血症需要与原发性甲状旁腺功能亢进症相鉴别（表 22－3）。

表 22－3　伴瘤高钙血症与原发性甲旁亢的鉴别

鉴别点	伴瘤高钙血症	原发性甲状旁腺功能亢进症
性别	男性多见	性别差别不显著
病程	短（2~6 个月）	长（2~25 年）
消化性溃疡	无	多
体重减轻	明显	无
多发性纤维性骨炎	少	多
肾石症	少	多
血液 pH	碱中毒	酸中毒
血磷	低或正常	低
血氯	低	正常
贫血	多	少
异源分泌的其他激素	可有	一般无

三、治疗

（一）内科治疗

首先要积极纠正高钙血症，防止因高钙危象导致严重的胃肠道症状和致命的心律紊乱。值得注意的是，伴瘤高钙血症往往易发展至高钙危象，病情危重，情况紧急，常需积极抢救，纠正血钙异常。

（二）手术疗法

高钙血症纠正后，切除肿瘤是治疗的最有效方法。

四、预后评价

伴瘤高钙血症往往源于恶性肿瘤，患者一旦确诊，常常合并了肿瘤的转移，因而，总体上本病的预后欠佳。如果肿瘤恶性程度低，诊断及时，并尽早接受手术治疗，其预后相对较好，甚至得到根治。

（刘　祥）

第三节　异位促肾上腺皮质激素综合征

一、概述

异位 ACTH 综合征（EAS）是库欣综合征的一种特殊类型，是由于垂体以外的肿瘤组织分泌过量有生物活性的促肾上腺皮质激素（ACTH）或 ACTH 类似物，刺激双侧肾上腺皮质增生，产生过量皮质类固醇引起的临床综合征，占库欣综合征患者总数的 10%～15%。EAS与神经内分泌肿瘤密切相关。肺部肿瘤（支气管类癌或小细胞肺癌）约占所有病例的 50%，10% 由胸腺类癌瘤（胸腺上皮瘤）、10% 由胰岛细胞瘤、10% 由嗜铬细胞瘤、5% 由腹部类癌瘤、5% 由甲状腺髓样癌所致。

二、诊断思路

（一）临床特点

（1）病程进展快，从发病到严重库欣综合征表现和全身情况恶化平均 4～6 个月。

（2）血浆皮质醇，24h 尿游离皮质醇显著升高，失去分泌节律，不被大剂量地塞米松试验抑制，对美替拉酮试验无反应，血 ACTH 值超过正常水平 3～6 倍。

（3）分泌 ACTH 的肿瘤分为显性和隐性肿瘤。显性肿瘤最常见的是肺小细胞癌，没有典型的皮质醇症的临床表现，而表现出消瘦、肌无力、肌萎缩、严重低血钾、高血压和明显水肿。隐性肿瘤中较常见的为胸腺瘤，肿瘤恶性程度相对较低，病程较长，具有典型的皮质醇症的临床表现。由于异位分泌的 ACTH 水平较高且难以抑制，其肾上腺增生比较明显，且有细胞肥大和核多形性改变。

（4）发病初期仅 1/3 的患者可找到异位肿瘤。

(二) 常规检查

1. 定性检查 24h尿游离皮质醇、血浆皮质醇和ACTH、大剂量地塞米松抑制试验、美替拉酮试验以及肿瘤相关性和特异性标志检查。

2. 影像学检查 垂体MRI和双侧肾上腺CT检查排除垂体瘤和肾上腺瘤。当临床怀疑异位ACTH综合征时，对可能存在肿瘤的区域做细致的影像学检查。胸部是异位ACTH最常发生的部位，CT检查优于平片和体层，MRI显示小气管类癌比CT更灵敏。此外，^{111}铟-奥曲肽和^{123}I-间碘苄胍（MIBG）扫描有助于发现病灶。

3. 静脉插管取血检测ACTH 促肾上腺皮质素释放激素（CRH）刺激前后，经岩下窦静脉插管取血（BIPSS）测ACTH浓度及周围血ACTH浓度比值，排除垂体瘤。亦可全身静脉插管取血（WBCS）测ACTH浓度，以便发现病灶。

(三) 诊断和鉴别诊断

异位ACTH综合征诊断困难，临床表现复杂，除库欣综合征及其并发症引起的一系列症候群外，还存在异位肿瘤的临床表现。异位ACTH综合征有时与垂体瘤所致库欣病难以鉴别，尤其是下颚骨岩部发育异常者，MRI假阴性率为0.8%。鉴别困难时，经岩下窦静脉插管取血测ACTH浓度有一定价值。

三、治疗措施

异位ACTH综合征最好的治疗方法是切除原发肿瘤，如果肿瘤已有转移，也应将原发肿瘤及转移灶尽可能切除干净，手术以后再加局部放疗，必要时用药物治疗。常选用美替拉酮、氨鲁米特、酮康唑、密妥坦等药物进行治疗。手术后局部放疗加药物治疗使患者的存活时间明显延长。但某些无法切除者，可选用化疗和（或）放疗。酮康唑已成功用于治疗肺小细胞癌引起的库欣综合征。如果怀疑是异位ACTH综合征，隐性肿瘤而无法定位，可考虑服用抑制类固醇合成的药物或用生长抑素类似物奥曲肽来治疗异位分泌ACTH的类癌，定期复查，寻找肿瘤。必要时重复寻找。2~3年后假如仍未发现可考虑双侧肾上腺切除。异位ACTH综合征的诊疗流程见图22-1。

四、预后评价

如能早期发现异位肿瘤，行根治性切除术后症状可迅速改善，预后较好。临床上不能及时找到异位肿瘤者，药物治疗虽然有一定疗效，但很少有存活满5年者。若库欣综合征症状严重，行双侧肾上腺切除加皮质激素替代疗法，术后患者高皮质醇血症、低钾血症、高血糖及高血压等均改善，生活质量显著提高。

五、最新进展和展望

异位ACTH分泌肿瘤细胞中，类癌的发病率有明显上升趋势，已成为异位ACTH综合征的主病理类型，尽管类癌为低度恶性肿瘤，但手术时约50%的患者已发生淋巴结转移或侵犯周围脏器。异位ACTH肿瘤可以完全切除，关键是早期诊断，即使部分切除后加放疗，也能取得较好疗效。

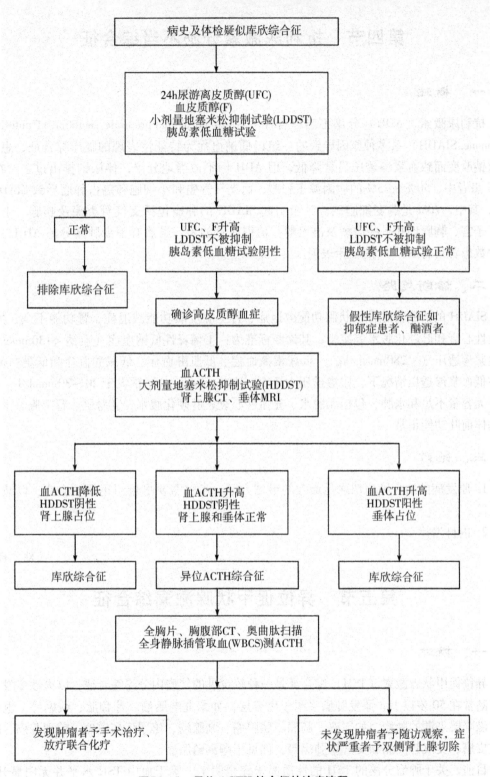

图 22 – 1　异位 ACTH 综合征的诊疗流程

（刘　祥）

第四节　抗利尿激素分泌不当综合征

一、概述

抗利尿激素（ADH）分泌不当综合征（syndrome of inappropriate secretion of antidiureti-chormone. SIADH）系多种原因导致的一组以低钠血症为特征性表现的临床综合征，患者由于血钠改变而致血浆渗透压显著降低，但 ADH 仍不适当地分泌，伴尿钠排出过多。在 SIADH 患者中，50% ~75% 的病因源于肿瘤，而支气管癌和小细胞肺癌占肿瘤导致 SIADH 的 3/4，其中，70% 是燕麦细胞癌。其余引起 SIADH 的肿瘤包括支气管类癌及胰腺、十二指肠、子宫、胸腺癌和一些肉瘤及淋巴瘤。值得注意的是，虽然有不少肿瘤分泌 ADH，但只有少数患者具有 SIADH 的临床表现。

二、诊断思路

SIADH 的诊断需除外甲状腺功能减退症、肾上腺皮质功能减退症、肾功能不全、失血、充血性心衰和肝硬化腹水等疾患。其诊断标准为：①稀释性低钠血症（血钠 <130mmol/L）、低血浆渗透压（<280mosm/kg）、低尿素氮血症、低肌酐血症、低尿酸血症和低蛋白血症；②在低血浆渗透压情况下，尿渗透压大于 50 ~100mmol/kg，尿钠大于 20 ~30mmol/L；③临床上无容量不足和水肿，包括无脱水、充血性心衰、肝硬化腹水；④肾脏、肾上腺、甲状腺和垂体前叶功能正常。

三、治疗

1. 原发病的治疗肿瘤切除是治疗的最佳方案。术前需要尽量纠正低钠血症，以减少手术风险。

2. 内科治疗。

（刘　祥）

第五节　异位促甲状腺激素综合征

一、概述

异位促甲状腺激素（TSH）综合征是一种较少见的伴瘤内分泌综合征，以男性多发，发病年龄常在 50 岁以上，原发肿瘤多源于滋养层，如睾丸畸胎瘤、葡萄胎、绒癌等，也可见于非滋养层来源的肿瘤，如胃癌、肠癌、胰腺癌、乳腺癌、泌尿生殖道癌、前列腺癌、间皮瘤或皮癌、支气管类癌和支气管肺癌等，偶见于卵巢畸胎瘤。

目前，关于肿瘤分泌的 TSH 的性质尚未完全明了。鉴于血中 TSH 水平并无明显升高，故肿瘤的异位分泌物可能是 TSH 类似物，包括免疫反应性 TSH 样物质、α - 糖蛋白亚基，而不是完整的 TSH 分子。

二、诊断思路

1. 临床特点与诊断要点

（1）肿瘤患者血中 TSH 或 TSH 类似物水平增高。

（2）常以乏力为主要表现，大多数无高代谢症候群的临床表现，可伴有消瘦或神经质，有时类似于"淡漠型甲亢"的临床表现。

（3）甲状腺一般不肿大。

（4）无甲状腺相关眼征。

（5）血 T_3、T_4 测定可增高或正常。

（6）甲状腺摄碘率增高。

（7）血 TSH 正常或升高，对 TRH 无反应。

（8）部分患者可伴血 hCG 升高。

（9）胸部和腹部 B 超、CT、MRI 等检查可能发现肿瘤病灶。

2. 鉴别诊断本病主要应与甲亢尤其是淡漠型甲亢相鉴别。

三、治疗和预后评价

肿瘤定位明确者应尽早切除肿瘤及转移灶以争取治愈；如已达疾病晚期，肿瘤无法切除者，则予抗甲状腺药物治疗。对于不能切除肿瘤的患者，预后往往较差。

（肖醉萱）

第六节 异位生长激素释放激素与生长激素综合征

一、概述

异位生长激素（GH）综合征由 Steiner 等于 1968 年首次报道，为一支气管肺癌患者伴类似肢端肥大症的肥大性骨关节病病例，当切除肿瘤后数周内，关节疼痛、肿胀、骨膜增生等症状消失，术后肿瘤提取物中鉴定出 GH。

自 1980 年以来，有 40 多例垂体外肿瘤伴肢端肥大症的病例报道，其中，仅一例证实为胰腺肿瘤分泌 GH 所致，其余均源于垂体外肿瘤异位分泌的生长激素释放激素（GHRH）。

至今报道的异位 GHRH 瘤患者，多数为类癌（支气管、肠道、胸腺、乳腺等），约占 69%，其次是胰岛细胞瘤、小细胞肺癌、嗜铬细胞瘤、子宫内膜癌和甲状腺髓样癌等。而且，多数肿瘤同时还分泌其他激素，如生长抑素、胃泌素、胃泌素释放肽、降钙素、胰岛素、胰高血糖素、血管活性肠肽、胰多肽和促肾上腺皮质激素。分泌 GH 或 GHRH 的肿瘤 1/3 属于恶性病变，多数生长缓慢。

与垂体 GH 瘤所致肢端肥大症相似，早期难以明确诊断，一般患者在出现骨关节病症后平均 7~8 年才获确诊。约有半数异源性 GHRH 综合征患者垂体外肿瘤仅有症状性表现，难以明确定位。

二、诊断思路

（一）临床特点

异位 GHRH 或 GH 综合征所致肢端肥大症的临床特征与垂体 GH 瘤所致者相同，常有典型肢端肢大症表现。诊断时年龄常过 40 岁，病程 7~8 年，男女之比约 1 ：2.7，可伴肿瘤局部压迫症状、糖耐量异常、胃泌素瘤、甲状旁腺功能亢进症、溢乳症、库欣综合征和类癌综合征等表现。

（二）诊断依据

（1）具有类似于肢端肥大症的临床特征。

（2）血 GH、胰岛素样生长因子－I（IGF－I）和 GHRH 升高，GH 的正常昼夜节律消失。

（3）约 80% 的患者合并泌乳素升高。

（4）THR 兴奋后，几乎所有患者的 GH 都呈反常性升高，而对外源性 GHRH 刺激无 GH 分泌增加的反应，但此点不能作为诊断和鉴别诊断的主要依据。

（5）肿瘤细胞在体外培养时可分泌 GH。

（6）大部分患者在胸腹部影像学检查时可发现垂体外肿瘤。有些患者[111]In－奥曲肽闪烁照相检查可定位原发性肿瘤病灶。

（三）鉴别诊断

本病主要应与垂体生长激素瘤相鉴别。事实上，异位 GHRH 瘤在临床和生化上很难与垂体 GH 瘤鉴别，唯一有效的鉴别试验是测定外周血的 GHRH 水平。

三、治疗及预后评价

最有效的治疗是切除肿瘤，即使部分切除，病情也可得到一定程度的缓解。对手术治疗困难的患者，长效的生长抑素类似剂－奥曲肽可以得到临床和生化的改善。多巴胺激动剂效果甚微。而 GHRH 拮抗剂的使用可能具有较好的疗效，但目前国内尚无药品供应。

患者的长期预后尚不明确，10%～15% 的患者直接死于肿瘤。

（肖醉萱）

第七节　其他伴瘤内分泌综合征

一、异位绒毛膜促性腺激素（HCG）分泌综合征

虽然 10%～20% 的非滋养层肿瘤可以分泌绒毛膜促性腺激素，但多数肿瘤分泌的 HCG 量太低而不足以引起临床症状。分泌异位 HCG 的肿瘤主要见于肺癌、肝细胞癌、肝胚细胞癌、肾上腺癌和恶性胃肠道肿瘤，少数见于儿童的畸胎瘤和卵巢的无性细胞瘤。

本综合征多见于男孩，由于 HCG 可以刺激性腺产生性激素，由此导致儿童的同性性早熟；成人大多数没有症状，仅部分成人男性可以出现男性乳房增生，甚至女性化，主要见于肺癌患者。绝经期前的女性可以表现为月经紊乱。

本病的确诊有赖于测定肿瘤中 HCG。要注意行胸部影像学检查。肝功能、α-胎儿蛋白等测定有助于鉴别诊断。HCG 糖蛋白分子由 α 亚基（HCG-α）和 β 亚基（HCG-β）组成，肿瘤异源分泌时两个亚基的产生可能不平衡，有的只产生某种亚基，而不出现 HCG 过多的表现。故疑为此症时，应测定血、尿两种亚基水平。由于 HCG 和黄体生成素（LH）、卵泡刺激素（FSH）有相同的 α 亚单位，它们的 β 亚单位不同，所以，应大多数情况下需测定 HCG 的 β 亚单位加以鉴别。本病需要和其他原因引起的 HCG 升高相鉴别。

异位 HCG 综合征唯一有效的治疗方法是手术切除产生 HCG 的肿瘤。其他辅助方法包括放疗和化疗。如肿瘤得到根治，则疾病已造成的性腺功能紊乱症状可以较快消失．疾病可望治愈．

二、异位泌乳素（PRL）分泌综合征

本综合征十分少见，自 1969 年 Tushington 首次报告以来，国际上仅发现少数病例。PRL 主要来源于肺燕麦细胞癌、肾癌、肾上腺癌、直肠、结肠癌。临床表现以溢乳和血 PRL 升高为特点。有些患者血 PRL 升高而无溢乳，对男性肺癌患者尤其如此。

治疗方法主要是切除肿瘤，对不能手术者可行对症处理。

三、异位降钙素分泌综合征

降钙素可存在于正常支气管上皮的神经内分泌细胞中，到 1974 年才有异源性降钙素分泌综合征的病例报告，常由神经内分泌肿瘤分泌，其中包括 18%~60% 的小细胞未分化肺癌、类癌、嗜铬细胞瘤、黑素瘤、胰岛细胞瘤、乳腺癌、白血病、支气管上皮细胞癌、神经嵴等来源的肿瘤也可分泌降钙素。由于肿瘤常分泌大分子的降钙素，故通常不伴临床表现，血钙正常。极少数可存在低钙血症和高磷血症。本病的鉴别诊断包括除外慢性肾功能不全、急性胰腺炎、高钙血症、脓毒症和恶性贫血等。

四、异位红细胞生成素分泌综合征

肿瘤合并红细胞增多症包括肾脏、肝脏、脑、子宫和肾上腺肿瘤，其中，肾脏肿瘤占 50% 以上，肝脏肿瘤占 20%。Carpenter 等 1943 年报道，1%~4% 的肾癌、5%~10% 的肝细胞癌和 10%~20% 的脑血管母细胞瘤伴红细胞增多症。另外，尿道成纤维肉瘤、肾上腺皮质癌、卵巢肿瘤、子宫肌瘤、嗜铬细胞瘤患者也可伴红细胞增多症。

肿瘤伴红细胞增多症者，血红细胞生成素水平与肿瘤本身的关系并不肯定。有些患者的血促红细胞生成素水平正常，但有明显的红细胞增多症；另外，促红细胞生成素水平升高而血中红细胞数并不增多。

异位红细胞生成素瘤通常是没有症状的，极少数可以发生静脉血栓。患者可见多血质面容，伴红细胞数目和血红蛋白增高，但一般无白细胞和血小板增多，无脾脏增大，肿瘤切除后红细胞增多症消退。本病要和脱水、应激或缺氧引起的继发性红细胞增多症区别。还要除外引起红细胞增多的其他原因，如真性红细胞增多症（伴有白细胞增多和血小板增多）、高原反应、先天性心脏病、肺泡低通气量、异常的血红蛋白与氧亲和力过强和低氧血症等引起的继发性红细胞增多症。

治疗方法是尽早切除肿瘤，对无法切除肿瘤者可考虑放血治疗。

五、异源性肾素分泌综合征

来自中胚层肿瘤，如肺未分化癌、眼眶血管外皮瘤、肝癌、肾上腺皮质癌、性腺肿瘤、血管瘤等，可产生肾素，尤其是大分子肾素。由于血浆肾素活性升高，可出现高血压、低血钾、继发性醛固酮增多症等表现。

本病的诊断要点是：①血和肿瘤提取物中的肾素水平升高；②无其他引起肾素升高的原因；③切除肿瘤后肾素水平恢复正常，出现肿瘤转移时症状复发；④免疫组化法测定肿瘤细胞中存在肾素或肾素的 mRNA。

切除肿瘤后症状可缓解或消失。如不能切除，可使用 β 受体阻滞剂、血管紧张素转化酶抑制剂或血管紧张素受体拮抗剂等类药物降低血压，并给予补钾治疗。

六、异位血管活性肠肽（血管活性肠肽）分泌综合征

异位血管活性肠肽可来源于神经节瘤、神经胶质母细胞瘤、神经节母细胞瘤、嗜铬细胞瘤和甲状腺髓样癌等分泌。患者表现为胰源性腹泻。切除肿瘤后血管活性肠肽降至正常，临床表现可获缓解。

（肖醉萱）

第二十三章

内分泌疾病常规护理

第一节　生长激素缺乏患者的护理

一、疾病概述

生长激素缺乏症（growth hormone deficiency）是指自儿童期起病的垂体前叶（腺垂体）生长激素（GH）部分或完全缺乏而导致的生长发育障碍性疾病。可为单一的生长激素缺乏，也可同时伴垂体前叶其他激素特别是促性腺激素缺乏。其患病率约为 1/10 000，男性较女性儿童更易患病。

二、护理评估

（一）健康评估

导致生长激素缺乏的病因可分为三类，即原发性垂体疾患、下丘脑疾患以及外周组织对 GH 不敏感。护士在评估患者健康史时，应从以下几方面进行评估。

1. 原发性垂体前叶功能低下

（1）先天性异常：包括先天性脑发育异常如全前脑综合征、垂体前叶缺如、脑中线发育缺陷以及家族性全垂体前叶功能低下、家族性生长激素缺乏症等。

（2）颅内肿瘤：如垂体无功能性腺瘤、颅咽管瘤等鞍内或鞍上肿瘤的压迫致垂体前叶萎缩。

（3）其他损伤：如颅脑外伤、颅内感染、颅内肿瘤的放射治疗等，组织细胞增多症对垂体的浸润以及结节病等。

2. 继发于下丘脑疾病的 GH 缺乏

（1）特发性：此系生长激素缺乏症的最常见病因，多因出生时损伤所致；生长激素缺乏症儿童中的 50%～60% 有围生期损伤史，如难产、出生后窒息；也可伴有其他垂体前叶激素缺乏。

（2）颅内感染、颅内放射治疗后、肉芽肿病（如组织细胞增生症）、下丘脑肿瘤（如颅咽管癌）、精神社会因素（情感剥夺性侏儒症）等可致下丘脑功能异常，促生长激素释放激素（GHRH）产生不足。

3. GH 不敏感综合征

（1）遗传性生长激素抵抗症（Laron - type dwarfism）：是由于遗传性生长激素受体缺乏

或不足，致生长介素（IGF-1）生成减少或缺如。血 GH 水平升高，而 IGF-I 水平低。

（2）无活性 GH：患者表现为垂体性侏儒，但血 GH 正常或升高，GH 分子结构、GH 受体以及受体后反应均正常。推测病因可能与 GH 无生物活性有关。

（二）临床症状观察与评估

1. 生长激素缺乏的表现　患者出生时或出生后身材矮小，生长节律变慢，身高较正常平均值低，但体态匀称，骨龄延迟，牙齿成熟亦较晚。皮肤较细腻，皮下脂肪组织丰富，成年期面容呈"小老头"。

2. 其他垂体前叶激素缺乏的表现　可只表现为单一垂体生长激素缺乏或加上一两种或数种垂体前叶激素缺乏，一般常见为促性腺激素，其次为促肾上腺皮质激素或促甲状腺激素，如促性腺激素缺乏可出现性腺不发育，促肾上腺激素和促甲状腺激素缺乏时，临床表现常不明显，或有低血糖等症状。

3. 如继发于下丘脑-垂体疾病，以颅咽管瘤较为多见，可表现为相应疾病的症状和体征。

（三）辅助检查评估

1. 血生长激素基础值测定　生长激素分泌呈脉冲式，大部分分泌峰值在睡眠的第 3～4 期，而且不同年龄、性别，性激素水平的差异很大，清晨空腹测定生长激素值可作为筛查。

2. 兴奋试验

（1）胰岛素低血糖兴奋试验：空腹过夜，基础状态下，快速静脉注入普通胰岛素 0.1～0.15U/kg 体重，分别于注射前及注射后 30、60、90、120 分钟取血测血糖及垂体生长激素水平，如血糖下降至 50mg/dl（2.8mmol/L）以下或降至空腹血糖的 50% 以下为有效的低血糖刺激，如注射胰岛素后垂体生长激素 >5ng/ml 为反应正常。

（2）左旋多巴兴奋试验：清晨空腹，口服左旋多巴，成人 0.5g，儿童 15kg 体重以下口服 0.125g，15～30kg 者口服 0.25g，30kg 以上者口服 0.5g。服药前及服药后 30、60、90、120 分钟取血测垂体生长激素水平，如垂体生长激素 >5ng/ml 为反应正常。

（3）精氨酸兴奋试验：空腹过夜基础条件下，半小时内静脉滴注精氨酸 0.5g/kg 体重，最大量不超过 20g，滴注前及滴注后 30、60、120 分钟取血测垂体生长激素水平，如垂体生长激素 >5ng/ml 为反应正常。

（4）生长激素释放激素（GHRH）兴奋试验：静脉注射 GHRH 1～2μg/L，注射前及注射后 30、60、90、120 分钟取血 GH。如峰值 ≤5μg/L，属无反应；6～10μg/L 为轻度反应；11～50μg/L 为有反应。如上述试验物反应，而 GHRH 试验有反应者提示为下丘脑疾病引起。

3. 定位检查　CT、磁共振检查有无下丘脑或垂体肿瘤。

（四）心理社会评估

患者经常幼年发病，在同龄人中发育较迟缓，因此，患者会产生自卑、性格孤僻、社交障碍等。护士在对患者进行评估时应态度和蔼，多与患者进行交流，了解患者心理状况。

三、护理诊断

1. 自我形象紊乱　与疾病所致个子矮有关。

2. 知识缺乏　与未接受过相关疾病教育有关。

3. 焦虑　与个子矮所致自卑情绪有关。

4. 受伤的危险　与患者行低血糖刺激试验血糖过低有关。

四、护理目标

（1）通过健康教育患者能够复述有关疾病知识，并表示理解并接受。

（2）患者生活需求得到满足。

（3）患者能够配合完成功能试验。

（4）患者住院期间无低血糖等不良并发症发生。

（5）患者住院期间能够接受身体外形，能够进行正常社交。

五、护理措施

（一）心理护理

因患者个子矮，有一定思想压力及负担，应多与患者谈心，加强心理护理，增强治疗疾病的信心。

（二）饮食护理

鼓励病人进食高热量、高蛋白、高维生素饮食，鼓励病人多饮牛奶补充钙质，促进骨骼发育。

（三）活动与休息

鼓励病人加强体育锻炼，促进骨骼发育、身高生长。

（四）试验护理

（1）向病人及家属讲解兴奋试验的过程以及如何配合，指导患者试验前禁食水 8 小时，试验过程中可少量进水，但仍需禁食，建立静脉通路，并遵医嘱给药，监测患者用药后有无恶心、低血糖等症状。如行胰岛素低血糖生长激素刺激试验，需监测血糖，试验过程中应保留静脉通路一条，同时备好 50% 的葡萄糖注射液或升糖速度较快的饮料和食物，以防血糖过低出现危险。行左旋多巴生长激素兴奋试验时，因空腹服用左旋多巴可出现恶心、呕吐，因此应观察患者胃肠道反应，如将药物呕吐出，则护士应及时通知医生，遵医嘱进行补服药物，保证试验的准确性。

（2）正确留取血标本送化验检查。

（五）生活护理

因此病患者年龄偏低，对年幼患儿应加强生活护理，注意安全，并按儿科护理常规护理。

（六）用药护理

1. 试验用药　做左旋多巴兴奋试验时需注意有无恶心、呕吐等胃肠道反应，并做好护理。做胰岛素低血糖兴奋试验时遵医嘱用药，同时应密切观察患儿心率、神志、血糖等，观察患者有无出汗等低血糖反应。

2. 生长激素治疗　让患者按时、准确用药，并注意观察用药后身高增长速度。指导患者出院后仍需遵医嘱用药，教会患者监测药效的方法，定期随诊，用药过程中如出现不良反应及时就医。

（七）健康教育

生长激素缺乏症患者一般年龄较小，在治疗期间应指导患者及其家属规律服药，监测身高以及药物不良反应，出院后遵医嘱随诊，饮食方面适量食用含钙量高的食物，但是不可过量，如出现不良症状及时就诊。

（王怀颖）

第二节 垂体瘤患者的护理

一、疾病概述

垂体位于颅内蝶鞍内，呈卵圆形，约 1.2cm×1.0cm×0.5cm 大小，平均重量为 700mg。女性妊娠时呈生理性肥大。垂体具有复杂而重要的内分泌功能，分为腺垂体（垂体前叶）和神经垂体（垂体后叶）。

垂体瘤（pituitary tumors）是一组从腺垂体和神经垂体及颅咽管上残余细胞发生的肿瘤。临床上有明显症状者约占颅内肿瘤的 10%。本病患者男性略多于女性，发病年龄大多在 31 ~ 40 岁。

由于垂体是一个较小的内分泌腺体，且邻近有多条血管、神经，因此，肿瘤压迫周围血管、神经的患者可有一系列症状，如头痛、视野缺损、骨质破坏等。

二、护理评估

（一）健康评估

由于垂体功能亢进症的发病原因不同，临床表现因分泌的激素不同而有很大区别。因此，护士在对患者进行病史评估时应包括年龄、性别、家族史等方面，另外应询问患者有无帽子越来越大，鞋码逐渐变大，有无易疲乏、头晕、视野缺损等。对于考虑泌乳素瘤的患者还应注意评估患者性功能，女性患者月经情况，如闭经、不孕等。

根据垂体瘤发生的部位不同，可分为生长激素瘤、泌乳素瘤、ACTH 瘤（库欣病）和 TSH 瘤、LH 和 FSH 瘤，但是最为常见的主要是垂体瘤和泌乳素瘤。

（二）临床症状观察与评估

1. 压迫症状

（1）头痛：早期肿瘤压及鞍隔、硬脑膜或附近的大血管而致眼后部、额部或颞部头痛。晚期影响脑脊液循环而致颅压升高，可有头痛，并伴有恶心、呕吐、视盘水肿。

（2）视功能障碍：视物模糊，视野缺损，眼外肌麻痹，复视。

（3）压迫下丘脑：食欲亢进，肥胖，睡眠障碍，体温调节异常及尿崩症。

2. 腺垂体功能减退 垂体大腺瘤压迫正常垂体组织所致。性腺：成年女性有闭经，男性性功能减退（阳痿），青少年不发育。

3. GH 过度分泌

（1）骨骼的改变：头围增大，下颌增大，前突齿距增宽，咬合困难，手脚粗大、肥厚，手指变粗，不能做精细动作，鞋帽手套嫌小，关节僵硬，脊柱后突并有桶状胸。

（2）皮肤软组织的改变：皮肤粗厚，皮脂腺分泌过多，患者大量出汗成为病情活动的重要指征。头面部突出，唇肥厚，鼻唇沟皮褶隆起，头颅皮肤明显增厚，鼻宽，舌大。女性患者表现有多毛。

（3）糖代谢紊乱：GH 分泌过多，表现为胰岛素抵抗，糖耐量降低乃至糖尿病。

（4）心血管系统病变：高血压、心脏肥大及左心室功能不全、冠心病。

（5）呼吸系统：有睡眠呼吸暂停综合征。

（6）神经肌肉系统：耐力减退，40% 有明显肌病，表现为轻度近端肌萎缩无力。

（7）并发恶性肿瘤：在肢端肥大症中，肿瘤发生危险性增加，结肠息肉以及腺癌与肢端肥大症的关系最为密切。

（8）垂体卒中：垂体 CH 分泌瘤多为大腺瘤，生长迅速，较多发生垂体瘤的出血、梗死及坏死。

（9）死亡：存活较正常人为短，其中死于心脏病、脑血管病及糖尿病并发症者各占 20%，死于垂体功能衰竭者占 12.5%。

4. PRL 过度分泌　女性表现为溢乳、闭经（血 PRL > 50μg/L、特发性高催乳素血症者月经正常）、不育与性功能减退、青少年发病者发育延迟，还可有多毛和痤疮、骨质疏松、肥胖、水潴留。男性症状少，主要是阳痿、不育，少数有溢乳、乳房发育、毛发稀，多因垂体腺瘤出现压迫症状而就医。

5. ACTH 过度分泌　患者可表现为库欣病体征。

（三）辅助检查及评估

1. 实验室检查　垂体功能亢进症的患者由于分泌激素过多，因此可测定血中 PRL、ACTH、GH，如高于正常值，可做进一步功能试验。

2. 放射性诊断　X 线、CT、MRI 可做定位性诊断。

3. 内分泌功能试验　用以查明病因、定性诊断。

（1）小剂量地塞米松抑制试验：每 8 小时口服 0.75mg 地塞米松，连续 2 日，于服药前和服药第二日分别留取 24 小时尿游离皮质醇。本试验可用以区别单纯性肥胖症及皮质醇增多症，正常人或肥胖者尿游离皮质醇排出常被明显抑制到基础值 50% 以下，但皮质醇增多症患者多不受抑制或轻度抑制。

（2）大剂量地塞米松抑制试验：大剂量抑制法每 8 小时口服 1.5mg 地塞米松，连续 2 日，分别留取服药前和服药第二日尿游离皮质醇。本试验用以鉴别肾上腺皮质增生及肿瘤。由下丘脑 – 垂体引起的增生者可抑制 50% ~ 70%，但肿瘤引起者不受抑制，尤以皮质癌肿或异位 ACTH 癌肿引起者则完全不受抑制，异源 CRH 者有时有抑制；个别腺瘤（ACTH 束被完全抑制者）有时可轻度抑制。

（3）生长激素抑制试验：隔夜晚餐后禁食，试验日晨口服葡萄糖粉 110g，于 0、30、60、120、180 和 240 分钟分别采血，测血糖与 GH。在口服葡萄糖 1 ~ 2 小时内血 GH 被抑制到 3μg/L。肢端肥大症患者则不被抑制。

（四）心理社会评估

患者由于身高超常、泌乳、库欣病体征导致身体外形改变，最多见的是由于心理自卑而产生的焦虑、抑郁，对未来失去信心。库欣病患者由于皮质醇分泌增多可出现精神兴奋、失眠，甚至出现精神症状。

三、护理诊断

1. 疼痛　与肿瘤分泌过多激素及压迫周围组织有关。
2. 自我形象紊乱　与疾病所致身体病理性改变有关。
3. 焦虑　与健康状况改变有关。
4. 活动无耐力　与疾病所致乏力有关。
5. 有受伤的危险　与肿瘤压迫视神经导致视力下降有关。
6. 有感染的危险　与激素分泌过多导致血糖升高、易发生感染有关。

四、护理目标

（1）患者住院期间机体舒适感增加，疼痛有所缓解，患者能够主诉疼痛的原因及影响因素，并能够运用放松技巧缓解疼痛。

（2）住院期间患者能够采取有效的应对方式。患者表示能够接受身体外形的改变，保持与周围人的正常交往，能够与医护人员交流自身感受和关心的问题。

（3）住院期间患者能够认定产生焦虑的原因，愿意与医护人员和家属进行讨论，制定出出院后的计划，保持积极的态度。

（4）住院期间患者能够理解产生乏力的原因，配合医护人员进行循序渐进的锻炼，参与制定合理的运动计划，活动后无不适主诉。

（5）患者住院期间不发生外伤。

（6）住院期间患者生命体征平稳，无院内感染发生。出现院内感染后应及时发现并治疗。

五、护理措施

（一）疼痛的护理

（1）评估患者疼痛的诱发因素、疼痛部位、性质、频率。评估患者对于控制疼痛使用过的方法的有效性。

（2）与患者共同讨论能够缓解疼痛的方法，如放松、深呼吸、转移注意力等。

（3）遵医嘱予患者止痛药，并向患者讲解药物的作用、不良反应以及如何尽量减少不良反应的发生，用药后评价效果。

（二）饮食护理

库欣病患者由于皮质醇分泌增多，患者可发生继发性糖尿病，因此对于血糖异常的患者应给予糖尿病饮食，限制每日总热量，鼓励患者饥饿时可进食含糖量少的蔬菜，如黄瓜、番茄等。

（三）自我形象紊乱的护理

（1）鼓励患者说出对疾病导致的身体外形改变的感受以及患者预期希望有哪些改变，如体重、胸围、腰围等。

（2）通过健康指导，使患者理解身体外形改变的原因，并逐步让患者接受目前的外形改变。

（3）指导患者在能够耐受的条件下进行正确的运动。

（四）活动和安全护理

1. 评估患者活动能力　与患者共同讨论能够采取的活动，并共同制定合理的活动计划，以及目标，避免因活动出现不适。

2. 库欣病患者　库欣病患者由于骨质疏松，可发生病理性骨折。为患者提供一个安全的活动环境，并指导患者在一个安全的环境内进行活动，以防受伤。

（五）预防感染

为患者提供清洁的病史环境，勤通风，指导患者注意个人卫生，预防感染。

（六）焦虑的护理

（1）评估患者的应对方式、压力来源和适应技巧。

（2）与患者及其家庭成员共同探讨患病过程中的心理状况，提高家庭支持。

（3）指导患者家属避免对患者使用批评性语言，多给予鼓励和称赞。

（七）健康教育

（1）护士应与患者一起讨论改善疼痛的方法，以及出院后患者如何进行有效的缓解，为患者提供缓解疼痛的方法，如如何进行放松、保证身体的舒适、合理使用止痛药物等。

（2）护士应与患者交流感受，鼓励患者说出感受，教给患者应对不良心理状况的方法，如倾诉、转移注意力、听音乐等。

（3）保证患者能够了解并说出使用的药物的作用和不良反应。

（4）对于出院的患者做好出院前的指导，包括饮食、活动、用药、随诊等。

（王怀颖）

第三节　尿崩症患者的护理

一、疾病概述

尿崩症（diabetes insipidus）是肾不能保留水分，临床上表现为排出大量低渗透、低比重的尿和烦渴、多饮。基本缺陷是由于不同原因使抗利尿激素（antidiuretic hormone，ADH）调节机体水平衡作用发生障碍，尿液不能被浓缩。临床多数是抗利尿激素缺乏引起的中枢性尿崩症，一部分是肾小管对抗利尿激素不起反应的肾性尿崩症，也有一些是各种原因致过量饮水引起多尿。

尿崩症按发病机制主要可分为三种类型。第一类是 ADH 分泌不足，称为神经性或中枢性尿崩症；第二类是肾脏对 ADH 缺乏反应，通常被叫做肾性尿崩症，或多种后天原因使肾小管不能浓缩尿液；第三类是水摄入过度引起。

二、护理评估

（一）健康评估

中枢性尿崩症的发病是由于 ADH 分泌不足，它可以是原发的 ADH 分泌缺乏，常常是因发育上和其他原因造成的产生 ADH 的神经元细胞缺失；也可是后天继发于涉及下丘脑－神经垂体部位的各种肿瘤、浸润性炎症、缺血性病变或手术与创伤等任何一种病变，使 ADH 产生减少。①下丘脑－垂体区的占位病变或浸润性病变：各种良性或恶性肿瘤病变，原发性的如颅咽管瘤、生殖细胞瘤、脑膜瘤、垂体腺瘤、胶质瘤；继发性的如源自肺或乳腺的转移癌，也可为淋巴瘤、白血病等；②头部外伤；③医源性：垂体瘤术后引起；④家族性：为常染色体显性遗传。

护士在评估尿崩症患者时，应注意关键评估患者的典型症状如烦渴、大量饮水程度。既往有无本病的诱发因素，如手术治疗、头部受伤以及服用过药物（如锂盐）等。另外，还应注意患者有无脱水症状，如皮肤弹性、口干、出入量等。

（二）临床症状观察与评估

尿崩症的特征性临床表现是多尿、烦渴、多饮，每昼夜尿量可达 16～24L 以上，尿色清水样无色，日夜尿量相仿，不论白天与晚上，每 30～60 分钟需排尿和饮水。中枢性尿崩症病人症状的出现常常是突然的，许多病人可诉述烦渴、多尿始自某天，一些病人口渴、多饮起始时可能正值感冒发热或炎热夏季而"主动多饮水"。尿崩症最常见还是每天尿量 5～10L。病人喜欢凉的饮料，有疲乏、烦躁、头晕、食欲缺乏、体重下降及工作学习效率降低。

一些因垂体、下丘脑区肿瘤或浸润性病变而发生尿崩症的病人，病变可能同时引起下丘脑口渴中枢的损害，由于渴感缺乏，病人不能充分饮水。这些病人都有脱水体征，软弱无力、消瘦，病情进展快，后期都有嗜睡、明显精神异常、代谢紊乱、腺垂体功能减退，或还有肿瘤引起压迫症状，颅内压力增高，死亡率高。

中枢性尿崩症发生于儿童期或青春期前，如系垂体，下丘脑区肿瘤性、浸润性病变或垂体柄损伤，可出现生长发育障碍；生长激素兴奋实验表明为生长激素缺乏性侏儒，有腺垂体功能减退，青春期时将不出现第二性征发育。特发性尿崩症不发生这些临床情况，但多数成年后身材略显矮小，系多饮、多尿干扰正常生活，而非生长激素分泌缺乏。

（三）辅助检查评估

1. 尿比重、尿渗透压、血钠　尿比重常低于 1.006，尿渗透压常低于血浆渗透压。血钠升高。

2. 禁水－加压素联合试验　比较禁水后与使用血管加压素后的尿渗透压变化，是确定尿崩症及尿崩症鉴别诊断的简单可行的方法。

3. MRI　可观察到小至 3～4mm 的占位性病变，也可能看到垂体柄的增粗、曲折、中断或节段状改变。

（四）心理社会评估

尿崩症患者一般会由于疾病导致经常口渴、多尿，频繁饮水而产生恐惧、焦虑和无助，护士在对患者进行评估的同时，向患者进行解释说明，缓解患者的不良心理状况。

三、护理诊断

1. 体液不足　与内分泌调节功能障碍、下丘脑－神经垂体部位病变有关。

2. 知识缺乏　与对本疾病缺乏了解有关。

四、护理目标

（1）准确记录出入量，保持出入量平衡，体重保持稳定。

（2）患者能够按时服药，配合治疗，进高热量、高维生素、易消化饮食。

（3）患者了解疾病有关治疗，准确记录出入量的意义。

（4）患者能够正确对待疾病，坚持长期用药。

五、护理措施

（一）一般护理

尿崩症患者由于尿量较多、烦渴明显，可提供病人喜欢的冷饮料，如冷开水，以保证病人水的摄入足够。口渴时一定保证液体的供给。护士应知道患者不要过多摄入含糖量高的饮料，以防止血糖升高，血浆渗透压升高，产生利尿效果。

（二）病情观察

（1）准确记录患者尿量、尿比重、饮水量，观察液体出入量是否平衡，以及体重变化。如患者出现无力、烦躁、嗜睡、发热、精神异常、血压下降等现象，严重处于意识不清状态，则遵医嘱予胃肠补液，监测尿量、尿比重、体重等指标。

（2）患者食欲不振，以及便秘、发热、皮肤干燥、倦怠、睡眠不佳症状、头痛、恶心、呕吐、胸闷、虚脱、昏迷等，应通知医生给予补液治疗。

（3）对各种症状严重的尿崩症患者，在治疗时给予及时纠正高钠血症，积极治疗高渗性脑病，正确补充水分，恢复正常血浆渗透压。但如果原来的高渗状态下降过快，易引起脑水肿，因此护士在遵医嘱对患者进行补液治疗时，应控制输液速度，不可输注过快，在给患者输注含糖液体时，应观察患者神志，监测血糖，以免高血糖发生和渗透性利尿，如果患者血糖升高，主诉头晕、恶心等不适，应及时通知医生。

（三）对症护理

（1）对于多尿、多饮者应预防脱水，根据患者的需要供应水。监测尿量、饮水量、体重，从而监测液体出入量，正确记录，并观察尿色、尿比重等及电解质、血渗透压情况。

（2）患者夜间多尿而失眠、疲劳以及精神焦虑等应给予护理照料。

（3）注意患者出现的脱水症状，一旦发现要及早补液。

（4）保持皮肤、黏膜的清洁。

（四）用药护理

由于尿崩症一般为终身疾病，需长期用药，其中以去氨加压素（DDAVP，人工合成的AVP类似物）为最佳。其使用方法为口服或喷鼻。对于使用该药治疗的患者护士应向患者及家属介绍药物的基本知识和治疗方法，其不良反应为头痛、腹痛、皮肤潮红，治疗时如果不限制水分的摄入，则可能导致水分滞留，而产生体重增加，血钠减少，严重时会产生头痛、恶心及其他低钠血症，重者可出现痉挛现象。因此，服用该药应严格每日监测体重、血电解质等指导治疗。对于使用氢氯噻嗪治疗的患者应指导患者低钠饮食，由于该药有排钾作用，使用期间应定时监测血钾，以防发生低钾血症。

（五）心理护理

详细评估病人及家属对疾病的心理冲突程度及对接受治疗的心理状态，通过护理活动与病人建立良好护患关系，鼓励病人及时治疗，解除顾虑和恐惧，增强信心。

（六）健康教育

（1）患者由于多尿、多饮，要嘱患者在身边备足温开水。

（2）注意预防感染，尽量休息，适当活动。

（3）指导患者记录尿量及体重的变化。

（4）准确遵医用药，用药期间出现不良反应应及时就诊，不得自行停药。

（5）门诊定期随访。

（王怀颖）

第四节　甲状腺功能亢进症患者的护理

一、疾病概述

甲状腺功能亢进症（hyperthyroidism，简称甲亢）系多种病因导致甲状腺功能增强，分泌甲状腺激素（TH）过多所致的临床综合征。本病多见于女性，可分原发性甲亢、继发性甲亢、高功能腺瘤三种。

二、护理评估

（一）健康史评估

甲亢大多起病缓慢。病史询问中应注意病人有无自觉乏力、多食、消瘦、怕热、多汗、急躁易怒及排便次数增多等异常改变。体检甲状腺多呈弥漫性肿大，可有震颤或血管杂音，伴有眼征者眼球可向前突出，病情严重变化时可出现甲亢危象。

1. Graves 病　Graves 病（Graves disease，简称 GD）又称毒性弥漫性甲状腺肿或 Basedow 病，是一种伴 TH 分泌增多的器官性自身免疫性疾病。本病病因和发病机制尚未完全阐明。近代研究证明，本病是在遗传基础上，因感染、精神创伤等应激因素而诱发，属于抑制 T 淋巴细胞功能缺陷所导致的一种器官特异性自身免疫病，与自身免疫性甲状腺炎同属自身免疫性甲状腺疾病。在各种病因所致的甲亢中，以 Graves 病最多见。

2. 结节性甲状腺肿　又称 Plumivier 病。甲状腺呈节结节状增生，某些可发展为腺瘤。结节间组织可弥漫性增生，其病因同 Graves 病。亦有人认为结节可由自主性功能亢进所致。

3. 新生儿甲亢　甲亢孕妇血中存在长效活性甲状腺激素，可通过胎盘传给胎儿。一般多为暂时性，少数可迁延数年之久。轻者无症状不必治疗，重者表现极度烦躁不安、易激怒、易饥饿、皮肤潮红、呼吸及心率加快、突眼、甲状腺肿大，有时可出现黄疸、肝脏肿大。

4. 垂体性甲亢　垂体分泌促甲状腺激素释放激素。

5. 甲状腺炎　由于甲状腺组织被炎症破坏，贮存在甲状腺内的甲状腺激素被释放至血中，出现暂时性甲亢。

6. 伴肿瘤甲亢　分泌 TSH 增多，或有异位肿瘤分泌 TSH 样物质，如肺癌、葡萄胎等。儿童少见。

7. 药源性甲亢　有些甲低患儿的家长误认为多服药可以加速病情好转，此服用过多甲状腺片，以致使患儿出现消瘦、心悸、出汗等甲亢表现。例如，某小孩误服其母甲低用药 40 片甲状腺片，结果血 T_3 高达 23.1mmol/L（15ng/dl）〔正常 1.2～3.4mmol/L（0.8～2.2ng/dl）。服用碳酸锂亦可引致甲亢，其机制与碘化物所致甲亢者相似：因甲状腺内碘库扩大后产生脱逸现象，结果引起甲亢。

8. 碘甲亢　以碘作为治疗或预防地方性甲状腺肿可致甲亢。病人甲状腺功能正常，但有自主性结节，因而不受下丘脑垂体所调节，因此服用碘后可引起甲亢。少数 Graves 病人临床治愈后服碘也可使甲亢"复发"。还可见于非地方性多发性结节性甲状腺肿、自主性腺瘤患者及服用碘化物、喹碘化油治疗的病人。碘甲亢临床有甲亢症状，但甲状腺摄碘 – 131（^{131}I）率低。

（二）临床症状及评估

1. T_3、T_4 分泌过多症候群

（1）高代谢症候群：由于 T_3、T_4 分泌过多，促进物质代谢，加速氧化，使产热、散热明显增多，病人常有疲乏无力、怕热多汗、皮肤温暖潮湿、体重锐减、低热，危象时可有高热等。TH 促进肠道吸收、加速糖的氧化利用和肝糖原分解等，可致糖耐量异常或使糖尿病加重；TH 促使脂肪分解与氧化，胆固醇合成、转化及排出速度均加速，常致血中总胆固醇降低；蛋白质代谢加速致负氮平衡，尿肌酸排出增多。

（2）精神、神经系统：神经过敏，易于激动，多言善虑，多急躁，双手平举出现震颤；老年患者可表现为表情淡漠、抑郁、迟钝、嗜睡，重者昏睡，称为淡漠型甲亢。

（3）心血管系统：可有心悸、胸闷、气短。严重者可发生甲亢性心脏病，体征可有：①心动过速（90～120 次/分），常为窦性，休息和睡眠时仍快是其特点，并与代谢率呈正相关。这一指标是甲亢的诊断和治疗中的一个重要参数，在一定程度上反映了甲亢的严重程度和治疗结果。②心尖部第一心音亢进，常有 1～2 级收缩期杂音。③心律失常，以早搏动，尤其房性过多，也可为室性及交界性；还可发生阵发性或持久性心房颤动或心房扑动，偶见房室传导阻滞。④心脏增大，如有心房颤动、心脏负荷增加时则易发生心力衰竭。⑤收缩压升高，舒张压下降，脉压差增大；有时出现周围血管征，如水冲脉、毛细管搏动等。这是由于代谢的全面增高以及交感神经的过度兴奋，以致心动强而有力、心率加速。

（4）消化系统：常有食欲亢进、多食消瘦。老年甲亢病人可有食欲减退、厌食。由于肠胃蠕动快，消化吸收不良而排便次数增多，大便一般糊状，含较多不消化食物，少数有脂肪泻。病情较重者，可有肝肿大及肝功能损害，表现为血清转氨酶、碱性磷酸酶及总胆红素的升高，严重病人偶有黄疸。这不仅是甲亢时高代谢的影响，有时也与所用治疗药物对肝脏的损害有关。

（5）骨骼肌肉系统：多数患者有肌无力及肌肉萎缩，主要表现为肌无力、肌萎缩，严重者发生甲亢性肌病。

（6）生殖系统：女性常有月经减少或闭经，男性有阳痿，偶有男子乳腺发育、催乳素及雌激素水平增高。

（7）内分泌系统：甲亢时常影响垂体–肾上腺功能。过多的 TH 刺激儿茶酚胺受体使病人呈现交感神经及肾上腺髓质兴奋征象。

（8）造血系统：白细胞总数低，血小板寿命较短，有时出现紫癜。血容量增大，可致轻度贫血。

2. 甲状腺肿　多呈弥漫性、对称性肿大，肿大程度与甲亢轻重无明显关系，随吞咽动作上下移动；质软、久病者较韧；左右叶上下极可有震颤或血管杂音，为诊断本病的重要体征。

3. 眼征　可能与交感神经兴奋眼外肌群和上睑肌，使其张力增高所致。①眼球向前突出，突眼度一般不超过18mm；②瞬目稀少；③上眼睑退缩，睑裂增宽；④双眼向下看时，上眼睑不能随眼球下落；⑤向上看时，前额皮肤不能皱起；⑥两眼看近物时，眼球辐辏不良。浸润性突眼还可出现视力疲劳、异物感、怕光、复视、视力减退、眼部胀痛、刺痛、流泪、角膜溃疡或全眼球炎。

4. 甲状腺危象　是甲状腺功能亢进患者病情恶化时出现的一系列表现。甲亢危象是甲状腺功能亢进症在某些应激因素作用下，导致病情突然恶化，出现高热（39C 以上）、脉率快（140～240 次/分）、烦躁不安、大汗淋漓、恶心、呕吐、心房颤动等，甚至出现虚脱、休克、谵妄、昏迷等全身代谢功能严重紊乱，并危及病人生命安全的严重表现的总称，如不及时抢救，死亡率极高。

5. 胫前黏液性水肿　多见于胫骨前下1/3部位，也见于足背、踝关节，偶见于面部。

（三）辅助检查及评估

1. 了解机体代谢状态的项目　基础代谢率（BMR）测定；血胆固醇、三酰甘油及尿肌酸测定。

2. 了解血清甲状腺激素高低的项目　血清总 T_3（TT_3）测定，血清总 T_4（TT_4）测定，血清游离 T_3（FT_3）测定，血清游离 T_4（FT_4）测定，血清反 T_3（rT_3）测定。

3. 了解垂体–甲状腺轴调节的项目　甲状腺吸碘–131 率及甲状腺抑制试验（包括 T_3 抑制试验和甲状腺片抑制试验）、血清超敏促甲状腺激素测定（S–TSH）、促甲状腺激素释放激素兴奋试验（TRH 兴奋试验）。

4. 了解甲状腺肿大情况的项目　甲状腺 B 型超声检查，甲状腺放射性核素显影检查等。

5. 甲状腺免疫学检查　促甲状腺受体抗体的测定，如甲状腺刺激性免疫球蛋白测定（TRAb）等；甲状腺球蛋白抗体测定（TGAb）；甲状腺微粒体抗体（TMAb）或抗甲状腺过氧化物酶抗体（TPOAb）测定。

6. 了解甲状腺病变性质的项目　甲状腺细针穿刺活检。

7. 心电图　心电图（ECG）可以显示心动过速、房颤和 P、T 波形的变化。

（四）心理社会评估

患者可出现情绪改变，表现为敏感、急躁易怒、焦虑，处理日常生活事件能力下降，家庭人际关系紧张。此外由于甲亢所致突眼、甲状腺肿大等外形改变，患者会产生自卑心理。部分老年病人还可表现为抑郁、淡漠，重者可有自杀行为。

三、护理诊断

（1）营养失调：低于机体需要量与基础代谢率增高、蛋白质分解加速有关。

（2）感知改变：有视觉丧失的危险与甲亢所致浸润性突眼有关。

（3）个人应对无效：与甲亢所致精神神经系统兴奋性增高、性格与情绪改变有关。

（4）潜在并发症：甲亢危象。

四、护理目标

（1）住院期间病人知道正确的饮食管理，病人恢复并维持正常体重。

（2）病人视觉无异常改变，病人知道保护眼睛的措施。

（3）病人能按医嘱规则服药，病人能解释情绪和行为改变的原因，病人能知道正确处理生活事件的方法。

（4）病人知道避免应激的措施，一旦发生甲亢危象可被及时发现与处理。

五、护理措施

（一）一般护理

护理人员应为患者创造一个安静、光线柔和等少刺激的环境。

（二）饮食护理

护士在护理病人时，首先要考虑到患者的高代谢状态，为了满足其高消耗，应鼓励患者在饮食上进高糖、高蛋白、高维生素饮食，提供足够热量和营养以补充消耗。成人每日总热量应在 12 552～14 644kJ 以上，约比正常人提高 50%。蛋白质每日 1～2g/kg，膳食中可以各种形式增加奶类、蛋类、瘦肉类等优质蛋白以纠正体内的负氮平衡。餐次以一日六餐或一日三餐间辅以点心为宜。主食应足量。每日饮水 2000～3000ml，补偿因腹泻、大量出汗及呼吸加快引起的水分丢失，有心脏疾病者除外，以防水肿和心衰。忌食生冷食物，减少食物中粗纤维的摄入，调味清淡可改善排便次数增多等消化道症状。慎用卷心菜、花椰菜、甘蓝等致甲状腺肿食物。

（三）用药护理

有效治疗可使体重增加，应指导病人按时按量规则服药，不可自行减量或停服。

（四）眼部护理

护士首先应告诉大多数 Graves 病患者的眼征无需特别治疗，当甲状腺功能逐步正常化后，眼征亦逐步好转，树立患者信心。但少数患者的眼征并不随甲状腺功能的恢复而好转，反有日趋加重者。因此，在选择治疗方案时，应注意预防突眼恶化。比较安全的是用抗甲状腺药物控制甲亢辅以必要的其他治疗措施。

指导患者自我保护眼睛：①戴黑眼镜防止强光与尘土刺激眼睛。②睡眠时用抗菌药物眼膏并戴眼罩，以免角膜暴露而发生角膜炎。眼睑不能闭合者覆盖纱布或眼罩，将角膜、结膜损伤、感染和溃疡的可能性降至最低限度。③使用单侧眼罩可减轻复视。④高枕、低盐饮食或辅以利尿剂可以减轻水肿。眼睛勿向上凝视，以免加剧眼球突出和诱发斜视。⑤每日做眼球运动以锻炼眼肌，改善眼肌功能。⑥使用 0.5% 甲基纤维素或 0.5% 氢化可的松对减轻刺激症状效果较好。⑦指导患者定期眼科角膜检查以防角膜溃疡造成失明。

（五）心理护理

①向患者解释情绪、行为改变的原因，提高对疾病认知水平。观察病人情绪变化，与病

人及其亲属讨论行为改变的原因，使其理解敏感、急躁易怒等是甲亢临床表现的一部分，可因治疗而得到改善，以减轻病人原有的因疾病而产生的压力，提高对疾病的认知水平。②减少不良刺激，合理安排生活：保持居室安静和轻松的气氛，限制访视，避免外来刺激，满足病人基本生理及安全需要。忌饮酒、咖啡、浓茶，以减少环境和食物中对病人的不良刺激。帮助病人合理安排作息时间，白天适当活动，避免精神紧张和注意力过度集中，保证夜间充足睡眠。③帮助病人处理突发事件，以平和、耐心的态度对待病人，建立相互信任的关系。与病人共同探讨控制情绪和减轻压力的方法，指导和帮助病人处理突发事件。

（六）术前护理

护士应向患者解释甲状腺次全切除是治疗甲亢的有效方法之一，多数患者可得以根治，且可使自身免疫反应减弱，复发率较低。适用于：①药物治疗效果不好，尤其是用药时间长达2年以上而无效的患者；②甲状腺肿大明显，特别是有结节性的或有压迫症状的；③药物治疗后又复发的甲亢；④有药物毒性反应、不能坚持用药的患者。

护士在术前应严密观察病情（生命体征、精神状态）、食欲、排便等，同时评价用药后患者症状是否得到改善，实验室结果有无好转，复合手术前指标，鼓励患者保证营养的摄入足够。指导患者规律休息，必要时可遵医嘱使用药物。

（七）放射性治疗患者的护理

护士应了解甲状腺有高度浓聚碘-131能力，碘-131衰变时放出β和γ射线（其中99%为β射线），β射线在组织内的射程仅为2mm，故电离作用仅限于甲状腺局部而不影响邻近组织。在甲亢病人碘-131在甲状腺内停留的有效半衰期平均为3~4天左右，因而可使部分甲状腺上皮组织遭到破坏，从而降低甲状腺功能、达到治疗的目的。放射性碘-131治疗虽然有效，但其困难是准确地计算服用的剂量，以使甲状腺功能恢复到恰到好处的程度。

（八）甲亢危象的护理

首先护士应知道甲亢危象是甲状腺功能亢进症的严重表现，可危及患者生命，通常见于严重的、病程长且近期有明显恶化者，多发生于老年患者病常由并存的其他疾病诱发，如精神刺激、感染、手术前准备不充分等。一旦患者出现症状加重、发热加重（可高达40℃）、心动过速、大汗、腹痛、腹泻、甚至谵妄，应及时通知医生，配合进行抢救。

1. 遵医嘱用药降低血循环中甲状腺激素的浓度　①抑制T_3、T_4合成和由T_4转化为T_3的药物，以丙硫氧嘧啶为首选，首剂600mg口服或经胃管注入，如无此药可用相当量的甲硫氧嘧啶600mg或甲巯咪唑、卡比马唑60mg，此后前两者200mg，或后两者20mg，一日三次。②在应用上述药物后，再加用复方碘溶液，首剂30~60滴，以后每6~8小时5~10滴，或用碘化钠0.5~1.0g加入液体中静脉滴注12~24小时。碘制剂可阻抑T_3、T_4从甲状腺释放入血。

2. 遵医嘱用药降低周围组织对甲状腺激酚和儿茶酚胺的反应　①β肾上腺素能受体阻滞剂，如普萘洛尔40~80mg，每6~8小时一次，或1mg静脉注射，然后根据情况重复，或5mg溶于液体中缓慢静脉滴注。有心、肺疾患者慎用或禁用。②儿茶酚胺耗竭剂，如利血平1~2mg肌内注射，每6~8小时一次。③去甲肾上腺素释放阻止剂，如胍乙啶25~50mg口服，每6~8小时一次，用药2~3天后，作用达高峰。

3. 遵医嘱使用药物拮抗应激　可用氢化可的松 100mg 或地塞米松 15～30mg 加入液体中静脉滴注，每 4～6 小时一次，病情好转后减量。

4. 其他　如有高热，可给物理降温或药物降温，可试用异丙嗪、哌替啶各 50mg 静脉滴注。同时给氧，积极防治感染，注意心肾功能、周围循环功能的保护。

5. 保证病室环境安静，严格按规定的时间和剂量给药。密切观察生命体征和意识状态并记录。昏迷者加强皮肤、口腔护理，定时翻身，以预防压疮、肺炎的发生。

（九）健康教育

教育病人有关甲亢的临床表现、诊断性试验、治疗、饮食原则和要求以及眼睛的防护方法。上衣宜宽松，严禁用手挤压甲状腺，以免甲状腺受压后甲状腺激素分泌增多，加重病情。强调抗甲状腺药物长期服用的重要性，服用抗甲状腺药物者应每周查血象一次。每日清晨卧床时自测脉搏，定期测量体重，脉搏减慢、体重增加是治疗有效的重要标志。每隔 1～2 个月门诊随访，做甲状腺功能测定。出现高热、恶心、呕吐、大汗淋漓、腹痛、腹泻、体重锐减、突眼加重等提示甲亢危象可能的症状时，应及时就诊。掌握上述自我监测和自我护理可有效地降低本病的复发率。

本病病程较长，经积极治疗预后良好，少数病人可自行缓解。心脏并发症可成为永久性。放射性碘治疗、甲状腺手术治疗所致甲减者需终身替代治疗。

（王怀颖）

第五节　甲状腺功能减退症患者的护理

一、疾病概述

甲状腺功能减退症（hypothyroidism）简称甲减，是指由于不同原因引起的甲状腺激素（thyroid hormone，TH）的缺乏，导致机体的代谢和身体的各个系统功能减退而引起的临床综合病征，是较常见的内分泌疾病。

甲减在各种年龄均可发生，但大多数发病年龄大多在 30～60 岁；50 岁以上发病率上升。以女性居多，约是男性的 4 倍。成年人的甲状腺功能减退也称黏液性水肿，于胚胎期起病者，称克汀病（Critinism）或呆小病。先天性甲状腺功能减退症的发病率为新生儿的 1/4000。发病率的增加与放射性碘治疗有关。甲状腺功能减退症在碘缺乏地区更为普遍。碘缺乏是导致世界范围内甲状腺功能减退症的最常见原因。

二、护理评估

（一）健康评估

依据患者伴有或不伴有甲状腺肿大，原发甲状腺功能减退（primary hypothyroidism）的病因：

1. 甲状腺不肿大　①甲状腺先天发育异常，多有家族倾向；②特发性：原因不明，有称此症是慢性淋巴细胞性甲状腺炎的后期表现；③放射性碘或甲状腺手术治疗以后；④颈部放射线外照射治疗后，如淋巴瘤治疗后。

2. 甲状腺肿大　①甲状腺激素合成障碍：系常染色体隐性遗传，占先天性甲状腺功能减退的 25% ~ 30%；②由于母亲体内的碘化物或抗甲状腺制剂传递给胎儿致病的；③碘缺乏：每日摄碘量 <25μg，及由天然的致甲状腺肿物质如木薯；④药物：硫脲类抗甲状腺药、氨基水杨酸（aminosalicylic acid）、碘化物、保泰松及锂盐等引起；⑤慢性淋巴细胞性甲状腺炎。

垂体和下丘脑疾病可引起继发性甲减。

甲状腺激素减少导致代谢降低产生一系列的症状和体征。护士要询问患者是否有睡眠时间增加、全身乏力、厌食、肌肉疼痛和感觉异常、便秘、经常怕冷、夜间盖很多或出汗。男性和女性患者都会出现性欲下降。此外，护士要询问女性患者是否有怀孕困难或月经改变。男性患者可能有阳痿或不育问题。

护士还应询问患者的服药史。目前或以前用过的药物，如锂、氨氯米特、钠或钾剂、硫氰酸盐或钴剂，它们能抑制甲状腺激素的合成。有甲亢史的患者是否曾经接受手术、放射治疗或药物治疗史，这些治疗会损伤甲状腺，导致甲状腺功能减退症。护士要了解患者因是否正在服用镇静剂或阿片类药物，甲状腺功能减退患者因对这些药物的敏感性增加而导致代谢紊乱。

（二）临床症状及评估

1. 一般表现　有微寒、少汗、乏力，少言懒动、动作缓慢、体温偏低、食欲减退而体重无明显减轻。典型黏液性水肿往往呈现表情淡漠、面色苍白、眼睑浮肿、唇厚舌大、皮肤干燥、发凉、增厚、粗糙、多落屑、毛发脱落，少数患者指甲厚脆、多裂纹。双手、双足及眶周黏液性浮肿，踝部非凹陷性浮肿。由于贫血与胡萝卜素血症，可致手脚呈姜黄色。

2. 行为、神经系统　乏力，失去活力，记忆力减退，智力低下。反应迟钝，多嗜睡，精神抑郁，有时多虑而有神经质表现，严重者发展为猜疑型精神分裂症。后期多痴呆、幻觉，木僵或昏睡，少数患者会出现神经系统症状，如听力下降甚至丧失，放松状况下腱反射减弱或消失。约 20% ~ 25% 的重病者可发生惊厥。因黏蛋白沉积可致小脑功能障碍，呈共济失调、眼球震颤等。

3. 心血管系统　常有心动过缓，多为窦性。常觉心悸、气短，心脏扩大，下肢浮肿，多为非可凹性，有时伴有心包、胸腔甚或腹腔等多浆膜积液。久病者由于血胆固醇增高，易并发冠状动脉粥样硬化性心脏病，一些病人的血压可升高。

4. 呼吸系统　由于舌咽增大、呼吸肌无力、肺间质水肿（interstitial edema of the lung）、胸腔积液，导致上呼吸道阻塞，可出现声音嘶哑、呼吸困难及睡眠呼吸暂停综合征。

5. 消化系统　常有厌食、腹胀、便秘，严重者出现麻痹性肠梗阻，或黏液性水肿巨结肠。由于胃酸缺乏或吸收维生素 B_{12} 失常，可导致缺铁性贫血或恶性贫血。

6. 内分泌系统　性欲减退，男性患者常有阳痿，女病人可有月经不调、不易怀孕。使用胰岛素治疗的糖尿病患者对外源性胰岛素敏感性增加。原发性甲减伴自身免疫所致的肾上腺皮质功能减退和 1 型糖尿病，称为 Schmidt 综合征。

7. 肌肉与关节　①肌肉：有疼痛、强直、痉挛、无力、水肿及肥大；②关节：非炎性黏性渗出，软骨钙质沉着，关节破坏及屈肌腱鞘炎等；③腕管综合征：由于腕管中黏蛋白物质在神经外堆积，引起手指疼痛或感觉异常。

8. 黏液性水肿昏迷　见于病情严重者，诱发因素为寒冷、感染、手术和使用麻醉、镇静药物。临床表现为嗜睡，低温（<35℃），呼吸减慢，心动过缓，血压下降，四肢肌肉松弛、反射减弱或消失，甚至昏迷、休克，心、肾功能不全而危及生命，一旦发生应及早抢救。

（三）辅助检查及评估

1. 甲状腺功能检查

（1）TSH 原发性甲减患者增高，下丘脑 - 垂体性患者减低，多 > 5.0mU/L。

（2）血清总 T_4（TT_4）或游离 T_4（FT_4）降低。

（3）血清总 T_3（TT_3）或游离 T_3（FT_3）减低下降仅见于后期或病重者。

（4）血清反 T_3（reverse T_3，rT_3）明显减低，由于 T_4 转化 T_3 为倾向增多以代偿甲减所致。羊水中 rT_3 下降，有助于先天性甲减的产前诊断。

（5）T_4 < 52mmol/L。

（6）甲状腺摄碘 - 131 率低平。

2. 病变部位鉴定

（1）血清 TSH（或 sTSH）原发性甲减患者增高，下丘脑 - 垂体性患者常减低。

（2）TRH 兴奋试验：静脉注射 TRH 200～500μg 后，血清 TSH 无升高反应者提示垂体性，延迟升高者为下丘脑性；如 TSH 基值已增高，TRH 刺激后更高，提示原发性甲减。

（3）血清增高，血清 TSH 基础值或对 TRH 兴奋试验反应正常或增高，临床无甲亢表现，提示为外周 TH 受体抵抗性甲减。

3. 一般检查

（1）血液系统检查：由于 TH 不足，影响红细胞生成素合成而骨髓造血功能减低，可致轻、中度正常细胞型正常色素细胞性贫血；由于月经量多而致使血清铁吸收障碍，可引起小细胞低色素性贫血；少数由于胃酸低、缺乏内因子维生素 B_{12} 或叶酸，可致大细胞性贫血。

（2）脂代谢：血胆固醇、三酰甘油和 β - 脂蛋白常增高。

（3）血糖正常或偏低。

（4）心电图检查：可能显示心动过缓和低电压。

（四）心理社会评估

甲状腺功能减退症的症状引起了主要的心理社会问题。抑郁和躁狂（不常见）是患者寻求医疗帮助的主要原因，经常是家属首次带患者就诊。患者由于昏睡、情感淡漠或嗜睡而不能识别出自身状况的变化。家属可能述说患者有退却行为，但这也可能是由于单纯的听力丧失所致。甲状腺功能减退症影响患者注意力集中时间和记忆力，护士应注意评估。另外，患者还可出现妄想和烦躁不安。

三、护理诊断

1. 心排血量下降　与心动过缓和粥样硬化性冠状动脉疾病所致的电、机械功能失调引起的每搏量下降有关。

2. 思维过程改变　与肠道水肿增加和水潴留有关。

3. 皮肤完整性受损　与营养状况改变和低体温有关。

4. 营养失调　高于机体需要量与代谢降低有关。

5. 活动无耐力　与代谢率下降和黏蛋白在关节和肠道沉积有关。

6. 体温过低　与代谢率下降有关知识缺乏，缺乏病情、诊断和低能量水平与疲乏治疗方面的知识有关。

7. 体液过多　与组织间隙堆积大量多糖类并引起水肿有关。

8. 保护能力改变　与 TH 缺乏、蛋白质功能障碍有关。

9. 便秘　与肠蠕动减弱、活动量减少有关。

10. 社交障碍　与 TH 分泌不足有关。

11. 潜在并发症　黏液性水肿、甲减性危象。

四、护理目标

（1）患者住院期间保证足够的心排血量。

（2）患者住院期间维持正常的思维。

（3）患者住院期间症状及不适主诉缓解。

（4）患者住院期间适应长期甲状腺激素替代治疗，能说出药物的服用的时间、剂量和不良反应。

（5）患者住院期间识别甲状腺功能亢进和功能减退的症状和体征。

（6）患者住院期间维持理想体重。

（7）患者住院期间促进正常排便。

（8）患者住院期间增进患者自我照顾能力。

（9）患者住院期间维护患者安全。

（10）患者住院期间无并发症发生。

五、护理评价

（1）患者能按医嘱正确服药。

（2）患者的症状缓解，体重恢复。

（3）患者对活动、社交等产生兴趣并参与。

（4）患者住院期间未发生并发症。

（5）患者对终身性永久服药表示顺应服从。

（6）患者及家属共同加深了对疾病发展与预后的认识和了解。

六、护理措施

（一）一般护理

（1）评估血压、心率、窦性节律、脉搏、呼吸频率和呼吸音。

（2）避免环境寒冷；提高室温，增加被服，避免穿堂风。因为寒冷能增加代谢率，增加心脏负荷。

（3）改变活动与休息的时间规律。当患者有呼吸困难、胸痛、心悸或晕厥的情况时，应及时汇报，因为这些是心脏应激的症状。

（二）饮食护理

（1）进高蛋白、低热量、低钠饮食。

（2）注意食物的色、味、香，以促进患者的饮食。

（3）鼓励患者少量多餐，注意选择适宜的进食环境。

（三）养成正常排便的习惯

（1）鼓励患者适当多活动，可做腹部按摩以刺激肠蠕动、促进排便。

（2）鼓励患者每日的液体摄入量在2000ml，可以根据患者的个人喜好和习惯安排摄入液体的种类和时间。例如，对于限制热量的患者可摄入不含热卡或热卡低的液体。

（3）食物中注意纤维素的补充（如菠菜、糙米等）。

（4）必要时遵医嘱给予缓泻剂，观察并记录患者排便情况。

（四）皮肤护理

（1）监测患者皮肤状况，包括有无发红、水肿、损伤，对于长期卧床患者可用压疮危险评估量表判断患者发生皮肤损伤的危险。

（2）指导和协助患者卧床时定时翻身，每2小时更换体位。教育并协助患者进行关节活动练习。

（3）协助患者保持皮肤完整，沐浴时动作轻柔，浴后保持皮肤干燥。

（4）宣教患者使用不含酒精的皮肤油剂和乳液，以免刺激皮肤。

（五）提高患者自我照顾能力

（1）鼓励患者由简单完成到逐渐增加活动量。

（2）协助督促患者完成患者的生活护理。

（3）让患者参与活动，并提高活动的兴趣。

（4）提供安全的场所，避免碰、撞伤的发生。

（六）用药护理

（1）用药前护士应回顾患者病史，评估是否能够安全用药。身体评估获得基本情况可以监测药物使用的效果。护士应注意患者的皮肤颜色、皮温、皮肤结构，以及有无损伤，以评价有无过敏反应和评估甲状腺激素作用。另外，还应注意患者用药前后肌张力、体重、体温、血压、脉搏和呼吸，从而评价是否达到治疗效果并监测有无药物中毒和不良反应的发生。护士还应对患者进行甲状腺功能检查、ECG、血清学结果进行分析。对于有心功能问题的患者应从小剂量开始使用，并注意监测是否有心绞痛和心律失常的发生。

（2）年龄和性别使用β受体阻滞剂或洋地黄类药物的老年患者长期使用甲状腺激素可发生中毒反应；绝经妇女使用可使骨密度下降，易发生骨折；对于使用甲状腺激素治疗的儿童，需观察其生长发育，因其对激素的毒性作用更加敏感；妊娠期妇女，在怀孕期间剂量逐渐增加，甲状腺激素缺乏可影响胎儿神经系统发育。

（3）生活方式、饮食、习惯和环境护士应评估患者适应长期服药的能力。他们需要建立规律的服药计划并坚持每天服药，最好的服药时间是每日早餐前空腹服用。更换药物时应咨询专业人士，如医生、药剂师、健康指导者等，因为不同厂家生产的药物可能在包装剂量上有所差异。

（七）预防黏液性水肿性昏迷（甲减性危象）

1. 密切观察甲减性危象的症状　①严重的黏液水肿。②低血压。③脉搏减慢，呼吸渐弱。④体温过低（<35℃）。⑤电解质紊乱，血钠低。⑥痉挛，昏迷。

2. 避免过多的刺激如寒冷、感染、创伤。

3. 谨慎地使用药物，避免镇静药、安眠剂使用过量。

4. 甲减性危象的护理　①定时进行动脉血气分析。②注意保暖，但不宜做加温处理。③详细记录出入量。④遵医嘱给予甲状腺激素及糖皮质激素。

（八）心理护理

（1）多与病人交流，选择患者感兴趣的话题。

（2）鼓励患者参加娱乐活动，调动参加活动的积极性。

（3）安排患者听轻松、愉快的音乐，使其心情愉快。

（4）嘱患者家属多探视、多关心患者，使患者感到温暖和关怀，以增强其自信心。

（5）给患者安排社交活动的时间，减轻患者孤独感。

（九）健康教育

让患者正确认识疾病，了解终身替代治疗时治疗本病的唯一有效方法。了解药物作用及不良反应，要遵医嘱坚持服药，定期复查，不可自行停药，告诉病人如果遇手术、创伤、感染时，及时告知医生，调整用药剂量。平时不可随便使用安眠、镇静类药物，以免发生意外，并告知家庭成员注意家庭安全对患者的影响。

（王怀颖）

第六节　甲状腺炎患者的护理

一、疾病概述

亚急性甲状腺炎（subacute thyroiditis）在临床上较为常见。多见于 20~50 岁成人，但也见于青年与老年，女性多见，3~4 倍于男性。

慢性淋巴细胞性甲状腺炎（chronic lymphocytic thyroiditis）又称桥本病（Hashimoto disease）或桥本甲状腺炎。目前认为本病与自身免疫有关，也称自身免疫性甲状腺炎。本病多见于中年妇女，有发展为甲状腺功能减退的趋势。

二、护理评估

（一）健康评估

1. 亚急性甲状腺炎　本病可能与病毒感染有关，起病前常有上呼吸道感染。发病时，患者血清中对某些病毒的抗体滴定度增高，包括流感病毒、柯萨奇病毒、腺病毒、腮腺炎病毒等。

2. 慢性淋巴细胞性甲状腺炎　目前认为本病病因与自身免疫有关。这方面的证据较多。本病患者血清中抗甲状腺抗体、包括甲状腺球蛋白抗体与甲状腺微粒体抗体常明显升高。甲状腺组织中有大量淋巴细胞与浆细胞浸润。本病可与其他自身免疫性疾病同时并存，如恶性贫血、舍格伦综合征、慢性活动性肝炎、系统性红斑狼疮等。本病患者的淋巴细胞在体外与甲状腺组织抗原接触后，可产生白细胞移动抑制因子。上述情况也可在 Craves 病与特发性黏液性水肿患者中见到，提示三者有共同的发病因素。因此，Graves病、特发性黏液性水肿与本病统称为自身免疫性甲状腺病。自身免疫性甲状腺病也可发生于同一家族中。

（二）临床症状与评估

1. 亚急性甲状腺炎

（1）局部表现：早期出现的最具有特征性的表现是甲状腺部位的疼痛，可先从一叶开始，以后扩大或转移到另一叶，或者始终局限于一叶。疼痛常向颌下、耳后或颈部等处放射，咀嚼或吞咽时疼痛加重。根据病变侵犯的范围大小，检查时可发现甲状腺弥漫性肿大，可超过正常体积的2~3倍；或在一侧腺体内触及大小不等的结节，表面不规则，质地较硬，呈紧韧感，但区别于甲状腺癌的坚硬感；病变部位触痛明显，周围界限尚清楚；颈部淋巴结一般无肿大。到疾病恢复期，局部疼痛已消失，急性期出现的甲状腺结节如体积较小可自行消失，如结节较大，仍可触及，结节不规则、坚韧、表面不平，周围界限清楚，无触痛。有些病人病变轻微，甲状腺不肿大或仅有轻微肿大，也可无疼痛。

（2）全身表现：早期，起病急骤，可有咽痛、畏寒、发热、寒战、全身乏力、食欲不振等。如病变较广泛，甲状腺滤泡大量受损，甲状腺素释放入血，病人可出现甲状腺功能亢进的表现，如烦躁、心慌、心悸、多汗、怕热、易怒、手颤等。有些病人病变较轻，仅有轻度甲亢症状或无甲亢症状。随着病情的发展，甲状腺滤泡内甲状腺素释放、耗竭，甲状腺滤泡细胞又尚未完全修复，病人可出现甲状腺功能减退症状，如乏力、畏寒、精神差、易疲劳等。随着甲状腺滤泡细胞的修复及功能恢复，临床表现亦逐渐恢复正常。

2. 慢性淋巴细胞性甲状腺炎

（1）局部症状：本病起病缓慢，甲状腺肿为其突出的临床表现，一般呈中度弥漫性肿大，仍保持甲状腺外形，但两侧可不对称，质韧如橡皮，表面光滑，随吞咽移动。但有时也可呈结节状，质较硬。甲状腺局部一般无疼痛，但部分患者甲状腺肿大较快，偶可出现压迫症状，如呼吸或咽下困难等。

（2）全身症状：早期病例的甲状腺功能尚能维持在正常范围内，但血清TSH可增高，说明该时甲状腺储备功能已下降。随着疾病的发展，临床上可出现甲状腺功能减退或黏液性水肿的表现。本病但也有部分患者甲状腺不肿大、反而缩小，而其主要表现为甲状腺功能减退。慢性淋巴细胞性甲状腺炎也可出现一过性甲状腺毒症，少数病人可有突眼，但程度一般较轻。本病可与Graves病同时存在。

（三）辅助检查及评估

1. 亚急性甲状腺炎　早期血清 T_3、T_4 等可有一过性增高，红细胞沉降率明显增快，甲状腺摄碘率明显降低，血清甲状腺球蛋白也可增高；以后血清 T_3、T_4 降低，TSH增高；随着疾病的好转，甲状腺摄碘率与血清 T_3、T_4 等均可恢复正常。

2. 慢性粒巴细胞性甲状腺炎

（1）血清甲状腺微粒体（过氧化物酶）抗体、血清甲状腺球蛋白抗体：明显增加，对本病有诊断意义。

（2）血清TSH：可升高。

（3）甲状腺摄碘率：正常或增高。

（4）甲状腺扫描：呈均匀分布，也可分布不均或表现为"冷结节"。

（5）其他实验室检查：红细胞沉降率（ESR）可加速，血清蛋白电泳丙种球蛋白可增高。

（四）心理社会评估

甲状腺炎患者由于甲状腺激素分泌增多、神经兴奋性增高，常表现为悲观、抑郁、恐惧，担心自己的疾病转化为甲亢；且本病易反复，有较长的服药史，容易失去战胜疾病的信心。

三、护理诊断

1. 疼痛　与甲状腺炎症有关。
2. 体温过高　与炎症性疾病引起有关。
3. 营养失调　低于机体需要量与疾病有关。
4. 知识缺乏　与病人未接受或不充分接受相关疾病健康教育有关。
5. 焦虑　与疾病所致甲状腺肿大有关。

四、护理目标

1. 患者住院期间疼痛发生时能够及时采取有效的方法缓解。
2. 患者住院期间体温维持正常。
3. 患者住院期间体重不下降并维持在正常水平。
4. 患者住院期间能够复述对其进行健康教育的大多部分内容，能够说出、理解并能够执行，配合医疗护理有效。
5. 患者住院期间主诉焦虑有所缓解，对治疗有信心。

五、护理措施

（一）生活护理

嘱病人尽量卧床休息，减少活动，评估患者疼痛的程度、性质，可为病人提供舒适的环境，使其放松，教会病人自我缓解疼痛的方法如分散注意力等，必要时可遵医嘱给予止痛药缓解疼痛，注意观察用药后有无不良反应发生。

（二）病情观察

观察患者生命体征，主要是体温变化和心率变化。体温过高时采取物理降温，并按照高热病人护理措施进行护理，并注意监测降温后体温变化，嘱病人多饮水或其喜爱的饮料。

（三）饮食护理

嘱病人进食高热量、高蛋白质、高维生素并易于消化的食物，指导病人多摄入含钙丰富的食物，防止治疗期间药物副作用引起的骨质疏松，同时对于消瘦的病人应每天监测体重。

（四）心理护理

多与患者接触、沟通，了解患者心理状况，鼓励患者说出不良情绪，给予开导，缓解患者焦虑情绪。

（五）用药护理

1. 亚急性甲状腺炎　轻症病例用阿司匹林、吲哚美辛等非甾体抗炎药以控制症状。阿司匹林 0.5 ~ 1.0g，每日 2 ~ 3 次，口服，疗程一般在 2 周左右。症状较重者，可给予泼尼松 20 ~ 40mg/d，分次口服，症状可迅速缓解，体温下降，疼痛消失，甲状腺结节也很快缩小或消失；用药 1 ~ 2 周后可逐渐减量，疗程一般为 1 ~ 2 个月，但停药后可复发，再次治疗仍有效。有甲状腺毒症者可给予普萘洛尔以控制症状。如甲状腺摄碘率已恢复正常，停药后一般不再复发。少数病人可出现一过性甲状腺功能减退；如症状明显，可适当补充甲状腺制剂。有明显感染者，应做有关治疗。

2. 慢性淋巴细胞性甲状腺炎　早期病人如甲状腺肿大不显著或症状不明显者，不一定予以治疗，可随访观察。但若已有甲状腺功能减退，即使仅有血清 TSH 增高（提示甲状腺功能已有一定不足）而症状不明显者，均应予以甲状腺制剂治疗。一般采用干甲状腺片或左旋甲状腺素（L – T$_4$），剂量视病情反应而定。宜从小剂量开始，干甲状腺片 20mg/d，或 L – T$_4$25 ~ 50μg/d，以后逐渐增加。维持剂量为干甲状腺片 60 ~ 180mg/d，或 L – T$_4$ 100 ~ 150μg/d，分次口服。部分病人用药后甲状腺可明显缩小。疗程视病情而定，有时需终身服用。

3. 伴有甲状腺功能亢进的患者，应予以抗甲状腺药物治疗，但剂量宜小，否则易出现甲状腺功能减退。一般不采用放射性碘或手术治疗，否则可出现严重黏液性水肿。

4. 糖皮质激素虽可使甲状腺缩小与抗甲状腺抗体滴定度降低，但具有一定副作用，且停药后可复发，故一般不用。但如甲状腺迅速肿大或伴有疼痛、压迫症状者，可短期应用以较快缓解症状。每日泼尼松 30mg，分次口服。以后逐渐递减，可用 1 ~ 2 个月。病情稳定后停药。

5. 如有明显压迫症状，经甲状腺制剂等药物治疗后甲状腺不缩小，或疑有甲状腺癌者，可考虑手术治疗，术后仍应继续补充甲状腺制剂。

用药期间注意观察病人使用激素治疗后有无不良反应的发生，注意病人的安全护理。

（六）健康教育

评估患者对疾病的知识掌握程度以及学习能力，根据病人具体情况制定合理的健康教育计划并有效实施，帮助患者获得战胜疾病的信心。

（王怀颖）

参考文献

[1] 尹安春，史铁英．内科疾病临床护理路径．北京：人民卫生出版社，2014.

[2] 宁光．内分泌学高级教程．北京：人民军医出版社，2014.

[3] 陈家伦．临床内分泌学．上海：上海科学技术出版社，2016.

[4] 杨涛．医学临床口袋书系列：内分泌科临床随身查．江苏：江苏科学技术出版社，2013.

[5] 宁光，王卫庆，刘建民，洪浩，李小英．瑞金内分泌疑难病例选．上海：上海科学技术出版社，2016.

[6] 施秉银．内分泌与代谢系统疾病．北京：人民卫生出版社，2015.

[7] 吕社民．内分泌系统．北京：人民卫生出版社，2015.

[8] 袁丽．内分泌科护理手册．北京：科学出版社，2015.

[9] 赵家胜，吴先正．内分泌代谢急症 – 实例分析．北京：人民卫生出版社，2015.

[10] 阎文柱．消化和内分泌系统．北京：科学出版社，2015.

[11] 葛建国．内分泌及代谢病用药指导．北京：人民军医出版社，2015.

[12] 杨利敏．神经内分泌学概要．浙江：浙江大学出版社，2015.

[13] 张佩．消化、代谢和内分泌系统及风湿免疫性疾病护理．北京：科学出版社，2015.

[14] 赵丽．内分泌疾病安全用药手册．北京：科学出版社，2015.

[15] 葛炜．免疫与内分泌系统疾病病人护理．浙江：浙江大学出版社，2015.

[16] 丁国宪，杨涛．内分泌代谢性疾病临床处方手册．江苏：江苏凤凰科学技术出版社，2015.

[17] 姚斌，郝李敏，严晋华，等．细胞毒性 T 淋巴细胞相关抗原 4 基因型与中国南方人群 Graves' 病的关系．中山大学学报医学科学版，2005.

[18] 李晨阳，单忠艳．碘摄入量对产后甲状腺炎发生、发展的影响．中华内分泌代谢杂志，2005.

[19] 王深明．慢性淋巴细胞性甲状腺炎的临床特点．中国实用外科杂志，2000.

[20] 滕晓春，滕卫平．碘过量与甲状腺疾病．实用医院临床杂志，2007.